11. Kongreß der DGII

Springer
Berlin
Heidelberg
New York
Barcelona
Budapest
Hong Kong
London
Mailand
Paris
Santa Clara
Singapur
Tokio

11. Kongreß der Deutschsprachigen Gesellschaft für Intraokularlinsen-Implantation und refraktive Chirurgie

13. bis 15. März 1997, Frankfurt am Main

Herausgegeben von
C. Ohrloff, T. Kohnen und G. Duncker

mit 202 zum Teil farbigen Abbildungen
und 74 Tabellen

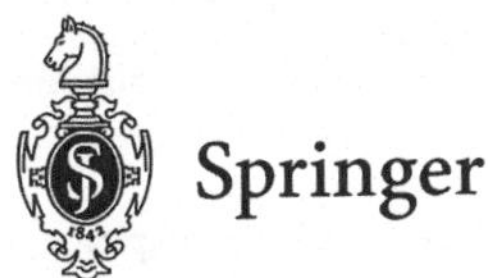

Springer

Prof. Dr. Christian Ohrloff
Zentrum der Augenheilkunde
Theodor-Stern-Kai 17
60590 Frankfurt

Dr. Thomas Kohnen
Zentrum der Augenheilkunde
Theodor-Stern-Kai 17
60590 Frankfurt

Prof. Dr. Gernot Duncker
Klinik und Poliklinik für Augenheilkunde
Martin-Luther-Universität Halle-Wittenberg
Magdeburger Str. 8
06112 Halle/Saale

ISSN 0941-6609

ISBN-13: 978-3-642-71953-0 e-ISBN-13: 978-3-642-71952-3
DOI: 10.1007/ 978-3-642-71952-3

Die Deutsche Bibliothek – CIP-Einheitsaufnahme
Deutschsprachige Gesellschaft für Intraokularlinsen-Implantation und refraktive Chirurgie:
11. Kongreß der Deutschsprachigen Gesellschaft für Intraokularlinsen-Implantation und refraktive Chirurgie. – Berlin; Heidelberg; New York; Barcelona; Budapest; Hong Kong; London; Mailand; Paris; Santa Clara; Singapur; Tokio: Springer.
Bis 9 (1996) u. d. T.: Deutschsprachige Gesellschaft für Intraokularlinsen-Implantation: ... Kongreß der Deutschsprachigen Gesellschaft für Intraokularlinsen-Implantation
11. – 1998
ISSN 0941-6609

Softcover reprint of the hardcover 1st edition 1998

Satz: FotoSatz Pfeifer GmbH, 62166 Gräfelfing
SPIN: 10547973 26/3134 – 5 4 3 2 1 0 – Gedruckt auf säurefreiem Papier

Vorwort

Dieser Kongreßband der „Deutschsprachigen Gesellschaft für Intraokularlinsen-Implantation und refraktive Chirurgie“ gibt in seinen 12 Unterpunkten die Hauptthemen des am 14. und 15. März 1997 in Frankfurt abgehaltenen Kongresses wieder. Die Tagung stand unter dem Motto „Die moderne Medizin im Spannungsfeld von Leistungsexplosion und Kostenexplosion“, und genau diese Thematik wird in den ersten vier Beiträgen von den Autoren angesprochen. Die zahlreichen Intraokularlinsen-Publikationen zeigen, daß besonders neue Materialien und neue funktionelle Prinzipien die Entwicklung des Ersatzes der menschlichen Linse beeinflussen. Wie immer nehmen die Katarakt-Operationstechniken und -komplikationen einen großen Teil in dem DGII-Band ein, doch befaßt sich auch eine Reihe von Arbeiten mit der kombinierten Chirurgie bei Glaukom-, Hornhaut- und Netzhauterkrankungen.

Den Organisatoren lag es besonders am Herzen, bei der diesjährigen Tagung neueste Entwicklungen im Bereich der kindlichen Kataraktchirurgie darzustellen, wobei deutlich festgehalten werden muß, daß auf diesem Gebiet, besonders in der Zusammenarbeit zwischen Kataraktchirurgen und Strabologen, noch verstärkte wissenschaftliche Tätigkeit notwendig ist. Der diesjährige Band der DGII wird mit Arbeiten auf dem Gebiet der ständig wachsenden refraktiven Chirurgie abgeschlossen, wobei sich die Autoren mit neuesten Entwicklungen von intrastromalen Ringen, Excimer-Laserbehandlungen, in Kombination sowohl mit als auch ohne Keratom, und auch mit der neuesten Behandlung von Refraktionsfehlern, nämlich der Intraokularlinse, beschäftigen.

Wir haben uns bemüht, den diesjährigen Band ebenfalls wieder so schnell wie möglich durch den Springer-Verlag auf den Markt bringen zu lassen, und möchten uns an dieser Stelle besonders bei Frau Stefanie Zöller und Frau Barbara Montenbruck vom Springer-Verlag in Heidelberg sowie bei Frau Dr. Christina Klais von der Universitätsklinik Frankfurt am Main für ihre hervorragende Mithilfe ganz herzlich bedanken. Die 82 Beiträge dieses

Kongreßbandes der DGII, die vor 11 Jahren (1986) gegründet wurde, hat gezeigt, daß das Interesse an einem wissenschaftlichen Forum für Katarakt und refraktive Chirurgen in Deutschland weiterhin besteht, und wir hoffen, daß die vorgelegten Beiträge zu weiteren wissenschaftlichen Arbeiten anregen werden.

C. Ohrloff, T. Kohnen, G. Duncker

Inhaltsverzeichnis

Nachstar

Kindliche Katarakt

Refraktive Chirurgie

* inhaltlich einzuordnen vor S. 293

Mitarbeiterverzeichnis

Abele, B., Dr., Institut für dynamische Materialprüfung
und Abteilung Angewandte Physik
Helmholtzstraße 20, 89081 Ulm

Amm, M., Dr.med., Klinik für Ophthalmologie
Universitäts-Augenklinik, Hegewischstraße 2, 24105 Kiel

Anders, N., Priv.-Doz. Dr.med., Klinik und Poliklinik für Augenheilkunde
Charité und Virchow-Klinikum
Augustenburger Platz 1, 13353 Berlin

Annen, D., Dr.med., Universitäts-Augenklinik
Währinger-Gürtel 18–20, A-1090 Wien

Antoniou, L., Dr.med., Universitäts-Augenklinik mit Poliklinik
Martinistraße 52, 20251 Hamburg

Apple, D.J., Prof. Dr., Center for Research
on Ocular Therapeutics and Biodevices
Storm Eye Institute, Department of Ophthalmology
Medical University of South Carolina
171 Ashley Avenue, Charleston, SC 29425-2236, USA

Auffarth, G.U., Dr.med., Universitäts-Augenklinik
Im Neuenheimer Feld 400, 69120 Heidelberg

Bacskulin, A., Dr.med., Universitäts-Augenklinik
Doberaner Straße 140, 18057 Rostock

Barisani, T., Dr.med., Universitäts-Augenklinik
Allgemeines Krankenhaus Wien
Währinger Gürtel 18–20, A-1090 Wien

Barlinn, B., Dr.med., Städtische Augenklinik
Moltkestraße 90, 76133 Karlsruhe

Beck, R., Dr.med., Universitäts-Augenklinik
Doberaner Straße 140, 18057 Rostock

Behrendt, S., Dr.med., Klinik für Ophthalmologie
Hegewischstraße 2, 24105 Kiel

Beinke, W., Dr.med., Augenabteilung KKH
Virchowstraße 84, 31221 Peine

Bialasiewicz, A.A., Prof. Dr.med., Universitäts-Augenklinik
mit Poliklinik
Martinistraße 52, 20251 Hamburg

Biazid, Y., Dr.med., Universitäts-Augenklinik
Im Neuenheimer Feld 400, 69120 Heidelberg

Bienert, H., Dr.med., Pathologie der RWTH
Pauwelsstraße 30, 52074 Aachen

Biermann, H., Dr., Hausspitz
Nideggener Straße 18, 53900 Zülpich

Bittermann, S., Dr.med., Universitäts-Augenklinik
Allgemeines Krankenhaus Wien
Währinger Gürtel 18–20, A-1090 Wien

Bleckmann, H., Dr.med., Schloßparkklinik, Augenabteilung
Heubnerweg 2, 14059 Berlin

Blum, M., Dr.med., Klinik für Augenheilkunde
Bachstraße 18, 07740 Jena

Bodanowitz, S., Dr.med., MZ für Augenheilkunde
Robert-Koch-Straße 4, 35033 Marburg

Bohlender, T., Dr.med., Universitäts-Augenklinik und Poliklinik
Oskar-Orth-Straße 1, 66421 Homburg/Saar

Böhnke, M., Prof. Dr.med., Universitäts-Augenklinik Bern
Inselspital, CH-3010 Bern

Borggrefe, J., Dr.med., Universitäts-Augenklinik
Josef-Schneider-Straße 11, 97080 Würzburg

Brade, V., Dr.med., Hygieneinstitut
Theodor-Stern-Kai 7, 60590 Frankfurt/M

Brauweiler, P., Dr.med., Klinik Dardenne
Friedrich-Ebert-Straße 23–25, 53177 Bonn-Bad Godesberg

Buchholz, A., Dr.med., Städtische Augenklinik
Moltkestraße 90, 76133 Karlsruhe

Bullerkotte, J., Dr.med., Augenklinik
Salzdahlumer Straße 90, 38126 Braunschweig

Clemens, S., Prof. Dr.med., Klinik für Augenheilkunde
Rubenowstraße 2, 17487 Greifswald

Cosmar, E., Dr.med., Augenklinik des St. Johannes-Hospitals
Johannesstraße 9–13, 44137 Dortmund

Daniel, J., Dr.med., Martin-Luther-Hospital
Probst Hellmich Promenade 28, 44866 Bochum

Dick, B., Dr.med., Universitäts-Augenklinik
Langenbeckstraße 1, 55131 Mainz

Diestelhorst, M., Priv.-Doz. Dr.med.
Universitäts-Augenklinik
Joseph-Stelzmann-Str. 9, 50931 Köln

Dillinger, P., Dr.med., Augenklinik und Poliklinik
Universität des Saarlandes
Oscar-Orth-Straße 1, 66421 Homburg/Saar

Dornbach, G., Dr.med., Augenklinik des St. Johannes-Hospitals
Johannesstraße 9–13, 44137 Dortmund

Drewelow, B., Dr.med., Institut für Pharmakologie und Toxikologie
Schillingallee, 18057 Rostock

Drexler, W., Dr.med., Institut für Medizinische Physik
Währinger Straße 13, A-1090 Wien

Duncker, G., Prof. Dr.med., Martin-Luther-Universität Halle-Wittenberg, Klinik und Poliklinik für Augenheilkunde
Magdeburger Straße 8, 06112 Halle/Saale

Eckhardt, M., Dr.med., Universitäts-Augenklinik Graz
A-8036 Graz

El Agha, M.S., Dr.med., Zentrum der Augenheilkunde
Theodor-Stern-Kai 7, 60590 Frankfurt/M

El-Zarka, A., Dr.med., Universitäts-Augenklinik und Poliklinik
Oskar-Orth-Straße 1, 66421 Homburg/Saar

Emmerich, K.-H., Priv.-Doz. Dr.med., Augenklinik
Klinikum Darmstadt
Heidelberger Landstraße 379, 64297 Darmstadt

Faul, S., Dr.med., Klinik für Ophthalmologie
Hegewischstraße 2, 24105 Kiel

Faulborn, J., Prof. Dr.med., Universitäts-Augenklinik Graz
A-8036 Graz

Fercher, A.F., Dr.med., Institut für Medizinische Physik
Währinger Straße 13, A-1090 Wien

Ferrer, A., Dr.med., Klinik Dardenne
Friedrich-Ebert-Straße 23–25
53177 Bonn-Bad Godesberg

Findl, O. Dr.med., Universitäts-Augenklinik
Allgemeines Krankenhaus Wien
Währinger Gürtel 18–20, A-1090 Wien

Fink, W., Dr. rer.nat., Institut für theoretische Physik
Auf der Morgenstelle 14, 72076 Tübingen

Fries, U., Dr.med., Zentrum der Augenheilkunde
Theodor-Stern-Kai 7, 60590 Frankfurt/M

Frisch, L., Dr.med., Universitäts-Augenklinik
Langenbeckstraße 1, 55131 Mainz

Frohn, A., Priv.-Doz. Dr.med., Universitäts-Augenklinik
Tübingen, Abt. 1
c/o Sandstraße 47, 57076 Siegen

Gamringer, J., Dr.med., Universitäts-Augenklinik
und Poliklinik
Oscar-Orth-Straße 1, 66421 Homburg/Saar

Georgopoulos, M., Dr.med., Universitäts-Augenklinik
Allgemeines Krankenhaus Wien
Währinger Gürtel 18–20, A-1090 Wien

Gerke, E., Prof. Dr.med., Klinikum Wuppertal GmbH
Augenklinik
Heusnerstraße 40, 42283 Wuppertal

Gießmann, T., Dr.med., Klinik für Augenheilkunde
Rubenowstraße 2, 17487 Greifswald

Grehn, F., Prof. Dr.med., Universitäts-Augenklinik
Josef-Schneider-Straße 11, 97080 Würzburg

Greiner, K., Dr.med., Universitäts-Augenklinik
Langenbeckstraße 1, 55131 Mainz

Gronemeyer, A. Dr.med., Klinik für Orth- und Pleoptik
Hegewischstraße 2, 24105 Kiel

Großkopf, U., Dr.med., Universitäts-Augenklinik
Friedrichstraße 18, 35392 Gießen

Gümbel, H., Dr.med., Zentrum der Augenheilkunde
Theodor-Stern-Kai 7, 60590 Frankfurt/M

Guthoff, R., Prof. Dr.med., Universitäts-Augenklinik
Doberaner Straße 140, 18057 Rostock

Haase, W., Dr.med., Universitäts-Augenklinik mit Poliklinik
Martinistraße 52, 20251 Hamburg

Häberle, H., Dr.med., Klinik und Poliklinik für
Augenheilkunde, Charité und Virchow-Klinikum
Augustenburger Platz 1, 13353 Berlin

Hafezi, N., Dr.med., Klinik und Poliklinik für
Augenheilkunde, Charité und Virchow-Klinikum
Augustenburger Platz 1, 13353 Berlin

Hahnel, C., Dr.med., Universitäts-Augenklinik
Doberaner Straße 140, 18057 Rostock

Haigis, W., Dr.rer.nat., Dipl.-Physiker, Universitäts-
Augenklinik
Josef-Schneider-Straße 11, 97080 Würzburg

Hanschke, R., Dr.med., Elektronenmikroskopische Labor der
Mathematisch-Naturwissenschaftlichen Fakultät
Jahnstraße 15, 17487 Greifswald

Hanselmayer, G., Dr.med., Universitäts-Augenklinik Graz
A-8036 Graz

Hanselmayer, H., Dr.med., Universitäts-Augenklinik Graz
A-8036 Graz

Häring, G., Dr.med., Klinik für Ophthalmologie
Hegewischstraße 2, 24105 Kiel

Hartmann, C., Prof. Dr.med., Dr. rer.nat., Klinik und
Poliklinik für Augenheilkunde, Charité und Virchow-
Klinikum
Augustenburger Platz 1, 13353 Berlin

Hattenbach, L.-O., Dr.med., Zentrum der Augenheilkunde
Theodor-Stern-Kai 7, 60590 Frankfurt/M

Hehl, E.-M., Dr.med., Institut für Pharmakologie und Toxikologie
Schillingallee, 18057 Rostock

Heider, W., Prof. Dr.med., Augenklinik Herzog Carl Theodor
Nymphenburger Straße 43, 80335 München

Hermeking, H., Dr.med., Klinikum Wuppertal GmbH
Augenklinik
Heusnerstraße 40, 42283 Wuppertal

Hesse, L., Dr.med., MZ für Augenheilkunde
Robert-Koch-Straße 4, 35033 Marburg

Hille, K., Dr.med., Universitäts-Augenklinik und Poliklinik
Oskar-Orth-Straße 1, 66421 Homburg/Saar

Holzwig, D.H., Dr.med., Marien-Hospital
Rochusstraße 2, 40479 Düsseldorf

Jacobi, F.K., Dr.med., Universitäts-Augenklinik
Friedrichstraße 18, 35392 Gießen

Jahn, R., Dr.med., Universitäts-Augenklinik
Langenbeckstraße 1, 55131 Mainz

Jendral, G., Dr. med, Klinik für Augenheilkunde
Rubenowstraße 2, 17487 Greifswald

Kammann, J., Priv.-Doz. Dr.med., Augenklinik des
St. Johannes-Hospitals
Johannesstraße 9–13, 44137 Dortmund

Kampik, A., Prof. Dr.med., Universitäts-Augenklinik
Mathildenstraße 8, 80336 München

Kietzmann, G., Dr.med., Klinik für Augenheilkunde
Rubenowstraße 2, 17487 Greifswald

Klais, C.M., Dr.med., Zentrum der Augenheilkunde
Theodor-Stern-Kai 7, 60590 Frankfurt/M

Klebe, S., Dr.med., Klinik und Poliklinik für Augenheilkunde
Charité und Virchow-Klinikum
Augustenburger Platz 1, 13353 Berlin

Klemen, U.M., Univ.-Prof. Dr.med., Krankenhaus St. Pölten
Augenabteilung
Propst-Führer-Straße 4, A-3100 St. Pölten

Klos, K.M., Dr.med., Zentrum der Augenheilkunde
Theodor-Stern-Kai 7, 60590 Frankfurt/M

Knaflic, D., Dr.med., Augenklinik der Bundesknappschaft
An der Klinik 10, 66280 Sulzbach/Saar

Koch, D.D., Associate Professor, Cullen Eye Institute, Baylor
College of Medicine, Department of Ophthalmology
6501 Fannin, NC-200, Houston, TX 77030, USA

Koch, F., Prof. Dr.med., Zentrum der Augenheilkunde
Theodor-Stern-Kai 7, 60590 Frankfurt/M

Koch, M.J., Dr.med., Zentrum der Augenheilkunde
Theodor-Stern-Kai 7, 60590 Frankfurt/M

Kohlhaas, M., Dr.med., Universitäts-Augenklinik Hamburg-Eppendorf
Martinistraße 52, 20246 Hamburg

Kohnen, S., Dr.med., Klinik Dardenne
Friedrich-Ebert-Straße 23–25, 53177 Bonn-Bad Godesberg

Kohnen, T., Dr.med., Zentrum der Augenheilkunde
Theodor-Stern-Kai 7, 60590 Frankfurt/M
Cullen Eye Institute, Baylor College of Medicine, Department of Ophthalmology
6501 Fannin, NC-200, Houston, TX 77030, USA

Kontis, C., Dr.med., Universitäts-Augenklinik und Poliklinik
Oskar-Orth-Straße 1, 66421 Homburg/Saar

Kramer, A., Dr.med., Institut für Hygiene und Umweltmedizin
Hainstraße 26, 17487 Greifswald

Krause, M., Dr.med., Universitäts-Augenklinik und Poliklinik
Oscar-Orth-Straße 1, 66421 Homburg/Saar

Kreiner, C., Dr.med., Kreiner Consulting GmbH
Möhlstraße 16, 81675 München

Kremer, T., Dr.med., Klinikum Wuppertal GmbH
Augenklinik
Heusnerstraße 40, 42283 Wuppertal

Kroll, P., Prof. Dr.med., MZ für Augenheilkunde
Robert-Koch-Straße 4, 35033 Marburg

Krumeich, J.H., Dr.med., Martin-Luther-Hospital
Propst Hellmich Promenade 28, 44866 Bochum

Landau, H., Dr.med., Klinik und Poliklinik für Zahn-, Mund- und Kieferkrankheiten
66421 Homburg/Saar

Laqua, H., Prof. Dr.med., Universitäts-Augenklinik
Ratzeburger Allee 160, 23538 Lübeck

Lieb, W.E., Prof. Dr.med., Universitäts-Augenklinik
Josef-Schneider-Straße 11, 97080 Würzburg

Liekfeld, A., Dr.med., Klinik und Poliklinik für Augenheilkunde
Charité und Virchow-Klinikum
Augustenburger Platz 1, 13353 Berlin

Lindner, H., Dr.med., Augenarzt
Ludwigstraße 23, 95028 Hof

Luthardt, K., Dr.med., Universitäts-Augenklinik
Doberaner Straße 140, 18057 Rostock

Magdowski, G., Institut für Anatomie und Zytobiologie
Aulweg 123, 35385 Gießen

Makk, S., Dr.med., Universitäts-Augenklinik Graz
A-8036 Graz

Menapace, R., Univ.-Prof. Dr.med., Universitäts-Augenklinik
Abteilung B
Währinger-Gürtel 18–20, A-1090 Wien

Mester, U., Prof. Dr.med., Augenklinik der
Bundesknappschaft
An der Klinik 10, 66280 Sulzbach/Saar

Meyer, C., Dr.med., Universitäts-Augenklinik
Ratzeburger Allee 160, 23538 Lübeck

Mitschischek, E., Dr.med., Augenabteilung KKH
Virchowstraße 84, 31221 Peine

Mittermayer, C., Prof. Dr.med., Pathologie der RWTH
Pauwelsstraße 30, 52074 Aachen

Mochina, E., Dr.med., Augenabteilung der Schloßparkklinik
Heubnerweg 2, 14059 Berlin

Müller, H.M., Dr.med., Zentrum der Augenheilkunde
Theodor-Stern-Kai 7, 60590 Frankfurt/M
und
Universitäts-Augenklinik
F.J. Strauss Allee 11, 93042 Regensburg

Müller-Jensen, K., Prof. Dr.med., Städtische Augenklinik
Moltkestraße 90, 76133 Karlsruhe

Niederstadt, C., Dr.med., Augenabteilung der
Schloßparkklinik
Heubnerweg 2, 14059 Berlin

Nölle, B., Dr.med., Klinik für Ophthalmologie
Hegewischstraße 2, 24105 Kiel

Novák, J., MUDr.Csc., Dr. E. Benese 1430, Sokolská 1
50012 Hradec Králóve, Tschechische Republik

Nutzenberger, A., Dr.med., Zentrum der Augenheilkunde
Theodor-Stern-Kai 7, 60590 Frankfurt/M

Ohrloff, C., Prof. Dr.med., Zentrum der Augenheilkunde
Theodor-Stern-Kai 7, 60590 Frankfurt/M

Özer-Arasli, A., Dr.med., Universitäts-Augenklinik
Langenbeckstraße 1, 55131 Mainz

Pechhold, W., Dr., Institut für dynamische Materialprüfung
und Abteilung Angewandte Physik
Helmholtzstraße 20, 89081 Ulm

Pfeiffer, N., Prof. Dr.med., Universitäts-Augenklinik
Langenbeckstraße 1, 55131 Mainz

Pham, D.-T., Prof. Dr.med., Klinik und Poliklinik für
Augenheilkunde, Charité und Virchow-Klinikum
Augustenburger Platz 1, 13353 Berlin

Radner, W., Dr.med., Universitäts-Augenklinik
Allgemeines Krankenhaus Wien
Währinger Gürtel 18–20, A-1090 Wien

Rainer, G., Dr.med., Universitäts-Augenklinik
Währinger-Gürtel 18–20, A-1090 Wien

Rauber, M., Dr.med., Augenklinik der Bundesknappschaft
An der Klinik 10, 66280 Sulzbach/Saar

Reese, M., Klinik für Augenheilkunde
Rubenowstraße 2, 17487 Greifswald

Richard, G., Prof. Dr.med., Universitäts-Augenklinik mit
Poliklinik
Martinistraße 52, 20251 Hamburg

Richter, H., Dr.med., Pathologie der RWTH
Pauwelsstraße 30, 52074 Aachen

Richter, R., Dr.med., Zentrum der Augenheilkunde
Theodor-Stern-Kai 7, 60590 Frankfurt/M

Rieck, P., Dr.med., Klinik und Poliklinik für Augenheilkunde
Charité und Virchow-Klinikum
Augustenburger Platz 1, 13353 Berlin

Roschen, A., Zentrum der Augenheilkunde
Theodor-Stern-Kai 7, 60590 Frankfurt/M

Rosenkranz, C., Dr.med., Zentrum der Augenheilkunde
Theodor-Stern-Kai 7, 60590 Frankfurt/M

Rudolph, P., Dr.med., Institut für Hygiene und Umweltmedizin
Hainstraße 26, 17487 Greifswald

Ruprecht, K.W., Prof. Dr.med., Universitäts-Augenklinik und Poliklinik
Oskar-Orth-Straße 1, 66421 Homburg/Saar

Schäfer, V., Dr.med., Hygieneinstitut
Theodor-Stern-Kai 7, 60590 Frankfurt/M

Schmidt, F.U., Dr.med., Klinik für Ophthalmologie
Hegewischstraße 2, 24105 Kiel

Schmitz, S., Dr.med., Universitäts-Augenklinik
Langenbeckstraße 1, 55131 Mainz

Schnaudigel, O.E., Prof. Dr.med., Zentrum der Augenheilkunde
Theodor-Stern-Kai 7, 60590 Frankfurt/M

Schnitzler, E.-M., Dr.med., Zentrum der Augenheilkunde
Theodor-Stern-Kai 7, 60590 Frankfurt/M

Schriever, S., Dr.med., Universitäts-Augenklinik
Mathildenstraße 8, 80336 München

Schulte, M., Dr.med., Schloßparkklinik, Augenabteilung
Heubnerweg 2, 14059 Berlin

Schwenn, O., Dr.med., Universitäts-Augenklinik
Langenbeckstraße 1, 55131 Mainz

Schwesinger, G., Dr.med., Institut für Pathologie
Loefflerstraße 23e, 17487 Greifswald

Skorpik, C., Univ.-Prof. Dr.med., Universitäts-Augenklinik
Allgemeines Krankenhaus Wien
Währinger Gürtel 18–20, A-1090 Wien

Soergel, F., Dr., Institut für dynamische Materialprüfung und Abteilung Angewandte Physik
Helmholtzstraße 20, 89081 Ulm

Spang, St., Dr.med., Universitäts-Augenklinik und Poliklinik
Oscar-Orth-Straße 1, 66421 Homburg/Saar

Spirig, R., Dr.med., Klinik am Rosenberg
Augenabteilung
CH-9410 Heiden

Stahl, E., Dr.med., Zentrum der Augenheilkunde
Theodor-Stern-Kai 7, 60590 Frankfurt/M

Stärk, N., Prof. Dr.med., Universitäts-Augenklinik
Abt. für Kinderaugenheilkunde und Schielbehandlung
Theodor-Stern-Kai 7, 60590 Frankfurt/Main

Stave, J., Prof. Dr. rer.nat., Universitäts-Augenklinik
Doberaner Straße 140, 18057 Rostock

Steineck, I., Dr.med., Universitäts-Augenklinik
Währinger-Gürtel 18–20, A-1090 Wien

Steinkamp, G.W.K., Dr.med., Zentrum der Augenheilkunde
Theodor-Stern-Kai 7, 60590 Frankfurt/M

Stenger, N., Dr.med., Zentrum der Augenheilkunde
Theodor-Stern-Kai 7, 60590 Frankfurt/M

Stoffelns, B., Dr.med., Universitäts-Augenklinik
Langenbeckstraße 1, 55131 Mainz

Stoldt, G., Dr.med., Martin-Luther-Universität Halle-Wittenberg, Klinik und Poliklinik für Augenheilkunde
Magdeburger Straße 8, 06112 Halle/Saale

Strenn, K., Dr.med., Universitäts-Augenklinik
Währinger-Gürtel 18–20, A-1090 Wien

Strobel, J., Prof. Dr.med., Klinik für Augenheilkunde
Bachstraße 18, 07740 Jena

Struck, H.G., Prof. Dr.med., Martin-Luther-Universität
Halle-Wittenberg, Klinik und Poliklinik für Augenheilkunde
Magdeburger Straße 8, 06112 Halle/Saale

Suk, T., Dr.med., SAEX2, Institute der Theorie der
Information und der Automation
Tschechoslowakische Akademie der Wissenschaften
Prag, Tschechische Republik

Tetz, M.R., Priv.-Doz. Dr.med., Universitäts-Augenklinik
Im Neuenheimer Feld 400, 69120 Heidelberg

Theurer, A., Dr.med., Klinik für Augenheilkunde
Rubenowstraße 2, 17487 Greifswald

Thiel, H.J., Prof. Dr.med., Universitäts-Augenklinik,
Abteilung 1
Schleichstraße 12, 72076 Tübingen

Tidow-Kebritchi, S., Dr.med., Klinik für Ophthalmologie
Hegewischstraße 2, 24105 Kiel

Vass, C., Dr.med., Universitäts-Augenklinik
Währinger-Gürtel 18–20, A-1090 Wien

Völcker, H.E., Prof. Dr.med., Universitäts-Augenklinik
Im Neuenheimer Feld 400, 69120 Heidelberg

Wagner, R., Dr.med., Universitäts-Augenklinik
Friedrichstraße 18, 35392 Gießen

Walden, K., Dr.med., Augenklinik des St. Johannes-Hospitals
Johannesstraße 9–13, 44137 Dortmund

Walkow, T., Dr.med., Klinik und Poliklinik für Augenheilkunde, Charité und Virchow-Klinikum
Augustenburger Platz 1, 13353 Berlin

Walther, J., Dr.med., Klinik für Augenheilkunde
Bachstraße 18, 07740 Jena

Weber, U., Priv.-Doz. Dr.med., Augenklinik
Salzdahlumer Straße 90, 38126 Braunschweig

Wehler, T., Dr.med., Klinik Dardenne
Friedrich-Ebert-Straße 23–25, 53177 Bonn-Bad Godesberg

Weik, R., Dr.med., Universitäts-Augenklinik und Poliklinik
Oskar-Orth-Straße 1, 66421 Homburg/Saar

Weindler, J., Dr.med., Universitäts-Augenklinik und Poliklinik
Oscar-Orth-Straße 1, 66421 Homburg/Saar

Wenzel, M., Priv.-Doz. Dr.med., Augenklinik RWTH
Pauwelsstraße 30, 52057 Aachen

Wiechens, B., Dr.med., Klinik für Ophthalmologie
Hegewischstraße 2, 24105 Kiel

Wilhelm, F., Priv.-Doz. Dr.med. habil., Klinik für Augenheilkunde
Rubenowstraße 2, 17487 Greifswald

Willwerth, A.E., Dr.med., Klinikum Wuppertal GmbH, Augenklinik
Heusnerstraße 40, 42283 Wuppertal

Winter, M., Dr.med., Klinik für Ophthalmologie
Hegewischstraße 2, 24105 Kiel

Wirbelauer, C., Dr.med., Universitäts-Augenklinik
Ratzeburger Allee 160, 23538 Lübeck

Wolff, J., Dr.med., Augenklinik des St. Johannes-Hospitals
Johannesstraße 9–13, 44137 Dortmund

Wollensak, J., Prof.Dr.med., Klinik und Poliklinik für Augenheilkunde, Charité und Virchow-Klinikum
Augustenburger Platz 1, 13353 Berlin

Zehetmayer, M., Dr.med., Universitäts-Augenklinik
Allgemeines Krankenhaus Wien
Währinger Gürtel 18–20, A-1090 Wien

Zenz, H., Dr.med., Universitäts-Augenklinik Graz
A-8036 Graz

Zubcov, A.A., Priv.-Doz. Dr.med., Universitäts-Augenklinik, Abt. für Kinderaugenheilkunde und Schielbehandlung
Theodor-Stern-Kai 7, 60590 Frankfurt/Main

Berufspolitik und allgemeines zur Katarakt- und refraktiven Chirurgie

Die Zukunft der DGII als wissenschaftliche Gesellschaft

C. Ohrloff

Die DGII ist mit 11 Jahren eine junge Gesellschaft, aber Jahre soll man nicht zählen, sondern wägen. Gut in Erinnerung ist mir das Jahr 1981, als ich bei der DOG in Heidelberg über die Ergebnisse unserer ersten 1400 Phakoemulsifikationen mit Hinterkammerlinsenimplantation berichtete, die in Bonn durchgeführt worden waren. Wer hätte damals gedacht, wie stürmisch die Entwicklung weiter verläuft, wenn man bedenkt, daß heute im deutschsprachigen Raum jährlich etwa 400 000 Linsen implantiert werden.

Diese Entwicklung ist von der DGII wesentlich getragen worden: von ihren Mitgliedern, die ihre Erfahrungen mitteilten und austauschten und wofür der jährliche Kongreßbericht ein Dokument ist – ein Dokument der offenen, sachlichen und wissenschaftlichen Diskussion und bemerkenswerter Ergebnisse.

Der Mensch braucht Wissen und Erkenntnis genauso notwendig wie das tägliche Brot. Dies im einzelnen zu realisieren, ist unsere Aufgabe und die Verpflichtung einer wissenschaftlichen Gesellschaft.

Während die Kataraktchirurgie sich Ende der 70er Jahre revolutionär änderte, folgten kleine evolutionäre Schritte der Weiterentwicklung, die von viel vermeintlich Neuem begleitet wurden. In der refraktiven Chirurgie ist es oftmals sogar so, daß neue Methoden angepriesen werden, als seien sie bereits Jahrzehnte bewährt – und keiner kann sie richtig bewerten.

Für die Patienten erfordert generell unsere ethische Verpflichtung als Arzt, daß die Sicherheit und Zuverlässigkeit medizinischer Maßnahmen – diagnostisch, therapeutisch, operativ – durch aussagefähige Studien nachgewiesen werden. Standortbestimmung und Ausbildung in modernen Techniken werden daher wesentliche Aufgaben der DGII bleiben.

Unbedingt beibehalten werden soll die Fortbildung für die nichtärztlichen Mitarbeiter, die hier mit großem Engagement tätig sind, denn diese Veranstaltung repräsentiert ein wichtiges Bindeglied zwischen Arzt und Pflegepersonal.

Überlegt werden sollte auch, ob wir – ähnlich der Deutschen Gesellschaft für Innere Medizin – führende Industrieunternehmen aus dem Gebiet der Pharma- und Medizintechnik als korporative Mitglieder in die DGII aufnehmen. Sie könnten – wie es jetzt auch geschehen ist – zum jährlichen Kongreß Begleitsymposien organisieren. Ziel ist dabei besonders, die Zusammenarbeit von Industrie und Wissenschaft offen herauszustellen und dadurch gleichzeitig transparent zu machen. Wir haben kein Keuschheitsgelübde gegen den

C. Ohrloff et al. (Hrsg.)
11. Kongreß der DGII 1997

Umgang mit der Industrie zugunsten wissenschaftlicher Belange abgelegt. Nichts gegen Keuschheitsgelübde: aber sie führen eher zur Heiligkeit als zur Fruchtbarkeit, und wir sollten uns nicht einseitig für die erstere entscheiden.

Die DGII ist eine wissenschaftliche Gesellschaft, die – auch gemeinsam mit der Industrie –

- die Evaluation von bestehenden und neuen Verfahren betreibt und begleitet. So könnten von oder innerhalb der DGII vermehrt prospektive klinische Studien zu neuen Operationstechniken, neuen Linsentypen oder Linsenmaterialien durchgeführt werden, um die einfache Frage zu klären: ist das Neue besser, nur modischer Trend oder schlechter als das Bestehende.
- sich durch Symposien und Kongresse an der Vermittlung von Erkenntnisgewinnen aktiv beteiligt und
- in praktischen Kursen die Ausbildung und Weiterbildung in modernen mikrochirurgischen Techniken unterstützt.

Vor allem wünsche ich mir die DGII als Plattform, auf der jeder Kollege – ob niedergelassen, aus dem Krankenhaus oder der Universität – zu einer aktuellen Meinungsbildung beitragen kann.

Die Zahl der Fachkongresse ist zahlreich; zu zahlreich: Dagegen hätte ich einen gewissermaßen epochalen Vorschlag: Das 21. Jahrhundert sollte kongreßfrei beginnen, im Jahr 2000 keine einzige wissenschaftliche Tagung stattfinden. Was kann da für künftige Kongresse alles erforscht werden! Als Problem bliebe, wie die Kongreßzentren in diesem Jahr ausgefüllt werden. Vielleicht könnten all die politischen Parteien und die in der Administration des Gesundheitswesens Tätigen vermehrt tagen, insbesondere im Ausland. Dadurch könnten sie ihren Blickwinkel erweitern, denn manche Politiker (allerdings auch Wissenschaftler und Mediziner) haben ja einen Horizont, dessen Radius gegen Null tendiert – und den bezeichnen sie dann stolz als ihren Standpunkt. Aber von dieser Wunschvorstellung zurück zur Realität: hier wird sich zeigen, welche Gesellschaften und welche Kongresse mit Leben und wissenschaftlicher Vielfalt erfüllt bleiben. Auf jeden Fall gilt: Lieber mehr als weniger Aktivität, denn Fehler des Unterlassens, des Einschränkens sind gefährlicher als Fehler des Unternehmens.

Wissenschaft und Forschung, Ausbildung und Weiterbildung, Qualitätskontrolle, berufspolitische Fragen – all dies kann keine unserer augenärztlichen Fachgesellschaften alleine abdecken. Eine kreative Vielfalt ist wesentlicher Motor in unserem deutschen und europäischen, pluralistischen Gesellschaftssystem und so auch im Wissenschaftsbetrieb.

Große Sorge macht mir die z. Z. destruktive, durch das Gesundheitsstrukturgesetz geförderte Gruppenbildung in der Ärzteschaft, z. B. Fachärzte gegen Allgemeinärzte, Niedergelassene gegen Krankenhausärzte, Operierende gegen Nichtoperierende, und keiner merkt, daß wir von der Bürokratie gegeneinander ausgespielt werden. Die Aktivitäten einzelner Gruppen nehmen oft geradezu sektiererhafte Formen an, und zugunsten vermeintlicher kurzfristiger Vorteile vergessen sie, daß wir uns langfristig alle – Ärzte wie Patienten – nur Nachteile einhandeln. Die glanzvolle Vergangenheit der deutschen Universitäten und so auch der deutschen Medizin beruhte auf der Einheit von Forschung, Lehre und Krankenversorgung. Wenn dieser Glanz heute nachgelassen hat, so nicht deswegen, weil das Prinzip schlecht ist, sondern dies durch und durch unterhöhlt wurde. Und – nur nebenbei – die Güte amerikanischer Elite-Universitäten beruht u. a. darauf, daß sie heute diesem Humboldt-Ideal näher sind als jede deutsche Universität.

Hinzu kommt, daß der uns alle z. Z. betreffende finanzielle Druck dazu führt, daß die Krankenversorgung längst durch Mittel subventioniert wird, die eigentlich für die Lehre und Forschung vorgesehen sind. Sogar die Kultusminister sind wegen einer weiteren Benachteiligung der Forschung besorgt, und eine Arbeitsgruppe Hochschulmedizin der Kultusministerkonferenz hat dazu vor einiger Zeit Überlegungen vorgelegt.

Analysiert man diese Vorstellung im Detail, stößt man auf viele Widersprüche. So will man der Forschung mehr Bedeutung verleihen, aber aus wirtschaftlichen Gründen können sich die Leistungen der Kliniken eher an den wirtschaftlichen Umsätzen als an dem Bedarf der Forschung orientieren. Der Klinikchef soll ökonomisch erfolgreich handeln, gleichzeitig aber auch intensiv forschen. Wie weit dieser Spagat möglich ist, wird sich zeigen: so bemühen wir uns in den Kliniken der Universität Frankfurt – wie auch in anderen Universitätskliniken –, Wirtschaftlichkeit einerseits und Forschungsleistung andererseits zu evaluieren, denn Transparenz und Qualitätskontrolle sind generell unabdingbare Voraussetzungen zur Qualitätssicherung medizinischer Leistungen.

Dies gilt für diagnostische Maßnahmen genauso wie für operative Eingriffe, und wir wissen nur zu gut, daß oftmals die Erfahrungspraxis zur Mutter neuer Theorien wird und umgekehrt, denn auch Erkenntnisse der Grundlagenforschung sind selten anwendungsfern. Insofern ist eine Vernetzung zwischen allen aktiven Gruppen notwendig – auch im Alltag der Augenheilkunde – in der Zusammenarbeit zwischen niedergelassenen Kollegen, operierenden Kollegen sowie den Kliniken. Hier muß ein Netzwerk bestehen mit regem Austausch, denn es gibt kein tragfähiges Netzwerk ohne Knoten wie es keinen Intercity ohne „Cities" gibt.

Niemand hat einen Vorteil von unzulänglichen Forschungsergebnissen. Wissenschaft ist wie Gras, sie wächst am besten, wenn andere sich davon ernähren, jedenfalls solange ordentlich gedüngt wird. Es gibt auch keine „alternative Wissenschaft", sondern höchstenfalls Alternativen in der Wissenschaft, die einheitlichen Qualitäts- und Erfolgskontrollen unterworfen sind. „Nur alternativ" ohne Einhaltung dieser Kriterien ist ein Ausdruck eines recht verworrenen Denkens.

Aber was mir auch wichtig ist: Wer öffentliche Mittel erheblichen Umfanges für Forschung und Krankenversorgung einsetzt, hat eine ganz eigenständige und unverzichtbare Verantwortung gegenüber sich und anderen zu belegen, daß die Ergebnisse den Einsatz der Mittel vollauf rechtfertigen. Dazu gehören die Mittel für die Forschung an den Universitäten genauso wie die vielen Milliarden, nämlich 500 Milliarden, die im Gesundheitswesen ausgegeben werden. Hier ist unsere Glaubwürdigkeit gefordert.

Wissenschaft fördert Kontakte und verbindet, national wie international. Hierfür will die DGII eine stabile Basis sein, und jeder Kollege, der aktiv und innovativ tätig ist und der anregen will, ist aufgerufen, diese Basis zu verstärken.

Und wer an der Wissenschaft in der Ophthalmologie interessiert ist oder eigentlich interessiert sein muß, auch um in der gegenwärtigen ökonomischen Situation im Krankenhaus oder in den Praxen bestehen können, der muß eine Verbesserung der Qualität anstreben und sich verstärkt den wissenschaftlichen und praktischen Neuerungen verpflichten.

Unter dieser Prämisse können wir selbstbewußt und mit berechtigtem Stolz auf unsere Leistungen der letzten Jahre in die Zukunft schauen. Wir müssen hier vielleicht ein wenig von den Graugänsen lernen, die während ihrer langen Flüge die Führung jeweils von einer anderen Graugans übernehmen lassen, damit sich keine über Gebühr bei dieser Aufgabe verschleißt. Das Modell setzt allerdings voraus, daß alle gleich gut fliegen und auf Zeit verläßlich führen können. Ich fürchte, daß die Graugänse uns in dieser Sache auch in Zukunft ein wenig vorausbleiben werden.

Augenheilkunde zwischen Kostendämpfung und Leistungserwartung

H. Biermann

In den letzten Wochen und Monaten konnten wir alle nicht umhin, Kenntnis davon zu nehmen, daß auch unser Fach, die Augenheilkunde, in besonderer Weise bestimmt war von den gesundheitspolitischen Debatten. Wir haben dabei Bilder gesehen, die noch vor einigen Jahren ganz undenkbar erschienen wären: Ärztestreiks in Hamburg und München, in Köln eine große Demonstration von Augenärzten vor der Kassenärztlichen Bundesvereinigung – was in der Geschichte dieses Faches, glaubt man den älteren Kollegen, bislang noch nie dagewesen war.

Überhaupt kommt es vielen Augenärzten so vor, daß eigentlich nur noch die ökonomischen Themen die Debatte zu beherrschen scheinen. Das Fach, das in der Vergangenheit immer besonders stolz war auf seinen elitären Anspruch, das scheint heute befangen in einer unaufhörlichen Auseinandersetzung um Erträge und Umsätze, Preise und Kosten.

Diskutiert man die Ursachen für diese enorme Spannung mit Ärzten, Patienten oder auch Politikern, dann stößt man vor allem auf eine erstaunliche Anzahl von Irrtümern, von Mißverständnissen und Fehlannahmen.

Fragt man beispielsweise Ärzte nach den Ursachen für die aktuelle Misere, hört man: „Uns geht es so schlecht, weil im Gesundheitswesen nur noch gespart wird!"

Das ist, wie schon ein oberflächlicher Blick in die Statistiken zeigt, natürlich ganz und gar falsch. Richtig ist vielmehr, daß in keinem Bereich unserer Volkswirtschaft so wenig gespart wird wie im Gesundheitswesen. Ganz im Gegenteil: Das Gesundheitswesen ist der einzige Bereich, der seit 1954 kontinuierlich, d.h. in jedem einzelnen Jahr, gewachsen ist und dabei längst alle anderen Bereiche von ähnlicher gesellschaftlicher Relevanz hinter sich gelassen hat, beispielsweise den Bau von Schulen oder Universitäten, die Aufwendungen für Verteidigung oder die Investitionen in die Energieversorgung. Kennzeichnend für unser Gesundheitswesen ist gerade nicht, daß gespart wird, sondern daß das System allen Kostendämpfungsmaßnahmen zum Trotz nach wie vor erstaunliche Zuwachsraten aufweist.

Fragt man die Patienten oder auch viele Politiker, stößt man auf den nächsten Irrtum, nämlich die Behauptung, die Medizin sei zu teuer. Gemeint ist dabei, daß die Preise im Gesundheitswesen zu hoch seien.

Untersucht man diesen Sachverhalt für den Bereich der Medizin, stößt man auf einen genau entgegengesetzten Befund: In keinem Bereich des Wirt-

C. Ohrloff et al. (Hrsg.)
11. Kongreß der DGII 1997

schaftslebens hat es in den letzten 10 Jahren einen derartig dramatischen Preisverfall gegeben wie in der Medizin, namentlich in der ambulanten Versorgung. Kaum ein Patient macht sich beispielsweise klar, daß von den 500–600 DM, die er häufig für seine Brille ausgibt, nur etwa DM 4,50 für die eigentlich wesentliche Leistung, nämlich die Refraktion und Brillenglasbestimmung anfällt. Das ist weniger als 1 % des Aufwandes. Und wenn ein Patient zur Kontrolle nach der Katarakt-OP in der Praxis des Augenarztes erscheint, erhält dieser für die Untersuchung derzeit 30 Punkte, und das sind beispielsweise in Westfalen-Lippe DM 1,95.

Weil diese Preise so niedrig sind, spricht übrigens die Gesundheitsökonomie von einer sog. „Nullpreismentalität“ im Gesundheitswesen, weil die Preise den Wert der erbrachten Leistung, insbesondere die Kosten ihrer Erbringung, gar nicht mehr widerspiegeln und damit die eigentliche Preisfunktion verlorengegangen ist.

Fragt man nun weiter Krankenkassenvertreter wie beispielsweise den Geschäftsführer des AOK-Bundesverbandes, Herrn Dr. Hans-Jürgen Ahrens, dann ist immer in etwas wolkigen Formulierungen die Rede von den „ungeheuren Rationalisierungsreserven“, die angeblich noch im Gesundheitswesen stecken. Das hören dann insbesondere diejenigen in der Klinik mit Interesse, die an einem Montagmorgen 120 Patienten in der Poliklinik sitzen haben, aber nur 3 Assistenten für die Behandlung.

Es ist ganz offenkundig, daß diese einfachen Antworten nicht ausreichen zur Klärung der Frage, warum im Gesundheitswesen und damit auch in der Augenheilkunde der ökonomische Druck andauernd steigt. Aber woran liegt es dann?

Die Wahrheit ist, daß diese Frage nicht einfach beantwortet werden kann, sondern daß die Misere im Gesundheitswesen aus einem sehr komplexen Gefüge von Ursachen und Wirkung resultiert.

Eine der besseren Definitionen kommt von außerhalb der Medizin, nämlich aus der Volkswirtschaft. Diese Definition klingt kompliziert, bringt aber eine Vielzahl einzelner Gründe auf einen gemeinsamen Nenner. Und dieser gemeinsame Nenner besagt, daß im Gesundheitswesen in den letzten 10 Jahren v.a. die sog. „kritische Ressourcenkonkurrenz“ zugenommen hat.

„Kritische Ressourcenkonkurrenz“ bedeutet, daß sowohl die Anzahl als auch die Intensität der Ansprüche auf eine bestimmte Schlüsselressource im Gesundheitswesen, die deshalb „kritische Ressource“ heißt, stark zugenommen hat. Und diese „kritische Ressource“ ist nicht etwa „Geld“ im allgemeinen, sondern sehr trennscharf definiert als jener Teil des Finanzvolumens im Gesundheitswesen, der solidarisch, also hälftig von Arbeitgebern und Arbeitnehmern, finanziert wird. Und da die Organisation und Regulation der solidarischen Finanzierung eine politische Aufgabe ist, kommt es zu der außerordentlich starken Politisierung unseres Gesundheitswesens, die es in dieser Form vor 20 Jahren auch nicht gegeben hat.

Das Ergebnis ist ein an Schärfe zunehmender Verteilungswettbewerb auf allen Ebenen, wobei kennzeichnend für diesen Verteilungswettbewerb ist, daß die Fronten je nach aktueller politischer Regulation ständig wechseln.

Am deutlichsten in Erscheinung getreten und für die Augenärzte spürbar geworden ist der Verteilungskampf im ambulanten Sektor, also auf der Ebene der niedergelassenen Ärzte, die heute nicht mehr „Kassen-", sondern „Vertragsärzte" heißen. Hier wird zwischen Hausärzten und Fachärzten um das gleiche Finanzvolumen konkurriert, bei den Fachärzten schließlich wieder zwischen technisch orientierten Fachärzten und solchen aus dem Bereich der sog. „sprechenden Medizin".

Im stationären Sektor, also auf der klinischen Ebene, haben die Augenärzte, und zwar insbesondere die Ophthalmochirurgen, bislang einen absoluten Sonderstatus, den es in der Medizin sonst kaum mehr gibt: das Privileg nämlich, daß ihnen kein anderes Fach der Medizin ihr Kerngebiet, nämlich die operative Versorgung des Auges, streitig macht.

Das hält man in unserem Fach zu leicht für eine Selbstverständlichkeit und sagt „Wieso, wer soll das Auge denn sonst operieren?". Aber den Ausnahmecharakter dieser Situation kann man vielleicht ermessen, wenn man sich einmal vorstellt, man wäre Orthopäde und würde nicht das Auge, sondern die Wirbelsäule operieren. Dann würde man nämlich mit nicht weniger als 4 hochqualifizierten Arztgruppen konkurrieren, nämlich den Chirurgen, den Traumatologen (was nicht dasselbe ist), den Neurochirurgen und mittlerweile sogar den invasiven Radiologen, die behaupten, ihre Methode der Diskolyse sei in der Behandlung des Bandscheibenvorfalls allen operativen Verfahren überlegen.

Aber da es ja im Leben bekanntermaßen keine wirkliche Harmonie gibt, sind die Augenärzte auf die Idee verfallen, für sich eine eigene Front zu bilden, nämlich die zwischen Operateuren in der Klinik und solchen in der niedergelassenen Praxis. Da dieser Streit in den vergangenen Monaten an Schärfe zugenommen hat, ist dann auch noch eine andere Front aufgebrochen, die man in den vergangenen Jahren mühsam unter Kontrolle gebracht zu haben glaubte, die zwischen konservativen und operierenden Augenärzten insgesamt.

Dabei sind das aber nur die Verteilungsauseinandersetzungen, die verhältnismäßig offen und für alle sichtbar ausgetragen werden.

Viel gefährlicher dürften jene Verteilungskämpfe sein, die nach außen nicht in Erscheinung treten und deshalb von vielen Beteiligten im Gesundheitswesen gar nicht wahrgenommen werden.

So habe ich manchmal den Eindruck, daß sich viele Ärzte aus wissenschaftlich-klinischen Disziplinen wie der Augenheilkunde nicht ganz darüber im klaren sind, daß die gesellschaftliche Akzeptanz gerade der High-Tech-Medizin fortwährend abnimmt.

Vor 20 Jahren waren die Leistungen der High-Tech-Medizin symbolisiert insbesondere durch die Transplantationsmedizin und hier wiederum insbesondere durch die Herzverpflanzungen, der Stoff, aus dem die Publikumsträume gewoben waren. Man erinnere sich, daß die ersten Herzverpflanzer, wie Christian Barnard, absolute Medienstars waren und eine heute nur wenigen Spitzensportlern vorbehaltene Popularität erreichten.

Heute aber stoßen viele der vormals so umjubelten Leistungen auf eine Haltung tiefer Skepsis. Als vor 4 Wochen das erste Säugetier geklont wurde und das Schaf „Dolly“ durch alle Medien ging, war die Reaktion der Öffentlichkeit keineswegs begeistert, sondern es überwog vom ersten Moment an die kritische Berichterstattung.

Diese latente Skepsis gegenüber der Spitzenmedizin, die ja im Grunde nur eine Variante – der übrigens spezifisch deutschen und in den letzten Jahren immer deutlicher zutage getretenen – Fortschrittsfeindlichkeit ist, ist deshalb so relevant, weil sie schon jetzt das Verhalten von Politik und Kostenträgern sehr stark beeinflußt, und zwar zu Ungunsten der klinischen Medizin.

Dieselben Krankenkassen, die beispielsweise bei aufwendigen Hinterabschnittseingriffen in der Augenheilkunde penibel jede Indikation überprüfen und den Augenkliniken ständig Begründungen, Gutachten und Stellungnahmen abverlangen, bezahlen mit der größten Selbstverständlichkeit Milliarden für ein buntes Sammelsurium von paramedizinischen Hilfsangeboten, die bislang jeden halbwegs reproduzierbaren Wirksamkeitsnachweis schuldig geblieben sind.

Und ab und zu kommt es sogar zu wirklich gefährlichen Anschlägen auf das gesamte System der klinischen Versorgung, wie beispielsweise beim Psychotherapeutengesetz, das erst in praktisch letzter parlamentarischer Sekunde entschärft werden konnte.

Das Psychotherapeutengesetz basiert, um eine komplizierte Argumentation etwas zu verkürzen, auf der Behauptung, daß ungefähr 25–28 % der Bevölkerung in einer behandlungsbedürftigen Weise psychisch alteriert sind und die Versorgung dieser Patienten somit eine öffentliche Aufgabe ist.

Nun hat ja die Behauptung, 1/4–1/3 der Bevölkerung dieser Republik sei manifest verrückt, den Charme der unmittelbaren Plausibilität; wenn man an einem Freitagabend auf einer Bundesautobahn unterwegs ist, könnte man sogar denken, daß dieser Anteil eher konservativ geschätzt ist.

Nur kann es natürlich nicht so sein, daß die psychotherapeutische Behandlung einiger Millionen gestreßter Seelen zu Lasten der Versichertengemeinschaft erfolgen könnte im Rahmen eines Konzeptes, das selbst die Nutznießer etwas geringschätzig bezeichnen als „Rent a Friend“.

Oder nehmen wir nur das in den letzten Jahren ständig ausgeweitete Präventionsprogramm der Krankenkassen. Während seit Jahren Augenärzte erfolglos um eine Gebührenordnungsposition für die Diabetesvorsorgeuntersuchung streiten, finanzieren die Krankenkassen unter dem Rubrum „Prävention“ einen riesigen Katalog an Aufklärungsprogrammen, die über Ernährungsberatung oder Brotbackkurse bis hin zu Selbsterfahrungsgruppen reichen.

Es gibt allerdings bislang keinen einzigen wirklichen Nachweis, daß diese Form der Prävention wirklich das leistet, was sie angeblich leisten soll, nämlich Krankheiten zu verhindern oder wenigstens zu verzögern. Oder, noch genauer gesagt, ob sie einen höheren gesundheitlichen Nutzen zu erzeugen vermag, als wenn man die entsprechenden Mittel in die klinische Medizin investieren würde.

Denn das ist die Crux bei allen Psychotherapeutengesetzen oder Krankenkassenpräventionsprogrammen: Jede Mark, die in diese Nebenlinien der Gesundheitsversorgung investiert wird, geht der klinischen Medizin verloren.

Es wirkt geradezu rührend naiv, daß sich Augenärzte mit der Kosten-Nutzen-Relation beispielsweise des Glaukom-Screenings befassen, um dann festzustellen, daß diese Form der Prävention den Aufwand derzeit noch nicht rechtfertigt, während gleichzeitig neunstellige Summen unhinterfragt in Präventionsangebote fließen, über deren Sinn oder Unsinn sich scheinbar niemand Gedanken macht. Aber da das zu verteilende Finanzvolumen endlich ist, und da es eine schärfer werdende kritische Ressourcenkonkurrenz gibt, verschärft jeder Brotbackkurs der Allgemeinen Ortskrankenkasse den Kostendruck auch in der Augenheilkunde.

Aber die wichtigsten Konkurrenten haben wir noch gar nicht genannt, und man muß sagen, daß wir sie über viele Jahre hinaus auch gar nicht wahrnehmen konnten, weil sie überhaupt keine Rolle gespielt haben. Diese Konkurrenten sind die beiden anderen großen Systeme der sozialen Sicherung, nämlich die Renten- und die Arbeitslosenversicherung. Beide sind, wie wir wissen, in ihrer gegenwärtigen Form nicht mehr finanzierbar und dringend reformbedürftig.

Die Finanzprobleme der Arbeitslosen- und der Rentenversicherung haben mit dem Gesundheitswesen eigentlich überhaupt nichts zu tun. Durch die besondere wohlfahrtsstaatliche Konstruktion unserer Form der sozialen Marktwirtschaft hängen aber alle 3 Systeme untrennbar verklammert zusammen, beispielsweise über die hälftige Finanzierung durch Arbeitgeber- und Arbeitnehmerbeiträge. Alle 3 zusammen machen den Hauptanteil dessen aus, was als „Lohnnebenkosten" mittlerweile zum größten Wirtschaftshindernis in diesem Lande geworden ist.

Und da mittlerweile bei allen 3 Systemen, nämlich der Arbeitslosenversicherung, der Rentenversicherung und bei den Krankenkassen die Ausgaben die Einnahmen bei weitem übersteigen, ergibt sich hier ein ungemein schwieriges Dilemma: Die Politik muß nämlich zum ersten Mal Prioritätsentscheidungen bei der Alimentierung dieser 3 Systeme treffen, die deshalb so schwierig sind, da es ja bei allen 3 Systemen im Prinzip um dieselben ethischen Grundwerte geht, den der Solidarität beispielsweise oder den der Aufrechterhaltung der Menschenwürde.

In dieser Situation ist es angezeigt, daß man sich über eine wichtige Frage Rechenschaft ablegt, die ja auch Thema dieses Beitrags ist, nämlich die Leistungserwartung, also die Frage: „Was erwartet man eigentlich von der Augenheilkunde? Was soll sie nach Auffassung von Patienten oder Ärzten leisten?"

Hier stößt man wiederum auf einen sehr überraschenden Befund, nämlich den, daß die Erwartung der Bevölkerung an das Fach wesentlich größer ist, als das, was das Fach bislang normalerweise leistet.

Die „American Academy of Ophthalmology" hat gerade diese Frage vor 4 Jahren im Rahmen einer Studie untersucht, in der u. a. danach gefragt wurde, welche Leistungen ein typischer Patient beispielsweise dem Hausarzt, dem Kinderarzt, dem Augenarzt, aber auch dem Optiker oder dem Apotheker zuordnet. Dabei kam dann mit einer auch die „Academy" überraschenden Deutlichkeit heraus, daß die befragte Bevölkerung sich nicht weniger Augenheilkunde wünscht, sondern im Gegenteil eher mehr.

Offenkundig ist das, was wir heute als Basis des Faches Augenheilkunde wahrnehmen, viel kleiner als das, was die Öffentlichkeit gemeinhin unter dem Rubrum „Augenheilkunde“ subsummiert. Dazu gehören beispielsweise auch all jene Randgebiete, die in den letzten Jahren ganz langsam aus der Augenheilkunde herausgewandert sind und von anderen Disziplinen geschluckt wurden: Weite Teile der Neuroophthalmologie beispielsweise, der pädiatrischen Ophthalmologie, der bildgebenden Diagnostik in der Augenheilkunde, der Allergologie des Auges und seiner Anhangsgebilde oder auch der plastischen Chirurgie.

Viele dieser Teil- und Subgebiete sind uns aber nicht von anderen Fächern abgetrotzt worden, sondern sie sind von den Augenärzten mehr oder weniger freiwillig geräumt worden.

Und wenn man nun Augenärzte fragt, warum das Fach sich durch diese Art der Selbstbeschränkung sozusagen immer kleiner macht, dann hört man als Argument: „Wir erbringen diese oder jene Leistungen nicht mehr, weil sie nicht mehr kostendeckend bezahlt werden!“

Und an dieser Stelle wird deutlich, wie sehr die Kostendämpfungspolitik und der Druck, den sie zusammen mit den aufgezählten anderen Faktoren auf das Fach ausübt, dieses Fach im Kern verändern: verändern, indem sie das Fach zu einem immer stärkeren Rückzug auf jene Teilbereiche zwingen, die wirtschaftliches Arbeiten ermöglichen und dabei die ursprüngliche Spannweite immer mehr reduzieren. Unter dem Kostendruck schrumpft das Fach.

Und deshalb muß ich an dieser Stelle mein stetes Plädoyer wiederholen, daß nämlich Honorarpolitik immer auch Wissenschaftspolitik ist. Man hat manchmal in unserem Fach den Eindruck, daß beispielsweise in Kreisen unserer wissenschaftlichen Fachgesellschaft, der DOG, ein wenig die Auffassung vorherrscht, daß es sich beim Berufsverband der Augenärzte um eine Art Verein fürs Grobe, also für die trivialen Themen wie Gebührenziffern handele, während die DOG nach wie vor der Hort des Wahren, Guten und Schönen, eben der reinen und nur der reinen Wissenschaft sei.

Das mag irgendwann einmal so gewesen sein, hat sich unter dem Zwang der Verhältnisse aber geändert. Die Grenzen des Faches werden heute nicht mehr in einem Max-Planck-Institut für Elektrophysiologie definiert, sondern in den 5000 Praxen niedergelassener Augenärzte, in denen auf längere Sicht jeder Teilbereich der Augenheilkunde verloren geht, der von den gebührenordnungsmäßigen Rahmenbedingungen nicht eindeutig erfaßt wird.

Deshalb sollte es auch in der DOG einen Ausschuß geben, der sich mit der Gebührenordnung und ihren mittel- und langfristigen Auswirkungen auf das Leistungsgeschehen in der Augenheilkunde auseinandersetzt, wie überhaupt zu fragen ist, ob in Zeiten, in denen es auf die professionelle Koordination der augenärztlichen Interessensvertretung auf allen Ebenen ankommt, nicht die Vereinigung von berufsständischer und wissenschaftlicher Gesellschaft die beste aller Lösungen wäre.

In einer solchen Situation richten sich des weiteren viele Blicke hilfesuchend auf eine sehr neue Disziplin in der Medizin, nämlich auf die Gesundheitsökonomie.

Leider herrschen besonders bei Ärzten zu der Rolle, den Aufgaben und den Möglichkeiten der Gesundheitsökonomie noch viele Fehlvorstellungen, was einer der Gründe dafür ist, daß die Gesundheitsökonomie sich in Deutschland bislang noch nicht ihrem Wert entsprechend hat etablieren können.

Die Gesundheitsökonomie ist eine neue Wissenschaft an der Grenze zwischen Medizin und Volkswirtschaft, und sie beschäftigt sich nicht, wie auch viele Augenärzte glauben, primär mit Kostenanalysen oder gar mit der Entwicklung neuer Kostendämpfungsinstrumente. Der Zweck der Gesundheitsökonomie ist nicht etwa die Preisermittlung für medizinische Leistungen, die Aufstellung von Gebührenordnungen oder Tarifsystemen.

Die zentrale Aufgabe der Gesundheitsökonomie ist es vielmehr, die vielen verschiedenen Ansprüche, die wir vorhin im Sinne der kritischen Ressourcenkonkurrenz beleuchtet haben, in eine politisch konsensfähige, weil objektiv begründete Hierarchie zu bringen. Die zentrale Frage der Gesundheitsökonomie lautet deshalb: „Wie setzt man eine Ressource so ein, daß sie den maximalen gesundheitlichen Nutzen für die Gesellschaft stiftet?"

Damit ist auch klar, daß das eigentliche wissenschaftliche Produkt der Gesundheitsökonomie nicht die Preis- oder Kostenanalyse, sondern vielmehr die Herstellung von Gerechtigkeit in der Verteilung einer prinzipiell endlichen Ressource sein sollte.

Damit wird aber auch eine zweite Sache klar: Wenn es um die Hierarchisierung von Ansprüchen geht, dann müssen diese plausibel begründet werden. Und diese Begründung ist eine genuin ärztliche Aufgabe und kann Politikern oder Verwaltungsexperten in den Krankenkassen oder Verwaltungen unserer Kliniken überlassen werden.

Es ist deshalb zu fordern, daß sich auch die Augenheilkunde, hier allen voran die DOG, den Aufgaben der Gesundheitsökonomie widmet, beispielsweise durch Einrichtung eines entsprechenden Arbeitskreises. Nicht jeder Augenarzt oder jeder Klinikchef muß über Gesundheitsökonomie Bescheid wissen. Aber ein paar Leute in unserem Fach muß es geben, die mit dem gesundheitsökonomischen Instrumentarium umgehen können, damit das Fach politische Ansprüche in einer Weise argumentativ zu untermauern vermag, die in Zukunft immer stärker gefordert werden wird.

Der Sachverstand ist im Fach durchaus vorhanden. In der vorletzten Woche hat an der Kölner Universität die vielbeachtete Gründung eines Institutes für Gesundheitsökonomie stattgefunden, an dessen Spitze der junge Mediziner Karl Lauterbach steht, der als einziger Deutscher eine Professur an der „Harvard School of Public Health" hat. Und der Spiritus rector dieser ehrgeizigen Institutsgründung und gleichzeitig der Vorsitzende des Fördervereins des Institutes ist ein Augenarzt, nämlich Prof. Walter Rüssmann, dessen geduldigem Bohren dicker Bretter die Kölner Universität dieses neue Institut verdankt. Man sieht also, daß es in unserem Fach durchaus tragfähige Ansatzpunkte für eine Beschäftigung mit der Gesundheitsökonomie aus ophthalmologischer Perspektive gibt.

Ein letzter Hinweis unter Bezug auf die gegenwärtigen aktuellen Auseinandersetzungen zwischen ambulanten und klinischen Operateuren: Ein kleines

Fach ist prinzipiell zwischen den Mühlsteinen der großen und mächtigen Interessen in der Medizin nur überlebensfähig, wenn es einig ist. Deshalb ist es in Ordnung, wenn in diesen Auseinandersetzungen hart gestritten wird. Aber niemals und an keiner Stelle darf die Einheit zwischen operierenden Augenärzten oder gar zwischen operierenden und konservativen Augenärzten aufs Spiel gesetzt oder auch nur in Frage gestellt werden.

Zwar haben auch die Augenärzte mittlerweile gelernt, in einer zu Herzen gehenden Art und Weise zu jammern. Aber darüber darf nicht vergessen werden, daß die Augenheilkunde insgesamt eine bemerkenswert starke Position im klinischen Gefüge hat und deshalb auch politisch stärker auftreten kann, als uns manche ophthalmologischen Standesvertreter bisweilen glauben machen wollen.

Zum derzeitigen Stand der Katarakt- und refraktiven Hornhautchirurgie – Ergebnisse der Umfrage der DGII 1996 –

M. Wenzel, C. Ohrloff und G. Duncker

Zusammenfassung. 1996 führten wir wieder eine Umfrage bei den deutschsprachigen Ophthalmochirurgen durch. Die Angaben von 160 Augenabteilungen, an denen zusammen 619 Kollegen kataraktchirurgisch tätig sind, wurden ausgewertet. An 47 % der Häuser werden junge Kollegen ausgebildet. Zu 70 % wird ein corneoskleraler Zugang mit Präparation der Bindehaut bevorzugt, überwiegend in der 12.00-Position. PMMA blieb unverändert bei 78 % der Kollegen das bevorzugte Linsenmaterial.

Summary. A survey on the status of cataract and refractive surgery in 1996 has been carried out by the DGII. Data from 160 eye clinics involving a total of 619 surgeons were collected. In 47 % of the clinics, surgical education took place. 70 % of the eye surgeons made a corneo-scleral incision preparing the conjunctiva, most of them at the 12:00 position. PMMA still is the most common lens material in 78 % of all clinics.

Seit 1986 führen wir Umfragen durch, um die aktuellen Entwicklungen der Katarakt- und refraktiven Hornhautchirurgie zu erfassen [2–8]. Wir möchten uns an dieser Stelle herzlich bei allen Teilnehmern für ihre Mühen bedanken. Um den Fragebogen nicht zu überlasten, werden nicht alle Fragen regelmäßig wiederholt, deshalb sei auch auf unsere bisherigen Berichte verwiesen [2-8].

Zahl der Operationen

Zählungen der Industrie lassen vermuten, daß in Deutschland pro Jahr ca. 400 000 Linsen implantiert werden, bei Steigerungsraten von zuletzt 10 %/ Jahr. Es gibt etwa 600 Augenkliniken oder Belegarztabteilungen, von denen aber nicht alle kataraktchirurgisch tätig sind. An der Umfrage haben Ärzte aus 160 Häusern teilgenommen, an denen zusammen 619 Kollegen Katarakte operieren, davon waren 161(26 %) noch in der operativen Ausbildung.

Im Median arbeiten an einem Haus 3 Kataraktoperateure. Von den 160 Häusern waren 110 (68 %) selbständige Augenkliniken mit angestellten Ärzten und 50 (32 %) Belegabteilungen oder Praxis-OPs. Dies bedeutet im Vergleich zu den Vorjahren eine deutliche Verschiebung zugunsten der Kliniken und ist auf eine eher reduzierte Teilnahme von Belegärzten an der Umfrage zurückzuführen. Von den Teilnehmern der Umfrage wurden zusammen 235 234 Kataraktoperationen vorgenommen. Die mittlere Operationsfrequenz (Median) lag bei

C. Ohrloff et al. (Hrsg.)
11. Kongreß der DGII 1997

1200 Operationen/Jahr und Haus und bei 370 Operationen/Jahr und Operateur und somit immer noch deutlich höher als in den USA, wo im Median etwa 200–250 Katarakte von einem Operateur im Jahr operiert werden [1]. An 22% der Häuser wurde die Hälfte aller Katarakte operiert, an den übrigen 78% die andere Hälfte. Dieser Wert ist im Laufe der letzten Jahre erstaunlich konstant geblieben [2]: Die Zunahme der Kataraktoperationen hat große wie kleine Institutionen gleichermaßen erfaßt.

Im gleichen Zeitraum wurden an den Institutionen ca. 122783 andere Augenoperationen durchgeführt. Die Katarakt- ist mit 66% aller Augenoperationen nicht nur die häufigste Operation unseres Fachgebietes, sondern auch die häufigste Operation am Menschen überhaupt.

14 Antworten kamen aus Österreich, 11 aus der Schweiz, 134 aus Deutschland, 1 Bogen war ohne Landesangabe.

Organisationsformen

Um die Zahlen der Umfrage weiter aufzuschlüsseln, haben wir diesmal die Antworten in vier Untergruppen aufgeteilt: 1. Die 25% der Häuser mit den größten Kataraktoperationszahlen (> 1800/Jahr); 2. die 25% der Häuser mit überdurchschnittlichen Operationszahlen (> 1200 Katarakte/Jahr); 3. die 25% der Häuser mit leicht unterdurchschnittlichen Operationszahlen (> 700 Katarakte/Jahr) und 4. die 25% der Häuser mit weniger als 700 Kataraktoperationen/Jahr. Dabei zeigten sich folgende Besonderheiten:

- Sowohl die Häuser mit den höchsten Kataraktoperationszahlen (Gruppe 1) als auch die mit den niedrigsten (Gruppe 4) sind Institutionen, die fast ausschließlich Katarakte operieren. Die *anderen Augenoperationen* finden vorwiegend in den Häusern mit mittleren Kataraktoperationszahlen statt (Gruppe 2 und 3). Die größte Gruppe der „anderen Augenoperationen" waren Netzhautoperationen, gefolgt von anderen Vorderabschnittsoperationen, Lid- und TNW-Operationen sowie Schieloperationen.
- *Ausbildung* findet überwiegend in den beiden Gruppen mit mittleren Operationszahlen statt (Gruppe 2 und 3). Die Kollegen mit überdurchschnittlich hohen individuellen Operationszahlen bilden selten aus (Abb. 1). An 71%

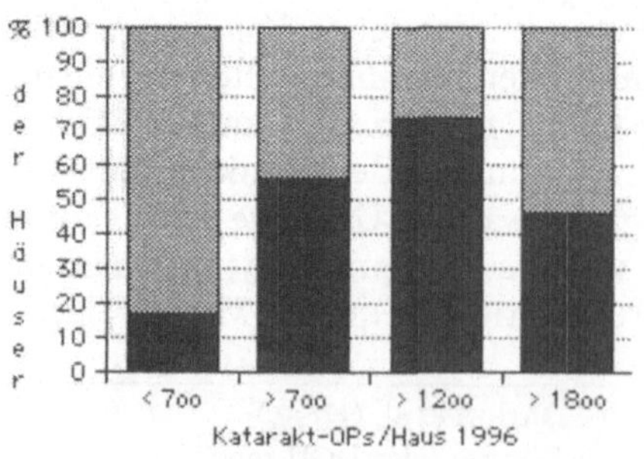

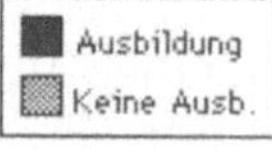

Abb. 1. Ausbildungshäuser in der Kataraktchirurgie. Ausbildung findet vorwiegend an Häusern mit mittleren Kataraktoperationszahlen statt

der selbständigen Augenkliniken und an 8% der Belegabteilungen werden junge Ärzte in der Kataraktchirurgie ausgebildet, dabei befindet sich überwiegend (zu 60%) nur ein Kollege in der operativen Ausbildung.

Phakoemulsifikation und Starschnitt

Der Trend zur Phakoemulsifikation hat auch 1996 noch zugenommen. Inzwischen wird sie an 94% aller Häuser routinemäßig eingesetzt, davon nutzen 38% manchmal den Chopper. In den USA hat sich die Rate der Kollegen, die Phakoemulsifikation bevorzugen, bei 86% stabilisiert [1].

Wie schon in den letzten Jahren, wird der Starschnitt überwiegend oben gelegt. 81% der Kollegen bevorzugen diese Lage, 11% einen schräg oben liegenden und 9% den temporalen Zugang. Dabei wird zu 71% ein corneoskleraler Schnitt mit Bindehautpräparation gewählt, zu 16% eine corneale Eröffnung peripher des Limbus und zu 13% ein rein cornealer Schnitt zentral des Limbus. Auch in den USA ist die 12.00-Position bei 66% der Operateure die beliebteste geblieben, eine rein corneale Schnittführung (clear cornea) wird ebenfalls von nur 12% der Kollegen dort favorisiert [1].

Linsenmaterialien und Viskoelastika

Auch 1996 blieb PMMA das mit Abstand am meisten verwendete Material. Unverändert zum Vorjahr wurde es von 78% der Kollegen bevorzugt (Abb. 2). Der Anteil der Kollegen, die Silikonlinsen bevorzugen, ist auf 18% leicht zurückgegangen, zusätzlich wurde sie an 45% der Kliniken vereinzelt implantiert. Von 35% der Kollegen mit den höchsten jährlichen Operationszahlen (> 1800/Jahr) wurden Silikonlinsen bevorzugt. Erstmals wurde von 3% der Kollegen die Acryllinse „Acrysof" favorisiert und an weiteren 30% der Häuser gelegentlich implantiert. Die thermolabile „Memory-lense" wurde an 1% der Häuser favorisiert und an weiteren 12% der Häuser gelegentlich implantiert. Ähnlich ist die Situation in den USA: Dort werden zu 76% Linsen aus PMMA implantiert, zu 14% Silikonlinsen und zu 9% Acryllinsen [1].

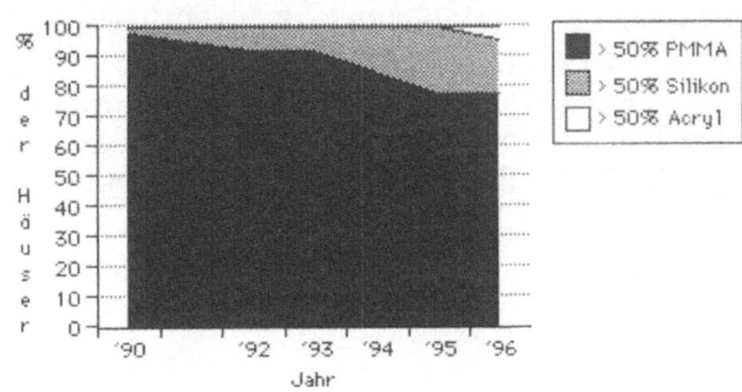

Abb. 2. Bevorzugte Linsenmaterialien 1990–1996. PMMA ist das beliebteste Material geblieben

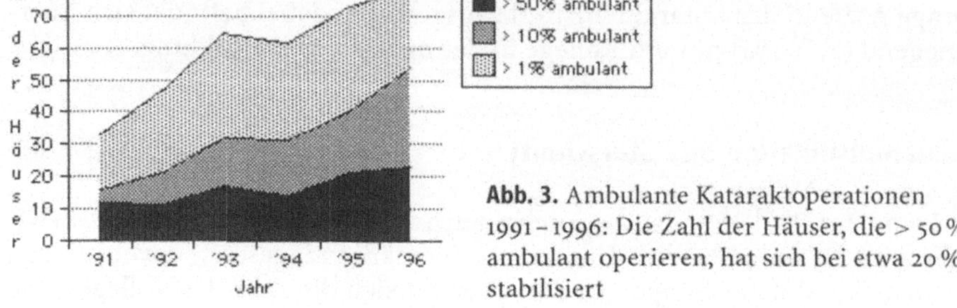

Abb. 3. Ambulante Kataraktoperationen 1991–1996: Die Zahl der Häuser, die > 50 % ambulant operieren, hat sich bei etwa 20 % stabilisiert

Hyaluronsäure ist mit 54 % vor Methylcellulose mit 45 % das beliebteste Viskoelastikum geblieben, wobei Methylcellulose von Zentren mit vielen Operationen (Gruppe 1 und 2) bevorzugt wird.

Ambulante Kataraktoperationen

Eine Trendwende hat auch auf dem Gebiet der ambulanten Chirurgie nicht stattgefunden. 22 % der Institutionen bevorzugen die ambulante Kataraktchirurgie. In weiteren 31 % der Häuser wird sie gelegentlich (10–50 %) durchgeführt, in weiteren 25 % selten (< 10 %) und in 20 % nie (Abb. 3).

Lokalanästhesie

Die retrobulbäre Anästhesie wird an 65 % der Kliniken durchgeführt, peribulbäre oder subconjunctivale an 56 % der Häuser, wobei 21 % der Institutionen beide Formen anbieten oder kombinieren. Retrobulbär werden Mengen zwischen 1 und 7 ml gegeben, Median 4 ml. Peribulbär oder subconjunctival werden 1–10 ml gegeben, Median 5 ml.

Postoperative Kontrollen

1996 wurden die regelmäßigen Kontrollen nur noch relativ kurz durchgeführt. An 35 % der Zentren wird der Patient nur noch am postoperativen Tag kontrolliert, danach erfolgen keine täglichen Kontrollen mehr. Zu 30 % erfolgen die täglichen Kontrollen 2 Tage, danach in größeren Abständen. Zu 16 % werden 3 tägliche Kontrollen für notwendig gehalten und zu 20 % tägliche Kontrollen über mehr als 3 Tage.

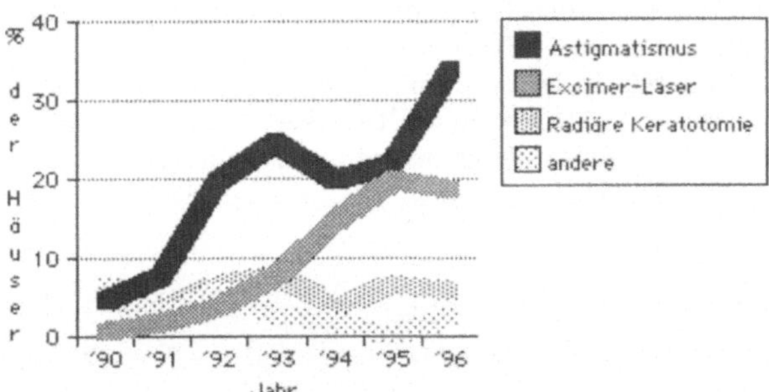

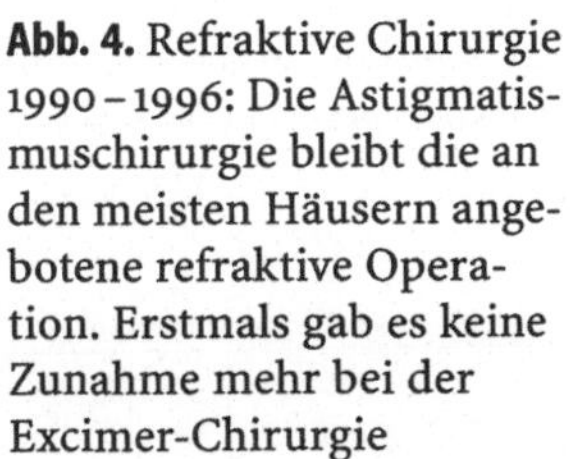
Abb. 4. Refraktive Chirurgie 1990–1996: Die Astigmatismuschirurgie bleibt die an den meisten Häusern angebotene refraktive Operation. Erstmals gab es keine Zunahme mehr bei der Excimer-Chirurgie

Refraktive Hornhautchirurgie

Der Boom der refraktiven Hornhautchirurgie hat sich weiter abgeflacht, ohne daß rückläufige Zahlen aufgefallen sind. Wie schon in den Vorjahren, haben auch in diesem Jahr nur Kollegen teilgenommen, die Katarakt- und refraktivchirurgisch tätig sind, reine refraktive Chirurgen haben nicht geantwortet. 1996 wurden von den Teilnehmern unserer Umfrage 1761 Excimer-Ablationen durchgeführt, 986 Astigmatismusoperationen, 72 radiäre Keratotomien und 57 andere refraktive Operationen. Der Anteil der Häuser, die Excimer-Chirurgie anbietet, hat sich in etwa auf dem Wert vom Vorjahr, bei 19%, stabilisiert (Abb. 4). Im Median wurden an jedem Haus 30 Augen/Jahr behandelt (Min: 5/Jahr, Max: 500/Jahr). Astigmatismuschirurgie wird in jedem dritten Haus (34%) angeboten, radiäre Keratotomien in 6% und andere refraktive Operationen in 3% der Häuser. Im Gegensatz dazu ist in den USA die RK die beliebteste Methode geblieben, sie wird von 45% der Kollegen angeboten.

Literatur

1. Leaming DV (1994) Practice styles and preferences of ASCRS members – 1995 survey. J Cataract Refract Surg 22: 931–939
2. Reim M, Wenzel M, Bucher PJM (1991) Zum derzeitigen Stand der Kataraktchirurgie im deutschsprachigen Europa. In: Wenzel M et al. (Hrsg) 5. Kongreß der DGII. Springer, Berlin Heidelberg New York Tokyo, S 19–30
3. Wenzel M, Reim M (1987) Kataraktoperationen und Linsenimplantationen 1983–1985. Ergebnisse einer Umfrage anläßlich der 84. Tagung der DOG in Aachen. Fortschr Ophthalmol 84: 450–452
4. Wenzel M, Neuhann Th (1993) Zum derzeitigen Stand der Katarakt- und refraktiven Hornhautchirurgie. In: Neuhann Th et al. (Hrsg) 6. Kongreß der DGII. Springer, Berlin Heidelberg New York Tokyo, S 215–222
5. Wenzel M, Gloor B (1993) Zum derzeitigen Stand der Katarakt- und refraktiven Hornhautchirurgie – Ergebnisse der Umfrage der DGII 1992. In: Robert YCA et al. (Hrsg) 7. Kongreß der DGII. Springer, Berlin Heidelberg New York Tokyo, S 88–95
6. Wenzel M, Wollensak J (1994) Zum derzeitigen Stand der Katarakt- und refraktiven Hornhautchirurgie – Ergebnisse der Umfrage der DGII 1993. In: Pham DT et al. (Hrsg) 8. Kongreß der DGII. Springer, Berlin Heidelberg New York Tokyo, S 135–134

7. Wenzel M, Rochels R (1995) Zum derzeitigen Stand der Katarakt- und refraktiven Hornhautchirurgie – Ergebnisse der Umfrage der DGII 1994. In: Rochels R et al. (Hrsg) 9. Kongreß der DGII. Springer, Berlin Heidelberg New York Tokyo, S 3–8
8. Wenzel M, Hartmann Ch, Duncker G (1996) Zum derzeitigen Stand der Katarakt- und refraktiven Hornhautchirurgie – Ergebnisse der Umfrage der DGII 1995. In: Pham DT et al. (Hrsg) 8. Kongreß der DGII. Springer, Berlin Heidelberg New York Tokyo, S 244–249

Qualitätssicherung bei der ambulanten Kataraktoperation

D. Knaflic, M. Rauber und U. Mester

Zusammenfassung. Seit einigen Jahren führen wir in unserer Klinik Kataraktoperationen sowohl ambulant wie stationär durch. In einer prospektiven Studie untersuchten wir, welches Patientengut für ambulante Operationen besonders geeignet ist und ob bei diesem Verfahren vermehrt Komplikationen auftreten. Besonderes Augenmerk legten wir auch auf die Beurteilung der Behandlung durch den Patienten selbst.

Patienten und Methoden: Wir untersuchten 522 ambulante Patienten mit einer durchschnittlichen Aufenthaltszeit von 3 h und 138 stationäre Kataraktpatienten mit einer Aufenthaltsdauer von durchschnittlich 3 Tagen. Bei allen Patienten wurde eine Phakoemulsifikation mit PMMA-IOL-Implantation durchgeführt. Die Patienten konnten frei zwischen ambulantem und stationärem Behandlungsmodus wählen.

Ergebnisse: Die Akzeptanz der ambulanten Operation war ausgesprochen gut; 98 % der Patienten würden sich erneut ambulant operieren lassen. Es handelte sich bei dieser Gruppe häufiger um Männer (54 % vs. 40 % bei stationären Patienten), das Durchschnittsalter (66 ± 11 Jahre) war niedriger als bei den stationären Patienten (71,3 ± 10 Jahre). Allgemeinerkrankungen lagen bei ambulanten Patienten seltener vor. Kein Unterschied bestand in der Häufigkeit von Augenerkrankungen mit Ausnahme der cortisoninduzierten Katarakt, die bei ambulanten Patienten häufiger vorlag, und laserkoagulierten Patienten mit diabetischer Retinopathie, die häufiger stationär operiert wurden. Intraoperativ lagen systolischer und diastolischer Blutdruck bei den ambulanten Patienten signifikant höher, wobei diese keine Prämedikation erhielten. Postoperativ waren zwischen beiden Gruppen keine signifikanten Unterschiede zu erkennen, insbesondere kein Anstieg der Komplikationsrate. 31 % der Patienten gaben als Begründung für die Wahl des ambulanten Operationsmodus häusliche Gründe an, 10 % Angst vor dem Krankenhaus, 5 % berufliche Gründe und nur 0,5 % versicherungstechnische Gründe. 70 % der ambulant operierten Patienten waren der Meinung, daß für eine Kataraktoperation ein stationärer Aufenthalt unnötig sei.

Schlußfolgerung: Die ambulante Kataraktoperation beweist sich in dieser Untersuchung als sicherer Behandlungsmodus mit hoher Patientenakzeptanz. Die Grenzen werden durch den Allgemeinzustand und das soziale Umfeld des Patienten bestimmt.

Summary. *Purpose:* A prospective study, comparing "inpatient" versus "outpatient" cataract surgery in order to identify criteria which influence the decision for one of the operating modalities. Attention was focused on the subjective judgement by the patient himself and on the outcome in both groups.

Patients and methods: We investigated 660 consecutive patients undergoing cataract surgery (phacoemulsification, use of viscoelastics, in-the-bag implantation of a heparin-modified PMMA-IOL). Five hundred and twenty-two of them were treated on an outpatient basis, staying at the operating center for 3 h, and 138 on an inpatient basis, staying at

C. Ohrloff et al. (Hrsg.)
11. Kongreß der DGII 1997

the hospital for 3 days. Preoperative status, surgical events, and findings on the first postoperative day and 6 weeks postoperatively were documented. Every patient was given a questionnaire concerning his subjective condition during the surgery as well as his motivation for the choice of the operation modality

Results: Patients who underwent surgery in the outpatient setting were statistically significantly younger (66 ± 11 vs 71 ± 10 years), had a better general condition and were predominantly males. Only hospitalized patients received premedication. During surgery diastolic and systolic blood pressure was statistically higher in the outpatient cohort. No significant difference was found for the incidence of glaucoma, corneal scars, Fuchs' dystrophy, age-related macular degeneration, uveitis, refraction anomalies, amblyopia, preoperativ visual acuity and preoperative IOP. The intraoperative and postoperative complication rate was comparably low in both groups. Postoperative visual acuity was statistically significantly better in the outpatient group (0.8 vs 0.7); however, after exclusion of patients with diabetic retinopathy and age-related macular degeneration, there was no statistically significant difference between the two groups. Some 98% of the ambulatory patients and 100% of the hospitalized patients were satisfied with their decision. The most frequent explanation for the choice of outpatient surgery was: "inpatient treatment is not necessary" (71%), followed by personal reasons (31%), refusal of hospitalization (10%), professional reasons (5%) and in only 0.5% of cases insurance-dependent reasons.

Conclusion: The study demonstrates that outpatient cataract surgery has no adverse effect on the surgical outcome. No differences in functional results or postoperative complication rate were seen between hospitalized and ambulatory patients. The limits of ambulatory treatment are set by the patient's general condition and social environment.

Einleitung

Bundesweit werden jährlich ca. 400 000 Kunstlinsen implantiert [1]. Die Kataraktoperation stellt somit den häufigsten operativen Eingriff, nicht nur in der Ophthalmologie, sondern in der Medizin überhaupt dar. Instrumentarium und Operationstechnik sind mittlerweile soweit entwickelt, daß die Kataraktchirurgie ein Höchstmaß an Sicherheit bietet. Dies ermöglicht den zunehmenden Übergang zur ambulanten Kataraktchirurgie. Im Gegensatz zur Situation in den USA [5, 6] werden in Deutschland jedoch immer noch Kataraktoperationen überwiegend stationär durchgeführt. In unserer Klinik führen wir seit 1993 Kataraktoperationen mit zunehmender Tendenz auch ambulant durch. Beim Übergang auf das ambulante Operieren ergeben sich einige Vorbehalte, insbesondere von der Patientenseite, aber auch seitens der überweisenden Fachkollegen. Andererseits müssen in der Klinik entsprechende Räumlichkeiten organisiert und abrechnungstechnische Fragen geklärt werden. Dem Operateur stellt sich die Frage, ob die ambulante Operation vom Patienten angenommen wird und ob es möglicherweise bei der ambulanten Versorgung zu Qualitätseinbußen kommt. Um herauszufinden, welches Patientengut für ambulante Operationen besonders geeignet ist und ob dabei mehr Komplikationen auftreten als bei stationärer Behandlung, führten wir eine prospektive vergleichende Studie durch, wobei die stationären Patienten als Kontrollgruppe dienten. Besonderes Augenmerk legten wir auf die Beurteilung durch den Patienten selbst.

Patientengut und Methoden

Wir untersuchten 660 Patienten, bei denen in einem Zeitraum vom 10.01.95 bis zum 16.05.96 eine Katarakt operiert wurde. Das Standardoperationsverfahren bestand in einer Phakoemulsifikation mit Skleratunnel, Kapsulorhexis, Phakodissektion, Implantation einer heparinmodifizierten PMMA-Linse, Pharmacia Typ 811 C, Optik 6,0 mm, Haptik 12 mm, und einer Wundadaptation mit Fibrinkleber. 522 Patienten wurden ambulant mit einem durchschnittlichen Aufenthalt von 3 h, 138 stationär mit einer Aufenthaltsdauer von durchschnittlich 3 Tagen behandelt. Befunde wurden präoperativ, perioperativ, am 1. postoperativen Tag und ca. 3 Monate postoperativ erhoben. Es wurden ein medizinischer Fragebogen und ein Patientenbogen erstellt. Die Patienten konnten frei zwischen ambulantem und stationärem Behandlungsmodus wählen.

Ergebnisse

Unter den 522 ambulant operierten Patienten entschieden sich Männer (53%) häufiger als Frauen (47%) zu diesem Operationsvorgehen. Bei den 138 stationären Patienten waren Frauen mit 60% häufiger vertreten. Das Durchschnittsalter war bei den ambulanten Patienten (66 ± 11 Jahre) statistisch signifikant geringer als bei den stationären Patienten (71,3 ± 10 Jahre). Die stationären Patienten litten häufiger (79%) gegenüber ambulanten (67%) unter Allgemeinerkrankungen und befanden sich in schlechterem Allgemeinzustand. Insbesondere Patienten mit koronarer Herzkrankheit waren mit 27% gegenüber 19% unter den stationären Patienten häufiger vertreten. Es wurden aber auch schwerkranke Patienten nach häufigen Krankenhausaufenthalten ambulant erfolgreich versorgt. Der Anteil an Diabetikern lag ambulant bei 12% und stationär bei 14%. Dabei wiesen die stationären Patienten signifikant öfter eine diabetische Retinopathie auf, die auch eine stärkere Ausprägung zeigte. Ansonsten bestanden präoperativ keine statistisch signifikanten Unterschiede hinsichtlich der Häufigkeit von Augenerkrankungen (Tabelle 1).

Die intraoperative Komplikationsrate war in beiden Gruppen vergleichbar niedrig, wobei mehr Patienten mit harten Kernen stationär operiert wurden (Tabelle 2). Bei den ambulanten Patienten lag der intraoperative Blutdruck im Durchschnitt höher. Hierbei ist zu erwähnen, daß die ambulanten Patienten keine Prämedikation erhielten. Zwei der ambulant operierten Patienten wurden postoperativ stationär aufgenommen. In beiden Fällen war ein erhöhter Augeninnendruck mit Kopfschmerzen bzw. ein Hyperventilationssyndrom die Ursache für die stationäre Aufnahme.

Am 1. postoperativen Tag sahen wir bei beiden Gruppen vergleichbar gute Ergebnisse. Es kam lediglich zu postoperativ kurzfristig erhöhten Augeninnendruckwerten (Tabelle 3).

Nach 3 Monaten war der Visus mit 0,7 bei den stationären Patienten im Schnitt etwas niedriger als bei den ambulanten Patienten (Visus 0,8). Wurden

Tabelle 1. Präoperative Befunde (* Unterschied statistisch signifikant, p < 0,01)

	Ambulante Patienten (n = 522)	Stationäre Patienten (n = 138)
Visus (Standardabweichung)	0,31 (± 0,17)	0,32 (± 0,18)
Sph. Äquivalent	–0,8 (± 2,7)	–0,5 (± 3,2)
Tensio	16,7 (± 4,7) mmHg	16,2 ± 6,0) mmHg
Augenvorerkrankungen (%)	277 (53%)	79 (57%)
Myopie (> 3 D)	63 (12%)	23 (17%)
Diabetische Retinopathie	10 (2%)*	10 (7%)*
Z.n. Lasertherapie bei RPD	10 (2%)*	10 (7%)*
Altersbedingte Maculadegeneration	68 (13%)	21 (15%)
Glaucoma chronicum simplex	31 (6%)	10 (7%)

Tabelle 2. Intraoperative Besonderheiten (* Unterschied statistisch signifikant, p < 0,01)

	Ambulante Patienten (n = 522)	Stationäre Patienten (n = 138)
Harter Kern (%)	67 (12,8%)*	30 (22%)*
Kapselruptur	9 (1,7%)	2 (1,4%)
Vordere Vitrektomie	9 (1,7%)	2 (1,4%)
Sulcuslinse	6 (1,1%)	1 (0,7%)
Vorderkammerlinse	1 (0,2%)	1 (0,7%)
Systolischer Blutdruck (Standardabweichung)	168 (± 25) mmHg*	159 (± 22) mmHg*
Diastolischer Blutdruck	93 (± 14) mmHg*	89 (± 12) mmHg*

Tabelle 3. Befunde am ersten postoperativen Tag

	Ambulante Patienten (n = 522)	Stationäre Patienten (n = 138)
Visus	0,5 (± 0,24)	0,51 (± 0,24)
Mittlere Tensio	19,2 (± 8,1) mmHg	19,8 (± 8,6) mmHg
Tensio > 25	90 (17,2%)	24 (17,4%)
Tensio > 30	50 (9,6%)	13 (9,4%)
Schnittinsuffizienz	0	0
Kleines Hyphäma	2 (0,4%)	0

jedoch Diabetiker mit diabetischer Retinopathie aus dem Vergleich herausgenommen, so ergab sich kein statistisch signifikanter Unterschied mehr.

Die Zufriedenheit der Patienten mit ihrer Wahl der Operationsmodalität war ausgesprochen hoch: 98% der ambulanten und 100% der stationären Patienten würden sich auf dem gleichen Weg noch einmal behandeln lassen. Hinsichtlich der Gründe für eine ambulante bzw. stationäre Operation führten die ambulant behandelten Patienten in 31% häusliche Gründe an. Ein Krankenhausaufenthalt sei unnötig, empfanden 70%. Die stationären Patienten fühlten sich im Krankenhaus sicherer (88%), und der ambulante Operationsmodus mit Vor- und Nachkontrolle war ihnen zu umständlich (68%). Mit dem Operationsergebnis waren 99% der stationären und 98,5% der ambulanten Patienten zufrieden.

Diskussion

Es gibt wenige Studien, welche sich mit der Qualitätssicherung in der ambulanten Kataraktchirurgie beschäftigen; insbesondere fehlt oft der direkte Vergleich zwischen der ambulanten und der stationären Operationsvorgehensweise [2-7]. In dieser Studie wurden ambulante und stationäre Patienten unter denselben operativen Bedingungen behandelt. Dies hat sicher dazu beigetragen, daß die intraoperativen (operationstechnischen) Komplikationen in beiden Gruppen gleich niedrig ausfielen. Bei den ambulanten Patienten lag der intraoperative Blutdruck im Durchschnitt etwas höher, was wir auf das Fehlen einer Prämedikation bei den ambulanten Patienten zurückführen. Ob eine Prämedikation sinnvoll ist [8], sollte unserer Meinung nach individuell entschieden werden. Zwei ambulante Patienten wurden postoperativ wegen erhöhten Augeninnendrucks mit Kopfschmerzen bzw. Hyperventilationssyndroms stationär aufgenommen. Diese Komplikation hätte auch ambulant weiter versorgt werden können; beide Patienten fühlten sich jedoch stationär besser aufgehoben. Seitdem geben wir unseren Patienten postoperativ prophylaktisch Carboanhydrasehemmer. In keinem Fall waren schlechter Allgemeinzustand oder schwerwiegende intraoperative Komplikationen ein Aufnahmegrund. Vergleichbar der Studie von Holland [5] kam es zu keiner postoperativen Komplikation, die auf die ambulante Versorgung zurückgeführt werden konnte. Der etwas schlechtere Visus 3 Monate postoperativ bei den stationären Patienten wird durch die ungleichmäßige Zusammensetzung der Patientengruppen - höheres Alter, häufigere Prävalenz an diabetischer Retinopathie bei stationären Patienten - hinreichend erklärt.

Alle Patienten konnten frei zwischen ambulanter und stationärer Versorgung wählen und wurden nicht durch versicherungstechnische Vorgaben [5, 6] oder institutsbedingte Einschränkungen selektiert. Prozentual entschieden sich Männer häufiger als Frauen für den ambulanten Eingriff [5]. Männer sind offensichtlich zu Hause meistens besser versorgt und haben weniger häusliche Verpflichtungen. Daß sich mehr jüngere Patienten [5] mit weniger Allgemeinerkrankungen für die ambulante Versorgung entschieden, besagt jedoch nicht, daß nicht auch schwerkranke bzw. desorientierte Patienten bei guter häuslicher Betreuung ambulant erfolgreich und sicher versorgt werden können. Im Verlauf unserer Studie waren wir oft überrascht, daß ältere Patienten die ambulante Behandlung deutlich besser verkraftet haben als jüngere Patienten.

Die überwiegende Zahl der Patienten war in beiden Gruppen mit dem Operationsergebnis und mit der Wahl der Operationsmodalität zufrieden.

Die wenigen Patienten, welche sich ein zweites Mal nicht mehr ambulant operieren lassen würden, führten unspezifische Beschwerden auf den ambulanten Eingriff zurück oder fanden im nachhinein die ambulante Vor- und Nachuntersuchung zu umständlich.

Die immer kürzeren Liegezeiten bei den stationären Kataraktpatienten, die teilweise unzureichende häusliche Versorgung, die Angst, eine Kataraktoperation ambulant durchführen zu lassen, die zeitraubenden Anfahrtszeiten in einem ländlich strukturierten Gebiet, wie auch der fehlende finanzielle Druck seitens der Krankenkassen [5, 6] sind immer noch häufige Beweggründe für die Patienten, sich stationär operieren zu lassen. Die Studie konnte jedoch eindeutig aufzeigen, daß die ambulante Vorgehensweise keine negativen Auswirkungen hinsichtlich des Komplikationsrisikos und der funktionellen Ergebnisse für den Patienten entstehen läßt. Aus diesem Grunde befürworten wir es, die Entscheidung über die Operationsmodalität weitgehend dem Patienten und seinem Umfeld zu überlassen.

Literatur

1. Biermann H (1997) Intraokularlinsen; Nach wie vor ein spannendes Thema. Ophthalmologische Nachrichten 2: 9
2. Bovet J, Baumgartner JM (1994) Qu'apporte la chirurgie ambulatoire à l'opération de la cataracte. Klin Monatsbl Augenheilkund 204: 282–285
3. Dowling JL, Bahr R (1985) A Survey of Current Cataract Surgical Techniques. American Journal of Ophthalmology 99: 35–39
4. Freeman LN, Schachat AP, Manolio TA, Enger C (1988) Multivariate Analysis of Factors Associated With Unplanned Admission in "Outpatient" Ophthalmic Surgery. Ophthalmic Surgery 19: 719–723
5. Holland GN, Earl DT, Wheeler NC, Straatsma BR, Pettit TH, Hepler RS, Christensen RE, Oye RK (1992) Results of Inpatient and Outpatient Cataract Surgery; A Historical Cohort Comparison. Ophthalmology 99: 845–852
6. Javitt JC, Street DA, Tielsch JM, Wang Q, Kolb MM, Schein OL, Sommer A, Bergner M, Steinberg EP (1994) National Outcomes of Cataract Surgery; Retinal Detachment and Endophthalmitis after Outpatient Cataract Surgery. Ophthalmology 101: 100–106
7. Krumpaszky HG, Dannheim R, Klauß V, Selbmann HK (1995) Qualitätsmanagement, Möglichkeiten und Chancen in der Augenheilkunde. Ophthalmologe 92: 249–255
8. Weindler J, Lieblang S, Mohamed G, Hille K, Ruprecht KW (1996) Perioperativer Verlauf von physiologischen und kognitiven Funktionen nach oraler Prämedikation mit Midazolam 3,75 mg bei Frauen in Retrobulbäranästhesie. Ophthalmologe 93: 59–67

Intraokularlinsen (flexible-, oberflächenmodifizierte-, multifokale-, Besonderheiten)

Flexible Intraokularlinsen

J. Kammann und G. Dornbach

Zusammenfassung. Die moderne nahtlose Kleinschnittchirurgie, speziell mit cornealer Schnittführung, erfordert zweckmäßigerweise Intraokularlinsen (IOL) mit kleinem optischen Durchmesser oder besser noch flexible falt- oder rollbare IOL.

Die Materialien der weichen Linsen gehören entweder zu der Gruppe der thermoplastischen Polymere aus Acrylat/Methacrylat oder zu den Silikonelastomeren. Über einige Materialien wie Acrylat + Copolymerisate oder Polyhema liegen noch keine langjährigen Erfahrungen vor. Silikonlinsen werden seit 12 Jahren implantiert.

Die Linsen unterscheiden sich sowohl in ihren chemisch-physikalischen Eigenschaften als auch in der Handhabung. Die Abbildungsqualität der flexiblen Acrylat-IOL ist gegenüber Poly-HEMA-, Silikon- oder PMMA-Linsen deutlich schlechter. Die zur Implantation erforderliche Schnittbreite ist abhängig vom Material und von der sich aus der Linsenstärke ergebenden Mittendicke der IOL. An Poly-HEMA-Linsenoberflächen konnten häufig Zellproliferationen beobachtet werden. Die Oberfläche der Acrylat-Linsen ist sehr empfindlich. Silikonlinsen sind nicht für alle Patienten geeignet.

Flexible Intraokularlinsen können durch kleine Schnitte gefaltet oder gerollt implantiert werden. In Abhängigkeit von dem verwendeten Material, der Linsenstärke und der Implantationsart sind unterschiedliche Schnittgrößen erforderlich. Die von uns bevorzugte Linse ist eine Silikon-Plattenhaptiklinse mit Zentrierfinger.

Schlüsselwörter: Flexible Intraokularlinsen, Acrylat/Methacrylat-Polymer, Poly-HEMA-Hydrogel, Silikon

Summary. Modern, sutureless small-incision surgery, especially with a clear corneal incision, requires intraocular lenses (IOLs) with a small optic diameter or, even better, flexible IOLs that can be folded or rolled. The materials of the soft lenses belong either to the group of thermoplastic acrylate/metacrylate polymers or to the silicone elastomers. For some materials, such as acrylate + copolymerizates or poly-HEMA, no experiences over many years are available, so far. Silicone lenses have been implanted for 12 years. The lenses differ in both their chemical and physical properties and their handling. The imaging quality of the acrylic lenses is much worse than that of poly-HEMA, silicone or PMMA lenses. The incision length required for implantation depends on the material as well as on the central thickness resulting from the lens power. Cell proliferation has often been observed with poly-HEMA lens surfaces. The surface of the acrylate lenses is very vulnerable. Silicone lenses are not suitable for all patients. Flexible intraocular lenses can be implanted folded or rolled through small incisions. Depending on the material used, the lens power and the implantation technique, different incision lengths are required. Our favored lens is a silicone plate haptic lens with centering loops.

C. Ohrloff et al. (Hrsg.)
11. Kongreß der DGII 1997

Key words: flexible intraocular lenses, acrylate/methacrylate polymer, poly-HEMA hydrogel, silicone

Einleitung

Die Vorteile der Kleinschnittchirurgie, wie kleine Wunde, minimaler postoperativer Astigmatismus, schneller Visusanstieg, kurze Heilungszeit und frühe Rehabilitation sind mittlerweile jedem versierten Ophthalmochirurgen auch aus eigener Erfahrung bekannt [15].

Der Begriff Kleinschnittchirurgie wird erst richtig sinnvoll, wenn unter Anwendung der Phakoemulsifikation durch einen kleinen kornealen oder sklerokornealen Schnitt die kristalline Linse nicht nur entfernt, sondern auch ohne oder nach nur geringer Verbreiterung dieses Schnittes eine Intraokularlinse implantiert werden kann. Hierzu benötigt man flexible Linsen, die sich falten oder rollen lassen.

In den späten 50er Jahren hatten Dreifuß, Wichterle und Lim [8] die Idee, weiches Material zur Herstellung von Intraokularlinsen zu verwenden. 1960 implantierten sie erstmals Hydrogellinsen in die Vorderkammer von Kaninchen. Epstein [9] setzte 1976 die erste Poly-HEMA-Hydrogellinse als Hinterkammerlinse, Mehta [19] als Iris-Clip-Linse ein.

Fyodorov [12] in Rußland, Mazzocco [18] in den Vereinigten Staaten und Kreiner/Fromberg [13] in Deutschland waren die Pioniere der Silikonlinsen. Seit 1990 gibt es die ersten flexiblen Acrylat-Intraokularlinsen [1, 22].

Chemische und physikalische Eigenschaften

Die Anforderungen an intraokulare Linsen sind für alle Materialien gleich. Die ideale Linse sollte optisch transparent, von hoher Abbildungsqualität, chemisch inert, physikalisch stabil und widerstandsfähig gegen physikalische Einflüsse sein, z. B. gegen Lichteinstrahlung. Das Material muß biokompatibel sein, d.h., es darf keine Entzündungen, Fremdkörperreaktionen oder andere Gewebebeeinträchtigungen hervorrufen. Es darf weder karzinogen noch allergen sein. Die fertige Linse muß ohne Beeinträchtigung der spezifischen Eigenschaften des Materials und ohne Kumulation von Rückständen des Sterilisationsmediums sterilisierbar sein.

Die Materialien der z. Z. erhältlichen Intraokularlinsen lassen sich in zwei Gruppen einteilen. Zu der 1. Gruppe, den Plastomeren oder thermoplastischen Kunststoffen, gehören Linsen aus PMMA, Hydrogel und flexiblen Acrylaten. Zur 2. Gruppe, den Elastomeren oder Stoffen mit gummielastischen Eigenschaften, gehören Linsen aus Silikonkautschuk.

PMMA

Seit 40 Jahren in der klinischen Anwendung und immer noch am weitesten verbreitet sind Intraokularlinsen aus Polymethylmethacrylat (PMMA), dem Polymer des Methylmethacrylsäureesters. PMMA ist ein typischer Vertreter eines thermoplastischen Kunststoffes. Bei Raumtemperatur liegt dieses Polymer im rigiden Zustand vor, bei Temperaturen über 140°C wird das Material weich, und bei Temperaturen über 180°C verfügt PMMA über gummiartige Elastizität. Der Brechungsindex beträgt 1,49 [17].

Silikon

Intraokularlinsen aus Silikon werden seit Mitte der 80er Jahre implantiert. Silikon ist ein Polyorganosiloxan. Es enthält ein sich wiederholendes Si-O-Grundgerüst mit vorwiegend Methylgruppen an allen Si-Atomen. Durch Quervernetzung der linearen Siloxanketten entsteht ein dreidimensionales Raumnetz, das die mechanischen Eigenschaften des Materials wie Elastizität, Zug- und Reißfestigkeit bestimmt. Die freien, nicht zur Vernetzung herangezogenen Reste im Molekül bestimmen im wesentlichen die chemischen und physikalischen Eigenschaften des Silikonkautschuks. Werden z.B. Methylgruppen der Polydiorganosiloxanharze teilweise durch eine Phenylgruppe ersetzt, erhöht sich der Brechungsindex von 1,41 auf 1,43 bzw. 1,46 [17]. Allerdings besteht bei phenylierten Polyorganosiloxanen aufgrund von schwer entfernbaren Synthesebeiprodukten die Gefahr der schlechteren Bioverträglichkeit.

Silikonkautschuk ist bei Raumtemperatur ein echtes Elastomer. Erst bei Temperaturen unter -120°C würde dieses Material seine Elastizität verlieren und als glasartiges Material vorliegen. Intraokularlinsen aus Silikonkautschuk lassen sich somit ohne Beschädigung falten und rollen und ermöglichen dadurch die Implantation durch einen kleinen Schnitt.

Hydrogele

Hydrogele sind polymere Materialien, die eine hohe Wasseraufnahmefähigkeit aufweisen, sich aber nicht in Wasser auflösen. Besonderes Interesse gilt dabei den Hydrogelen aus Polymeren und Copolymeren der Methacrylsäureester, die eine Hydroxylgruppe in der Seitenkette besitzen. Das am weitesten verbreitete Hydrogel ist Polyhydroxyäthylmethacrylat (Poly-HEMA). Hydrogele gehören ebenfalls zur Gruppe der Thermoplaste und liegen deshalb im dehydrierten, also trockenen Zustand als rigide Materialien vor. Erst durch die Aufnahme von Wasser, das als Weichmacher dient, entsteht ein weiches, wasserhaltiges Hydrogel. Durch Änderung des Polymerisationsgrades, der Anzahl der Quervernetzungen und dem Zusatz von Additiven können die Wasseraufnahmefähigkeit und somit die mechanischen Eigenschaften, die Gasdurchlässigkeit und die optischen Eigenschaften beeinflußt werden. Der

Brechungsindex liegt je nach Wassergehalt und Quervernetzungsgrad zwi schen 1,44 und 1,47 [17].

Das Problem von HEMA-Hydrogel-Intraokularlinsen besteht darin, daß aufgrund des hohen Wassergehaltes Kammerwasserbestandteile in der Linsenmatrix gespeichert werden können und so langfristig zu Veränderungen der Eigenschaften dieses Polymers führen können.

Flexible Acrylmaterialien

Eine neuere Materialvariante für Intraokularlinsen stellen flexible Acrylatcopolymere dar. Sie bestehen aus verschiedenen Mischungen von Acrylaten und Methacrylaten. Diese Copolymere gehören somit ebenfalls zu den thermoplastischen Materialien, nur ist die Temperatur, bei der das Polymer aus dem glasharten rigiden Zustand in einen flexiblen Zustand übergeht, so durch eine spezifische Mischung von verschiedenen Acrylaten eingestellt, daß diese Temperatur mehr oder weniger nahe an der Raum- bzw. Körpertemperatur liegt. Intraokularlinsen aus flexiblen Acrylatmaterialien entfalten sich aufgrund der thermoplastischen Eigenschaften im Auge langsamer als Silikonlinsen. Die Brechungsindizes liegen je nach Zusammensetzung der Copolymere zwischen 1,47 und 1,55 [17].

Die erste Intraokularlinse aus einem flexiblen Acrylat, die auf den Markt kam, ist die MemoryLens von ORC. Dieses Polymer besteht aus einer Kombination von Methylmethacrylat und Hydroxyäthylmethacrylat. Als UV-Absorber ist 4-Methacryloxy-2-hydroxybenzophenon enthalten. Die Quervernetzung erfolgt wie bei allen HEMA-Materialien über Äthylenglykol-Dimethacrylat. Die vorgerollte Linse muß bei Kühlschranktemperatur aufbewahrt werden, da bei höheren Temperaturen als Raumtemperatur das Material erweicht und die Linse dann beginnt, sich zu entfalten.

Zwei weitere, in letzter Zeit auf den Markt gekommene Varianten flexibler Acrylatlinsen sind die Linse von Ioptics sowie die Acrysof von Alcon. Diese Copolymere liegen bei Temperaturen unter 18°C im thermoplastischen, also harten, rigiden Zustand vor, bei höheren Temperaturen werden sie zunehmend weicher, so daß sie oberhalb von etwa 22°C gefaltet werden können. Bei diesen Materialien liegen die Übergänge zwischen rigidem und weichem Zustand in einem sehr kleinen Temperaturintervall. Inwieweit das Falten der Linsen bzw. der vorgerollte Zustand deshalb zu einer dauerhaften Schädigung des Polymers führt, ist bisher nicht ausreichend geklärt.

Klinische Erfahrungen

Wie bereits erwähnt, wäre es wünschenswert, wenn nach der Phakoemulsifikation der Schnitt für die Implantation der Linse nicht verbreitert werden müßte. Theoretisch kann eine Silikonlinse durch einen 2,5–2,7 mm breiten Schnitt aufgrund ihrer Elastizität mit hohem Druck hindurchgequetscht werden. Wegen der Aufdehnung des Tunnels mit der Folge der Wundinstabilität

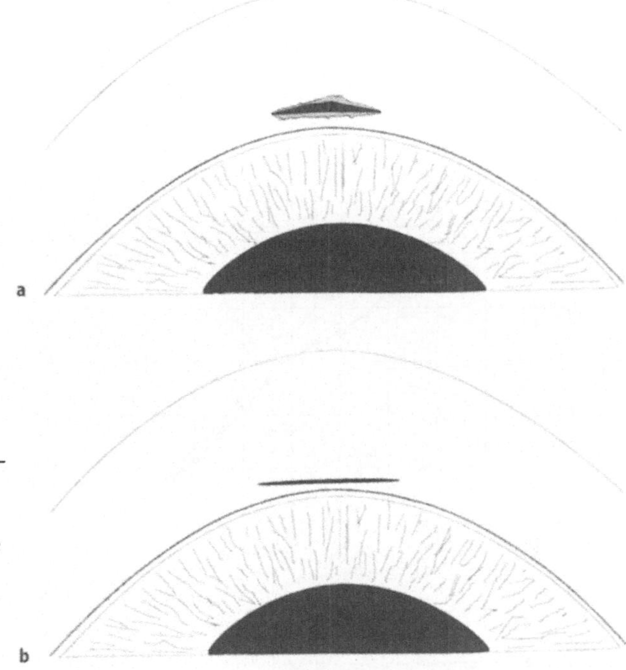

Abb. 1. Innerer Tunnelausgang nach Implantation einer flexiblen Linse. **a** Aufdehnung der Wunde durch zu kleinen Schnitt; **b** glatte Wundränder bei ausreichend großem Schnitt

(Abb. 1) empfiehlt sich diese Methode jedoch nicht. Allgemein sind für Silikonlinsen Schnittbreiten von mindestens 2,8 mm bei Einsatz eines Inserters oder einer 5 mm großen Optik erforderlich, bei größerem Durchmesser 3,0 mm. Für die anderen flexiblen Linsen sind eher Schnittbreiten von 3,5–3,8 mm notwendig.

Bei der Implantation selbst und dem Verhalten im Auge zeigen die einzelnen Materialien durchaus Unterschiede und Besonderheiten.

PMMA-Intraokularlinsen

PMMA-Linsen sind alle mit Bügelhaptik versehen. Zur Implantation wird wegen ihrer Rigidität bei einem optischen Durchmesser von 5 mm ein Schnitt von mindestens 4,5 mm benötigt. Dieser beeinflußt Astigmatismus, postoperativen Visusanstieg und Wundheilung. PMMA ist hydrophob. Bei Kontakt mit dem Hornhautendothel können Endothelzellen der Linsenoberfläche anhaften [6].

Die Modulationsübertragungsfunktion (MTF) beschreibt die Abbildungsqualität optischer Systeme. Sie ist ein objektives Maß für das Auflösungsvermögen eines optischen Systems. Die Strehl-Rate gibt hierbei das Verhältnis von gemessener zu berechneter MTF wieder. Aus Abb. 2a ist die hohe Abbildungsqualität der PMMA-Linsen (Strehl-Rate = 0,89) zu ersehen.

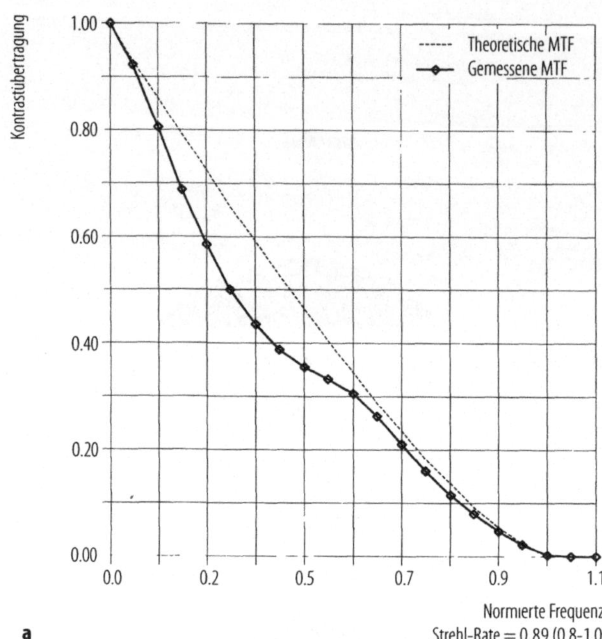

a

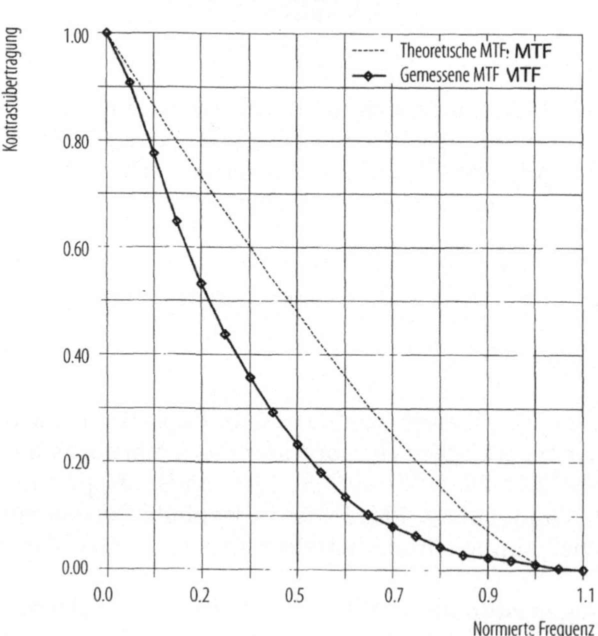

b

Abb. 2. Modulationsübertragungsfunktion (MTF) verschiedener Linsenmaterialien. **a** PMMA (88TI, 20 dpt, Chiron-Adatomed); **b** Copolymer aus Acrylat und Methacrylat (Acrysof, 20 dpt, Alcon)

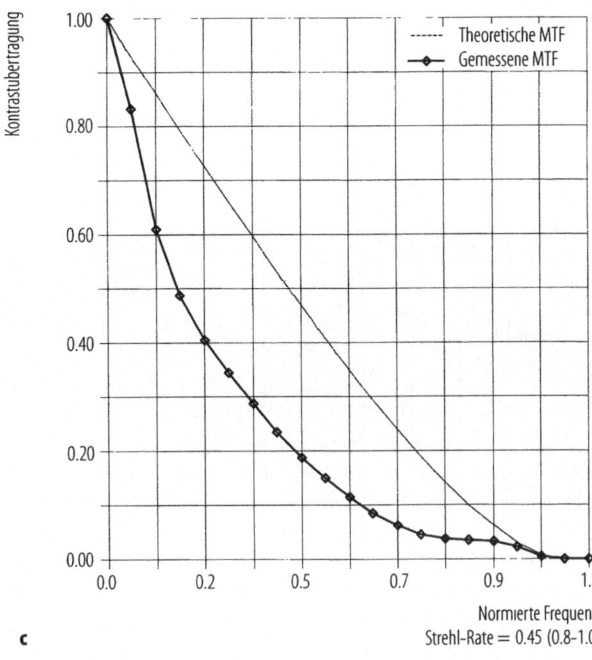

c

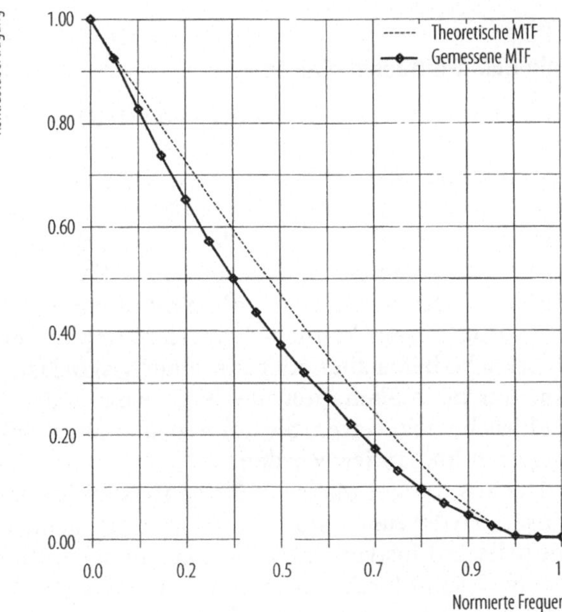

d

(Abb. 2)
c Polymer aus Methylmethacrylat und HEMA (MemoryLens, 20 dpt, ORC); **d** Poly-HEMA (Hydroview, 20 dpt, Storz)

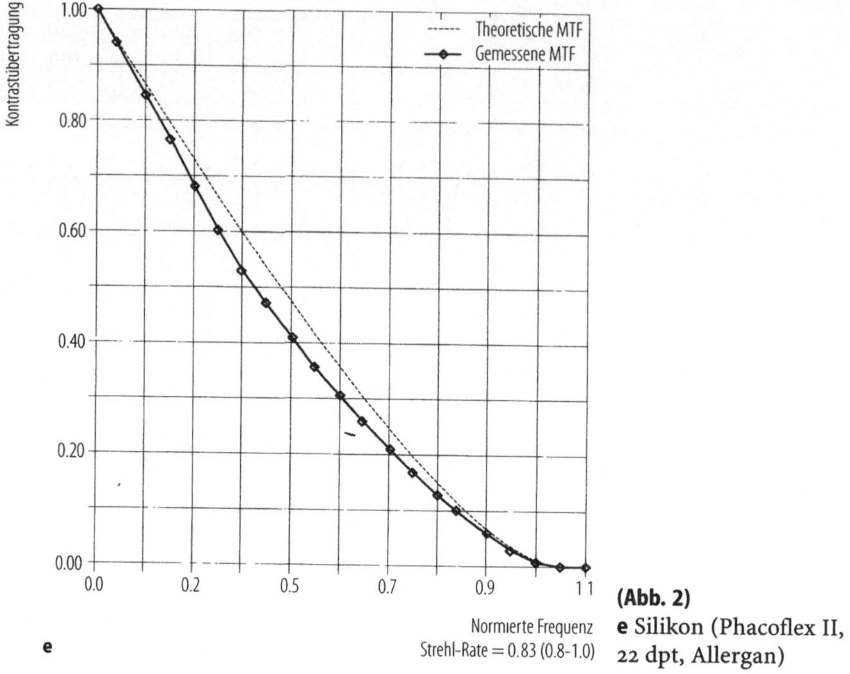

(Abb. 2)
e Silikon (Phacoflex II, 22 dpt, Allergan)

Poly-HEMA-Intraokularlinsen

Es gibt einteilige und dreiteilige Poly-HEMA-Linsen, gewöhnlich mit einem Wassergehalt von etwa 38 %. Die meisten sind, wie auch die 1. Linse von Barret [4], einteilige, bikonvexe Plattenhaptiklinsen mit verschiedenen Verjüngungsgraden an jedem Ende, mit oder ohne Positionierungslöcher. Sie sind entweder flach und gerade oder tellerförmig gebogen. Mehta [19] setzte Ende der 70er Jahre einteilige irisfixierte Poly-HEMA-Linsen ein. Die 3teiligen Poly-HEMA-Linsen haben gewöhnlich modifizierte C-Schlaufen-Bügel.

Hydrogellinsen können dehydriert implantiert werden. Vorher sollte die Oberfläche befeuchtet oder mit einer viskoelastischen Substanz benetzt werden, um die Implantation zu erleichtern und das Trauma für Schnitt, Endothel und Iris herabzusetzen. Sie können aber auch voll hydratisiert ungefaltet oder ungerollt implantiert werden.

Die aus diesem Material am häufigsten implantierte 3teilige Poly-HEMA-Linse („Hydroview", Storz) mit ihren blaugefärbten PMMA-Bügeln benötigt spezielle Faltinstrumente. Sie hat einen Optikdurchmesser von 6 mm bei einem Gesamtdurchmesser von 13 mm. Das Hydrogel hat einen Wassergehalt von 18 % und ist mit einem UV-Absorber ausgestattet. Die Linse muß durch einen Schnitt von mindestens 3,5 – 4,0 mm unter Schutz von viskoelastischer Substanz implantiert werden. Die Abbildungsqualität, abzulesen aus der Modulationsübertragungsfunktion (Abb. 2d), ist mit einer Strehl-Rate von 0,80 sehr gut.

Unsere bisherigen Erfahrungen zeigen, daß die Faltinstrumente häufiger Abdrücke auf der Linse hinterlassen. Daneben kommt es durch Überdehnung des Kapselsacks zu Falten in der hinteren Kapsel, wodurch die Nachstarbildung begünstigt wird. Abb. 3a zeigt diese Falten deutlich auf dem Foto einer implantierten Poly-HEMA-Linse, aufgenommen mit der Scheimpflug-Kamera. Postoperativ zeigten beinahe alle Linsen Epithelzellproliferationen, sowohl auf der Vorderfläche fast zirkulär parallel zum Rhexisrand, z.T. auch vollständig die IOL überziehend. Auch hinter der Linse zeigen sich Zellansiedlungen und Fibrosierungen.

Da es sich um ein neues Copolymer handelt, müssen die Ergebnisse bzgl. der Langzeitbiokompatibilität und der Nachstarinzidenz abgewartet werden. Eine niedrigere Nachstarinzidenz im Vergleich zu PMMA-Linsen scheint unseren Beobachtungen nach nicht vorzuliegen.

Flexible Acrylatlinsen

Es handelt sich bei diesen Linsen um relativ neue Materialien. Eine Variante, die „Acrysof" (Alcon), kam 1994 in den USA auf den Markt [23]. Die Erfahrungen sind dementsprechend kurzfristig. Die Linsen sind 3teilig mit einer 6 mm

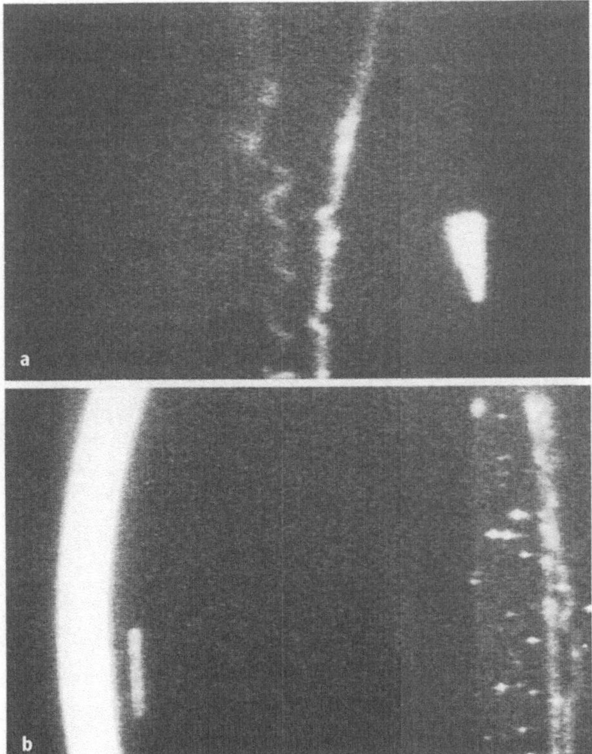

Abb. 3. Aufnahmen mit der Scheimpflug-Kamera. **a** Faltenbildung der Hinterkapsel nach Implantation einer Poly-HEMA-Linse; **b** „Glistenings" einer Linse aus flexiblen Acrylaten

runden Optik und angesetzter modifizierter C-Bügel-Haptik. Sie können gefaltet durch einen 3,5–4,0 mm großen Schnitt implantiert werden. Unserem ersten Eindruck nach und wie in der Literatur beschrieben, scheint die Nachstarinzidenz zunächst geringer zu sein als bei PMMA-Linsen [24]. Auch Zelladhärenzen an der Linsenoberfläche treten seltener auf als bei PMMA-Linsen [24]. Nachteilig ist, daß die Linsenoberfläche sehr „klebrig" und vulnerabel ist, so daß es zu Abdrücken der Faltinstrumente, Kratzern und sogar Brüchen der Linse kommen kann [5]. Im festen Zustand, also bei Raumtemperatur, läßt sich die Linse nur schwer falten. Bei höheren Temperaturen gelingt der Faltvorgang besser. Auffällig sind die an der Spaltlampe häufig zu beobachtenden Einschlüsse im Linsenmaterial („Glistenings" [7]), die sich auch mit der Scheimpflug-Kamera darstellen lassen (Abb. 3b). Die Abbildungsqualität ist mit einer Strehl-Rate von 0,5 deutlich schlechter als die von PMMA-, Poly-HEMA- oder Silikonlinsen (Abb. 2b).

Eine YAG-Laserbehandlung ist möglich [24], jedoch ist das Risiko der Linsenbeschädigung groß. Langzeitergebnisse bzgl. Nachstarinzidenz und Biokompatibilität stehen noch aus.

Eine weitere Variante stellt die MemoryLens dar.

Diese Linse hat einen Optikdurchmesser von 6 mm bei einem Gesamt-

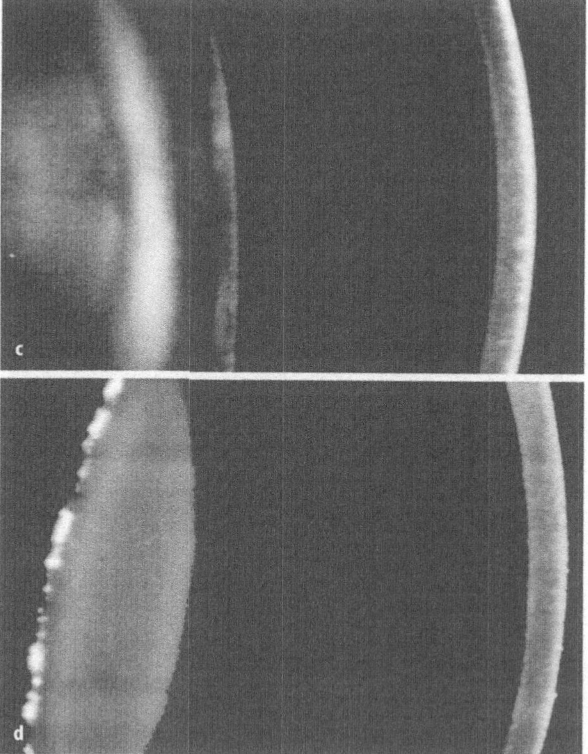

(Abb. 3)
c kristalline Linse;
d Silikonlinse

durchmesser von 13 mm. Die Haptik besteht aus blauen Polypropylenbügeln. In gerolltem Zustand beträgt der Linsendurchmesser 2,35 mm.

Das Linsenmaterial ist zwar seit 1990 erhältlich. Die ersten Erfahrungen zeigten jedoch, daß die Linse schwierig zu rollen war und es teilweise zum Bruch von Linse und/oder Haptik kam [25, 26]. Der Entfaltungsvorgang dauerte sehr lang. Inzwischen wird die Linse vorgerollt geliefert, muß aber im Kühlschrank gelagert werden. Sie wird im vorgerollten Zustand nach Instillation von Viskoelastikum implantiert. Durch die Körperwärme, die Spülflüssigkeit und die Wärme des OP-Lichts wird sie weich und entfaltet sich, allerdings sehr langsam, im Kapselsack. Die vom Hersteller empfohlene Schnittgröße von 3,5 mm scheint allerdings zu klein zu sein. Durch Reibung der Linse an den Wundrändern und durch Druck mit den Implantationsinstrumenten auf die Linse selbst zur Positionierung im Kapselsack können Oberflächenbeschädigungen in Form von Kratzern entstehen [10]. Es wird daher eine Schnittgröße von mindestens 3,8 mm benötigt.

Im festen Zustand, also bei Raumtemperatur, läßt sich die Linse nur schwer falten. Die Abbildungsqualität ist im Vergleich zu anderen Materialien deutlich schlechter (Abb. 2c). Erste Ergebnisse bzgl. der Biokompatibilität sind zufriedenstellend. Die Zelladhäsivität scheint sehr gering zu sein [25].

Silikonintraokularlinsen

Verschiedene Langzeitstudien belegen die gute Biokompatibilität der Silikone [14, 21, 28, 29]. Bei Endothelkontakt kommt es zu erheblich weniger Zellverlust als bei PMMA- oder flexiblen Acrylat-IOL, besonders, wenn die Silikonlinsen durch ein spezielles Polierverfahren oberflächenmodifiziert und dadurch hydrophil sind. Die Adhäsivität von Zellen ist deutlich geringer als bei den derzeit eingesetzten Hydrogellinsen.

Aufnahmen mit der Scheimpflug-Kamera zeigen, daß die Silikonlinse (Abb. 3c) in ihrer Dichte der kristallinen Linse (Abb. 3d) sehr ähnlich ist. Die Abbildungsqualität von Silikonlinsen (Abb. 2e) ist mit einer Strehl-Rate von 0,83 sehr gut.

Silikonlinsen sind in verschiedenen Designs erhältlich. Die älteste Form, von Mazzocco [18] entwickelt, ist eine einteilige, schiffchenförmige Linse mit Plattenhaptik. Eine weitere Variante stellt die von Kreiner [13] entwickelte einteilige Disk-Silikonlinse dar, ebenfalls mit Plattenhaptik.

In Anlehnung an die klassischen PMMA-Intraokularlinsen wurde schließlich eine dritte Variante entwickelt, 3teilige Silikonlinsen mit Haptiken aus Polypropylen, Polyimid oder PMMA. Somit ist der Operateur schon mit der Bügelform vertraut. Wegen des Gesamtdurchmessers von 13,0 bis 13,75 mm ist eine Sulcusfixation möglich, beispielsweise bei Defekten der Linsenkapsel. Bei kleinen Kapseldefekten kann auch eine Implantation in den Kapselsack erfolgen. Patienten mit Pseudoexfoliationssyndrom, bei denen postoperativ mit einer stärkeren Kapselschrumpfung zu rechnen ist, können mit einer sulcusfixierten 3teiligen Silikonlinse versorgt werden.

Allerdings sind die 3teiligen Silikonlinsen aufgrund des Bügel-Memory

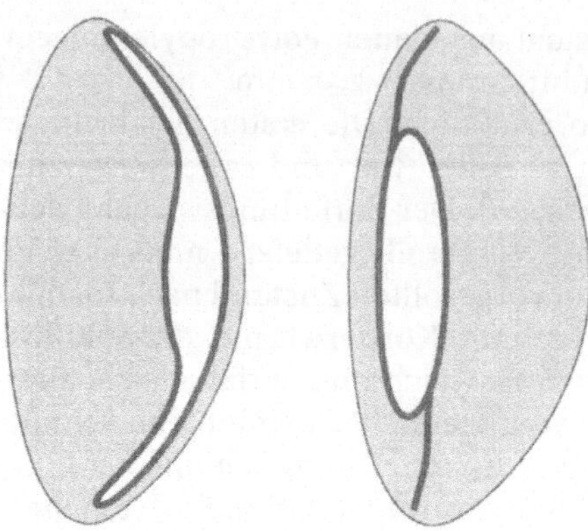

Abb. 4. Position einer Plattenhaptiksilikonlinse und einer Bügelhaptiksilikonlinse im Kapselsack

ungeeignet für eine Implantation im gerollten Zustand. Wegen ihrer späteren, wie bei allen 3teiligen Linsen eher vorn gelegenen Position im Kapselsack mit Abstand zur hinteren Linsenkapsel findet keine Glaskörperstabilisierung statt (Abb. 4). Je nach Material können die Linsenbügel unter die Optik gedrückt werden, was jedoch für alle Bügelhaptiklinsen gilt. Das Falten von Linsen mit einer Stärke über 25 dpt ist wegen der größeren Mittendicke schwieriger, es sei denn, der optische Durchmesser wird kleiner. Patienten, bei denen mit einer zukünftigen Vitrektomie mit Silikonölinstillation gerechnet werden muß, wie z.B. Diabetiker, sollten nicht mit Silikonlinsen versorgt werden [3].

Auch bei den Plattenhaptiklinsen aus Silikon sind einige Besonderheiten zu beachten. Es ist keine Sulcusfixation möglich, da der Gesamtdurchmesser zu klein ist und die Linse dezentrieren oder rotieren würde. Bei defekter hinterer Kapsel sollte auf eine Implantation von Linsen mit Plattenhaptik verzichtet werden, da es durch Schrumpfung des Kapselsacks zur Linsenluxation in den Glaskörper kommen kann. Eine YAG-Laserbehandlung sollte frühestens 5 Monate postoperativ nach Abschluß der Kapselsackschrumpfung erfolgen. Es besteht sonst die Gefahr der Linsenluxation in den Glaskörper. Wie bei den dreiteiligen Silikonlinsen ist bei eventueller späterer Vitrektomie mit Silikonölinstillation auf eine Implantation von Silikonplattenhaptiklinsen zu verzichten.

Enge Pupillen erschweren die Implantation der Plattenhaptiklinsen, da eine sichere Kapselsackfixierung gewährleistet sein muß.

Nach ungünstiger YAG-Strategie (Abb. 5b) ist eine Luxation in den Glaskörper nicht auszuschließen, besonders bei Patienten mit Pseudoexfoliationssyndrom oder bei kleiner Rhexis. In diesen Fällen ist der Druck der Linsenkapsel auf die Linse erhöht, was zu einem unkontrollierten Aufreißen der YAG-Lücke führen kann. Wegen des Gesamtdurchmessers der Plattenhaptiklinsen von 9,75 mm bzw. 11,5 mm passen sie sich den anatomischen Strukturen des Kapselsacks, der gewöhnlich einen Durchmesser von 10,5 mm hat [2], ausgezeichnet an. Die Bildung von Dehnungsfalten der hinteren Kapsel und eine Dezentrierung der Linse, wie von den 3teiligen Linsen bekannt, sind ausgeschlossen. Die Plattenhaptik sorgt für einen großflächigen Kontakt zwischen Linse und

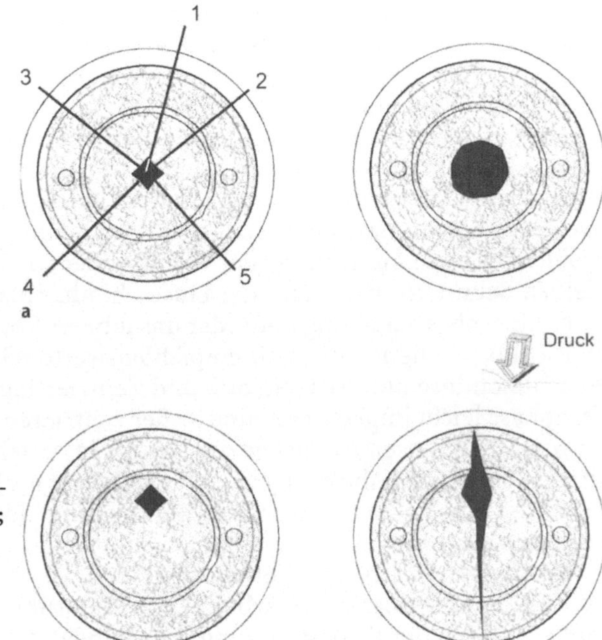

Abb. 5. YAG-Laserkapsulotomie bei Plattenhaptiksilikonlinsen. **a** Korrekte Durchführung mit zentraler Lücke; **b** Bei nicht zentraler Lücke besteht die Gefahr der Kapselruptur und nachfolgender Linsenluxation in den Glaskörper

hinterer Kapsel, der die Nachstarbildung reduziert. Durch die Schrumpfung des Kapselsacks wird das Linsenmedaillon nach hinten gedrückt (Abb. 4), so daß sich die Glaskörperstrecke stabilisiert oder sogar verkürzt. Aufgrund dieser Konstellation reduziert sich das Risiko sowohl für cystoides Makulaödem als auch für Netzhautamotiones. Wegen der Inertheit des Silikons treten keine Synechierungen zwischen Kapsel und Linse auf, so daß bei Bedarf die Linse leicht explantiert werden könnte. Die Schiffchenform mit den Zentrierfingern oder Positionierungslöchern von 0,8 mm bzw. 1,5 mm Durchmesser (Medevec) sorgen zum einen für eine gute Umspülung der gesamten Linse mit Kammerwasser, so daß Nachstarbildung und Kapselsackfibrosierung weiter reduziert wird. Zum anderen können vorderes und hinteres Kapselblatt neben den Bügeln oder in den Positionierungslöchern verkleben und hierdurch die Linse im Kapselsack gut zentriert verankern.

Das Silikon der ersten Generation war, der kristallinen Linse nachempfunden, leicht opak. Zusätzlich kam es gelegentlich durch leichte Verunreinigungen des bis 1989 benutzten Dow-Corning-Silikons zu einer leichten Braunfärbung und auch zu Unverträglichkeitsreaktionen [11, 16, 27]. Zur Zeit verarbeitete Silikone sind alle hochrein und transparent. Eine YAG-Lasertherapie kann genauso problemlos durchgeführt werden wie bei PMMA-Linsen [2]. Abb. 5a zeigt schematisch das richtige Vorgehen bei schiffchen- oder diskförmigen Linsen. Der erste Herd sollte unbedingt im Zentrum liegen. Die folgenden Impulse sollten dann jeweils die Mitte der entstandenen Spannungslinien treffen. Eventuell auftretende Beschädigungen der Linse zeigen sich als kleine Schmelzkrater ohne Beeinflussung des Visus. Im Vergleich zu PMMA-Linsen zeigen die Ränder der YAG-Lücke keinen gezackten, ausgefransten, sondern einen relativ glatten Rand [14].

Zusammenfassend läßt sich sagen, daß die derzeitigen flexiblen Linsen noch nicht dem Idealbild einer Linse, die sich ohne Schnitterweiterung implantieren läßt, entsprechen. Es scheint aber günstiger für das postoperative Ergebnis zu sein, einen etwas größeren Schnitt zu wählen und die Linse problemlos ohne Aufdehnung der Wundränder zu implantieren, als auf einem kleinen Schnitt zu beharren, die Linse „hindurchzuquälen" und das Risiko einer Linsenbeschädigung und/oder unsauberer Wundränder in Kauf zu nehmen (Abb. 1). Die für uns z.T. empfehlenswerte falt- oder rollbare Linse ist eine Silikonlinse mit Plattenhaptik und Zentrierfingern, die sich nach kurzer Lernphase leicht implantieren und sicher zentrieren läßt. Die Biokompatibilität von Silikonlinsen ist nachgewiesen gut, es besteht Langzeiterfahrung von jetzt 12 Jahren. Die Abbildungsqualität ist besser als bei den neueren Materialien. Die Linsen sind zudem bei Betrachtung des Kosten-Nutzen-Faktors erheblich günstiger.

Wir danken Herrn Dr. W. Stork und Herrn Dr. A. Wagner vom Institut für Technik der Informationsverarbeitung in Karlsruhe (Direktor Prof. Dr. Ing. K. Müller-Glaser) für die Bestimmung der Modulations-Übertragungs-Funktion (MTF) der verschiedenen Linsenmaterialien sowie Herrn Dipl. phys. H.-J. Hübscher von der Augenklinik Berlin-Buch (Direktor Priv.-Doz. Dr. D. E. Möller) für die Aufnahmen mit der Scheimpflug-Kamera.

Literatur

1. Anderson C, Koch DD, Green G et al. (1993) Alcon Acrysof acrylic intraocular lens. In: Martin RG, Gills JP, Sanders DR (Hrsg) Foldable Intraocular Lenses. Thorofore, NJ, Slack Inc S 161–177
2. Apple DJ, Park SB, Merkley KH et al. (1986) Posterior chamber intraocular lenses in a series of 75 autopsy eyes. Part I. Loop location. J Cataract Refract Surg 12: 358–362
3. Apple DJ, Federman JL, Krolicki TJ et al. (1996) Irreversible silicone oil adhesion to silicone intraocular lenses. Ophthalmology 103: 1555–1562
4. Barrett GD, Constable IJ, Stewart AD (1986) Clinical results of hydrogel lens implantation. J Cataract Refract Surg 12: 623–631
5. Carlson KH (1995) Cracking of acrylic intraocular lenses during capsular bag insertion. Ophthalmic Surg Lasers 26: 572–573
6. Cunanan CM, Tarbaux NM, Knight PM (1991) Surface properties of intraocular lens materials and their influence on in vitro cell adhesion. J Cataract Refract Surg 17: 767–773
7. Dhaliwal DK, Mamalis N, Olaon RJ et al. (1996) Visual significance of glistenings seen in the AcrySof intraocular lens. J Cataract Refract Surg 22: 452–457
8. Dreifuß M, Wichterle O, Lim D (1960) Intrakameralni cocky z hydrokoloidnich akrylatu. CS Ophthalmologic 16: 154–159
9. Epstein E (1986) History of intraocular lens implant surgery. In: Mazzocco TR, Rajacich GH, Epstein E (Hrsg) Soft Implant Lenses in Cataract Surgery. Thorofore, NJ, Slack Inc S 1–10

10. Faschinger C, Haller E-M, Reich M (1996) Oberflächenbeschädigung der MemoryLens bei der Implantation. Klin Monatsbl Augenheilkd 209: 37–39
11. Faulkner GD (1986) Early experience with Staar silicone elastic lens implants. J Cataract Refract Surg 12: 36–39
12. Fyodorov SW (1983) Initial clinical testing of silicone intraocular lens (IOL). International Scientific Practical Conference of Ophthalmologists of Western and Eastern Siberia and the Far East, Conference Proceedings, Vladivostok 4: 22–24
13. Kammann J, Harde J, Dombach G (1990) Klinische Ergebnisse nach Implantation von 200 Silikon-Disk-Linsen. In: Berneaud-Kötz G (Hrsg) Sitzungsbericht der 152. Versammlung des Vereins Rheinisch-Westfälischer Augenärzte, Gebr. Zimmermann, Balve S 129–135
14. Kammann J, Kreiner CF, Dombach G, Harde J, Lohmann C (1993) Ergebnisse und Erfahrungen nach Implantation von 800 Silikon-Disk-Linsen. In: Berneaud-Kötz G (Hrsg) Sitzungsbericht der 154. Versammlung des Vereins Rheinisch-Westfälischer Augenärzte, Zimmermann, Balve S 165–171
15. Koch PS, Bradley H, Swenson N (1991) Visual acuity recovery rates following cataract surgery and implantation of soft intraocular lenses. J Cataract Refract Surg 17: 143–147
16. Koch DD, Heit LE (1992) discoloration of silicone intraocular lenses. Arch Ophthalmol 110: 319–320
17. Kohnen T (1996) The variety of foldable intraocular lens material (editorial) J Cataract Refract Surg 22: 1255–1258
18. Mazzocco TR (1984) Progress report: Silicone IOLs. Cataract 1: 18–19
19. Mehta KR, Sathe SN, Karyekar SD (1978) The new soft intraocular lens implant. Am Intraocul Implant Soc J 4: 200–204
20. Milauskas A (1987) Posterior capsule opacification after silicone lens implantation and its management. J Cataract Refract Surg 13: 644–648
21. Milazzo S, Turut P, Artin B, Charlin JF (1996) Long-term follow-up of three-piece, looped silicone intraocular lenses. J Cataract Refract Surg 22 (Suppl): 1259–1262
22. Neuhann T, Neuhann T (1992) Erste Erfahrungen mit MemoryLens – Eine thermoplastische Intraokularlinse zur Implantation durch kleine Inzisionen. In: Wenzel M et al. (Hrsg) 5. Kongreß der Deutschen Gesellschaft für Intraokularlinsen-Implantation. Springer, Berlin Heidelberg S 372–374
23. Oh KT, Oh KT (1996) Optimal folding acis for acrylic intraocular lenses. J Cataract Refract Surg 22: 667–670
24. OshikaT, Suzuki Y, Kizaki H, Yaguchi S (1996) Two year clinical study of a soft acrylic intraocular lens. J Cataract Refract Surg 22: 104–109
25. Pötzsch DF, Lösch-Pötzsch CM (1996) Four year follow-up of the MemoryLens. J Cataract Refract Surg 22: 1336–1341
26. Skorpik D, Freyler H, Weghaupt H, Scheidel W (1992) Early experience with the "MemoryLens" – Folded implantation. Eur J Implant Ref Surg 4: 249–254
27. Skorpik C, Menapace R, Scholz U, Scheidel W, Grasl M (1993) Erfahrungen mit Disklinsen aus Silikonmaterial. Klin Monatsbl Augenheilkd 202: 8–13
28. Wenzel M, Kammann J, Allmers R (1993) Zur Bioverträglichkeit von Intraokularlinsen aus Silikon. Klin Monatsbl Augenheilkd 203(6): 408–412
29. Yamanaka A, Kazusa R, Takayama S (1989) Cells on various kinds of intraocular lens implants. Eur J Implant Refract Surg 1: 15–17

Faltlinsen-Material und Design: Auswirkungen auf das intra- und postoperative Verhalten

M.R. Tetz und H.E. Völcker

Zusammenfassung. Materialeigenschaften faltbarer IOL beeinflussen das Implantations- und Entfaltungsverhalten. IOL-Material und Design kommt damit eine primäre intraoperative Bedeutung zu, aber auch postoperatives Verhalten wie Zentrierung, Nachstarentwicklung, Vorderkapselfibrose etc. werden beeinflußt. Aus der Kenntnis der historischen Entwicklung und aus aktuellen Studienergebnissen lassen sich einige Besonderheiten aktueller Faltlinsen beschreiben.

Seit 1960 wird mit Faltlinsen experimentiert, seit 1976 liegen erste Erfahrungen mit Implantationen beim Menschen vor. Ein Problem früher Linsen stellte die instabile intraokulare Fixation der Faltlinsen dar. In Größe und Form nicht optimal konzipierte Schiffchendesigns führten insbesondere bei Sulkusfixation zu Pigmentabrieb, Irisverziehung und Uveitis.

Aktuelle Faltlinsenoptiken bestehen aus Silikon, Hydrogelen oder hydrophoben Acrylen. Mit dem Material variiert der Wassergehalt der Linsen. Abhängig vom Material haben die verschiedenen Linsen unterschiedliche Entfaltungszeiten von 0,2 s bis zu 1 h.

Das postoperative Verhalten einiger IOL haben wir in einer Faltlinsenstudie mit 225 Acrysof- und 186 Hydroview-Linsen über 6–18 Monate nachuntersucht. Bei der Acrysof zeigt sich 1 Jahr postoperativ keine bzw. eine mäßige Vorderkapselfibrose. Diese fällt bei der Storz-Hydroview etwas akzentuierter aus, jedoch der zentrale optische Teil bleibt in der Regel klar. Die Visusergebnisse bei diesen Patienten sind bislang vergleichbar.

Silikonlinsen haben insbesondere in Europa und Deutschland als Faltlinsen Konkurrenz bekommen. In den USA sind sie traditionell und wegen des langen Zulassungsverfahrens durch die FDA die am meisten verwendeten Faltlinsen mit insgesamt mehr als 1,5 Mio. Implantationen. Verbesserte Schiffchendesigns sollen verhindern helfen, daß diese Linsen luxieren. Eine andere Alternative ist die Vergrößerung des Lochs in der Plattenhaptik. Die zyklischen Acrylate, insbesondere die Acrysof, erfreuen sich zunehmender Beliebtheit. Zur Zeit werden Hemalinsen besonders in Deutschland und Europa vermehrt implantiert. Die Zukunft muß zeigen, inwieweit diese Linsen, gemessen am Standard PMMA, mittel- und langfristige Verbesserungen für unsere Patienten bieten.

Summary. Properties of the material of foldable IOLs influence the implantion as well as the unfolding characteristics. Therefore IOL material and design take on a primary meaning, but at the same time postoperative characteristics like IOL centration, PCO development and anterior capsular fibrosis are influenced.

With the knowledge of historical development and current study results we are able to describe a few particulars of current foldable lenses.

Experiments with foldable IOLs go back to the 1960s, and since 1976 there has been experience with implantation into the human eye.

C. Ohrloff et al. (Hrsg.)
11. Kongreß der DGII 1997

One of the problems of the early lenses was the instable intraocular fixation of the foldable IOLs. The Tacodesign – less than optimal in size and shape – led especially with sulcus fixation to pigment dispersion, iris distortion and uveitis.

More recently IOLs have been made out of silicone, hydrogel or hydrophobic acrylics. The water content varies with the material used. The different lenses show variable unfolding times. Depending on the material it may take between 0.2 s and 1 h.

Over a period of 6–18 months we have evaluated the postoperative characteristics of some foldable IOLs. We have investigated 225 Acrysof and 186 Storz Hydroview lenses. One year postoperatively the Acrysof lenses showed no to only moderate anterior capsular fibrosis. This was slightly accentuated with the Hydroview, although the central optical part normally stayed clear. The visual acuity results on these patients are so far comparable.

Especially Germany and other parts of Europe, the silicone lenses have to compete with other foldable lens material. Improved Tacodesigns should help to prevent the luxation found with silicone lenses. The cyclic acrylics, especially Acrysof, are becoming more and more popular. At the moment Hema lenses are increasingly implanted in Germany and Europe. The future will show whether these new foldables can compete with the "gold standard" PMMA.

Einleitung

Die Phakoemulsifikation mit Kleinschnittchirurgie und Inzisionsbreiten von weniger als 4 mm führt zu einer ständigen Neuentwicklung faltbarer Intraokularlinsenmaterialien und -designs. Eine kleine Inzision mit quadratischer Wundkonfiguration bietet den Vorteil der intraoperativ besseren Stabilität sowie der postoperativen weitgehenden Astigmatismusneutralität.

Zu den dazu tatsächlich erforderlichen Schnittbreiten liegen neuere Untersuchungen von Steinert [7] vor. Diese konnten zeigen, daß eine Erweiterung des Schnittes nach Phakoemulsifikation und Linsenimplantation um 0,5 mm stattfindet. Mackool u. Russel [5] wiesen nach, daß Inzisionen von ursprünglich 3 mm Länge sich nach Implantation mit verschiedenen Instrumenten und Linsen um bis zu 25% erweitern. Kohnen et al. [4] konnten zeigen, daß bei bereits vorher von den Chirurgen optimierten Inzisionsbreiten, d.h. Inzisionen, die breiter als 3 mm waren, ebenfalls noch eine Erweiterung um durchschnittlich 6% stattfand.

Der Grund für die unterschiedlich breiten Inzisionen liegt in unterschiedlichen materialbedingten Refraktionsindizes und Optikdesigns der Linsen. Den höchsten Refraktionsindex und damit die geringsten Mittendicken der Optik hat z.B. Acrysof mit 1,55. Niedrigere refraktive Indizes wie bei Silikonen mit 1,41–1,46 verlangen eine größere Mittendicke und/oder eine Reduktion der tatsächlich wirksamen optischen Zone, um sie bei steigenden Dioptrienzahlen durch gleich „kleine" Incisionen zu implantieren. Weiter beeinflussen Materialeigenschaften das Implantations- und Entfaltungsverhalten. IOL-*Material* und *-design* kommen damit eine primäre *intraoperative* Bedeutung zu. Weiter interessiert die Frage, wie das *postoperative* intraokulare Langzeitverhalten durch bestimmte Materialien beeinflußt wird. Viele Fragen sind offen und werden nur im Laufe der nächsten Jahre zu klären sein. Zu einigen lassen sich aus der Kenntnis der historischen Entwicklung der Faltlinsen und aktuellen Studienergebnissen erste Antworten geben.

Frühe Faltlinsen

Die Entwicklung der Faltlinsenmaterialien ist in Tabelle 1 kurz dargestellt. Erste tierexperimentelle Ergebnisse stammen aus dem Jahr 1960 von der tschechischen Arbeitsgruppe um Dreifus. Die erste Implantation in menschliche Augen stammt unseres Wissens aus dem Jahr 1976 von Edward Epstein aus Südafrika (Abb. 1).

Oft wird als Beginn der Faltlinsenchirurgie das Datum 1984 genannt, als Mazzocco in den USA die erste Silikonfaltlinse (Schiffchenlinse) implantierte.

Tabelle 1. Historischer Überblick auf die frühen Faltlinsen

Jahr	Autor	Maßnahmen
1960	Dreifus et al.	Erste Tierexperimente
1976	Epstein	Erste humane Hydrogel-IOL-Implantation
1978	Zhou	Humane Silikon-IOL-Implantation
ca. 1980	Schlegel	Silikon-IOL-Implantation
1984	Mazzocco	Silikon-Schiffchen-IOL

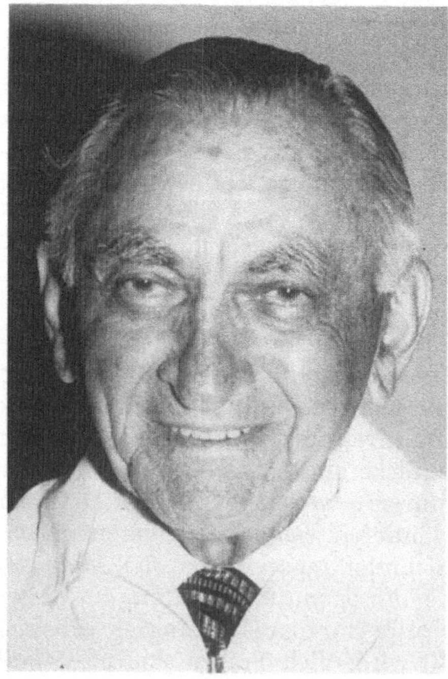

Abb. 1. Edward Epstein aus Südafrika implantierte 1976 die ersten intraokularen Hydrogellinsen

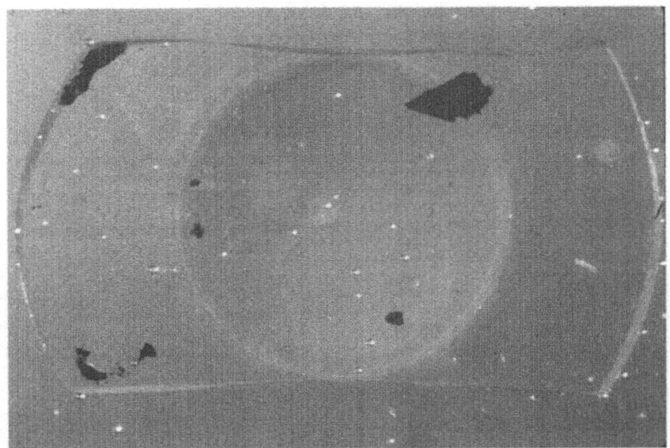

Abb. 2. Frühe, quasi handgefertigte Hydrogelschiffchenlinse (E. Epstein, Südafrika)

Wie die Abb. 2 zeigt, wurden aber bereits 8 Jahre früher Faltlinsen implantiert. Dargestellt ist eine der damals noch mit relativ grober Fertigungsqualität hergestellten Hydrogellinsen von Epstein. Ein Problem dieser Linsen war ihre große Mobilität im Auge. Diese war bedingt durch relativ dünne Haptiken und zu kleine Gesamtdurchmesser bei Sulcusfixation. Die Linsen rotierten z. T. wie ein Propeller, was zu Pigmentabrieb, Irisverziehung und Uveitis führen konnte.

Übersicht aktuelle Faltlinsen

Materialien

Material und Design spielen auch heute für den Erfolg neuer Faltlinsen die wesentliche Rolle. Die Übersicht 1 liefert eine Übersicht über die z. Z. verwendeten Materialien. Im Prinzip werden Faltlinsenoptiken aus 3 Materialien gefertigt: Silikon, Hydrogel und faltbare hydrophobe, meist zyklische Acryle. Wenn von Hybriden oder Kopolymeren die Rede ist, sind die erhältlichen Linsen prinzipiell einer dieser 3 Gruppen, meistens der Hydrogelgruppe, zuzuordnen. Kopolymere mit Kollagen befinden sich noch in der Entwicklungsphase.

Silikone bestehen aus Ketten von Silizium- und Sauerstoffmolekülen, an die organische Restketten angehängt sind (Abb. 3). Diese Restketten können vielgestaltig sein, so daß z. Z. etwa 60 000 verschiedene silikonhaltige Komponenten industriell genutzt werden. Bei Intraokularlinsen werden Methylsiloxane und die Methyldiphenylsiloxane genutzt [3]. Aus diesen beiden Substanzen sind die auf dem Markt erhältlichen Silikonlinsen meistens gefertigt (s. Übersicht 2).

Übersicht 1. Verschiedene Zusammensetzungen von Faltlinsen

Kleinschnitt/Faltlinsen
– Silikone (Polyorganosiloxane) – Hydrogele (für IOL meist Copolymere mit p-HEMA) – Hydrophobe, z. B. zyklische Acryle

Übersicht 2. Zusammensetzungen von Silikonlinsen (Auswahl)

Faltbare IOL: Silikonelastomere (Auswahl Stand 1997)	
• Dimethylsiloxan	Adatomed 90D Allergan SI 18, SI 26 Chiron C10UB Staar AA-4203 Acrimed VS 2 UV
• Dimethyldiphenylsiloxan	Allergan SI 30, SI 40 Domilens Silens Iolab Soflex Pharmacia Cee On 920

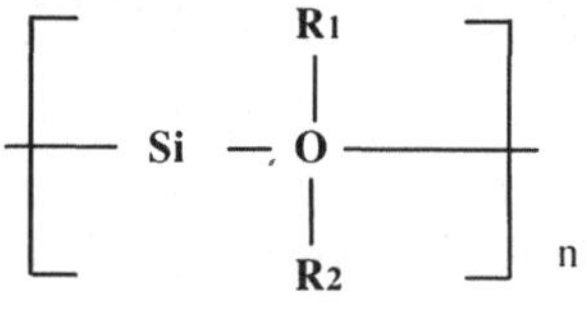

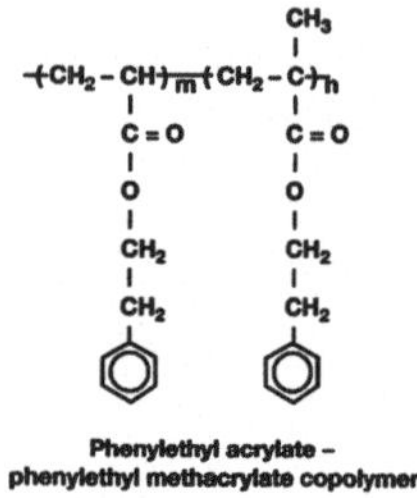

Abb. 3. Strukturformel von Silikonen. An eine Kette von Sauerstoff und Silizium werden unterschiedliche organische Restketten angehängt

Phenylethyl acrylate - phenylethyl methacrylate copolymer

Abb. 4. Chemische Struktur der Acrysof-Linse. Als Vertreter zyklischer Acryle enthält diese Linse Vinylketten

Das Acrysofmaterial als Vertreter zyklischer Acryle enthält Vinylketten (Abb. 4). Sie haben kaum oder keine Hydroxylgruppen im Molekül, sind daher hydrophob und haben einen Wasseranteil von weniger als 1 %.

Die Hydrogele sind eine heterogene Gruppe von Materialien, deren Wasseranteil und Quellverhalten ca. 20 % oder mehr beträgt. Hydrogele als intraokulare Implantate werden im wesentlichen aus 2-Hydroxyäthylmethacrylat (Polyhema) und Kombinationen von Hema mit Acrylaten hergestellt. Aus der Übersicht 3 wird ersichtlich, daß alle Hydrogellinsen sich eigentlich auf Polyhema, in der Übersicht unten links, mit Kombinationen anderer Acrylate zurückführen lassen mit Ausnahme der Acrysof und Clariflex-IOL, die keine Hemaanteile enthalten. Bestehen die Linsen aus reinem Hema, ist der Wasseranteil 38 %. Ist ein geringerer Wasseranteil im Produkt genannt, ist davon auszugehen, daß es sich um ein Hybrid mit Polyhema handelt (Übersicht 4). Diese Linsen werden alle in einer „Naßverpackung" geliefert.

Übersicht 3. Chemische Zusammensetzungen verschiedener Faltlinsen/Faltlinsenoptiken

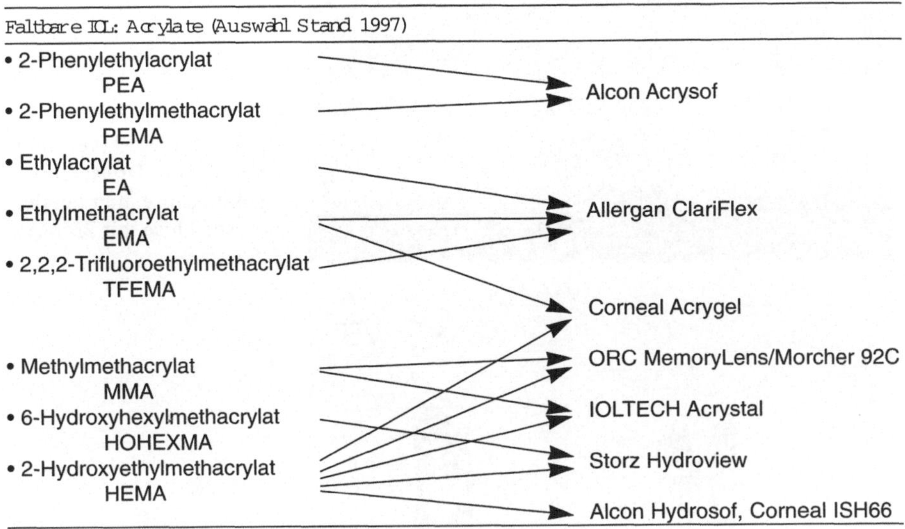

Übersicht 4. Zusammensetzung hydrophober und hydrophiler Faltlinsen

Faltbare IOL: Acrylate (Stand 1997)		
Alcon Acrysof	< 1 %	Hydrophob
Allergan ClariFlex	< 1 %	
Corneal Acrygel	26 %	Hydrophil
ORC MemoryLens/Morcher 92C	20 %/28 %	
IOLTECH Acrystal	< 30 %	
Storz Hydroview	18 %	
Alcon Hydrosof, Corneal ISH66	38 %	

Designs

Man unterscheidet Dreistück- und Einstückdesigns. Linsen können weiterhin komprimierbare Schlaufen oder nichtkomprimierbare Fußplatten besitzen.

Silikonlinsen haben meist eine Plattenhaptik oder ein Dreistücklinsendesign.

Die bisher erhältlichen zyklischen Acrylatlinsen weisen Dreistückdesigns auf, ein Einstücklinsendesign mit dem Acrysofmaterial befindet sich in der Entwicklung. Die Abb. 5 zeigt als Beispiel eine Acrysof-IOL. Die Verbundtechnik der Schlaufenfixation ist erkennbar.

Bei den Hydrogellinsen gibt es verschiedene Designs, sowohl Dreistückdesign, wie bei der Memory-Lens (Abb. 6), als auch Einstückplattendesigns wie bei der IOGEL, bzw. Kombinationen eines Plattendesigns mit einem Ausschnitt aus dieser Platte, so daß eine Art schlaufenähnliche, komprimierbare Haptik entsteht wie bei der Acrygel (Abb. 7). Der zentrale Anteil der Hydroview besteht aus einer ovalären Hydrogeloptik, peripher geht dieses Hydrogel

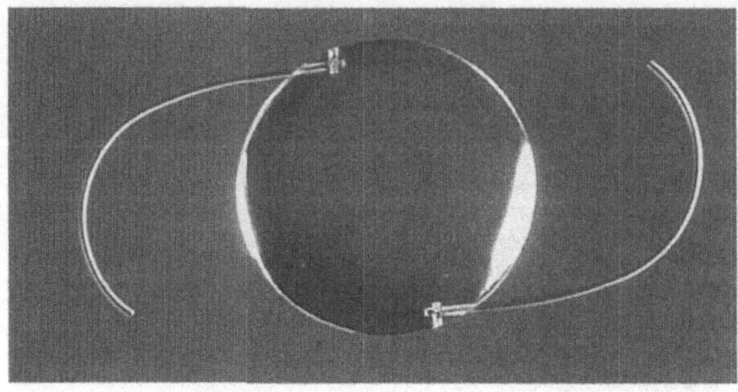

Abb. 5. Schlauferverankerung in der Optik, Verbundtechnik einer Dreistückintraokularlinse, hier bei der Acrysof-Linse mit PMMA-Schlaufen

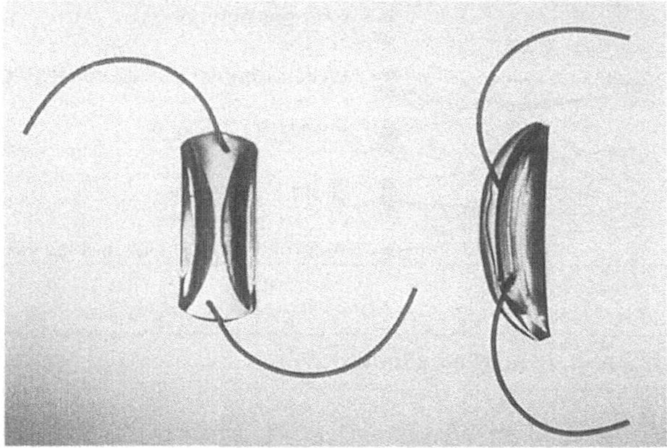

Abb. 6. Memory-Lens, wird in gefaltetem Zustand geliefert

in PMMA über. Deswegen sollte diese Linse nur entlang der markierten Achse gefaltet werden (Abb. 8). Bei dem Versuch der Faltung entlang anderer Achsen besteht die Gefahr des Bruchs der PMMA-Bestandteile. Bei der Hydroview handelt es sich somit um ein „Einstück-Zweimaterialien-Design".

Implantationsverhalten: Entfaltungszeiten

Intraoperativ haben wir die verschiedenen Entfaltungszeiten unterschiedlicher Intraokularlinsen bestimmt. Dabei wurden alle Implantationen primär mit Pinzetten vorgenommen. Die intraokulare Entfaltungszeit beträgt bei einigen Silikonen nur 0,2 s. Auch unter Verwendung eines hochviskösen Viskolastikums ist dies nur unwesentlich zu verlängern. Durch den Einsatz eines Injektors lassen sich die Zeiten in den Bereich von 0,5 s ausdehnen. Die Entfaltung bei der Acrygel ist kontrolliert, und die Entfaltungszeit betragt max. 5 s. Die Hydroview entfaltet sich langsamer, bis max. 10 s, und ebenfalls kontrolliert. Ein ähnlich langsamer kontrollierter Entfaltungsvorgang ist möglich bei der Acrysof. Die längste Zeit benötigt die Memory-Lens, die bereits im vorgefalteten Zustand geliefert wird und dann etwa 10 min bis zu einer vorläufigen Entfaltung braucht (Abb. 9). Es dauert etwa 1 h, bevor die Falten in der Optik gänzlich verschwinden.

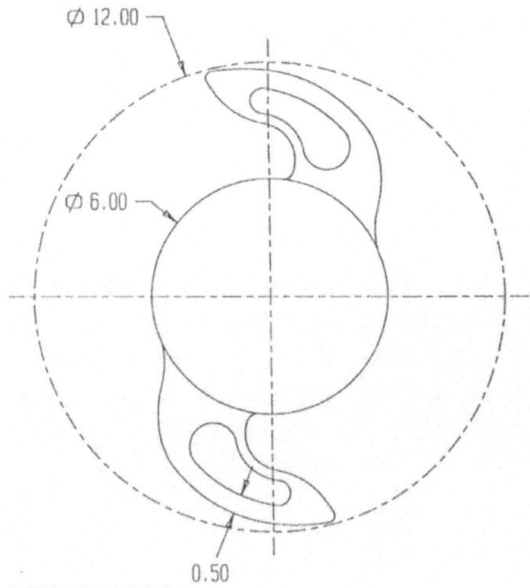

Abb. 7. Acrygel-Linse, Einstückdesign schematisch, Kompromiß zwischen Haptik und Schlaufendesign

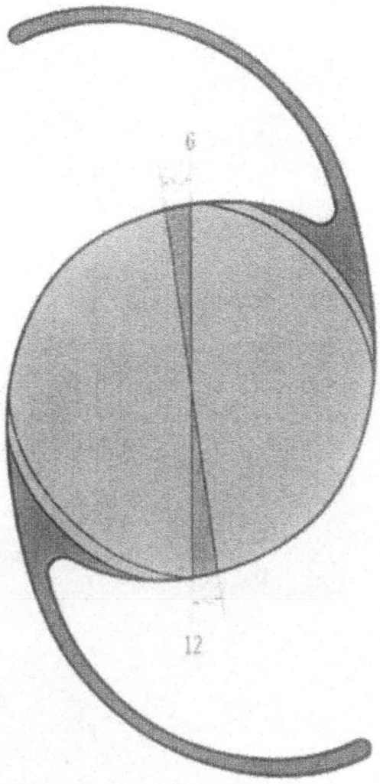

Abb. 8. Hydroview-Linse, im angegebenen Bereich von 10° ist die Faltung möglich. Ein spezielles Faltinstrumentarium ist vorteilhaft

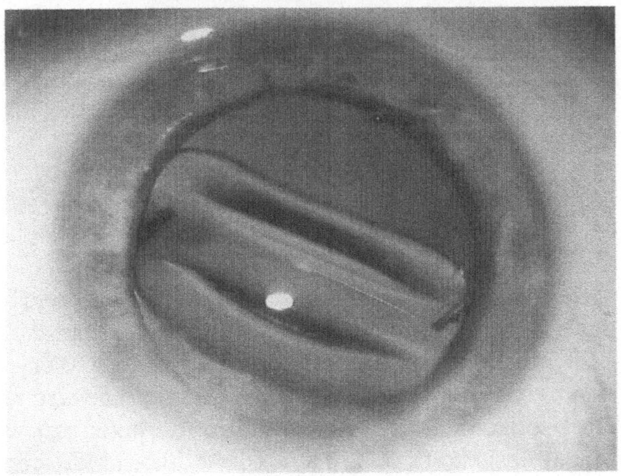

Abb. 9. Memory-Lens, hier wenige Minuten nach der Implantation

Postoperative Besonderheiten und Komplikationen

Fixation. Vor 10 Jahren stellten wir erstmals bei der DGII eine Studie vor mit 15 Silikonlinsen und 4 Hydrogellinsen. Die pathologischen Besonderheiten damals bestanden insbesondere in Fertigungsmängeln. Durch verbesserte Fertigungs- und z.T. Poliertechniken hat die Silikonlinsenherstellung z.T. einen Standard erreicht, der modernen Anforderungen wie bei PMMA-Linsen genügt. Durch die Entwicklung von geeigneten Faltinstrumenten sind Ab-

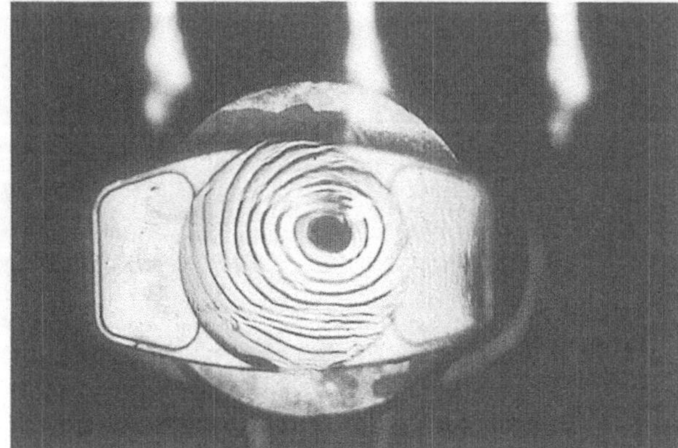

Abb. 10. Frühe Silikonlinse mit Distorsionslinien, die beim Falten mit Knüpfpinzetten in Ermangelung geeigneter Faltinstrumente entstanden

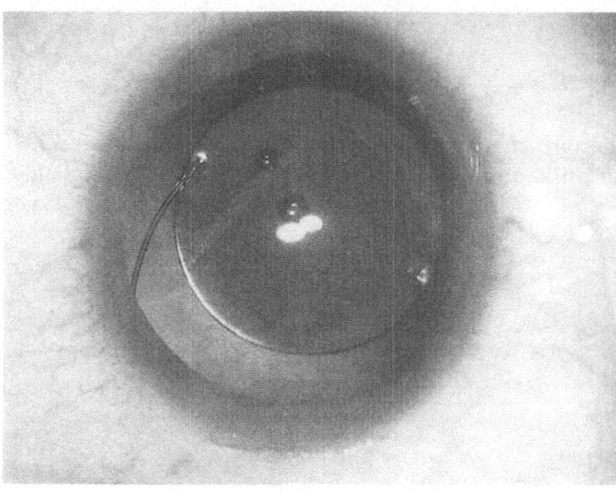

Abb. 11. Acrysof-Linse mit diskreten Abdrücken der Faltpinzette auf der Intraokularlinsenoptik

drücke und Distorsionslinien auf den Linsen, wie in Abb. 10 auf der Placidoreflektion zu sehen, weitestgehend eliminierbar. Abdrücke der Faltinstrumente sind auch heute noch manchmal bei der Acrysof klinisch zu beobachten (Abb. 11). Welche anderen Komplikationen waren mit den ersten Silikonlinsen zu beobachten? Die Komplikationen lagen im wesentlichen im Design mit instabiler Fixation. Linsendislokationen, Pigmentausschwemmungen sowie Entzündungen waren zu beobachten. Die Abb. 12 zeigt histopathologisch ein Auge mit einer frühen Silikonschiffchenlinse, eine Haptik im Kapselsack, die andere im Sulcus. Nachstarbildung, Pigmentabrieb und pigmentbeladene Makrophagen im Kammerwinkel waren die auffälligsten Befunde.

Vor 2 Jahren haben Auffarth et al. [2] 100 Silikonlinsen in Autopsieaugen nachuntersucht. Wenn weiterhin Probleme mit Silikonlinsen auftreten, sind die häufigsten Komplikationen Dezentrierung und entzündliche Reaktionen.

Ein Grund für die Dezentrierung ist die Dreistückdesigntechnologie mit Schlaufen und „schlechtem Strukturgedächtnis", die bei diesen Linsen verwendet wird, und die wir bei PMMA-Linsen verlassen hatten. Aber mit einer

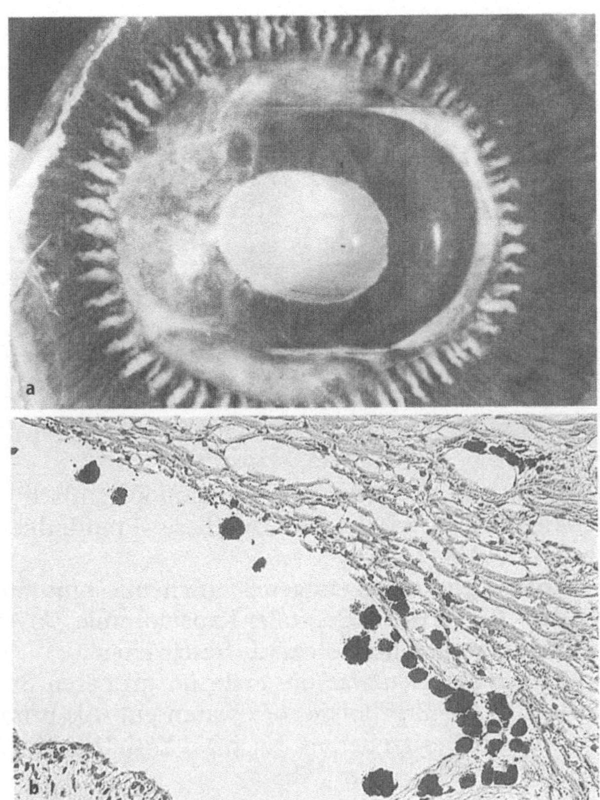

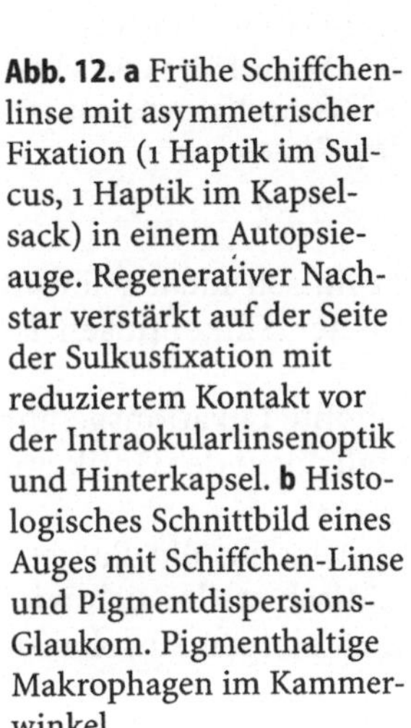

Abb. 12. a Frühe Schiffchenlinse mit asymmetrischer Fixation (1 Haptik im Sulcus, 1 Haptik im Kapselsack) in einem Autopsieauge. Regenerativer Nachstar verstärkt auf der Seite der Sulkusfixation mit reduziertem Kontakt vor der Intraokularlinsenoptik und Hinterkapsel. **b** Histologisches Schnittbild eines Auges mit Schiffchen-Linse und Pigmentdispersions-Glaukom. Pigmenthaltige Makrophagen im Kammerwinkel

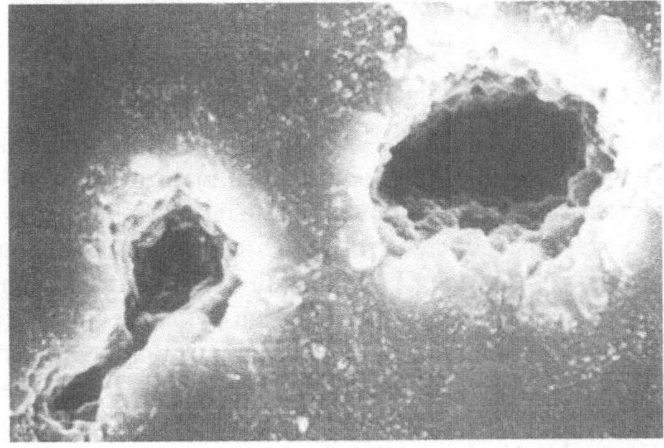

Abb. 13. Rasterelektronenmikroskopische Aufnahme einer Silikonlinsenoptik nach Nd:YAG-Laser-Kapsulotomie

optimierten Implantationstechnik in einer zirkulären zentralen Kapsulorhexis sind auch mit diesen Linsen sehr gute Zentrierergebnisse zu erzielen. Silikonlinsen werden am längsten in einer größeren Zahl klinisch angewendet. In der Zwischenzeit sind einige Besonderheiten und Komplikationen des Materials bekannt geworden. 1991 stellte man Braunverfärbungen in einigen Silikon-

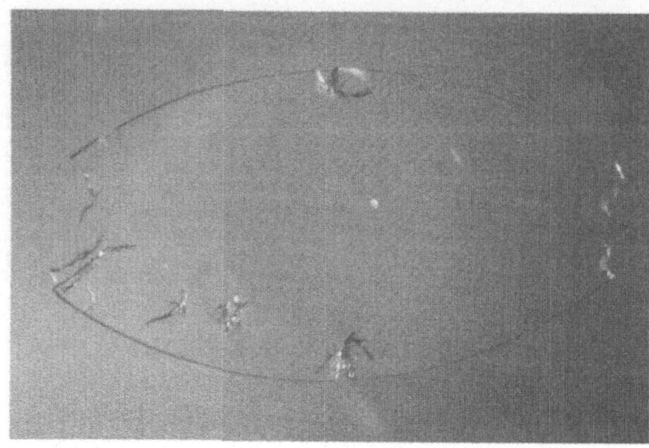

Abb. 14. In den Glaskörperraum dislozierte IOGEL Hydrogellinse nach Nd:YAG-Laser, die Linsenläsionen entstanden bei dem Versuch der Intraokularlinsenentfernung aus dem Glaskörper

IOL fest, die sich jedoch im weiteren als optisch und klinisch nicht relevant erwiesen. Die erhöhte Nd:YAG-Laser-Empfindlichkeit der Silikonlinsen ist bekannt (Abb. 13).

Ebenso gibt es bei einigen Schiffchendesigns eine erhöhte Luxationsgefahr in den Glaskörper nach großer Kapsulotomie, Unverträglichkeit der Optik mit intraokularem Silikonöl wurde beschrieben.

Bei Hydrogelen war die erste im größeren Stil verwendete die Barrett-IOGEL. Erste Ergebnisse 1992 waren gut. Als problematisch stellte sich wiederum das Design heraus. Nach Nd:YAG-Laser kam es zu einigen Dislokationen in den Glaskörper (Abb. 14).

Wie sieht es mit den neueren IOL aus Übersicht 3 aus? Über welche klinischen Erfahrungen können wir berichten? In den vergangenen 2,5 Jahren führten wir systematische Untersuchung bei den von uns implantierten Weichlinsen durch.

Vorderkapselfibrose. In unserer Faltlinsenstudie mit 225 Acrysof- und 186 Hydroview-Linsen verfügen wir bisher über 6- bis 18monatige Nachuntersuchungsergebnisse. Bei der Acrysof zeigt sich 1 Jahr postoperativ keine bis eine mäßige Vorderkapselfibrose (Abb. 15a). Diese fällt bei der Storz-Hydroview (Abb. 15b) akzentuierter aus, jedoch bleibt der zentrale optische Teil in der Regel klar. Die Visusergebnisse bei diesen Patienten sind bislang vergleichbar. Einmal kam es bei der Hydroview-Linse zu einer kleinen Synechie im Bereich proliferierender Linsenepithelien, einmal zu einer Dezentrierung der Acrysof bei einer asymmetrischen Fixation. Insgesamt war die Komplikationsrate bisher sehr gering.

Zentraler Nachstar. Bei der Hydroview zeigt sich nach 1,5 Jahren keine Tendenz zur Nachstarreduktion im Vergleich zu PMMA. Abb. 16 zeigt die Hydroview gleich und ca. 10 Monate nach Implantation. Bei der Acrysof ist die Tendenz zur Nachstarbildung geringer. Dies stimmt mit den Beobachtungen von Mehdorn [6] überein.

Die 1-Jahres-Ergebnisse unserer prospektiven intraindividuell vergleichenden Studie, PMMA gegen Acrysof, sind in der Übersicht 5 dargestellt.

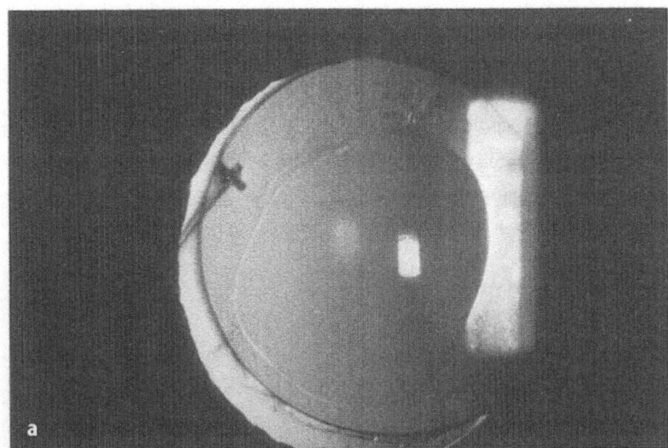

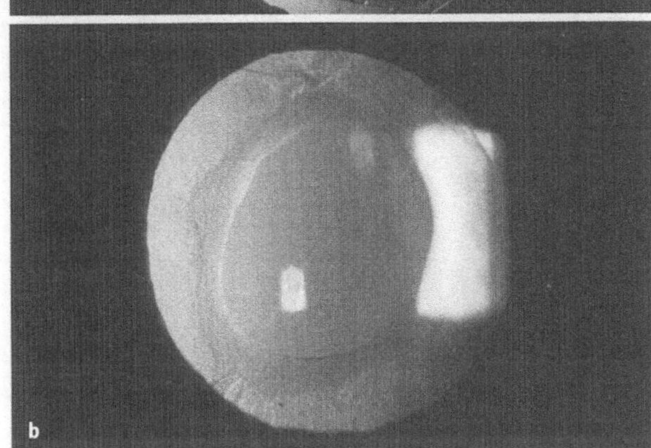

Abb. 15. a Rechtes Auge einer 87jährigen Patientin 1 Jahr nach Implantation einer Acrysof-Linse. Es ist eine mäßige Vorderkapselfibrose zu sehen. **b** Linkes Auge der gleichen Patientin 1 Jahr nach Implantation einer Hydroview-Linse. Die Vorderkapselfibrose fällt akzentuierter aus, der zentrale optische Teil ist auch hier frei

Zukünftige Entwicklungen

Silikonlinsen haben insbesondere in Europa und Deutschland als Faltlinsen Konkurrenz bekommen. In den USA sind sie traditionell und wegen des langen Zulassungsverfahrens durch die FDA die am meisten verwendeten Faltlinsen, mit insgesamt jetzt mehr als 1,5 Mio. Implantationen. Verbesserte Schiffchendesigns sollen verhindern helfen, daß diese Linsen luxieren (Abb. 17).

Übersicht 5. Postoperative Entwicklung nach der Implantation von Faltlinsen

PMMA/Acrysof-Studie: Ergebnisse (n = 30)

- randomisiert, prospektiv, gleicher Operateur, Phakoemulsifikation regelmäßig

	Acrysof	*PMMA*
• Visus	0,72 ± 0,17	0,72 ± 0,19
• Flare	8,3 ± 4,8	13,8 ± 11,0
• Vorderkapselfibrose	0,87 ± 0,64	1,67 ± 0,86
• Nd:YAG-Rate	0	0

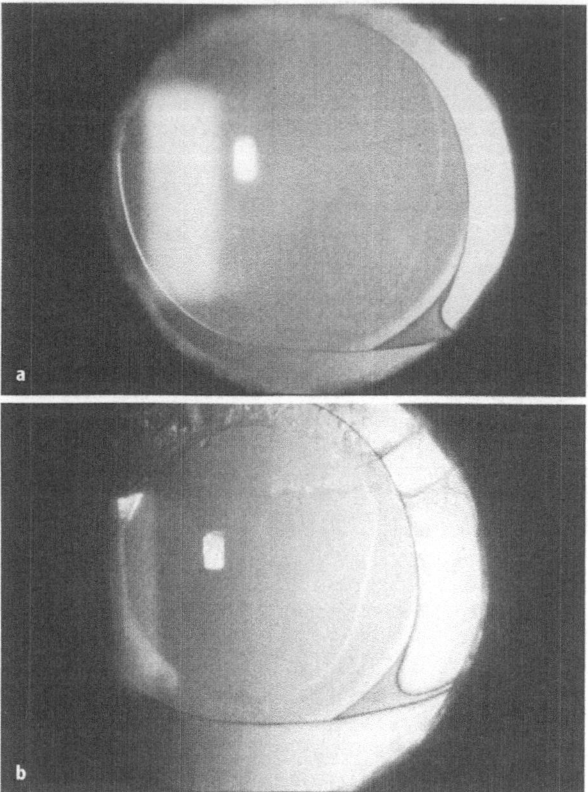

Abb. 16 a, b. Direkt (**a**) und 10 Monate postoperativ (**b**) diskrete periphere Nachstarbildung bei Hydroview-Intraokularlinse

Eine andere Alternative ist die Vergrößerung des Loches in der Plattenhaptik [1]. Die zyklischen Acrylate, besonders die Acrysof, erfreuen sich zunehmender Beliebtheit. Probleme mit „Glistenings" wurden beschrieben, scheinen aber z. Z. weitgehend gelöst zu sein. Hemalinsen werden besonders in Deutschland und Europa vermehrt angeboten, rezente Modelle sind z. B. die Acrygel (Corneal), Acrystal (IOLTECHnologie), BioComFold (Morcher, akkommodationsfähige Intraokularlinse, Einstück- und Dreistückdesign), AcryFlex (PeHa), Eyecryl (Tomey), HE 26 (Domilens) u. a.

Ist Hema wirklich ein ganz neues Material? Zurückblickend besteht mit intraokularem PMMA eine 48 Jahre zurückreichende Erfahrung, die ersten Hydrogelimplantationen liegen 21 Jahre zurück. Die jetzt verwendeten Linsen (Memory und Hydroview) können in ersten klinischen Studien auf 3- bis 6jährige Erfahrungen zurückgreifen (Tabelle 2).

Zusammenfassend stellen diese Linsenmaterialien nichts gänzlich Neues dar und lassen sich auf die beiden wesentlichen Bestandteile Polyhema und (Methyl-) Acrylate zurückführen, für die Erfahrungen 50 bzw. 20 Jahre zurückreichen. Der Qualitätsstandard ist immer noch PMMA. Aber vielleicht

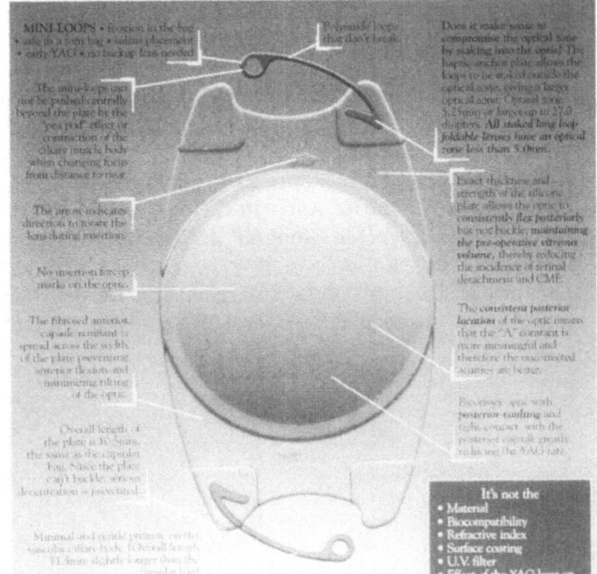

Abb. 17. Ein modifiziertes Schiffchendesign. Die zusätzlich angebrachten Haptiken sollen eine bessere Fixation der Linse im Kapselsack und Verankerung im Soemmerring-Ring ermöglichen

Tabelle 2. Erfahrungen mit verschiedenen Faltlinsentypen

Material	Erfahrungszeitraum
• PMMA (Ridley, Rayner)	48 Jahre
(Silikon u. Hydrogel, Epstein	21 Jahre)
• Silikon (Mazzocco, Staar)	12 Jahre
• Hydrogel (Barrett, Alcon Iogel)	14 Jahre
(Storz Hydroview)	3 Jahre
• Memory (MMA and HEMA Mentor/ORC)	6 Jahre
• Acryl (Acrysof, Alcon)	6 Jahre

sind wir wieder dabei, alte Dinge neu zu entdecken und damit die intraokulare Linsenchirurgie in neue Bereiche wie akkommodationsfähige Intraokularlinsen weiterzuentwickeln.

Literatur

1. Apple DJ, Kent DG, Peng Q, Isaacs R, Auffarth GU (1997) Verbesserung der Befestigung von Silikonschiffchenlinsen durch den Gebrauch von Positionierungslöchern in der Linsenhaptik. 10. Kongreß der Deutschsprachigen Gesellschaft für Intraokularlinsen-Implantation und refraktive Chirurgie S 159–164
2. Auffarth GU, Wilcox M, Sims JCR, McCabe C, Wesendahl TA, Apple DJ (1995) Analysis of 100 Explanted One-piece and Three-piece Silicone Intraocular Lenses. Ophthalmology 102: 1144–1150

3. Kohnen T, Magdowski G, Koch DD (1996) Scanning electron microscopic analysis of foldable acrylic and hydrogel intraocular lenses. J Cataract Refract Surg (Suppl 2)22: 1342–1350
4. Kohnen T, Lambert RJ, Koch DD (1997) Inzisionsgrößen für faltbare Intraokularlinsen. 10. Kongreß der Gesellschaft für Intraokularlinsen Implantation. Springer, S 79–84
5. Mackool RJ, Russell RS (1996) Effect of foldable intraocular lens insertion on incision width. J Cataract Refract Surg 22: 571–574
6. Mehdorn E, Hunold W, Auffarth G (1992) Erste Erfahrungen mit einer neuen faltbaren Acryllinse (Acrysof). 6. Kongreß der Gesellschaft für Intraokularlinsen Implantation. Springer, S 115–120
7. Steinert RF, Deacon J (1996) Enlargement of Incision Width during Phacoemulsification and Folded Intraocular Lens Implant Surgery. Ophthalmology 103: 220–225

Klinische Ergebnisse nach Implantation von Collamerintraokularlinsen in den Kapselsack – 10-Monatsresultate

M. Zehetmayer, M. Georgopoulos, C. Skorpik, R. Menapace, O. Findl, W. Radner und T. Barisani

Zusammenfassung. Die Faltlinse Collamer CC 4203 VF der Firma STAAR Surgical wird aus einem Copolymerisat von Kollagen aus Schweinesklera und HEMA gewonnen. Vom Design her ist sie eine Plattenhaptiklinse und mit einem Gesamtdurchmesser von 10,8 mm für die Kapselsackimplantation gedacht. Im Rahmen einer Machbarkeitsstudie wurden zwischen Dezember 1995 und März 1996 24 dieser Linsen unilateral implantiert. Alle Linsen wurden durch eine temporale CCI mit einer Breite von 3,0–3,5 mm mittels Injektor implantiert. 15 Patienten erschienen zur Nachuntersuchung im Dezember 1996. Während des Nachbeobachtungszeitraums mußte eine Collamerlinse wegen stärkerer Dezentrierung und C-Phänomens explantiert werden.

Vorliegende Studie kann daher über die mittelfristigen Ergebnisse von 14 Collamerlinsen, durchschnittlich 10 Monate nach Implantation, berichten. Ein Fernvisus von 0,5 oder besser konnte bei 12/14 Augen erhoben werden. Die beiden Augen mit einem Visus unter 0,5 wiesen eine Makulopathie auf. Die angestrebte Zielrefraktion von -0,5 dpt wurde im Mittel um +1,18 dpt verfehlt. 7 IOL zeigten eine feindisperse Pigmentbestäubung der Linsenvorderfläche. 9 Linsen waren mehr als 0,5 mm dezentriert, 4 davon mehr als 1,0 mm. Zehnmal fanden wir einen minimalen oder milden regeneratorischen Nachstar. Bislang war einmal eine YAG-Kapsulotomie (12 Monate postoperativ) durchgeführt worden.

Innerhalb des Folgezeitraums konnten wir eine ausgezeichnete Biokompatibilität des neuen Linsenmaterials ohne Hinweise auf postoperative Druckanstiege oder auf IOL-induzierte Entzündungen finden. Als Ursache der Dezentrierungsneigung bzw. der Verkippung der IOL sehen wir die zu weichen Haptikflanschen. Von Firmenseite her werden gerade Verbesserungen der Haptikflanschen, des Linseninjektors sowie eine Anpassung der A-Konstante durchgeführt.

Summary. The Collamer foldable posterior chamber intraocular lens CC 4203 VF is manufactured from a porcine collagen/HEMA polymer. It has a plate haptic design with an overall length of 10.8 mm. In a feasibility study between December 1995 and March 1996, 24 lenses were implanted in 24 patients through a 3.0–3.5 mm temporal CCI using a lens injector. 15 patients were seen for a control examination in December 1996. During the follow-up period, one of the lenses had be to explanted because of severe decentration with C phenomenon. In total, this study reports the functional and morphological results of 14 Collamer lenses, average 10 months after implantation. Visual acuity of 20/40 or better was seen in 12/14 eyes. In the remaining two cases, maculopathy was observed. Target refraction was missed by mean +1.18 dpt. By slit-lamp examination, fine dispersed pigment was seen in seven cases. Nine lenses showed lens tilt and a lens decentration > 0.5 mm, four of them > 1.0 mm. In 10 cases, minimal to mild regeneratory aftercataracts were seen. YAG capsulotomy was performed in one case, 12 months after operation. Within the follow-up period,

C. Ohrloff et al. (Hrsg.)
11. Kongreß der DGII 1997

we found excellent biocompatibility of the new lens material without IOP spikes or lens-related inflammations. Drawbacks include soft haptic flanges, resulting in moderate to severe lens tilt and decentration. Improvements by the manufacturer currently focus on haptic rigidity, on the injector model used and on adjustment of the A constant.

Einleitung

Neben dem Standardmaterial Polymethylmethacrylat (PMMA) steht z. Z. eine Reihe von interessanten Substanzen für die Fertigung von flexiblen Intraokularlinsen, wie Silikonelastomere und Acrylate/Methacrylate, zur Verfügung.

Ein weiteres, neuartiges Kunstlinsenmaterial ist eine HEMA-Kollagen-Verbindung, die durch Kopolymerisation von Kollagen (procines Sklerakollagen) und HEMA gewonnen wurde. Die hydratisierte Linse enthält 0,2% Kollagen und 63% HEMA.

Durch die Weichheit und stärkere Hydrophilie des Materials sollen Traumatisierungen des Endothels verringert und die Biokompatibilität gesteigert werden. Das Material wurde in Rußland von der Arbeitsgruppe um Fyodorov und Zuev entwickelt [2] und von der Firma STAAR übernommen. Seit 1993 steht dieses Material in Form der Collamer-Intraocular-Contactlinse (ICL, STAAR Surgical) zur Korrektion hoher Kurzsichtigkeit bei phaken Augen zur Verfügung [1].

Für den Einsatz bei der Kataraktoperation wurde aus demselben Material die Intraokularlinse Collamer CC 4203 VF entwickelt. Erste Prototypen dieser Linse standen uns ab Herbst 1995 für eine Machbarkeitsstudie zur Verfügung.

Vorliegende klinische Studie berichtet über unsere intraoperativen und mittelfristigen postoperativen Erfahrungen mit dieser neuen Kunstlinse bzw. mit IOL-Material.

Material, Methode und Patienten

Material

Die Collamerlinse CC 4203 VF der Firma Staar (STAAR Surgical, Nidau, Schweiz) wird aus einem Gemisch aus procinem Collagen und HEMA copolymerisiert. Der refraktive Index der Linse beträgt bei 35°C 1,452. Das Material enthält Benzophenon als UV-Blocker. Die Linse ist vom Design her eine weiche, falt- und rollbare Plattenhaptiklinse, hat einen Gesamtdurchmesser von 10,8 mm und einen Optikdurchmesser von 5,5–6,3 mm (Abb. 1). Die Haptikdicke der Linse lag bei unseren Modellen bei 0,25 ± 0,05 mm. In jeder Haptikplatte befindet sich ein 0,9 mm im Durchmesser haltendes Loch. Die Optik ist bikonvex (1:1) mit sphärischer Oberfläche.

Die Linse ist für die Kapselsackimplantation konzipiert. Als Inzisionsbreite werden Werte unter 3,0 mm als ausreichend angegeben. Für eine angenomme p.o. Vorderkammertiefe von 5,26 mm wurde von der Firma zunächst eine A-Konstante 118,5 und ab Ende Jänner 1996 ein Wert von 120,5 vorgeschlagen.

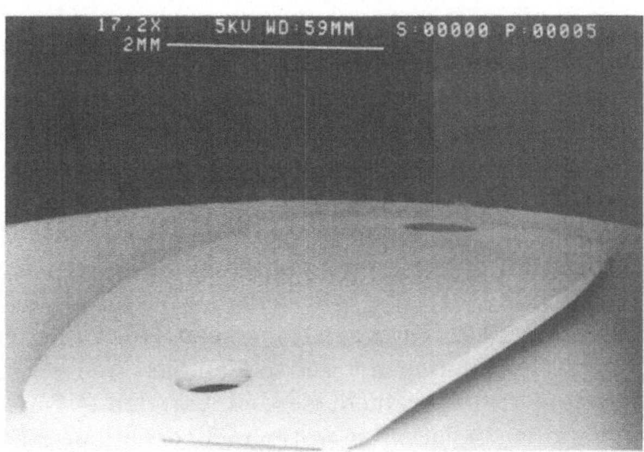

Abb. 1. SEM-Photo der Collamerlinse CC 4203 VF

Methode

Im Rahmen einer Pilotstudie wurden von Dezember 1995 bis März 1996 an unserer Klinik 24 Collamerkunstlinsen unilateral bei 24 Patienten implantiert. Die Studie war zuerst von der Ethikkommission genehmigt worden. Zwei Operateure nahmen an der Studie teil (S. C., M. R.).

Das operative Vorgehen war stets: Tropfanästhesie mit pH-modifiziertem Lidocain 4% oder Peribulbäranästhesie mit 2,5 mm Lidocain 2% und 2,5 ml Bupivacain 0,5% und Hyaluronidase. Es wurde eine temporale „clear-corneal"-Inzision mit einer Breite von 3,0–3,5 mm und eine „side-port"-Parazentese angelegt. Nach kontinuierlicher zirkulärer Kapsulorhexis erfolgte die bimanuelle endokapsuläre Phakoemulsifikation. Die Collamerlinse wurde in das Cartridge eingelegt und unter Schutz eines Viskoelastikums in den Kapselsack implantiert. Meist wurde eine horizontale Linsenposition angestrebt. Bei Wundleckage wurde eine radiäre Einzelknopfnaht gelegt.

Operationsverlauf: Zweimal konnte nach dem Austreten der Linse aus dem Injektor ein kleiner, nicht weiter störender Einriß zwischen Haptikrand und Haptikloch beobachtet werden. In einem Fall blockierte die Linse zweimal im Injektorcartridge. Insgesamt ist der von der Firma angegebene Injektor mit seinem Stempelteil noch nicht optimal auf die weiche Collamerlinse abgestimmt. So muß zwischen IOL und Injektorstempel ein eigens zurechtgeschnittenes Tupferstück eingelegt werden.

Postoperativer Verlauf: Der unmittelbare Verlauf der p.o. Entzündungsreaktion wurde mit dem „Laser Flare Cell Meter" (Kowa FC-1000) gemessen. Als Zielrefraktion wurde stets –0,5 dpt angestrebt.

Patienten

Vor dem Eingriff wurde von den Patienten eine Einverständniserklärung eingeholt. 18 Patienten waren weiblich, 6 männlich. Das mittlere Alter der Patienten betrug 78 ± 8 Jahre. Der präoperative korrigierte Fernvisus lag bei 0,38 ± 0,15; der Nahvisus betrug Jg 6,6 ± 6,4.

Postoperativ war in einem Fall die Explantation der Linse notwendig gewesen. Es handelte sich dabei um eine 77 Jahre alte, weibliche Patientin mit bekanntem Glaucoma chron. und St. p. Trabekulektomie, 20 Monate vor der Kataraktoperation. Die Kataraktoperation selbst war unkompliziert gewesen.

4 Monate p.o. zeigte sich eine deutliche Linsendezentrierung und -verkippung infolge eines asymmetrischen C-Phänomens durch Einrollen einer Haptikflansche. Die Linse wurde explantiert und durch eine kapselsackgestützte Phakoflex SI 40NB (Allergan) ersetzt. Alle 24 Patienten wurden schriftlich zur Nachuntersuchung für den Dezember 1996 eingeladen. 15 Patienten (63%) konnten nachuntersucht werden. Von den 15 Patienten waren 13 weiblich und 2 männlich. 9 Patienten waren nicht erschienen, davon waren 2 Patienten zwischenzeitlich verstorben.

Das Alter dieser 15 Patienten lag bei 77 ± 9 Jahren. Anamnestisch bestanden folgende Vorerkrankungen: Diabetes mell. Typ II bei 2 Patienten, Uveitisanamnese bei 1 Patienten, Glaucoma chron. mit St. p. Trab. bei 1 Patientin. Zweimal war präoperativ eine Cornea guttata bei der Spaltlampenuntersuchung auffällig gewesen. Elfmal war die Linse links, viermal rechts implantiert worden. Der Nachbeobachtungszeitraum dieser 15 Patienten betrug 10 ± 0,7 Monate (Spanne: 9–12 Monate).

Unter den 15 Patienten bei der Nachuntersuchung befand sich auch die Patientin mit Linsentausch, die von der weiteren Studie exkludiert werden mußte. Im Dezember 1996, 6 Monate nach dem Linsentausch, konnten bei dieser Patientin folgende Befunde erhoben werden: V cc 0,8; BH 0,9; AT 13 mmHg ohne med. Therapie.

Vorliegende Untersuchung berichtet damit über die funktionellen und morphologischen 10-Monatsergebnisse von 14 Collamerlinsen.

Es wurden folgende Befunde erhoben: Autorefraktometer, Javal, Fernrefraktion, Nahrefraktion mit Birkhäusertafeln unter Zusatz von +3,5 dpt zur Fernrefraktion. Mit dem „Conan Non-Contact Specular Microscop" wurde die Endothelzellzahl ermittelt. Mit dem „Laser Flare Cell Meter" (Kowa FC-1000) wurde die Tyndallometrie aktualisiert. Bei enger Pupille wurden Spaltlampenbefunde, optische Pachymetrie und Applanationstonometrie durchgeführt. Nach Mydriasis mit Phenylephrin und Tropicamid erfolgten die Beurteilung der Collamer-IOL und indirekte Spaltlampenophthalmoskopie. Das Zentrierungsverhalten der Linsen wurde optisch von mehreren Untersuchern ermittelt.

Ergebnisse

Refraktion, Tension und Visus. Der mittlere sphärische Wert betrug +0,18 ± 1,0 dpt. Der mittlere Zylinder +0,98 ± 0,8 dpt. Das sphärische Äquivalent lag bei +0,68 ± 0,8 dpt (Spanne: −1,0 bis +2,13 dpt). Die Tension lag im Mittel bei 14,2 ± 3,2 mmHg (in keinem Fall über 20 mmHg). Der korrigierte Fernvisus betrug 0,67 ± 0,22 (Spanne: 0,1–1,0). Bei den beiden Fällen mit dem Fernvisus unter 0,5 konnte eine Makulopathie als Ursache der Visusminderung gefunden werden.

Der Nahvisus (Fernrefraktion mit +3,5 dpt Addition) betrug Birkhäuser 0,7 ± 0,24 (Spanne: 0,2 – 1,0).

Spaltlampenbefunde. Zweimal wurde die bekannte Cornea guttata, einmal wurden Endothelpräzipitate am Hornhautendothel gefunden. Einmal konnte eine Irispigmentblattatrophie gefunden werden. Sonst waren Hornhaut und Iris in allen Fällen bis auf die temporale Inzisionswunde unauffällig. An 13 Augen konnte das Endothel gezählt werden (Conan, Specular Microscop). Die Endothelzellzahl betrug 2112 ± 415 Zellen/mm^2. Die mit dem optischen Haag-Streit-Pachymeter gemessene Vorderkammertiefe lag bei 3,63 ± 0,6 mm. Der Abstand Collamervorderfläche zur Hinterkapsel betrug 1,42 ± 0,2 mm. Die Tyndallometrie mit dem KOWA-FC-1000 zeigte einen Flare von 18,9 ± 20 photon counts/ms und Zellen von 1,04 ± 1,39 pro Meßfeld.

Die Mydriásis war 9mal gut oder sehr gut, 3mal mittel und 2mal schlecht. Nach Pupillenerweiterung konnte in 1 Fall eine schmale iridokapsuläre Synechie beobachtet werden.

Befunde an der Collamer-IOL. In allen 14 Fällen lag eine Kapselsackfixation der Linse vor. Die Achse der Linse war 7mal horizontal, 6mal oblique und 1mal senkrecht. Siebenmal konnten feinste Pigmentbestäubungen an der IOL-Vorderfläche gefunden werden. Lediglich in 1 Fall mit Uveitisanamnese fanden sich an der IOL-Vorderfläche zahlreiche Rundzellen sowie vereinzelte Makrophagen. Eine IOL-Tyndall konnte nie beobachtet werden. Trotz eindeutiger Kapselsackfixation zeigten sich nur 5/14 Linsen innerhalb von einer Toleranz von ≤ 0,5 mm zentriert (Abb. 2). Die übrigen 9 Linsen wiesen eine Dezentrierung von mehr als 0,5 mm auf; 4 der 9 Linsen waren sogar mehr als 1,0 mm dezentriert. Eine der letztgenannten 4 Linsen wies eine „optic edge capture“ auf. Meist wiesen die Linsen neben der Dezentrierung auch eine Neigung zur Verkippung mit deutlich ungleichen Abständen zum vorderen Kapselblatt auf.

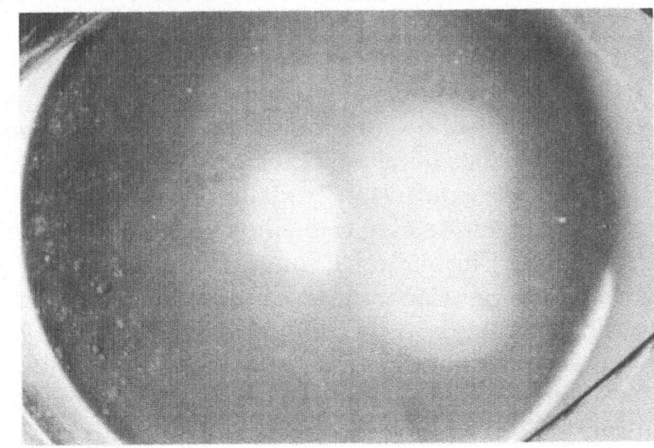

Abb. 2. Spaltlampenphoto. Unauffälliger Befund 11 Monate postoperativ, insbesondere kein regeneratorischer Nachstar

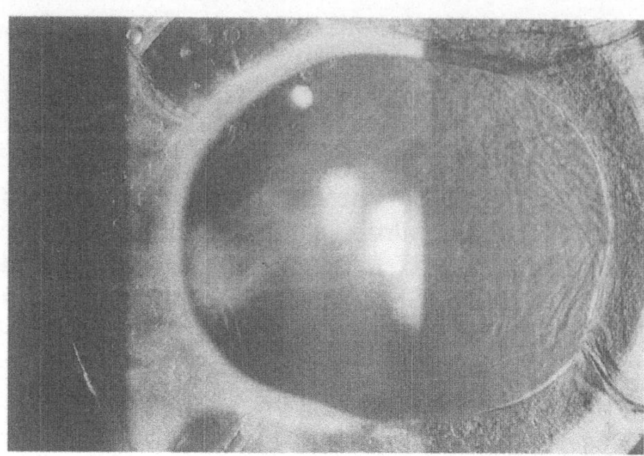

Abb. 3. Spaltlampenphoto. Dichte Eintrübung des vorderen Kapselblattes und Ausbildung eines mäßigen regeneratorischen und fibrotischen Nachstars

Fast in allen Fällen bestand ein deutlicher Abstand zwischen Rhexisrand und IOL-Vorderfläche. In 1 Fall konnte als offensichtlicher Produktionsfehler ein Array-Muster an der IOL-Vorderfläche gefunden werden.

Befunde an den Kapselblättern. In allen 14 Fällen war die Kapsulorhexis intakt. Eine klare vordere Linsenkapsel wurde nur einmal gefunden. Zumeist zeigte das vordere Kapselblatt eine weißliche Eintrübung.

Achtmal war die vordere Linsenkapsel leicht oder mäßig getrübt, 5mal stark getrübt. Die hintere Linsenkapsel unter der Optik war 2mal klar. Zehnmal fand sich ein minimaler bis mittlerer regeneratorischer Nachstar mit Bienenwabenmuster oder kleinsten Elschnig-Perlen. In 2 Fällen bestand eine Kombination aus mildem fibrotischem und regeneratorischem Nachstar (Abb. 3). Im Rahmen unserer Nachuntersuchung haben wir in 1 Fall eine Yag-Kapsulotomie empfohlen und durchgeführt. Der Visus war auf 0,8 part. abgesunken. Die Kapsulotomie erfolgte 12 Monate postoperativ.

Fundus. Eine trockene Makulopathie konnte in 4 Fällen gefunden werden. Ein zystoides Makulaödem konnten wir nicht beobachten.

Diskussion. Im wesentlichen zeigte unsere Nachuntersuchung rund 10 Monate nach Implantation bei dem Prototyp Collamer CC 4203 UV ein zufriedenstellendes Ergebnis. So konnten wir eine ausgezeichnete Biokompatibilität des neuen Materials ohne postoperative Druckanstiege oder eine IOL-induzierte Uveitis beobachten. Die Tyndallometrie in den ersten 6 Wochen p.o. zeigte einen mäßigen Anstieg und eine rasche Normalisierung der Entzündungsparameter auf Normalwerte innerhalb von zumeist 4 Wochen. Lediglich bei 2 Fällen mit Uveitisanamnese war die p.o. Entzündungsreaktion deutlicher und verlängert.

In der Literatur existieren nur spärliche Publikationen über das neuartige IOL-Material der Collamerlinse bzw. Intraocularcontactlinse ICL (STAAR Surgical) [3]. Trotz des geringen Anteils von < 1% Kollagen im IOL-Material ist bei der Implantation von heterologem Kollagen ein Infektionsrisiko oder die Gefahr einer Allergisierung nicht auszuschließen. Auf diese Probleme wird in der Untersucherbroschüre nicht eingegangen. Skorpik und Zaldvar berichteten in Kurzbeiträgen über eine gute Verträglichkeit des ICL-Materials [4, 5a, 5b]. Zur Zeit laufen in den USA FDA-Studien und detaillierte Patentierungsverfahren sowohl für die ICL als auch die Collamer-IOL.

Einen Kritikpunkt stellt der zur Verfügung gestellte Injektor dar, der für die Collamerlinse besonders im Stempelbereich weiter modifiziert werden sollte.

Die A-Konstante ist für das untersuchte Modell inkorrekt und sollte angepaßt werden. Der wesentliche Nachteil des untersuchten Collamerprototyps war aber die Weichheit der Haptikflanschen, die einerseits leicht Rupturen zeigten, andererseits die IOL-Optik nicht genug im Kapselsack abstützen konnten, was zur Dezentrierung und Verkippung der IOL führte. Es muß vermutet werden, daß die Flanschen dem Druck des sich kontrahierenden Kapselsackes zu leicht nachgeben, was zur Dezentrierung und zu einem Durchbiegen der Linsen nach hinten führt. Letzteres haben wir regelmäßig am großen Abstand zwischen vorderem Kapselblatt und IOL-Vorderfläche beobachten können. In 1 Fall kam es durch den schrumpfenden Kapselsack zu einem asymmetrischen C-Phänomen mit Einrollung der Haptikflansche nach anterior.

Wir haben unsere Kritikpunkte bereits im Sommer 1996 der Firma mitgeteilt, die nun eine neue Collamerlinse mit einer erhöhten Flanschendicke produziert.

Literatur

1. Assetto V, Benedetti 5, Pesando P (1996) Collamer intraocular contact lens to correct high myopia. J Cat Refract Surg 22: 551–556
2. Fyodorov SE, Zuev VK, Aznabayev BM (1993) Intraocular correction of high myopia with negative posterior chamber lenses. Ophthalmosurgery 3: 57–58
3. Jeyanthi R, Panduranga RK (1990) In vivo biocompatibility of collagen-poly(hydroxethyl methacrylate) hydrogels. Biomaterials 11: 238–243
4. Skorpik C, Scholz U, Weghaupt H, Zehetmayer M (1996) Clinical results with a posterior chamber implantable foldable collagen collamer lens for correction of high myopia. Abstract 1981. Invest Ophthalmol Vis Sci 37/3: 430

5a. Zaldivar R (1996) Staar intraocular contact lens offers excellent results. Ocular Surgery News. June 15, 1996, p 20

5b. Zaldivar R (1996) ICL predictable, safe for high refractive errors. Ophthalmology Times. December 15, 1996, p 32

Meßzirkel für die Kleinschnittchirurgie[1]

T. Kohnen

Zusammenfassung. In letzter Zeit wurden mehrere Studien zur postoperativen Inzisionsgröße nach Kleinschnittkataraktchirurgie durchgeführt. Es hat sich gezeigt, daß der Schnitt während der Phakoemulsifikation und Implantation verschiedener faltbarer Intraokularlinsen (IOL) durch eine kleinstmögliche Inzision zwischen 5–10 % erweitert wird. Zur Untersuchung des postoperativ induzierten Astigmatismus oder hornhauttopograpischer Veränderungen ist eine genaue Dokumentation der Inzisionsgröße wünschenswert. Es wurde ein neues Meßinstrument – bestehend aus einem Metallzirkel mit Meßschraube – entwickelt. Der Abstand der Branchen läßt sich in dem Bereich zwischen 2 und 4 mm (wahlweise 1 – 6 mm) um 1/10 Millimeter verändern. Der neu entwickelte Meßzirkel ist sterilisierbar und intraoperativ le+cht zu handhaben. Der Meßzirkel kann für intraoperative und experimentelle Messungen von Inzisionsgrößen verwendet werden.

Summary. In cataract surgery, incision size determines various factors like wound stability, corneal curvature changes, postoperative induced astigmatism and visual rehabilitation. I would like to introduce a new mechanical caliper for experimental and clinical studies of incision sizes in the range between 1–6 mm. The caliper has a screw which allows measurements in 0.1 mm steps. The device is produced for two ranges, 2–4 mm and 1–6 mm. The precision of a 0.1 mm was confirmed with a vernier caliper in a cadaver eye study. In contrast to gauges that determine the incision size by trial and error and a combined system of internal and vernier calipers, only one measurement is necessary with the new caliper.

Einleitung

Inzisionsgrößen spielen eine wesentliche Rolle für die Wundstabilität, Astigmatismusentwicklung und Visusergebnisse nach der Kataraktchirurgie. Durch die Anwendung der Phakoemulsifikation und faltbarer Intraokularlinsen (IOL) ist das Interesse an der Kleinschnittchirurgie in den letzten Jahren deutlich gewachsen. Jüngste Untersuchungen haben gezeigt, daß zu schmal gewählte Tunnelinzisionen für die Kataraktextraktion einen irreversiblen Schaden nach Phakoemulsifikation und Faltlinsenimplantation erleiden kön-

[1] Unterstützt durch Stipendien des Research to Prevent Blindness, Inc., New York, NY, USA und der Deutschen Forschungsgemeinschaft DFG-Ko 1595/1-1 und 1-2.

C. Ohrloff et al. (Hrsg.)
11. Kongreß der DGII 1997

nen [1, 2, 4, 5]. Eine postoperative Messung der Inzisionsgröße wird deshalb für die Berechnung des postoperativ induzierten Astigmatismus oder hornhauttopographischer Veränderungen nach Kleinschnittchirurgie empfohlen [1, 2]. Um die Inzisionsgröße in klinischen und experimentellen Studien zu untersuchen, wurde ein neuer, mechanischer Zirkel entwickelt.

Das Instrument

Der Meßzirkel besteht aus 2 Schenkeln, welche vorn spitz zulaufen und leicht abgestumpft sind (Abb. 1). Die Länge und Abwinklung der Spitzen erlauben eine Messung der äußeren und inneren Tunnelinzisionsbreite. Eine Schraube verbindet die beiden Schenkel des Meßzirkels in der Mitte des Instrumentes (Abb. 2). Der Zirkel mißt Abstände in einem Bereich zwischen 1 und 6 mm in 0,1-mm-Schritten. Der Zirkel wird in 2 Meßbreiten hergestellt: 2–4 mm und 1–6 mm. Das Innere der Meßschraube ist mit Silikon beschichtet, um eine einfache Feststellung der Meßschraube in allen Meßpositionen zu ermöglichen.

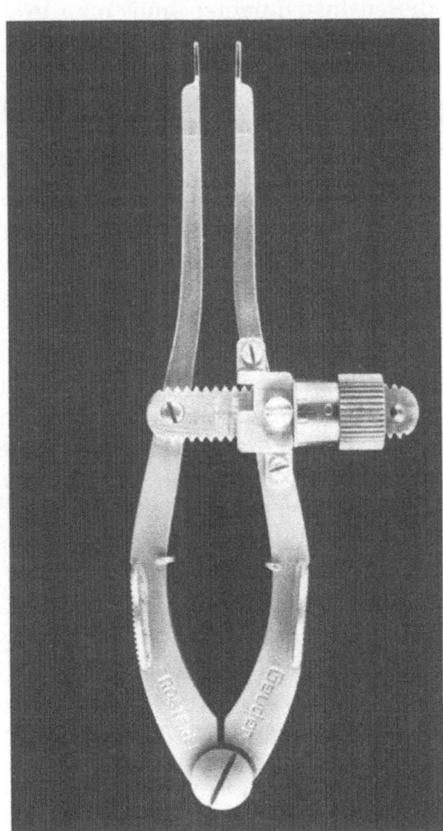

Abb. 1. Meßzirkel für die Kleinschnittchirurgie (Übersicht)

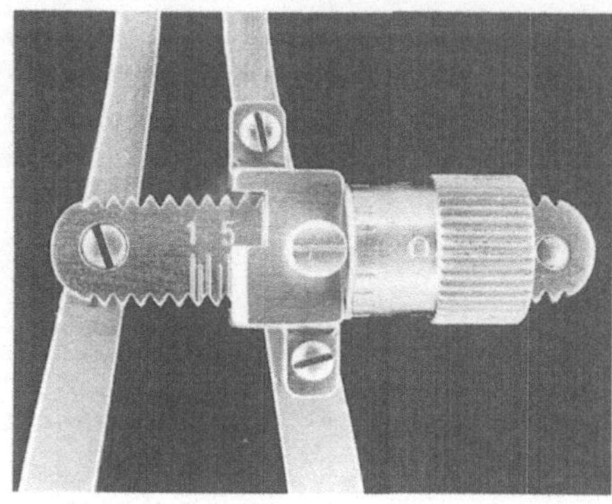

Abb. 2. Meßzirkel für die Kleinschnittchirurgie (Meßschraube)

Kommentare

In kürzlich durchgeführten Studien über Inzisionsgrößen von Kataraktinzisionen wurden verschiedene Instrumente verwendet. Steinert und Deacon benutzten Inzisionsmeßlehren, um die Inzisionsbreite zu verifizieren [5]. Mit diesen Instrumenten muß man in den meisten Fällen mehrere Messungen durchführen und kann ggf. die Wunde leicht erweitern. Mackool verwendete einen Osher-Meßzirkel, dessen Meßgenauigkeit jedoch gegen ein Millimetermaß verifiziert wurde. Dieser Meßzirkel mißt nur in 0,5-mm-Schritten, d.h., der Chirurg muß den Meßwert zu einem gewissen Maße schätzen. In experimentellen Studien haben wir einen modifizierten Osher-Meßzirkel und eine elektronische Schieblehre benutzt, um präzise Daten im Bereich von 0,01 mm für die Tunneldimension zu erhalten [1–3]. Dieser modifizierte Osher-Meßzirkel erlaubt auch nur eine Meßgenauigkeit von 0,5 mm, und daher muß mit einer Schieblehre, in unserem Fall mit einer elektronischen, eine präzise Evaluierung durchgeführt werden. Diese Methode ist für klinische Studien zu aufwendig, und deshalb wurde der neue Meßzirkel entwickelt. Die Praktikabilität des neuen Instrumentes wurde in einer kürzlich durchgeführten Studie, die die Implantation von dreistückigen IOL aus hochrefraktivem Silikonmaterial mit Pinzetten und Injektoren untersuchte [3], bewertet. Die Messungen wurden zuerst mit unserem in der vorherigen Studie angewendeten modifizierten Osher-Meßzirkel und der Meßlehre durchgeführt und wurden dann noch einmal mit dem neuen Instrument wiederholt. Eine Genauigkeit von 0,1 mm wurde gefunden. Im Vergleich zu den Inzisionslehren und dem modifizierten Osher-Meßzirkel/Meßlehrensystem braucht man mit dem neuen Instrument nur einmal zu messen, um die Inzisionsbreite bestimmen zu können. Mit einer ausreichenden chirurgischen Erfahrung läßt sich auch eine Erweiterung der Wunde in allen Fällen vermeiden. Für die heute üblicherweise angewendeten Kleinschnittkataraktechniken und erhältlichen faltbaren IOL würde ich den Meßzikel mit dem Meßbereich zwischen 2 und 4 mm empfehlen.

Zusammenfassend läßt sich sagen, daß der neue Meßzirkel eine einfache und atraumatische intraoperative Messung von Inzisionsgrößen für die Kleinschnittchirurgie mit einer Genauigkeit von 0,1 mm zuläßt.

Literatur

1. Kohnen T, Lambert RJ, Koch DD (1997) Inzisionsgrößen für faltbare Intraokularlinsen. In: Vörösmarhty D, Duncker G, Hartmann C (eds) 10. Kongreß der Deutschsprachigen Gesellschaft für Intraokularlinsen-Implantation und refraktive Chirurgie. Springer, Berlin Heidelberg New York Tokyo S 79-84
2. Kohnen T, Lambert JR, Koch DD (1997) Incision sizes for foldable intraocular lenses. Ophthalmology 104: 1277-1286
3. Kohnen T (1997) Vergleichende Untersuchung zur Inzisionsgrößenmessung von Intraokularlinsen aus hochrefraktivem Silikon. Ophthalmologe 94 Supp I: S61
4. Mackool RJ, Russell RS (1996) Effect of foldable intraocular lens insertion on incision width. J Cataract Refract Surg 22: 571-574
5. Steinert RF, Deacon J (1996) Enlargement of incision width during phacoemulsification and folded intraocular lens implant surgery. Ophthalmology 103: 220-225

Intraokuläre Linse – ein Fremdkörper im Auge: Biodegradation einer alten IOL in einem 5jährigen Zeitraum (eine Kasuistik)

J. Novák und T. Suk

Zusammenfassung. Die Vanýsek-Vorderkammerlinse in einem lebenden Patienten wurde im Jahre 1991 (nach der 33jährigen Implantation im Auge) und 1996 mittels Photospaltlampe dokumentiert. Die aus dieser Zeitreihe dokumentierten Bilder wurden auf einer optischen Bank für den Zweck der Computeranalyse der eventuellen Veränderungen der IOL digitalisiert. Keine signifikanten Veränderungen des zerfallenen optischen PMMA-Teils der IOL wurden konstatiert. Dagegen konnte die signifikante Progression der Biodegradation des Nylonteils der Linsenschläuche beobachtet werden. Eine Verdünnung des gut sichtbaren Nylonteils wurde um 10 % ermessen. Auch 38 Jahre nach der IOL-Implantation kann in diesem Fall der Zustand nicht als stabil angesehen werden. Die Nylonbiodegradation schreitet sehr langsam voran. Die weitere PMMA-Biodegradation wurde nicht belegt.

Summary. The Vanýsek anterior chamber (AC) IOL in one eye of the last patient of the Vanýsek group was photorecorded in the years 1991 (33 years after implantation) and 1996. The two photos were digitalized and compared using computer procedures. No changes of the PMMA-IOL parts were detected. On the other hand, distinct progression of the polyamide loops (10 % of the loop diameter in 5 years) was detected.

Einleitung

In den Jahren 1958–59 hat Professor Vanýsek 16 Vorderkammerlinsen nach seiner Originalkonstruktion bei einer Gruppe von Patienten implantiert. Im Jahre 1996, 38 Jahre nach der Implantation, lebte nur noch 1 Patient mit einer völlig intakten genannten IOL. Professor Vanýsek ist im Jahre 1995 gestorben.

Die Vorderkammerlinse hatte einen optischen PMMA-Teil , die haptischen Schlingen wurden aus Nylon (= Polyamid) hergestellt. Die Nylonbiodegradation ist die Hydrolyse des Kunststoffes Polyamid. Dies ist aus der Literatur gut bekannt [1]. Auch in vivo im Auge des letzten Patienten der Vanýsek-Gruppe haben wir Verrenkungen der Schlingen aus Polyamid, aber auch des zerfallenen Teils aus PMMA gesehen.

Über diesen Fall haben wir auf der Tagung des DGII in München im Jahre 1991 referiert [2]. Damals wurde die Frage gestellt: Ist 33 Jahre nach der Implantation der IOL die IOL stabil, oder schreitet die Biodegradation fort?

C. Ohrloff et al. (Hrsg.)
11. Kongreß der DGII 1997

Methodik

Die Vanýsek-IOL wurde in den Jahren 1991–1996 mittels Photospaltlampe in derselben Vergrößerung in vivo dokumentiert. Zwischen diesen Bildern sehen wir selbst keine deutlichen Veränderungen. Deshalb wurden die aus dieser Zeitreihe dokumentierten Bilder in einer optischen Bank für den Zweck der Computeranalyse digitalisiert [3]. Die Messung des Diameters der relativ normalen Schlinge (AB) und der verdünnten Schlinge (CD) wurde am Computerbildschirm durchgeführt:

$$\left\{\frac{\text{AB 1991}}{\text{AB 1996}} - 1\right\} \times 100 = \%\ \text{der Erniedrigung des Diameters der relativ normalen Schlinge}$$

$$\left\{\frac{\text{CD 1991}}{\text{CD 1996}} - 1\right\} \times 100 = \%\ \text{der Erniedrigung des Diameters der verdünnten Schlinge}$$

Beide Werte aus dem o.g. Zeitraum wurden gegenübergestellt.

Ergebnisse

Im 5jährigen Zeitraum haben wir keine signifikanten Veränderungen des zerfallenen optischen PMMA-Teils der IOL konstatieren können. Dagegen stellten wir signifikante Veränderungen durch Biodegradation des Nylonteils mittels Computeranalyse fest (Abb. 1). Anhand der Bilder wurde eine Verdünnung des gut sichtbaren Nylonteils um 10 % gemessen.

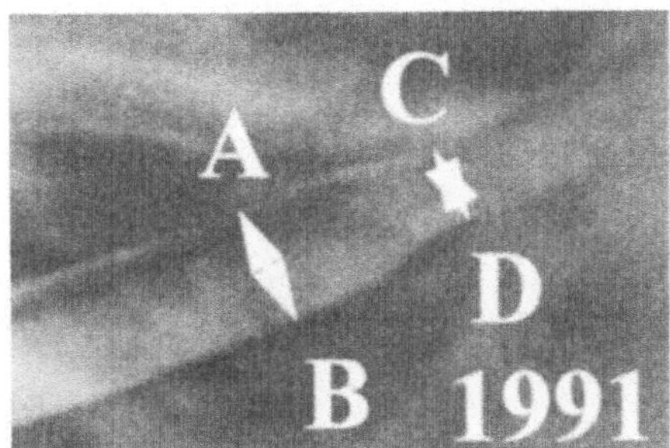

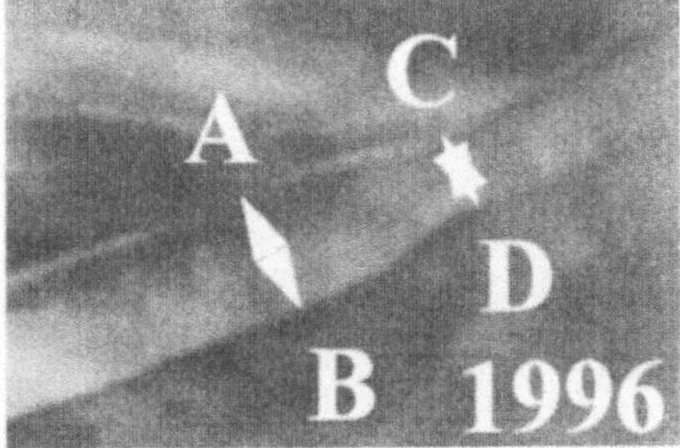

Abb. 1. Der normale Diameter der Schlinge (AB) und die Verdünnung der Schlinge (CD) wurden an den entsprechenden Stellen der beiden Photographien im 5jährigen Zeitraum am Computer gegenübergestellt

Schlußfolgerung

Warum ist diese Kasuistik so wichtig?

1. Sie bestätigt, daß noch 38 Jahre nach der Implantation einer IOL eine Biodegradation fortschreitet.
2. Bei der Polyamidbiodegradation handelt es sich um einen ganz individuellen Prozeß.
3. Auch auf den PMMA-Schlingen der IOL von mehreren Firmen haben wir nach der Explantation mikroskopische Frakturen gesehen. Diese entstehen wahrscheinlich während der Explantation. Solche Zustände sind bei ganz neuen IOL nicht auszuschließen. Diese Schäden könnten sich im agressiven Kammerwasser nach mehreren Jahrzehnten vergrößern. Ob das der Fall ist, wird die Zukunft zeigen.

Literatur

1. Alpar JJ, Fechner PU (1984) IO-Linsen. Grundlagen und Operationslehre. 2. Aufl. Enke, Stuttgart
2. Novák J, Svěrák J (1993) Intraokuläre Linse - ein Fremdkörper im Auge. Vanýsek-IOL - 33 Jahre nach der Implantation. In: Neuhann Th, Hartmann Ch, Rochels R (Hrsg) 6. Kongreß der Deutschen Gesellschaft für Intraokularlinsen-Implantation, München 1992. Springer, Berlin Heidelberg New York London Paris Tokyo Hong Kong Barcelona Budapest, S 544-548
3. Novák J, Saic S (1994) Intraokuläre Linse - ein Fremdkörper im Auge. Computeranayse der Bewegung der Riesenzellen auf der Oberfläche der intraokulären Linse in vivo. In: Robert YCA, Gloor B, Hartmann Ch, Rochels R (Hrsg) 7. Kongreß der Deutschen Gesellschaft für Intraokularlinsen-Implantation, Zürich 1993. Springer, Berlin Heidelberg New York London Paris Tokyo Hong Kong Barcelona Budapest, S 333-337

Langzeitstabilität der Heparinbeschichtung von PMMA-Intraokularlinsen

B. Dick, K. Greiner und N. Pfeiffer

Zusammenfassung. Die Beschichtung von PMMA-Intraokularlinsen mit Heparin erwies sich als Blut-Kammerwasser-Schranken-protektiv und reduziert die Häufigkeit von Ablagerungen auf der IOL oder einer postoperativen Fibrinreaktion besonders bei Risikopatienten (z. B. kindliche Katarakt, Diabetes mellitus, rezidivierende Uveitis). Die Dauer der Stabilität der kovalenten Bindung von Heparin mit dem PMMA über ein Phenylimin ist noch ungeklärt.

Material und Methoden: Vier heparinbeschichtete (HSM) und 2 unbeschichtete sterile PMMA-Intraokularlinsen wurden über einen Zeitraum von 4 Jahren und 1 Monat in einem Vorderkammerwasser-Serum-Gemisch bei 37°C unter täglicher Rotation gelagert. Nach 4 Jahren wurde an 2 HSM-IOL und 2 fabrikneuen HSM-IOL die Konzentration des oberflächengebundenen Heparins mittels Orcinassay nach vorheriger Heparinasebehandlung bestimmt. Daraufhin erfolgte an den restlichen IOL die Färbung der IOL mittels der nach Jaques speziell für diesen Anwendungsbereich modifizierten Toluidinblaufärbemethode, die eine detaillierte Beurteilung der monomolekularen Heparinschicht auch unter kritischen Bedingungen erlaubt. Anschließend wurde die IOL-Oberfläche mittels Lichtmikroskopie untersucht.

Ergebnisse: Die Heparinkonzentration (µg/cm^2) auf der IOL-Oberfläche nach Heparinasebehandlung betrug nach 4 Jahren Lagerung im Mittel 0,51 ± 0,05 SD und bei den fabrikneuen HSM-IOL 0,53 ± 0,04. Mittels der Toluidinblaufärbemethode konnte die Heparinschicht in Form eines feinen Agglutinatkomplexes auf den HSM-IOL mittels Licht- und Rasterelektronenmikroskopie nachgewiesen werden. Die Heparinschicht zeigte sich nach 4 Jahren In-vitro-Haltung unbeeinträchtigt intakt. Anzeichen von Ablösung oder verminderter Reaktionsfähigkeit des Heparins im Vergleich zu nichteingelagerten HSM-IOL waren nicht nachweisbar. Die unbeschichteten PMMA-IOL färbten sich erwartungsgemäß nicht an.

Schlußfolgerung: Die Heparinbeschichtung auf den untersuchten PMMA-Intraokularlinsen war auch nach 4 Jahren in kaum verminderter Konzentration nachweisbar und steht somit zur Protektion zur Verfügung. Möglicherweise profitieren Patienten auch über den frühpostoperativen Zeitraum hinaus von den Vorteilen der Hydrophilisierung der PMMA-IOL-Oberfläche durch die Heparinbeschichtung.

Schlüsselwörter: Kataraktchirurgie, Oberflächenmodifikation, Langzeitstabilität, Heparinbeschichtung, PMMA-IOL, Biokompatibilität

Summary. The surface modification of PMMA intraocular lenses (IOLs) demonstrated a blood-aqueous barrier protective effect and reduced the incidence of IOL depositions and postoperative fibrin exudation, especially in risk patients (e.g. pediatric cataract, diabetes

C. Ohrloff et al. (Hrsg.)
11. Kongreß der DGII 1997

mellitus, recurrent uveitis). The long-term stability of the surface modification via phenylimines, which permit a covalent surface linkage of heparin to synthetic polymeric materials via reductive amination, is still unknown.

Material and methods: Four heparin surface-modified (HSM) monofocal and 2 unmodified monofocal sterile PMMA-IOLs were stored in an aqueous-serum-mixture at 37° C over a period of 4 years and 2 months with daily rotation. After 4 years the concentration of surface-bound heparin on 2 HSM-IOLs of this mixture and 2 brand-new HSM-IOLs were determined using an Orcin assay after initial heparinase treatment of the IOLs. Four years after incubation, the modified toluidine-blue staining method was used for examination of surface-bound heparin on synthetic polymer. This staining technique with toluidine blue, a non-protein basic substance, enables examination and analysis of the homogeneity of the mono-molecular heparin layer even under critical conditions because of its homogeneous staining. Subsequently, light microscopic examination of the IOL surfaces was performed.

Results: The mean concentration of heparin (μg/cm^2) on the IOL surface after 4 years of incubation and treatment with heparinase was 0.51 ± 0.05 SD overall and 0.53 ± 0.04 in the brand-new HSM-IOLs. A slightly coarse-grained complex agglutination on the IOL surface was detected by the toluidine staining method. Light and spectral microscopy of the stained surface of all HSM-IOLs showed a homogeneous heparin structure and coating after 4 years in-vitro storage. No signs of desorption or reduced reactivity of the heparin were observed in comparison with new HSM-IOLs. The unmodified PMMA-IOLs did not stain, as was to be expected.

Conclusion: The heparin-modified surface of the examined PMMA-IOLs was intact even after 4 years of storage in an aqueous-serum solution. A long-term benefit in addition to the advantages of the hydrophilisation in the immediate postoperative period, especially for risk patients, is therefore suggested.

Key words: cataract surgery – surface-modification – long-term stability – heparin – PMMA-IOL – biocompatibility

Die Erhöhung der Hydrophilie der IOL-Oberfläche erhöht die Biokompatibilität des Intraokularlinsen(IOL)-materials und stellt einen Versuch dar, die IOL-induzierte Entzündungsreaktion zu reduzieren. Die Ummantelung mit Wasser wird durch eine hydrophile Oberfläche gefördert, was zu einer verminderten Verletzung von Zellmembranen durch elektrostatische Kräfte führt.

Dem Heparin, einem anionischen Polyelektrolyt aus sulfatiertem Glucosamin, Uronsäuren und β-D-Glucuronsäure, werden verschiedene physiologische, in der Medizin z. T. therapeutisch genutzte Funktionen zugeschrieben (u. a. Hemmung der Fibrinbildung, Fibrinolyseaktivator, Mediator für die Freisetzung der Diaminoxidase, Schutz des Gefäßendothels, Wirkung auf Zellen des retikuloendothelialen Systems).

Die Heparinbeschichtung bewirkt eine Oberflächenhydrophilie, die sich, auf Kunststoffschläuchen angebracht, über Jahre bewährte [2, 11, 23].

Im Falle der IOL-Ummantelung ist die monomolekulare Heparinschicht kovalent über die primären Aminogruppen des Phenylimins an der PMMA-Oberfläche gebunden [15, 16].

Noch immer ist die physiologische Bedeutung des Heparins nicht vollständig erschlossen. Der Zusatz von Heparin zur intraokularen Spüllösung übte in

2 prospektiven Studien einen prophylaktischen Effekt auf die intraokulare Fibrinbildung aus, wohingegen sich in einer retrospektiven Studie kein antiinflammatorischer Einfluß von Heparin als Zusatz zur Irrigations-/Aspirations-Lösung nachweisen ließ [10, 12, 21].

Beim In-vitro-Vergleich der heparinbeschichteten (heparin surface-modified, HSM) IOL mit unbeschichteten PMMA-IOL fand sich eine verminderte Fibroblasten-, Granulozyten- und Makrophagenaktivation, eine verminderte Komplementaktivierung sowie verminderte Adhärenz von Endothelzellen und Thrombozyten [3, 14, 17, 20]. Nach Implantation in Tier- und Menschenaugen wiesen HSM-IOL neben einer geringeren Synechierung eine verminderte Ablagerung von Zellen, Pigment und Präzipitaten auf [8, 16, 22, 24, 28]. Lundgren beobachtete nach HSM-IOL-Implantation eine geringere Rate an Fibrin- und Membranbildungen [19].

Diese positiven Anzeichen, wie z.B. verminderter postoperativer Entzündungsreiz, weisen auf eine erhöhte Biokompatibilität implantierter IOL durch die Heparinbeschichtung hin [1, 24, 25].

Zwei Jahre nach Implantation in Kaninchenaugen wies die monomolekulare Heparinschicht bei der indirekten Messung der Heparinkonzentration auf der PMMA-IOL-Oberfläche mittels radiojodmarkiertem Protaminassay keine nachweisbare Abschwächung auf [18]. Eine mechanische Belastung durch Implantationsinstrumente oder auch Laserbeschuß im Rahmen der Nachstarbehandlung oder einer IOL-Oberflächenbehandlung hingegen führte zu einer Ablösung der Heparinschicht [4, 13]. Die Langzeitstabilität der kovalenten Bindung von Heparin mit dem PMMA über ein Phenylimin ist noch ungeklärt. Zur Untersuchung des kunststoffgebundenen Heparins stehen nur wenige Färbe- und Untersuchungsmethoden zur Verfügung [5, 9, 15]. Andere Nachweismethoden können nur eine quantitative Aussage pro Flächeneinheit bei relativ hoher Störanfälligkeit treffen [23]. Die modifizierte Färbemethode mit Toluidinblau nach Jaques wurde u.a. zur agglutinatfreien Darstellung kunststoffgebundenen Heparins entwickelt, so daß auch mikrostrukturelle Betrachtungen und Analysen der Heparinschicht nach Anfärbung möglich sind [5].

Material und Methoden

Vier heparinbeschichtete (HSM) und 2 unbeschichtete sterile PMMA-Intraokularlinsen (Pharmacia, CeeOn 809C bzw. P, und 720 C bzw. P; +21 Dioptrien) wurden über einen Zeitraum von 4 Jahren und 1 Monat in einem Vorderkammerwasser-Serum-Gemisch bei 37°C unter täglicher Rotation in-vitro gelagert. Zwei HSM-IOL aus diesem Gemisch und 2 fabrikneue HSM-IOL wurden nach 4 Jahren mit 2500 I.E. Heparinase (Sigma, H-7505) in 10 ml 0,1M Natriumacetat und 1mM Kalziumchlorid bei einem ph von 6,9 beschickt, und anschließend wurde die Konzentration des oberflächengebundenen Heparins mittels Orcinassay (Absorptionsmessung bei 410 nm, Raumtemperatur) für die quantitative Bestimmung von Kohlenhydraten erfaßt.

Nach 4 Jahren erfolgte die Färbung der übrigen IOL mittels der speziell für diesen Anwendungsbereich modifizierten Toluidinblaufärbemethode nach Jaques, die eine detaillierte Beurteilung der monomolekularen Heparinschicht auch unter kritischen Bedingungen erlaubt. Die Färbelösung hierfür wurde wie folgt zubereitet: nach Abwiegen von 20 mg Toluidinblau und Verdünnung dieses Toluidinblaus mit 0,05M Natriumborat (pH = 9,0) auf 100 ml. Danach wurden 50 ml des 0,025M Natriumborats mit 4,6 ml Salzsäure (0,1N) auf 100 ml angesetzt. Dann erfolgte das sterile Filtrieren der gesamten Lösung durch einen 0,45 μm feinen Ultrafilter und anschließend das aseptische Abfüllen. Man erhält eine 0,02%ige Toluidinblaulösung mit 0,02 g Toluidinblau und 0,0125M Boratpuffer (pH = 9) ad 100 g, die etwa 2 Monate haltbar ist. Der pH-Wert wurde strikt eingehalten, da Veränderungen des pH-Wertes ja erheblich zu einer unerwünschten Erhöhung der Dissoziationskonstanten des Heparin-Protein-Komplexes und einer Zunahme der Anionen und Kationen beitragen. Diese verschiedenen Anionen und Kationen konkurrieren um das Heparin bzw. die Basen und führen somit ebenfalls zu einer erhöhten Dissoziation der Heparinbindungen.

Bei Raumtemperatur (20–25°C) wurde eine entsprechende Menge der Toluidinlösung in ein Gefäß gefüllt. Die HSM-IOL wurde nach Entnahme aus dem Aufbewahrungsbehälter durch Fassen mit einer Pinzette an der Haptik für ca. 5 min in diese Lösung eingetaucht. Danach wurde die IOL wieder entnommen, mit sterilem Wasser vorsichtig abgespült und unter leichtem Schwenken luftgetrocknet. Eine Forcierung des Trockenvorgangs (z.B. durch Warmluftzufuhr) sollte wegen vermehrter Artefaktbildung vermieden werden.

Durch Verwendung dieser Boratpuffermischung konnten Kreuzreaktionen des Toluidinblaus mit den Phenyliminen, die der kovalenten Bindung des Heparins an der Kunststoffoberfläche dienen und somit zur Agglutinatbildung beitragen, weitestgehend vermieden werden. Das Eingehen von Verbindungen mit einer niedrigen Dissoziationskonstanten bei der beschriebenen Färbung geht zwangsläufig mit dem nahezu vollständigen Verlust der biologischen Aktivität der Heparinschicht einher, so daß nach dem Färbevorgang von einer Aufhebung der Heparinfunktion als Antikoagulanz auszugehen ist.

Ergebnisse

Die Bestimmung der Konzentration des kunststoffoberflächengebundenen Heparins mittels Heparinasebeschickung und anschließendem Orcinassay ergab folgendes Ergebnis:

Dauer der Lagerung:	**Heparinkonzentration:** (μg/cm²)
Keine (fabrikneu), n = 2	0,53 ± 0,04
4 Jahre, n = 2	0,51 ± 0,05

Die HSM-IOL ließen sich gut anfärben und wiesen eine homogene Heparinstruktur bzw. -ummantelung auf, wohingegen sich die unbeschichteten PMMA-IOL erwartungsgemäß nicht färbten (Abb. 1 und 2).

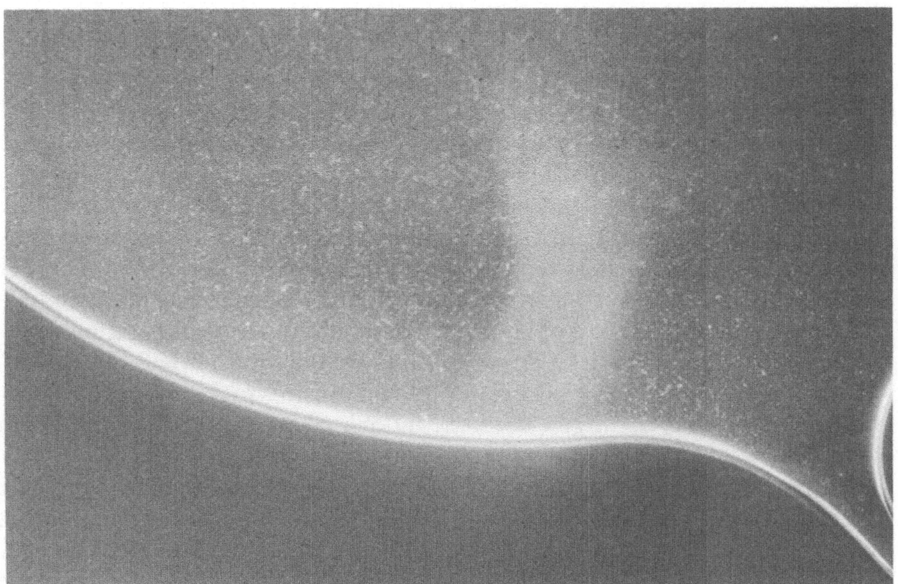

Abb. 1. Lichtmikroskopische Übersichtsaufnahme des Optik-Haptik-Übergangs einer monofokalen HSM-IOL (Pharmacia, Typ 720C), die im Original eine zart-violette, feinkörnige Tönung aufweist nach modifizierter Färbung mit Toluidinblau (Durchlichtaufnahme; 7,8fache Vergrößerung)

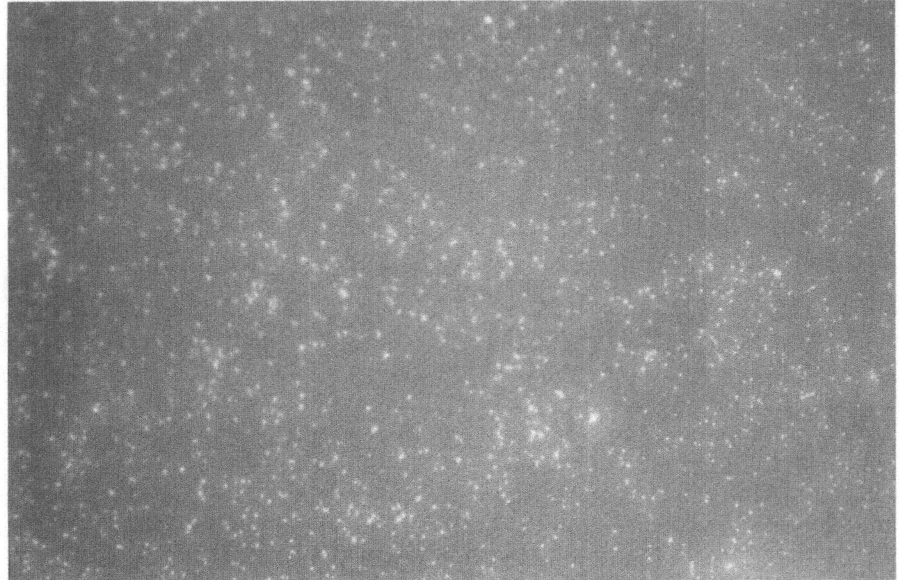

Abb. 2. Lichtmikroskopische Aufnahme der IOL-Oberfläche einer monofokalen HSM-IOL (Pharmacia, Typ 809C) mit minimaler Agglutinatbildung nach Toluidinblaufärbung bei 29,4facher Vergrößerung (Durchlichtaufnahme)

Diskussion

An die Qualität von Intraokularlinsen werden hohe Anforderungen gestellt. Qualitätskontrollen stellen einen wichtigen Teil der Qualitätssicherung bei der Kataraktchirurgie dar [6]. Zur Steigerung der Biokompatibilität, die im wesentlichen durch die Oberflächeneigenschaften bedingt wird, wurden verschiedene Methoden der Oberflächenmodifikation von IOL entwickelt. Die Darstellung der Oberflächenbeschaffenheit von heparinbeschichteten Intraokularlinsen war bisher nur recht inhomogen möglich oder hinsichtlich der Ultrastrukturanalyse auf sehr spezielle Untersuchungseinrichtungen wie z.B. der Rasterkraftmikroskopie, die die Darstellung von Aggregationen von kurzkettigen Heparinmolekülen als globuläre Strukturen erlaubt, angewiesen [7]. Mechanische Artefakte bei der Rasterkraftmikroskopie z.B. als Ursache für Materialvertiefungen konnten jedoch nicht sicher ausgeschlossen werden.

Mittels der modifizierten Toluidinblaufärbemethode nach Jaques steht eine zuverlässige, gut reproduzierbare und artefaktarme Technik zur detaillierten In-vitro-Beurteilung von kunststoffoberflächengebundenem Heparin zur Verfügung. Nach 4 Jahren In-vitro-Lagerung bei 37°C war eine gleichmäßige Darstellung des Heparins auf der IOL möglich. Heparin ist auf Intraokularlinsen also auch nach 4 Jahren nachweisbar und steht somit zur Protektion zur Verfügung. Die Konzentration des Heparins war auch unter Belastungsbedingungen wie der Heparinasebehandlung nach 4 Jahren Lagerung mit der Konzentration einer fabrikneuen IOL vergleichbar.

Langfristige In-vivo-Beobachtungen und Untersuchungen sind erforderlich, um die Ergebnisse dieser nicht vollständig übertragbaren In-vitro-Untersuchung zu überprüfen, da die zellulären Einflußfaktoren und die Bildung einer eiweißhaltigen, die IOL teilweise ummantelnden Membran nicht berücksichtigt werden konnten [26, 27]. Aber die vorliegenden Untersuchungsergebnisse weisen auf eine längerfristige Bindung des Heparins auf der Intraokularlinsenoberfläche hin.

Aufgrund der Ergebnisse der vorliegenden Untersuchung profitieren die Patienten möglicherweise über den frühen postoperativen Zeitraum hinaus von den Vorteilen der Hydrophilisierung der PMMA-IOL-Oberfläche durch die Heparinbeschichtung.

Literatur

1. Amon M, Menapace R (1992) Evaluating biological tolerance of PMMA, heparin-modified PMMA and hydrogel intraocular lenses using slit lamp microscopy. Klin Monatsbl Augenheilkd 200: 95
2. Arnander C, Bagger-Sjöbäck D, Dryjski M, Frebelius S, Larsson R, Swedenborg J (1987) Longterm stability in vivo of a thromboresistant heparinized surface. Biomaterials 8: 496–499
3. Borgioli M et al. (1992) Effect of heparin surface modification of polymethylmethacrylate intraocular lenses on signs of postoperative inflammation after extracapsular cata-

ract extraction. One-year results of a double-masked multicenter study. Ophthalmology 99: 1248–1254
4. Dick B, Kohnen T, Jacobi KW (1995) Alterationen der Heparinbeschichtung auf Intraokularlinsen durch Implantationsinstrumente. Klin Monatsbl Augenheilkd 206: 460–466
5. Dick B, Schmidt KG, Eisenmann D, Pfeiffer N (1996) A new method for direct detection of heparin on surface-modified intraocular lenses – a modification of Jaques' toluidine staining method. Ophthalmologica 211: 75–78
6. Drews RC, Smith ME, Okun N (1978) Scanning electron microscopy of intraocular lenses. Ophthalmology 85: 415–424
7. Ettl A, Pum D, Schmid E, Daxer A, Göttinger W (1994) Ultrastrukturanalyse oberflächenmodifizierter Intraokularlinsen mit Hilfe der Rasterkraftmikroskopie. In: 8. Kongreß der Deutschsprachigen Gesellschaft für Intraokularlinsen-Implantation (Hrsg.: Pham DT, Wollensak J, Rocheis R, Hartmann C). Springer, Berlin Heidelberg New York S 371–377
8. Fagerholm P, Björklund H, Holmberg A, Larsson R, Lydahl E, Philipson B, Selen G (1989) Heparin surface-modified intraocular lenses implanted in the monkey eye. J Cataract Refract Surg 15: 485–490
9. Jaques LB (1943) The reaction of heparin with proteins and complex bases. Biochem J 37: 189–195
10. Johnson RN, Balyeat E, Stern WH (1987) Heparin prophylaxis for intraocular fibrin. Ophthalmology 94: 597–601
11. Kodama K, Pasche B, Olsson P, Swedenborg J et al. (1987) Antithrombin III binding to surface immobilized heparin and its relation to F Xa inbibition. Throm Haematostas 58: 1064–1067
12. Kohnen T, Dick B, Hessemer V, Jacobi KW (1995) Anti-inflammatorischer Effekt durch heparinhaltige Infusionslösung während der Phakoemulsifikation. Ophthalmologe 92: 297–302
13. Kohnen T, Dick B, Jacobi KW (1995) Auswirkungen von Mikroexplosionen des Nd:YAG-Lasers auf heparinbeschichtete PMMA-Intraokularlinsen. Ophthalmologe 92: 293–296
14. Kouchounian HH, Maxwell WA, Gupta A (1991) Complement activation by surface modified poly(methylmethacrylate) intraocular lenses. J Cataract Refract Surg 17: 139–142
15. Larm O, Larsson R, Olsson P (1983) A new non-thrombogenic surface prepared by selective covalent binding of heparin via reducing terminal residue. Biomater Med Devices Artif Organs 11: 161–173
16. Larsson R, Larm O, Olsson P (1987) The search for thromboresistance using immobilized heparin. Ann N Y Acad Sci 516: 102-115
17. Larsson R, Selen G, Björklund H, Fagerholm P (1989) Intraocular PMMA lenses modified with surface-immobilized heparin: evaluation of biocompatibility in vitro and in vivo. Biomaterials 10: 511–516
18. Larsson R, Selen G, Formgren B, Holst A (1992) Longterm stability of heparin surface-modified intraocular lenses in vivo. J Cataract Refract Surg 18: 247–251
19. Lundgren B, Selen G, Spangberg M, Härfstrand A (1992) Fibrinous reaction on implanted intraocular lenses – a comparison between conventional PMMA and heparin surface-modified IOLs. J Cataract Refract Surg 18: 236–239
20. Mateo NB, Ratner BD (1989) Relating the surface properties of intraocular lens materials to endothelial cell adhesion damage. Invest Ophthalmol Vis Sci 30: 853–860
21. Niederstadt C, Bömer TG, Bleckmann H (1996) Heparinzusatz in der Infusionslösung bei der Kataraktoperation: antiinflammatorischer Effekt und Risiko von Vorderkam-

merblutungen. In: Vörösmarthy D, Duncker G, Hartmann Ch (Hrsg) 10. Kongreß der Deutschsprachigen Gesellschaft für Intraokularlinsen-Implantation und refraktive Chirurgie. Springer, Berlin Heidelberg New York Tokyo S 197-200

22. Philipson B, Fagerholm P, Calel B, Grunge A, Hallnäs K, Lydahl E, Öhman L (1990) Heparin surface-modified intraocular lenses - A one-year follow-up of a safety study. Acta Ophthalmol 68: 601--603
23. Platé NA, Valuev LI (1986) Heparin-containing materials. Advances in Polymer Science 79. Springer, Berlin Heidelberg New York S 95-137
24. Spangberg M, Kihlström I, Björklund H, Bjurström S, Lydahl E, Larsson R (1990) Improved biocompatibility of intraocular lenses by heparin surface modification. A 12-month implantation study in monkeys. J Cataract Refract Surg 16: 170-177
25. Umezawa S, Shimizu K (1993) Biocompatibility of surface-modified intraocular lenses. J Cataract Refract Surg 19: 371-374
26. Wenzel M, Reim M (1987) Zellen auf intraokularen Linsen. Klin Monatsbl Augenheilkd 191: 279-282
27. Wolter JR (1985) Cytopathology of intraocular lens implantation. Ophthalmology 92: 135-142
28. Ygge J, Wenzel M, Philipson B, Fagerholm P (1990) Cellular reactions on heparin surface-modified versus regular PMMA lenses during the first post-operative month. A double-masked and randomized study using specular microphotography. Ophthalmology 97: 1216-1224

Ergebnisse nach bilateraler Implantation faltbarer Multifokallinsen neuester Generation

S. Kohnen, A. Ferrer, T. Wehler und P. Brauweiler

Zusammenfassung. In einer prospektiven Doppelblindstudie sollten die Unterschiede nach bilateraler Implantation faltbarer Monofokallinsen (Monofokal-IOL) vs. einer neuen Multifokallinse (Multifokal-IOL) untersucht werden. Aus einer multizentrischen FDA-Studie wurden erste Ergebnisse unseres Patientenkollektivs herausgegriffen.

Methodik: Es wurden 19 Patienten (Alter 59–87 Jahre) an einer Katarakt operiert und bilateral mit einer monofokalen AMO SI-40NB Silikonlinse (n = 8) oder einer multifokalen AMO ARRAY SA-40N Silikonlinse (n = 11) versorgt. Die Zuordnung erfolgte streng randomisiert und doppelblind.

Ergebnisse: Nach Randomisierung fand sich eine homogene Altersverteilung in beiden Gruppen ohne statistisch signifikanten Unterschied. Ein Patient schied wegen eines cystoiden Makulaödems nach der 1. Operation aus der Studie aus.

Es fanden sich folgende mittlere, binokulare Visusangaben für Monofokal-IOL vs. Multifokal-IOL: bestkorrigierter Fernvisus: 8,56 vs. 7,52 (Regan 96%). Unkorrigierter Nahvisus: 2,17 vs. 1,95 (Jäger). Nahvisus mit bester Fernkorrektur: 7,20 vs. 2,36. Bestkorrigierter Nahvisus: 0,50 (Jäger 1+) vs. 0,55. Es fand sich ein statistisch signifikanter Unterschied ($p < 0,05$) für den fernkorrigierten Nahvisus.

Schlußfolgerung: Durch das aufwendige Studiendesign konnten patienten- und untersucherunabhängige Aussagen zum Vergleich der Seheigenschaften nach Monofokal- und Multifokallinsenimplantation gemacht werden. Nach bilateraler Implantation einer neuen multifokalen Silikonlinse fand sich für den fernkorrigierten Nahvisus eine statistisch signifikante Überlegenheit der Multifokallinsen gegenüber den Monofokallinsen. Unsere selektiven Ergebnisse müssen durch die Auswertung aller Studienzentren bestätigt werden.

Summary: The purpose of the present double-blind study was to prospectively evaluate the differences in function among eyes after cataract surgery and implantation of foldable monofocal intraocular lenses (monofocal IOL) and a new foldable multifocal intraocular lens (multifocal IOL). Preliminary results regarding our patients were extracted from a multicenter FDA study.

Method: Nineteen patients aged between 59 and 87 years underwent cataract surgery and had bilateral implantation of either a monofocal AMO SI-40NB silicone IOL (n = 8) or a multifocal AMO ARRAY SA-40N silicone IOL (n = 11). The patients were strictly distributed by randomization.

Results: After randomization, a homogeneous age distribution was found without statistically significant differences among the groups. One patient had to be excluded as he developed cystoid macular edema after surgery of the first eye. The following mean binocular visual acuities with monofocal IOL versus multifocal IOL were recorded: Best corrected visual acuity for distance: 8.56 vs 7.72 (Regan 96% charts). Uncorrected near visual

C. Ohrloff et al. (Hrsg.)
11. Kongreß der DGII 1997

acuity: 2.17 vs 1.95 (Jaeger charts). Near visual acuity with distance correction: 7.20 vs 2.36. Best corrected near visual acuity: 0.50 (Jaeger 1+) vs 0.55. For near visual acuity with distance correction, the difference was statistically significant ($p < 0.05$).

Conclusion: Owing to the elaborate study design, some patient- and explorer-independent assertions about the visual qualities after implantation of monofocal versus multifocal IOL could be made. After bilateral implantation of the new silicone multifocal IOL we found a statistically significant advantage of multifocal IOL over monofocal IOL in terms of near vision with distance correction. Our results must be confirmed after analysis of the data from all study centers.

Für die moderne Kataraktchirurgie wurden hochrefraktive Silikonlinsen mit konstanter Mittendicke entwickelt, die kleinste Ventilinzisionstechniken zur Implantation nutzen. Dieses Prinzip wurde auf die multifokale AMO ARRAY SA-40N übertragen. In einer multizentrischen FDA-Studie (Food and Drug Administration) sollte diese Linse mit einer entsprechenden Monofokal-IOL (AMO SI-40NB) verglichen werden. Zum Ausschluß von patienten- und untersucherabhängigen Einflüssen wurde die Studie doppelblind gestaltet. Aus dem Gesamtkollektiv der multizentrischen Studie (insgesamt 60 Patienten in 8 europäischen Zentren) wurden unsere Patienten herausgegriffen und separat dargestellt.

Material und Methoden

Es wurden 19 Patienten (Alter 59–87 Jahre) an einer Katarakt operiert und bilateral mit einer monofokalen AMO SI-40NB Silikonlinse ($n = 8$) oder einer multifokalen AMO ARRAY SA-40N Silikonlinse ($n = 11$) versorgt. Die Zuordnung erfolgte randomisiert und doppelblind. Als Ausschlußkriterium galt ein präoperativer Astigmatismus über 1,5 cyl dpt, ein Patientenalter unter 50 und über 85 Jahren sowie jede potentielle visusmindernde Pathologie der Augen. Es wurden beidseitig präoperative sowie postoperative Untersuchungsbefunde vom 1., 7., 30. und 90. Tag erhoben. Die Untersuchungen umfaßten den unkorrigierten und bestkorrigierten Fern- und Nahvisus, Befunde des vorderen und hinteren Augenabschnittes sowie die Dokumentation der Patientenangaben zur subjektiven, visuellen Qualität. Der Abstand zwischen beiden Operationen betrug 30 Tage. Der Operateur und die Untersucher waren nicht identisch. Erst nach den letzten Untersuchungen wurden die Patienten und die Untersucher über das implantierte Linsenmodell informiert.

Ergebnisse

Die Randomisierung der Linsentypen ergab 8 Patienten für die Monofokal-IOL (3 Frauen, 5 Männer) und 11 Patienten für die Multifokal-IOL (8 Frauen, 3 Männer). Nach Randomisierung fand sich eine homogene Altersverteilung in beiden Gruppen. Bei den Monofokalpatienten lag das mittlere Alter bei 74,6 (59–86), bei den Multifokalpatienten bei 73,8 Jahren (62–87). Statistisch fand

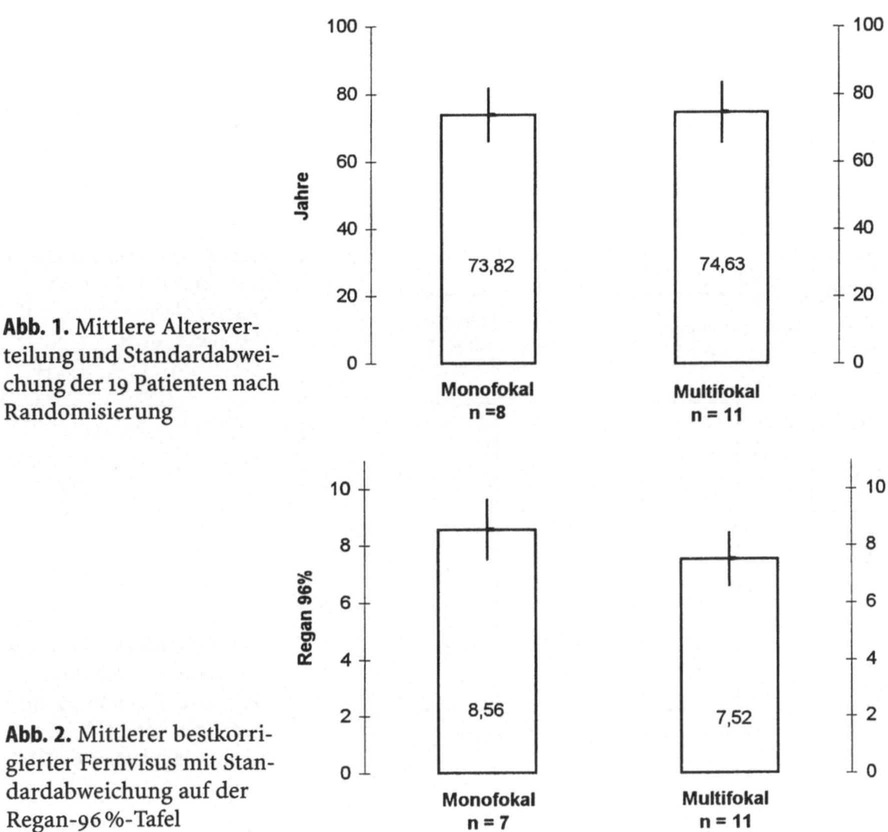

Abb. 1. Mittlere Altersverteilung und Standardabweichung der 19 Patienten nach Randomisierung

Abb. 2. Mittlerer bestkorrigierter Fernvisus mit Standardabweichung auf der Regan-96%-Tafel

sich kein signifikanter Unterschied, so daß eine vergleichende Untersuchung zwischen beiden Gruppen erlaubt war (Abb. 1). Ein Patient schied wegen eines cystoiden Makulaödems nach der 1. Operation aus der Studie aus (Monofokal-IOL). Zwei weitere Patienten erschienen nicht zur letzten Untersuchung, so daß von ihnen vorläufige Ergebnisse in die Untersuchungen einflossen.

Vor Abschluß der Studie fanden sich folgende mittlere, binokulare Visusangaben für Monofokal-IOL vs. Multifokal-IOL: unkorrigierter Fernvisus: 6,80 vs. 6,81 (Regan 96%). Bestkorrigierter Fernvisus: 8,56 vs. 7,52 (Regan 96%) (Abb. 2). Unkorrigierter Nahvisus: 2,17 vs. 1,95 (Jäger). Nahvisus mit bester Fernkorrektur: 7,20 vs 2,36 (Jäger) (Abb. 3). Bestkorrigierter Nahvisus: 0,50 (entspricht Jäger 1+) vs. 0,55 (Jäger) (Abb. 4). Statistische Unterschiede ($p<0{,}05$) fanden sich für den bestkorrigierten Fernvisus ($p = 0{,}01$) und den fernkorrigierten Nahvisus ($p = 0{,}02$).

Bei den ophthalmologischen Untersuchungen fanden sich in der Gruppe der Monofokal-IOL (n = 14) 2 Augen mit einem Nachstar, der bei 1 Auge zur YAG-Kapsulotomie führte. In der Gruppe der Multifokal-IOL (n = 22) fanden sich 5 Augen mit einem Nachstar. Bei 3 Augen wurde aufgrund einer Visus-

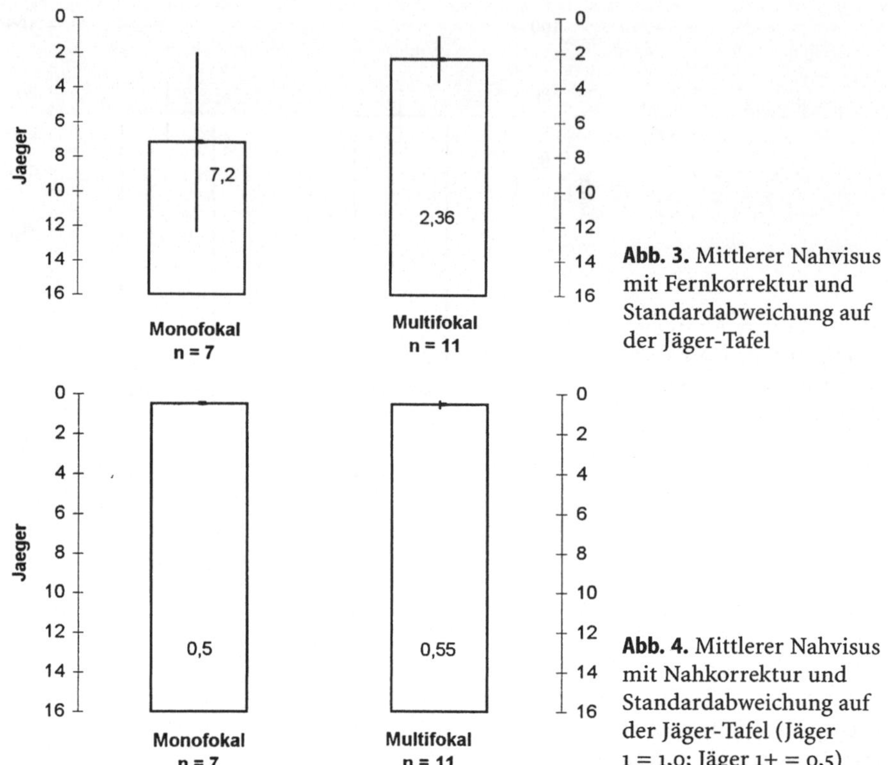

Abb. 3. Mittlerer Nahvisus mit Fernkorrektur und Standardabweichung auf der Jäger-Tafel

Abb. 4. Mittlerer Nahvisus mit Nahkorrektur und Standardabweichung auf der Jäger-Tafel (Jäger 1 = 1,0; Jäger 1+ = 0,5)

minderung eine YAG-Kapsulotomie durchgeführt. Bei 1 Patientin fand sich eine Linsendezentrierung aufgrund einer fehlerhaften Positionierung einer Haptik im Sulkus ziliaris und einer Haptik im Kapselsack. Massive subjektive Beschwerden im Sinne von Halos, Blendungsempfindlichkeit und Photophobie zwangen zum Austausch der IOL.

Auf Befragen äußerten 2 Patienten der Monofokalgruppe (n = 8) eine Blendungsempfindlichkeit, respektive 3 Patienten der Multifokalgruppe (n = 11). Halos wurden von 1 Patienten der Monofokalgruppe und 3 Patienten der Multifokalgruppe geschildert. Zeitweilige Doppelbilder sah jeweils 1 Patient in beiden Gruppen. Zu den Patienten der Multifokalgruppe, die Beschwerden äußerten, gehörte zum einen die Patientin mit IOL-Dezentrierung, zum anderen eine Patientin mit signifikantem Nachstar. Nach YAG-Kapsulotomie besserten sich die subjektiven Mißempfindungen dieser Patientin.

Diskussion

Durch das aufwendige Studiendesign konnten patienten- und untersucherunabhängige Aussagen zum Vergleich der Seheigenschaften nach Monofokal- und Multifokallinsenimplantation gemacht werden. Das Modell der Doppelblindstudie wurde von allen Patienten akzeptiert.

Der induzierte Astigmatismus nach kleinster Clear-Cornea-Inzision konnte in der Vergangenheit bei Verwendung der AMO SI-40NB mit konstanter Mittendicke und hochrefraktivem Silikonmaterial reduziert werden [6, 11–14]. PMMA-Haptiken sollten für eine optimale Zentrierung garantieren. Mit der AMO ARRAY SA-40N sollte die erprobte multifokale 5-Zonen-Technologie mit den Vorteilen einer modernen Silikonlinse verbunden werden. Im architektonischen Aufbau entspricht die Linse ihrem monofokalen Bruder.

Im Gegensatz zu früheren Studien wurde im vorliegenden Fall auf Untersuchungen des Kontrast-, Dämmerungs- und Blendungssehens verzichtet. Diesbezügliche Unterschiede zwischen monofokalen und multifokalen IOL wurden an anderer Stelle ausführlich untersucht und liegen außerhalb des klinisch relevanten Bereichs [1–5, 7–10, 15–19].

Die vorliegende Auswertung sollte sich auf unkorrigierte und korrigierte Visusangaben konzentrieren. Insbesondere sollte bei der Beurteilung der funktionelle Visus für Ferne und Nähe Beachtung finden. Als funktioneller Visus wurde in den letzten Jahren eine Sehkraft definiert, die ausreicht, um die meisten Tätigkeiten des Alltags durchzuführen. In der Regel wird der funktionelle Visus mit 0,5 angegeben.

Im Vergleich der Visusangaben fand sich im unkorrigierten Fernbereich kein Unterschied zwischen beiden Gruppen. Mit Fernkorrektur wurden Vorteile für die Monofokal-IOL verzeichnet. Diese Visusbesserung konnte bei den Monofokalpatienten durch Korrektur einer unbeabsichtigten postoperativen Myopie erzielt werden. In beiden Gruppen fand sich eine unerwünschte Abweichung von der Zielrefraktion. Ein funktioneller Visus von 0,5 (bzw. 0,8) konnte von allen Patienten mit einer entsprechenden Fernkorrektur erreicht werden.

Die unerwünschte Myopisierung führte in der Monofokalgruppe zu einem vermeintlichen Vorteil des unkorrigierten Nahvisus. Mit einer entsprechenden Fernkorrektur verminderte sich der mittlere Nahvisus der Monofokalgruppe von Jäger 2,17 auf Jäger 7,20 (entspricht etwa Nieden 3 auf Nieden 9). Ein funktioneller Lesevisus von Jäger 3 wurde nur von 1 Patienten (n = 7) ohne zusätzliche Nahaddition erreicht. Hingegen wurde der mittlere Nahvisus der Multifokalgruppe durch eine Fernkorrektur nur unmerklich von Jäger 1,95 auf 2,36 vermindert (entspricht etwa Nieden 2 auf 3). Ein funktioneller Lesevisus wurde von 10 der 11 Patienten ohne zusätzliche Nahaddition erzielt. Die statistischen Untersuchungen ergaben für den fernkorrigierten Nahvisus eine signifikante Überlegenheit der Multifokallinsen gegenüber den Monofokallinsen.

Unerwünschte Nebeneffekte wie Halos und Blendung wurden auf Befragen von einigen Patienten geäußert. In der Gruppe der Multifokalpatienten führten diese Beschwerden bei 1 Patientin zu einem IOL-Austausch. Intraoperativ wurde jedoch festgestellt, daß es sich um eine fehlerhafte Positionierung der Linsenhaptiken handelte. Sogenannte „one in – one out"-Positionierungen, bei denen sich eine Haptik fälschlicherweise nicht im Kapselsack, sondern im Sulkus ziliaris befindet, führen fast immer zu einer IOL-Dezentrierung. Es bleibt zu vermuten, daß auch im Falle einer Monofokallinse ein Linsenaustausch oder zumindest ein 2. Eingriff zur Repositionierung der IOL erfolgt wäre.

Erstaunlich ist die Tatsache, daß in beiden Gruppen Beschwerden wie Halos und Blendung geschildert wurden. Diese Beobachtung unterstützt unsere These, daß vermeintlich „multifokallinsenspezifische" Nebeneffekte wie Halos, Blendung, aber auch Verluste im Kontrast- und Dämmerungssehen durchaus nicht multifokallinsenspezifisch sind, sondern bei allen Pseudophaken gefunden werden können. Diese Beobachtungen wurden von anderen Autoren bestätigt [1, 2, 4, 8–10, 15, 17, 18].

Zusammenfassend können wir sagen, daß sich nach Korrektur der Fehlsichtigkeit für die Ferne ein statistisch signifikanter Vorteil für die Patienten mit Multifokallinsen im Nahbereich fand. Dies gilt insbesondere, wenn man den Erfolg der Implantation am funktionellen Visus definiert. Über einen funktionellen Visus hinaus bleibt festzuhalten, daß mit entsprechender Korrektur auch bei Multifokallinsen sowohl für die Ferne als auch für die Nähe optimale Visuswerte erreichbar sind.

Literatur

1. Auffarth GU, Hunold W, Hürtgen P, Wesendahl TA, Mehdorn E (1994) Nachtfahrtauglichkeit pseudophaker Patienten. Ophthalmologe 91: 454–459
2. Eisenmann D, Jacobi KW (1995) Computerisierte Untersuchung von Blendempfindlichkeit und Halos bei monofokaler und multifokaler Pseudophakie. In: Rocheis R et al. (Hrsg) 9. Kongreß der DGII. Springer, Berlin Heidelberg New York Tokyo, S 204–207
3. Eisenmann D, Jacobi FK, Dick B, Jacobi KW (1996) Die „Array"-Silikon-Multifokallinse: Erfahrungen nach 150 Implantationen. Klin Monatsbl Augenheilkd 208: 270–272
4. Eisenmann D, Jacobi FK, Dick B, Jacobi KW, Pabst W (1996) Untersuchungen zur Blendungsempfindlichkeit phaker und pseudophaker Augen. Klin Monatsbl Augenheilkd 208: 87–92
5. Eisenmann D, Wagner R, Dick B, Jacobi KW (1996) Einfluß des Hornhautastigmatismus auf die Kontrastempfindlichkeit bei mono- und multifokaler Pseudophakie – eine theoretische Studie am physikalischen Auge. Klin Monatsbl Augenheilkd 209: 125–131
6. Fine IH (1993) Corneal tunnel incision with a temporal approach. In: Fine IH, Fichman RA, Grabow HB (Hrsg) Clear Corneal Cataract Surgery and Topical Anaesthesia. Slack, Thorofare
7. Hessemer V, Eisenmann D, Jacobi KW (1993) Multifokale Intraokularlinsen – eine Bestandsaufnahme. Klin Monatsbl Augenheilkd 203: 19–33
8. Hessemer V, Frohloff H, Eisenmann D, Jacobi KW (1994) Mesopisches Sehen bei multi- und monofokaler Pseudophakie und phaken Kontrollaugen. Ophthalmologe 91: 465–468
9. Koch DD, Emery JM, Jardeleza TL, Franklin D (1986) Glare following posterior chamber intraocular lens implantation. J Cataract Refract Surg 12: 480–484

10. Kohnen S, Ferrer A, Brauweiler P (1996) Visual function after in pseudophakie eyes with poly(methyl metacrylate), silicone, and acrylic intraocularlenses. J Cataract Refract Surg 22: Suppl 2: 1303–1307
11. Kohnen T, Dick B, Jacobi KW (1994) Früher postoperativer Astigmatismus bei der Phakoemulsifikation durch eine Hornhauttunnelinzision. Klin Monatsbl Augenheilkd 204: 135
12. Kohnen T, Dick B, Jacobi KW (1995) Comparison of the induced astigmatism after temporal clear corneal tunnel incisions of different sizes. J Cataract Refract Surg 21: 417–424
13. Kohnen T, Mann PM, Husein SE, Abarca A, Koch DD (1996) Corneal Topographic Changes and Induced Astigmatism Resulting From Superior and Temporal Scleral Pocket Incisions. Ophthalmic Surg Lasers 27: 263–269
14. Langerman DW (1994) Architectural design of a self-sealing, corneal tunnel, single-hinge incision. J Cataract Refract Surg 20: 84–88
15. Lachenmayr B, Pateras N (1987) Dämmerungssehen und Blendempfindlichkeit bei Pseudophaken. Fortschr Ophthalmol 84: 173–179
16. Percival SPB, Setty SS (1993) Prospectively randomized trial comparing the pseudoaccommodation of the AMO ARRAY multifocal lens and a monofocal lens. J Cataract Refract Surg 19: 26–31
17. Schmidt FU, Häring G, Eisenmann D, Jacobi PC, Konen W (1995) Funktionelle Ergebnisse nach Implantation von 38 refraktiven multifokalen Intraokularlinsen vom Typ „Array". In: Rocheis R et al. (Hrsg) 9. Kongreß der DGII. Springer, Berlin Heidelberg New York Tokyo, S 212–216
18. Teping C, Oran E, Backes-Teping C (1994) Dämmerungssehschärfe und Kontrastsehvermögen bei Trägern von Bifocal-IOL. Ophthalmologe 91: 460–464
19. Wagner R, Eisenmann D, Jacobi KW, Reiner J (1995) Abbildungseigenschaften der AMO-Array-Multifokallinse nach „optischer Implantation physikalischer Augen". In: Rochels R et al. (Hrsg) 9. Kongreß der DGII. Springer, Berlin Heidelberg New York Tokyo, S 208–211

Bilaterale Implantation asymmetrischer diffraktiver Multifokallinsen

F.K. Jacobi, U. Großkopf und R. Wagner

Zusammenfassung. Ziel der bilateralen Implantation asymmetrischer Multifokallinsen (MIOL) ist eine Verbesserung der Kontrastempfindlichkeit in der Ferne und Nähe gegenüber herkömmlichen MIOL.

Material und Methodik: Bei 12 Patienten wurde nach bilateraler Kataraktchirurgie eine neue diffraktive Silikon-MIOL mit unterschiedlicher Gewichtung der Lichtenergie für den Fern- und Nahfokus implantiert. Ein Auge erhielt eine ferndominante MIOL mit einer Lichtverteilung von 70 % für die Ferne und 30 % für die Nähe und das Gegenauge eine nahdominante MIOL mit umgekehrter Lichtverteilung.

Postoperativ wurden mon- und binokular der unkorrigierte und korrigierte Fernvisus und Nahvisus nach Nieden und der Kontrastvisus an den Kontrasttafeln nach Regan geprüft. Der binokulare Kontrastvisus wurde mit einer Gruppe monofokal pseudophaker Patienten verglichen.

Ergebnisse: Es zeigt sich eine Visusverbesserung im dominanten Fokus der jeweiligen MIOL gegenüber dem nichtdominanten Fokus. Bei binokularer Prüfung erzielten 7 Patienten (64 %) einen Visus von 1,0 oder besser und 8 Patienten (73 %) einen Nahvisus von Nieden 1. Der binokulare Kontrastvisus war nach MIOL-Implantation bei der geringsten Kontraststufe (11 %) signifikant reduziert gegenüber dem Vergleichskollektiv mit Monofokallinse.

Schlußfolgerung: Die bilaterale Implantation asymmetrischer MIOL stellt ein wirksames Verfahren zur Herstellung einer künstlichen Akkommodationsfähigkeit und Verminderung der Kontrastreduktion von MIOL gegenüber monofokalen IOL dar.

Summary. The aim of bilateral multifocal intraocular lens implantation (MIOL) with asymmetrical light distribution is to improve contrast sensitivity at distance and at near compared to conventional MIOLs.

Patients and methods: A new type of diffractive silicone MIOL was bilaterally implanted in 12 patients after cataract surgery. One eye received a distant-dominant MIOL with a light distribution of 70 % for the far and 30 % for the near focus and the fellow eye a near-dominant MIOL with an opposite light distribution. Uncorrected and corrected distance and near visual acuity as well as contrast acuity using the Regan contrast charts were tested postoperatively. Binocular contrast acuity was compared with a control group of monofocal pseudophakic patients.

Results: The results show better visual acuity in the dominant focus of either MIOL than in the non-dominant focus. Seven patients (64 %) achieved a binocular distance visual acuity of 1.0 and eight patients (73 %) a near visual acuity of Nieden 1. The binocular contrast acuity was significantly lower at the lowest contrast level (11 %) in the MIOL group than in the monofocal group.

Conclusion: The concept of bilateral MIOL implantation effectively provides both distance and near visual acuity without bifocal spectacle correction and reduces the loss of contrast sensitivity in MIOL compared to monofocal IOL.

C. Ohrloff et al. (Hrsg.)
11. Kongreß der DGII 1997

Einleitung

Zur Wiederherstellung einer guten Sehschärfe in der Ferne und Nähe ohne Mehrstärkenbrille gibt es im Rahmen der Kataraktchirurgie grundsätzlich 2 Möglichkeiten: 1. durch das Prinzip der „Monovision", wo der Fernpunkt eines Auges im Unendlichen und der des Begleitauges in Leseabstand liegt und 2. durch die Implantation multifokaler Intraokularlinsen (MIOL). Die Nachteile beider Methoden sind bekannt. MIOL können zu einer Verminderung der Kontrastempfindlichkeit, Monovision kann zur Beeinträchtigung des Binokularsehens führen [1–3].

Das Konzept der bilateralen Implantation asymmetrischer MIOL stellt eine Kombination beider Methoden dar mit dem Ziel einer Verbesserung des Kontrast- und Dämmerungssehens in der Ferne und Nähe bei intakter Binokularfunktion [7]. Bilateral werden MIOL mit unterschiedlicher Gewichtung der Lichtenergie für den Fern- und Nahfokus implantiert. Ein Auge erhält eine ferndominante MIOL mit einer Lichtverteilung von 70% für die Ferne und 30% für die Nähe und das Gegenauge eine nahdominante MIOL mit umgekehrter Lichtverteilung.

Material und Methodik

Bei dem verwendeten neuen MIOL-Typ handelt es sich um eine diffraktive Silikonlinse, die in 2 Ausführungen als MIOL mit fern- und nahdominanter Lichtverteilung zur Verfügung steht (Abb. 1). Der Prototyp der MIOL, der von der Firma Chiron-Adatomed hergestellt wird, besitzt eine Diskhaptik mit 10 mm Gesamtdurchmesser. Die MIOL-Optik hat einen Durchmesser von 5,5 (> 22 dpt) – 6 mm (≤ 22 dpt). Sie ist bikonvex, asphärisch und verfügt über eine diffraktive Zone von 4,5 mm Durchmesser auf der Linsenrückfläche. Die diffraktive Zone ist so dimensioniert, daß bei der ferndominanten MIOL 70% des für die foveale Abbildung zur Verfügung stehenden Lichtes auf den Fern-

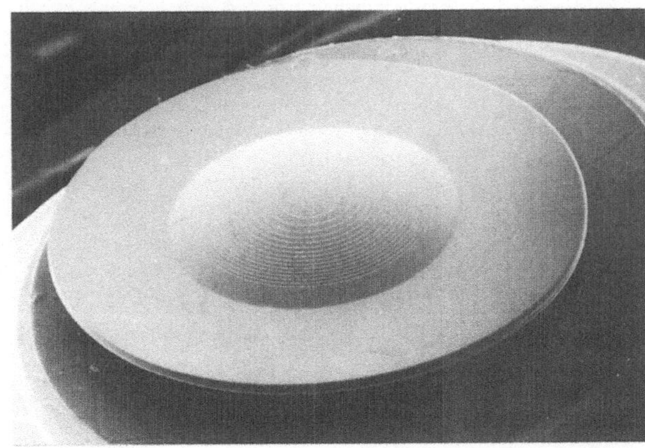

Abb. 1. REM-Aufnahme der diffraktiven Silikon-MIOL mit Diskhaptik (Aufsicht auf die Linsenrückseite mit diffraktiver Zone

fokus und 30 % auf den Nahfokus vereinigt werden. Umgekehrt verhält es sich bei der nahdominanten MIOL. Der Streulichtanteil der diffraktiven MIOL mit asymmetrischer Lichtaufteilung ist geringer als bei einer herkömmlichen diffraktiven MIOL mit 50 %:50 % Lichtverteilung. Die Summe des Lichtanteils aus dem Fern- und Nahfokus beträgt 85 %, während sich das Streulicht von ca. 15 % auf höhere Beugungsordnungen verteilt.

Die Linse weist aufgrund ihrer asphärischen Form eine sehr gute Modulationsübertragungsfunktion auf, die von der einer theoretisch beugungsbegrenzten Linse nur geringfügig abweicht.

Im Rahmen einer prospektiven Studie wurde der neue Linsentyp bei 12 Patienten bilateral implantiert. Ein Patient wurde wegen der Ausbildung eines Nachstars von der Studie ausgeschlossen. Bei den Patienten wurden 5–160 Tage (im Mittel 35 Tage) nach monolateraler und 5–36 Tage (im Mittel 12 Tage) nach bilateraler Implantation der unkorrigierte und korrigierte Fernvisus, der Nahvisus nach Nieden und der Kontrastvisus an den Kontrasttafeln nach Regan geprüft. Letzterer wurde mit einem Kollektiv alters- und visusgematchter monofokal pseudophaker Patienten verglichen. Zur statistischen Auswertung auf Gruppenunterschiede wurde der U-Test nach Mann & Whitney für ungepaarte Gruppen und der Wilcoxon-Vorzeichen-Rang-Test für gepaarte Gruppen angewendet.

Ergebnisse

Der korrigierte Fernvisus ist in der Gruppe mit nahdominanter MIOL signifikant vermindert (0,83 ± 0,1) gegenüber der Gruppe mit ferndominanter MIOL (0,98 ± 0,1, p = 0,03; Abb. 2). Der fernkorrigierte mittlere Nahvisus nach Nieden beträgt an Augen mit nahdominanter MIOL im Mittel 1,5 ± 0,8 gegenüber 2,0 ± 1,8 an Augen mit ferndominanten MIOL (p = 0,3, Abb. 3). Bei der binokularen Prüfung fanden wir im Mittel ähnliche Fernvisusergebnisse

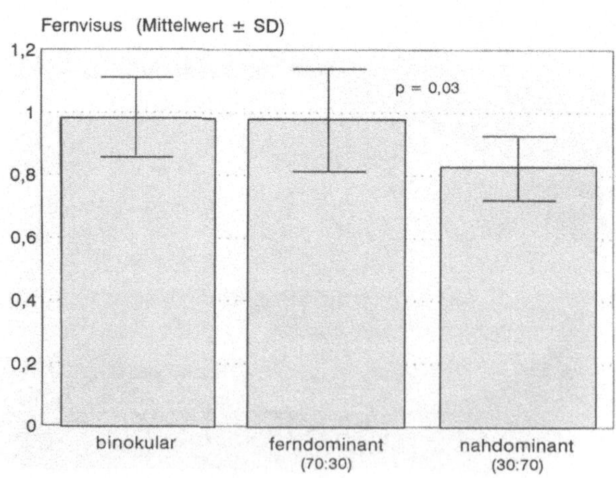

Abb. 2. Mon- und binokularer korrigierter Fernvisus nach diffraktiver MIOL-Implantation mit asymmetrischer Lichtaufteilung (n = 11)

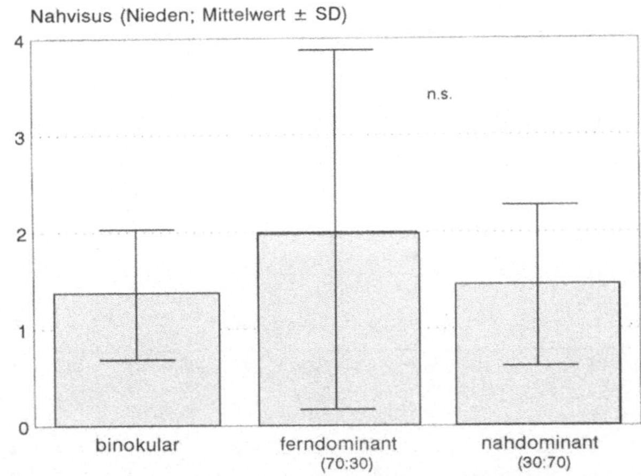

Abb. 3. Mon- und binokularer fernkorrigierter Nahvisus nach diffraktiver MIOL-Implantation mit asymmetrischer Lichtaufteilung (n = 11)

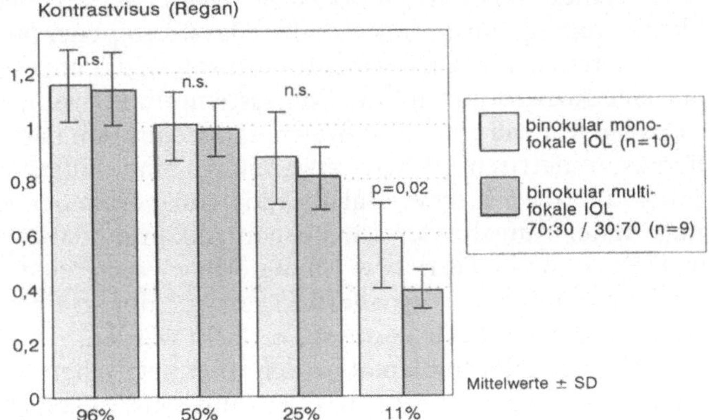

Abb. 4. Binokularer Kontrastvisus nach diffraktiver MIOL- und monofokaler IOL-Implantation

im Vergleich zur monokularen Prüfung mit der ferndominanten MIOL, jedoch eine geringe Verbesserung des Nahvisus gegenüber der nahdominanten MIOL (Abb. 2 u. 3). Sieben Patienten (64%) erzielten binokular einen Visus von 1,0 oder besser und 8 Patienten (73%) einen Nahvisus von Nieden 1.

Der Vergleich des binokularen Kontrastvisus der Patienten mit MIOL mit einem Kollektiv monofokal pseudophaker Patienten demonstriert eine signifikante Reduktion des Kontrastvisus bei der 11%-Regan-Kontrasttafel (p = 0,02, Abb. 4).

Diskussion

Die Ergebnisse nach Implantation asymmetrischer diffraktiver MIOL zeigen einen starken Effekt der asymmetrischen Lichtverteilung für den Fern- und Nahfokus. Es ist eine signifikante Verbesserung der Sehschärfe im dominanten Fokus bzw. Verschlechterung im nichtdominanten Fokus einer MIOL nachweisbar. Bei der Prüfung der Kontrastempfindlichkeit ist eine noch grö-

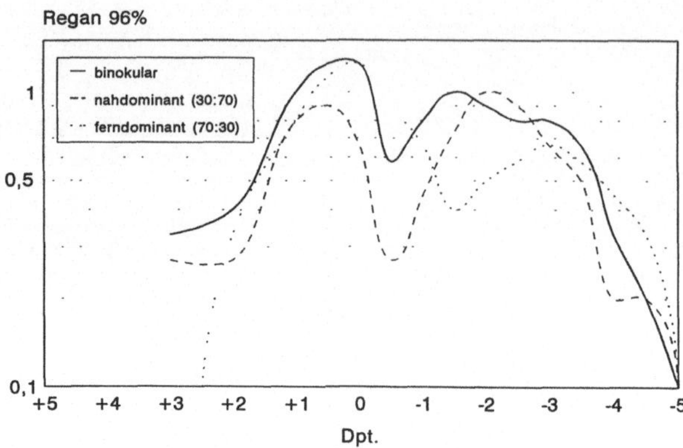

Abb. 5. Mon- und binokulare Defokussierkurve eines Patienten nach diffraktiver MIOL-Implantation mit asymmetrischer Lichtaufteilung

ßere Differenz zwischen maximalen und minimalen Werten im dominanten bzw. nichtdominanten Fokus zu erwarten, da sich der Unterschied in der Lichtverteilung stärker auswirkt [9]. Das Konzept der bilateralen Implantation asymmetrischer MIOL überschreitet insofern das angestrebte Ziel, als es nicht nur eine Auswirkung auf die Kontrastempfindlichkeit, sondern auch auf den Visus hat. Im Fall einer einseitigen Visusreduktion nach bilateraler Implantation asymmetrischer MIOL, etwa infolge einer aufgetretenen Makulopathie, kann durch Fern- bzw. Nahaddition am verbliebenen funktionstüchtigen Auge unter Aufgabe der künstlichen Akkommodationsfähigkeit eine maximale Funktion im Fern- bzw. Nahbereich wieder erzielt werden. So würde beispielsweise mit einer Fernaddition von –3,0 dpt an einem Auge mit nahdominanter MIOL der beste Fernvisus erreicht werden.

Nach bilateraler Implantation der asymmetrischen MIOL ergänzen sich das monokular erzielte maximale Fern- und Nahvisusergebnis am Auge mit der fern- bzw. nahdominanten MIOL. Dies wird ferner am Beispiel der mon- und binokularen Defokussierkurven einer Patientin nach bilateraler Implantation deutlich (Abb. 5).

Die Defokussierkurve zeigt einen für diffraktive MIOL typischen zweigipfeligen Verlauf mit einem Maximum im Fernfokus für die ferndominante und einem im Nahfokus für die nahdominante MIOL. Die Frage, ob es nach bilateraler Implantation der asymmetrischen MIOL zu binokularer Summation kommt, kann aufgrund des geringen Umfanges unseres Kollektivs nicht beantwortet werden. Unsere Ergebnisse stehen in Einklang mit den Untersuchungsergebnissen von Jacobi und Eisenmann, die das Konzept der bilateralen Implantation asymmetrischer MIOL 1994 in experimentellen und klinischen Studien untersucht haben [4, 7, 8]. Die von den Autoren verwendeten asymmetrischen MIOL waren als einstückige PMMA-Linsen mit einer refraktiven 3-Zonen-Optik konzipiert. Dieser Linsentyp weist gegenüber der asymmetrischen diffraktiven Silikon-MIOL 2 Nachteile auf. Die refraktive 3-Zonen-MIOL erfordert als unflexible PMMA-IOL größere Schnittweiten als eine faltbare MIOL, was eine stärkere chirurgische Astigmatismusinduktion und somit Verschlechterung des refraktiven Ergebnisses zur Folge hat. Weiterhin ist die Lichtverteilung der refraktiven 3-Zonen-MIOL abhängig vom Pupillendurchmesser und von der IOL-Zentrierung, so daß die vorgegebene asymmetrische Lichtverteilung exakt nur bei einem Pupillendurchmesser von 3 mm erfüllt ist. Bei sowohl kleinem als auch größerem Pupillendurchmesser gewinnt der Fernteil der refraktiven 3-Zonen-MIOL zunehmend an Gewicht. Die Autoren konnten dennoch in ihren Ergebnissen den Zusammenhang zwischen Lichtverteilung und Sehfunktion aufzeigen sowie, daß die bilaterale Implantation asymmetrischer MIOL zur Verbesserung des Kontrastsehens im Vergleich zur bilateralen MIOL mit symmetrischer Lichtverteilung führt. Eine geringe Einschränkung des Kontrastsehens gegenüber monofokal pseudophaken Augen bleibt dennoch nach bilateraler Implantation asymmetrischer MIOL nachweisbar, wie auch aus unseren Ergebnissen hervorgeht.

Eine signifikante Beeinträchtigung des Stereosehens und Aniseikonie nach bilateraler Implantation asymmetrischer MIOL war in früheren Studien nicht nachweisbar [5]. Möglicherweise führt der Kontrastunterschied zwischen beiden Augen zu keinen klinisch relevanten Veränderungen, während unter experimentellen Bedingungen z. B. ein Einfluß des Bildkontrastes auf die Stereosehschärfe nachweisbar ist [6].

Nach unseren Untersuchungen erweist sich das Konzept der bilateralen Implantation asymmetrischer diffraktiver MIOL als ein wirksames Verfahren zur Herstellung einer künstlichen Akkommodationsfähigkeit und Verminderung der Kontrastreduktion von MIOL gegenüber monofokaler IOL. Weitere Studien an umfangreicherem Patientengut sowie vergleichende Untersuchungen mit anderen modernen MIOL-Typen sind notwendig, um die Effektivität des Konzepts besser bewerten zu können.

Literatur

1. Boerner CF, Trasher BH (1984) Results of monovision correction in bilateral pseudophakes. Am Intraocul Implant Soc J 10: 49–50
2. Duffey RJ, Zabel RW, Lindstrom RL (1990) Multifocal intraocular lenses. J Cataract Refract Surg 16: 423–429
3. Eisenmann D, Jacobi KW (1993) Functional and social rehabilitation after implantation of monofocal and bifocal intraocular lenses. Eur J Implant Ref Surg 5: 99–102
4. Eisenmann D, Jacobi KW, Krzizok T, Reiner J (1994) Theoretische und klinische Abbildungseigenschaften refraktiver 3-Zonen-Multifokallinsen mit unterschiedlicher Gewichtung von Fern- und Nahfokus. Klin Monatsbl Augenheilkd 205: 289–297
5. Eisenmann D, Krzizok T, Hessemer V, Jacobi KW (1994) Binokularfunktionen nach Implantation symmetrischer und asymmetrischer Multifokallinsen. Z prakt Augenheilkd 15: 285–290
6. Halpern DL, Blake RR (1988) How contrast affects stereoacuity. Perception 17: 4, 483–495
7. Jacobi KW (1992) Morcher 53F Jak1, Jak2. A new conception for bilateral implantation of bifocal IOLs. Symposium on Cataract, IOL and Refractive Surgery, San Diego, USA
8. Jacobi KW, Eisenmann D (1993) Asymmetrische Mehrzonenlinsen – ein neues Konzept multifokaler Intraokularlinsen. Klin Monatsbl Augenheilkd 202: 309–314
9. Rabin J (1994) Luminance effects on visual acuity and small letter contrast sensitivity. Optom Vis Sci 71: 11, 685–688

Binokularsehen und Aniseikonie nach bilateraler Implantation refraktiver multifokaler Intraokularlinsen

A. Gronemeyer, G. Häring und F. U. Schmidt

Zusammenfassung. Dem technischen Konzept multifokaler Intraokularlinsen liegt die simultane Projektion mehrerer Bilder auf die Netzhaut zugrunde. Ziel der Untersuchung war es zu prüfen, ob hierdurch das Binokularsehen beeinflußt wird bzw. ob eine relevante funktionelle Aniseikonie auftritt.

Methodik: Untersucht wurden 28 Patienten, bei denen refraktive multifokale Intraokularlinsen des Typs „Array" in beide Augen implantiert worden waren. Zwischen Linsenimplantation und Durchführung der Untersuchung lagen im Mittel 43 Monate. Befunde zu folgenden Parametern wurden erhoben: Fernvisus mit und ohne Korrektion, Nahvisus ohne Korrektion sowie mit Fern- und Nahkorrektion, Bagolini-Lichtschweiftest, Worth-Test, Dunkelrotglastest, Lang-Stereotest I und II, Titmus-Test (Fliege, quantifiziert nach de Decker) und Aniseikoniebestimmung mit dem Phasendifferenzhaploskop.

Ergebnisse: Mit Korrektion betrug der Fernvisus binokular im Mittel 0,97. Alle Patienten konnten bestkorrigiert Nieden 1–2 lesen. Die Tests nach Bagolini und Worth wurden jeweils von 82% der Patienten positiv erkannt. Der Lang-Stereotest war bei 96% der Patienten positiv. Die Aniseikonie betrug durchschnittlich für die Ferne 1,7%, für die Nähe mit Fernkorrektion 1,5% und mit Nahkorrektion 2,7%.

Schlußfolgerung: Bei bilateraler Implantation erlaubt der untersuchte IOL-Typ ein stabiles Binokularsehen und meist Globalstereosehen. Mit einer ausgeprägten Aniseikonie ist nicht zu rechnen. Die Ergebnisse stützen die Meinung, daß bei der Anwendung multifokaler IOL eine bilaterale Implantation angestrebt werden sollte.

Summary. The principle of any multifocal lens design is to create more than one image point on the retina. We investigated whether or not the existence of simultaneous images on the retina interferes with binocular vision and causes relevant aniseikonia.

Methods: Twenty-eight patients were operated on both eyes and a refractive multifocal intraocular lens of the Array type was implanted. The examination was conducted an average of 43 months after lens implantation. The following parameters were evaluated: distance visual acuity, near visual acuity (Nieden), binocular functions using Bagolini lenses, Worth four-dot test, Lang random-dot test I and II, measured Titmus fly, and aniseikonia using Aulhorn's phase-difference haploscope.

Results: The average best-corrected distance visual acuity was 0.97. Best-corrected near visual acuity was for all patients Nieden 1–2. Bagolini lens responses and Worth four-dot test were positive for 82% and Lang random-dot test in 96% of the patients. Mean distance aniseikonia was 1.7%. Near aniseikonia measured 1.5% with distance correction, whereas with near correction the difference in image size was 2.7%.

Conclusion: These results indicate that after bilateral implantation of this type of multifocal IOL regular binocular vision including "global" stereopsis can be restored. The

C. Ohrloff et al. (Hrsg.)
11. Kongreß der DGII 1997

amount of aniseikonia is tolerable. Our findings support the idea that bilateral implantation of multifocal IOL should be intended.

Einleitung

Multifokale Intraokularlinsen erzeugen simultan mehrere Bilder auf der Netzhaut. Ziel unserer Untersuchung war es zu prüfen, ob es hierdurch nach bilateraler Implantation zu einer Einschränkung des Binokularsehens kommt und ob eine relevante funktionelle Aniseikonie auftritt. Wir untersuchten die multifokale Intraokularlinse vom Typ Array (Fa. Pharm Allergan), die 5 refraktive Zonen besitzt, deren physikalisches Prinzip auf der Brechung von Lichtstrahlen an einer Grenze zweier Medien mit unterschiedlichem optischen Index beruht [6].

Methodik

Es wurden 28 Patienten untersucht, die in der Zeit von 1991–1994 an der Universitäts-Augenklinik Kiel operiert worden waren. Zwischen Linsenimplantation und Durchführung der Untersuchung lagen im Mittel 43 Monate. Das Alter der Patienten lag zwischen 48 und 88 Jahren, im Durchschnitt betrug es 70 Jahre.

Für die Aufnahme in diese Untersuchungsreihe wurde gefordert, daß außer der Katarakt kein pathologischer Augenbefund vorlag, ein Retinometervisus von mindestens 0,8 erreicht wurde und der präoperative Astigmatismus maximal 1,0 dpt betrug.

Es wurden Befunde zu folgenden Parametern erhoben: Fernvisus ohne und mit Korrektion, Nahvisus ohne Korrektion sowie mit Fern- und Nahkorrektion. Zur Beurteilung der beidäugigen Zusammenarbeit wurden der Bagolini-Lichtschweiftest, der Worth-Test und das Dunkelrotglas eingesetzt. Das Stereosehen wurde mit den Lang-Stereotests I und II überprüft. Anstelle der Titmus-Ringe zur Untersuchung der Konturenstereopsis benutzten wir ein von de Decker und Gockeln [2] entwickeltes Gerät, mit dem die subjektiv empfundene räumliche Höhe der Flügel der Titmus-Fliege quantifiziert werden kann. Mit einer Apparatur wird ein Zeiger, den der Patient maschinell auf sich zu oder von sich weg bewegen kann, auf die Flügelhöhe eingestellt. Die abgelesene Zeigerhöhe entspricht dem individuellen Tiefenwert des Patienten. Hierbei handelt es sich also nicht um die Stereoschwelle, gemessen in Winkelsekunden, sondern um die subjektive Auswertung der Tiefenempfindung bei – oder gar trotz – vorgegebener, invariabler Querdisparation.

Die Bestimmung der Aniseikonie erfolgte mit dem Phasendifferenzhaploskop nach Aulhorn [1].

Tabelle 1. Binokularsehen

Parameter	Befund
Bagolini positiv	23/28 Patienten
Worth positiv	23/28 Patienten
Dunkelrotglas	F 0 – 3° (0,5°; SD: 0,7) N 0 – 6,5° (1,2°; SD: 1,6)
Lang positiv	27/28 Patienten
Titmus-Fliege	3,5 – 5,0 cm (4,4 cm; SD: 0,9)

Ergebnisse

Der unkorrigierte monokulare Fernvisus lag im Durchschnitt bei 0,63, der korrigierte bei 0,86. Durchschnittlich war eine sphärische Korrektion von 0,75 dpt und eine zylindrische von –0,9 dpt notwendig.

Ohne Korrektion konnten 9 Patienten Nieden 1 – 3 lesen, mit der jeweiligen Fernkorrektion waren es weitere 6 Patienten. Wurde eine zusätzliche Nahaddition von durchschnittlich 2,6 dpt angeboten, konnten auch die restlichen 13 Patienten Nieden 1 – 3 lesen.

Binokular erreichten die Patienten im Mittel einen bestkorrigierten Fernvisus von 0,97, und alle Patienten hatten einen Nahvisus von Nieden 1 – 2.

23 von 28 Patienten (82 %) verfügten über Simultansehen im Bagolini-Lichtschweiftest sowohl in der Ferne als auch in der Nähe. Bei ebenso vielen Patienten war auch der Worth-Test bei voller Raumbeleuchtung und bei abgedunkelter Umfeldbeleuchtung positiv (Tabelle 1).

Drei Patienten exkludierten ein Auge beim Bagolini-Lichtschweiftest oder beim Worth-Test. Weitere 2 Patienten sahen im Worth-Test bei abgedunkelter Raumbeleuchtung 5 Lichter, machten also Angaben im Sinne eines labilen, subnormalen Binokularsehens.

Bei der Untersuchung mit dem Dunkelrotglas ergab sich für die Ferne eine Abweichung der Augenstellung von lediglich 0 – 3° im Durchschnitt von 0,5° (SD: 0,7) und für die Nähe von 0 – 6,5° im Mittel 1,2° (SD: 1,6).

Der Lang-Stereotest I und II wurde als positiv gewertet, wenn mindestens 1 der 6 Stereobilder richtig erkannt wurde. 27 von 28 Patienten (96 %) erreichten somit Globalstereopsis. Die Größe der Querdisparation der einzelnen, weit überschwellig angelegten Bilder ist für das Erkennen der Stereobilder nicht ausschlaggebend. So gibt es durchaus Patienten, die nur den Mond, der die geringste Querdisparation von 200 Bogensekunden aufweist, erkennen können. Bemerkenswert ist, daß die meisten Patienten den Stereotest II, der eine geringere Punktdichte aufweist, leichter erkennen konnten.

Die subjektiven Tiefenwerte unserer Patienten bei der Untersuchung mit der Titmus-Fliege lagen zwischen 3,5 und 5 cm, im Mittel bei 4,4 cm (SD: 0,9; Tabelle 1).

Für die quantitative Bestimmung der funktionellen Aniseikonie wurde das Phasendifferenzhaploskop nach Aulhorn benutzt. Für die Ferne wurde eine Aniseikonie von 0 – 8 %, durchschnittlich 1,7 % (SD: 1,7) gemessen. In der Nähe

Tabelle 2. Aniseikonie

Parameter		Befund	
Ferne	mit Fernkorrektion:	0–8%	(1,7%; SD: 1,7)
Nähe	mit Fernkorrektion:	0–4,5%	(1,5%; SD: 1,3)
	mit Nahkorrektion:	0–7%	(2,7%; SD: 1,8)

führten wir Messungen sowohl mit Fernkorrektion als auch mit der zusätzlichen Nahkorrektion durch. Mit Fernkorrektion ergab sich eine Aniseikonie von 0–4,5%, im Mitttel von 1,5% (SD: 1,3); mit Nahaddition wurde ein Bildgrößenunterschied von 0–7%, durchschnittlich 2,7% (SD: 1,8) gemessen (Tabelle 2). Hervorzuheben ist, daß selbst bei einer Aniseikonie von 7 oder 8%, die wir bei 2 Patienten gemessen haben, keine Einbuße der Globalstereopsis nachweisbar war. Umgekehrt wies ein Patient, der keine Globalstereopsis hatte, nur eine Aniseikonie von 1% in der Ferne und 4% in der Nähe auf.

Diskussion

Der mit der Multifokallinse erreichte Fern- und Nahvisus sowohl korrigiert als auch unkorrigiert stimmt mit den Ergebnissen vorhergehender Untersuchungen und anderer Studien überein [4, 12, 14, 15].

Trotz eines guten Visus machten 2 Patienten im Worth-Test Angaben im Sinne eines subnormalen Binokularsehens. Allerdings kann man nicht ausschließen, daß diese Patienten schon vor der Implantation der Intraokularlinsen trotz Orthophorie nur über ein subnormales und somit weniger belastungsfähiges Binokularsehen verfügten [3, 8].

Die Angaben unserer Patienten zur subjektiven Tiefenempfindung bei der Titmus-Fliege entsprechen denen von Normalpersonen [7].

Unsere Untersuchungen zum Stereosehen zeigen, daß fast immer ein intaktes Binokularsehen und Globalstereopsis vorhanden sind. Berichte anderer Autoren hinsichtlich des Binokularsehens nach Implantation multifokaler IOL liegen nur in Einzelfällen vor. Liekfeld et al. [11] berichten, daß Patienten mit bilateraler Implantation im Vergleich zu den Patienten mit unilateraler Implantation teilweise bessere Ergebnisse bei der Überprüfung des Stereosehens zeigten.

Nach bilateraler Implantation monofokaler Intraokularlinsen hingegen wird nach Literaturangaben nur bei bis zu 58% Globalstereosehen erreicht [9, 13]. Einen Erklärungsansatz für das ausgezeichnete Stereosehen mit dieser multifokalen Intraokularlinse liefert der Stiles-Crawford-Effekt I. Ordnung [5]. Die unterschiedliche Brechung innerhalb der multifokalen Intraokularlinse dürfte dazu führen, daß vermehrt Streulicht die Rezeptoren der Netzhaut einhüllt. Dieser „Fehler" ist bei den unnatürlich klaren, üblichen monofokalen Intraokularlinsen nicht vorhanden. Wie bei anderen Sehvorgängen auch

(Mikrotremor!), ist offenbar der phylogenetisch unabstellbare „Fehler" Teil des „Programms" und darf nicht ausgeschaltet werden, wenn das Gehirn das „Programm" erkennen soll.

Katsumi et al. [10] stellten fest, daß nach bilateraler Implantation monofokaler Intraokularlinsen eine Aniseikonie von 0–6% auftritt. Sie berichten über Patienten, die trotz einer geringen Aniseikonie nur über ein eingeschränktes Binokularsehen verfügen, so daß bei diesen Patienten andere limitierende Faktoren angenommen werden müssen. In unserer Untersuchung traten Bildgrößenunterschiede bis 8% auf, die aber nicht zu einer Einschränkung des Binokularsehens führten.

Zusammenfassend deuten die Ergebnisse darauf hin, daß es trotz der simultanen Abbildung mehrerer Bilder auf der Netzhaut durch die multifokale Intraokularlinse bei bilateraler Implantation nicht zu einer Einschränkung des Stereosehens kommt. Auch das Ausmaß der funktionellen Aniseikonie nach Implantation dieses Intraokularlinsentyps bewegt sich in einem Rahmen, der nicht zur Behinderung des räumlichen Sehens führt.

Literatur

1. Aulhorn E (1966) Phasendifferenz-Haploskopie. Eine neue Methode zu Trennung der optischen Eindrücke beider Augen. Klin Monatsbl Augenheilkd 148: 540–544
2. De Decker W, Dannheim E, Gockeln R (1995) Fly test calibrated. In: Lennerstrand G (ed) Update on strabismus and pediatric ophthalmology. CRC Press Inc, Boca Raton, pp 77–80
3. De Decker W, Haase W (1976) Subnormales Binokularsehen. Klin Monatsbl Augenheilkd 168: 182–195
4. Eisenmann D, Jacobi FK, Dick B, Jacobi WK (1996) Die „Array"-Silikon-Multifokallinse: Erfahrungen nach 150 Implantationen. Klin Monatsbl Augenheilkd 208: 270–272
5. Enoch JM, Lakshminarayanan V (1991) Retinal fibre optics. In: Charman WN (ed) Vision and visual dysfunction. Macmillian Press Ltd, Houndmills, Vol. 1, pp 281–309
6. Fine IH (1991) Design and early clinical studies of AMO Array multifocal IOL. In: Maxwell WA, Nordan LT (eds) Current concepts of multifocal intraocular lenses. Slack, Thorofare, pp 105–117
7. Gockeln R (1996) Der Einfluß der Interpupillardistanz auf die Tiefensehschärfe. Klin Monatsbl Augenheilkd 209: 205–210
8. Hamburger FA (1952) Die Bedeutung des binokularen Wettstreits für die Stereoskopie und für die stereoskopische Entfernungsmessung. Graefes Arch Klin Exp Ophthalmol 153: 57–82
9. Harrer S (1985) Binokularsehen nach Hinterkammerlinsenimplantation. Klin Monatsbl Augenheilkd 187: 265–269
10. Katsumi O, Miyajima H, Ogawa T, Hirose T (1992) Aniseikonia and stereoacuity in pseudophakic patients. Ophthalmology 99: 1270–1277
11. Liekfeld A, Pham DT, Wollensak J (1995) Funktionelle Ergebnisse bei bilateraler Implantation einer faltbaren refraktiven multifokalen Hinterkammerlinse. Klin Monatsbl Augenheilkd 207: 283–286
12. Percival SPB, Setty SS (1993) Prospectively randomized trial comparing the pseudoaccommodation of the AMO ARRAY multifocal lens and a monofocal lens. J Cataract Refract Surg 19: 26–31

13. Scarpatetti A (1983) Binocular vision after lens implantation. Acta Ophthalmol 61: 844–850
14. Schmidt FU, Häring G, Eisenmann D, Jacobi PC, Konen W (1995) Funktionelle Ergebnisse nach Implantation von 138 refraktiven multifokalen Intraokularlinsen vom Typ „Array". In: Rochels R, Duncker GIW, Hartmann C (Hrsg) 9. Kongreß der Deutschsprachigen Gesellschaft für Intraokularlinsen-Implantation. Springer, Heidelberg Berlin New York, S 212–216
15. Schmidt FU, Häring G, Rochels R (1994) Funktionelle Ergebnisse nach Implantation von refraktiven multifokalen Intraokularlinsen vom Typ „Array". Ophthalmologe 91: 469–472

Klinische Analyse von Ursachen für die Explantation von Multifokallinsen

H. Häberle, T. Walkow, N. Anders, D. T. Pham, A. Liekfeld und C. Hartmann

Zusammenfassung. Die bisherigen klinischen Ergebnisse implantierter Multifokallinsen sprechen für ihren routinemäßigen Einsatz bei geeigneten Patienten unter Beachtung der Kontraindikationen. In der vorliegenden retrospektiven Untersuchung wurden die Gründe für die Explantation von Multifokallinsen analysiert.

Patienten und Methoden: Der Anteil eigener implantierter multifokaler Linsen seit 1988 (990 Linsen) betrug 80 % diffraktive Linsen und 20 % refraktive Linsen. Insgesamt wurden 11 Linsen in den letzten 7 Jahren explantiert. Bei 4 Patienten war es aufgrund von Biometriefehlern bzw. einer Linsenverwechslung zu einem Refraktionsfehler von über 1,5 dpt gekommen. Ein Patient beklagte eine ausgeprägte Beeinträchtigung des Kontrastsehens, so daß im weiteren Verlauf mit der später erforderlichen Nachstarabsaugung die Linse ausgetauscht wurde. Bei 6 Patienten war es zur Linsendezentrierung gekommen mit der Wahrnehmung von Doppelbildern und Halos. Ursächlich fand sich dann eine asymmetrische Kapselsackfixation bzw. asymmetrische Kapselsackschrumpfung oder einmal ein Haptikdefekt bei einer refraktiven Silikonlinse.

Schlußfolgerung: Material und Verarbeitung der Multifokallinsen müssen eine sichere Linsenzentrierung gewährleisten. Neben Beachtung der klinischen Einschlußkriterien und einer exakten biometrischen Linsenberechnung sind für den funktionellen Erfolg der Multifokallinsen von der operativen Technik her eine astigmatismusneutralisierende Schnittführung, eine symmetrische Kapsulorhexis und Kapselsackimplantation notwendig.

Schlüsselwörter: Multifokallinsen-, Intraokularlinsenexplantation, Diffraktive IOL, Refraktive IOL

Summary. Multi focal lens implantation is becoming a routine procedure concerning the contraindications under careful patient selection. This study analyzes retrospectively the causes for explantations of multifocal intraocular lenses. Since 1988, 990 multifocal IOLs (80 % diffractive, 20 % refractive) have been implanted at our clinic.

Patients and methods: In the past 7 years, 11 multifocal IOL have been explanted at our clinic. Biometric failures caused refractive errors of more than 1.5 D for four patients. One patient was severely dissatisfied with diminished contrast vision. Two years later his surgery for secondary cataract was combined with exchange of the multifocal for a monofocal IOL. Six patients complained of halos and monocular diplopia because of IOL decentration owing to asymmetric capsular bag fixation or asymmetric capsular bag fibrosis and shrinking. In one case a haptic defect of a refractive silicone lens was found.

Results: Multifocal lens design has to guarantee safe IOL centration. Observation of the clinical inclusion criteria and exact registration of biometric data are essential. Finally, the

C. Ohrloff et al. (Hrsg.)
11. Kongreß der DGII 1997

success of multifocal IOLs depends on high-quality surgical technique with minimal induced astigmatism, symmetric capsular rhexis and capsular bag fixation.

Key words: multifocal IOL, diffractive IOL, refractive IOL, explantation of IOL

Einleitung

Die Implantation multifokaler Linsen ist inzwischen für geeignete Patienten unter Beachtung der Einschlußkriterien eine gute Möglichkeit, trotz Pseudophakie eine Art Pseudoakkommodation zu erreichen und hat sich im klinischen Alltag bewährt. Mit zunehmender Erfahrung konnten die Einschlußkriterien für die besten funktionellen Ergebnisse herausgearbeitet werden [9, 11], Dazu zählen seitens des Patienten ein an sich außer der Cataract ganz gesundes Augenpaar und der Wunsch nach postoperativer Pseudoakkommodation. Ein gewisses Maß an Flexibilität und auch Toleranz gegenüber den bekannten postoperativ vermehrt bestehenden Blendphänomenen oder Halos sind Voraussetzung. Trotz des idealen biometrischen Ziels der absoluten Fernemmetropie muß der Patient wissen, daß ein gänzlicher Verzicht auf jede Art von Brille doch nicht erwartet werden kann. Von der chirurgischen Technik her ist eine astigmatismusneutralisierende Schnittführung und eine sichere zentrierte Kapselsackfixation erforderlich, damit die multifokale Linse ihre korrekte optische Wirkung bringt. In den vergangenen 7 Jahren kam es zu 11 Explantationen multifokaler Linsen an unserer Klinik bei einer Gesamtzahl von 990 implantierten multifokalen Linsen. Die Gründe hierfür wurden retrospektiv analysiert. Bisher wurde über Explantationsgründe bei so vielen Fällen mit primär multifokaler Linsenimplantation nicht berichtet [5].

Patienten und Methoden

Seit 1988 waren 990 Multifokallinsen implantiert worden, davon 80% diffraktive Linsen und 20% refraktive Linsen. Die vorliegende retrospektive Studie konnte anhand der Krankengeschichten und Operationsberichte durchgeführt werden. Es handelte sich um insgesamt 11 Augen von 10 Patienten (5 Frauen, 5 Männer) mit einem mittleren Alter von 61 Jahren. Es wurden 8 diffraktive bikonvexe Linsen der Firma 3 M, 1 diffraktive Linse 811 E der Firma Pharmacia und 2 refraktive Linsen, einmal eine Allergan Silkonfaltlinse und einmal eine der Firma Domilens explantiert. Bei einem Patienten war auswärts die primäre multifokale Linse implantiert worden (Fa. Domilens). Von den 9 diffraktiven Linsen wurden 3 durch eine monofokale Standardlinse ersetzt. Beide refraktive Linsen wurden ebenfalls durch eine monofokale Standardlinse ersetzt. Bei den restlichen 6 Augen wurden wieder diffraktive Linsen implantiert. Ein einziger Patient hatte eine bilaterale Multifokallinsenimplantation, die andern waren am 2. Auge phak.

Es werden der Zeitpunkt und die Ursachen der Explantation, der klinische subjektive und objektive und der intraoperative Befund und die Art des sekundären Linsenimplantates berichtet.

Ergebnisse

1. Explantation aufgrund von Refraktionsfehlern

Bei 4 Patienten kam es innerhalb von 1–3 Tagen zur Linsenexplantation der diffraktiven Multifokallinsen. Hier lagen intolerable Refraktionsfehler vor. Einmal kam es aufgrund einer Linsenverwechslung im Operationssaal zu einer Hyperopisierung auf +5,5 dpt, 3mal aufgrund eines Biometriefehlers zu einer Myopisierung auf im Mittel –4,0 dpt. Bei 2 Patienten wurde wieder eine diffraktive Multifokallinse implantiert, bei 2 Patienten entschied man sich dann für die Implantation einer Standardmonofokallinse.

Unzufriedenheit des Patienten

Ein Patient beklagte sich ab dem Zeitpunkt der Multifokallinsenimplantation über unerwartet starke Blenderscheinungen und eine verminderte Kontrastwahrnehmung. Zwei Jahre später hatte sich zusätzlich ein regeneratorischer Nachstar mit einem Visusabfall auf korrigiert 0,2 gebildet, so daß eine Nachstarabsaugung kombiniert mit Explantation der diffraktiven Linse und Implantation einer Monofokallinse erfolgte.

3. Dezentrierungen (Tabelle 1)

Bei 5 Patienten (6 Linsen) kam es zu einer Linsendezentrierung, einmal bereits nach einer Woche, bei den restlichen 5 Augen nach 3–17 Monaten. Alle Patienten beklagten den Verlust des Nah- und des Fernsehvermögens oder auch eine monokulare Diplopie.

Intraoperativ fanden sich folgende Dezentrierungsgründe: Einmal bestand eine asymmetrische Sulcus- und gleichzeitige Kapselsackfixation, einmal eine reine Sulcusfixation der Linse. Bei dieser Linse wurde ein Haptikdefekt an einer Haptik gesehen. Beide Linsen wurden wieder durch diffraktive Linsen

Tabelle 1. Dezentrierungen. Gründe der Dezentrierung bei 6 Augen und ihre operative Lösung (*KS* Kapselsack, *Vk* Vorderkapsel)

Ursache	1./2. Linsentyp	OP-Technik
Asymmetrische Implantation	Diffraktiv	Sulcusfixation
Sulcusfixation, Haptikdeformation	Diffraktiv	Sulcusfixation
Große Rhexis, mobile Linse	Diffraktiv belassen	90°-Reposition
Asymmetrische Vk-Fibrose	Diffraktiv	Fibroseexzision
Asymmetrische KS-Schrumpfung	Refraktiv/monofokal	Fibroseexzision
Vk-Fibrose, Haptikdeformation	Refraktiv/monofokal	YAG, Fibroseexzision

ersetzt, die danach sulcusfixiert und zentriert waren. Bei 1 Patienten war die diffraktive Linse aufgrund einer großen Rhexis mobil und deshalb dezentriert. Durch Rotation derselben Linse um 90° eine Woche nach dem Primäreingriff konnte wieder eine dauerhafte Zentrierung erreicht werden. Bei 1 Auge war es zur ausgeprägten Vorderkapselfibrose gekommen und zur Entwicklung einer Cataracta secundaria, so daß die chirurgische Nachstarabsaugung mit der Vorderkapselfibroseexzision und dem Linsenaustausch in eine wieder diffraktive Linse kombiniert wurde.

Bei den restlichen 2 Augen war ursprünglich eine refraktive Linse implantiert worden, welche dezentriert war und beide Male durch eine Monofokallinse ersetzt wurde. Einmal war nach 17 Monaten die refraktive Linse aufgrund einer asymmetrischen Kapselsackschrumpfung dezentriert. Intraoperativ wurde die Kapselfibrose exzidiert. Im anderen Fall bestand nach 3 Monaten eine asymmetrische Kapselsackschrumpfung bei Vorderkapselfibrose, die sich auch durch die Vorderkapseldiszision mit dem YAG-Laser nicht korrigieren ließ. Die explantierte faltbare Silikonlinse zeigte zusätzlich eine Haptikdeformation.

4. Korrigierter Fern- und Nahvisus bei Dezentrierung (Abb. 1 und 2)

a) Primäre diffraktive Linsen: Der mittlere korrigierte Fernvisus betrug unmittelbar nach Implantation der bifokalen Multifokallinse 0,65 und in der

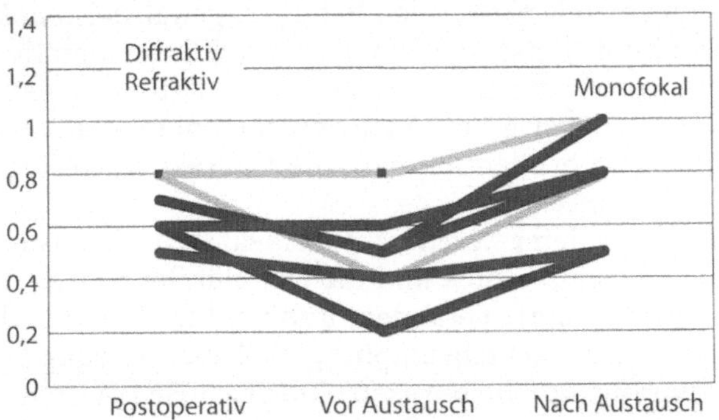

Abb. 1. Bestkorrigierter Fernvisus bei Patienten mit dezentrierter Linse unmittelbar nach der primären Operation, unmittelbar vor der Linsenexplantation und nach dem Linsenaustausch. Beide Patienten mit refraktiver Linse erhielten als zweites IOL-Implantat eine Monofokallinse

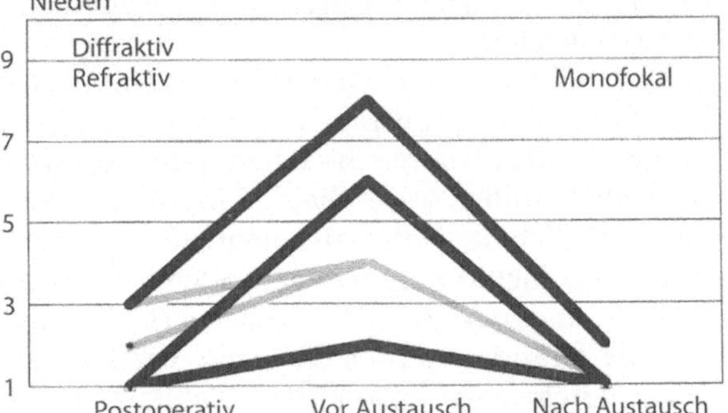

Abb. 2. Bestkorrigierter Nahvisus bei Patienten mit dezentrierter Linse unmittelbar nach der primären Operation, unmittelbar vor der Linsenexplantation und nach dem Linsenaustausch

Nähe Nd I-II. Vor dem Linsenaustausch betrug der Visus im Mittel in der Ferne 0,45 und in der Nähe Nd IV-V. Nach erfolgtem Linsenaustausch wurde ein frühpostoperativer Visus von 0,78 in der Ferne und Nd I in der Nähe erreicht.

b) Primäre refraktive Linsen: Der eine Patient (Fa. Domilens) sah vor der Linsenexplantation aufgrund der Dezentrierung bestkorrigiert 0,4, Nieden IV und nach Monofokallinsenimplantation 0,8, Nieden I. Der 2. Patient (Fa. Allergan Silikonfaltlinse) sah zwar bestkorrigiert 0,8 und Nieden I, beklagte jedoch eine sehr störende monokulare Diplopie. Postoperativ lag der korrigierte Visus dann bei 1,0 und Nieden I.

Diskussion

In der Literatur gibt es zahlreiche Berichte über die Notwendigkeit der Explantation und des Linsenaustausches seit der Implantation von Intraokularlinsen. Im Laufe der Zeit haben sich die Indikationen für Linsenaustausche verändert [1, 2, 6, 10]. Ellingson beschreibt 3 Patienten, bei denen eine diffraktive Multifokallinse der Firma 3 M explantiert werden mußte aufgrund suboptimaler visueller Funktion. Einmal war eine Dezentrierung, einmal eine Makuladegeneration und einmal ein vermindertes Kontrastsehen Explantationsindikation [5]. Multifokallinsen setzen eine optimale Implantations- und Kapsulorhexistechnik mit minimalem chirurgisch-induziertem Astigmatismus voraus, um einen funktionellen Erfolg zu gewährleisten. Die letzte Entscheidung vor Multifokallinsenimplantation muß intraoperativ gefällt werden, wenn die Rhexis richtig dimensioniert ist und die symmetrische Kapselsackimplantation gelingen kann. Auch sprechen präoperativ unübersichtliche Situationen wie mature oder traumatische Katarakt gegen die primäre Wahl einer multifokalen Linse.

Ein anderer wesentlicher Aspekt ist die höchste Anforderung an die Stabilität der Linse selbst und die Qualität ihrer Haptiken – in 2 Fällen wurde eine defekte Haptik gefunden, und zusätzlich wurde durch die Kräfteeinwirkung der Kapselsackschrumpfung die Dezentrierung der Linse gefördert. Seit Einführung der bikonvexen Onepiece-HKL waren die operativen Ergebnisse bereits wesentlich verbessert worden [11]. Haptikdefekte können auch durch die Manipulation beim Falten der Linse oder bei der Implantation selbst unbemerkt entstehen.

Anhand der beschriebenen Fälle kann nicht nachgewiesen werden, ob der refraktive oder der diffraktive Linsentyp selbst zu bestimmten optischen Phänomen geführt hat, die die Explantation erforderlich machten. In bisher vorliegenden Studien waren beide Linsentypen vom funktionellen Ergebnis her nur bezüglich des Nahvisus, nicht jedoch bezüglich des Fernvisus signifikant unterschiedlich. Bezüglich der anderen Parameter wie der Kontrastempfindlichkeit und der Blendungssehschärfe können keine wesentlichen Unterschiede gefunden werden. Teilweise werden für die diffraktive Linse häufiger Halos beschrieben [3, 4, 8]. Das Zahlenverhältnis der häufiger explantierten diffraktiven Linsen entspricht dem Implantationsverhältnis von 4:1. Es fehlen größere Fallzahlen, um beurteilen zu können, ob eine dezentrierte Linse mit gleitenden Übergängen zu stärkerer optischer Beeinträchtigung führen kann. Die in der Literatur beschriebenen Nahaniseikonieprobleme bei monolateraler Multifokallinsenimplantation und fehlender Akkomodation am Partnerauge wurden nicht beklagt [7].

Faßt man die Explantationsgründe zusammen, so muß man feststellen, daß Fehler wie Biometrie oder Verwechslungen durch doppelte Kontrollen vermeidbarer werden. Wirklich unzufrieden aufgrund des verminderten Kontrastvisus und der Blendempfindung gleich nach der Operation war nur 1 Patient, der zusätzlich dann noch einen Nachstar entwickelte. Nach wie vor ist die sehr sorgfültige Patientenselektion bezüglich der Augenanamnese und der Persönlichkeit des einzelnen Individuums ein fester Bestandteil des funktionellen Erfolges einer Multifokallinse [9]. Der Patient muß präoperativ über die Grenzen der Pseudoakkommodation aufgeklärt werden [5]. Als nur chirurgisch lösbares Problem bleibt die sekundäre Linsendezentrierung durch asymmetrische Kapselsackschrumpfung.

Literatur

1. Anders N, Pham DT, Walkow T, Häberle H, Wollensak J (1997) IOL-Austausch und -Explantation. Eine retrospektive Analyse (in Druck)
2. Doren GS, Stern GA, Driebe WT (1992) Indications for and results of introcular lens explantation. J Cataract Refract Surg 18: 79-85
3. Eisenmann D, Jacobi FK, Dick B, Jacobi KW, Pabst W (1996) Untersuchungen zur Blendempfindlichkeit phaker und pseudophaker Augen. Klin Mbl Augenheilk 208: 87-92
4. Eisenmann D, Jacobi KW (1993) Die Array-Multifokallinse - Funktionsprinzip und klinische Ergebnisse. Klin Mbl Augenheilk 203: 19-33
5. Ellingson T (1990) Explantation of 3 M diffractive intraocular lenses. J Cataract Refract Surg 16: 697-702
6. Kraff MC, Sanders DR, Raanan MG (1986) A survey of intraocular lens explantations. J Cataract Refract Surg 12: 644-650
7. Krzizok T, Eisenmann D, Jacobi KW (1994) Binokularfunktionen mit Multifokallinsen. In: Wollensak J et al. (Hrsg) 8. Kongreßband der DGII 1994. Springer, Berlin Heidelberg, S 230-237
8. Liekfeld A, Pham DT, Anders N, Wollensak J (1997) Zwei führende Multifokallinsen im Vergleich. In: Vörösmarthy D et al. (Hrsg) 10. Kongreßband der DGII 1996. Springer, Berlin Heidelberg, S 3-8
9. Lindstrom RL (1993) Food and drug administration study update. One-year results from 671 patients with the 3 M multifocal intraocular lens. Ophth 100: 91-97
10. Price FW Jr, Whitson WE, Collins K, Johns S (1992) Changing trends in explanted intraocular lenses. J Cataract Refract Surg 18: 475-479
11. Wollensak J, Pham DT, Wiemer C (1992) In: Wenzel M et al. (Hrsg) 5. Kongreßband der DGII 1991. Springer, Berlin Heidelberg, S 211-218

Möglichkeiten und Grenzen des „teledioptrischen Systems" (Maculalinse) nach Koziol/Peyman – Ergebnislage nach 6jähriger Erfahrung mit dieser Methodik

E. Mitschischek und W. Beinke

Zusammenfassung. Seit 1/91 arbeiten wir intensiv mit dem 1988 von Koziol und Peyman veröffentlichten „teledioptrischen System" ‚dessen ursprüngliche Intention die operative Rehabilitation bei altersbedingter Maculadegeneration-SMD war. Bis Mitte 1996 wurden in unserer Klinik dergestalt über 250 Implantate eingebracht. Im Laufe der Nachbeobachtung machte sich eine Neuorientierung in der Zielrichtung der Behandlung unabdingbar: IOL-Tausch bei konventionell Operierten mit mäßigem Erfolg zeigte bei den Betroffenen eine permanent geäußerte Verbesserung von „Lebensqualität" – selbst wenn auch dann Lesefähigkeit im Sinne des Wortes nicht erreicht werden konnte: leuchtende Farben, Verschwinden des „dunklen Flecks" im Sehzentrum, ein gutes TV-Bild etc. und Sicherheit in gewohnter Umgebung. So gingen wir in indizierten Situationen nicht nur zur Doppelimplantation über, sondern rieten diese Operation auch dort an, wo Lesefähigkeit – nach Vorabauskunft unseres Simulationsprozedere – nicht zu erwarten war. Unter diesen neuen Voraussetzungen, nämlich zuvorderst visuelle Verbesserungen im Alltagsleben, „Selbständigkeit" zu erreichen, Lesefähigkeit aber nicht unbedingt als als „conditio sine qua non" in die Indikation einfließen zu lassen, mag die Rate derer, die auch wieder „lesen" können, mit 35 % Erfolg niedrig liegen. Im Ganzen gesehen erscheint uns auch für die Restgruppierung dieses Vorgehen die derzeit effektivste Rehabilitation bei Maculaleiden.

Summary. Since January 1991 we have been working intensively with the "Teledioptric System" developed by Koziol and Peyman, which was published in 1988. Its original intention was the operative rehabilitation in cases of age-related macular degeneration (AMD). Up to mid-1996 more than 250 implantations took place in our clinic. In the course of postoperative follow-up we had to modify our treatment: IOL exchange with conventionally operated patients with moderate success yielded a steady improvement of the "quality of life" for the patients concerned even though the ability to read could not be restored – bright colours, disappearance of the "dark spot" in the visual centre, a good TV picture, and security in accustomed surroundings. Consequently, we not only switched to double implantation but advised this step also in cases in which the ability to read was not to be expected (on the basis of our simulation test). In this new situation namely aiming mainly for visual improvement in everyday life and not being primarily concerned with the ability to read, the proportion of those patients who can read again, about 35 %, may be rather low. On the whole, however, this seems to be the most effective rehabilitation for all patients with macular diseases at this moment.

C. Ohrloff et al. (Hrsg.)
11. Kongreß der DGII 1997

Einleitung

Bei offenem Ambulanzzugang und unter dem permanenten Leidensdruck von jahrelangen Dauerpatienten – in der Mehrzahl solche mit zentralen Netzhautproblemen – haben wir seinerzeit die operativen Vorgaben nach Koziol/Peyman mit einigem Enthusiasmus aufgenommen als willkommene Alternative zum üblichen Verbaltrost, daß man da „leider nichts machen“ könne in solchen Situationen.

Gingen wir zunächst nach Anweisung der Autoren vor, was die Indikation sowie das Ziel „Lesefähigkeit“ betrifft, so ergaben sich mit wachsender Erfahrung neue Wege und Perspektiven. Zum einen: nach anfänglicher Implantation von IOL-Dessings mit herkömmlich-schwächlichen Haptiken kam es per Kapselsackfibrose zur Verlagerung der kleinen, aber über den Erfolg entscheidenden Zentraloptik dieser Bifokalkonzeption [3, 4].

Deshalb hat die Linsenfirma Morcher/Stuttgart eine Synthese aus dem optischen Konzept Koziol/Peyman und der Haptik unserer dort produzierten HKL Typ 82 L – kapselsackfixiert und wegen ihrer zirkulären, steifen Haptikausspannung nahezu ortsstabil – die Macula-IOL Typ 59 D auf den Markt gebracht [3, 4].

Zum anderen: Tausch von IOL konventioneller Art vor Jahren – bei Maculaschäden und daher mit wenig Erfolg, zeigten objektiv wie subjektiv bei den Betroffenen regelmäßig Verbesserungen – auch wenn Lesefähigkeit nicht mehr erreicht werden konnte. So gingen wir nicht nur – in speziellen Fällen – zur Doppelimplantation der Maculalinse über [6], sondern setzen diese auch jetzt dort ein, wo zwar Lesefähigkeit nicht versprochen werden kann, konventionelle IOL-Einsetzung aber voraussehbar bei entsprechenden Zentralschäden der Netzhaut nur Enttäuschung bringen würde.

Material und Methoden

Von 1/91 bis Ende 96 haben wir in unserer Abteilung mehr als 250 Implantate der „Maculalinse“ getätigt.

Vorgabe war die optische Erfindung von Koziol/Peyman [1] – eine Bifokallinse mit einem 1,5-mm-Zentralanteil von –56D und einer umgebenden Optik, die nach biometrischen Gepflogenheiten ermittelt wird und in der von Fa. Morcher und uns entwickelten Version einen Durchmesser von 7 mm hat.

Zur Implantation dieser relativ großen, steifen IOL gehört die Kenntnis der von uns stufenweise entwickelten „Groß-Schnitt-Chirurgie“, die keinerlei Schwierigkeiten in sich hat – weder zeitlicher noch operativ-technischer Art: der „Diagonalschnitt zur Kapselsackeröffnung“ [5] und der „Rucksackschnitt“ zur corneoscleralen Eröffnung [7].

Zur Debatte steht die Macula-IOL der Fa. Morcher/Stuttgart, Typ 59 D-s (Abb. 1).

Das Patientengut setzte sich aus 85 Männern zwischen 51 und 93 Jahren

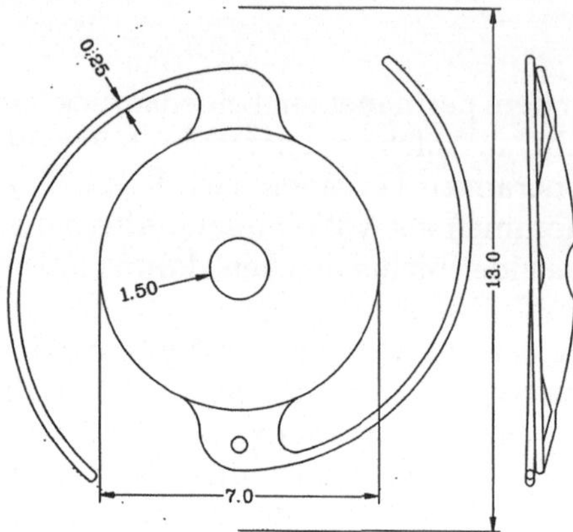

Abb. 1. Kapselsackfixierte IOL aus der Synthese der optischen Vorgaben nach Koziol/Peyman und der Haptik der von uns 1988 entwickelten HKL 82 L/Fa. Morcher, Stuttgart. Dies ist die von uns seither ausnahmslos implantierte Version der „Maculalinse"

zusammen – Durchschnittsalter 75,2 Jahre. Bei den Frauen waren es 185 zwischen 41 und 93 Jahren – Durchschnittsalter 75,7 Jahre.

Operiert wurde jeweils mit dem Ziel der Kapselsackfixation, die nach unseren Vorgaben in jeder bekannten e.c. Methode machbar ist.

Ergebnisse

Die Ergebnislage statistisch formulieren zu wollen, scheitert schlichtweg daran, daß es sich hierbei um höchst subtile, höchst subjektive Parameter handelt, die nicht in das gewöhnliche Fließbandprozedere von IOL-Implantationen paßt.

Wir haben immer wieder hervorgehoben [3, 4, 6], daß Vor- und Nachsorge bei dieser Art der Behandlung das „non plus ultra" bedeuten.

„Vorsorge" bedeutet, daß man entweder die Patienten lange genug in ihrem Leidensdruck kennt, oder kluge Verwandte anwesend sind, so daß die Aussichten der Behandlung transparent gemacht werden können. „Nachsorge" bedeutet für uns der glückliche Umstand, daß sich ein Optikermeister unserer Stadt – mit dem Impuls christlicher Nächstenliebe – derart in das System „Maculalinse" eingearbeitet hat, mit den Operierten Stunden das „neue Sehen" übt, daß ohne sein Engagement einerseits unsere Bemühungen vergeblich wären, andererseits eine völlig unabhängige oder gar „geschönte" Statistik hier nicht Raum greifen könnte.

Von den bis dato 250 operierten Patienten erreichten 87 normale Lesefähigkeit, sprich: kleine, gewohnheitsmäßige Buch- und Zeitungsschrift. Die Skala war nach oben hin offen (35%).

Weitere 30% erreichten das, was wir als „brauchbare Lesefähigkeit" bezeichnen möchten: größere Überschriften, Telefonnummern, einen Brief lesen oder schreiben können, selbst wenn die Buchstaben etwas größer ausfallen müssen als gewöhnlich.

Der „Rest" empfindet immerhin subjektiv Verbesserungen im täglichen

Leben, in gewohnter Umgebung, d.h.: leuchtendere Farben und Kontraste, mehr Sicherheit in den täglichen Verrichtungen.

Und: das Ersterlebnis bei allen – nach dem post.-op.-Verbandswechsel: „Der dunkle Fleck in der Mitte ist weg..."

Diskussion

Dieser Titel beansprucht notabene den größten Raum: wenn es einerseits große Vorbehalte gegen dieses System gibt, uns andererseits zum wiederholten Male – zuletzt auf der DGII Frankfurt – bestätigt wurde, daß wir wohl in dieser Angelegenheit eine gewisse Monopolstellung in der Republik hätten (Präsident Prof. Uthoff/Kiel), dann ehrt und entsetzt das gleichermaßen.

Zum einen – sofern es um Lesefähigkeit geht – mit einem Nahwinkel von fast 40° – dürfte es offenbar sein, daß da Lupenbrillen und teure Monitoreinheiten nicht mithalten können. Zum anderen: Menschliches „Glück" unterliegt in seiner Subjektivität gottlob noch nicht einer „Euronorm" – wie Eier oder Präservative! Der pensionierte Oberlehrer, der mal wieder einen verstaubten Band auftun kann, empfindet sicherlich die gleiche subjektive Steigerung von „Lebensqualität" wie diejenige, die wieder die gewohnte Handarbeit aufnehmen kann oder der Alt-Single, der seinen Kaffee nicht mehr danebenschüttet!

Die Vorbehalte gegen dieses System kommen von solchen, die es nie ausprobiert haben: Einmal ist nicht glaubhaft zu machen, was die Patienten spontan und permanent äußern: „Der dunkle Fleck in der Mitte ist weg..." Zum anderen: „Die Farben leuchten, wie nie zuvor..."

Dazu sei folgendes gesagt: 3/96 waren wir zum Salzburger „Macula-Symposium" geladen, wo wir erstmals durch Prof. Grabner erfuhren, daß die Reserve der Erfinder – eben Kaziol/Peyman – mit Patentrestriktionen gegenüber Europa damit begründet werde, daß es eben bei uns keine kompetenten Optiker gäbe, die eine erfolgreiche Nachsorge betreiben könnten. Dieses Problem dürfte wohl in unserem Falle nachweisbar als „erledigt" gelten.

Wenn dann aber eine Arbeit im „German Journal of Ophthalomology" erscheint mit Ergebnissen aufgrund der „Ben-Sira-Macula-IOL" [2], wo wir Hemmungen gehabt hätten zu veröffentlichen, so mag der Grund – reine Spekulation – darin liegen, daß die Zentraloptik seiner Macula-IOL nur bei –40 D liegt.

Literatur

1. Koziol J, Peyman GA (1988) Age-related macular degeneration and its management. J Cataract Refract Surg 14: 421–430
2. Mayer A (1996) Clinical experience with the Ben-Sira teledioptric system for use in age-related macular degeneration. German J of Ophthalm Vol 5 No 4: 229–232
3. Mitschischek E (1993) Lesefähigkeit bei seniler Maculadegeneration – Erfahrungen mit dem teledioptrischen System nach Koziol/Peyman. In: Neuhann Th, Hartmann Ch, Rochels R (Hrsg) 6. Kongress der DGII. Springer, Berlin Heidelberg New York Tokyo, S 307–310

4. Mitschischek E (1993) Die „Macula-Linse“ nach Koziol/Peyman. Möglichkeiten und Grenzen des teledioptrischen Systems. Augenspiegel 3/93: 60 – 63
5. Mitschischek E (1991) Der Diagonalschnitt bei Kapselsackeröffnung zur extrakapsulären Kataraktextraktion. Klin Monatsbl Augenheilkd 199: 406 – 408
6. Mitschischek E (1994) Das teledioptrische System (Maculalinse) nach Koziol und Peyman. Erweiterung der Indikation: Binokulare Implantation und Implantation außerhalb des Erfolgszieles von Lesefähigkeit. In: Phan DT, Wollensak J, Rochels R, Hartmann Ch (Hrsg) 8. Kongress der DGII. Springer, Berlin Heidelberg New York London Paris Tokyo Hong Kong Barcelona Budapest, S 203 – 208
7. Mitschischek E (1997) Der „Rucksackschnitt“ – Sklerokorneale Eröffnungstechnik zur ambulanten Versorgung mit großen IOL-Designs. In: Vörösmarthy D, Duncker G, Hartmann Ch (Hrsg) 10. Kongress der DGII. Springer, Berlin Heidelberg New York Barcelona Budapest Hongkong London Mailand Paris Santa Clara Singapur Tokyo, S 505 – 510

Intraokularlinsenberechnung und -lagebestimmung

IOL-Berechnung im Internet

W. Haigis und B. Dick

Zusammenfassung. Die Universitäts-Augenklinik Würzburg ist seit Juli 1996 im WWW (World Wide Web) präsent. Nach einer Einführung in das Internet und seine Nutzungsmöglichkeiten wird der WWW-Server der Klinik mit seinem Spezialangebot zur interaktiven IOL-Berechnung beschrieben. Die Berechnung kann nach verschiedenen IOL-Formeln für 2 frei definierbare Intraokularlinsen durchgeführt werden. Durch Eingabe der Daten des Partnerauges ist eine Aniseikonieabschätzung möglich. Unmittelbar nach Eingabe der nötigen Patientendaten ist das Berechnungsergebnis online verfügbar. Das praktische Vorgehen zur Nutzung dieses Services wird im einzelnen beschrieben. Schließlich werden erste Erfahrungen und statistische Auswertungen aus dem bisherigen Betrieb des Servers vorgestellt.

Summary. Since July 1996, the University Eye Clinic of Würzburg is part of the WWW (World Wide Web). After a short introduction to the Internet and its possibilities, the clinic's WWW server with its novel interactive online IOL calculation service is described. The calculation may be performed with different IOL formulas for two user-definable intraocular lenses. If data on the fellow eye are entered, postoperative aniseikonia may be assessed. The calculation results are readily available online, once all relevant data have been entered. The practical aspects of using this service are discussed in detail. Finally, early experience and statistical evaluations regarding server operation so far are reported.

Das Internet bzw. World Wide Web (WWW) mit seinen Informations- und Kommunikationsmöglichkeiten zieht zunehmend Aufmerksamkeit auf sich. Auch aus dem ophthalmologischen Bereich sind immer mehr Kliniken, Forschungsinstitute und sonstige Einrichtungen weltweit im Internet vertreten.

Seit Juli 1996 bietet unsere Klinik im World Wide Web die Möglichkeit zur Online-IOL-Berechnung an. Die Berechnung kann dabei für 2 durch den Anwender frei definierbare Intraokularlinsentypen mit verschiedenen IOL-Formeln durchgeführt werden. Durch Eingabe der Daten des Partnerauges ist eine Aniseikonieabschätzung möglich.

Um diesen Service in Anspruch zu nehmen, ist lediglich ein beliebiger Rechner mit Internetzugang und Standardsoftware nötig.

Das Projekt wird ausführlich dargestellt. Dabei wird auf den algorithmischen Hintergrund der IOL-Berechnung, die EDV-mäßigen Aspekte des Internetzugangs sowie auf erste Erfahrungen im praktischen Betrieb eingegangen.

C. Ohrloff et al. (Hrsg.)
11. Kongreß der DGII 1997

Internet

Knapp 30 Jahre ist es her, da wurden im Westen der USA 4 Computer miteinander verbunden. Gesponsort vom amerikanischen Verteidigungsministerium bildeten sie die Keimzelle des heute als *Internet* bekannten weltweiten Netzwerks von etwa 300 000 (Stand Ende 1995) ständig miteinander verbundenen Rechnern. Diese Systeme sind wiederum mit einer Vielzahl von lokalen und regionalen Unternetzen verbunden und stellen so ein „Zwischen"-Netz (Inter-Net) für weltweit etwa 30–40 Mio. Computer dar. Ihre Zahl wächst ständig und immer schneller.

Waren es am Anfang vorwiegend militärische und universitäre Rechner, so sind in den letzten Jahren viele Firmen und öffentliche Einrichtungen „ans Netz gegangen". Das Militär dagegen hat sich heute aus dem Internet praktisch zurückgezogen.

Im Netz der Netze sind Computer mit den verschiedensten Betriebssystemen zusammengeschlossen. Anfangs dominiert vom Betriebssystem UNIX sind heute auch viele MAC-, DOS- oder WINDOWS-Rechner online. Die Kommunikation so grundverschiedener Systeme untereinander wird durch eine gemeinsame „Sprache" möglich – das TCP/IP-Protokoll. Damit können Daten und Programme ausgetauscht (über FTP: File Transfer Protocol) oder elektronische Post (E-Mail) verschickt werden.

Ende der 80er Jahre suchten Physiker des europäischen Kernforschungszentrums CERN in Genf nach einer Möglichkeit, nicht nur textbasierte, sondern auch grafische Daten auf einfache Weise zu übertragen. Mit HTML (Hypertext Markup Language) entstand eine einfache Sprache zur Beschreibung von Dokumenten, die sicherstellt, daß ein Text, eine Tabelle oder eine Grafik auf jedem Rechner des Netzes gleich aussieht. Für die Fundstelle des Dokuments, d.h. die „Adresse" der entsprechenden Datei, wurde ein einheitliches Adressierungsschema (URL: Uniform Ressource Locator) vereinbart. Weiter wurde mit dem Hypertext Transfer Protocol (HTTP) geregelt, wie man durch die Angabe einer solchen Dateiadresse im laufenden Text ein sog. Hyper-Link definieren kann, das direkt zur Weiterschaltung auf den entsprechenden „Wirts-Rechner" (Host) des verwiesenen Dokuments verwendet werden kann.

Damit waren die Grundlagen für das World Wide Web (WWW) gelegt, das heute wesentlich für den Internet-Boom verantwortlich ist. Unter dem WWW versteht man diejenigen Rechner des Internets, die entsprechende Dokumente vorhalten bzw. über das Hypertext Transfer Protocol erreichbar sind. Mit einer speziellen Software, einem sog. Browser, lassen sich so auf sehr einfache Weise der Datenbestand und die Dienste des Internet ausschöpfen. Viele Universitäten, Firmen und Organisationen sind online und bieten auf ihren WWW-Servern entsprechende Daten und Dienste an.

Wie kommt man ins Internet?

Um z. B. an E-Mail oder am WWW partizipieren zu können, muß der eigene Rechner mit einem System verbunden werden, das bereits im Internet angeschlossen ist. Solche Computer werden von einem sog. *Provider* (z. B. T-online) oder (für Hochschulangehörige) einem universitären Rechenzentrum angeboten. Zur Kommunikation mit einem Provider-Rechner muß der eigene PC mit einem Modem oder einer ISDN-Karte (oder - bei Campusnetzen - mit einer Netzwerkkarte) ausgestattet sein. Neben der nötigen Betriebssoftware für diese Komponenten braucht man dann nur noch - wie schon erwähnt - einen Browser zum Lesen der HTML-Dokumente. Hierzu gehört z. B. Microsofts EXPLORER oder Netscapes NAVIGATOR - beide Software-Pakete sind kostenlos im Internet erhältlich. So ausgestattet kann man sich als Kunde (*Client*) der Internetdienste bedienen.

Will man selbst Informationen für andere verfügbar machen, so bieten schon viele Provider oder sog. *Online-Dienste* (z. B. AOL [America Online] oder CompuServe) die Möglichkeit hierzu an, indem sie zu bestimmten Bedingungen begrenzten Speicherplatz auf ihren Rechnern zur Verfügung stellen. Bei großen Datenmengen oder für spezielle Internetdienste muß allerdings ein eigener *Server* aufgebaut und angeschlossen werden.

Der WWW-Server der Universitäts-Augenklinik Würzburg

Die Universitäts-Augenklinik Würzburg ist seit 19. Juli 1996 im World Wide Web mit einem eigenen Server *online*. Im Gegensatz zu vielen anderen Kliniken, die digital durch Universitätsrechenzentren repräsentiert werden, können wir auf unserem eigenen System Spezialdienste anbieten. Dazu gehört z. B. die Bereitstellung von Bilddatenbanken aus dem Bereich der Ultraschalldiagnostik wie auch das Angebot zur interaktiven Berechnung von Intraokularlinsen.

Unser Web-Server ist im WWW unter der Adresse (URL)

http://www.augenklinik.uni-wuerzburg.de

für jeden Rechner aus dem Internet erreichbar. Nach Eingabe dieser Adresse im entsprechenden Feld des Browsers erscheint nach kurzer Zeit die Homepage (Willkommensseite) der Universitäts-Augenklinik Würzburg. Wählt man dort unter den verschiedenen Optionen das mit *Service* bezeichnete Hyperlink, so gelangt man auf die Auswahlseite des Ultraschall-Labors der Klinik (Abb. 1). Dort kann man neben anderen Angeboten (z. B. auch Termininformationen für Ultraschallkurse) die Möglichkeit zur Online-IOL-Berechnung wahrnehmen.

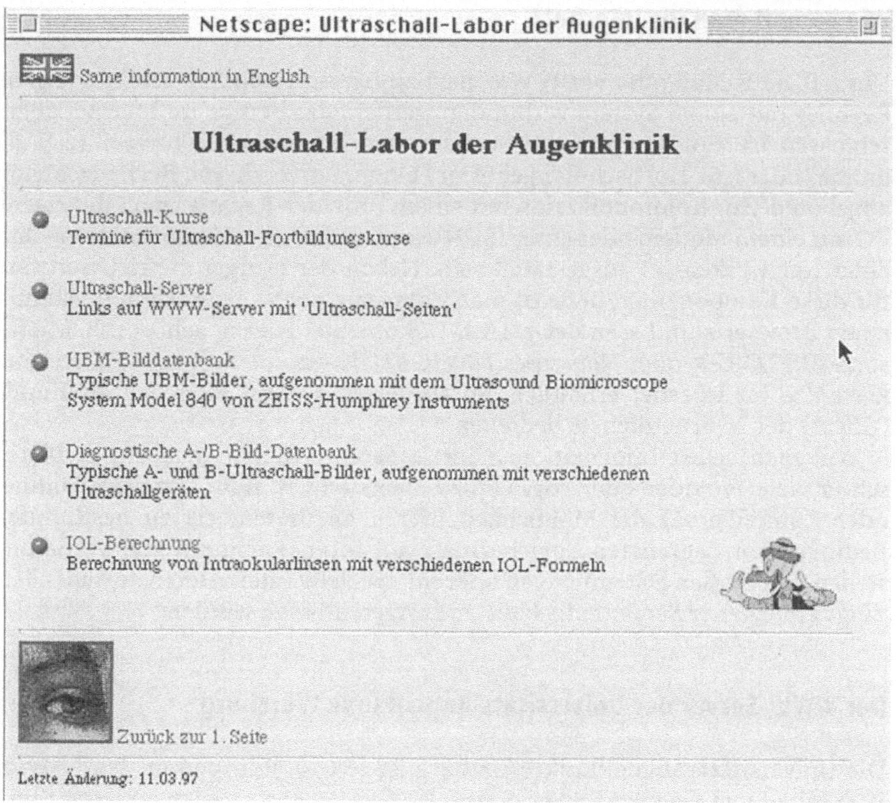

Abb. 1. Angebotsseite des Ultraschall-Labors der Universitäts-Augenklinik Würzburg; URL: http://www.augenklinik.uni-wuerzburg.de/uslab/uslabd.htm

IOL-Berechnung

Das HTML-Dokument für die IOL-Berechnung ist durch die Adresse (URL)

http://www.augenklinik.uni-wuerzburg.de/uslab/iolfrmd.htm

charakterisiert. Über ein entsprechendes *Hyperlink* ist eine englischsprachige Textversion verfügbar. Weitere Sprungstellen führen zu Einzelheiten zu den für die Berechnung verwendeten Algorithmen sowie zu Literaturhinweisen.

Die IOL-Berechnung kann für 2 frei definierbare Intraokularlinsen durchgeführt werden. Dabei kann zwischen verschiedenen Formen gewählt werden: momentan sind dies die SRK II-Formel [2] sowie die Berechnung nach Haigis [1]. Eine Erweiterung der Berechnungsmöglichkeiten um andere „IOL-Formeln" ist in Vorbereitung.

Zur Durchführung einer individellen IOL-Berechnung muß ein im Dokument enthaltenes Formular ausgefüllt werden (Abb. 2). Beim ersten Aufruf

Eingabe-Daten zur IOL-Berechnung:

Operat.-ID: 00000
Patient-ID: 99999 OP-Auge: Rechts ◉ Links ○

Vorderkammertiefe	AC	[mm]	R:	3.0		L:	3.1	
Linsendicke	LT	[mm]	R:	4.0		L:	4.1	
Achsenlänge	AL	[mm]	R:	23.0		L:	23.1	
HH-Radien	RC1/RC2	[mm]	R:	8.0 / 8.2		L:	8.1 / 8.3	
Refraktion	sph/cyl	[D]	R:	-0.25 / -0.50		L:	-0.35 / -0.60	
Zielrefraktion		[D]		-0.5				

Firmenkonstanten für IOL #1 : A-Konstante: 118.0 ACD-Konstante : 4.96
Firmenkonstanten für IOL #2 : A-Konstante: 119.0 ACD-Konstante : 5.59
Für Berechnung verwenden : A-Konstante ◉ ACD-Konstante ○

IOL-Formel : ◉ HAIGIS ○ SRK II

[IOL berechnen] Zur IOL-Berechnung diesen Knopf anklicken !

Abb. 2. Eingabeformular für Daten zur IOL-Berechnung: URL: http://www.augenklinik.uni-wuerzburg.de/uslab/iolfrmd.htm

sind die einzelnen Datenfelder noch mit Beispieldaten vorbesetzt, die nun durch die aktuellen Patientendaten überschrieben werden müssen. Ebenso müssen die IOL-Typen (IOL #1 und IOL #2) charakterisiert werden, für welche die Berechnung durchgeführt werden soll. Hierzu werden deren A-Konstanten oder ACD-Konstanten eingegeben, wobei zusätzlich vermerkt werden muß, welche dieser beiden Linsenkonstanten zur Berechnung verwendet werden soll. Schließlich muß nur noch die „IOL-Formel" ausgewählt werden. Klickt man nun den Schalter „IOL berechnen" an, so wird auf dem Server-Rechner das eigentliche Berechnungsprogramm gestartet. Nach kurzer Zeit werden die Resultate mit einer Bildschirmausgabe laut Abb. 3 an den anfragenden Rechner zurückgeschickt. Dabei sind in der linken Spalte alle in die Rechnung eingehenden Eingabedaten noch einmal aufgeführt. Die anderen Spalten zeigen die Ergebnistabellen für die beiden – jeweils durch ihre IOL-Konstanten beschriebenen – Intraokularlinsen. In der linken Tabellenspalte stehen die nominellen Brechkräfte (IOL/D), die zu den in der Mitte aufgeführten postoperativen Refraktionen (REF/D) führen, wobei sich jeweils die in der rechten Tabellenspalte angegebenen Aniseikoniewerte (ANI/%) ergeben.

Ergebnis der IOL-Berechnung:

Die Berechnung erfolgt ohne Gewähr!

```
:----------------------------:
: Surgeon-ID          00000  :              IOL-Berechnung nach HAIGIS
:----------------------------:

:----------------------------: :-------------------------:-------------------------:
:                R=op     L  : : IOL/D   REF/D   ANI/%   : IOL/D   REF/D   ANI/%   :
:----------------------------: :-------------------------:-------------------------:
: AC  [mm]   3.00    3.10    : : 27.5    -1.6     0.2    : 29.0    -1.5     1.4    :
: LT  [mm]   4.00    4.10    : : 27.0    -1.2     0.4    : 28.5    -1.2     0.8    :
: AL  [mm]  23.00   23.10    : : 26.5    -0.8     1.0    : 28.0    -0.8     0.2    :
:                            : : 26.0    -0.5     1.6    : 27.5    -0.4     0.4    :
: RC  [mm]   8.10    8.20    : : 25.5    -0.1     2.2    : 27.0    -0.1     1.0    :
: sph [D]   -0.25   -0.35    : : 25.0     0.3     2.9    : 26.5     0.3     1.7    :
: cyl [D]   -0.50   -0.60    : : 24.5     0.6     3.7    : 26.0     0.6     2.5    :
:----------------------------: :-------------------------:-------------------------:
: Patient-ID          99999  : :IOL #1 A-Const:  118.00  :IOL #2 A-Const:  119.00  :
:----------------------------: :-------------------------:-------------------------:

IOL7 - H 0.1 (C) 1996, W.Haigis, Univ. Eye Clinic, D-97080 Wuerzburg, Germany

21.02.97/12:32:26
```

- Für Neuberechnung mit aktuellen Daten: **BACK**-Taste des BROWSERs benutzen
- Für Berechnung mit neuen Daten: zurück zur IOL-Eingabemaske.

Abb. 3. Ergebnis der IOL-Berechnung

Server-Statistik

Seit Inbetriebnahme unseres Web-Servers am 19.07.1996 bis zum Stichtag 05.03.1997 wurden insgesamt 9383 Zugriffe aus dem Internet registriert. Dabei wurde ein Gesamtdatenvolumen von 79,4 MB bewegt. Die Anfragen kamen von 637 verschiedenen Rechnern des WWW. Die häufigsten Besuche erfolgten aus dem Bereich der Universität Würzburg, gefolgt von der Universität Freiburg. Den 3. Platz nach Zugriffshäufigkeit belegte die Firma DEC, verursacht durch Besuche von Internetroboterprogrammen im Auftrag ihrer Altavista-Suchmaschine. Die am häufigsten abgerufenen Dokumente kamen aus den folgenden Bereichen: 1. Forschung, 2. Service mit IOL-Berechnung, 3. Organisation. Nach der Vorstellung unseres WWW-Servers im Juli 1996 nahmen die Zugriffe auf die IOL-Berechnung bis zum Herbst etwas ab, um seit Jahresende 1996 wieder deutlich zuzunehmen. Abb. 4 zeigt die Zugriffsstatistik für die IOL-Berechnung im Zeitraum 07/96 – 02/97.

Panta rei

Das Internet ist ein hochkomplexes, dynamisches System. Rechner stürzen ab, werden ersetzt, neue kommen hinzu. Inhalte werden ergänzt, korrigiert oder gelöscht. Davon sind auch der WWW-Server der Universitäts-Augenklinik

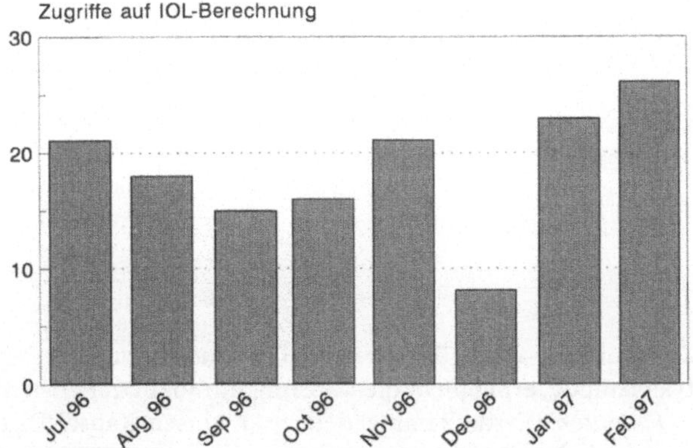

Abb. 4. WWW-Server-Statistik für den Zeitraum 07/96 – 02/97: Zugriffe auf IOL-Berechnung

Würzburg und seine Dokumente und Dienste betroffen. Insofern beschreibt dieser kurze Bericht keinen statischen Zustand, sondern eher eine Momentaufnahme des wirklichen Lebens auf und um diesen Rechner. Alles ist in stetem Fluß – nichtsdestotrotz lohnt sich ein Besuch auf unserer Homepage immer. Also: schauen Sie mal rein!

Literatur

1. Haigis W (1996) Einfluß der Optikform auf die individuelle Anpassung von Linsenkonstanten zur IOL-Berechnung. In: Rochels R et al. (Hrsg) 9. Kongreß d. Deutschen Ges. f. Intraokularlinsen-Implantation, Kiel 1995. Springer, Heidelberg, S 183–189
2. Sanders DR, Retzlaff J, Kraff MC (1988) Comparison of the SRK II formula and other second generation formulas. J Cataract Refract Surg 14: 136–141

Hochpräzisionsbiometrie pseudophaker Augen mittels Teilkohärenzlaserinterferometrie

O. Findl, W. Drexler, R. Menapace, S. Bittermann und A. F. Fercher

Zusammenfassung. Teilkohärenz-Laserinterferometrie, eine neue nichtinvasive Biometriemethode, ermöglicht die Messung intraokularer Distanzen mit höchster Präzision.

Patienten: Vorderkammertiefe und Linsen-Kapsel-Distanz wurden bei folgenden 4 pseudophaken Patientengruppen gemessen: Acrysof MA60BM, Phacoflex SI30 ohne und mit Kapselspannring sowie Iogel 1103. Insgesamt wurden 104 pseudophake Augen vermessen. Eine andere Patientengruppe (mit regeneratorischem Nachstar) wurde vor und nach YAG-Kapsulotomie vermessen.

Ergebnisse: Die Meßpräzision der Vorderkammertiefe im pseudophaken Auge liegt im Bereich von 4 μm. Bei Vorhandensein eines Linsen-Kapsel-Abstands konnte dieser mit einer Präzision von 3 μm bestimmt werden und ergab im Mittel ca. 50 μm. Nach YAG-Kapsulotomie kommt es zu einer Verlagerung der Hinterkammerlinse nach hinten.

Schlußfolgerung: Teilkohärenz-Laserinterferometrie erweist sich als schnelle und für den Patienten gut verträgliche, berührungsfreie Biometriemethode. Sie erlaubt eine bisher nicht mögliche Präzision in der Vermessung intraokularer Distanzen bei pseudophaken Augen.

Summary. Partial coherence laserinterferometry (PCI) is a new non-invasive method for biometry. It allows the measurement of intraocular distances with unprecedented precision.

Subjects: Anterior chamber depth (ACD) and lens-capsule distance were measured in 104 pseudophakic eyes with the following implants: Acrysof MA60BM, Phacoflex SI30 without and with capsular-tension ring, and Iogel. In an additional group of patients with capsular fibrosis, the ACD was measured before and after YAG capsulotomy.

Results: The precision of measurement of ACD in the pseudophakic eye is approximately 4 μm. In the case of a positive lens-capsule distance, precision of measurement was 3 μm, with a mean distance 50 μm. YAG capsulotomy results in a posterior movement of the IOL.

Conclusion: PCI is a fast, non-contact technique of biometry. It allows measurement of the anterior segment in pseudophakic eyes with unprecedented precision.

Fragestellung

Bisher wurden intraokulare Distanzen mit Ultraschall vermessen [1, 2]. Dabei konnte eine Meßpräzision von ungeführ 150 μm im vorderen Augenabschnitt erzielt werden [8, 9]. Eine neue, nichtinvasive Methode der Biometrie, die Teilkohärenz-Laserinterferometrie [3, 5, 6] (PCI – partial coherence interferometry), wird vorgestellt. Mit dieser Vermessungstechnik werden wesentlich höhere Auflösungen und Präzisionen in der Biometrie erreicht [4, 7]. Die

C. Ohrloff et al. (Hrsg.)
11. Kongreß der DGII 1997

Anwendbarkeit dieser neuen Technik bei Pseudophakie wird untersucht. Postoperative Vorderkammertiefe, Dicke der Intraokularlinsen (IOL) und Linsen-Kapsel-Abstand werden bei 3 unterschiedlichen Linsentypen gemessen. Zusätzlich wird die IOL-Position vor und nach YAG-Kapsulotomie untersucht.

Methodik

Patienten

In dieser Studie wurden 104 Augen von 80 pseudophaken Patienten untersucht. Die Kataraktoperation lag im Durchschnitt 19 Monate zurück und wurde in allen Fällen vom selben Operateur (R. M.) mit einer seitlichen Ventilinzision und Phakoemulsifikation durchgeführt. Die verwendeten IOL-Typen waren 41 Acrysof MA60BM (39 %), 20 Phacoflex SI30 (19 %), 31 Phacoflex SI30 mit kleinem Kapselspannring (Morcher Typ 14) (30 %) und 12 Iogel 1103 (12 %). Vorderkammertiefe und Linsen-Kapsel-Distanz wurden laserinterferometrisch gemessen. Die Meßpräzision wird mit der Standardabweichung von 10 Messungen ermittelt. Der Linsen-Kapsel-Abstand, wenn vorhanden, wurde von einem unabhängigen Untersucher biomikroskopisch festgestellt und mit dem Ergebnis der laserinterferometrischen Messung verglichen.

Zusätzlich wurde die Vorderkammertiefe bei einer Gruppe von 15 Patienten mit regeneratorischem Nachstar vor und nach YAG-Kapsulotomie vermessen.

Meßverfahren

Die Teilkohärenz-Laserinterferometrie verwendet spezielle Halbleiterlichtquellen im nahen Infrarotbereich (ca. 800 nm), die hohe räumliche aber geringe zeitliche Kohärenz (d.h. eine kurze Kohärenzlänge) besitzen. Ein externes Michelson-Interferometer teilt diesen Laserstrahl in 2 Komponenten (Zweistrahl-Teilkohärenz-Interferometrie – Dual beam partial coherence interferometry) und erzeugt einen Versatz, der der Interferometerarmlängendifferenz entspricht. Diese beiden Strahlkomponenten beleuchten das zu vermessende Auge und werden an jeder intraokularen Grenzfläche, an der ein Brechungsindexsprung erfolgt, reflektiert und anschließend auf einem Photodetektor überlagert. Sobald der vom Interferometer aufgeprägte Versatz der beiden Komponenten innerhalb der Kohärenzlänge einer intraokularen Distanz entspricht, tritt eine Signalspitze (Einhüllende des Interferenzsignals) auf, die eine hochpräzise Vermessung ermöglicht (s. Abb. 1 u. 2). In der Praxis wird ein zu untersuchender Bereich vom Meßspiegel des Interferometers durchfahren (longitudinaler Scan) und so z. B. der vordere Augenabschnitt vermessen. Die bei dieser Methode gemessenen optischen Distanzen müssen durch Division durch den entsprechenden Gruppenbrechungsindex des entsprechenden Augenmediums in eine geometrische Größe umgewandelt werden [6]. Aufgrund dieser speziellen Zweistrahlmethode sind hochpräzise Vermessungen intraokularer Distanzen möglich, da dieses Prinzip vollkommen unempfindlich gegenüber longitudinalen Augenbewegungen während der Messung ist.

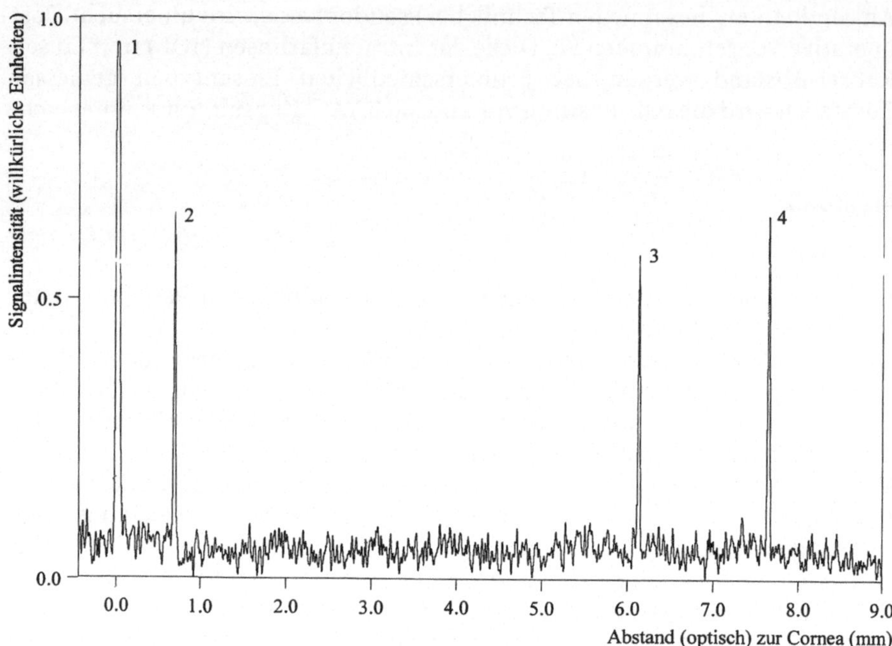

Abb. 1. A-Scan des vorderen pseudophaken Augenabschnitts mit PCI. Zacken entsprechen Hornhautvorder- und -rückfläche (1, 2) sowie Intraokularlinsenvorder- und -rückfläche (3, 4)

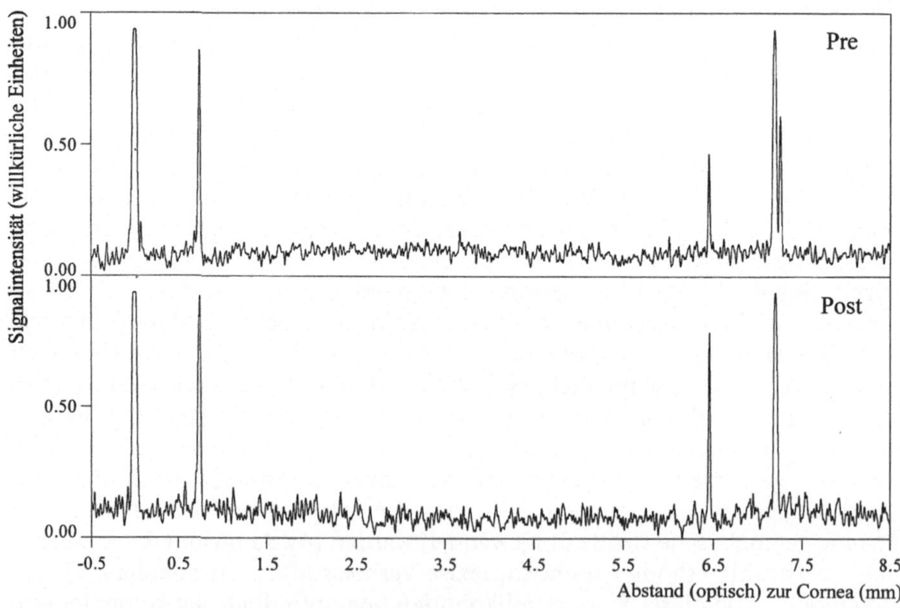

Abb. 2. A-Scans vor und nach YAG-Kapsulotomie

Ergebnisse

Abbildung 1 zeigt das Beispiel eines A-Scans des vorderen pseudophaken Augenabschnitts mit PCI. Auffällig sind die äußerst schlanken, hohen Zacken, welche an allen Grenzflächen von unterschiedlichen Gruppenbrechungsindices entstehen (Hornhautvorder- und -rückfläche [1, 2] sowie Intraokularlinsenvorder- und -rückfläche [8, 9]). Daraus resultiert eine sehr hohe Auflösung von 10 μm, entsprechend der kurzen Kohärenzlänge. Die Meßpräzision der Vorderkammer bei Pseudophakie ist 3,6 μm und die der IOL-Dicke 3 μm. Mit der Phacoflex-SI30-Linse ergab sich eine um ca. 300 μm flachere Vorderkammer als mit den Acrysof- oder Iogel-Linsen (t-test, $p < 0{,}001$, $t = 3{,}6$), welche sich untereinander nicht signifikant unterschieden. Die gemessenen Vorderkammertiefen sind: Acrysof 4,051 mm, SI30 3,753 mm, SI30 mit Spannring 3,779 mm und Iogel 4,109 mm. Der Spannring verursachte keine signifikante Änderung der Vorderkammertiefe.

Bei vorhandenem Linsen-Kapsel-Abstand (LKA) konnte dieser mit einer Präzision von 2,8 μm bestimmt werden und betrug im Mittel 59 μm (11–198 μm). In 13 Fällen (12,5 %) konnte ein positiver LKA sowohl an der Spaltlampe als auch mit PCI festgestellt werden. Mit Hilfe von PCI wurde in 5 Fällen (5 %) ein positiver LKA gemessen, der mit der Spaltlampe nicht entdeckt werden konnte. In diesen 5 Fällen war der LKA besonders klein (t-test $p < 0{,}001$), daher wahrscheinlich mit der Spaltlampe noch nicht sichtbar. Umgekehrt wurde bei 5 weiteren Augen (5 %) mit der Spaltlampe ein positiver LKA festgestellt, der mittels PCI nicht registriert werden konnte. Es ist möglich, daß der klinisch detektierte LKA parazentral gesehen wurde und daher von der PCI, die den vorderen Augenabschnitt entlang der optischen Achse mißt, nicht gemessen werden konnte. Bei diesen Augen wurden auch vermehrt Spannfalten der hinteren Kapsel vermerkt. Wenn man sowohl biomikroskopisch als auch laserinterferometrisch detektierte positive LKA zusammenzieht, haben insgesamt 22 % aller Patienten einen LKA. Die jeweiligen Anteile eines positiven LKA nach Linsentyp sind: Acrysof 30 %, SI30 ohne Sparnnring 35 %, SI30 mit Spannring 15 % und Iogel 25 %. Der Spannring verursachte eine signifikant geringere positive LKA-Rate.

Abbildung 2 zeigt die optischen A-Scans eines Patienten vor und nach YAG-Kapsulotomie. Im oberen A-Scan ist ein positiver LKA deutlich sichtbar. Bei allen 15 Patienten kommt es nach der YAG-Kapsulotomie zu einer Verlagerung der Hinterkammerlinse nach hinten. Diese Verschiebung erreichte im Mittel 30 μm (15–50 μm).

Schlußfolgerungen

Alle in dieser Studie untersuchten pseudophaken Augen konnten mit der neuen Technik der Teilkohärenz-Laserinterferometrie problemlos und schnell vermessen werden. Diese Vermessungsmethode erlaubt eine bisher nicht mögliche Präzision in der Bestimmung der A-Konstante intraokularer Linsen.

Ein positiver Linsen-Kapsel-Abstand läßt den Linsenepithelzellen Platz zur Migration entlang der hinteren Kapsel und ist damit möglicherweise eine Ursache für die Entwicklung des regeneratorischen Nachstars (no space – no cells). Diese Studie zeigt, daß eine Quantifizierung des Linsen-Kapsel-Abstandes mit hoher Präzision mittels Laserinterferometrie möglich ist. Außerdem scheint der Kapselspannring die Rate der positiven Linsen-Kapsel-Abstände zu vermindern.

Die Verschiebung der IOL nach YAG-Kapsulotomie ist voraussichtlich eine Konsequenz der Entspannung des Kapselsacks. Diese Verschiebung nach hinten dürfte zu einer leichten, möglicherweise subjektiv nicht wahrnehmbaren Hyperopisierung führen.

Teilkohärenz-Laserinterferometrie erweist sich als äußerst präzise und für den Patienten gut verträgliche, berührungsfreie Biometriemethode und ist bei pseudophaken Augen sehr gut anwendbar.

Literatur

1. Boerrigter RMM, Thijssen JM, Verbeek AM (1985) Intraocular lens power calculations: The optimal approach. Ophthalmologica 191: 89–94
2. Binkhorst RD (1981) Accuracy of the axial length of the eye. Ophthalmic Surgery 12: 363–365
3. Drexler W, Hitzenberger CK, Sattmann H, Fercher AF (1995) Measurement of the thickness of fundus layers by partial coherence tomography. Opt Engineering 34(3): 701–710
4. Drexler W, Baumgartner A, Findl O, Hitzenberger CK, Sanmann H, Fercher AF (1997) Submicrometer Precision Biometry of the Anterior Segment of the Human Eye. Invest Ophthalmol Vis Sci 38: 1304–1313
5. Fercher AF, Roth E (1986) Ophthalmic laser interferometry (1986). Proc SPIE 658: 48–51
6. Hitzenberger CK (1991) Optical measurement of the axial eye length by laser Doppler interferometry. Invest Ophthalmol Vis Sci 2: 616–624
7. Hitzenberger CK, Drexler W, Dolezal C, Skorpik F, Juchem M, Fercher AF, Gnad HD (1993) Measurement of the Axial Length of Cataract Eyes by Laser Doppler Interferometry. Invest Ophthalmol Vis Sci 34: 1886–1893
8. Mutti DO, Zadnik K, Egashira S, Kish L, Twelker JD, Adams AJ (1994). The Effect of Cycloplegia on Measurements of the Ocular Components. Invest Opthalmol Vis Sci 35: 515–527
9. Zadnik K, Mutti DO, Adams AJ (1992) The Repeatability of measurements of the ocular components. Invest Ophthalmol Vis Sci 33: 2325–2333

Reliabilität der Vorderkammertiefenmessungen mit dem Orbscan-Topographiegerät

G.U. Auffarth, Y. Biazid, M.R. Tetz und H.E. Völcker

Zusammenfassung

Hintergrund: Die quantitative Erfassung von Vorderabschnittsparametern wie z.B. der Vorderkammertiefe ist eine wichtige Hilfe vor geplanten katarakt- oder glaukomchirurgischen Eingriffen. Mit dem Orbscan-Topographiegerät eröffnet sich die Möglichkeit, Vorderkammer(VK)-Tiefenmessungen durchzuführen. Über die Reliabilität solcher Messungen liegen bisher keine Studien vor.

Material und Methode: Das Orbscan-Gerät ist ein 3-D-Spaltlampentopographiesystem, das zur Analyse der kornealen Oberflächen sowie der Vorderkammerstrukturen (Iris, Linse) genutzt werden kann. Die in der x-, y- und z-Achse gemessenen Oberflächenpunkte werden zur Erstellung topographischer Oberflächenkarten benutzt und farbkodiert dargestellt.

Untersucht wurden 56 Augen von 37 Patienten im Alter von 70,4 ± 13,2 Jahren. Die VK-Tiefenmessungen erfolgten vor geplanter Kataraktoperation mit dem Orbscan-Gerät, mittels Ultraschall sowie dem VK-Meßgerät nach Jäger.

Resultate: Die mit dem Orbscan-Gerät ermittelten Werte für die VK-Tiefen betrugen 3,23 ± 0,5 mm, die mittels Ultraschall gemessenen VK-Tiefen betrugen 3,27 ± 0,54 mm. Mit dem Gerät nach Jäger betrug der Mittelwert 3,10 ± 0,55 mm. Die mittlere Abweichung der Orbscan-Werte von den Ultraschallmessungen betrug 0,04 ± 0,15 mm. Der Korrelationskoeffizient zwischen der Orbscan-/Ultraschallmessung betrug 0,96 ($p < 0,0001$), zwischen Orbscan-/Jäger-Gerät 0,90 ($p < 0,0001$).

Schlußfolgerung: Die Vorderkammertiefenmessungen zeigten sehr gute Übereinstimmungen mit den sonographisch und spaltlampenmikroskopisch gemessenen Werten.

Summary.

Background: Quantitative measurement of anterior chamber parameters such as anterior chamber depth is useful when planning cataract or glaucoma surgery. The ORBSCAN topography system offers the possibility of measuring anterior chamber depth. So far no reliability study has been published.

Material and methods: We have used the ORBSCAN topography system, a 3D scanning slit-beam system, for analyzing corneal surfaces as well as structures of the anterior segment (iris, lens). Surface data points are measured in the x-, y- and z-axes creating color-coded surface topography maps. Fifty-six eyes of 37 patients aged 70.4 ± 13.2 years have been examined. Anterior chamber depth (ACD) was evaluated prior to planned cataract surgery using the ORBSCAN topography system and as a control by ultrasound (Grieshaber Biometric Systems) and the Jäger AC-depth measurement system.

Results: ACD values measured with the ORBSCAN system were 3.23 ± 0.55 mm, ultrasound measurements were 3.2 ± 10.54 mm, Jäger measurements averaged 3.10 ± 0.55 mm. The average difference between ORBSCAN and ultrasound values was 0.04 ± 0.15 mm.

C. Ohrloff et al. (Hrsg.)
11. Kongreß der DGII 1997

The correlation coefficient between ORBSCAN and ultrasound was 0.96 ($p < 0.0001$), between ORBSCAN and Jäger 0.90 ($p < 0.0001$).

Conclusion: In essence the measurements of ACD by the ORBSCAN system were equivalent to reference measurements.

Einleitung

Die quantitative Erfassung von Vorderabschnittsparametern wie z.B. der Vorderkammertiefe ist eine wichtige Hilfe vor geplanten katarakt- oder glaukomchirurgischen Eingriffen. Vorderkammertiefenmessungen werden in Screeningprogrammen zur Erfassung von Glaukompatienten weltweit eingesetzt und sind bei Fragen der Intraokularlinsenbiometrie von Bedeutung [1–4, 13–21].

Mit dem Orbscan-Topographiegerät eröffnet sich die Möglichkeit, Vorderkammer(VK)-Tiefenmessungen durchzuführen. Über die Reliabilität solcher Messungen liegen bisher keine Studien vor.

Patienten und Methoden

Untersucht wurden 56 Augen von 37 Patienten im Alter von 70,4 ± 13,2 Jahren. Die VK-Tiefenmessungen erfolgten vor geplanter Kataraktoperation mit dem Orbscan-Gerät, mittels Ultraschall sowie dem VK-Meßgerät nach Jäger [10].

Das Orbscan-Gerät ist ein 3-D-Spaltlampentopographiesystem, das zur Analyse der kornealen Oberflächen sowie der Vorderkammerstrukturen (Iris, Linse) genutzt werden kann. Die in der x-, y- und z-Achse gemessenen Oberflächenpunkte werden zu einer wahren topographischen Oberflächenlandkarte verrechnet und mit entsprechenden Farbkodierungen dargestellt.

Es wurde weiterhin ein Ultraschallmeßgerät der Firma Grieshaber benutzt. Hierbei erfolgt die Messung mit einer Wasservorlaufstrecke, so daß kein direkter Hornhautkontakt mit dem Meßkopf besteht.

Das VK-Tiefenmeßgerät nach Jäger ist als Haag-Streit-Spaltlampenaufsatz verfügbar und beruht auf dem Bildteilungsverfahren mittels planparalleler Platten [10].

Die statistische Auswertung erfolgte mit Hilfe von Häufigkeitsverteilungsdiagrammen, der Errechnung der Mittelwerte und Standardabweichungen sowie der Durchführung von linearen Regressionsanalysen. Es wurden hierfür die Statistikprogramme Microsoft Excel 7.0, Systat 5.03 for Windows und Statistica 4.5 für Windows benutzt.

Ergebnisse

Insgesamt waren 56 Augen mit dem Orbscan-Gerät vermessen worden, bei 48 Augen konnten auch Ultraschallmessungen und Messungen mit dem Jäger-Gerät zum Vergleich herangezogen werden. Für die Vergleiche Orbscan/Ultra-

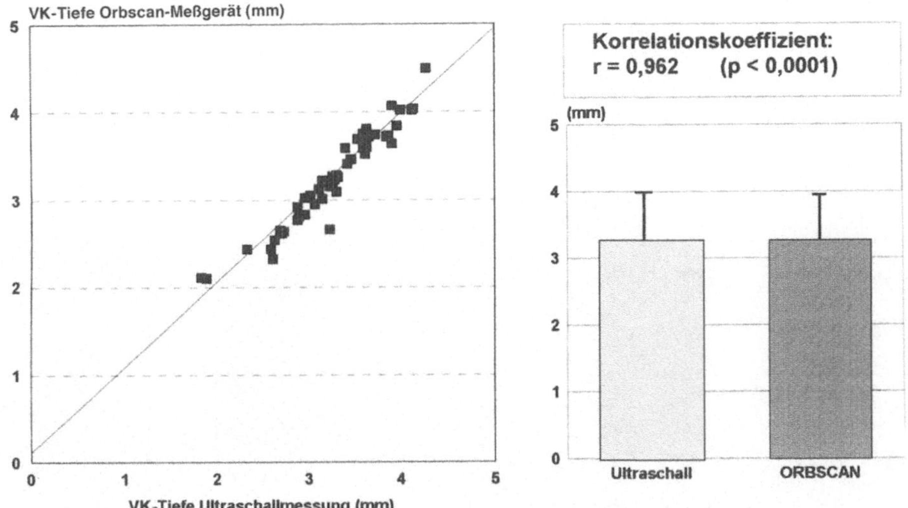

Abb. 1. Darstellung der Korrelationsanalyse des Vergleichs der Vorderkammertiefenmessungen mittels Orbscan-Gerät und Ultraschall sowie Darstellung der Mittelwerte und Standardabweichungen. Es zeigt sich eine sehr gute Korrelation (r = 0,96)

schall, Orbscan/Jäger und Ultraschall/Jäger ergaben sich daher unterschiedliche Mittelwerte, da nur die Augen gewertet wurden, bei denen gleichzeitig jeweils beide Meßverfahren angewandt wurden.

Vergleich Orbscan-Topographiegerät/Ultraschallmessung

Die mit dem Orbscan-Gerät ermittelten Werte für die VK-Tiefen betrugen 3,23 ± 0,55 mm, die mittels Ultraschall gemessenen VK-Tiefen betrugen 3,27 ± 0,54 mm.Die mittlere Abweichung der Orbscan-Werte von den Ultraschallmessungen betrug 0,015 ± 0,13 mm. Der Korrelationskoeffizient zwischen Orbscan-/Ultraschallmessung betrug 0,96 ($p < 0{,}0001$; Abb. 1).

Vergleich Orbscan-Topographiegerät/Jäger-VK-Meßgerät

Die mit dem Orbscan-Gerät ermittelten Werte für die VK-Tiefen betrugen in dieser Vergleichsgruppe 3,18 ± 0,52 mm. Mit dem Gerät nach Jäger betrug der Mittelwert 3,10 ± 0,55 mm. Der Korrelationskoeffizient betrug 0,90 ($p < 0{,}0001$; Abb. 2).

Vergleich Ultraschallmessung/Jäger-VK-Meßgerät

Die mit dem Ultraschall ermittelten Werte für die VK-Tiefen betrugen in dieser Vergleichsgruppe 3,25 ± 0,53 mm. Mit dem Gerät nach Jäger betrug der Mittelwert 3,08 ± 0,55 mm. Der Korrelationskoeffizient betrug 0,90 ($p < 0{,}0001$).

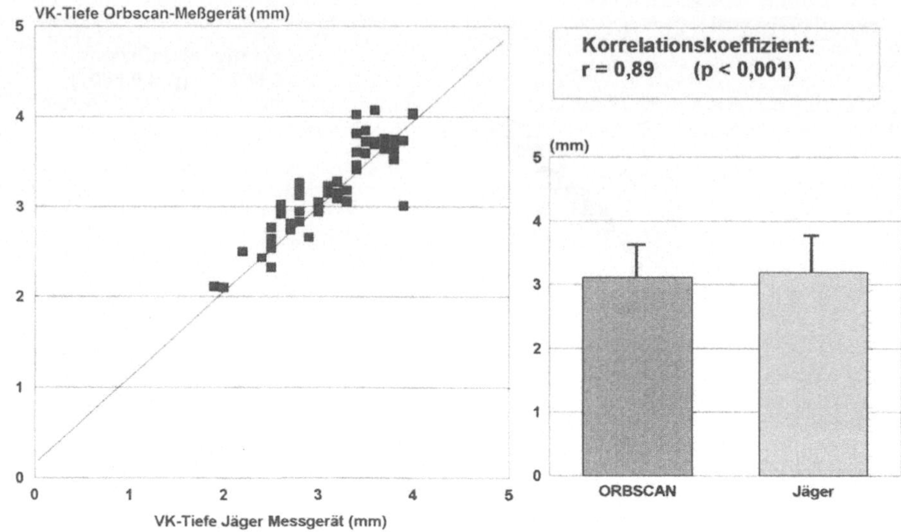

Abb. 2. Darstellung der Korrelationsanalyse des Vergleichs der Vorderkammertiefenmessungen mittels Orbscan-Gerät und dem Jäger-VK-Meßgerät sowie Darstellung der Mittelwerte und Standardabweichungen. Es zeigt sich eine gute Korrelation (r = 0,90)

Diskussion

Das Orbscan-Topographiegerät Gerät wurde ursprünglich entwickelt, um Topographielandkarten von Hornhautoberflächen darzustellen. Die Anwendung des Gerätes ist insbesondere in der refraktiven Hornhautchirurgie oder bei der Beurteilung von hornhautrefraktiven Problemen in der Kataraktchirurgie interessant bzw. auch bei der Diagnostik von Wölbungsanomalien der Hornhaut.

Da das Meßverfahren und die Datenakquisation jedoch auf einem Spaltlampenverfahren beruhen und wahre Oberflächenpunkte des vorderen Augensegmentes bis zur Linsenvorderfläche erfaßt werden, kann man auch andere Parameter wie Hornhautdicke, VK-Tiefe und VK-Volumen bestimmen.

Bei den Untersuchungen zu dieser Studie benutzte unser Gerät eine experimentelle Softwareversion zur Auswertung der Daten; hier sind einige Verbesserungen notwendig (und z.T. auch schon durchgeführt worden). Schwierigkeiten bei der Messung der Vorderkammertiefen mit dem Orbscan-Gerät ergaben sich insbesondere bei pseudophaken Augen, bei maximaler medikamentöser Mydriasis oder bei ausgeprägten Linsentrübungen. In diesen Situationen entstanden zuviel Streulichtquellen und Reflexe, so daß die Linsenvorderflächen nicht ausreichend erfaßt werden konnten.

Die hier durchgeführte Studie zeigte insgesamt eine gute Korrelation der Orbscan-Meßwerte mit zwei Referenzverfahren. Wenngleich Messungen von anatomischen Parametern eher zu wissenschaftlichen Zwecken durchgeführt werden [5, 8, 9, 11, 12, 16, 19] als im klinischen Alltag Anwendung zu finden, sind diese Untersuchungen z. B. beim Screening von Glaukompatienten [3, 4, 14, 15, 17, 21] bei Fragen der Intraokularlinsenbiometrie [1, 6, 13, 18, 20] oder auch bei pharmakologischen Fragestellungen [7, 18] durchaus sinnvoll.

Literatur

1. Arai M, Ohzuno I, Zako M (1994) Anterior chamber depth after posterior chamber intraocular lens implantation. Acta Ophthalmol 72: 694–697
2. Baez KA, Orengo S, Gandham S, Spaeth GL (1992) Intraobserver and interobserver reproducibility of the Nidek EAS-1000 Anterior eye segment analysis system. Ophthalmic Surg 23: 426–428
3. Caronia RM, Liebmann JM, Stegman Z, Sokol J (1996) Ritch-Increase in iris-lens contact after laser iridotomy for pupillary block angle dosure. Am J Ophthalmol 122: 53–57
4. Congdon NG, Quigley HA, Hung PT, Wang TH, Ho TC (1996) Screening techniques for angle-closure glaucoma in rural Taiwan. Acta Ophthalmol 74: 113–119
5. Garner LF, Yap MK, Kinnear RF, Frith MJ (1995) Ocular dimensions and refraction in Tibetan children. Optom Vis Sci 72: 266–271
6. Holladay JT, Gills JP, Leidlein J, Cherchio M (1996) Achieving emmetropia in extremely short eyes with two piggyback posterior chamber intraocular lenses.Ophthalmology 103: 1118–1123
7. Hung L, Yang CH, Chen MS (1995) Effect of pilocarpine on anterior chamber angles. J Ocul Pharmacol Ther 11: 221–226
8. Isenberg SJ, Neumann D, Cheong PY, Ling YL, McCall LC, Ziffer AJ (1995) Growth of the internal and external eye in term and preterm infants. Ophthalmology 102: 827–830
9. Izatt JA, Hee MR, Swanson EA, Lin CP, Huang D, Schuman JS, Puliafito CA, Fujimoto JG (1994) Micrometer-scale resolution imaging of the anterior eye in vivo with optical coherence tomography. Arch Ophthalmol 112: 1584–1589
10. Jaeger W (1955) Einfaches Zusatzgerät für die Spaltlampe zur Messung der Vorderkammertiefe. Ber Deutsch Ophthalmol Ges: 324–326
11. Kashima K, Trùs BL, Unser M, Edwards PA, Datiles MB (1993) Aging studies on normal lens using the Scheimpflug slit-lamp camera. Invest Ophthalmol Vis Sci 34: 263–269
12. Olbert D, Kehrhahn OH (1992) Biometric constancy of the anterior eye segment as demonstrated by slit image photography according to the Scheimpflug principle. Ophthalmic Res 24: 27–31
13. Olsen T, Corydon L, Gimbel H (1995) Intraocular lens power calculation with an improved anterior chamber depth prediction algorithm. J Cataract Refract Surg 21: 313–319
14. Rosengren B (1959) Die Messung der Vorderkammertiefe als Methode zur Differenzierung verschiedener Arten von Glaukom. Ber Deutsch Ophthalmol Ges: 128–132
15. Sakai H, Sato T, Koibuchi H, Hayakawa K, Yamakawa R, Nagataki S (1996) Anterior chamber dimensions in patients with angle-closure glaucoma measured by an anterior eye segment analysis system. Nippon Ganka Gakkai Zasshi 100: 546–550
16. Sakamoto Y, Sasaki K, Nakamura Y, Watanabe N (1992) Reproducibility of data obtained by a newly developed anterior eye segment analysis system, EAS-1000. Ophthalmic Res. 24(Suppl 1): 10–20
17. Schwenn O, Sell F, Pfeiffer N, Grehn F (1995) Prophylactic Nd:YAG-laser iridotomy versus surgical iridectomy: a randomized, prospective study. Ger J Ophthalmol 4: 374–379

18. Shigemori S, Nagata T, Onodera T (1993) The effect of intraocular lens (IOL) length and design on anterior chamber depth under contraction and relaxation of the ciliary muscle. Nippon Ganka Gakkai Zasshi 97: 721–725
19. Shyn KH, Kim HC, Kim JC (1992) A photodocumented study on lens thickness and densitometric value according to the type of cataract. Ophthalmic Res 24(Suppl 1): 32–35
20. Thornval P, Naeser K (1995) Refraction and anterior chamber depth before and after neodymium: YAG laser treatment for posterior capsule opacification in pseudophakic eyes: a prospective study. J Cataract Refract Surg 21: 457–460
21. Ye T, Mao W, Lu D (1995) Comparison of simple methods to screen predisposing eye of primary angle-closure glaucoma. Chung Hua Yen Ko Tsa Chih 31: 341–344

Präoperative Berechnung des Kapselsackdurchmessers mittels multipler Regressionsanalyse

C. Vass, R. Menapace, K. Strenn und I. Steineck

Zusammenfassung. Plattenhaptikintraokularlinsen (IOL) können zu Dezentrierung neigen, falls ihre Gesamtlänge den Kapselsackdurchmesser nicht übersteigt. Dieser beträgt durchschnittlich 10,3 mm, ist jedoch für den einzelnen Patienten präoperativ nicht meßbar. Wir haben bei 78 Augen nach Kataraktoperation den Kapselsackdiameter gemessen.

Im Zuge der Kataraktoperation wurde zusätzlich zur IOL ein offener Kapselspannring aus PMMA implantiert. Am 1. Tag postoperativ wurden die beiden Enden des Kapselspannringes in Mydriasis an der Spaltlampe gonioskopisch dargestellt und die Distanz zwischen ihnen mit Hilfe der Spalthöhe abgemessen. Durch Addition dieser Distanz zu der bekannten Gesamtlänge des Spannringes berechneten wir den Kapselsackumfang und daraus den Kapselsackdiameter.

Der Kapselsackdiameter wurde mit präoperativ erhebbaren Meßwerten (Bulbuslänge, Keratometrie, präoperative Vorderkammertiefe und Linsendicke, Hornhautdurchmesser) korreliert. Die vermessenen Augen waren überwiegend emmetrop oder hypermetrop (Bulbuslängen 20,4–24,8).

Die Korrelation mit dem Kapselsackdurchmesser war nur für Bulbuslänge (positiv; $p < 0{,}0001$; $R^2 = 0{,}26$) und Keratometrie (negativ; $p < 0{,}0037$; $R^2 = 0{,}11$) statistisch signifikant. Es wurde eine multiple lineare Regressionsanalyse mit Bulbuslänge und Keratometrie als unabhängigen Variablen und Kapselsackdurchmesser als abhängiger Variable durchgeführt. Durch Einsetzen von Bulbuslänge und Keratometrie in die so errechnete Regressionsgleichung wurden Prognosen des Kapselsackdurchmessers simuliert. Die Korrelation dieser prognostizierten mit den postoperativ gemessenen Kapselsackdiametern war statistisch signifikant ($p < 0{,}0001$; $R^2 = 0{,}26$). Die Standardabweichung der Differenz zwischen Prognose und Meßwert war betrug $\pm$ 0,22 mm.

Zusammenfassend wurde für emmetrope bis hypermetrope Augen eine positive Korrelation von Bulbuslänge und Kapselsackdurchmesser gefunden. Für eine klinische Verwendbarkeit der Regressionsgleichung zur präoperativen Kapselsackberechnung erwies sich jedoch die Streuung der Meßwerte als zu groß.

Summary. Plate-haptic intraocular lenses (IOL) may predispose for decentration if their length does not exceed the capsular bag diameter. The latter has been reported to be 10.3 mm on average. For an individual patient it is impossible to measure the capsular bag diameter preoperatively. We measured the capsular bag diameter after cataract surgery in 78 eyes. Cataract surgery was performed with additional implantation of an open capsular tension ring. On the first postoperative day we visualized the distance between the two ends of the capsular tension ring at the slit lamp in mydriasis with a gonioscopy lens. We then measured the distance with help of the slit height. By addition of this distance to the known total length of the capsular tension ring, we calculated the capsular bag circumfe-

C. Ohrloff et al. (Hrsg.)
11. Kongreß der DGII 1997

rence, and in a second step the diameter. The capsular bag diameter was correlated with preoperatively measurable parameters (bulbus length, keratometry, preoperative anterior chamber depth and lens thickness, corneal diameter). Most of the eyes were emmetropic or hypermetropic (bulbus lengths 20.4–24.8 mm). Statistically significant correlation with the capsular bag diameter was found only for bulbus length (positive: $p < 0.0001$, $R^2 = 0.26$) and keratometry (negative: $p < 0.0037$, $R^2 = 0.11$). We performed a multiple linear regression analysis with bulbus length and keratometry as independent variables and capsular bag diameter as dependent variable. The regression formula was used to calculate individual capsular bag prognoses. The predicted capsular bag diameters were significantly correlated with the postoperatively measured ones ($p < 0.0001$, $R^2 = 0.26$). The standard deviation of the differences between predictions and measured values was ±0.22 mm. In conclusion we found a positive correlation of bulbus length and capsular bag diameter for emmetropic to hypermetropic eyes. The variability of measured values was too large for clinical use of our regression formula to preoperatively calculate the capsular bag diameter.

Einleitung

Die Implantation von Plattenhaptikintraokularlinsen (IOL) aus Silikon setzt eine möglichst genaue Kenntnis des Kapselsackdurchmessers voraus, da sich die IOL-Gesamtlänge nicht an den Kapselsackdurchmesser anpassen kann. Mehrere Arbeiten an enukleierten Augen haben den Durchmesser des leeren Kapselsackes mit 10,0–10,8 mm angegeben [1, 2, 5]. Diese Angaben zeigen eine gewisse Variabilität des Kapselsackdurchmessers. Für ein gegebenes Auge ist es derzeit unmöglich, präoperativ die ideale IOL-Gesamtlänge zu festzustellen.

Mit Hilfe von Kapselspannringen ist es möglich, den Kapselsackdurchmesser in vivo zu messen [7, 8]. Ziel dieser Studie war zu untersuchen, ob der so in vivo gemessene Kapselsackdurchmesser mit präoperativ einfach erhebbaren Parametern korreliert. In diesem Fall sollte versucht werden, eine Regressionsgleichung zur präoperativen Berechnung des Kapselsackdurchmessers aufzustellen und zu testen.

Patienten und Methodik

Bei 78 Augen wurde nach Rhexis und Phakoemulsifikation und vor Implantation einer Silikonlinse mit offenen Bügeln ein offener Kapselspannring aus PMMA mit einem Durchmesser von 10 mm implantiert (Morcher, Typ 14). Präoperativ wurden die folgenden Meßwerte erhoben: Bulbuslänge (Echo), mittlerer Keratometriewert, Vorderkammertiefe (Echo) und Linsendicke (Echo). Postoperativ haben wir den Abstand der beiden Ringenden (Ösen) über ein Gonioskop dargestellt und mit Hilfe der Spalthöhe und der Spaltlampe gemessen [7, 8]. Weiter haben wir postoperativ den Hornhautdurchmesser vertikal und horizontal (weiß-weiß) gemessen (W-W-Durchmesser).

Durch Addition des gemessenen Ösenabstandes zu der bekannten Länge des Kapselspannringes (30,3 mm) erhält man die Kapselsackzirkumferenz (U). Unter der Voraussetzung einer runden Kapselsackkonfiguration kann man den Kapselsackdurchmesser (D) wie folgt errechnen: $D = U/\pi$.

Den postoperativ gemessenen Kapselsackdurchmesser haben wir mit allen präoperativ erhobenen Parametern sowie mit dem W-W-Durchmesser korreliert. Jene Parameter, für die eine statistisch signifikante Korrelation gefunden wurde, wurden für eine multiple lineare Regressionsanalyse herangezogen. Mit Hilfe der so erhaltenen Regressionsgleichung wurde durch Einsetzen der Meßwerte für jeden Patienten eine Prognose des Kapselsackdurchmessers errechnet. Schließlich haben wir die Korrelation der prognostizierten mit den gemessenen Kapselsackdurchmessern geprüft.

Ergebnisse

Da nur 4 Augen eine Bulbuslänge von über 25 mm aufwiesen, haben wir sie von der statistischen Analyse exkludiert (Tabelle 1). Tabelle 2 zeigt die Durchschnitte, Standardabweichungen und Streubreiten der verschiedenen Meßwerte der restlichen 74 Augen. Der Kapselsackdurchmesser betrug bei 25% der Augen über 10,5 mm, bei 10% über 10,7 mm und bei 6,7% über 10,8 mm.

Die Korrelation der präoperativen Meßwerte mit den postoperativ gemessenen Kapselsackdurchmessern ist der Tabelle 3 zu entnehmen. Nur für Bulbuslänge (Abb. 1) bzw. Keratometrie (Abb. 2) konnte eine signifikante, jedoch

Tabelle 1

	Bulbuslänge	Keratometrie	Kapselsackdurchmesser
#16	27,2 mm	43,1 dpt	10,41 mm
#23	28,8 mm	42,6 dpt	10,51 mm
#53	26,0 mm	44,1 dpt	9,97 mm
#65	27,9 mm	41,35 dpt	10,69 mm

Tabelle 2

	Mittelwerte	Standardabweichung	Streubereich
Bulbuslänge	22,89 mm	±0,92	20,7 - 24,8
Keratometrie	43,21 dpt	±1,36	39,75 - 45,85
VK-Tiefe	2,69 mm	±0,47	1,5 - 3,6
Linsendicke	4,50 mm	±0,63	2,7 - 5,8
HH-Durchmesser horizontal	11,86 mm	±0,46	11,0 - 12,7
HH-Durchmesser vertikal	11,30 mm	±0,55	10,1 - 12,6
Mittlere Hornhautdurchmesser	11,58 mm	±0,44	10,55 - 12,55
Kapselsackdurchmesser	10,33 mm	±0,26	9,83 - 10,89

Tabelle 3

	Korrelation (R^2)	Signifikanz
Bulbuslänge	0,26	p = 0,0001
Keratometrie	0,11	p = 0,0037
VK-Tiefe	0,03	p = 0,1557
Linsendicke	0,00	p = 0,6871
Mittlere Hornhautdurchmesser	0,03	p = 0,2079

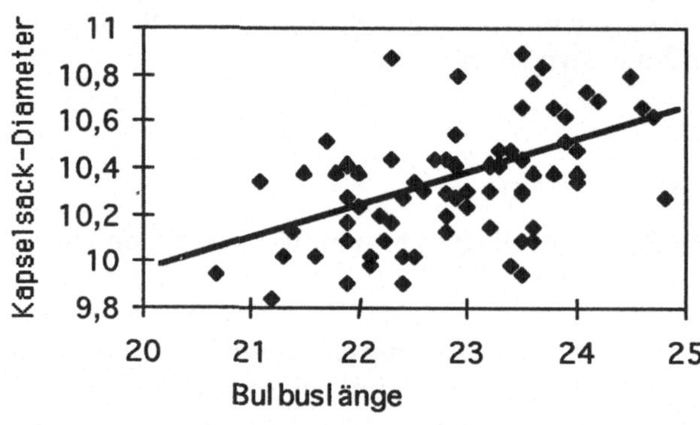

Abb. 1. Scatterplot von Bulbuslänge und Kapselsackdurchmesser

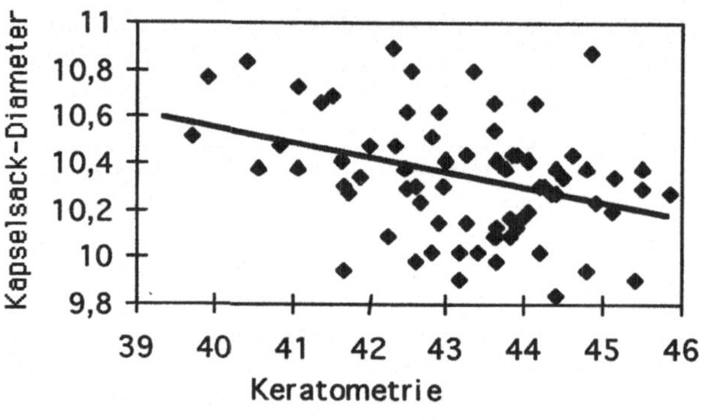

Abb. 2. Scatterplot von Keratometrie und Kapselsackdurchmesser

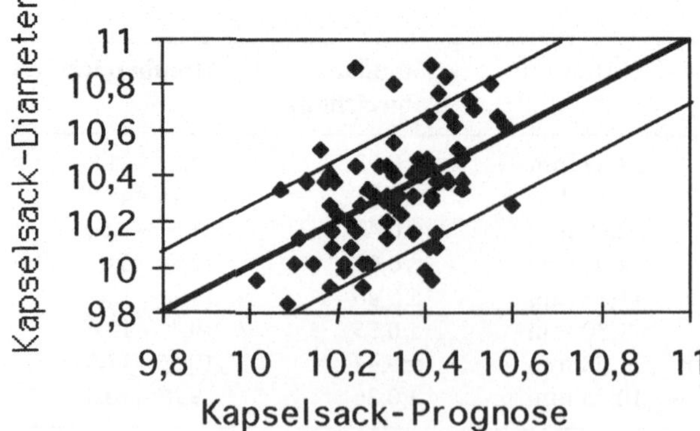

Abb. 3. Scatterplot von Kapselsackprognose und postoperativ gemessenem Kapselsackdurchmesser. Die dünnen Linien markieren den Streubereich, in dem 80 % der Augen liegen

schwache Korrelation mit dem postoperativ gemessenen Kapselsackdurchmesser gefunden werden. Wir haben daher eine multiple lineare Regressionsanalyse mit Bulbuslänge (BL) und Keratometrie (K) als unabhängige Variablen und dem postoperativ gemessenen Kapselsackdurchmesser (Kaps) als abhängiger Variable durchgeführt. Die Regressionsgleichung lautet:

$$\text{Kaps} = 7{,}227 + \text{BL} \times 0{,}139 - \text{K} \times 0{,}002$$

Durch Einsetzen von Bulbuslänge und Keratometrie in Gleichung 1 erhält man eine Prognose des Kapselsackdurchmessers. Die auf diese Weise errechneten Prognosewerte haben wir mit den postoperativ gemessenen Kapselsackdurchmessern verglichen (Abb. 3). Das Ergebnis war eine signifikante, jedoch schwache Korrelation der Kapselsackprognose mit dem postoperativ gemessenen Kapselsackdurchmesser ($p > 0{,}0001$; $R^2 = 0{,}26$). Die Abweichungen der prognostizierten von den postoperativ gemessenen Werten lagen zu 50 % zwischen +0,13 mm und −0,15 mm. Bei je 10 % der Augen war der postoperativ gemessene Kapselsackdurchmesser um mehr als 0,26 mm größer bzw. um mehr als 0,28 mm kleiner als der prognostizierte. Die Standardabweichung der Differenz zwischen Prognose und Meßwert betrug 0,22 mm.

Diskussion

Die von uns mit Hilfe des Kapselspannringes in vivo gemessenen Kapselsackdurchmesser (10,33 mm; 9,83–10,89 mm) stehen im Einklang mit den Literaturberichten über den leeren Kapselsackdurchmesser post mortem (10,8–10,8 mm) [1, 2, 5]. Eine mögliche Dehnung des Kapselsackes durch den verwendeten Spannring scheint somit unsere Ergebnisse nicht wesentlich beeinflußt zu haben.

Es finden sich mehrere Literaturberichte, die einen Zusammenhang zwischen IOL-Gesamtlänge und Dezentrierung für Plattenhaptik-IOL nahelegen.

Bei einer Kahndesign-IOL aus Hydrogelmaterial (IOGEL 1103) mit einer Gesamtlänge von 11,3 mm wiesen in einem Kollektiv von 200 Augen nur 21 Augen eine Dezentrierung von 0,5 mm oder mehr auf [3]. Davon war in 4 Augen die IOL asymmetrisch mit einer Haptik im Sulcus positioniert, 1 Auge wies einen größeren Zonuladefekt auf. Nur 16 IOL (8 %) waren trotz symmetrischer Kapselsackfixation und intakter Zonula dezentriert, alle um ca. 0,5 mm. Fünf dieser letztgenannten Fälle wurden mit einem Rhexis-capture erklärt. Die Dezentrierung trat immer senkrecht zur IOL-Achse auf und war meist nach oben gerichtet.

Eine sehr ähnliche Plattenhaptik-IOL aus Hydrogel (IOGEL 1003) mit einer auf 10,3 mm verkürzten Gesamtlänge wies wesentlich schlechtere Ergebnisse auf [4]. 46 % waren mehr als 0,5 mm dezentriert, 24 % sogar über 1 mm. 41 % der IOL mit primär-horizontaler Positionierung und 67 % der IOL mit primär-vertikaler Positionierung rotierten postoperativ in eine oblique Position oder sogar um 90°.

Eine Plattenhaptik-IOL aus Silikon (STAAR AA-4203) mit 10,5 mm Gesamtlänge war in 17% von 54 Augen um über 0,5 mm dezentriert [9].

Zwischen den Ergebnissen der oben zitierten Studien und der Verteilung der Kapselsackdurchmesser scheint ein Zusammenhang zu bestehen. Der Kapselsackdurchmesser betrug in 50% über 10,3 mm und 46% der IOL mit 10,3 mm Länge waren dezentriert. Der Kapselsackdurchmesser betrug in 25% über 10,5 mm, und 17% der IOL mit 10,5 mm Länge waren dezentriert. Der maximale Kapselsackdurchmesser betrug 10,89 mm, und die IOL mit 11,3 mm Gesamtlänge war nur in 9% der Augen um 0,5 mm dezentriert. Diese Ergebnisse weisen darauf hin, daß auch hinreichend große IOL dezentrieren können; übertrifft jedoch der Kapselsackdurchmesser die IOL-Gesamtlänge, dezentrieren die meisten IOL um über 0,5 mm. Ferner scheinen fast alle IOL im Kapselsack zu rotieren, falls dieser größer als die IOL-Gesamtlänge ist.

Unsere Studie konnte zeigen, daß die gängigsten Plattenhaptik-IOL (STAAR AA-4203; Chiron Chiroflex) mit einer Gesamtlänge von 10,5 mm für 25% der Augen zu klein dimensioniert sind. Der Prozentsatz von IOL-Dezentrierungen ließe sich wahrscheinlich durch Verlängerung der IOL halbieren. Auch die torische IOL der Firma STAAR (AA-4203T) mit 10,8 mm Länge [6] erscheint nicht ausreichend dimensioniert zu sein. Bei immerhin 7% der Augen beträgt der Kapselsackdurchmesser über 10,8 mm. Bei diesen Augen muß mit einer postoperativen IOL-Rotation gerechnet werden. Dies würde nicht nur die angestrebte Astigmatismuskorrektur gefährden, sondern evtl. sogar den bestehenden Astigmatismus verstärken. Auch hier könnte durch eine Verlängerung der IOL die Komplikation der Rotation weitgehend vermieden werden.

Noch eleganter wäre es allerdings, eine verlängerte IOL nur in jene Augen zu implantieren, die sie tatsächlich aufgrund eines großen Kapselsackes benötigen. Dazu wäre eine präoperative Prognose des Kapselsackdurchmessers erforderlich.

Diese Studie hatte zum Ziel, mittels multipler linearer Regressionsanalyse eine Formel zu erstellen, mit deren Hilfe man große Kapselsäcke prognostizieren kann. Dieses Ziel konnten wir leider nicht erreichen, da die Vorhersagekraft wegen der großen Streuung für einen klinischen Einsatz zu gering war.

Die Ergebnisse dieser Studie beziehen sich nicht auf myope Augen mit Bulbuslängen über 25 mm, da wir hierfür noch keine ausreichende Datenbasis besitzen. Gerade für längere Bulbi muß man aber mit größeren Kapselsäcken rechnen. Eine derzeit laufende Studie soll klären, ob es möglich ist, eine Bulbuslänge anzugeben, die einen Kapselsackdurchmesser über 10,5 mm wahrscheinlich macht.

Literatur

1. Assia H, Apple DJ (1992) Side-View Analysis of the lens. I The Crystalline lens and the evacuated bag. Arch Ophthalmol 110: 89–93
2. Galand A, Bonhomme L, Collee M (1984) Direct measurement of the capsular bag. Am Intraocul Implant Soc J 10: 475–476

3. Menapace R, Amon M, Radax U (1992) Evaluation of 200 consecutive IOGEL 1103 capsular-bag lenses implanted through a small incision. J Cataract Refract Surg 18: 252–264
4. Menapace R, Papapanos P, Radax U, Amon M (1994) Evaluation of 100 consecutive IOGEL 1003 foldable bag-style lenses implanted through a self-sealing tunnel incision. J Cataract Refract Surg 20: 432–439
5. Richburg FA, Sun HS (1983) Size of the crushed cataractous capsular bag. Am Intraocul Implant Soc J 9: 333–335
6. Shimizu K, Misawa A, Suzuki Y (1994) Toric intraocular lenses: correcting astigmatism while controlling axis shift. J Cataract Refract Surg 20: 523–526
7. Strenn K, Menapace R, Vass C (1996) Kapselsackschrumpfung und Entwicklung der Vorderkammer nach Implantation eines Kapselspannringes und einer faltbaren Silikonlinse mit offenen Bügeln. In: Vörösmarthy D, Duncker G, Hartmann Ch (Hrsg) 10. Kongreß der DGII. Springer, Berlin Heidelberg New York, S 165–168
8. Strenn K, Menapace R, Vass C: Dynamics of capsular bag shrinkage following implantation of an open loop silicone lens and a PMMA capsule tension ring. J Cataract Refract Surg (im Druck)
9. Zehetmayer M, Skorpik C, Weghaupt H, Pfleger T, Scholz U (1994) Langzeitergebnisse nach Implantation einer Plattenhaptik-Silikonlinse in den Kapselsack. Klin Monatsbl Augenheilkd 204: 220–225

Frühzeitiger IOL-Austausch bei Anisometropie nach Kataraktoperation

S. Bodanowitz, L. Hesse und P. Kroll

Zusammenfassung. In dieser retrospektiven Studie wird der klinische Verlauf nach frühzeitigem Intraakularlinsen(IOL)-Austausch wegen Anisometropie nach Kataraktextraktion untersucht. Zwischen 1993 und 1995 wurde ein frühzeitiger IOL-Austausch an 7 Augen von 6 Patienten vorgenommen. Der IOL-Austausch wurde zwischen dem 1. und dem 11. Tag (Mittelwert 3,7 Tage) nach der initialen Kataraktoperation durchgeführt. Die mittlere Nachbeobachtungszeit betrug 7,3 (3–27) Monate. Ursachen für eine postoperative Anisometropie nach Kataraktoperation waren: ungenaue Biometrie bei hoher Myopie mit Staphyloma posticum (2 Augen) und bei Hyperopie kurz nach einem Glaukomanfall (1 Auge); nicht exakt meßbare zentrale Hornhautbrechkraft nach vorangehender photorefraktiver Chirurgie mit dem Excimer-Laser (2 Augen eines Patienten); fehlerhafte IOL-Auswahl trotz korrekter Biometrie (1 Auge); fehlerhafte Bedienung des Biometriegeräts (1 Auge) . Bei allen Patienten, die mit einem frühzeitigen IOL-Austausch behandelt wurden, ging eine komplikationslose Kataraktextraktion voran (Kapsulorrhexis, bimanuelle Phakoemulsifikation, nahtloser skleraler Tunnel). In allen Fällen konnte die IOL durch ein einfaches Manöver in örtlicher Betäubung aus dem Kapselsack herausgedreht und über den Tunnelschnitt entfernt werden. Alle Augen hatten nach dem frühzeitigen IOL-Austausch eine befriedigende Refraktion, und der weitere Verlauf war frei von Komplikationen. Daraus schließen wir, daß der frühzeitige IOL-Austausch zur Therapie einer unbefriedigenden Refraktion nach Kataraktextraktion sehr zu empfehlen ist. Dies gilt u.E. jedoch nur, sofern die primäre Kataraktextraktion problemlos und atraumatisch verlief (intakter Kapselsack, klare Hornhaut, geringer Entzündungsreiz).

Schlüsselwörter: Anisometropie, Kataraktchirurgie, Linsenaustausch, Refraktion.

Summary. This paper reports on the clinical course of eyes that underwent intraocular lens (IOL) exchange early after initial cataract extraction because gross postoperative anisometropia had occurred. Our surgical approach is described. The charts of six patients that had early IOL exchange in seven eyes during a 3-year period were analyzed retrospectively. IOL exchange was performed between 1 and 11 days (mean 3.7 days) after primary cataract surgery. The mean follow-up period was 7.3 (3–27) months. The reasons for incorrect dioptric power of the IOL were as follows: inaccurate biometry in high myopia with staphyloma posticum (two eyes) and in a hyperopic eye shortly after glaucoma attack: inaccurate estimation of central corneal refraction after photorefractive excimer laser surgery (two eyes in one patient); wrong IOL selection despite correct biometry (one eye); user's mistake in performing biometry (one eye). All patients assigned to early IOL exchange had had uneventful cataract extraction previously (capsulorhexis, bimanual phacoemulsification and sutureless scleral pocket incision). In all seven eyes the IOL could be dialed out easily

C. Ohrloff et al. (Hrsg.)
11. Kongreß der DGII 1997

through the intact capsular bag under local anesthesia. After IOL exchange all patients had satisfactory refraction and the further postoperative course was free of complications. Therefore we conclude that early IOL exchange is helpful in treating an unsatisfactory refractive outcome after cataract surgery, but it should be recommended as a safe procedure only if the surgical trauma following initial cataract extraction was minimal (intact capsular bag, no corneal decompensation, no significant inflammatory response).

Key words: anisometropia, cataract surgery, intraocular lens exchange, refraction.

Einleitung

In den letzten 15 Jahren haben sich die Indikationen für eine Intraokularlinsen(IOL)-Explantation bzw. einen IOL-Austausch gewandelt. In früheren Studien wird über einen hohen Prozentsatz von entfernten Vorderkammer- bzw. irisfixierten Linsen berichtet [4, 6]. Die bullöse Keratopathie, das zystoide Makulaödem, das Uveitis-Glaukom-Hyphäma-Syndrom, das Sekundärglaukom und die Linsendislokation waren die häufigsten Indikationen zur Entfernung einer IOL. Heutzutage spielen diese Indikationen eine immer geringere Rolle, da die Verwendung von Hinterkammerlinsen und insbesondere die Einführung der Kapsulorrhexis mit Implantation in den Kapselsack zu einer drastischen Abnahme aller Komplikationen geführt hat, die für Vorderkammer- und irisfixierte Linsen typisch sind [2]. Derzeit sind die akute und chronische Endophthalmitis, die Linsendezentrierung bei defekter Kapsulorrhexis und die traumatische Luxation die häufigsten Gründe für die Explantation einer Hinterkammerlinse, während die Entfernung einer VKL oder einer irisgestützten Linse mittlerweile zu den Raritäten zählt.

Die klinischen Ergebnisse nach einem IOL-Austausch wegen fehlerhafter postoperativer Zielrefraktion wurden in großen Studien nur am Rande erwähnt. Einige Autoren berichten, daß die postoperative Anisometropie für 2–25% aller Linsenaustausche verantwortlich sind [1, 4, 5, 9], während andere diese Indikation gar nicht erwähnen [3, 8, 10]. Die moderne Kataraktchirurgie ist mit hohen Erwartungen verbunden. Abgesehen von einer raschen visuellen Rehabilitation wird auch ein präzises postoperatives Refraktionsergebnis angestrebt. Trotz verbesserter Biometriemethoden kennt jeder Chirurg einige Patienten, bei denen die postoperative Refraktion sehr unbefriedigend ist. Unser Beitrag soll die mögliche Rolle eines frühen postoperativen Linsenaustausches bei der Behandlung dieser Patientengruppe untersuchen.

Patienten und Methode

Patienten

Die Krankenakten aller Patienten, die zwischen Januar 1993 bis Dezember 1995 einen Linsenaustausch erhielten, wurden durchgesehen. Alle Patienten, bei denen ein IOL-Austausch aus anderen medizinischen Gründen außer einer unbefriedigenden Zielrefraktion erfolgte, wurden ausgeschlossen. Bei 7 Augen

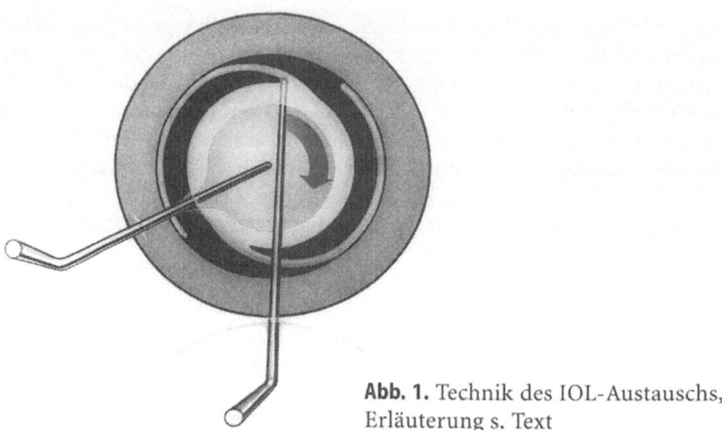

Abb. 1. Technik des IOL-Austauschs, Erläuterung s. Text

von 6 Patienten wurde ein frühzeitiger IOL-Austausch aus refraktiven Gründen vorgenommen (mittleres Alter 67,3 Jahre, mittlere Nachbeobachtungszeit 7,3 Monate, 3 weibliche und 3 männliche Patienten). Bei allen 6 Patienten wurde die primäre Kataraktextraktion mit bimanueller Phakoemulsifikation und einem 6,0 mm breiten skleralen Tunnel (frown incision) durchgeführt.

Chirurgische Technik

Der Linsenaustausch erfolgte in örtlicher Betäubung. Dazu wurden 2 ml 2%iges Xylocain retrobulbär und 1 ml in 12-h-Position subkonjunktival gespritzt. Nach Anlegen einer Zügelnaht durch den Musculus rectus superior wurde der sklerale Tunnel durch stumpfes Beiseiteschieben der Konjunktiva dargestellt. Eine geringe Menge viskoelastischer Substanz wurde in die Vorderkammer und in den Kapselsack unter die IOL gegeben. Der IOL-Austausch wurde dann folgendermaßen durchgeführt (Abb. 1): Der Rand der Kapsulorrhexis wird zur Seite gestreift und ein Spatel unter die IOL geschoben, bis die Spatelspitze etwa unter dem Zentrum der Linse liegt. Der Spatel wird während des gesamten Eingriffs so belassen. Dann wird ein Häkchen zwischen vorderem Kapselblatt und Linse am Abgang eines Linsenbügels eingesetzt. Das Häkchen kann entweder über den Tunnelschnitt oder über eine Paracentese in die Vorderkammer eingebracht werden. Durch Rotation der IOL in Uhrzeigerrichtung mit dem Häkchen wird die Linse dann aus dem Kapselsack herausgedreht und kann schließlich mit Hilfe einer Pinzette durch die Tunnelinzision ausgeleitet werden.

Ergebnisse

Indikationen

Bei 5 Patienten (6 Augen) fand sich eine Anisometropie von mehr als 3 dpt, die subjektiv nicht vertragen wurde (alle Patienten hatten ein normales Binokularsehen und waren nicht in der Lage, das Bild eines Auges ausreichend zu supprimieren). Ein weiterer Patient hatte nur eine mäßige Anisometrie von 1,5 dpt ohne binokulare Probleme. Er wünschte jedoch ausdrücklich, in einem Abstand von 50 cm ohne Brille zu lesen, was durch die postoperative Refraktion von -6,0 dpt verhindert wurde.

Es fanden sich folgende Gründe für eine inkorrekte Brechkraft der IOL: ungenaue Biometrie in hochmyopen Augen mit Staphyloma posticum (2 Augen) und bei einem hyperopen Auge mit flacher Vorderkammer kurz nach einem Glaukomanfall; inkorrekte Keratometrie bei unregelmäßiger Hornhaut nach vorangehender photorefraktiver Keratektomie bzw. Laser-in-situ-Keratomileusis (2 Augen eines Patienten); fehlerhafte IOL-Auswahl trotz korrekter Biometrie (1 Auge); fehlerhafte Bedienung des Biometriegeräts (1 Auge). Bei 2 Patienten wurde das Problem einer möglicherweise unbefriedigenden postoperativen Zielrefraktion bereits präoperativ erkannt (1 Patient mit hoher Myopie und Staphyloma posticum sowie der Patient mit vorangehender refraktiver Hornhautchirurgie). Diese beiden Patienten wurden über die Möglichkeit eines IOL-Austausches bereits vor dem Primäreingriff aufgeklärt.

Klinischer Verlauf

Der IOL-Austausch wurde zwischen dem 1. und dem 11. Tag (Mittel 3,7 Tage) nach der primären Kataraktextraktion mit Implantation einer One-piece-PMMA-IOL durchgeführt. Bei allen Patienten wurden mit der Re-Operation abgewartet, bis eine verläßliche subjektive Refraktion möglich war. Dies dauerte bei dem Patienten mit vorangehender refraktiver Hornhautchirurgie am längsten (6 bzw. 11 Tage). Bei allen Patienten verliefen sowohl die primäre Kataraktoperation als auch der frühzeitige IOL-Austausch komplikationslos. Die medikamentöse Therapie bestand in der Verordnung eines Steroid-Antibiotika-Kombinationspräparats für 3 Wochen nach dem Linsenaustausch. Der weitere postoperative Verlauf während des Beobachtungszeitraums war unauffällig.

Visus

Die Visusentwicklung ist in Abb. 2 gezeigt. Am Ende der Nachbeobachtungszeit lag bei allen Patienten ein deutlicher Visusanstieg im Vergleich zu den präoperativen Werten vor initialer Kataraktchirurgie vor. Fünf von 7 Augen erreichten einen Visus von 0,8 oder besser. Ein Endvisus von 0,4 in einem hochmyopen Auge ließ sich auf eine Amblyopia ex Anisometropia zurückführen. Bei 1 Auge mit einem Visus von 0,6 lag eine altersabhängige Makuladege-

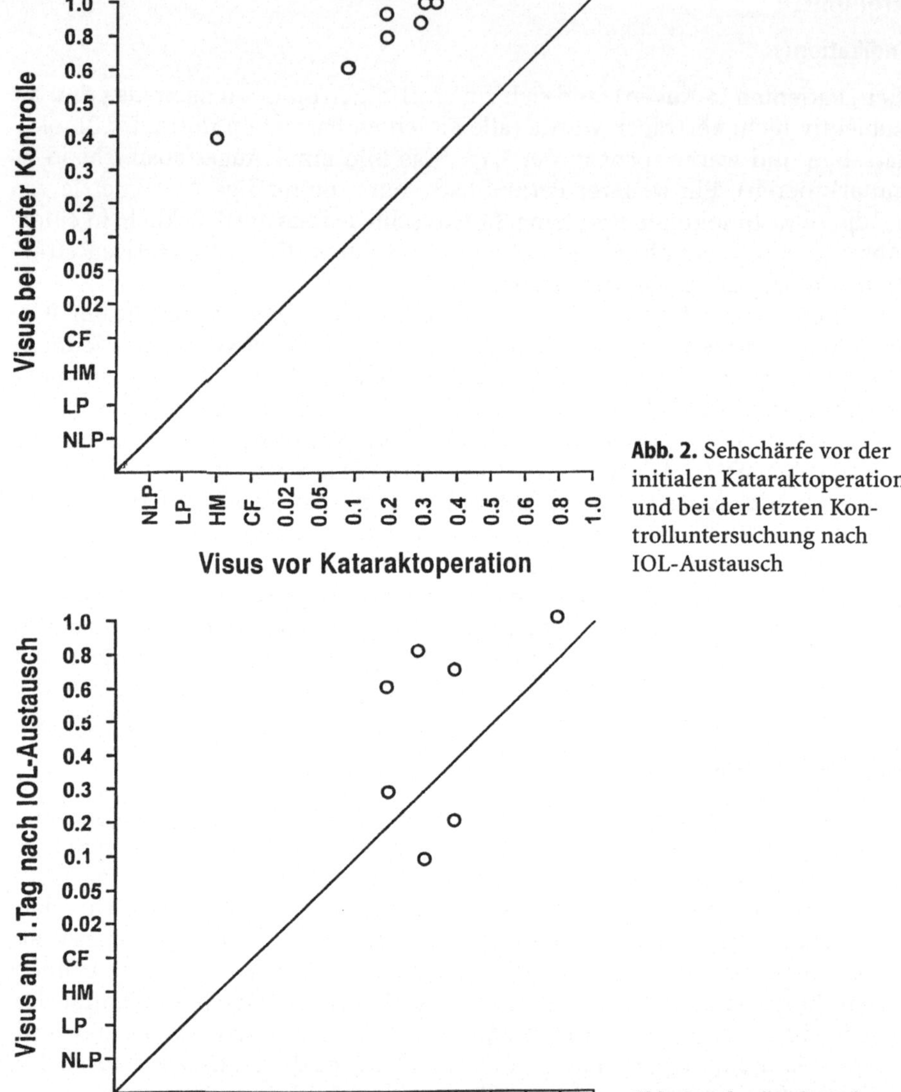

Abb. 2. Sehschärfe vor der initialen Kataraktoperation und bei der letzten Kontrolluntersuchung nach IOL-Austausch

Abb. 3. Sehschärfe nach initialer Kataraktoperation und am 1. Tag nach IOL-Austausch

neration mit Atrophie des retinalen Pigmentepithels vor. Kein Patient hatte ein ophthalmoskopisch sichtbares Makulaödem nach dem IOL-Austausch. Bei den 2 Patienten mit einem Visus ≤ 0,6 wurde ein Ödem auch fluoreszenzangiographisch ausgeschlossen. Abbildung 3 zeigt, daß nur 2 Augen am 1. Tag nach dem Linsenaustausch einen vorübergehenden geringen Visusabfall aufwiesen, während 5 Augen bereits zu diesem Zeitpunkt einen Visusanstieg erkennen ließen. Der frühzeitige IOL-Austausch führte bei allen Patienten zu einer befriedigenden Zielrefraktion mit einer mittleren Anisometropie (sphärisches Äquivalent) von 1,0 dpt (0–2,0 dpt). Der mittlere chirurgisch-induzierte Astigmatismus lag bei 0,75 dpt (0–1,5 dpt) nach der initialen Kataraktoperation und veränderte sich durch den Linsenaustausch nicht.

Diskussion

Diese retrospektive Studie berichtet über den klinischen Verlauf bei 7 Augen von 6 Patienten, die wegen einer fehlerhaften Zielrefraktion nach Kataraktchirurgie wenige Tage nach dem Primäreingriff einem frühzeitigen IOL-Austausch unterzogen wurden. Das Problem des IOL-Austausches war bereits in der Vergangenheit Gegenstand zahlreicher Studien, wobei jedoch alle größeren Serien sich mit einem Linsenaustausch beschäftigen, der viele Monate oder sogar Jahre nach der primären Operation erfolgte [3, 4, 6, 8] . Anatomische Probleme und entzündliche Reaktionen waren in diesen Studien die wichtigsten Indikationen für eine Linsenexplantation. Es gibt nur wenige Berichte, die sich speziell auf einen frühzeitigen IOL-Austausch wegen postoperativer Anisometropie beziehen [1]. Bei allen 7 Augen der vorliegenden Serie sind die anatomischen und funktionellen Ergebnisse gut, und es stellten sich keine Komplikationen ein. Ein wichtiger Aspekt dieses günstigen Verlaufes ist sicherlich, daß die primäre Kataraktoperation bei allen Patienten unproblematisch war. Es muß betont werden, daß der frühzeitige IOL-Austausch zu einem waghalsigen Manöver werden kann, sofern der Kapselsack nicht intakt ist oder das chirurgische Trauma der primären Kataraktoperation zu einer erheblichen entzündlichen Reaktion bzw. einer Hornhautdekompensation geführt hat. In derartigen Situationen sollte ein 2. intraokularer Eingriff möglichst verschoben oder unterlassen werden. Es ist dann vorteilhafter, eine postoperative Anisometropie mit Kontaktlinse oder durch eine rasch folgende Kataraktoperation am Partnerauge zu beheben. Wenn der Primäreingriff jedoch komplikationslos verlief, sollte man einen IOL-Austausch umgehend durchführen, sobald sich die fehlerhafte Zielrefraktion feststellen läßt. Später im postoperativen Verlauf, wenn der Kapselsack fibrotisch geschrumpft ist, wird der Eingriff wesentlich schwieriger, und es kann dann notwendig werden, die Haptik abzuschneiden [1].

Ungenaue Biometrie bei hoher Myopie und Hyperopie ist ein bekanntes Problem [7]. Mit einem neuen Problem waren wir bei einem unserer Patienten konfrontiert, bei dem refraktive hornhautchirurgische Eingriffe (PRK bzw. LASIK) vorangingen. Trotz computerisierter Hornhauttopographie war es nicht möglich, die effektive Refraktion der Hornhaut vorauszusagen, und deshalb erfolgte trotz korrekter Achslängenmessung eine grob fehlerhafte Linsenauswahl. Bei diesen Patienten mit abgeflachter zentraler Hornhaut ist die Anpassung einer Kontaktlinse sehr problematisch, insbesondere dann, wenn die Indikation zur refraktiven Hornhautchirurgie wegen Kontaktlinsenunverträglichkeit gestellt wurde. In dieser Situation ist der IOL-Austausch praktisch die einzige Möglichkeit, um eine gute optische Rehabilitation nach ungenauer IOL-Kalkulation zu erreichen.

Zusammenfassend können wir den frühzeitigen IOL-Austausch als sichere Methode zur Korrektur einer postoperativen Anisometropie empfehlen, sofern Patienten mit intra- und postoperativen Komplikationen anläßlich der primären Kataraktoperation sorgfältig ausgeschlossen werden.

Literatur

1. Allan B, Duguid G, Dart J (1994) Intraocular lens exchange on day one after surgery. J Cataract Refract Surg 20: 676–677
2. Busin M, Meller D, Cusumano A, Spitznas M (1994) Die chronische Low-grade-Endophthalmitis. Ophthalmologe 91: 473–478
3. Doren GS, Stern GA, Driebe WT (1992) Indications for and results of intraocular lens explantation. J Cataract Refract Surg 18: 79–85
4. Kraff MC, Sanders DR, Raanan MG (1986) A survey of intraocular lens explantations. J Cataract Refract Surg 12: 644–650
5. Lyle WA, Jin JC (1992) An analysis of intraocular lens exchange. Ophthalmic Surg 23: 453–458
6. Mamalis N, Crandall AS, Pulsipher MW, Follett S, Monson MC (1991) Intraocular lens explantation and exchange. J Cataract Refract Surg 17: 811–817
7. Mondon H, Metge P (1994) Complication de la myopie forte. Masson, Paris Milan Barcelone, pp 452–465
8. Pande M, Noble BA (1993) The role of intraocular lens exchange in the management of major implant-related complications. Eye 7: 34–39
9. Sinskey RM, Amin P, Stoppel JO (1993) Indications for and results of a large series of intraocular lens exchanges. J Cataract Refract Surg 19: 68–71
10. Solomon KD, Apple DJ, Mamalis N, Gwin TD, Legler UFC (1991) Complications of intraocular lenses with special references to an analysis of 2500 explanted intraocular lenses (IOLs). Eur J Implant Ref Surg 3: 195–200

Echographische Bestimmung der Lage von Linsenbügeln bei skleralfixierten Hinterkammerlinsen mit dem Ultraschallbiomikroskop (UBM)

K. Hille, P. Dillinger, S. Spang und K. W. Ruprecht

Zusammenfassung. Die Implantation einer skleralfixierten Hinterkammerlinse wird bei aphaken Augen und fehlendem Kapselsack propagiert. Die Implantation der Bügel in den Sulkus gestaltet sich jedoch schwierig, da sich dieser in der Regel der direkten Beobachtung entzieht. In einer Serie von 78 an unserer Klinik implantierten Linsen konnten 27 Linsen nachuntersucht werden. Hierbei wurde die Position der Haptik bezüglich des Ziliarkörpers mittels Ultraschallbiomikroskopie dargestellt. 56% der zentralen, aber nur 26% der peripheren Bügelanteile lagen im Sulcus ciliaris. Die intraoperative Stichrichtung hatte keinen Einfluß auf die Position.

Schlüsselwörter: Hinterkammerlinse, Sulkusimplantation, Ultraschallbiomikroskopie.

Summary. The ciliary sulcus as the intended location of transsclerally fixated posterior chamber lenses is not directly visible to the surgeon. Out of 78 eyes with transscleally fixated lenses we examined 27 using the ultrasound biomicroscope to localise the haptic of the lenses. The central part of the haptic was localised in the sulcus ciliaris in 56% of cases, the peripheral part in only 26%. The direction of the stitch had no influence on the position of the haptic.

Key words: posterior chamberlens, sulcus implantation, ultrasound biomicroscopy.

Fragestellung

Seit der Erstbeschreibung der transskleralfixierten Hinterkammerlinse durch Hu [6] wird diese zunehmend zur optischen Rehabilitation bei aphaken Augen mit fehlendem Kapselsack propagiert. Idealerweise werden die Linsenbügel mit Prolenefäden im Sulcus ciliaris fixiert (Abb. 1), um einerseits eine exakte Zentrierung der Linse, andererseits eine möglichst geringe Irritation der Uvea zu erreichen. Die korrekte Positionierung ist jedoch schwierig, da sich intraoperativ die Region des Ziliarkörpers in der Regel einer direkten Beobachtung entzieht. Anatomisch-pathologische [3, 5, 9] sowie endoskopische [7] Untersuchungen haben dementsprechend gezeigt, daß die Bügel der Linse in vielen Fällen nicht im Sulcus ciliaris liegen [5]. Aus diesem Grund wurde eine intraoperative Kontrolle der Lage der Haptik mittels „Haptikspiegel" [4, 8] oder Endoskopie [2, 7] empfohlen. Diese invasiven Techniken haben sich wegen der erheblichen Erschwerung der Operationsbedingungen jedoch nicht als Stan-

C. Ohrloff et al. (Hrsg.)
11. Kongreß der DGII 1997

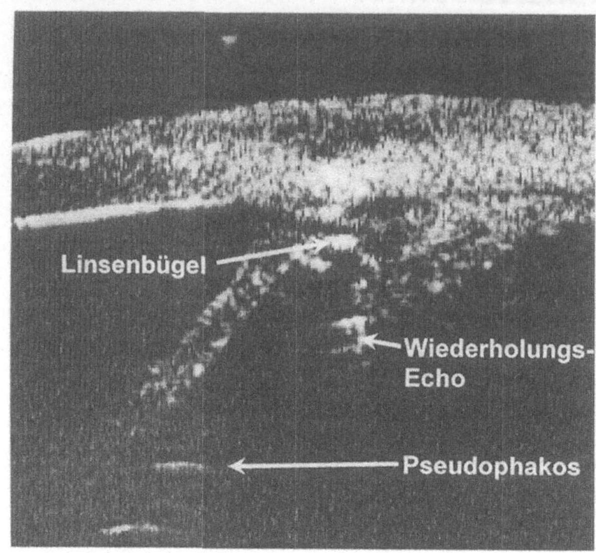

Abb. 1. Regelrecht im Sulcus ciliaris positionierte Linsenhaptik, Wiederholungsecho und Darstellung des Linsenkörpers

dardverfahren durchsetzen können. Die Untersuchung mit dem Ultraschallbiomikroskop eröffnet jedoch die Möglichkeit, retrospektiv und nichtinvasiv bei einer größeren Anzahl von Patienten die Lage der Bügel zu kontrollieren (Abb. 1).

Methodik

In den Jahren 91–94 erhielten an unserer Klinik 75 Patienten an 78 Augen eine skleralfixierte Hinterkammerlinse. Von diesen konnten wir 27 Patienten mit dem Ultraschallbiomikroskop der Firma Zeiss-Humphrey untersuchen. Die mittlere Nachbeobachtungszeit betrug 38 (± 13,2) Monate nach der Implantation. Die größte Gruppe waren 15 Patienten nach IC-Kataraktoperation, 3mal wurde eine HKL und einmal eine VKL explantiert. 8 Patienten erhielten ihre Linse bei einer Kataraktextraktion, wobei bei 5 Patienten eine Subluxatio lentis vorlag. Implantiert wurde bei allen Patienten eine One-pice-Hinterkammerlinse der Firma Domilens Typ Perlens 2, Durchmesser der Linsenoptik 6,5 mm, Gesamtdurchmesser der Linse 13,5 mm, Haptikanwinkelung 7°, die mit einem Prolenefaden transskleral fixiert wurde. Anhand des Operationsberichts wurde die Stichrichtung des Fadens ermittelt.

Das verwendete Ultraschallbiomikroskop der Firma Zeiss-Humphrey verfügt über einen 50-MHz-Schallkopf mit einer axialen und lateralen Auflösung von 50 μm sowie einer maximalen Eindringtiefe von 5 mm. Die Ankopplung erfolgte mittels eines Trichters, der nach Lokalanästhesie zwischen die Lider eingebracht wurde. Als Ankopplungsmedium benutzten wir Methylzellulose. Bei der Untersuchung wurde die Lage beider Linsenbügel bezüglich des Sulcus ciliaris nach folgendem standardisiertem Verfahren ermittelt: Zunächst wurde der zentrale Anteil des Bügels, d.h. der Punkt, an dem der Bügel den Sulkus bzw. den Ziliarkörper erstmals berührt, festgestellt und das Ultraschallbild dokumentiert. Danach wurde der Bügel solange mit dem Ultraschallgerät im Uhrzeigersinn verfolgt, bis er nicht mehr darstellbar war. Das so ermittelte periphere Ende des Bügels wurde ebenfalls fotografisch dokumentiert. Die Fotos wurden anschließend ausgewertet, und die Lage des Bügels in beiden Positionen bezüglich des Limbus bzw. des Ziliarkörpers wurde bestimmt. Dabei unterschieden wir eine Lage exakt im Sulkus, eine anteriore Position im Bereich der Iriswurzel und eine posteriore Position im Bereich des Ziliarkörpers bzw. der Pars-Plana.

Zusätzlich wurde mittels eines standardisierten Protokolls der Visus, die postoperative Refraktion, die Tension, die Zentrierung der Linse und der Abstand des sichtbaren Durchstichs des Fadens durch die Sklera in bezug zum Limbus der Kornea ermittelt.

Ergebnisse

Von den 27 untersuchten Augen fanden wir spaltlampenmikroskopisch 23mal eine zentrierte Linse, bei 4 Augen eine Dezentrierung weniger als 2 mm. Eine stärkere Dezentrierung oder Verkippung hatten wir nicht beobachtet.

Die Auswertung der Position sämtlicher Bügel bezüglich des Ziliarkörpers ist in Abbildung 2 dargestellt. Der zentrale Bereich des Bügels lag in mehr als der Hälfte (56%) im Bereich des Sulcus ciliare, der periphere Anteil dagegen nur zu einem Viertel (26%). Zwei Bügel hatten eine anteriore Position im Bereich der Iriswurzel (3,7%), während eine posteriore Lage besonders bei den distalen Bügelanteilen dargestellt wurde. Eine Position im Bereich der Pars-Plana sahen wir bei den zentralen Bügelanteilen lediglich in 2%, beim peripheren Anteil jedoch in 30%. Ein Bügel hatte keinen Kontakt zur Uvea und wurde lediglich durch den Prolenefaden in Position gehalten. Dennoch kam es auch nach 3 Jahren nicht zu einer Dezentrierung der Linse.

In Abbildung 3 ist die Lage der Bügel differenziert nach der intraoperativen Stichrichtung ausgewertet. Ein signifikanter Unterschied zwischen beiden Stichrichtungen liegt nicht vor.

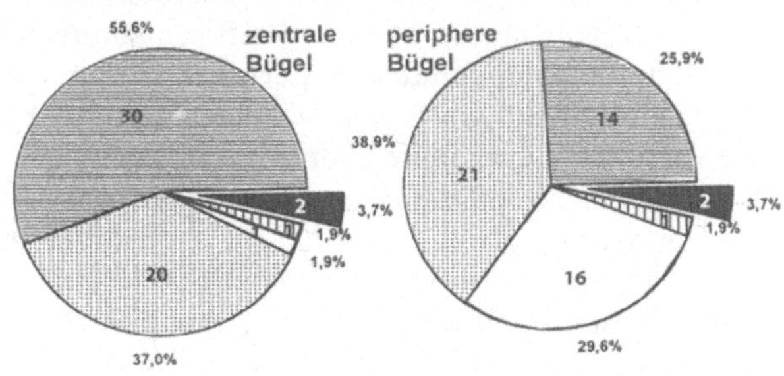

Abb. 2. Positionierung der Linsenhaptik im zentralen und peripheren Haptikanteil

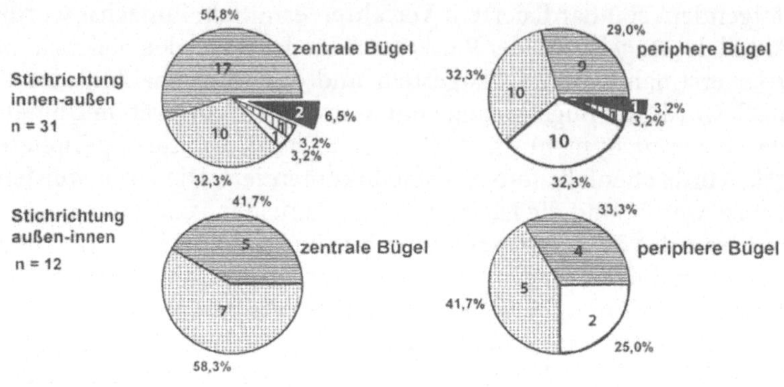

Abb. 3. Positionierung der Linsenhaptik, differenziert nach der intraoperativen Stichrichtung

Schlußfolgerung

Althaus et al. [2] konnte endoskopisch bei 10 Patienten zeigen, daß, obwohl bei 9 Augen der Faden sicher im Sulkus gestochen werden konnte, lediglich bei 6 der Bügel im Sulkus plaziert werden konnte. Die Autoren weisen auf die Rolle der Implantationstechnik hin.

In der Zwischenzeit haben auch andere Autoren die Lage der Bügel von skleralfixierten Linsen mit dem Ultraschallbiomikroskop bestimmt. Untersuchungen von Pavlin et al. [12] an 17 Augen sowie Steiner et al. [11] an 18 Augen konnten zeigen, daß lediglich etwa 30 % der Bügel an idealer Stelle im Sulcus liegen. Im Gegensatz zu den vorgenannten Autoren haben wir die Lage der Bügel in 2 Punkten bestimmt und kommen so zu einer etwas differenzierteren Aussage: Die zentralen Anteile der Haptik lagen in 59 % im Sulkus, die peripheren lediglich zu 26 %. Dies unterstreicht, daß zur Bestimmung der Lage eines Bügels dieser über seine gesamte Länge verfolgt und in seiner Position zum Sulkus beschrieben werden muß. Dennoch bestätigen auch unsere Untersuchungen, daß die Mehrzahl der Bügel posterior des idealen Fixationspunktes positioniert sind.

Die meisten Bügel liegen in der gesamten Ausdehnung ihres Kontaktes zur Uvea nicht vollständig in einer Position, sondern befinden sich im zentralen Anteil durchaus im Sulkus, im peripheren Anteil jedoch im Bereich des Ziliarkörpers oder der Pars-Plana. Die peripheren Anteile der Haptik stützten sich offensichtlich nicht ausreichend im Sulkus ab, so daß sie in Richtung Pars-Plana abrutschten. Dies deutet darauf hin, daß die exakte Position nicht nur von der Position des Faden abhängig ist, sondern auch von der Implantationstechnik [2] und vom Design der Haptik.

Wir fanden bei 2 Bügeln (3,7 %) eine anteriore Position, Steiner et al. [11] sogar bei 17 % der Haptiken. Dies ist besonders problematisch, da eine Einengung des Kammerwinkels bei diesen Patienten zu einem sekundären Glaukom führen kann. Eine Untersuchung mit dem UBM ist besonders bei Verdacht auf ein sekundäres Glaukom hilfreich, da eine Einengung des Kammerwinkels nachgewiesen werden kann [11].

Obwohl von anderen Autoren [10] eine Stichführung von außen nach innen befürwortet wird, konnten wir keinen Einfluß der Stichrichtung auf die Lage des Bügels nachweisen.

Literatur

1. Adam R, Böhnke M, Körner F (1995) Ergebnisse nach Hinterkammerlinsenimplantation mit transskleraler Sulkusnahtfixierung. Klin Monatsbl Augenheilkd 206: 286–291
2. Althaus C, Sundmacher R (1992) Transscleral suture fixation of posterior chamber intraocular lenses through the ciliary sulcus: endoscopic comparison of different suture techniques. German J Ophthalmol 1: 117–121
3. Berger RR, Meyers M (1991) Ciliar sulcus fixation – still a shot in the dark (letter). J Cataract Refract Surg 17: 864–865
4. Duffey RJ, Agapitos PJ, Holland EJ (1989) Intraocular mirror for transscleral fixation of implants and anterior segment reconstruction. Ophthalmology 30: 691
5. Duffey RJ, Holland EJ, Agapidos PJ, Lindstrom RL (1989) Anatomic study of transsclerally sutured intraocular lens implantation. Am J Ophthalmol 108: 300–309
6. Hu BV, Shin DH, Gibbs KA, Hong YJ (1988) Implantation of posterior chamber lens in the absence of capsular and zonular support. Arch Ophthalmol 106: 416–420
7. Kora Y, Fukado Y, Yaguchi S (1991) Sulcus fixation of posterior chamber lenses by transscleral sutures. J Cataract Refract Surg 17: 636–639
8. Lammerhuber C, Bartl G (1988) Der Haptikspiegel – Ein Hilfsmittel bei der Linsenimplantation. Spectrum Augenheilk 2: 234–236
9. Lubniewski AJ, Holland EJ, Van Meter WS et al (1991) Histologic study of eyes with tarnssclerally sutured posterior chamber lenses. Am J Ophtalmol 110: 237–243
10. Prost M, Witschel H, Mackensen G (1982) Topographisch-metrische Beziehung zwischen Limbus corneae, Kammerwinkel, Iris und Corpus ciliare – Ein Beitrag zur chirurgischen Anatomie. Klin Monatsbl Augenheild 181: 490–492
11. Steiner A, Steinhorst UH, Steiner M, Theischen M, Winter R (1997) Ultraschallbiomikroskopie (UBM) zur Lokalisation der Kunstlinsenhaptik nach transsklerater Nahtfixation. Ophthalmologe 94: 41–44
12. Palvin CJ, Rootmann D, Arshinoff S, Harasiewicz K, Foster FS (1993) Determination of haptic position of transsclerally fixated posterior chamber intraocular lensis by ultrasound biommicroscopy. J Cataract Refract Surg 19: 573–577

Untersuchungen zur Bestimmung der Haptiklage bei sklerafixierten Hinterkammerlinsen mit dem UBM

H. Hermeking, T. Kremer, A.E. Willwerth und E. Gerke

Zusammenfassung. Nach der Sklerafixation von Hinterkammerlinsen (SHKL) wurden randomisiert Untersuchungen mit dem Ultraschallbiomikroskop UBM an den betroffenen Augen zur Bestimmung der Haptikpositionen vorgenommen. Alle untersuchten Augen wurden mit einer einheitlichen Sklerafixationstechnik operiert. Bei lediglich 20 % der untersuchten Augen konnte eine beidseitige Lage der Haptik im Sulcus ciliaris nachgewiesen werden. Eine Korrelation zwischen den unterschiedlichen Haptikpositionen und klinischen Komplikationen konnte nicht festgestellt werden.

Summary. We are examining the haptic position of transsclerally fixated posterior chamber lenses by ultrasound biomicroscopy. All eyes were operated on using a uniform technique. Only 20 % of the examined eyes showed positioning of the haptics in the sulcus of the ciliary body on both sides. There was no relation between the different types of haptic position and clinical complications.

Einleitung

Die Ultraschallbiomikroskopie eröffnet durch die postoperative Bestimmung der Haptiklage bei SHKL die Möglichkeit abzuklären, welche Bedeutung die Lage der Haptik auf Komplikationen bezogen hat und welche Komplikationen der Sklerafixationstechnik als solcher adhärent sind. Die Beantwortung dieser Fragen setzt langfristige UBM-Studien mit größeren Patientenkollektiven voraus. Bei den z. Z. noch vorliegenden kleinen Patientenkollektiven lassen sich nur Teilaspekte darstellen, die jedoch von nicht geringer Bedeutung sind.

Methode

Mit dem Humphrey-UBM-Model-840 und einem 30-MHz-Schallkopf führten wir randomisiert Untersuchungen zur Bestimmung der Haptikposition nach SHKL durch. Mit dieser Ausrüstung wird eine axiale und laterale Auflösung von 50 µm ermöglicht, die maximale Eindringtiefe beträgt 5 mm. Auf diese Weise werden Vorderabschnittstrukturen hochauflösend dargestellt [3–6].

Aufgrund der hohen Reflexion von PMMA läßt sich mit diesem Verfahren die Haptikposition von SHKL zumindest postoperativ festlegen. In die Unter-

C. Ohrloff et al. (Hrsg.)
11. Kongreß der DGII 1997

suchungen gehen Patienten ein, die mit einer einheitlichen Operationstechnik, die wir als modifizierte Außenstichtechnik bezeichnen [2], versorgt wurden. Bei allen Patienten wurde eine SHKL mit einem Haptikdurchmesser von 13,75 mm angewandt. Bei Patient 1–4 handelte es sich um eine Irisblendenintraokularlinse, bei Patient 5–16 handelte es sich einheitlich um die Sklerafixationslinse der Fa. Ophtec (PC 279 Y) mit 7-mm-Optik und C-Haptik mit Öse (s. Übersicht). Die transsklerale Durchstechung wurde bei allen Patienten bei 3 h und 9 h in 1–1,5 mm Limbusabstand durchgeführt.

Übersicht. Implantate

Patient 1–4
Irisblenden-IOL mit 13,75 mm Haptikdurchmesser, Haptiköse/Fa. Ophtec

Patient 5–16
IOL mit 13,75 mm Haptikdurchmesser, Haptiköse/PC 274Y/Fa. Ophtec

OP-Technik
Modifizierter Außenstich mit Proleneschlaufenfaden

In Anlehnung an andere Arbeitsgruppen wurde die mit dem UBM bestimmte Haptikposition der anterioren Position, kombiniert mit umschriebenem Kammerwinkelverschluß, der Sulcusposition und der posterioren Position zugeordnet. Die posteriore Position beinhaltet sowohl epiciliare wie auch pars plana Positionierungen (Abb. 1).

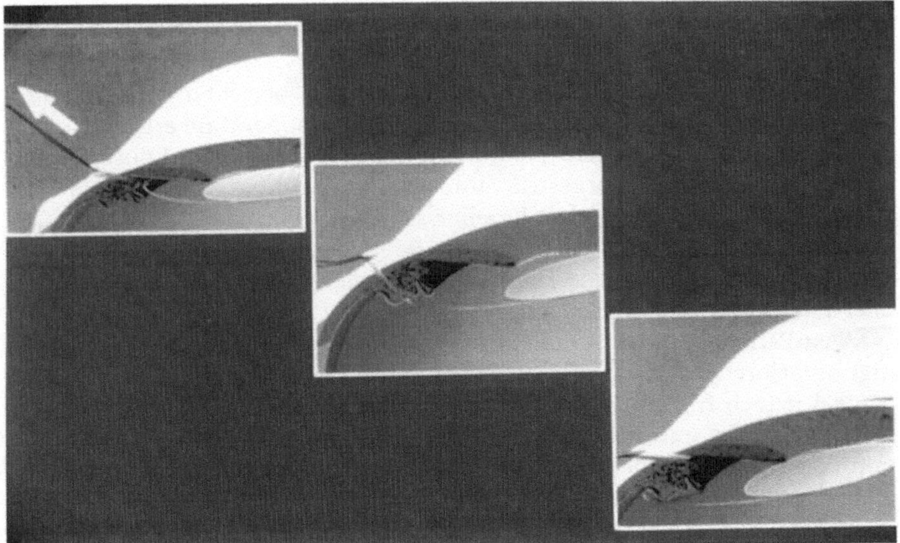

Abb. 1. Drei mögliche Haptikpositionen in der graphischen Darstellung: Sulcusposition (*oben links*), epiciliare Position (*Mitte*), pars plana Position (*unten rechts*); Haptiklage und Ort der transskleralen Durchstechung bzw. Naht müssen nicht identisch sein

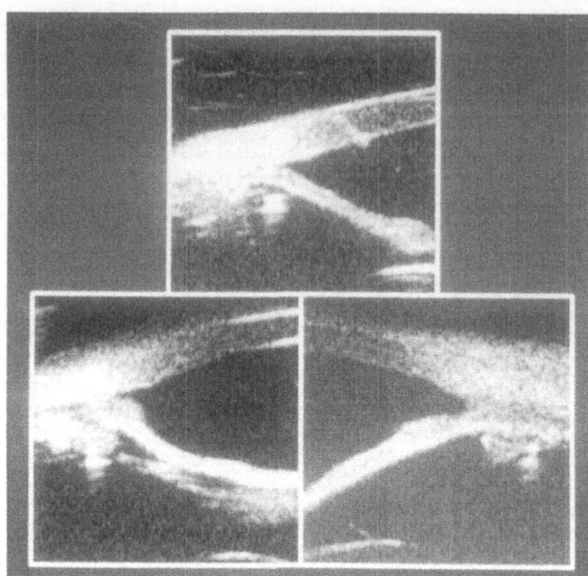

Abb. 2. Bestimmung der Haptikposition mit dem UBM: Sulcusposition (*oben*), posteriore Positionen (*unten*)

Diese Einteilung ermöglicht Vergleiche der Ergebnisse verschiedener Arbeitsgruppen und damit langfristig bei entsprechenden Mengen von diesbezüglichen UBM-Befunden den Vergleich unterschiedlicher SHKL-Techniken einschließlich der Implantate.

Ergebnisse

Von unseren ersten 16 Patienten, von denen hier berichtet wird, mußte in einem Fall die Untersuchung wegen mangelnder Kooperation ergebnislos aufgegeben werden. Ansonsten konnte mit dem UBM die Haptikposition nach SHKL grundsätzlich dargestellt und wie angeführt zugeordnet werden (Abb. 2). Tabelle 1 zeigt unsere Ergebnisse in der Übersicht.

Bei 15 Patienten wurde in 3 Fällen eine beidseitige Sulcusposition dargestellt. Von den insgesamt 30 Haptikdarstellungen waren 11 im Sulcus positioniert, 19 im posterioren Bereich.

Bei 4 Patienten unseres Kollektivs lag nach dem UBM-Befund eine einseitige anteriore Position vor, gonioskopisch war in diesen Fällen der Kammerwinkel jedoch frei. Per definitionem wurden diese Fälle der Sulcusposition zugeordnet. Bei unserem Patientenkollektiv konnten klinische Korrelationen mit den UBM-Befunden im Sinne von Komplikationen nicht gefunden werden. In 2 Fällen war intraoperativ eine einseitige Iridodialyse bei der transskleralen Durchstechung beobachtet worden. Mit dem UBM konnte in beiden Fällen diesbezüglich kein entsprechender Befund erhoben werden.

Auch postoperative Besonderheiten ließen sich nicht einer bestimmten Haptikposition zuordnen.

Tabelle 1. Ergebnisse nach SHKL/ Haptikposition 3 und 9 Uhr; n = 16

	Haptikposition nach UBM		
Pat.-Nr.	Rechts	Links	Summe
1	Sulcus	Sulcus	SS
2	Posterior	Posterior	PP
3	Posterior	Posterior	PP
4	–	–	–
5	Sulcus	Sulcus	SS
6	Posterior	Posterior	PP
7	Posterior	Posterior	PP
8	Sulcus	Posterior	SP
9	Posterior	Posterior	PP
10	Posterior	Posterior	PP
11	Posterior	Sulcus	PS
12	Posterior	Posterior	PP
13	Sulcus	Sulcus	SS
14	Posterior	Sulcus	PS
15	Sulcus	Posterior	SP
16	Posterior	Sulcus	PS

Diskussion

Die Ultraschallbiomikroskopie bietet sich derzeit als einzige Methode an, die Haptikposition nach SHKL zu bestimmen. Die postoperative Auswertung der Haptikposition ermöglicht bei entsprechend großen Kollektiven Rückschlüsse auf die klinische Bedeutung der unterschiedlichen Haptikpositionierungen.

Zur Zeit finden sich in der Literatur wohl aufgrund des noch jungen Bestandes der Methodik noch begrenzte Fallzahlen. Daher steht auch zunächst die Frage im Vordergrund, wie häufig tatsächlich die angestrebte Sulcuspositionierung der Haptik bei SHKL erreicht wird. Mit der Beantwortung dieser Frage läßt sich eine Wertigkeit erzielen über einzelne Techniken oder Angaben wie z.B. Limbusabstände für die transsklerale Durchstechung, die in der Literatur angeführt sind [1]. Mit unserer einheitlich durchgeführten Operationstechnik wurde die angestrebte bds. Sulcusposition der SHKL bei lediglich 20 % der Patienten erreicht. Mit insgesamt 11 realisierten Haptikpositionierungen im Sulcus liegt bei einer Haptikgesamtzahl von 30 die tatsächliche Trefferquote unter 40 %. Der Umstand, daß von 30 Haptiken 19 im posterioren Bereich positioniert waren, belegt, daß trotz Berücksichtigung operationstechnischer Details die transsklerale Nahtposition und die Positionierung der Haptik intraoperativ nicht kontrollierbar ist und demnach die tatsächliche Haptiklage im retroiridalen Bereich entsprechend variiert. Bei den noch begrenzten Kollektivgrößen der UBM-Untersuchungen mit angeführter Fragestellung interessiert insbesondere der Vergleich der Ergebnisse mit anderen Arbeitsgruppen. In Tabelle 2 werden unsere Ergebnisse verglichen mit denen der Arbeitsgruppen Pavlin und Steiner.

Die Resultate zeigen bei nahezu einander entsprechenden Größen der Patientenkollektive große Ähnlichkeit.

Tabelle 2. Eigene Ergebnisse im Vergleich mit Ergebnissen anderer Autoren

	Pavlin et al. n = 17	Steiner et al. n = 17	Hermeking et al. n = 16 (15)
Beidseitige Sulcusposition	3 Patienten	2 (3) Patienten	3 Patienten
Einseitige Sulcusposition	7 Patienten	6 Patienten	5 Patienten
Beidseitige posteriore Position	3 Patienten	6 Patienten	7 Patienten
Einseitige posteriore Position	2 Patienten	5 Patienten	5 Patienten
Beidseitige anteriore Position	2 Patienten	2 Patienten	–
Einseitige anteriore Position	7 Patienten	1 Patienten	–

Sowohl bei der Sulcuspositionierung als auch bei der posterioren Positionierung sind die Zahlen nahezu identisch. Ein Unterschied fällt bei einem Vergleich unserer Ergebnisse mit denen der erwähnten Arbeitsgruppen in bezug auf die anterioren Positionen auf. Gonioskopisch konnte bei unseren Patienten in keinem Fall ein umschriebener Kammerwinkelverschluß festgestellt werden. Damit entfiel in unserem Kollektiv der Befund „anteriore Position". Da dies jedoch bei den anderen Arbeitsgruppen beschrieben wurde, könnte nach Deutung der jeweiligen Angaben ein Grund hierfür der unterschiedlich verwendete Haptikdurchmesser sein: Mit 13,75 mm verwendeten wir den größten Haptikdurchmesser der 3 Arbeitsgruppen; dies mag ein Indiz sein für die Neigung zur anterioren Position bei kleinerem Haptikdurchmesser. Die Größe des Haptikdurchmessers dürfte bei den individuell unterschiedlichen Sulcusabständen eine nicht unerhebliche Bedeutung bei der endgültigen Haptikpositionierung spielen. Erst größere UBM Befundzahlen mit simultaner Auswertung klinischer Befunde zu den entsprechenden Positionen werden die Bedeutung der Sulcuspositionierung an sich beantworten. Trotz der nachgewiesenen unterschiedlichen Haptiklagen bei unserer – allerdings noch kleinen – Patientenzahl fehlen Hinweise, daß bestimmten Haptikpositionen bestimmte klinische Befunde zugeordnet werden können.

Folgerung

Die Faktoren, die die Haptiklage bei SHKL bestimmen können, sind gegeben durch die Anatomie (z.B. traumatische Zustände, Synechierung, Sulcusabstände), das Implantat (z.B. Größe des Haptikdurchmessers), die Operationstechnik (Limbusabstand) sowie die Implantationstechnik. Die UBM-Methodik kann helfen, die Bedeutung der einzelnen Faktoren individuell zu definieren. Damit lassen sich möglicherweise bessere Ergebnisse, was die Haptikposition betrifft, erzielen. Die Frage, ob damit auch die die Klinik komplizierenden Befunde nach SHKL im Sinne der Verringerung von Komplikationen beeinflußt werden können, bleibt zunächst offen.

Literatur

1. Duffey RF, Holland EJ, Agapilos PJ, Lindstrom RL (1989) Anatomic study of transsclerally sutured intraocular lens implantation. Am J Ophthalmol 108: 300–309
2. Hermeking H, Gerke E (1992) Sklerafixation – Innenstich versus Außenstich. Eine vergleichende Studie mit Vorstellung einer neuen Technik mit dem Schlaufenfaden. In: Neuhann TH, Hartmann CH, Rochels R (Hrsg) 6. Kongreß der Deutschen Gesellschaft für Intraokularlinsen – Implantation. Springer, Berlin Heidelberg New York Tokyo, S 169–178
3. Pavlin CJ, Rootmann D, Arshinoff S, Horasiewicz K, Foster FS (1993) Determination of haptic position of transsclerally fixated posterior chamber intraocular lenses by ultrasound biomicroscopy. J Cataract Refract Surg 19: 573–577
4. Pavlin CJ, Harasiewicz K, Sherar MD, Foster FS (1991) Clinical use of ultrasound biomicroscopy. Ophthalmology 98: 287–295
5. Pavlin CJ, Harasiewicz K, Foster FS (1994) Eye cup for ultrasound biomicroscopy (letter; comment). Ophthalmic Surg 24: 131–132
6. Steiner A, Steinhorst UH, Steiner M, Theischen M, Winter R (1997) Ultraschalliomikroskopie (UBM), zur Lokalisation der Kunstlinsenhaptik nach transskleraıer Nahtfixation. Ophthalmologe 94: 41–44

Kataraktoperation und Astigmatismus

Fünfjährige Erfahrung mit nahtfreier kornealer Schnittführung und 5-mm-PMMA-Linsen-implantation

K. Müller-Jensen, A. Buchholz und B. Barlinn

Zusammenfassung. Der 1992 für die Implantation von faltbaren Linsen eingeführte korneale Tunnelschnitt wurde in modifizierter Form mit maximaler innerer Tunnelaufweitung (Stretch-Inzision) für die PMMA-Linsenimplantation während der letzten 5 Jahre von uns als Routinemethode eingesetzt. Über die gemachten Erfahrungen wird zusammenfassend berichtet.

Patienten und Methoden: Bei 3500 Kataraktpatienten wurde ein 1,5–2,0 mm langer Kornealtunnel mit 4,0–4,1 mm äußerer und 6,5–7,0 mm innerer Öffnung angelegt, der die Implantation von 5-mm-PMMA-Optiken erlaubte. Eine Sicherheitsnaht bei zu kurzem oder zu weitem Tunnel am Ende der Operation wurde in 5,2 % aller Fälle gelegt.

Ergebnisse: Der chirurgisch-induzierte Astigmatismus betrug beim oberen Schnitt nach 3 Jahren 1,59 ± 1,06, beim seitlichen Schnitt nach 3 Jahren 0,84 ± 0,68. Die Schnittlegung in den steileren Meridian führte bei präoperativem Astigmatismus mit der Regel und oberem Schnitt zu keiner statistisch signifikanten Astigmatismussenkung. Beim seitlichen Schnitt und präoperativem Astigmatismus gegen die Regel betrug die Astigmatismusreduktion nach 3 Jahren 0,25 dpt. Postcontusionelle Wunddehiszenzen innerhalb der ersten 3 Wochen wurden 3mal, schwere postoperative Infektionen mit Glaskörperbeteiligung wurden bei weiteren 3 Patienten (1‰) beobachtet. Eine Fibrinreaktion zeigte sich in 4,3 %, wobei im wesentlichen Risikopatienten mit Diabetes, PEX-Syndrom und Voroperationen betroffen waren.

Schlußfolgerung: Die nahtfreie korneale Kataraktchirurgie mit 5-mm-PMMA-Linsenimplantation hat sich nach 5jähriger Erfahrung als sichere sowie zeitlich und finanziell ökonomische Methode bewährt.

Schlüsselwörter: Kornealer Tunnelschnitt, PMMA-Linsenimplantation, Sicherheitsnaht, Astigmatismus.

Summary. The clear corneal incision was introduced in 1992 for implantation of foldable lenses. We modified the technique by considerable enlargement of the internal opening (stretch incision) to implant PMMA lenses. This is a summary of our 5 years' experience with this procedure used on a routine basis.

Patients and methods: In 3500 cataract patients we prepared a 1.5–2.0 mm corneal tunnel that had an external width of 4.0–4.1 mm and an internal width of 6.5–7.0 mm to permit a 5 mm PMMA lens to be implanted. In 5.2 % of the cases we applied a "safety suture" at the end of the procedure because of a too broad or too short tunnel configuration.

Results: The surgically induced astigmatism (IA) following a superior corneal incision was 1.59 ± 1.06 after 3 years. Following a lateral incision the IA was 0.84 ± 0.68 after 3 years. Incision on the steeper axis did not produce a statistically significant reduction of astigma-

C. Ohrloff et al. (Hrsg.)
11. Kongreß der DGII 1997

tism after a superior incision and preoperative astigmatism with the rule. After lateral incisions and preoperative astigmatism against the rule the decrease of astigmatism was 0.25 dptr 3 years postoperatively. Postcontusional wound ruptures as well as serious postoperative infections occured in only three patients (1‰). Fibrinous membranes were observed in 4.3 % of the cases, especially in high-risk patients with diabetes, PEX syndrome and previous preoperations.

Conclusion: According to our 5 years' experience the clear corneal cataract technique with implantation of 5 mm PMMA lenses is a reliable, time-saving and cost-saving procedure which can be used on a routine basis.

Key words: Clear corneal incision, PMMA lens implantation, safety suture, astigmatism.

Einleitung

Mit der seit 1992 bekannten kornealen Schnittführung [6, 7] in Kombination mit einer PMMA-Linsen-Implantation haben sich einige Autoren auseinandergesetzt [10, 12, 13, 17, 19, 24, 25 27]. Da bei Verwendung von 5-mm-Optiken Schnitte von 5 mm Breite angelegt wurden, waren grundsätzlich Sicherungs- oder Stütznähte erforderlich. Wir berichten über unsere 5jährigen Erfahrungen mit kornealer Tunneltechnik ohne Naht in Verbindung mit PMMA-Linsenimplantation. Dieses Verfahren erfordert eine spezielle Wundkonstruktion des 4 mm breiten Kornealschnitts („stretch incision"), wie er bisher nur beim Skleralschnitt angewandt wurde [8].

Patienten und Methoden

Von insgesamt 3500 Operationen mit rein kornealem Starschnitt und PMMA-Linsenimplantation wurden 200 Fälle ausgewertet und über 3 Jahre verfolgt, wobei nur 71 Patienten über den gesamten Zeitraum verfügbar waren (Tabelle 1). Über die operative Technik wurde bereits berichtet [20, 21]. Der Hornhautschnitt erfolgte nach 2 Parazentesen und Kapsulorhexis stufenlos mit oben angeschliffener 3,2-mm-Stahl- oder Diamantlanze (bevel-up) in 1,5–2,0 mm Länge vor der Phakoemulsifikation. Vor der unter Schutz eines Viscoelasticums durchgeführten 5-mm-PMMA-Linsenimplantion (Fa. Morcher, Fa. Rayner) wurde die äußere Wundöffnung auf 4 mm und die innere Wundöffnung auf 6,5–7,0 mm mittels eines abgerundeten und oben ange-

Zeit	Anzahl Patienten	Oberer Schnitt	Anzahl Patienten	Seitlicher Schnitt
1 Woche	100	1,61 ± 1,25	100	0,91 ± 0,69
1 Jahr	92	1,32 ± 0,75	94	0,89 ± 0,79
2 Jahre	70	1,49 ± 1,01	78	0,83 ± 0,81
3 Jahre	44	1,59 ± 1,06	27	0,84 ± 0,68

Tabelle 1. Chirurgisch induzierter Astigmatismus

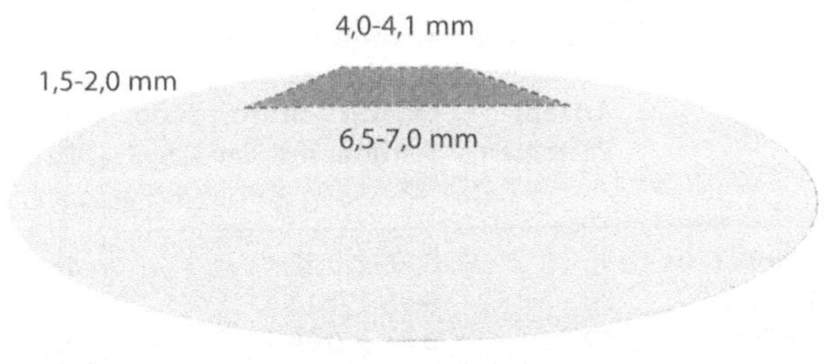

Abb. 1. Korneale Schnittführung und Wundkonstruktion für die 5-mm-PMMA-Linsenimplantation ohne nachfolgende Naht

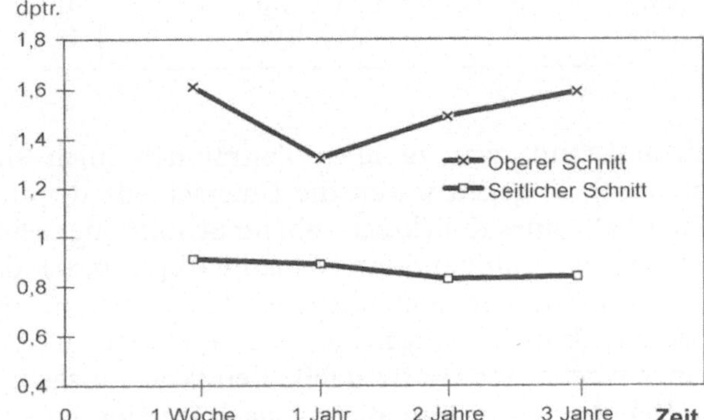

Abb. 2. Zeitlicher Verlauf des chirurgisch-induzierten Astigmatismus beim oberen und beim seitlichen Kornealschnitt

schliffenen Diamant- oder Stahlspatelmessers erweitert (Abb. 1). Die äußere Wundöffnung wurde vor der Implantation mit einem 4-mm-Fechner-Spatel geprüft und nach der Linsenimplantation mit Osher Kaliper gemessen. In 5,3% aller Operationen wurde bei einer Tunnellänge unter 1,5 mm oder einer Tunnelbreite über 4,1 mm eine radiäre Sicherheitsnaht mit 10-0 Nylon und versenktem Knoten gelegt.

Bei 100 Patienten wurde der Schnitt oben und bei weiteren 100 Patienten seitlich angelegt. Die Messungen des Astigmatismus erfolgten präoperativ nach 1 Woche, 1 Jahr, 2 Jahren und 3 Jahren mit dem Rodenstock-Ophthalmometer und dem Mastervue-Ultra-Topographiegerät von Humphrey Instruments. Der chirurgisch-induzierte Astigmatismus wurde nach Jaffe und Clayman [14] ermittelt. Die statistische Auswertung mit Vergleich der Astigmatismusmessungen zu den verschiedenen Zeiträumen und im Hinblick auf die beiden Schnittlokalisationen erfolgte mit dem Hypothesentest für statistische Vergleiche. Das Signifikanzniveau (p) wurde auf 0,05 festgelegt.

Ergebnisse

Bei der überwiegenden Anzahl der Patienten entwickelte sich nur ein äußerst geringer postoperativer Reizzustand.

Der chirurgisch-induzierte Astigmatismus lag beim oberen Schnitt nach 3 Jahren bei 1,59 ± 1,06, beim seitlichen Schnitt bei 0,84 ± 0,68 (Tab. 1, Abb. 2). Der Unterschied der induzierten Astigmatismen zwischen oberem und seitli-

Tabelle 2. Absoluter Astigmatismus nach Inzision im steileren Meridian

Zeit	Anzahl Patienten	Oberer Schnitt/präop. Astigm. mit der Regel	Anzahl Patienten	Seitlicher Schnitt/ präop. Astigm. gegen die Regel
Präoperativ	36	0,78 ± 0,22	38	0,87 ± 0,44
1 Woche	36	0,98 ± 1,12	38	0,70 ± 0,88
1 Jahr	32	0,81 ± 0,68	36	0,71 ± 0,88
2 Jahre	29	1,25 ± 1,16	31	0,68 ± 0,71
3 Jahre	14	1,36 ± 0,98	13	0,62 ± 0,61

chem Schnitt war zu allen Zeiträumen hoch signifikant ($p = 0{,}0001$ bis $0{,}00001$). Dagegen waren die Unterschiede der induzierten Astigmatismen innerhalb eines Kollektivs – oberer Schnitt oder seitlicher Schnitt – zu keinem Zeitpunkt signifikant unterschiedlich ($p > 0{,}05$), d.h., es kam zu keiner eindeutigen Zu-oder Abnahme eines Astigmatismus innerhalb von 3 Jahren. Bei beiden Schnittführungen hatte sich auf unterschiedlichem Niveau bereits nach einer Woche eine relativ stabile Refraktion ausgebildet.

Der absolute Astigmatismus nach Inzision im steileren Meridian gibt Auskunft über eine eventuelle Astigmatismusreduktion durch die schnittbedingte Relaxation. Es zeigte sich beim *oberen Schnitt und präoperativem Astigmatismus mit der Regel* nach 1 Woche und nach 1 Jahr keine signifikante Änderung gegenüber dem präoperativem Wert, wobei eine relativ hohe Standardabweichung auffällt (Tabelle 2). Nach 2 und 3 Jahren ergab sich ein signifikanter Anstieg des absoluten postoperativen Astigmatismus gegenüber dem präoperativen Wert ($p = 0{,}01$), wobei die Unterschiede zwischen den postoperativen Astigmatismen insignifikant blieben ($p > 0{,}05$). Eine Achsendrehung um mehr als 30° wurde in 82% der Fälle beobachtet.

Der *seitliche Schnitt in Verbindung mit einem präoperativen Astigmatismus gegen die Regel* stabilisierte sich dauerhaft nach 1 Woche auf einem deutlich niedrigeren Astigmatismusniveau (Tabelle 2). Auch nach 2 und 3 Jahren kam es zu keinen weiteren Änderungen. Der postoperative Astigmatismus war zwar um 0,25 dpt niedriger als der präoperative Wert, lag jedoch knapp außerhalb des Signifikanzniveaus ($p > 0{,}05$). Eine Achsendrehung um mehr als 30° wurde in 45% der Fälle beobachtet.

Bei 3500 Operationen wurden 3 Wundsprengungen mit Pupillenverziehung durch kontusionelle Einflüsse innerhalb der ersten 3 Wochen beobachtet. Die operative Revision mit Irisreposition und 1–2 versenkten 10-0 Nylonnähten erfolgte unter Tropfanästhesie und führte zu keinen weiteren Komplikationen. Massive postoperative Infektionen mit Hypopyon und Glaskörperbeteiligung gehörten mit 3 Fällen ebenfalls zu den Raritäten. Hier bestand keine sichtbare Tunnelinsuffizienz. Einmal wurden Klebsiellen, 2mal wurde Pseudomonas im Glaskörperpunktat nachgewiesen. Trotz Linsenaustausch und Vitrektomie resultierte kein optimales Resultat wegen vitreoretinaler Komplikationen. Fibrinreaktionen traten in 4,3% der Fälle auf, wobei 56% dieser Patienten an

Diabetes litten. In 13% lag anamnestisch eine Uveitis mit persistierender hinterer Synechierung, in 11% ein Glaukom und in 10% ein Pseudoexfoliationssyndrom (PEX) vor.

Diskussion

Die Verbreitung der nahtfreien kornealen Kataraktchirurgie ist wegen des immer noch relativ hohen Preises für faltbare Linsen eingeschränkt. In Verbindung mit 1–2 Sicherheitsnähten lassen sich jedoch problemlos 5–6 mm große PMMA-Linsen über einen etwa gleich großen Schnitt implantieren [10, 12, 13, 17, 19, 24, 25, 27]. Dabei muß dann die relativ hohe refraktive Wirkung einer solchen Inzision berücksichtigt werden. Die maximale innere Aufweitung („stretch incision") des Hornhauttunnels auf 6,5–7 mm unter weitgehender Erhaltung der äußeren Schnittbreite von 4 mm gestattet es, wie sich bei 3500 Patienten gezeigt hat, auch prinzipiell ohne Naht auszukommen. Beim Skleraltunnel wurde die sog. „stretch incision" schon vor längerer Zeit angewandt [8]. Die innere Aufweitung des Kornealtunnels auf 6,5–7 mm unter Erhaltung der äußeren Schnittbreite von 4 mm verschmälert den Hornhautstreifen zwischen Limbus und seitlicher Wundöffnung, so daß trotz geringer Dehnbarkeit des Hornhautgewebes eine 5-mm-PMMA-Linse unter leichtem Druck implantiert werden kann (Abb. 1). Einrisse der seitlichen Wundränder treten dabei nicht auf. Die Stabilität der Wunde und ihre refraktive Wirkung scheinen im wesentlichen von der äußeren Wundöffnung abzuhängen [23]. Da die Sicherheit der Methode eine höhere Priorität als ein kleiner Schnitt mit geringem Astigmatismus haben sollte, muß beim geringsten Verdacht auf Tunnelinsuffizienz auch bei der von uns favorisierten Variante eine Sicherheitsnaht gelegt werden. Wenn die Tunnelbreite 4,1 mm überschreitet, die Tunnellänge 1,5 mm unterschreitet oder Irregularitäten der Wundkonfiguration auftreten, muß genäht werden. Dieses hielten wir am Ende der Operation in 5,2% unserer Fälle für erforderlich. Eine zusätzliche Abdichtung tritt durch spontane Quellung des wundnahen Parenchyms ein. Druckmessungen zur Erfassung der Tunnelstabilität an Leichenaugen [5] sind daher nicht auf den lebenden Organismus übertragbar.

Es erhebt sich die Frage, ob die von uns angewandte Wundkonstruktion zu einer zunehmenden Hornhautschädigung mit instabiler Refraktion oder Dystrophie führen kann. Hierfür fand sich jedoch im untersuchten Patientengut kein Anhalt. Die 1,5–2,0 mm vom Limbus lokalisierte 6,5–7 mm lange narbige Descemetleiste und die davon periphere zarte Parenchymtrübung änderten sich über den gesamten Beobachtungszeitraum nicht.

Besonderes Interesse hat die Beobachtung des chirurgisch-induzierten Astigmatismus über einen längeren Zeitraum, weil sich bei verschiedenen Katarakttechniken [4, 28] und radialen Keratotomien [18, 28] nach mehreren Jahren eine zunehmende Relaxation mit Hyperopisierung ergeben hatte. Nach anfänglichem Verdacht auf eine Zunahme des chirurgisch-induzierten Astigmatismus nach 2 Jahren [15, 21] hat sich bei uns weder nach einem oberen

Schnitt noch nach einem seitlichen Schnitt bei größerer Fallzahl und längerer Beobachtungszeit eine statistische Signifikanz für einen derartigen Anstieg ergeben (Tabelle 1, Abb. 2). Die Erfahrung der schnellen refraktiven Stabilisierung von Hornhautschnitten wurde auch von anderen Autoren gemacht [2, 3]. Eindeutig signifikant ($p = 0{,}0001$) ist der Unterschied der chirurgisch-induzierten Astigmatismen im Vergleich vom oberen und seitlichen Schnitt. Der obere Kornealschnitt erzeugt einen Astigmatismus von etwa 1,6 dpt, der seitliche Schnitt einen Astigmatismus von etwa 0,8 dpt. Dies korreliert gut mit den Erfahrungen der Berliner und der Gießener Arbeitsgruppen [17, 24, 25], die auch eine um 50 % geringere refraktive Wirkung beim seitlichen Schnitt fanden. Die Ursachen dürften im wesentlichen der unterschiedliche Abstand der Inzisionen von der Hornhautmitte und die steilere Konfiguration der oberen Hornhautregion sein. Auffällig erscheint in unserem Krankengut der Verlauf des absoluten Astigmatismus nach Inzision im steileren Meridian (Tabelle 2). Beim *oberen Schnitt und präoperativen Astigmatismus mit der Regel* ist der Anstieg des absoluten postoperativen Astigmatismus von 0,81 dpt nach 1 Jahr auf 1,36 dpt nach 3 Jahren jedoch insignifikant ($p > 0{,}05$). Die Erklärung dafür dürfte die relativ kleine Fallzahl nach 3 Jahren und die relativ große Standardabweichung (Streuung) sein. Irrelevant ist auch die Astigmatismusänderung von 2 nach 3 Jahren ($p = 0{,}35$). Nach *seitlichem Schnitt und präoperativem Astigmatismus gegen die Regel* ergeben sich nur geringfügige Schwankungen der Astigmatismushöhe während der gesamten Beobachtungszeit. Die relativ starke refraktive Wirkung des oberen, weiter zentral gelegenen Kornealschnitts läßt es sinnvoll erscheinen, nur bei einem präoperativen Astigmatismus mit der Regel von über 1,5 dpt diese Schnittführung einzusetzen. Grundsätzlich kommt es ja nach längeren und dem Hornhautzentrum näher gelegenen Inzisionen zu einem zunehmend höheren Astigmatismus [1, 9, 11, 12, 19, 25, 26]. Wir führen deshalb bei einem Astigmatismus *mit* der Regel zwischen 0,75 und 1,5 nach unseren gemachten Erfahrungen seit 1995 einen oberen sklerokornealen Tunnelschnitt durch und nehmen dabei die längere Präparationszeit und Blutstillung in Kauf. Ein Astigmatismus *mit* der Regel bis zu 0,5 dpt erlaubt unseres Erachtens noch einen temporalen Kornealschnitt, weil der resultierende Gesamtastigmatismus um 1 dpt herum liegt, was vom Patienten nicht als belastend empfunden wird. Bei gezielter Berücksichtigung der Höhe des präoperativen Astigmatismus läßt sich durch Schnittlegung weiter korneal oder skleral und durch Variation der Schnittlänge eine weitere Optimierung des postoperativen Astigmatismus, im Idealfall sogar eine sphärische Hornhautkonfiguration erreichen [16, 19, 25].

Literatur

1. Armeniades CD, Boriek A, Knolle GE (1990) Effect of incision length, location, and shape on local corneoscleral deformation during cataract surgery. J Cataract Refract Surg 16: 83–87
2. Axt JC, Caffery JM (1993) Reduction of postoperative against-the-rule astigmatism by lateral incision technique. J Cataract Refract Surg 19: 380–387

3. Dick B, Kohnen T, Jacobi FK, Jacobi KW (1995) Hornhauttopographieänderungen und chirurgisch induzierter Astigmatismus durch die 3,5 und 4 mm temporale Tunnelinzision nach einem Jahr. Rochels R, Duncker G, Hartmann Ch (Hrsg) 9. Kongr DGII. Springer, Berlin Heidelberg New York Tokyo, S 330–340
4. Drews RC (1995) Astigmatism after cataract surgery: Nylon versus Mersilene Five-year data. J Cataract Refract Surg 21: 70–72
5. Ernest PH, Kießling LA, Lavery KT (1991) Relative strength of cataract incisions in cadaver eyes. J Cataract Refract Surg 17: 668–671
6. Fine IH (1992) Self-sealing corneal tunnel incision for small incision cataract surgery. Ocular Surgery News 10: 9, 38–39
7. Fine IH, RA Fichman, HB Grabow (1993) Clear corneal cataract surgery and topical anesthesia. Slack Inc, Thorofare, NJ
8. Freeman JM (1991) Scleral stretch incision for cataract surgery. J Cataract Refract Surg 17: 696–701
9. Gills JP, RG Martin, SP Thorton, DS Sanders (1994) Surgical treatment of astigmatism. Slack Inc, 6000 Grove Road, Thorofare, NJ, 08086–9447
10. Grote A, Pham DT, Wollensak J (1996) Korneale 7 mm-Tunnelinzision zur Phakoemulsifikation und Korrektur eines hohen präoperativen Astigmatismus. Vörösmarthy D, Duncker G, Hartmann Ch (Hrsg) 10. Kongr DGII Budapest. Springer, Berlin Heidelberg New York, S 73–77
11. Haubrich T, Knorz MC, Seiberth V, Liesenhoff H (1996) Vectoranalyse des chirurgisch induzierten Astigmatismus bei Kataraktoperation mit 4 Tunnel-Schnitt-Techniken. Ophthalmologe, 93: 12–16
12. Haubrich, T, Knorz MC, Seiberth V, Liesenhoff H (1994) Astigmatismusreduktion durch „Clear Cornea“ Tunnelinzision bei Phakoemulsifikation mit HKL-Implantation. Pham DT, Wollsak J, Rochels R, Hartmann Ch (Hrsg) 8. Kongr DGII Berlin. Springer, Berlin Heidelberg New York, S 79–83
13. Hessemer V, Schartner H (1997) Geringer Einfluß antiinflammatorischer Therapie auf den intraocularen Reizzustand nach minimal invasiver Phakoemulsifikation. Ophthalmologe 94: 30–32
14. Jaffe NS, Clayman HM (1975) The pathophysiology of corneal astigmatism after cataract extraction. Trans Am Acad Ophthal Otolaryngol 79: 615–630
15. Kammann J, Dornbach G, Cosmar E (1995) 2 Jahre korneale Kleinschnittchirurgie. Ophthalmologe 92: 266–269
16. Kawano K (1994) Modified corneoscleral incision to reduce postoperative astigmatism after 6 mm diameter intraocular lens implantation. J Cataract Refract Surg 19: 387–392
17. Kohnen T, Dick B, Jacobi KW (1994) Vergleich des chirurgisch induzierten Astigmatismus nach 3,5 mm-(nahtloser) und 5 mm-(mit radiärer Einzelknopfnaht) Hornhauttunnelinzision von temporal. („stretch incision“) Pham DT, Wollsak J, Rochels R, Hartmann Ch (Hrsg) 8. Kongr DGII Berlin. Springer, Berlin Heidelberg New York, S 84–94
18. Lindstrom RL, Lindquist TD (1995) Radial keratotomy. In: Duane's Clinical Ophthalmology Vol VI. Lippincott-Raven Publ, Philadelphia New York
19. Menapace R (1996) Aktuelle Wundkonstruktionen: Indikation, Technik, Deformationsresistenz und Hornhautkurvaturänderung. Vörösmarthy D, Duncker G, Hartmann Ch (Hrsg) 10. Kongr DGII Budapest. Springer, Berlin Heidelberg New York S 27–40
20. Müller-Jensen K, Barlinn B (1994) PMMA-Linsen-Implantation bei „clear corneal no stitch“ Technik. Klin Mbl Augenheilk 204: 184
21. Müller-Jensen K, Barlinn B, Fetscher M (1996) Astigmatismusentwicklung 2 Jahre nach nahtfreier kornealer Kataraktchirurgie. Vörösmarthy D, Duncker G, Hartmann Ch (Hrsg) 10. Kongr DGII Budapest. Springer, Berlin Heidelberg New York, S 50–55

22. Pfleger T, Menapace R, Amon M, Pappannos P (1992) Postoperativer Astigmatismus. Ophthalmologe 89: 329–337
23. Pham DT, Wollensak J (1992) „No-stitch"-Kataraktchirugie als Routineverfahren. Klin Mbl Augenheilk 200: 639–643
24. Pham DT (1995) Kataraktchirurgie mit kontrolliertem Astigmatismus. Eine neue Herausforderung. Rochels R, Duncker G, Hartmann Ch (Hrsg) 9. Kongr DGII Kiel. Springer, Berlin Heidelberg New York Tokyo, S 302–308
25. Pham DT (1996) Lokalisation der selbstschließenden Wundöffnung und kornealen Stabilität. Vörösmarthy D, Duncker G, Hartmann Ch (Hrsg) 10. Kongr DGII Budapest. Springer, Berlin Heidelberg New York, S 3–10
26. Rowan PJ (1993) Incision and approach reduce ATR astigmatism. Ocular Surgery News 4: 3, 24
27. Taillanter NF (1994) Self-sealing three-step dear corneal tunnel incision allows implantation of 5-mm optic PMMA lens through 5-mm wound. Ocular surgery News 5: 3, 28–31
28. Waring GO, Lynn MJ, Nizam A (1991) Results of the evaluation of radial keratotomy (PERK) study five years after surgery. Ophthalmology 98: 1164
29. Werblin TP (1992) Astigmatism after cataract extraction: 6-year follow-up of 6.5 and 12 mm incisions. Refract Corneal Surg 8: 448–458

Vergleich zwischen kornealem Zugang und temporalem Korneoskleralschnitt zur Katarakt-extraktion nach vorangegangener fistulierender Glaukomoperation hinsichtlich Astigmatismus- und Tensioentwicklung

M. Schulte und H. Bleckmann

Zusammenfassung. Wir untersuchten in einer prospektiv randomisierten Studie zwei Zugangsformen zur Kataraktextraktion hinsichtlich Visus-, Tensio- und Astigmatismus-entwicklung. Bei allen untersuchten Patienten (n = 26) war eine fistulierende Operation vorangegangen. In der 1. Gruppe (n = 16) wurde eine Clear-Cornea-Inzision bei 12 h und in der 2. Gruppe (n = 10) ein temporaler sklerokornealer Tunnelschnitt angewandt. Beide Zugangsformen stellten sich hinsichtlich der Visus- und Tensioentwicklung als gleichwertig heraus. Der chirurgisch-induzierte Astigmatismus in der Gruppe mit der Clear-Cornea-Inzision betrug 1,8 D und war damit signifikant höher als bei der Gruppe mit der temporalen sklerokornealen Zugangsform. Da die Kataraktoperation zum heutigen Zeitpunkt ebenfalls einen refraktiven Eingriff darstellt und sich die Zugangsformen hinsichtlich der Sickerkissenschonung und des postoperativen Druckverlaufes nicht unterschieden, sollte bei Patienten mit vorangegangener fistulierender Glaukomoperation die gewählte Zugangsform von dem präoperativ bestehenden Astigmatismus abhängig gemacht werden.

Summary. There are different possible approaches for cataract extractions following fistulating operations and in the presence of an intact filtering bleb. In our prospective and randomized study we evaluated the visual outcome, the amount of surgically induced astigmatism and the change of intraocular pressure after cataract extraction through a temporal sclerocorneal tunnel incision and through a superior clear cornea incision in patients who had undergone a fistulating operation. The 26 patients were randomly split into two groups. Group 1 (n = 16) had a clear corneal incision at the 12 o'clock position and group 2 (n = 10) had a temporal sclerocorneal tunnel incision. During follow-up there was no statistically significant difference between groups 1 and 2 concerning the change in intraocular pressure and the amount of increase in visual acuity. Group 1 showed a significantly higher amount of surgically induced astigmatism (mean difference between the groups 1 dpt) than group 2. Bearing in mind that a cataract extraction should also be a form of refractive surgery, and that the different approaches to cataract extraction are equally useful in protecting the filtering bleb, the location of the incision should be varied according to the amount and axis of a preexisting astigmatism.

Einleitung

Bei Patienten mit vorangegangener Glaukomoperation stellte die Schonung des Sickerkissens bei der Kataraktoperation ein vorrangiges Ziel dar. Es ergeben sich mit Einführung der kornealen Tunneltechnik verschiedene mögliche Zugangsformen. In unserer Studie untersuchten wir die Clear-Cornea-Inzi-

C. Ohrloff et al. (Hrsg.)
11. Kongreß der DGII 1997

sion bei 12 h und den temporalen Sklerokornealschnitt hinsichtlich der Visus- und Tensioentwicklung, der Astigmatismusinduktion und auftretender postoperativer Komplikationen.

Material und Methoden

Wir führten eine prospektiv randomisierte Studie mit 26 Patienten in unserer Klinik durch. Das Patientenalter lag bei 71 ± 11 Jahre. Das Patientenkollektiv bestand aus 13 Männern und 13 Frauen. Alle Patienten sind vor durchschnittlich 48 Monaten einer fistulierenden Operation unterzogen worden. Bei 16 Patienten (Gruppe 1) wurde die Kataraktextraktion durch eine Clear-Cornea-Inzision bei 12 h unter Schonung des Sickerkissens begonnen und mit anschließender Phakoemulsifikation in üblicher Weise und Implantation einer 3-Piece-Silikon-IOL in den Kapselsack (Silens 5, Domilens) fortgesetzt. Die Schnittlänge betrug dabei 2,7 mm (Abb. 1). Bei 10 Patienten (Gruppe 2) erfolgte eine PMMA-Linsenimplantation über einen temporalen 5,5 mm messenden sklerokornealen Zugang. Es wurde eine One-Piece-PMMA-IOL (FX 60-12, Domilens) intrakapsulär implantiert (Abb. 2). Die Wahl des Zugangs wurde unabhängig vom vorbestehenden Astigmatismus gewählt. Alle Eingriffe wurden vom gleichen Operateur durchgeführt. Es wurden prä- und 4 Monate postoperativ der korrigierte Visus, subjektive Refraktion, der Astigmatismus mittels Zeiss-Ophthalmometer und kornealer Topographie sowie die Druckwerte bestimmt. Die Ermittlung des chirurgisch-induzierten Astigmatismus erfolgte mit der Vektormethode nach Jaffé und Claymann. Statistisch wurden die Ergebnisse mit dem Mann-Whitney-U-Test überprüft.

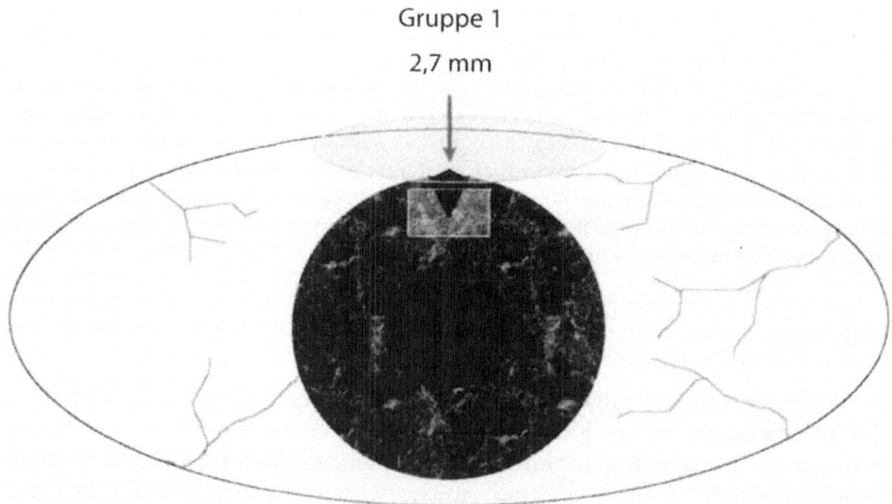

Abb. 1. Darstellung des operativen Zugangs (Gruppe 1). Es erfolgte eine Clear-Cornea-Inzision unterhalb des Sickerkissens

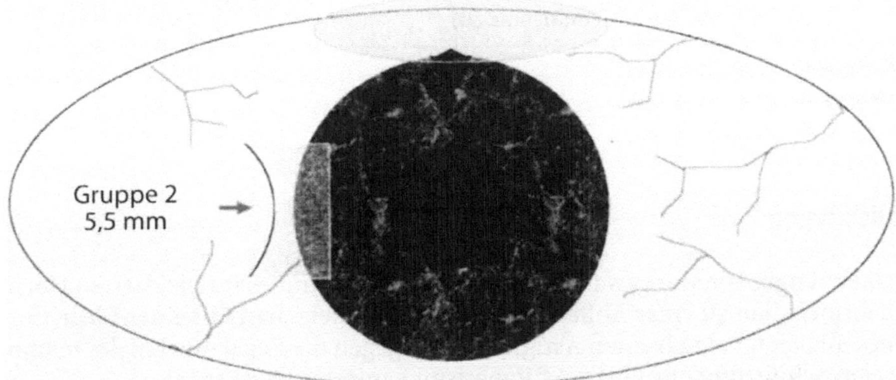

Abb. 2. Darstellung des operativen Zugangs (Gruppe 2). Es erfolgte eine temporale sklerokorneale Inzision

Bei der Gruppe 1 traten keine postoperativen Komplikationen auf, in der Gruppe 2 kam es zu 2 Hyphämata als typische Komplikation der sklerokornealen Zugangsform.

Ergebnisse

Bei allen Patienten war der Visus postoperativ gebessert (Tabelle 1). Es ergab sich kein statistischer Unterschied zwischen beiden Gruppen. Die Tensio erreichte in allen Fällen präoperative Ausgangsdruckwerte, und es zeigte sich ebenfalls kein statistisch signifikanter Unterschied zwischen beiden Zugangsformen (Tabelle 2). Bei allen Operationen konnte das Sickerkissen geschont werden.

Der induzierte Astigmatismus in der Gruppe mit der Clear-Cornea-Inzision betrug 1,8 D und war damit signifikant höher als bei der Gruppe mit der temporalen sklerokornealen Zugangsform (Tabelle 3; p = .0156).

Tabelle 1. Visusentwicklung

	Präoperativer Visus$_{cc}$	Postoperativer Visus$_{cc}$
Gruppe 1	0,17 ± 0,18	0,60 ± 0,29
Gruppe 2	0,28 ± 0,12	0,61 ± 0,30

Tabelle 2. Tensioentwicklung

	Tensio präoperativ	Tensio postoperativ
Gruppe 1	17 ± 5 mmHg	16 ± 5 mmHg
Gruppe 2	18 ± 5 mmHg	18 ± 2 mmHg

Tabelle 3. Astigmatismusentwicklung

	Induzierter Astigmatismus (D)
Gruppe 1	1,8 ± 1,0 × 80°
Gruppe 2	0,8 ± 0,6 × 40°

Diskussion

Unabhängig von der gewählten Zugangsform kommt es im inzidierten Hornhautmeridian zu einer Abflachung. Dabei induziert man mit einer Clear-Cornea-Inzision bei 12 h einen Astigmatismus gegen die Regel und bei der temporalen Schnittführung einen Astigmatismus mit der Regel [2, 4].

Der von uns gefundene induzierte Astigmatismus von 1,8 D in der 1. Gruppe war höher als in vergleichbaren Studien [1, 3]. Die Ursache des hohen chirurgisch-indúzierten Astigmatismus bei dieser Zugangsform lag in der häufig zentraler gewählten Clear-Cornea-Inzision, bedingt durch große Sickerkissen, die über die periphere Hornhaut reichten.

Ausgehend von der Feststellung, daß die Kataraktchirurgie einen refraktiven Eingriff darstellt und sich beide untersuchte Zugangsformen hinsichtlich der Visus- und Tensioentwicklung als gleichwertig herausstellten, möchten wir betonen, daß auch bei Patienten mit vorangegangener fistulierender Glaukomoperation die gewählte Zugangsform von dem präoperativ bestehenden Astigmatismus abhängig gemacht werden sollte. Bestand ein Astigmatismus mit der Regel, so ist die Clear-Cornea-Inzision in der 12 h-Position anwendbar, bei geringer ausgeprägtem Astigmatismus kann seitlich des Sickerkissens eingegangen werden (Abb. 3). Dabei befindet man sich weniger zentral, und die Astigmatismusinduktion wird geringer ausfallen. Liegt ein Astigmatismus

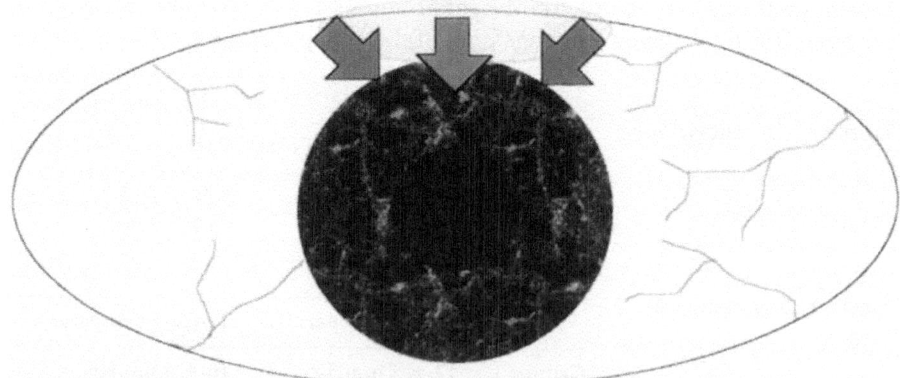

Abb. 3. Darstellung der Möglichkeiten eines operativen Zugangs bei präoperativ bestehendem Astigmatismus mit der Regel

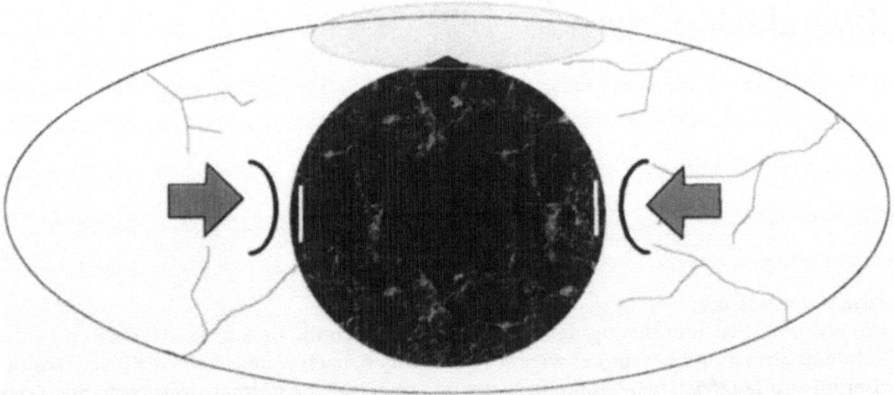

Abb. 4. Darstellung der Möglichkeiten eines operativen Zugangs bei präoperativ bestehendem Astigmatismus gegen die Regel. Abhängig von der Höhe des Astigmatismus kann die sklerokorneale oder die Clear-Cornea-Inzision gewählt werden

gegen die Regel vor, so sollte man den temporalen sklerokornealen Schnitt, ggf. die Clear-Cornea-Inzision von temporal wählen (Abb. 4).

Literatur

1. Fichman RA (1993) The clear-corneal incision and astigmatism strategies. In: Fine IH, Fichman RA, Grabow HB (eds) Clear corneal cataract surgery & topical anaesthesia. Slack Inc, Thorofore NJ: 65–77
2. Fine IH (1993) Corneal tunnel incision with a temporal approach. In: Fine IH, Fichman RA, Grabow HB (eds) Clear corneal cataract surgery & topical anaesthesia. Slack Inc, Thorofore NJ: 5–26
3. Kammann J, Dornbach G, Allmers R (1994) Nahtlose Wundadaption. Vergleich zwischen Korneal- und Korneoskleralschnitt. Ophthalmologe 91: 442–445
4. Knorz MC (1995) Phakoemulsifikation und Intraokularlinsenimplantation. Kaden Verlag, Heidelberg

Langfristiger Elektrokautereffekt auf den postoperativen Astigmatismus bei der No-stitch-Kataraktchirurgie

N. Anders, T. Walkow, N. Hafezi, D.-T. Pham und C. Hartmann

Zusammenfassung

Hintergrund: Seit Einführung der No-stitch-Schnittechnik als Standardverfahren in der Kataraktchirurgie gibt es immer wieder Mitteilungen, nach denen durch die Elektrokauterisation eine langfristige Beeinflussung des postoperativen Astigmatismus vorhanden sein soll. Die vorliegende Arbeit hat diesen Effekt prospektiv, randomisiert kontrolliert und mit einem Nachuntersuchungsintervall von 15 Monaten untersucht.

Patienten und Methoden: In die Studie wurden 90 Augen von 90 Patienten aufgenommen, bei denen nach einer 7 mm selbstschließenden Tunnelinzision bei 12 h eine Phakoemulsifikation mit Hinterkammerlinsenimplantation vorgenommen wurde. Das Durchschnittsalter der 16 männlichen und 74 weiblichen Patienten betrug 77,6 ± 8,3 Jahre. Die Patienten wurden randomisiert gleichverteilt in je 3 Gruppen aufgeteilt: Es wurde entweder direkt limbal, limbusfern oder gar nicht mit einem Naßfeld-Bipolarkauter zur Blutstillung gekautert. Der Astigmatismus wurde mit einem Zeiss-Ophthalmometer präoperativ, direkt postoperativ, nach 1 Monat und nach 15 Monaten kontrolliert.

Ergebnisse: Die durchschnittliche vektoranalytisch berechnete Astigmatismusinduktion betrug nach 15 Monaten in der limbusfernen Elektrokauterisationsgruppe 0,79 ± 0,5 dpt, in der limbusnahen Elektrokauterisationsgruppe 0,89 ± 0,75 dpt und ohne Elektrokauterisation 0,98 ± 0,75 dpt. Weder zwischen den 3 Gruppen noch innerhalb der Gruppen bezüglich des zeitlichen Verlaufes waren statistisch signifikante Unterschiede auf dem 5%-Niveau zu finden. Dies galt auch für die Astigmatismusbeträge und die Astigmatismusachsen.

Schlußfolgerungen: Durch die Naßfeld-Elektrokauterisation zur Blutstillung bei einer Kataraktoperation wird auf die postoperative Astigmatismusinduktion kein statistisch nachweisbarer Effekt ausgeübt.

Schlüsselwörter: Kataraktchirurgie, No-stitch-Technik, Astigmatismusinduktion, Elektrokauterisation.

Summary

Background: Since introducion of the no-stitch technique as a standard procedure, cautery is proposed to influence the induced astigmatism. We investigated this effect in a prospective, randomized controlled trial.

Patients and methods: Ninety eyes of 90 patients were included in the trial. Phacoemulsification and implantation of posterior chamber IOL were performed through a 7-mm-wide self-sealing scleral tunnel incision at the 12 o'clock position in all cases. The age of the 16 male and 74 female patients was 77.6 ± 8.3 years. The patients were randomly assigned to three groups: Wet field cautery was done near to the limbus in group 1, far from the limbus

C. Ohrloff et al. (Hrsg.)
11. Kongreß der DGII 1997

in group 2 and there was no cautery in group 3. The astigmatism was measured by means of a keratometer (Zeiss) preoperatively, at the first day postoperatively, after 1 month and after 15 months.

Results: The surgically induced astigmatism after 15 months was 0.89 ± 0.75 D (diopters) in group 1, 0.79± 0.5 D in group 2 and 0.98 ± 0.75 D in group 3. The differences concerning induced astigmatism, absolute astigmatism and the axis were statistically significant neither within the groups nor between the groups.

Conclusions: Wet field cautery does not induce a statistically significant astigmatism.

Key words: Cataract surgery, no-stitch-technique, surgically induced astigmatism, cautery.

Die Einführung der No-stitch-Schnittechnik als Standardverfahren in der Kataraktchirurgie hat zu einer früheren Stabilisierung der Astigmatismusinduktion auf niedrigerem Niveau geführt [12, 16, 17]. Darüber hinaus konnten zahlreiche Faktoren ermittelt werden, die die Höhe des postoperativen Astigmatismus beeinflussen. So sind neben der Schnittbreite [6, 9–11, 16], dem Abstand zum Limbus [1], der Lage der Inzision [1–5, 12, 18, 21, 23–24], der Schnittgeometrie [6, 14] auch die Höhe des Lebensalters und die präoperative Astigmatismushöhe von Bedeutung [2]. Daneben gibt es immer wieder Mitteilungen, nach denen durch die Elektrokauterisation eine langfristige Beeinflussung des postoperativen Astigmatismus gegeben sein soll [7, 22].

In der vorliegenden Arbeit wurde prospektiv, randomisiert und kontrolliert überprüft, ob dies auch für die regulär durchgeführte Naßfeldbipolarkauterisation gilt.

Patienten und Methoden

Es wurden 90 Augen von 90 Patienten untersucht. Das Durchschnittsalter der 16 männlichen und 74 weiblichen Patienten betrug 77,6 ± 8,3 Jahre. Die Patienten wurden randomisiert in je 3 Gruppen aufgeteilt:

Es wurde entweder direkt bis an den Limbus heran, limbusfern oder gar nicht mit einem Naßfeld-Bipolarkauter zur Blutstillung gekautert. Verwendet wurde ein Erbotom T 130 mit einer eingestellten Leistung von 10 Watt. Nach einer 7 mm selbstschließenden Tunnelinzision bei 12 h wurde eine Phakoemulsifikation mit Hinterkammerlinsenimplantation vorgenommen [16]. Der Astigmatismus wurde mit einem Zeiss-Ophthalmometer präoperativ, direkt postoperativ, nach 1 Woche, nach 1 Monat und nach 15 Monaten kontrolliert. Die Astigmatismusinduktion wurde nach der von Naylor [15] bzw. Jaffe und Clayman [13] zunächst beschriebenen und dann von Seiler et al. [20] modifizierten Methode berechnet.

In Abb. 1a und 1b sind die limbusnahe und die limbusferne Technik der Naßfeld-Kauterisation schematisch dargestellt. Letztere unterscheidet sich dadurch, daß hier nur die zuführenden Gefäße bis zum Ansatz der Tenon gekautert werden.

Die statistischen Analysen erfolgten zwischen den verschiedenen Behandlungsgruppen mit dem Mann-Whitney U-Test für unverbundene Stichproben bzw. Kruskal-Wallis-Test (Astigmatismusachsen) mit einer angenommenen Irrtumswahrscheinlichkeit von 5%.

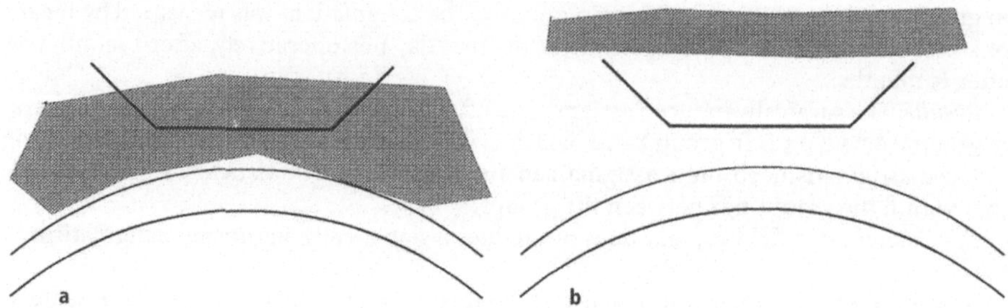

Abb. 1. Schematische Darstellung der limbusnahen (**a**) und der limbusfernen (**b**) Elektrokauterisation (Fläche der Elektrokauterisation grau hervorgehoben)

Ergebnisse

Die durchschnittliche vektoranalytisch berechnete Astigmatismusinduktion betrug nach 15 Monaten in der limbusfernen Elektrokauterisationsgruppe 0,79 ± 0,5 dpt, in der limbusnahen Elektrokauterisationsgruppe 0,89 ± 0,75 dpt und ohne Elektrokauterisation 0,98 ± 0,75 dpt. In Abb. 2 sind alle Werte der Astigmatismusinduktion in einem Säulendiagramm dargestellt. Statistische Berechnungen sowohl zwischen den drei Gruppen wie auch innerhalb der Gruppen bezüglich des zeitlichen Verlaufes erbrachten keine signifikanten Unterschiede auf dem 5%-Niveau. Das heißt, daß auch in der frühpostoperativen Phase zwischen den verschiedenen Elektrokautergruppen keine klaren Unterschiede vorhanden waren.

In Abb. 3 sind die Astigmatismusbeträge ohne Berücksichtigung der Achsen dargestellt, wie dies auch in der Arbeit von Grabow [7] vorgenommen wurde. Hier zeigte sich ebenfalls zwischen den einzelnen Gruppen kein statistisch signifikanter Unterschied. Jedoch war in der Gruppe der limbusfernen Kauterisation im Gegensatz zu den anderen kein statistisch signifikanter Unterschied zum präoperativen Wert.

Die Achsenverteilung (Abb. 4) zeigt folgendes: Unterschieden nach einem Astigmatismus nach der Regel, gegen die Regel, schräg und keinem Astigma-

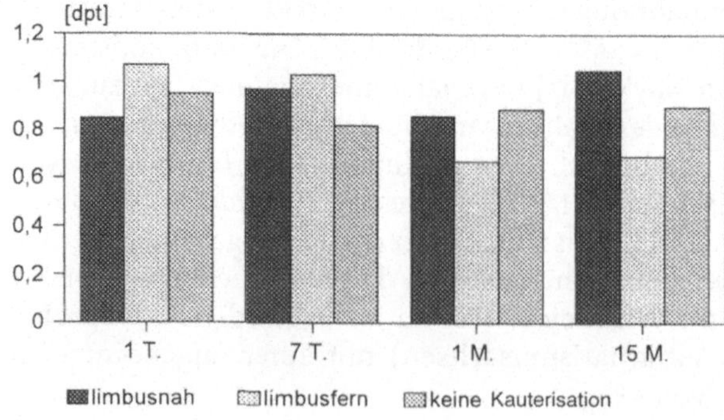

Abb. 2. Histogramm der durchschnittlichen Werte des vektoranalytisch berechneten induzierten Astigmatismus, unterschieden nach den 3 Elektrokauterisationsgruppen zum jeweiligen Untersuchungszeitpunkt

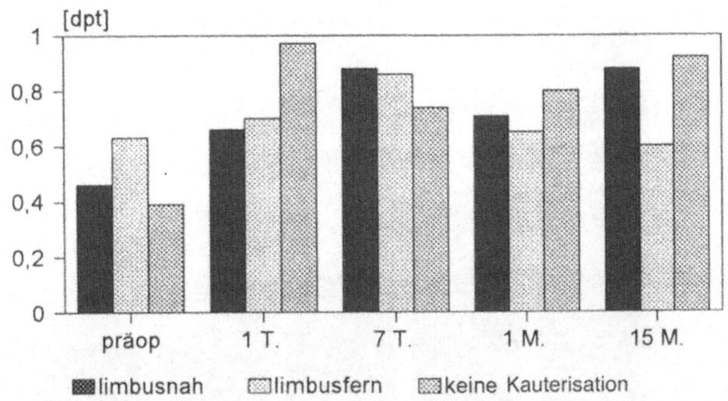

Abb. 3. Histogramm der durchschnittlichen Werte des absoluten Astigmatismus, unterschieden nach den Elektrokauterisationsgruppen zum jeweiligen Untersuchungszeitpunkt

tismus sind die Verteilungen in diesen Abbildungen prozentual aufgetragen. Als Astigmatismus nach der Regel galt ein Astigmatismus von ±30° um die 0°-Achse. Ein Astigmatismus gegen die Regel hatte eine Achse von ±30° um die 90°-Achse. Ein schräger lag dazwischen. Man erkennt in Abb. 4a, daß wie auch in den anderen Gruppen, kein Astigmatismus gegen die Regel präoperativ vorlag, da diese Patienten in unserer Klinik alle von lateral operiert werden. Man sieht weiterhin, daß nach 1 Woche der Astigmatismus gegen die Regel überwog. Vergleicht man nun mit den beiden Elektrokauterisationsgruppen, so sieht man, daß in der limbusnahen Gruppe ein ähnlich hoher Anteil erst nach 15 Monaten erreicht war. In der limbusfernen Gruppe überwog nach wie vor selbst nach 15 Monaten der Astigmatismus nach der Regel. Trotz dieser Tendenzen waren diese Unterschiede auch auf dem 5-%-Niveau nicht statistisch signifikant.

Diskussion

Die refraktive Wirksamkeit thermischer Effekte ist nicht erst durch Holmium:YAG-Laser [19] bekannt geworden. Seit Einführung der No-Stitch-Technik in die Kataraktchirurgie gibt es auch immer wieder Berichte, nach denen auch die Elektrokauterisation eine refraktiven Einfluß ausüben soll. Die erste Arbeit hierzu stammt von Grabow aus dem Jahre 1991 [7]. Er hatte festgestellt, daß nach Elektrokauterisation bis an den Limbus heran eine doppelt so hohe Astigmatismusinduktion aufgetreten ist wie bei Elektrokauterisation nur bis zum Ansatz der Tenon. Treumer u. Johningk [22] veröffentlichten im selben Jahr, daß mit Hilfe des Elektrokauters im Limbusbereich gezielt eine Astigmatismuskorrektur von mehreren Dioptrien mit einer Stabilisierung nach 3 Monaten möglich ist.

Seitdem wird immer wieder behauptet, daß auch die normale Naßfeld-Elektrokauterisation zur Blutstillung einen Effekt auf den Astigmatismus haben soll. Hierdurch werden z. T. auch ungewöhnlich hohe postoperative Astigmatismusänderungen begründet. In der hier vorgelegten Arbeit wurde nun überprüft, ob auch bei regelrechter Durchführung der Naßfeld-Elektrokauterisa-

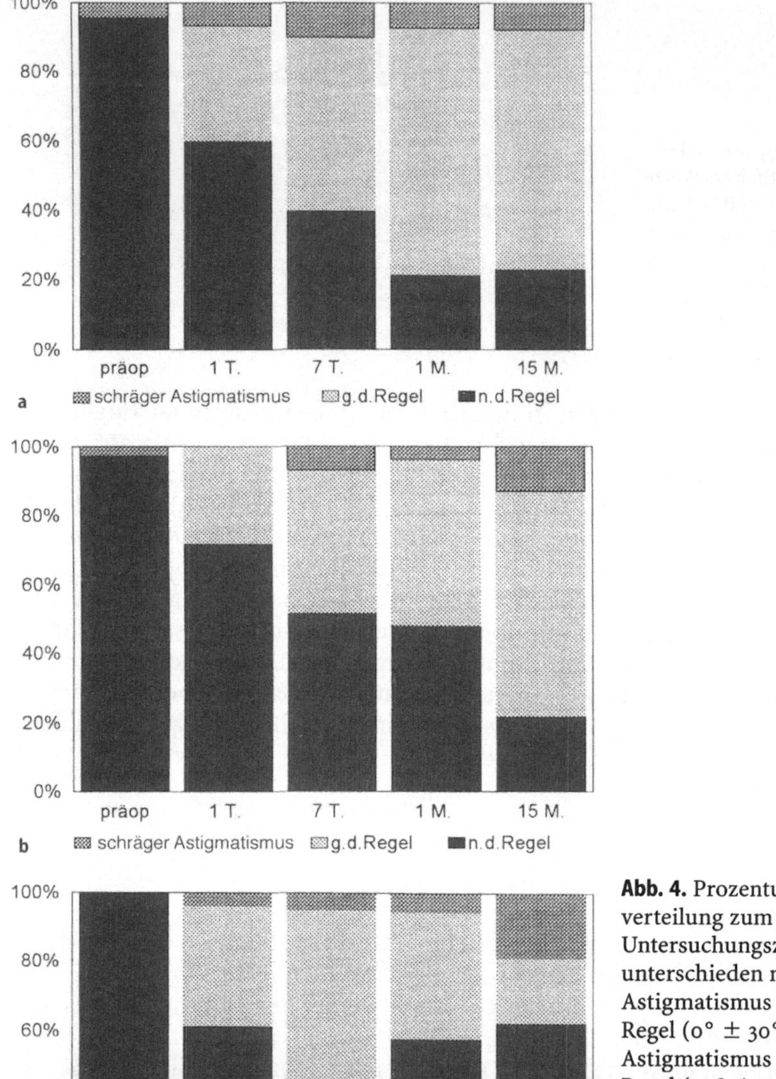

Abb. 4. Prozentuale Achsenverteilung zum jeweiligen Untersuchungszeitpunkt, unterschieden nach einem Astigmatismus nach der Regel (0° ± 30°), einem Astigmatismus gegen die Regel (90° ± 30°) und einem dazwischenliegenden schrägen Astigmatismus in der Gruppe ohne Elektrokauterisation (**a**), mit limbusnaher (**b**) und mit limbusferner Elektrokauterisation (**c**)

tion ein derartiger Einfluß vorhanden ist. Dabei wurde besonders darauf geachtet, daß keine punktuellen Kauterisationen z.B. im Rahmen der Bindehautadaptation vorgenommen wurden.

Im Gegensatz zur Arbeit Grabow [7] ließ sich kein derartiger Effekt beim Astigmatismusbetrag nachweisen. Auch fand sich weder ein signifikanter Unterschied bei der Astigmatismusinduktion noch konnte durch die Elektrokauterisation ein signifikant unterschiedlicher Anteil eines Astigmatismus gegen die Regel nachgewiesen werden.

Möglicherweise läßt sich dies damit begründen, daß durch Naßfeldkauterisation nur die oberflächlichen Schichten der Sklera thermisch verändert werden. Von den Untersuchungen beim Holmium:YAG-Laser [19] ist bekannt, daß im Bereich der Hornhaut nur sehr tiefgehende Koagulationen zum Erfolg führten.

Zusammenfassend läßt sich festhalten, daß durch die Naßfeld-Elektrokauterisation zur Blutstillung bei einer Kataraktoperation auf die postoperative Astigmatismusinduktion kein statistisch nachweisbarer Effekt ausgeübt wird.

Literatur

1. Anders N, Pham DT, Antoni H-J, Wollensak J (1997) Postoperative astigmatism and relative strength of scleral tunnel incisions: a prospective clinical trial. J Cataract Refract Surg 23: 332–336
2. Anders N, Pham DT, Liekfeld A, Mohnhaupt A, Wollensak J (1997) Faktoren mit Einfluß auf den postoperativen Astigmatismus nach No-Stitch-Kataraktchirurgie. Ophthalmologe 94: 6–11
3. Axt JC, McCaffery JM (1993) Reduction of postoperative against-the-rule astigmatism by lateral incision technique. J Cataract Refract Surg 19: 380–386
4. Cravy TV (1991) Routine use of a lateral approach to cataract extraction to achieve rapid and sustained stabilization of postoperative astigmatism. J Cataract Refract Surg 17: 415–423
5. Derse M, Pham DT, Vizireanu K, Liekfeld A, Wollensak J (1994) Korneale Topographie nach Phakoemulsifikation mit lateraler korneoskleraler 7-mm-Inzision. In: Pham DT, Wollensak J, Rochels R, Hartmann Ch (Hrsg) 8. Kongreß der Deutschsprachigen Gesellschaft für Intraokularlinsen-Implantation. Springer, Berlin Heidelberg New York, S 28–34
6. Gills JP, Wang D, Pollard A (1990) Sutureless extracapsular cataract extraction with in-the-bag intraocular lens implantation. In: Gills JP, Sanders DR (Hrsg) Small-incision cataract surgery. Thorofare, Slack Inc, S 141–153
7. Grabow HB (1991) Early results of 500 cases of no-stitch cataract surgery. J Cataract Refract Surg 17(Suppl): 726–730
8. Häberle H, Anders N, Pham DT, Wollensak J (1994) No-Stitch-ECCE mit lateralem Zugang – eine Möglichkeit zur Korrektur eines bestehenden Astigmatismus gegen die Regel. In: Pham DT, Wollensak J, Rochels R, Hartmann Ch (Hrsg) 8. Kongreß der Deutschsprachigen Gesellschaft für Intraokularlinsen-Implantation. Springer, Berlin Heidelberg New York, S 42–48
9. Häberle H, Anders N, Drosch S, Pham DT, Wollensak J (1995) Modifikation der No-Stitch-Technik bei extrakapsulärer Kataraktextraktion durch eine Einzelnaht – Einfluß auf den postoperativen Astigmatismus. Ophthalmologe 92: 261–265
10. Häberle H, Anders N, Pham DT, Wollensak J (1995) Induzierter Astigmatismus bei extrakapsulärer Kataraktextraktion mit Tunnelschnitt und verschiedenen Wundverschlüssen. Klin Monatsbl Augenheilkd 207: 176–179

11. Häberle H, Anders N, Antoni HJ, Pham DT, Wollensak J (1997) Dreieinhalb Jahre Erfahrung bei ECCE mit Tunnelschnitt. Ophthalmologe 94: 12–15
12. Hayashi K, Nakao F, Hayashi F (1994) Corneal topographic analysis of superolateral incision cataract surgery. J Cataract Refract Surg 20: 392–399
13. Jaffe NS, Clayman HM (1975) The pathophysiology of corneal astigmatism after cataract extraction. Trans Am Acad Ophthalmol Otolaryngol 79: 615–630
14. Koch PS (1991) Structural analysis of cataract incision construction. J Cataract Refract Surg 17(Suppl): 661–667
15. Naylor EJ (1968) Astigmatic difference in refractive errors. Brit J Ophthalmol 52: 422–425
16. Pham DT, Wollensak J (1992) „No-Stitch"-Kataraktchirurgie als Routineverfahren. Technik und Erfahrung. Klin Monatsbl Augenheilkd 200: 639–643
17. Pham DT, Liekfeld A, Anders N, Böhm B, Wollensak J (1997) 7 mm Tunnelschnitt mit lateralem Zugang als Routineeingriff in der Kataraktchirurgie. Ophthalmologe 94: 3–5
18. Pham DT (1994) Lokalisation der selbstschließenden Wundöffnung und korneale Stabilität. In: Pham DT, Wollensak J, Rochels R, Hartmann Ch (Hrsg) 8. Kongreß der Deutschsprachigen Gesellschaft für Intraokularlinsen-Implantation. Springer, Berlin Heidelberg New York, S 3–10
19. Seiler T, Matallana M, Bende T (1991) Laser thermokeratoplasty by means of a pulsed Holmium: YAG laser for hyperopic correction. Refract Corneal Surg 6: 335–339
20. Seiler T, Wollensak J (1993) Über die mathematische Darstellung des postoperativen regulären Hornhautastigmatismus. Klin Monatsbl Augenheilkd 203: 70–76
21. Suzuki R, Kurimoto (1992) Astigmatism after phacoemulsification and aspiration procedure: BENT versus standard incisions. Ophthalmologica 205: 131–137
22. Treumer H, Johnigk BD (1991) Korrektur des Astigmatismus durch kontrollierte bipolare Skleradiathermie. Erste klinische Erfahrungen. Fortschr Ophthalmol 88: 25–29
23. Wirbelauer C, Anders N, Pham DT, Wollensak J (1997) Oblique astigmatism after 7 mm scleral tunnel-incision: BENT versus temporal and superior incision. J Cataract Refract Surg 23: 365–371
24. Wirbelauer C, Anders N, Pham DT, Holschbach A, Wollensak J (1996) Korneale Topographie beim Astigmatismus obliquus nach korneaskleralem Tunnelschnitt bei 12 Uhr, lateraler und schräger Position. In: Vörösmarthy D, Duncker G, Hartmann Ch (Hrsg) 10. Kongreß der Deutschsprachigen Gesellschaft für Intraokularlinsen-Implantation und refraktive Chirurgie. Springer, Berlin Heidelberg New York, S 85–92

Die Reproduzierbarkeit der Astigmatismusbestimmung in Abhängigkeit von der Meßmethodik Ein Vergleich verschiedener Topographiesysteme mit dem Ophthalmometer

T. Walkow, S. Klebe, N. Anders und C. Hartmann

Zusammenfassung. Es stehen verschiedene klinisch eingesetzte Systeme der Astigmatismusbestimmung zur Verfügung, die auf unterschiedlichen optischen Prinzipien beruhen. Ziel der vorliegenden Studie war es, die Genauigkeit und Schwankungsbreiten dieser Systeme zu evaluieren. Hierfür wurden 45 Augen ohne pathologische Veränderungen prospektiv jeweils dreimal aufeinanderfolgend mit dem Zeiss-Ophthalmometer, dem „EyeSys Corneal Analyzing System" (CAS) sowie dem „PAR Corneal Topography System" (CTS) vermessen. Als Maß für die Reproduzierbarkeit (Präzision) der Astigmatismusbestimmung wurden die Standardabweichung sowie die mittleren Astigmatismusdifferenzen der einzelnen Meßserien bestimmt. Der mittlere Astigmatismusbetrag aller Augen bei Messung mit dem Ophthalmometer betrug 1,70 dpt, mit dem CAS 1,54 dpt und mit dem CTS 1,38 dpt ($p > 0,05$). Die mittlere Standardabweichung des Ophthalmometers sowie des CAS lag mit 0,16 dpt bzw. 0,19 dpt signifikant niedriger als beim CTS mit einer Standardabweichung von im Mittel 0,27 dpt ($p < 0,05$). Die geringsten mittleren Astigmatismusdifferenzen fanden sich mit $0,30 \pm 0,19$ dpt (Spannweite 0,04–0,50 dpt) in der Keratometergruppe. In der CAS-Gruppe betrugen sie $0,33 \pm 0,44$ dpt (0,20–1,70 dpt) und in der CTS-Gruppe $0,51 \pm 0,36$ dpt (0,13–1,32 dpt). Die Topographiesysteme zeigen im Verhältnis zum Ophthalmometer eine z.T. deutlich geringere Reproduzierbarkeit mit höheren Schwankungen bei Einzelmessungen. Für die quantitative Astigmatismusbestimmung ist daher von den untersuchten Geräten das Keratometer zu empfehlen, wogegen die Vorteile der Topographiesysteme eher in der qualitativen Beurteilung der Hornhautoberfläche liegen.

Summary. Currently, there are several systems for measurement of astigmatism in clinical use which are based on different optical principles. The study presented here aimed to evaluate the reproducibility and measurement errors of these systems. Forty-five eyes without pathological findings were measured three times in a row using the Zeiss Ophthalmometer, the EyeSys Corneal Analyzing System (CAS) and the PAR Corneal Topography System (CTS). The standard deviation and the mean measurement error of measurement series represent the reproducibility of the astigmatism measurement. The mean astigmatism of all eyes was about 1.70 D using the Zeiss Ophthalmometer, 1.54 D using the CAS and 1.38 D using the CTS ($p > 0.05$). The mean standard deviations of 0.16 D with the Ophthalmometer and 0.19 D with the CAS were significantly lower than the standard deviation of the CTS, which was about 0.27 D ($p > 0.05$). The lowest mean measurement error, 0.30 ± 0.19 D, was found in the Ophthalmometer group. Examination with the CAS revealed a mean measurement error of 0.33 ± 0.44 D, while it was 0.51 ± 0.36 D with the CTS system. In comparison with the Ophthalmometer, the topography systems showed significantly lower reproducibility, resulting in higher measurement errors in single measurements. Based from our experience, we recommend the Zeiss Ophthalmometer for quantitative astigma-

C. Ohrloff et al. (Hrsg.)
11. Kongreß der DGII 1997

tism measurement, while the topography systems are advantageous in qualitative analysis of the corneal surface.

Einführung

Sowohl in der modernen Kataraktchirurgie als auch für die zunehmend steigende Anzahl von refraktiven Eingriffen benötigt man eine höchstmögliche Genauigkeit bei der Bestimmung der Hornhautbrechkraft. So unterscheiden sich verschiedene Schnittechniken der Kataraktchirurgie bzgl. des induzierten Astigmatismus nur um einige Zehntel Dioptrien, so daß für ein schlüssiges Studiendesign die Meßfehler der verwendeten Geräte zu berücksichtigen und entsprechende Mindestfallzahlen vor Beginn der Studie festzulegen sind.

Für die Astigmatismusbestimmung stehen uns heute verschiedene klinisch eingesetzte Systeme zur Verfügung. In der vorliegenden Studie sollte das seit mehreren Jahrzehnten verwendete Keratometer mit 2, auf unterschiedlichen Meßprinzipien basierenden, computergestützten Videotopographiesystemen in einer klinischen Studie prospektiv verglichen werden. Hierfür wurden das „EyeSys Corneal Analyzing System" (EyeSys CAS) mit dem „PAR Corneal Topography System" (PAR CTS) verglichen. Das Prinzip des ersteren beruht auf der Videoanalyse einer auf die Hornhaut projizierten Placidoscheibe, wogegen beim PAR-Topographiesystem nach Anfärbung des Tränenfilmes ein Gitternetz auf die Hornhaut projiziert und das aufgenommene Videobild ebenfalls computertechnisch verarbeitet wird.

Der systematische Fehler der Geräte, der sich in der Abweichung des wahren vom tatsächlichen Wert zeigt, kann annäherungsweise durch Kalibrierung an standardisierten Phantomaugen (PMMA-Oberflächen, Stahlkugeln) behoben werden. Da klinisch der „wahre" Wert sowohl des Astigmatismus als auch der Hornhautbrechkraft allerdings nicht bekannt ist, bestimmten wir als Maß für die Reproduzierbarkeit die Standardabweichung von Meßserien des jeweiligen Gerätes.

Die theoretische Reproduzierbarkeit von Topographiesystemen wurde in der Vergangenheit mehrfach anhand kalibrierter Stahlkugeln und Kunststoffoberflächen untersucht. Es fanden sich in derartigen Studien Meßungenauigkeiten im Bereich von z. T. weniger als 0,10 dpt [2]. Neuere Studien fanden allerdings an nichtsphärischen Oberflächen Abweichungen von Einzelmessungen von im z. T. deutlich höheren Ausmaß [1]. In der vorliegenden Studie sollte die klinische Reproduzierbarkeit der verwendeten Meßgeräte evaluiert werden.

Methodik

Für die Bestimmung der geforderten Parameter wurden in der vorliegenden Studie 45 Augen von 45 Patienten jeweils 3mal mit jeweils dem Zeiss-Keratometer (Ophthalmometer) und den beiden kornealen Videotopographiesystemen (EyeSys Corneal Analyzing System, EyeSys Technologies; PAR Corneal Topography System, PAR) vermessen.

Für die Studie wurden nur Patienten mit guter Mitarbeit ausgewählt. Um Beeinflussungen der Meßergebnisse durch Veränderungen des Tränenfilmes möglichst gering zu halten, wurden die Patienten vor jeder Einzelmessung aufgefordert, mehrmals zu blinzeln. Es wurden weder künstliche Tränen noch Instrumente zum Offenhalten der Augen beim Zeiss-Keratometer als auch beim EyeSys CAS benutzt. Für die Messung mit dem PAR CTS wurde der Tränenfilm mit Fluorescein angefärbt. Alle Geräte waren von einem Techniker der jeweiligen Firma vor Ort kalibriert worden.

Ausschlußkriterien für die Teilnahme an der Studie waren das Tragen von Kontaktlinsen, okuläre Traumen, ophthalmochirurgische Eingriffe in der Anamnese, pathologische Hornhautveränderungen oder sichtbare Irregularitäten der Hornhautoberfläche an der Spaltlampe.

Die Berechnung des Astigmatismusbetrages der Topographiesysteme erfolgte anhand der simulierten K-Werte der 3-mm-Zonen. Für die Reproduzierbarkeit der gewonnenen Meßergebnisse wurde die Standardabweichung der einzelnen Meßserien bestimmt. Zusätzlich wurden als Maß für die Variation bei der Astigmatismusbestimmung („mean measurement error") die mittleren Differenzen zwischen kleinstem und größtem Astigmatismuswert jeder einzelnen Meßserie berechnet.

Die Prüfung auf statistische Sicherheit erfolgte für abhängige Stichproben mit dem Wilcoxon-Test, für unabhängige Stichproben mit dem Mann-Whitney-U-Test. Als statistisch signifikant wurde jeder Test mit $p < 0,05$ angenommen. Die durchschnittlichen Werte im Text sind jeweils mit einer Standardabweichung von $\pm$ 1 s angegeben.

Ergebnisse

Der mittlere Astigmatismusbetrag aller Augen bei Messung mit dem Ophthalmometer betrug 1,70 dpt, mit dem EyeSys CAS 1,54 dpt und mit dem PAR CTS 1,38 dpt. Es fand sich kein signifikanter Unterschied zwischen den einzelnen Gruppen bzgl. des gemessenen Astigmatismusbetrages ($p > 0,05$). Bei der Untersuchung der Augen mit einem mittleren keratometrischen Astigmatismusbetrag von < 1 dpt fanden sich allerdings signifikant höhere Werte des PAR-Topographiegerätes im Verhältnis zum EyeSys-Topographiesystem und dem Zeiss-Ophthalmometer ($p > 0,005$), wogegen für Augen mit einem mittleren keratometrischen Astigmatismusbetrag von > 1 dpt signifikant niedrigere Werte für das CTS-System gefunden wurden ($p < 0,01$). Die mittlere Standardabweichung des Ophthalmometers sowie des CAS war mit 0,16 D bzw. 0,19 D signifikant niedriger als beim CTS mit einer Standardabweichung von im Mittel 0,27 D ($p < 0,05$). Die geringsten mittleren Astigmatismusdifferenzen fanden sich mit 0,30 $\pm$ 0,19 D (Spannweite 0,04 – 0,50 D) in der Keratometergruppe. In der EyeSys CAS-Gruppe betrugen sie 0,33 $\pm$ 0,44 D (Spannweite 0,20 – 1,70 D) und in der PAR CTS-Gruppe 0,51 $\pm$ 0,36 D (0,13 – 1,32 D).

Bei der Untersuchung der Augen mit einem mittleren keratometrischen Astigmatismusbetrag von < 1 dpt fanden sich signifikant höhere Werte des PAR-Topographiesystems mit 0,98 ± 0,33 im Verhältnis zum CAS-System mit 0,65 ± 0,32 dpt und dem Ophthalmometer mit 0,56 ± 0,23 ($p < 0{,}005$). Für Augen mit einem mittleren keratometrischen Astigmatismusbetrag von > 1 dpt fanden sich dagegen signifikant niedrigere Werte für das PAR CTS-System mit einem Mittel von 1,66 ± 0,48 dpt als beim Keratometer mit 2,40 ± 1,30 dpt und als beim EyeSYS-Topographiegerät ($p < 0{,}01$).

Diskussion

Das Keratometer wies die höchste Reproduzierbarkeit der Astigmatismusbestimmung von allen verwendeten Meßinstrumenten auf.

Die vorliegende Studie konnte zeigen, daß im klinischen Alltag die theoretischen Resultate der Messungen an PMMA-Phantomen nicht reproduzierbar sind. Die Standardabweichung für alle vermessenen Augen lag mit etwa 0,15 dpt zwar im klinisch akzeptablen Toleranzbereich, doch v.a. bei den Topographiesystemen kam es aufgrund von Schwankungen bei Mehrfachmessungen am selben Auge zu Meßfehlern von bis zu über 1 dpt. Diese Fehler können klinisch für den einzelnen Patienten, aber auch für kontrollierte Studien mit geringeren Patientenzahlen in der Bewertung der Befunde zu erheblichen Fehleinschätzungen führen. Beispiele hierfür sind z. B. die Wahl der Schnittführung bei einer Kataraktoperation, die Ablationsrate bei photorefraktiven Eingriffen oder die Berechnung von zu implantierenden Intraokularlinsen [5].

Die einzelnen Probleme der Meßinstrumente sollen an dieser Stelle nicht detailliert erörtert werden, jedes besitzt seine Vor- und Nachteile. So wird u.a. beim EyeSys Topographiegerät, das auf dem Placidoprinzip basiert, keine direkte Messung des Hornhautzentrums, sondern nur eine computertechnische Extrapolation der zentralen Hornhautbrechkraft vorgenommen. Beim PAR-Topographiesystem wird dagegen zwar theoretisch die Hornhautmitte vermessen, jedoch kommt es durch Unregelmäßigkeiten des mit Fluorescein gefärbten Tränenfilmes z. T. zu erheblichen Schwankungen. Ein weiteres, wesentliches Problem bei den hier bewerteten Topographiesystemen stellt neben den Meßprinzipien die datentechnische Auswertung der gewonnenen Werte bei der Vermessung durch geeignete, optimierte Algorithmen für die Auswertung von über mehreren hundert Einzeldaten dar, aus denen letztendlich die Bestimmung der Brechkraft der Hornhaut erfolgt. Andere, bereits länger bekannte Fehlerquellen der Videotopographie liegen in der variablen Zusammensetzung des Tränenfilmes, in kleinsten Irregularitäten der Hornhautoberfläche oder in der mangelnden Fixation des Patienten [6].

Zusammengefaßt kann man sagen, daß die Topographiesysteme im Verhältnis zum Ophthalmometer eine z. T. deutlich geringere Reproduzierbarkeit mit höheren Schwankungen bei Einzelmessungen zeigten. Für die quantitative Astigmatismusbestimmung ist daher von den untersuchten Geräten das Keratometer zu empfehlen, wogegen die Vorteile der Topographiesysteme eher in der qualitativen Beurteilung der Hornhautoberfläche liegen.

Literatur

1. Belin MW, Ratkliff CD (1996) Evaluating data acquisition and smoothing functions of currently available videokeratoscopes. J Cataract Refract Surg 22: 421–426
2. Hannush SB, Crawford SL, Waring GO, Gemmill MC, Lynn MJ, Nizam a (1989) Accuracy and Precision of Keratometry, Photokeratoscopy, and Corneal Modeling on Calibrated Steel Balls. Arch Ophthalmol 107: 1235–1239
3. Hannush SB, Crawford SL, Waring GO, Gemmill MC, Lynn MJ, Nizam A (1990) Reproducibility of Normal Corneal Power Measurements With a Keratometer, Photokeratoscope, and Video Imaging System. Arch Ophthalmol 108: 539–544
4. Hubbe RE, Foulks GN (1994) The Effect of Poor Fixation on Computer-assisted Topographic Corneal Analysis. Ophthalmology 101: 1745–1748
5. Husain SE, Kohnen T, Matun R, Er H, Koch DD (1996) Computerized videokeratography and keratometry in determining intraocular lens calculations. J Cataract Refract Surg 22: 362–366
6. Koch DD, Wakil JS, Samuelson SW, Haft EA (1992) Comparison of the accuracy and reproducibility of the keratometer and the EyeSys Corneal analysis System Modell. J Cataract Refract Surg 18: 342–347
7. Roberts C (1994) The Accuracy of "Power" Maps to Display Curvature Data in Corneal Topography Systems. Invest Ophthalmol Vis Sci 35: 3525–3532

Vergleich der hornhauttopographischen Veränderungen nach temporal und temporal oben geschnittener 3-mm-Clear-Corneal-Inzision

G. Rainer, C. Vass, D. Annen und R. Menapace

Zusammenfassung. Wir untersuchten an 54 Augen die induzierten kornealen topographischen Veränderungen nach Kataraktoperation mit einer 3-mm-Clear-Corneal-Inzision (CCI). Bei 26 Augen erfolgte die CCI über einen temporalen Zugang, bei weiteren 28 Augen erfolgte die CCI über einen temporal oben gelegenen Zugang. Die korneale Topographie wurde mittels TMS-T (Fa. Tomey) präoperativ sowie nach 1 Woche, 1 Monat und 3 Monaten postoperativ aufgezeichnet. Nach Datenreduktion auf 225 korneale Felder wurde die statistische Analyse mittels gepaartem Wilcoxon-Test sowie mittels Wilcoxon-Gruppenvergleich durchgeführt. Es zeigte sich sowohl nach temporalem als auch nach temporal oberem Schnitt eine schnittbezogene Abflachung. Diese Abflachung zeigte nach temporalem Schnitt eine signifikante Regression in den ersten 3 postoperativen Monaten, nach temporal oberem Schnitt hingegen nicht. Dies führte 1 und 3 Monate postoperativ zu einer signifikant größeren schnittbezogenen Abflachung nach temporal oberem Schnitt im Gruppenvergleich mit dem temporalen Schnitt. Das Ausmaß dieser größeren Abflachung betrug 1 Monat postoperativ 0,3–0,4 dpt und nach 3 Monaten 0,3–0,6 dpt.

Summary. The mean corneal shape changes induced by cataract surgery with 3-mm clear corneal incision (CCI) was evaluated in 54 eyes. A temporal CCI was made in 26 eyes, and a superolateral CCI in another 28 eyes. Corneal topography was recorded with a TMS-1 system (Tomey). Measurements were taken preoperatively and 1 week, 1 month and 3 months postoperatively. After data reduction to 225 comeal fields, statistical analysis was performed with paired Wilcoxon tests and with Wilcoxon group comparison. In both groups there was a flattening in the incision area. The flattening in the temporal group showed a significant regression during the first 3 months after surgery. No significant regression was found in the superolateral group. Group comparison proved that the superolateral incision induces significantly more flättening after 1 and 3 months. The amount of extra flattening in the superolateral group was 0.3–0.4 D at 1 month and 0.3–0.6 D at 3 months after operation.

Fragestellung

Das Ziel der modernen Kataraktchirurgie ist, den postoperativen Astigmatismus zu minimieren und eine schnelle visuelle Rehabilitation der Patienten zu erreichen. Der operative Zugang mittels CCI bietet die Vorteile einer wenig aufwendigen Präparation sowie eines nahtlosen Wundverschlusses mit geringen operativ-induzierten Astigmatismuswerten [1]. Minimale operativ-induzierte Astigmatismuswerte wurden nach temporaler [2], etwas höhere Werte

C. Ohrloff et al. (Hrsg.)
11. Kongreß der DGII 1997

nach temporal oben geschnittener CCI [3] gefunden. Im Vergleich zur superolateralen KI, zeigten sich die höchsten Werte am postoperativ-induzierten Astigmatismus nach superior CCI [4].

Das Ziel der vorliegenden Studie war, die operativ-induzierten kornealen topographischen Veränderungen nach temporaler CCI und temporal oben geschnittener CCI zu untersuchen und zu vergleichen.

Methodik

In die Studie waren 54 Patienten eingeschlossen, bei denen eine Kataraktoperation durch eine Clear-Corneal-Inzision geplant war. Bei allen Patienten erfolgte nach einem 0,3 mm tiefen Vorschnitt eine 3 mm breite CCI. Die Operationen wurden von 2 Operateuren in gleicher Weise durchgeführt. Bei 26 Augen erfolgte die CCI über einen temporalen Zugang mit Schnittlokalisation 9.00 Uhr bei rechten und 3.00 Uhr bei linken Augen (Menapace). Bei 28 Augen erfolgte die CCI über einen temporal oben gelegenen Zugang mit Schnittlokalisation 10.30 Uhr bei rechten und 1.30 Uhr bei linken Augen (Annen). Es folgten Kapsulorhexis, Phakoemulsifikation, Aspiration der Rinde und Implantation einer Intraokularlinse mit Silikonoptik in den Kapselsack mittels Faltpinzette (SI-30 oder SI-40, Allergan). Die CCI verblieb ungenäht. Die korneale Topographie wurde mittels TMS-1 (Fa. Tomey) präoperativ sowie 1 Woche, 1 Monat und 3 Monate postoperativ gemessen.

Die Zahlenwerte der TMS-1-Bilder wurden in ASCII-Codes umgewandelt, auf einen Apple transferiert und in dem Programm „Microsoft Excel" mit Hilfe von eigens entwickelter Software weiterverarbeitet [5]. Nach Artefaktkorrektur wurden die prä- und postoperativen Daten Punkt für Punkt verglichen, und für jeden Punkt wurde die mittlere Differenz für jede Gruppe errechnet. Um 2 verschiedene Schnittlokalisationen vergleichen zu können, war eine Rotation, und um rechte und linke Augen vergleichen zu können, war eine Spiegelung der Daten erforderlich.

Um eine statistische Analyse zu ermöglichen, wurden die Daten auf 225 korneale Felder pro Bild reduziert. Mit den reduzierten Datensätzen errechneten wir 1. mit gepaarten Wilcoxon-Tests die statistische Signifikanz der operativ-induzierten topographischen Veränderungen. Zweitens berechneten wir einen Gruppenvergleich. Die Resultate wurden wieder als farbkodierte Bilder ausgegeben, wobei nur jene kornealen Felder dargestellt wurden, die eine signifikante Veränderung bzw. im Gruppenvergleich einen signifikanten Unterschied der operativ-induzierten Veränderungen autwiesen.

Ergebnisse

Abbildung 1 zeigt die Ergebnisse des gepaarten Wilcoxon-Testes ($p < 0{,}01$) für die temporal geschnittene CCI. Auf einer farbkodierten Differenzkarte mit 225 Segmenten sind nur die Areale mit statistisch signifikanten induzierten topo-

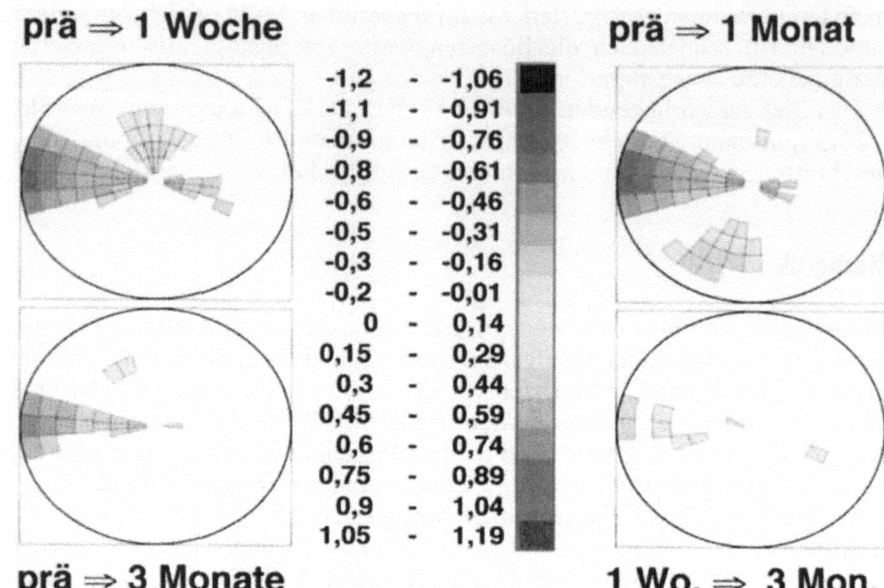

Abb. 1 a–d. Temporal geschnittene CCI: gepaarte Wilcoxon-Tests der topographischen Veränderungen im Vergleich zu präoperativ: **a** 1 Woche postoperativ; **b** 1 Monat postoperativ; **c** 3 Monate postoperativ; **d** Periode 1 Woche bis 3 Monate postoperativ. Nur Felder mit statistischer Signifikanz ($p < 0.01$) sind abgebildet

graphischen Veränderungen abgebildet, nichtsignifikant veränderte Areale wurden weggelassen. Es zeigt sich eine temporale Abflachung sowohl 1 Woche als auch 1 Monat und 3 Monate postoperativ. Das Ausmaß dieser Abflachung nimmt von 0,4–1,0 dpt 1 Woche postoperativ auf 0,2–0,7 dpt 3 Monate postoperativ ab. In der Periode 1 Woche bis 3 Monate postoperativ kommt es also zu einer Regression, d.h. zu einem Geringerwerden der temporalen Abflachung um 0,2–0,4 dpt.

Abbildung 2 zeigt die Ergebnisse des gepaarten Wilcoxon-Testes ($p < 0{,}01$) für die temporal oben geschnittene Gruppe. Auch hier zeigt sich eine schnittbezogene Abflachung sowohl 1 Woche als auch 1 Monat und 3 Monate postoperativ. Diese Abflachung ist nach 1 Woche mit 0,5–1,2 dpt etwas stärker ausgeprägt als in der temporal geschnittenen Gruppe. In der Periode 1 Woche bis 3 Monate postoperativ läßt sich keine Regression, d.h. kein Geringerwerden der Abflachung erkennen.

In beiden Gruppen finden sich ferner nach 1 Woche und 1 Monat eine signifikante Koppelung der Abflachung zur Gegenseite sowie eine Ansteilung 60–90° vom Schnitt entfernt. Der Gruppenvergleich zeigt nach 1 Woche keinen signifikanten Unterschied der schnittbezogenen Abflachung, aber eine stärkere Koppelung der Abflachung zur Gegenseite nach temporal oberem Schnitt. Sowohl 1 Monat als auch 3 Monate postoperativ findet sich dagegen eine signifikant stärkere schnittbezogene Abflachung in der temporal oben

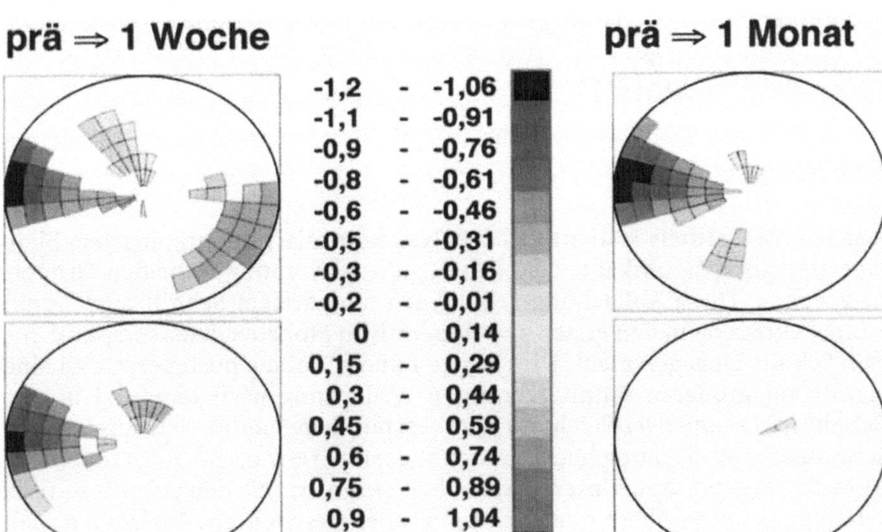

prä ⇒ 3 Monate 1 Wo. ⇒ 3 Mon.

Abb. 2 a–d. Temporal oben geschnittene CCI: gepaarte Wilcoxon-Tests der topographischen Veränderungen im Vergleich zu präoperativ: **a** 1 Woche postoperativ; **b** 1 Monat postoperativ; **c** 3 Monate postoperativ; **d** Periode 1 Woche bis 3 Monate postoperativ. Nur Felder mit statistischer Signifikanz ($p < 0.01$) sind abgebildet

prä ⇒ 1 Monat

-1,2 - -1,06
-1,1 - -0,91
-0,9 - -0,76
-0,8 - -0,61
-0,6 - -0,46
-0,5 - -0,31
-0,3 - -0,16
-0,2 - -0,01
0 - 0,14
0,15 - 0,29
0,3 - 0,44
0,45 - 0,59
0,6 - 0,74
0,75 - 0,89
0,9 - 1,04
1,05 - 1,19

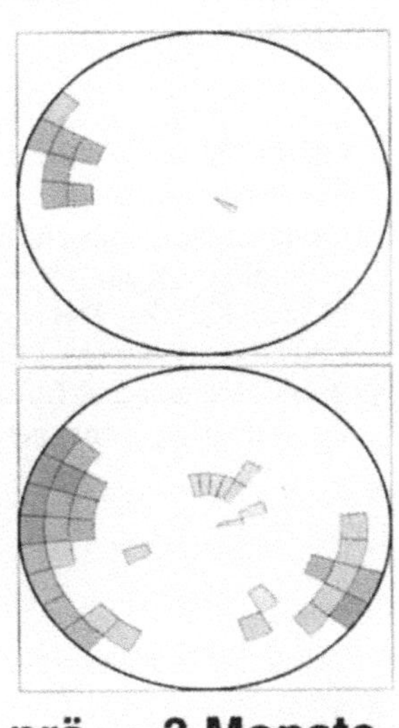

prä ⇒ 3 Monate

Abb. 3 a, b. Wilcoxon-Gruppenvergleich der topographischen Veränderungen: **a** 1 Monat postoperativ; **b** 3 Monate postoperativ. Nur Felder mit statistischer Signifikanz ($p < 0.05$) sind abgebildet

geschnittenen Gruppe (Abb. 3). Das Ausmaß dieser stärkeren Abflachung in der temporal oben geschnittenen Gruppe beträgt nach 1 Monat 0,3 – 0,4 dpt, nach 3 Monaten 0,3 – 0,6 dpt.

Schlußfolgerungen

Wir konnten mittels statistischer Analyse kornealer topographischer Bilder eine statistisch signifikante schnittbezogene Abflachung in beiden Gruppen nachweisen. Diese Abflachung zeigte nach temporalem Schnitt eine signifikante Regression in den ersten 3 postoperativen Monaten, nach temporal oberem Schnitt hingegen nicht. Dies führte 1 und 3 Monate postoperativ zu einer signifikant größeren schnittbezogenen Abflachung nach temporal oberem Schnitt im Gruppenvergleich mit dem temporalem Schnitt. Das Ausmaß dieser größeren Abflachung betrug 1 Monat postoperativ 0,3 – 0,4 dpt und nach 3 Monaten 0,3 – 0,6 dpt. Unsere Ergebnisse stimmen mit den Angaben in der Literatur insofern überein, als temporal oben geschnittene Inzisionen mehr Astigmatismus induzieren als temporal geschnittene Inzisionen.

Die Ursache für die stärkere schnittbezogene Abflachung nach oberer oder temporal oberer CCI im Vergleich zur temporalen CCI ist derzeit nicht restlos geklärt. Als mögliche Erklärung für die stärkere Abflachung wurde der Liddruck auf die Hornhaut angegeben.

Die in unserer Studie gefundene Regression der Abflachung nach temporaler, nicht hingegen nach temporal oberer CCl, ließe sich auch durch die Liddrucktheorie erklären.

Literatur

1. Ernest P, Neuhann Th (1996) Posterior limbal incision. J Cataract Refract Surg 22: 78 – 84
2. Pfleger Th, Skorpik Ch, Menapace R et al (1996) Long-term course of induced astigmatism after clear corneal incision cataract surgery. J Cataract Refract Surg 22: 72 – 77
3. Kammann J, Dornbach G, Cosmar E (1995) 2 Jahre korneale Kleinschnittchirurgie. Ophthalmologe 92: 266 – 269
4. Hayashi K, Nakao F, Hayashi F (1994) Corneal topographic analysis of superolateral incision cataract surgery. J Cataract Refract Surg 20: 392 – 399
5. Vass C, Menapace R (1994) Computerized statistical analysis of corneal topography for the evaluation of changes in corneal shape after surgery. Am J Ophthalmol 118: 177 – 184

Kataraktoperation (Techniken / Komplikationen)

Der Kapselspannring: Update der Anwendungsmöglichkeiten und Implantationstechniken

R. Menapace

Zusammenfassung. Seit dem Jahre 1991 hat der Kapselspannring (KSR) einen festen Platz im Armamentarium der Kataraktchirurgie erobert. Neben der klassischen Indikation der Zonulardialyse sind die angeborenen sowie die traumatisch oder chirurgisch erzeugten Zonularschwächen (Pseudoexfoliationssyndrom, längerdauernde Silikonöltamponade des Glaskörperraumes) oder -dehiszenzen zu nennen (Zonularrupturen während der Kataraktoperation oder Zustand nach Resektion eines Ziliarkörpertumors). Je nach Situation (vorbestehende/intraoperative Zonularschwäche/-ruptur) wird der KSR vorteilhaft vor oder während der Kataraktoperation eingesetzt. Ein speziell entwickelter Injektor kann die Implantation erleichtern. – Zur Abdeckung von großen Sektorkolobomen oder für aniridische Augen wurden schwarz eingefärbte Ringe mit Sektorblenden entwickelt. – Der KSR kann jedoch auch als Meßschablone im Kapselsack dienen. Bei guter Mydriase können die Enden des Ringes gonioskopisch eingesehen und der Abstand zwischen den Enden mit dem Spaltlicht exakt vermessen werden. Auf diese Weise kann der durchschnittliche Kapselsackdurchmesser ermittelt werden. Darüber hinaus ergeben sich 2 weitere Anwendungsmöglichkeiten: Zum einen können die Kapselsackdimensionen mit anderen biometrischen Parametern des Augapfels wie Bulbuslänge, Vorderkammertiefe, Linsendicke, Hornhautkrümmung oder Weiß-zu-Weiß-Abstand korreliert werden. Dies erlaubt eine Optimierung des Spannringes wie auch der Linsenhaptikgeometrie, die für ein gegebenes Auge exakt berechenbar wird. Zum anderen kann durch die Beobachtung des Ösenabstands über die Zeit die Dynamik der Kapselsackschrumpfung eruiert werden. Auch diese kann mit Parametern wie Myopie, Pseudoexfoliation, Material und Design der Implantlinse und des KSR, Rhexisgröße oder Kaspelpolitur korreliert werden. – Derzeit ist auch ein spezieller KSR zur Nachstarverhütung in klinischer Erprobung. Bei der primären hinteren Kapsulorhexis als Nachstarverhütungsmaßnahme erleichtert ein vorher implantierter KSR deren Durchführung. – Es wird über die gegenwärtigen Designs und Anwendungsmöglichkeiten sowie Implantationstechniken des KSR referiert.

Schlüsselwörter: Kapselspannring, Kapselsackprothese, Zonularschwäche, Zonulardialyse, Meßschablone, Kapselsackschrumpfung, Kapselknickring, Nachstarverhütung, Implantationstechniken.

Summary: Originally, the open poly(methyl methacrylate) (PMMA) capsular tension ring (CTR) was designed to compensate for zonular defects or to stretch out the posterior capsule in highly myopic eyes not receiving an implant. This paper addresses the great variety of new designs, applications and techniques that have meanwhile evolved. With preexisting or intraoperative zonular defects, a CTR may be inserted before or during phacoemulsification or cortex aspiration in order to intraoperatively maintain or reestablish the

C. Ohrloff et al. (Hrsg.)
11. Kongreß der DGII 1997

integrity of the capsular diaphragm. Modifications with integrated tinted sector shields have been developed to compensate for sector iris kolobomas or aniridia. The CTR has been used as a measuring gauge for in vivo quantification of the capsular dimensions and the process of postoperative capsular shrinkage. The CTR has turned out to improve the control during primary posterior capsulorhexis and avoid oval distortion along the lens axis postoperatively. A special band-shaped CTR with sharp edges has been developed to inhibit epithelial cell migration and avoid rhexis-optic contact, thereby reducing regeneratory as well as fibrotic after-cataract. The potential for preventing after-cataract in humans is currently under investigation in a two-center trial. Methods and instruments are described that make CTR insertion easier and safer.

Key words: capsule tension ring, capsular bag prosthesis, zonular weakness, zonular dialysis, measuring gauge, capsular bag shrinkage, sharp-edged capsular tension ring, after-cataract prevention, implantation techniques.

Einleitung

Gegenwärtig in klinischer Anwendung befindliche Kapselspannringe (KSR) sind aus Polymethylmethacrylat (PMMA) gefertigt. Sie haben einen runden oder leicht ovalären Querschnitt und tragen an den Enden 2 Ösen zur leichteren Manipulierbarkeit während der Implantation. Der Durchmesser beträgt je nach Typ zwischen 14,5/12,0 und 12,5/10,0 mm (unkomprimiert/auf Kreisform komprimiert). Angaben über Rigidität und Memory der verschiedenen Typen fehlen. Eigene Untersuchungen sollen dies klären. KSR wurden zunächst von der Firma Morcher (Deutschland; Abb. 1a) und in weiterer Folge von den Firmen Ophtec (Niederlande; Abb. 1b) und Corneal (Frankreich) vertrieben.

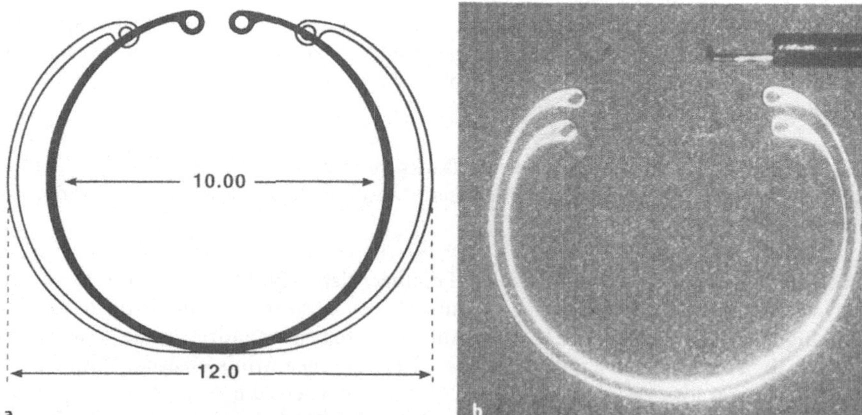

Abb. 1. a Schema des KSR der Firma Morcher, Stuttgart: offener PMMA-Ring mit Ösen an den Enden zwecks besserer Manipulierbarkeit; **b** KSR der Firma Ophtec, Niederlande, mit Spitze des speziell dafür entwickelten Injektors

Anwendungsmöglichkeiten

1. Der KSR als Kapselsackprothese

1a. Stützung oder Ersatz des Zonularapparates bei angeborener oder traumatisch erworbener Zonularschwäche oder -dehiszenz. Dabei kann der KSR zu verschiedenen Zeitpunkten während der Kataraktoperation eingesetzt werden: Bei *vorbestehenden* Zonulardefekten wird der KSR unmittelbar nach erfolgter Hydrodissektion und evtl. zusätzlicher Viskodissektion der Rinde („corticocapsular cleavage") implantiert (Abb. 2). Er verhindert die Aspiration des Kapselsackfornix während der Phako und I/A und damit die Erweiterung des Zonulardefektes und den Vorfall von Glaskörper in die Vorderkammer. Tritt ein Zonulardefekt *während* der Phako oder I/A auf (meist wundferne durch Kapselaspiration), so wird die Kataraktextraktion unterbrochen, der Kapselsack mittels Viskoelastikum gestellt und nach Einsetzen des KSR die Operation fortgesetzt (Abb. 3). Die Implantation eines KSR kann schließlich auch *während* oder *nach* der Linsenimplantation erforderlich werden, wenn die wundnahe Zonula durch Überdehnung während des Einrotierens der proximalen Haptik überdehnt wird.

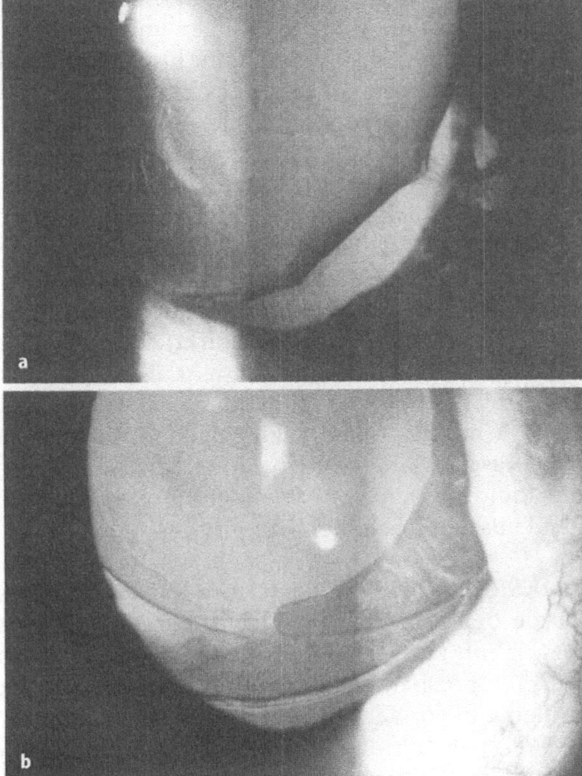

Abb. 2. a Große Zonulardehiszenz nach Kontusionstrauma. Nach sorgfältiger Hydro- und anschließender Viskodissektion der Kapsel wurde vor Beginn der Phako ein KSR eingesetzt; **b** derselbe Patient mit dem KSR in situ

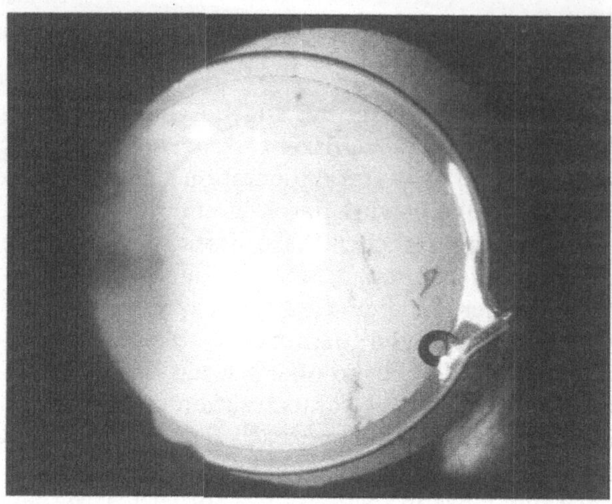

Abb. 3. In diesem rechten Auge wurde die nasale Zonula durch versehentliche Aspiration der Kapsel während der Phako über 6 Uhrzeigerstellungen abgerissen. Die Abbildung zeigt den nach Abtragung des vorgefallenen Vitreus restituierten Kapselsack mit darin fixierter Faltlinse am 1. postoperativen Tag. Im Bereich der temporalen Ventilinzision besteht noch ein Stromaödem.

1b. KSR mit Sektorblende (Kolobomringe nach Rasch) für große Sektorkolobome. Für Augen mit großen Sektorkolobomen wurden KSR mit eingearbeiteter Sektorblende aus schwarz eingefärbtem PMMA entwickelt, die nach Implantation in die entsprechende Uhrzeigerstellung rotiert wird [8]. Durch Implantation von 2 solchen Ringen und entsprechendem Versetzen der Blenden können auch große Kolobome bis zu 180° Ausdehnung vignetiert werden.

Der kombinierte Einsatz eines herkömmlichen KSR mit 1 oder 2 Kolobomringen hat sich besonders in der rekonstruktiven Vorderabschnittschirurgie nach Resektion von Uveamelanomen mit ausgedehnter Ziliarkörper- und Irisbeteiligung bewährt [6]. Regelmäßig liegt eine kompressionsbedingte Katarakt vor, die nach der Resektion weiter zunimmt. Durch Einsetzen eines herkömmlichen KSR vor Beginn der Kataraktextraktion wird der Kapselsackfornix während der Kataraktextraktion und für die Aufnahme einer Kunstlinse geschient. Zudem wird ein Kolobomring eingelegt, der den Irisdefekt abdeckt und die Schienung soweit verstärkt, daß auch eine Faltlinse guten Halt findet (Abb. 4).

1c. KSR mit multiplen Sektorblenden für aniridische Augen (Aniridieringe nach Rasch). Dabei werden 2 Ringe jeweils so gegeneinander versetzt, daß sich die äquidistanten Sektorblenden überlappen und so eine ringsum durchgehende Pseudoiris bilden ([8], Abb. 5).

1d. KSR und primäre posteriore Kapsulorhexis (PCCC). Die primäre PCCC wurde bei vorbestehender zentraler Kapselfibrose, aber auch als generelle Maßnahme zur Vermeidung des Nachstars angegeben [2]. Gegenwärtig führen wir eine prospektive Studie durch, in der wir den klinischen Wert letzterer prüfen. Ein vor der hinteren Rhexis eingesetzter KSR hat sich dabei in zweierlei Weise als hilfreich erwiesen: Zum einen wird die zirkuläre Ausspannung werden die Vektorkräfte während der Rhexis uniformer und besser kontrol-

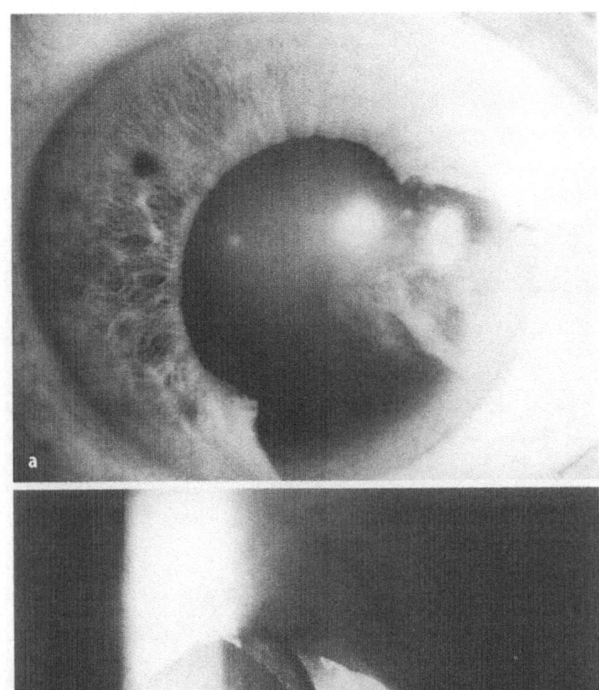

Abb. 4 a, b. Operation der Katarakt mit Linsenimplantation 3 Monate nach lamellierender Iridozyklochorioidektomie bei malignem Uveamelanom. Während der Extraktion wurde die Zonula durch einen herkömmlichen KSR geschient; danach wurde das Sektorkolobom mit einem Kolobomring abgedeckt. **a** präoperativ; **b** postoperativ

lierbar, zum anderen wird die ovaläre Verformung der Kapselöffnung in Richtung der Linsenachse deutlich verringert. Aus dieser Erfahrung heraus setzen wir nun bei primärer PCCC routinemäßig einen KSR ein.

2. Der KSR als intraokulare Meßlehre („measuring gauge")

Bei gut erweiterbarer Pupille sind die Ösen an den beiden Enden des Ringes über das Gonioskop gut sichtbar (Abb. 6). Der Abstand zwischen den Ösen läßt sich durch Einstellen der Spalthöhe an der Haag-Streit-Lampe exakt messen. Durch Addition (oder Subtraktion im Fall des Überlappens der beiden Enden) können der Kapselsackumfang und daraus der Kapselsackdurchmesser errechnet werden. Dies ermöglicht eine exakte Biometrie des Kapselsacks mit folgenden beiden Anwendungsmöglichkeiten:

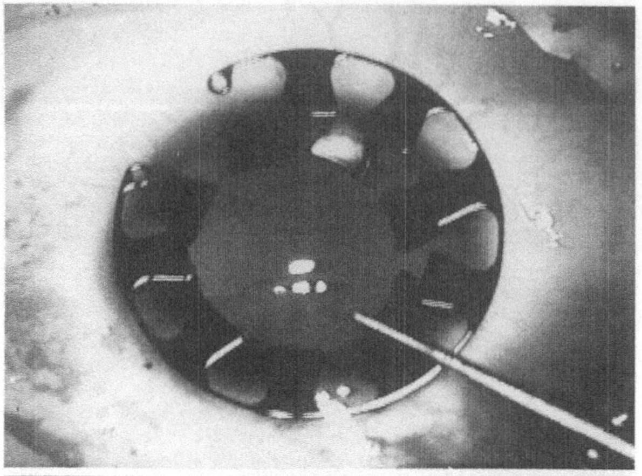

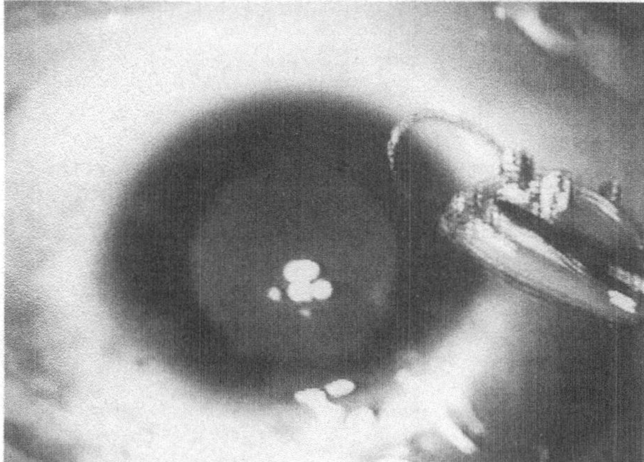

Abb. 5. Aniridiering nach Rasch. **Oben** Ein erster Aniridiering ist eingelegt, ein zweiter ist zur Implantation vorbereitet.
Unten Durch Versetzen der beiden Aniridieringe ist eine nahezu lückenlose künstliche Iris geschaffen: die kleine Inzision ist erhalten, eine Faltlinse wird implantiert

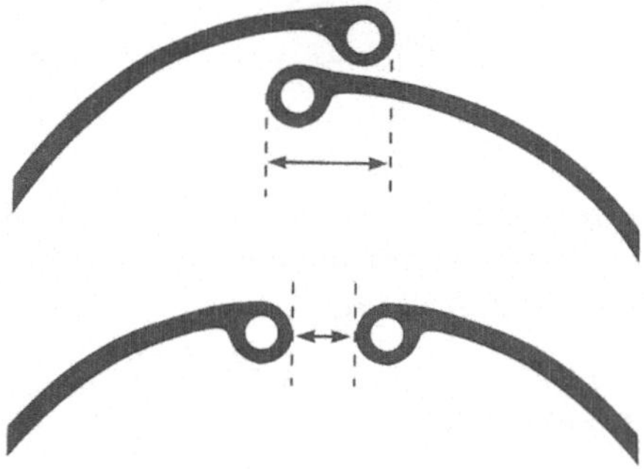

Abb. 6. Mit dem Gonioskop können die Ringenden eingesehen und der Abstand zwischen diesen durch Einstellen der Spalthöhe exakt gemessen werden

2a. Bestimmung des mittleren Kapselsackdurchmessers in vivo sowie dessen Variabilität [10]. Die auf diese Weise gewonnenen Ergebnisse decken sich dabei mit den am Leichenauge gemessenen [4, 9]. Wie diese unterstreichen unsere Resultate die Notwendigkeit, den Gesamtdurchmesser der Kunstlinsen generell zu verringern [1, 5]. Derzeit vervollständigen wir die

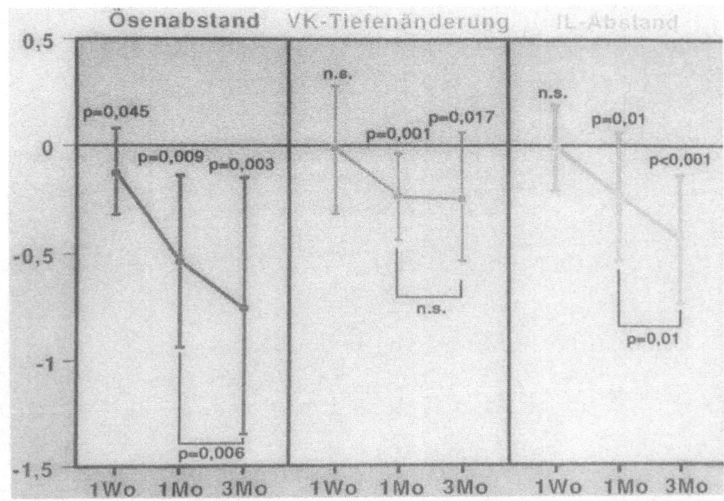

Abb. 7 a, b. Quantifizieren der Kapselsackschrumpfung. **a** Abnahme des Kapselsackumfangs; **b** Abnahme der Vorderkammertiefe (ACD) und des Iris-Linsen-Abstands (ILD). Nach 1 Monat nimmt der ILD weiter ab, während die ACD unverändert bleibt. Dies zeigt eine Rückwärtsbewegung des Irisdiaphragmas durch wachsenden Zug am Ziliarkörper an. (Aus [10])

Serie durch hochmyope Augen, um zu klären, ob nicht generell Kunstlinsen mit niedriger Dioptrienzahl mit Haptiken größerer Spannweite ausgestattet werden sollten.

2b. Abhängigkeit des Kapselsackdurchmessers von anderen biometrisch bestimmbaren Parametern wie Achsenlänge, Vorderkammertiefe, Hornhautkrümmung oder Hornhautdurchmesser. Durch multivariate Regressionsanalyse gelang es, den klinischen Eindruck des Zusammenhanges zwischen Kapselsackdurchmesser und Achsenlänge statistisch zu erhärten und zudem eine signifikante Korrelation mit der Keratometrie nachzuweisen. Die statistischen Zusammenhänge konnten in einer Regressionsgleichung dargestellt werden [12].

2c. Studium der Dynamik der Kapselsackschrumpfung [10]. Durch Beobachtung des Ösenabstands über die Zeit kann die Kontraktion des Kapselsacks bestimmt werden. Dadurch konnten wir nachweisen, daß die Kapselsackschrumpfung nach der 1. Woche beginnt und sich während der folgenden 3 Monate fortsetzt (Abb. 7a). Zudem wurden die Vorderkammertiefe und der Abstand der Optik zum Pupillarsaum gemessen. Dabei fanden wir folgende Zusammenhänge: Während nach dem 1. Monat alle 3 Parameter abgenommen hatten, blieb die Vorderkammertiefe im 2. und 3. Monat unverändert. Kapselsackdurchmesser und Iris-Optik-Abstand hingegen verringerten sich in diesem Zeitraum weiter. Dies legt den Schluß nahe, daß das Kapseldiaphragma

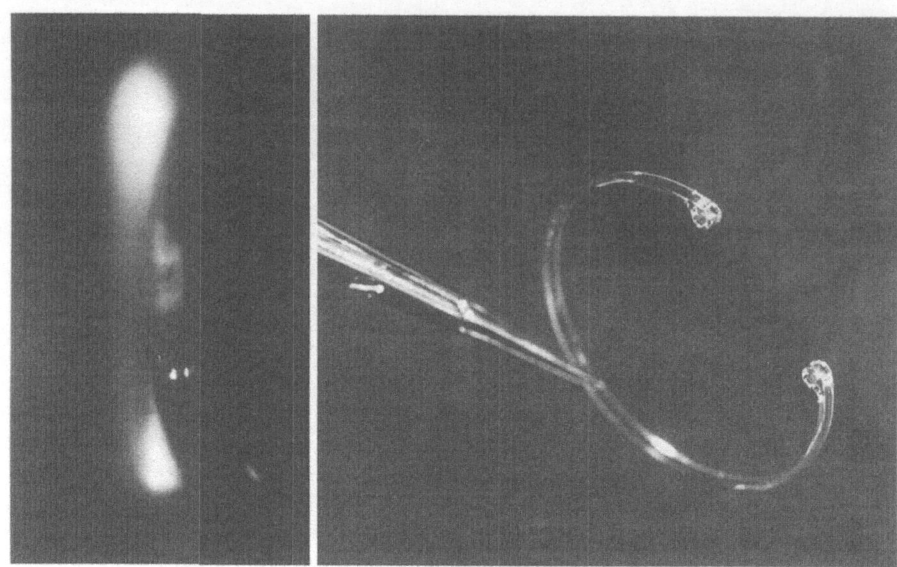

Abb. 8. Kapselknickring nach Nishi u. Menapace zur Nachstarprophylaxe im menschlichen Auge. *Links* gonioskopisches Bild

nach 1 Monat soweit ausgespannt ist, daß die weitere Schrumpfung die Zonula zunehmend unter Spannung setzt und durch Zug an den Ziliarzotten das Irisdiaphragma nach hinten zieht. Wir fanden auch, daß die Schrumpfungsdynamik vom Durchmesser und damit der Spannkraft des KSP abhängt. Die Erkenntnisse daraus können zur Optimierung des Designs und namentlich der Rückstellkraft von KSR genützt werden.

3. KSR gegen Linsendezentrierung und zur Nachstarverhütung

Ein KSR erhöht das Autozentriervermögen von Intraokularlinsen. Dies läßt sich demonstrieren, indem man intraoperativ die Optik aus ihrer Gleichgewichtsstellung drängt und dann diese zurückschnellen läßt. Dezentrierungen, insbesondere durch asymmetrische Kapselsackschrumpfung, scheinen verringert zu werden. Diese klinische Beobachtung bedarf allerdings noch der Bestätigung durch vergleichende Studien unter Einsatz geeigneter Zentrierungsmeßmethoden wie beispielsweise der Scheimpflugphotographie (Nidek Anterior Chamber Analyser).

Der KSR scheint auch die Nachstarbildung zu hemmen. Dies auf dreierlei Weisen: 1. Nach Implantation eines KSR ist ein Spaltraum zwischen Optik und hinterer Kapsel seltener und, wenn vorhanden, schmäler, als wenn kein KSR eingesetzt wird [3]. Fehlt ein solcher Spaltraum, so können keine Linsenepithelzellen (LEZ) zentralwärts wandern, ist dieser schmal, können sich, wenn überhaupt so nur vereinzelte und kleinere Elschnig-Perlen formieren (das „no space – no cells“-Axiom läßt sich auf „not enough space – no Elschnig pearls“

ausweiten). 2. Im Tierversuch konnte Nishi nachweisen, daß ein Knicken der Kapsel die Migration von LEZ stoppt [7]. Dies hat ihn dazu veranlaßt, eine bandförmige Modifikation des KSR mit scharfen Kanten (sog. Kapselknickring) zu entwickeln, den der Autor mit Nishi für die Implantation ins menschliche Auge dimensioniert hat. Eine klinische Langzeitstudie mit intraindividuellem Vergleich mit und ohne Kapselknickring bei randomisierter Zuordnung soll die Wirkung auf die Nachstarentwicklung klären. 3. Im Zuge dieser Studie haben wir beobachtet, daß der Kapselknickring aufgrund seiner Breite das vordere Kapselblatt daran hindert, sich der Optik oder gar der hinteren Kapsel anzulegen. Folglich bleibt die kontaktinduzierte Transformation der LEZ an der Rückseite des vorderen Kapselblattes und entlang des Rhexisrandes aus. Es kommt einerseits zu keiner Eintrübung („whitening“) und zu keiner Zusammenziehung des vorderen Kapselblattes („Rhexisphimose“, „Capsular Contraction Syndrome“). Andererseits bleibt die bei Kontakt vom Rhexisrand zentripetal auf die Hinterkapsel einwachsende Fibrose aus. Schrumpfungsbedingte Dezentrierungen entfallen, der Einblick in die Netzhautperipherie bleibt ungestört, das Sehvermögen wird nicht durch zentrale Fibrosierung der hinteren Kapsel beeinträchtigt.

4. Implantationstechniken

Herkömmliche KSR lassen sich ohne spezielles Instrumentar problemlos in einen mit Viskoelastikum aufgedehnten Kapelsack einschieben. Bei ungenügender Füllung neigt das führende Ende dazu, sich im Kaspelsackfornix zu verspießen. Dies wird durch einen federnden Widerstand und eine Traktionsfalte in der hinteren Kapsel sichtbar. Beim rigiden Kapselknickring ist dies besonders ausgeprägt. Gewaltsames Weiterschieben kann zur Perforation der Kapsel beim Kapselknickring auch zur Zonularruptur führen. Generell läßt sich das Verspießen durch große Dimensionierung der Kapsulorhexisöffnung und durch Verwendung eines hochviskösen Viskoelastikums wie Healon GV vermeiden. Zusätzlich können die nachstehenden Instrumente und Techniken helfen.

4a. Injektor. Von der Firma Ophtec wurde ein Injektor entwickelt, der für die KSR herkömmlichen Bautyps von Ophtec wie auch die von Morcher geeignet ist. Über einen Stempelmechanismus wird der KSR in ein Überrohr hineingezogen. Durch Vorschieben des Stempels wird der KSR kontrolliert extrudiert und in den Kapselsackfornix vorgeschoben. Durch die Möglichkeit die Injektorspitze seitlich direkt unter das vordere Kapselblatt zu dirigieren, läßt sich ein günstiger Einschubwinkel („angle of attack“) wählen.

4b. Nylonfaden. Ein dünner Nylonfaden wird durch die führende Öse des KSR gezogen und bei der üblichen Implantation im Uhrzeigersinn (rechtshändiger Chirurg) durch die linke Parazenteseöffnung nach außen geführt. Im Fall einer Verspießung des führenden Endes im Kapselsackfornix kann diese durch Zug am Führungsfaden gelöst und der KSR weiter vorangeschoben werden. Nach erfolgter Implantation wird der Faden wieder entfernt.

Die beiden genannten Techniken können mit Vorteil kombiniert werden.

Zusammenfassend stellt die Kapselspannringtechnologie in allen ihren Varianten ein so vielfältig verwendbares, die Kunstlinsenchirurgie hervorragend ergänzendes Hilfsmittel dar, daß sie als eine der bemerkenswertesten Innovationen in der Kataraktchirurgie der letzten Jahre angesehen werden kann.

Literatur

1. Amon M, Menapace R (1993) Evaluation of a one-piece poly(methyl methacrulate) intraocular lens with a 7 mm biconvex optic and a total diameter of 10 mm. J Cataract Refract Surg 19: 16–21
10. Strenn K, Menapace R, Vass C: Dynamics of capsular bag shrinkage following implantation of an open-loop silicone lens and a PMMA capsule tension ring. J Cataract Refract Surg (im Druck)
2. Cauwenberge F van, Rakie J-M, Galand A (1997) Complicated posterior capsulorhexis: aeteology, management, and outcome. Brit J Ophthalmol 81: 195–198
3. Findl O, Drexler W, Bittermann S, Menapace R, Fercher AF: Hochpräzisions-Biometrie pseudophaker Augen mittels Teilkohärenz-Laserinterferometrie. In: Ohrloff Ch, Duncker G (Hrsg) 10. Kongreß der Deutschsprachigen Gesellschaft für Intraokularlinsen-Implantation 1997. Springer Berlin New York (im Druck)
4. Galand A, Bonhomme L, Collée M (1984) Direct measurement of the capsular bag. J Am Intraocul Implant Soc 10: 475–476
5. Greite HJ, Kammann JP, Tsinopoulos I, Kreiner CF (1991) Die ST-Linse – Eine Ganzkörperlinse zur spannungsfreien endokapsulären Fixation. In: Schott K, Jacobi KW, Freyler H (Hrsg) 10. Kongreß der Deutschsprachigen Gesellschaft für Intraokularlinsen-Implantation, 1990, Essen. Springer, Berlin New York, S. 5–12
6. Menapace R (1997) Small-incision cataract surgery in eyes with large iridozonular defects. Abstract, XIth International Course of Ophthalmology, 8.–11. Juni 1997, Barcelona
7. Nishi O, Jinno T, Honda T, Sakanishi K (1996) Inhibition of migrating lens epithelial cells by discontinuous capsular blend created by lens haptic or capsule tension ring. Abstract, XIVth Congress of the European Society of Cataract and Refractive Surgeons 10–13 Oktober 1996, Götheborg
8. Rasch V (1996) Kapselspannringe mit Kolobomblende. Abstract, 4th Foldable Academy Meeting, 13.–17. Januar 1996, Zermatt
9. Richburg FA, Sun HS (1983) Size of the crushed cataractous capsule bag. J Am Intraocul Implant Soc 9: 333–335
11. Strenn K, Menapace R, Vass C (1996) Kapselsackschrumpfung und Entwicklung der Vorderkammer nach Implantation eines Kapselspannringes und einer faltbaren Silikonlinse mit offenen Bügeln. Kongreßband 10. DGII-Tagung
12. Vass C, Menapace R, Strenn K, Steinbeck I: Präoperative Berechnung des Kapselsackdurchmessers mittels multipler Regressionsanalyse. In: Ohrloff Ch, Duncker G (Hrsg) 10. Kongreß der Deutschsprachigen Gesellschaft für Intraokularlinsen-Implantation, 1997. Springer, Berlin New York (im Druck)

Postoperativer Endothelzellverlust nach Phakoemulsifikation in Abhängigkeit von der Lokalisation des korneoskleralen 7-mm-Tunnelschnittes

S. Klebe, T. Walkow, N. Anders und C. Hartmann

Zusammenfassung. In der vorliegenden Studie wurde untersucht, ob die Lokalisation des Operationszugangs, mit der der resultierende postoperative Astigmatismus beeinflußt werden kann, einen Einfluß auf die Endothelzellverlustraten zentral oder im Bereich des Zuganges ausübt. In Abhängigkeit vom präoperativen Astigmatismus wurde bei 40 Patienten, die sich einer standardisierten Kataraktoperation bei einem erfahrenen Operateur unterzogen, der operative Zugang superior oder temporal (I/II) gewählt. Präoperativ und 6 Wochen postoperativ wurden die Endothelzelldichten zentral, superior und lateral mit einem konfokalen Mikroskop ermittelt. Bei allen Patienten wurde postoperativ ein zentraler Endothelzellverlust beobachtet. Zwischen den beiden Gruppen wurden keine signifikanten Unterschiede bzgl. der zentralen und im Bereich des operativen Zuganges lokalisierten Endothelzellverlustrate gefunden. Bei gesunder Hornhaut kann die Lokalisation des korneoskleralen Zugangs in Abhängigkeit vom präoperativen Astigmatismus gewählt werden, ohne dadurch eine zusätzliche Hornhautendotheltraumatisierung befürchten zu müssen.

Summary. In the study presented here we investigated whether the location of the 7-mm corneoscleral tunnel incision, which is widely used in phacoemulsification, has an influence on the total or localized endothelial cell loss. In order to reduce the resulting postoperative astigmatism, the position of the surgical access can be varied. A lateral corneoscleral section has been found to minimize the induced astigmatism in eyes with a preoperatively „against-the-rule" astigmatism by inducing a moderate degree of „with-the-rule" astigmatism. For each group, 20 patients without additional ocular pathologies other than cataract underwent routine cataract surgery performed in all cases by the same experienced surgeon. Using a specular microscope, endothelial cell counts of the cornea were determined superiorly, temporally and centrally before surgery and 6 weeks postoperatively. We found neither a significant difference in central endothelial cell loss between the two groups nor in the area localized in the quadrant of the corneal section versus the central part of the cornea within one group. Therefore, the location of 7-mm corneoscleral sections for phacoemulsification can be chosen according to the preoperative astigmatism without causing additional adverse effects on the corneal endothelium.

Einführung

Das Hornhautendothel kann bei Kataraktextraktionen auf vielfältige Weise geschädigt werden. Eine ausreichend hohe Zellzahl ist postoperativ notwendig, um durch aktive Transportvorgänge das Hornhautstroma klar zu halten und somit dem Patienten zu ermöglichen, von der implantierten Linse zu pro-

C. Ohrloff et al. (Hrsg.)
11. Kongreß der DGII 1997

fitieren. Bei den in der Regel älteren Patienten, die sich einer Kataraktextraktion unterziehen, ist die absolute Zellzahl des nichtregenerationsfähigen Endothels oft schon physiologischerweise reduziert.

In Abhängigkeit von der verwendeten Extraktionstechnik sind innerhalb der ersten 3 Monate nach Kataraktoperation mit HKL-Implantation Endothelzellverluste zwischen 4 % und 17 % beschrieben worden [1].

Bei ausreichend hoher Zelldichte präoperativ und normalen morphologischen Verhältnissen mit einem Anteil hexagonaler Zellen von ca. 60 % ist in der Regel eine Funktionsreserve des Hornhautendothels vorhanden, die langfristig eine optisch klare Hornhaut gewährleisten kann. Allerdings kann auch eine präoperativ gesunde Kornea toxische Schädigungen während der Kataraktextraktion erleiden, die bis zum Funktionsverlust führen können [2]. Bei bekannten Hornhautdystrophien wird von einigen Autoren präoperativ die Endothelmikroskopie und anschließende kritische Operationsindikationsstellung empfohlen, wohingegen andere Autoren den Vorhersagewert für den postoperativen Endothelzellstatus als gering einschätzen. In einer Studie an 40 Augen mit initial niedriger Endothelzellzahl wurde die Phakoemulsifikation mit korneoskleralen, selbstdichtendem Tunnelschnitt als Zugang für ein sicheres Verfahren befunden [4]. Für die mit einer Keratoplastik versorgten Augen mit notwendigerweise eingeschränkter endothelialer Funktionsreserve stellt die Kataraktoperation nach bisherigen Erfahrungen aber immer noch ein Risiko dar [5]. Hier ist die Operationsindikation besonders zurückhaltend zu stellen. Bei weniger als 500 Endothelzellen pro mm^2 muß mit einer Eintrübung der Hornhaut gerechnet werden. Als Einflußgrößen, die bei der Kataraktextraktion auf den Endothelzellverlust einen Einfluß nehmen können, sind die Dauer sowie relative Intensität der Ultraschalleinwirkung, der Abstand des Gerätes von der Hornhauthinterfläche, die Größe, Form und Lokalisation des Zuganges und das verwendete Instrumentarium [6, 7] sowie die Wahl der Spüllösungen und des Viskoelastikums erkannt worden [8, 9]. Nicht untersucht wurde bisher, ob auch die Position des operativen Zuganges, und damit letztlich auch die Lage des Phakoemulsifikationsgerätes in der Vorderkammer einen Einfluß auf die Endothelzellverlustrate ausübt.

Mit der Wahl der Lokalisation des sklerokornealen Zuganges kann der postoperative Astigmatismus günstig beeinflußt werden [10]. Bei einem Astigmatismus mit der Regel hat sich der 12-h-Zugang als praktikabel erwiesen. Besteht präoperativ ein Astigmatismus gegen die Regel, kann der Zugang von lateral den resultierenden Astigmatismus minimieren, indem ein geringgradiger Astigmatismus mit der Regel induziert wird. Die Verwendung dieser astigmatismusneutralen Operationstechniken beeinflußt den unkorrigierten postoperativen Visus dabei günstig.

In der vorliegenden Studie wurde untersucht, ob die Lokalisation des Operationszugangs bei der Kataraktextraktion mit Phakoemulsifikation, der intraoperativ zur Astigmatismuskorrektur superior oder lateral gewählt wurde, einen Einfluß auf die Endothelzellverlustraten zentral bzw. peripher im Bereich des Zuganges ausübt.

Methodik

Zur Untersuchung dieser Fragestellung wählten wir aus unserem Patientengut prospektiv 40 Patienten ohne bekannte okuläre Risikofaktoren aus (s. Übersicht), die sich einer standardisierten Kataraktoperation bei einem einzigen erfahrenen Operateur unterzogen.

Übersicht. Ausschlußkriterien

- Bulbuslänge < 21 mm oder > 26 mm
- Pseudoexfoliationssyndrom
- Hornhautnarben
- Stärkere Endothelbeschläge
- Rezidivierende Entzündungen
- Glaukom
- Astigmatismus > 2,5 dpt
- Voroperationen
- Hornhautdystrophien
- Benetzungsstörungen
- Stoffwechselerkrankungen
- Mangelnde Kooperationsfähigkeit

Jeweils 20 Patienten wurden in Abhängigkeit vom präoperativ bestehenden Astigmatismus der Gruppe I (Zugang von superior) der Gruppe II (temporaler Zugang) zugeordnet.

Bei den ausgewählten Patienten wurde zusätzlich zu einem zuvor erhobenen vollständigen ophthalmologischen Status die Endothelzelldichte sowohl zentral als auch peripher 1 Tag präoperativ und 6–8 Wochen postoperativ am selben Tag von 2 unabhängigen Untersuchern mit einem Spekularmikroskop (Noncon Specular Microscope, Robo CA) bestimmt. Dabei beurteilten wir auch die Endothelzellmorphologie, insbesondere den Zellpolymorphismus, die durchschnittliche Zellgröße und den Anteil der hexagonalen Zellen. Für jeden Patienten wurden die Phakoemulsifikationszeit, die relative Energie der Phakoemulsifikation in Prozent der Geräteleistung sowie die gesamte Operationszeit erfaßt. Die Zusammensetzung des Patientengutes ist in Tabelle 1 dargestellt.

Tabelle 1. Zusammensetzung des Patientengutes für die untersuchten Gruppen

	Gruppe I (superiorer Zugang)	Gruppe II (temporaler Zugang)	
Alter	73,4 Jahre	74,5 Jahre	$p > 0,05$
Geschlecht (w : m)	14 : 6	13 : 7	$p > 0,05$
Phakozeit	0,9 min	0,9 min	$p > 0,05$
Intensität	42,9 %	46,7 %	$p > 0,05$
OP-Zeit	12,3 min	11,7 min	$p > 0,05$

Die Prüfung auf statistische Sicherheit erfolgte für abhängige Stichproben mit dem Wilcoxon-Test, für unabhängige Stichproben mit dem Mann-Whitney-Test. Als statistisch signifikant wurde jeder Test mit $p<0,05$ angenommen.

Ergebnisse

Hinsichtlich der Alters- und der Geschlechtsstruktur sowie der Operationsdaten Phakozeit, relativer Intensität des Ultraschalls und absoluter Operationszeit unterschieden sich beide Gruppen statistisch nicht signifikant und waren somit vergleichbar.

Die gemessenen Endothelzellzahlen waren für beide Gruppen präoperativ zentral etwas niedriger als in den peripheren Hornhautbereichen (s. Abb. 1 u. 2), was den bekannten physiologischen Verhältnissen entspricht. Präoperativ unterschieden sich die gemessenen Endothelzelldichten in den untersuchten zentralen, temporalen und superioren Hornhautquadranten weder für die Gruppen I und II, noch innerhalb einer Gruppe für die peripheren Quadranten signifikant.

Postoperativ war in allen untersuchten Quadranten ein Endothelzellverlust zu beobachten. Dabei interessierte uns besonders, ob im Bereich der Schnittführung des sklerokornealen Zugangs die Zelldichte im Vergleich zum zentralen Hornhautbereich überproportional abnehmen würde. Der absolute Endothelzellverlust pro mm^2 in den untersuchten Hornhautarealen ist für die Gruppe I in der Abb. 1, für Gruppe II in der Abb. 2 dargestellt. Dabei unterschied sich der Endothelzellverlust in keinem der gemessenen Bereiche, weder für die korrespondierenden Areale zwischen den Untersuchungsgruppen noch zwischen den gemessenen Bereichen einer Gruppe, signifikant. Die beobachteten Endothelzellverlustraten sind in der Tabelle 2 dargestellt.

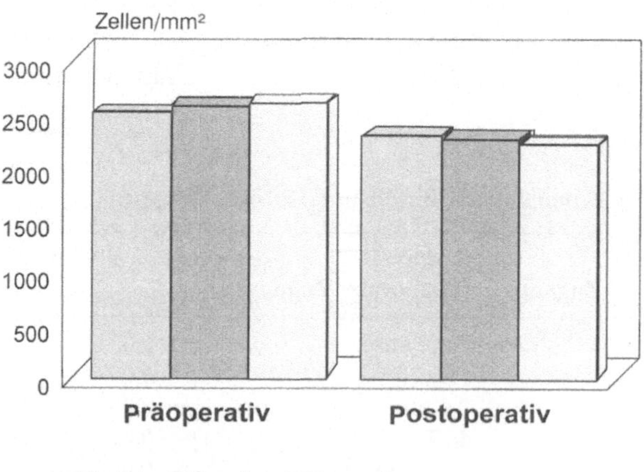

Abb. 1. Absolute Endothelzellzahl pro mm^2 bei superior gewähltem Operationszugang präoperativ und 8 Wochen postoperativ in den verschiedenen vermessenen Bereichen. Präoperativ lagen peripher etwas mehr Zellen vor, der Unterschied war jedoch nicht signifikant. Postoperativ kam es in allen vermessenen Hornhautbereichen zu Zellverlusten, wobei sich die einzelnen Quadranten wiederum nicht signifikant unterschieden

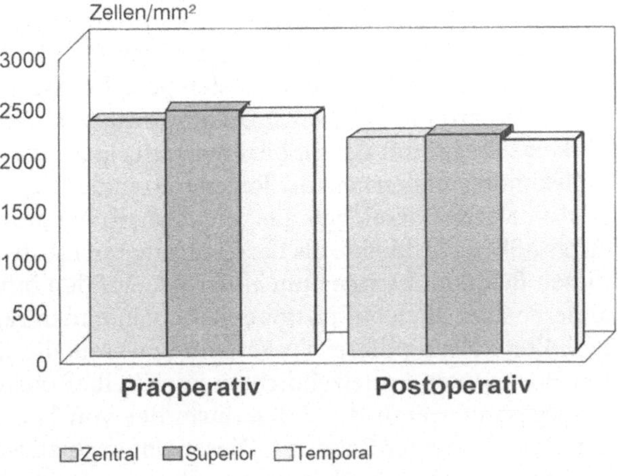

Abb. 2. Absolute Endothelzellzahl pro mm² bei temporal gewähltem Operationszugang präoperativ und 8 Wochen postoperativ in den verschiedenen vermessenen Bereichen. Postoperativ kam es sowohl zentral als auch peripher zu Zellverlusten, die sich zwischen den einzelnen Abschnitten jedoch nicht signifikant unterschieden

Tabelle 2. Endothelzellverlustraten in Abhängigkeit vom Inzisionsort

	Gruppe I (superiorer Zugang)	Gruppe II (lageraler Zugang)	
Zentral	8%	7%	p > 0,05
Lateral	14,4%	10,6%	p > 0,05
12 h	12,1%/1	9,3%	p > 0,05

Die Zellmorphologie, die prä- und postoperativ die Zellgröße, den Anteil hexagonaler Zellen sowie die Zellpolymorphie und den Anteil sichtbar geschädigter, sternförmiger Zellen berücksichtigte, war vor und 6 Wochen nach dem Eingriff nicht signifikant verändert.

Diskussion

Der Endothelzellverlust nach Phakoemulsifikation ist schon frühzeitig als ein zentrales Problem der modernen Kataraktchirurgie erkannt worden. In einer Verlaufsstudie über 10 Jahre wurden Verlustraten von bis zu 36% beobachtet. Das entspricht einer jährlichen Verlustrate von ca. 2,5%. Eine Linsenimplantation beeinflußte die Verlustraten dabei nicht signifikant. Ein über 10 Jahre hinausgehender Zeitraum ist bisher nicht kontrolliert beobachtet worden. Natürlich muß bedacht werden, daß die modernen Operationsverfahren wahrscheinlich schonender sind. Bei neueren Studien resultierten entsprechend geringere Verlustraten, in der Regel unter 10%, im zentralen Bereich bei dreimonatiger Nachbeobachtungszeit [1, 2].

In der vorliegenden Studie fanden wir für beide untersuchten Patientenkollektive, die sich nur in der Wahl des präoperativ bestehenden Astigmatismus und des entsprechend gewählten Operationszuganges unterschieden, 6–8 Wochen postoperativ bei beiden Gruppen einen zentralen Endothelzellverlust von unter 10%. In Abhängigkeit vom untersuchten Quadranten lag die Verlustrate zwischen 7% und 14%. Dabei fand sich peripher stets ein etwas höherer Abfall der Zellzahlen pro mm^2 als zentral. Die ermittelten Verlustraten im Bereich von 10% decken sich gut mit den in der (neueren) Literatur beschriebenen Werten [1].

Bekanntermaßen geht die Regeneration des Hornhautendothels von den peripheren Kornealbereichen aus, die deshalb bei gesunder Hornhaut immer eine etwas höhere Zelldichte als der Zentralbereich aufweisen. Der erhöhte Verlust in diesen Bezirken könnte zum einen also auf den initial höheren Zellzahlen, zum anderen aber auch auf postoperativ ablaufenden regenerativen Prozessen beruhen. Zur Klärung dieser Fragestellung wären allerdings zusätzlich die peripheren Hornhautendothelzelldichten unmittelbar postoperativ zu bestimmen.

Insgesamt waren die Zellverluste der von lateral operierten Gruppe etwas geringer als die der Gruppe I. Dieser Unterschied war allerdings statistisch nicht signifkant. Dennoch überraschte dieser Befund, da die Wahl dieses Zuganges höhere Anforderungen an den Operateur stellt.

Die Lokalisation des gewählten Zuganges beeinflußt bei sonst gleicher Operationstechnik weder den Endothelzellverlust zentral, noch veränderte sich die Endothelzelldichte im Zugangsbereich signifikant im Vergleich zur anderen Gruppe.

Den von uns gesammelten Erfahrungen zufolge kann bei präoperativ gesunder Hornhaut der 7-mm-sklerokorneale Zugang in Abhängigkeit vom präoperativen Astigmatismus sowohl superior als auch lateral gewählt werden, ohne daß dadurch das Hornhautendothel eine vermehrte Traumatisierung erfahren würde.

Literatur

1. Bourne WM, Nelson LR, Hodge DO (1994) Continued endothelial cell loss ten years after lens implantation. Ophthalmology 101(6); 1014-1022
2. Breebart AC, Nuyts RM, Pels E, Edelhauser HF, Verbraak FD (1990) Toxic endothelial cell destruction of the cornea after routine extracapsular cataract surgery. Arch Ophthalmology 108(8): 1121-1125
3. Vivell P, Lund OE (1990) Ist die Endothelmikroskopie vor Kataract-Chirurgie notwendig? Klin Mbl Augenheilkd 197(3): 265-267
4. Kiessling LA, Ernest PH, Lavery KT (1993) Scleral tunnel incision with internal corneal lip in patients with low preoperative corneal endothelial cell counts. J Refr Surg 19(5): 610-612
5. Zacks CM, Abbott RL, Fine M (1990) Long term changes in corneal endothelium after keratoplasty. A follow-up study. Cornea 9(2): 92-97
6. Dick B, Kohnen T, Jacobi KW (1995) Endothelzellverlust nach Phakoemulsifikation und 3,5 vs 5 mm Hornhauttunnelinzision. Ophthalmologe 92(4): 476-483
7. Zetterstrom C, Laurell CG (1995) Comparison of endothelial cell loss and phacoemulsification energy during endocapsular phacoemulsification surgery. J Cataract Refract Surg 21(1): 55-58
8. Lehmann R, Stewart R, White JR, Mc Carty G, Taylor R, Disbrow D, Defaller J (1995) Clinical comparison of provisc and healon in cataract sugery. J Cataract Refr Surg 21(5): 543-547
9. Wong HC, Davis G, Della N (1994) Corneal astigmatism induced by superior versus temporal corneal incisions for ECCE. Aust N Z J Ophthalmol Nov 22(4): 237-241

„Reversed Tip and Snip"-Phakoemulsifikation

M. Kohlhaas

Zusammenfassung
Problemstellung: Der Hornhautendothelzellverlust nach Phakoemulsifikation ist ein empfindlicher Parameter zum Vergleich unterschiedlicher Phakotechniken.

Patienten und Methode: In einer randomisierten prospektiven Studie über 3 Monate wurden jeweils 30 Patienten mit der „Reversed Tip and Snip"- sowie mit der „Divide and Conquer"-Technik operiert. Intraoperativ wurden die Phakozeit, die Phakoenergie/s sowie die Op-Dauer dokumentiert. Die Hornhautendothelzelldichte wurde präoperativ und 4 Wochen und 3 Monate postoperativ im Hornhautzentrum und in der Peripherie bei 12 Uhr gemessen.

Ergebnisse: Die Op-Dauer sowie die Phakoenergie sind im Vergleich der 2 Phakotechniken nicht signifikant ($p > 0{,}05$) unterschiedlich, während die Phakoenergie/s bei der „Reversed Tip and Snip"-Technik signifikant unterschiedlich ($p < 0{,}01$) ist. Postoperativ ist die Endothelzellzahl bei der „Reversed Tip and Snip"-Technik im Zentrum signifikant um 10 % und in der Peripherie signifikant um 22 % reduziert. Der Verlust bei der „Divide and Conquer"-Technik beträgt im Zentrum 15 % und in der Peripherie 21 %. Im Vergleich beider Techniken zeigt erstgenannte Technik einen signifikant ($p < 0{,}001$) geringeren Zellverlust im Hornhautzentrum, während der Verlust in der Peripherie nicht signifikant unterschiedlich war.

Schlußfolgerung: Die „Reversed Tip and Snip"-Phakoemulsifikationstechnik ist im Vergleich zur „Divide and Conquer"-Technik ein endothelschonenderes Verfahren.

Summary
Background: The endothelial cell count after phacoemulsification is a sensitive parameter to compare different phacoemulsification techniques.

Patients and method: In a prospective study 30 patients were operated upon with the "reversed tip and snip" and 30 with the "divide and conquer" technique. The corneal endothelial cell count was measured before surgery and 4 weeks and 3 months after the operation.

Results: The endothelial cell count was reduced significantly: about 10 % after the "reversed tip and snip" and about 15 % after the "divide and conquer" technique. The firmer technique had significantly lower cell loss than the latter.

Conclusion: The "reversed tip and snip" phacoemulsification technique causes less endothelial cell loss than the "divide and conquer" technique.

Key words: phacoemulsification, reversed tip and snip, divide and conquer, endothelial cell count.

C. Ohrloff et al. (Hrsg.)
11. Kongreß der DGII 1997

Einleitung

Während Kelman die Phakoemulsifikation noch in der Vorderkammer durchführte, liegt ein wesentlicher Fortschritt der modernen Entwicklungen in der Rückverlagerung der Kernzertrümmerung in die Pupillarebene oder in den Kapselsack [3, 4, 5].

Ein Vorteil dieser Verlagerung besteht sicherlich darin, daß durch letztgenannte Techniken die negativen Auswirkungen der Ultraschallvibration auf das Hornhautendothel reduziert werden. In einer prospektiven Studie über 3 Monate wurden darauf die Endothelzellverluste nach Phakoemulsifikation mit der „Reversed Tip and Snip"-Technik [4] im Vergleich zur „Divide and Conquer"-Technik [3] untersucht. Der Hornhautendothelzellverlust nach Phakoemulsifikation ist ein empfindlicher Parameter zum Vergleich unterschiedlicher Phakotechniken.

Patienten und Methode

In dieser Studie wurde an insgesamt 60 Patienten eine Kataraktextraktion durchgeführt. 30 Patienten (Gruppe 1) wurden mit der „Reversed Tip and Snip"-Technik und 30 Patienten (Gruppe 2) mit der „Divide and Conquer"-Technik operiert.

Gruppe 1: 17 Frauen und 13 Männer; Alter: 71 ± 15 Jahre (45–93 Jahre), präoperativer Visus: 0,29 ± 0,11
Gruppe 2: 15 Frauen und 15 Männer; Alter: 73 ± 11 Jahre (53–91 Jahre), präoperativer Visus: 0,32 ± 0,07

Bei allen Patienten wurde präoperativ die Endothelzelldichte im Hornhautzentrum und in der 12-Uhr-Position am Limbus gemessen. Vier Wochen und 3 Monate postoperativ konnte die Endothelzelldichte an 25 Patienten der Gruppe 1 und an 21 Patienten der Gruppe 2 gemessen werden.

Alle Operationen sind mit einem „Ruck-Omni-Gerät" durchgeführt worden. Nach einer bimanuellen Phakoemulsifikation („Reversed Tip and Snip" und „Divide and Conquer") wurde eine PMMA-Hinterkammerlinse mit 6 mm Optikdurchmesser unter Schutz eines Viskoelastikums in den Kapselsack implantiert. Bei allen Operationen wurde ein nahtloser Wundverschluß durchgeführt.

Die „Reversed Tip and Snip"-Technik wurde wie folgt durchgeführt: Nach Absaugen von lockerer Rindenmasse und Teilen des Epinukleus auch an der zentralen Oberfläche wird der Nukleus zentral in Richtung 6 Uhr leicht ausgehöhlt, kurz vor dem Rand angesaugt, festgehalten und in die Rhexisöffnung gezogen. Ein Spatel „schneidet" das überstehende Kernfragment ab, das entweder durch einen hohen Sog allein oder durch einen leichten Phakopuls emulsifiziert wird. Nach leichter Rotation des Kernrestes kann erneut ein Fragment „abgeschnitten" und abgebaut werden.

Die „Divide and Conquer"-Technik wurde wie folgt durchgeführt: Nach

Absaugen von lockerer Rindenmasse und Teilen des Epinukleus wird mit dem Phakotip ein tiefer „Graben" in den Nukleus gelegt, und anschließend werden die Kernhälften mit Hilfe des Phakospatels gebrochen. Nach einer Drehung von 90° wird in beide Kernhälften nochmals ein „Graben" gelegt, und die Hälften werden erneut gebrochen, so daß der Nukleus geviertelt ist. Im weiteren Verlauf werden die Viertel nacheinander emulsifiziert und abgebaut.

Postoperativ wurden die Op-Dauer, die Phakozeit und die Phakoenergie/s dokumentiert.

Die zur Beurteilung in dieser Studie gemessenen Endothelzelldichten in der 12-Uhr-Position und im Hornhautzentrum sind mit einer Endothelkamera Typ Pro 650 P Cooper-Vision/Procem 4 bestimmt worden.

Zur statistischen Signifikanzmessung wurde innerhalb einer Gruppe zum Vergleich der Werte an verschiedenen Zeitpunkten der Wilcoxon-Test für abhängige Variablen eingesetzt. Zum Vergleich beider Gruppen kam der Mann-Whitney-U-Test für unabhängige Test-Variablen zum Einsatz.

Ergebnisse

In Abb. 1 sind aufgewendete Operationsdauer, Phakozeit und Phakoenergie/s der 2 Gruppen aufgeführt. Die statistische Auswertung zum Vergleich beider Gruppen zeigt bzgl. der Op-Dauer und der Phakoenergie/s keine signifikanten Unterschiede ($p > 0{,}05$). Die aufgewendete Phakozeit in Gruppe 1 ist im Vergleich zur Gruppe 2 dagegen signifikant ($p > 0{,}005$) kürzer.

In Abb. 2 werden die Endothelzelldichten beider Gruppen präoperativ, 4 Wochen und 3 Monate postoperativ dargestellt. In beiden Gruppen sank die Endothelzelldichte sowohl im Hornhautzentrum als auch in der Hornhautperipherie bei 12 Uhr postoperativ signifikant ($p < 0{,}001$) ab und zeigte im weiteren Verlauf keine signifikante ($p > 0{,}05$) Veränderung mehr. In beiden Gruppen ist der Endothelzellverlust zwischen dem Hornhautzentrum und der

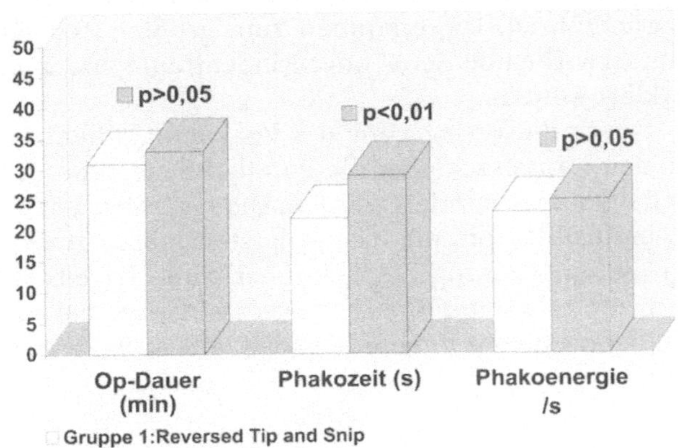

Abb. 1. Op-Dokumentation

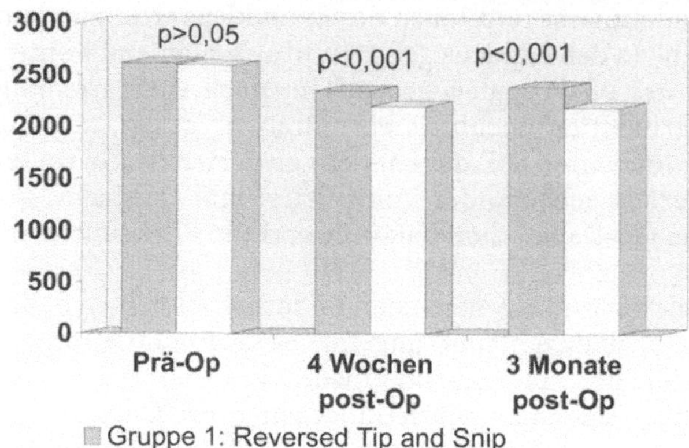

Abb. 2. Endothelzelldichte/mm² Hornhautzentrum

Hornhautperipherie signifikant ($p < 0{,}001$) unterschiedlich. In Gruppe 1 ist der Zellverlust im Hornhautzentrum im Vergleich zur Gruppe 2 signifikant ($p < 0{,}001$) geringer, während der Zellverlust in der Peripherie nicht signifikant ($p > 0{,}05$) unterschiedlich ist.

Diskussion

Anhand der postoperativen Hornhautendothelzelldichte läßt sich das Ausmaß einer Schädigung durch eine Phakoemulsifikation gut beurteilen.

1976 beschrieben Bourne und Kaufman Endothelzellverluste nach Kataraktextraktion mit anschließender Kunstlinsenimplantation von bis zu 70% [1]. Mit der Einführung moderner Phakoemulsifikationstechniken sind diese großen Endothelzellverluste allerdings vorbei. Trotzdem sollte nicht vergessen werden, daß jede Kataraktoperation – unabhängig mit welcher Technik durchgeführt – Schäden und Verluste der Endothelzellen verursacht. Der intraoperative Endothelzellverlust läßt sich bei glatter Operation mit Erhalt der Hinterkapsel auf folgende Faktoren und mechanische Schädigungen zurückführen. Diese können zum größten Teil durch Ultraschallvibration, umherwirbelnde Kern- oder Rindenfragmente und Spüllösung erfolgen und erklärt werden.

Durch die Verlagerung der Phakoemulsifikation von der Vorderkammer in den Kapselsack oder die Pupillarebene kann der Endothelzellverlust entscheidend vermindert werden. Die zentralen Endothelzellverluste nach Phakoemulsifikation, die in den letzten Jahren publiziert wurden, zeigen z.T. große Schwankungen. Ohrloff berichtete bereits 1985 über einen sehr geringen zentralen Endothelzellverlust von 4,1% bei 50 Patienten [7]. Matsuda et al. beobachteten in einer Gruppe von 19 Patienten einen Verlust von 18,3% [6].

In dieser Studie lag der Endothelzellverlust bei den 30 mit der „Reversed Tip and Snip“-Technik operierten Patienten bei 10% im Hornhautzentrum und bei 22% in der Hornhautperipherie. Bei den 30 mit der „Divide and Conquer“-Technik operierten Patienten lag der Zellverlust im Hornhautzentrum bei 15% und in der Hornhautperipherie bei 21%.

Beide Gruppen unterscheiden sich im postoperativen Verlauf signifikant nur in der Endothelzelldichte im Hornhautzentrum. Die Verluste in der Hornhautperipherie sind dagegen im Vergleich nicht signifikant unterschiedlich. Dies läßt den Schluß zu, daß die Zellverluste in der oberen Hornhautperipherie in erster Linie durch die Präparation des Skleratunnels bis über den Limbus hinaus in die klare Hornhaut sowie durch das Einführen der Instrumente verursacht werden.

Bei allen bisherigen Phakotechniken weist die Spitze des Phakotips schräg zur hinteren Kapsel. Allgemein gilt, daß der um 15°, 30° oder 45° abgeschrägte Tip möglichst steil zum Kern geführt werden soll, um negative Auswirkungen der Ultraschallwellen auf das Hornhautendothel zu minimieren. Die Phakoemulsifikation wird dabei mit „halbgefüllter“ Nadel durchgeführt, um eine Blockierung der Phakospitze und damit der Gefahr der Überhitzung vorzubeugen. Neben umherwirbelnden Kernanteilen, die zu deutlichen Endothelschädigungen führen können, wird die Spülflüssigkeit abgesaugt, die je nach Durchflußrate das Endothel zusätzlich belastet. Die „Reversed Tip and Snip“-Technik hat im Vergleich zur „Divide and Conquer“-Technik den Vorteil, daß durch die nach hinten in Richtung des Kerns und zur Hinterkapsel gerichteten Ultraschallwellen eine Endothelschädigung weiter minimiert werden kann. Durch das Ansaugen von zuvor mit dem Phakospatel „abgeschnittenen“ Kernfragmenten und der ständig mit Linsenmaterial komplett gefüllten Phakotipöffnung sinkt die Durchflußrate deutlich, der Kern wird schneller und rationeller abgebaut und das Hornhautendothel weniger geschädigt. Der zentrale Hornhautendothelverlust von 10% ist sicherlich zum einen durch die chirurgische Manipulation, zum anderen aber auch durch die Durchflußrate der Spüllösung wie auch durch das Umherwirbeln von Linsenfragmenten begründet. Im Vergleich beider Techniken wird das Hornhautendothel durch die „Reversed Tip and Snip“-Technik signifikant weniger belastet.

Literatur

1. Bourne WM, Kaufman H (1976) Endothelial damage associated with intraocular lenses. Am J Ophthalmol 4: 482–485
2. Dick B, Kohnen T (1995) Endothelzellverlust nach Phacoemulsifikation und 3,5 versus 5 mm Hornhautinzision. Ophthalmologe 92: 476–483
3. Gimbel HV (1991) Divide and conquer nucleofractis phacoemulsification: Development and variations. J Cataract Refract Surg 17: 281–291
4. Kammann J (1996) Reversed Tip and Snip – Eine neue Phakoemulsifikationstechnik. Ophthalmo-Chirurgie 8: 45–51
5. Kelman CD (1967) Phaco and aspiration: a new technique of cataract removal. A preliminary report. Am J Ophthalmol 64: 23–35

6. Matsuda M, Miyake K, Inaba M (1988) Long-term corneal endothelial changes after intraocular lens implantation. Am J Ophthalmol 269–271
7. Ohrloff C, Oldendörp J, Puck A (1985) Geringe Endothelzellverluste nach Phakoemulsifikation und Implantation einer Hinterkammerlinse. Klin Monatsbl Augenheilkd 186: 303–306

Optimierung der Kanülenform zur bimanuellen Irrigation / Aspiration bei der Kataraktchirurgie

M. Böhnke

Zusammenfassung
Einleitung: Die Irrigation/Aspiration (I/A) kann bei der Kataraktchirurgie mit dem I/A Handstück des Phakogerätes oder mit speziellen Kanülen vorgenommen werden. Bisher übliche Kanülen mit rundem Profil und anterioren bis seitlichen I/A-Öffnungen erzeugen Zugfalten an der Kornea, nicht genau definierbare Saug-/Spülrichtungen im Kapselsack sowie eine gewisse Undichtigkeit der Parazenthesen nach Beendigung des I/A-Vorganges. Zur Vermeidung der genannten Nachteile wurde eine Neuentwicklung von Profil und Dimensionen des Instrumentes vorgenommen.

Material und Methoden: Für eine optimale Geometrie führten wir den I/A-Vorgang durch 2 standardisierte Parazentesen in 90° Distanz zur kornealen oder korneoskleralen Inzision durch. Mit mehreren Modifikationen der Kanülen wurde versucht, die beschriebenen Nachteile zu vermeiden. Nach der Erprobung in vitro wurden die neuen Kanülen in der klinischen Anwendung untersucht.

Ergebnisse: Als geeigneter Querschnitt wurde für beide Kanülen ein abgeflachtes Elipsoidprofil mit einer Breite von 0,95 und einer Dicke von 0,55 mm gefunden. Die Aspirationskanüle konnte mit einer oben liegenden Aspirationsöffnung von 0,28 mm und einer aufgerauhten Spitze optimiert werden. Die Spülkanüle wurde mit einer Infusionsöffnung von 0,55 mm und einem Austrittswinkel von 15° nach vorne unten konfiguriert. Ein Vergleich der Dichtigkeit der Parazentesen ergab einen Vorteil der neuen Kanülenquerschnitte. In 200 konsekutiven Phakoemulsifikationen trat keine Kapselruptur auf.

Diskussion: Mit den gezeigten I/A-Kanülen konnte auch bei Patienten mit ungünstigen Bedingungen wie lockerer Zonula, engen Pupillen sowie engen Vorderkammerverhältnissen ein optimales I/A-Resultat erreicht werden. Trotz der eingeschränkten Rotationsfähigkeit der neuen Kanülen, die durch Schwenkbewegungen kompensiert werden kann, ist die Umstellung für den bimanuell arbeitenden Chirurgen einfach zu vollziehen.

Summary
Purpose: To improve current techniques of bimanual irrigation/aspiration, especially to enhance corneal incision seal.
Materials and methods: Standard bimanual irrigation/aspiration cannulas with a round profile were inserted via two limbal incisions of 1.4 mm width. Newly designed cannulas with an oval cross section and various designs of the instrument tip were investigated and compared to the standard equipment.

Results: For an improved wound seal, an elipsoid cannula with a diameter of 0.95 mm × 0.55 mm was found most suitable. The irrigation hole of 0.55 mm was positioned near the tip of the posterior cannula surface. The aspiration opening of 0.28 mm was located at the

C. Ohrloff et al. (Hrsg.)
11. Kongreß der DGII 1997

anterior surface of the cannula. A comparison of cannula performance showed an improved wound seal of the corneal incisions in favour of the elipsoid cross-sectional profile. In 200 consecutive cases, capsular ruptures did not occur.

Conclusion: With a new design of the bimanual irrigation/aspiration cannulas, an improved performance of the irrigation/aspiration procedure was demonstrated.

Einleitung

In der extrakapsulären Kataraktchirurgie und bei den Phakoemulsifikationstechniken stellt die Entfernung des Kortex die abschließende Phase der Linsenentfernung dar, deren Ziel die Erhaltung einer vollständig vom Linsenprotein befreiten und ansonsten intakten Kapsel ist [4, 6]. Während in der Frühzeit der extrakapsulären Kataraktextraktion verschiedene Spültechniken und Instrumente zum Einsatz kamen [1, 2, 3, 10, 13], ist bei der Phakoemulsifikation neben der eigentlichen Phakospitze ein spezieller Spül-Saug-Kopf am Phakohandstück das heute noch am meisten verwendete System für die Kortexentfernung [5, 8, 9].

Da die Aspiration des Kortex unter der korneoskleralen Inzision aus geometrischen Gründen technisch die größten potentiellen Schwierigkeiten bereitet, sind in den letzten Jahren bimanuelle Irrigation/Aspirationsverfahren, die jeweils um 90° zur Kataraktinzision versetzte korneale Zugänge verwenden, erprobt und zunehmend eingesetzt worden [7, 11, 12]. In der klinischen Routinetätigkeit fanden wir die bimanuelle Irrigation/Aspiration grundsätzlich von Vorteil, wobei die von uns verwendeten Kanülen mit Rundprofilen einige ungünstige Eigenschaften aufwiesen: Nach Insertion in 2 gegenüberliegende 1,4-mm-Parazentesen zeigten sich, bedingt durch den engen Gewebeschluß über dem Instrument, während der Manipulationen Zugfalten quer über die Kornea. Weiterhin fanden wir störend, daß nach dem Entfernen der Kanülen häufig eine Undichtigkeit der Parazentesen und eine gewisse Instabilität der Vorderkammer am Ende des Eingriffes vorlagen. Zur Vermeidung dieses offensichtlichen Nachteils, gleichzeitig zur Optimierung der hydrodynamischen Eigenschaften des von der Irrigation ausgehenden Spülstrahls, entwikkelten wir eine neue Kanülenform, über die im folgenden berichtet werden soll.

Material und Methoden

Verschiedenen Kanülenformen wurden erprobt. Dabei wurden untersucht:

1. Eigenschaft des Kanülenquerschnittes auf die Dichtigkeit der Parazentese am Ende des Eingriffs,
2. optimale Größe und Lage der Aspirationsöffnung,
3. optimale Größe und Position der Infusionsöffnung sowie Auswirkung des daraus resultierenden Spülstrahls.

Nach Vortestungen in vitro wurden die optimierten Kanülenformen in der Routinechirurgie eingesetzt. Dazu wurden bei der Phakoemulsifikation neben dem korneoskleralen Tunnelzugang 2 um 90° versetzte Lanzeninzisionen mit der1,4-mm-Alcon-Lanze vorgenommen. In 200 konsekutiven Eingriffen wurden die Eigenschaften des neu entwickelten Profils mit den bisherigen Kanülen hinsichtlich Saug-/Spülverhalten, Dichtigkeit der Parazentesen sowie Auftreten von Komplikationen verglichen.

Ergebnisse

Die optimierte Form der *Infusionskanüle* ist in Abb. 1a–1c gezeigt. Der Kanülendurchmesser beträgt quer 0,95 und vertikal 0,55 mm. Die Irrigationsflüssigkeit tritt in einem nach vorne unten gerichteten Strahl aus einer 0,55 mm großen Öffnung aus, die neben dem Entfalten und Ausspannen der Hinterkap-

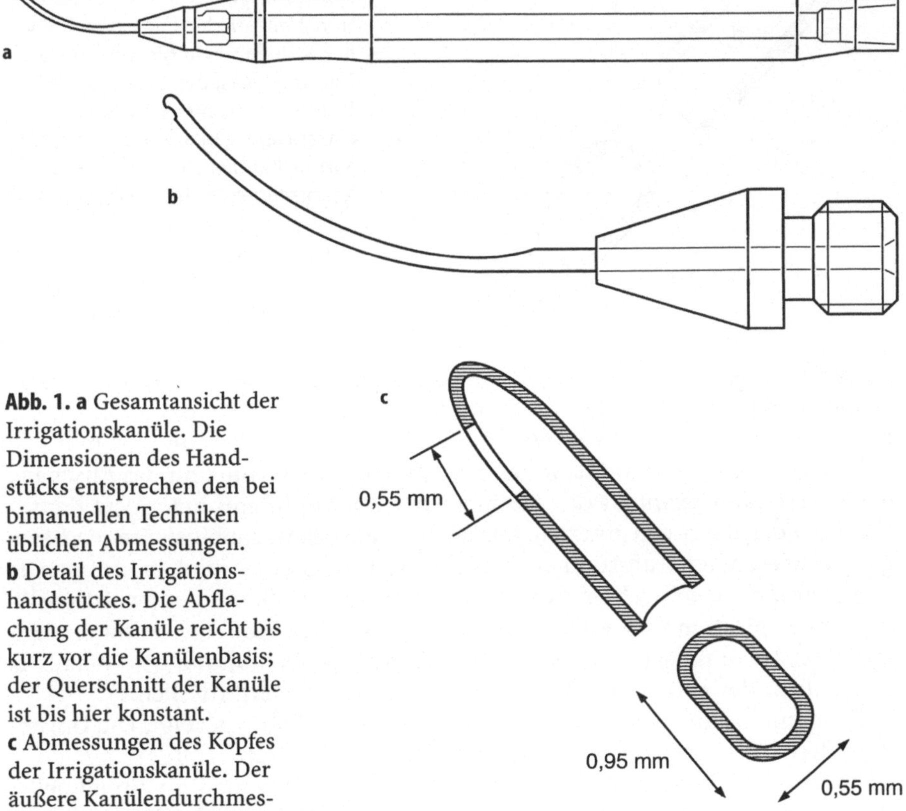

Abb. 1. a Gesamtansicht der Irrigationskanüle. Die Dimensionen des Handstücks entsprechen den bei bimanuellen Techniken üblichen Abmessungen. **b** Detail des Irrigationshandstückes. Die Abflachung der Kanüle reicht bis kurz vor die Kanülenbasis; der Querschnitt der Kanüle ist bis hier konstant. **c** Abmessungen des Kopfes der Irrigationskanüle. Der äußere Kanülendurchmesser ist 0,95 (Breite) × 0,55 (Höhe) mm. Die vorn auf der Unterseite liegende Austrittsöffnung für den Spülstrahl hat einen Durchmesser von 0,55 mm

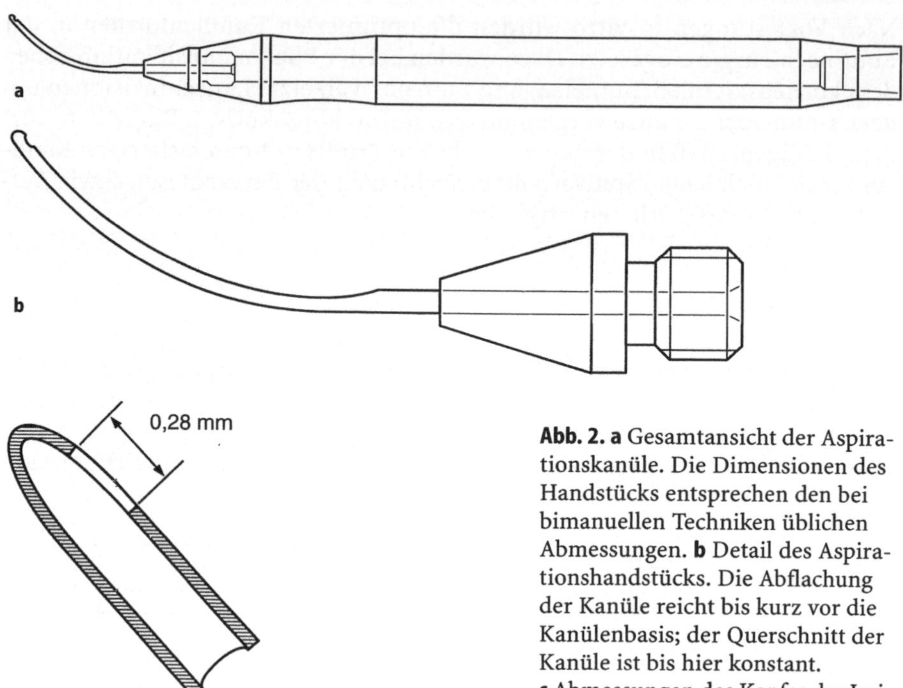

Abb. 2. a Gesamtansicht der Aspirationskanüle. Die Dimensionen des Handstücks entsprechen den bei bimanuellen Techniken üblichen Abmessungen. **b** Detail des Aspirationshandstücks. Die Abflachung der Kanüle reicht bis kurz vor die Kanülenbasis; der Querschnitt der Kanüle ist bis hier konstant. **c** Abmessungen des Kopfes der Irrigationskanüle. Der äußere Kanülendurchmesser ist 0,95 (Breite) × 0,55 (Höhe) mm. Die vorn auf der Oberseite liegende Ansaugöffnung für das Linsenprotein hat einen Durchmesser von 0,28 mm

sel auch eine gezielte Hydrodissektion von Kortexsegmenten während der Aspiration ermöglicht. Die *Aspirationskanüle* (Abb. 2a–2c) weist das gleiche Querprofil auf. Die Aspirationsöffnung mit einem Durchmesser von 0,28 mm liegt auf der Oberseite der Kanüle, wobei sich als optimale Technik für das Abschälen der äußeren Kortexanteile das Ansaugen des Linsenproteins unter dem Kapselrhexisrand, gefolgt von einer tangential und zentripetal mobilisierenden Bewegung erwiesen hat. Aufgrund der Position von Irrigations- und Aspirationsöffnung kann bei etwas zähem Kortexmaterial mechanisch mit der Irrigationskanüle die Aspiration vom Kortex beschleunigt werden. Eine Aspiration der Hinterkapsel ist praktisch ausgeschlossen. Durch die Anrauhung des Metalls ist eine Politur der Hinterkapsel möglich, aber nur selten erforderlich.

Die gemeinsame Wirkung beider Kanülen ist in Abb. 3 gezeigt. Die Umstellung des Chirurgen auf die bimanuelle Technik an sich erfordert nur einen geringen Trainingsaufwand. Ein wesentlicher Unterschied zu bimanuellen Rundkanülen besteht darin, daß rotierende Bewegungen der Kanüle in der Parazentese nicht gut möglich sind, so daß das Aufsuchen definierter Kapselpositionen durch Schwenkbewegungen erfolgen muß.

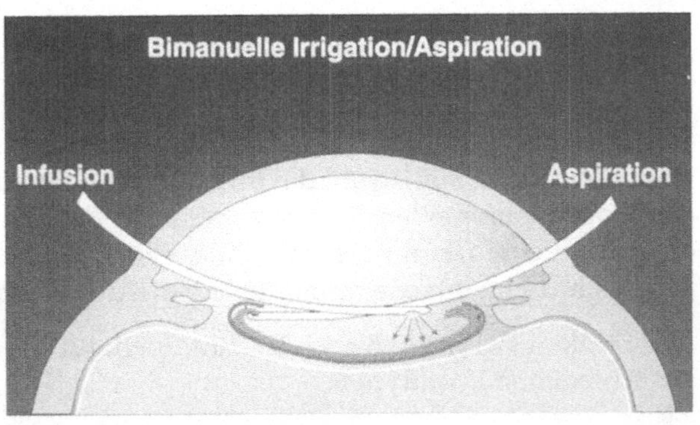

Abb. 3. Gesamtansicht der Aktion beider Kanülen, durch Parazentesen bei 9 und 3 Uhr inseriert. Die Entfaltung der Kapsel wird durch den Spülstrahl erleichtert, bei Blockade des Aspirationslochs durch Linsenprotein kann mit der Spülkanüle die Aspiration mechanisch unterstützt werden

In 200 konsekutiven Eingriffen wurden je 100 mit einem älteren bimanuellen Rundprofil sowie mit dem neuentwickelten Profil durchgeführt. Bei dem Rundprofil waren direkt nach Ende der Irrigation/Aspiration 42 von 100 Parazentesen dicht. Mit dem neuentwickelten Kanülenprofil waren 86 von 100 Parazentesen unmittelbar nach der Irrigations-/Aspirationsphase dicht. Kapselrupturen wurden in dieser Serie in keinem Fall beobachtet.

Diskussion

Die bimanuelle Irrigation/Aspiration wird heute zunehmend häufig zur Entfernung des Kortex nach Phakoemulsifikation verwendet. Der Zugang über 2 Parazentesen hat sich als atraumatisch erwiesen, und die mechanische Unterstützung der Aspiration durch das zweite Instrument beschleunigt diesen Arbeitsschritt. Als Nachteil der bisher üblichen runden Formen haben wir bisher die etwas erschwerte Insertion und die am Ende der Irrigations-/Aspirationsphase undichten Parazentesen empfunden, so daß die hier gezeigten Neuentwicklung erfolgte. Die wesentlichen Verbesserungen bei den hier gezeigten Kanülen sind das abgeflachte Profil, die veränderte Spitzenform sowie der gerichtete Spülstrahl der Irrigationskanüle. Entgegen unseren Erwartungen war der nach posterior gerichtete Spülstrahl nicht kritisch; selbst bei Patienten mit Kapselhäutchenglaukom fanden sich keine dadurch bedingten Kapsel- oder Zonulaläsionen. Insgesamt überwogen die Vorteile der besseren Kapselsackstabilisierung, der beschleunigten Aspiration sowie der signifikant besseren Dichtigkeit der Parazentesen am Ende des Eingriffs. Da nach unseren Erfahrungen je nach Ausbildungsstand des Chirurgen bis zu 50 % der Kapseldefekte in der Irrigations-/Aspirationsphase entstehen, sind für diesen Schritt des Eingriffs die gezeigten Formen auch für weniger geübte Chirurgen wahrscheinlich vorteilhaft.

Die Nachteile sind im wesentlichen das Wegfallen der von den Rundprofilen gewohnten Möglichkeit von Rotationsbewegungen, die jedoch durch Schwenken der Kanülen und Positionstausch von Irrigations- und Aspirationskanüle während des Eingriffs kompensiert werden können.

Ein zusätzlicher Anwendungsbereich hat sich bei der Durchführung von geplanten und ungeplanten vorderen Vitrektomien oder chirurgischen Kapsulotomien bzw. Nachstardiszisionen im Rahmen der Kataraktchirurgie gezeigt. Hier kann über eine limbale Parazentese die Irrigationskanüle mit dem gerichteten Spülstrahl die Infusion vornehmen (Viskoelastika vorher aus der Vorderkammer entfernen!), während das Vitrektom ohne Infusionsleitung über eine 1,4-mm-Sklerotomie, evtl. peripher der Kataraktinzision, für eine technisch einfache bimanuelle Vitrektomie eingebracht wird.

Wir danken Herrn M. Bürki, Fa. Innomed, für die geduldige Anfertigung der verschiedenen Prototypen.

Literatur

1. Allen JÇ (1992) Cataract cortex irrigation/aspiration cannulas in various sizes. J Cataract Refract Surg 18: 205
2. Cotliar AM, Gorman BD (1987) Techniques of irrigation and aspiration. Int Ophthalmol Clin 27: 167–180
3. Dahan E, Allarakhia L (1991) Irrigation, aspiration, and polishing cannula. J Cataract Refract Surg 17: 97–98
4. Gills JP, Loyd TL (1979) Extracapsular cataract extraction with intraocular lens insertion. J Am Intraocul Implant Soc 5: 9–12
5. Keates RH (1983) A new tip for irrigation/aspiration and ultrasound emulsification. Ophthalmic Surg 14: 777
6. Kelman CD (1967) Phaco-emulsification and aspiration. Am J Ophthalmol 64: 23–25
7. Kuchar A, Novak P, Ofluoglu A, Steinkogler FJ (1994) Bimanuelle Saug-Spültechnik über zwei getrennte Parazentesen – Auswirkung auf das Astigmatismusverhalten. In: Pham DT et al.(Hrsg) 8. Kongreß der DGII. Springer, Berlin Heidelberg, S 52–56
8. Maida JW (1981) Utilization of a curved aspiration-irrigation handpiece. Ophthalmic Surg 12: 336–337
9. Shock JP (1972) Phacofragmentation and irrigation of cataracts. Am J Ophthalmol 74: 187–192
10. Simcoe CW (1981) Double-barreled irrigation/aspiration unit. J Am Intraocul Implant Soc 7: 380
11. Teping C, Deppe W, Backes-Teping C (1995) Klinische Erfahrungen mit dem bimanuellen Saug- Spülsystem. In: Rochels R et al. (Hrsg) 9. Kongreß der DGII. Springer, Berlin Heidelberg, S 45–49
12. Welge-Lüssen L, Gareis-Helferich E (1985) Geplante extrakapsuläre Kataraktextraktion mittels eines bimanuellen Saug-Spülsystems. Fortschr Ophthalmol 82: 524–526
13. Wergeland FL Jr (1979) Microsurgical angulated irrigation and aspiration needle and handle. Ophthalmic Surg 10: 35–36

Ein neues Kanülensystem zur vollständigen und sicheren Hydrodissektion/Hydrodelineation/ Kernmobilisation/Kernluxation aus dem Kapselsack (Hydrocomfort-Cannula)

R. Spirig

Zusammenfassung
Problemstellung: Die vollständige Mobilisation des Linsenkerns soll durch ein neues Instrumentarium (Kanülensystem) sicher und bequem gestaltet werden.

Methodik: Für die Hydrodissektion/Hydrodelineation/Linsenkernsubluxation wurde die Hydrocomfort-Cannula entwickelt. Mit dieser Kanüle ist die ganze Zirkumferenz zugänglich. Sie ist nach rechts bzw. links abgewinkelt und erzeugt einen starken, flachen, lamellierenden Flüssigkeitsstrahl. Für die vollständige Kernluxation aus dem Kapselsack wurde die Retronuc-Cannula entwickelt, mit der gefahrlos unter den Kern eingegangen werden kann.

Ergebnisse: In allen 500 Operationen konnte die vollständige Mobilisation sicher und bequem erreicht werden.

Schlußfolgerung: Das Kanülensystem (Hydrocomfort-Cannula/Retronuc-Cannula) schafft ausgezeichnete Voraussetzungen für alle gängigen Operationstechniken (Phakoemulsifikation im oder außerhalb des Kapselsackes, manuelle Phakofragmentationstechniken, Mininuctechnik).

Summary
Purpose: To develop a new pair of cannulas in order to simplify hydrodissection, hydrodelineation, and luxation of the nucleus from the capsular bag.

Setting: Department of Ophthalmology, Klinik am Rosenberg, Heiden, Switzerland.

Methods: A new type of cannula (Hydrocomfort-Cannula) has been developed. One cannula is angled to the right, one to the left. The surgeon has access to the whole circumference after CCC.

Results: In all 450 operations, hydrodissection, hydrodelineation, and luxation of the nucleus have been achieved without danger for the capsule or the capsular rim.

Conclusion: The Hydrocomfort-Cannula allows the surgeon to achieve complete mobilisation of the nucleus. It is a great improvement for both phacoemulsification and and all kinds of manual and manual small incision techniques.

Einleitung

Die Wichtigkeit der Hydrodissektion/-delineation für sämtliche heutigen Kataraktechniken ist unbestritten. Sie entscheidet in vielen Fällen darüber, ob der weitere Operationsverlauf komplikationsfrei nach den Wünschen des Operateurs ablaufen kann oder nicht. Neben dem Können des Operateurs ist dafür auch das Instrumentarium entscheidend.

C. Ohrloff et al. (Hrsg.)
11. Kongreß der DGII 1997

Die bisher erhältlichen Dissektionskanülen sind entweder nicht abgewinkelt, nach vorne leicht abgewinkelt oder nach hinten abgewinkelt. Diese 3 Typen unterscheiden sich in ihrer Anwendung und Wirkung wesentlich. Um das Prozedere der Hydrodissektion zu vereinfachen, entschlossen wir uns zur Konstruktion eines Kanülenpaares, das sich nur darin unterscheidet, daß die eine Kanüle nach rechts, die andere nach links abgewinkelt ist. Gleichzeitig wurden die Erfahrungen mit einem abgeflachten Wasserstrahl mit dem Prinzip des Hydrojets (Friedburg) berücksichtigt.

Das Ziel bestand darin, ein Kanülenpaar zu entwickeln, das dem Operateur die Möglichkeit gibt, die Voraussetzungen für sämtliche sich an die Hydrodissektion/Hydrodelineation anschließenden Techniken der Kataraktoperation (Phakoemulsifikation, manuelle Techniken, Expression des ganzen Kerns, Nucleofracture [Kansas], Mininuctechnik [Blumenthal] etc.) optimal zu gestalten. Gleichzeitig wurden auch weitere Anwendungsmöglichkeiten der Kanüle geprüft.

Technische Daten der neuen Kanüle (Abb. 1):

- Durchmesser: 0,6 × 0,4 mm,
- Abwinkelung: 90°,
- abgewinkelter Teil: abgeflacht,
- stumpfe Enden.

Das Kanülenpaar wurde bei 450 Kataraktoperationen angewendet, jeweils im Anschluß an die Kapsulorhexis. In allen Fällen wurden beide Kanülen (nach rechts bzw. nach links abgewinkelt) angewendet, obwohl man den Eindruck hatte, daß in vielen Fällen die Hydrodissektion bereits nach Spülung mit einer Kanüle recht vollständig war.

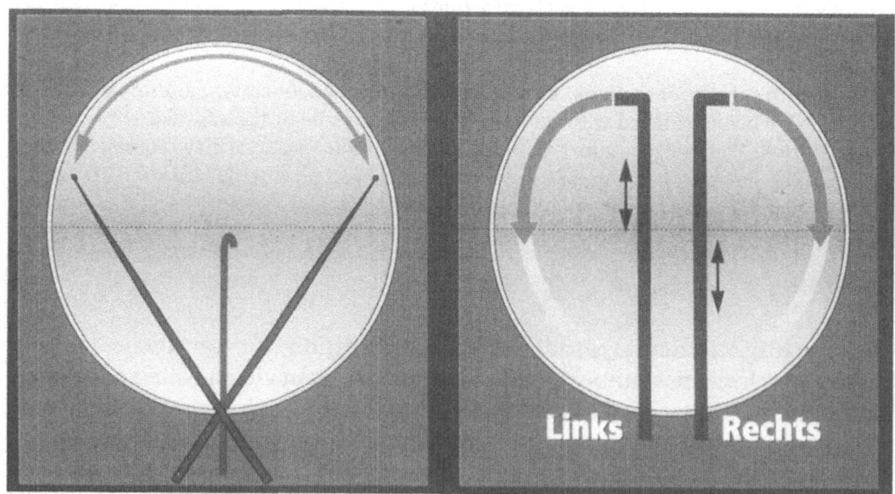

Abb. 1. Herkömmliche Kanülen (*links*) im Vergleich mit der Hydrocomfort-Cannula (*rechts*)

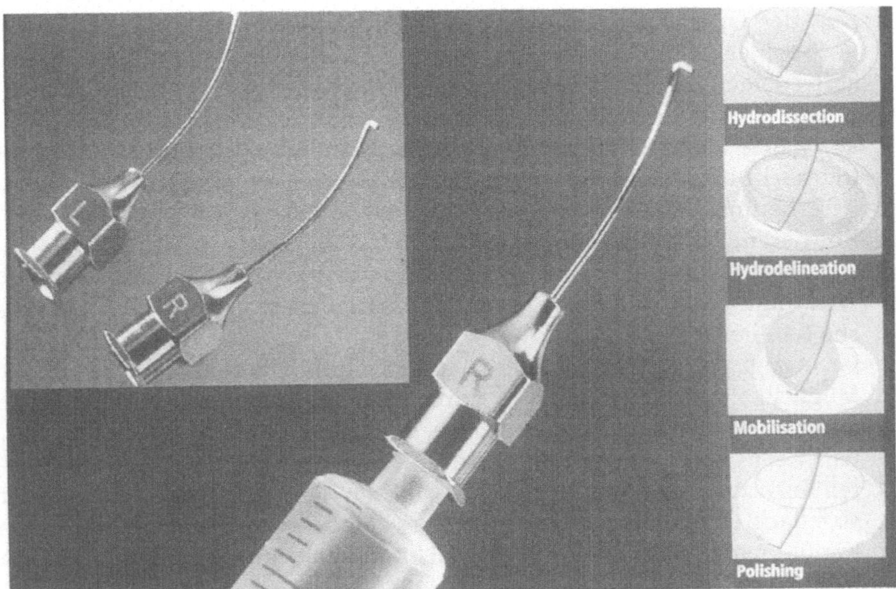

Abb. 2. Das neue Kanülensystem; rechts die möglichen Anwendungsformen

Ergebnisse

1. In allen Fällen gelang es, eine vollständige Hydrodissektion/-delineation zu erreichen. Dadurch war es nachher problemlos möglich, den Kern im Kapselsack zu mobilisieren, bzw. bei Durchführung einer manuellen Technik (Kansas) in die Vorderkammer zu spülen bzw. zu luxieren.
2. Je nach seiner Präferenz kann der Operateur gezielt eine Hydrodissektion, eine Hydrodelineation oder beides erzielen. Entscheidend dafür ist die Tatsache, wie oberflächlich unter die Kapsel oder wie tief in die Schicht zwischen Epinucleus und Kern mit der Spitze der Kanüle vorgedrungen wird. Der Operateur hat die Wahl, nur von einer Stelle aus (nach rechts oder links) unter die Kapsel zu spülen oder aber mit der Kanüle über die ganze Hälfte der jeweiligen Zirkumferenz zu gleiten (während des Spülvorgangs).
3. Das ganze Manöver kann in aller Ruhe durchgeführt werden. Auch ohne sehr kräftigen Spülstrahl ist es nur eine Frage der Zeit, bis der Kern sich aus dem Kapselsack zu kippen oder in die Vorderkammer zu drängen beginnt. Es ist dank der breiten Auflagefläche der Kanüle leicht, den Kern wieder in den Kapselsack zurückzuplazieren. Wünscht der Operateur eine manuelle Extraktion durchzuführen, drängt der Operateur den Kern nicht zurück, sondern läßt ihn in die Vorderkammer prolabieren bis zur vollständigen Luxation in die Vorderkammer mit Hilfe der gleichen Kanüle oder einem anderen Hilfsinstrument.

4. Daß der Operateur sehr gezielt eine Hydrodissektion bzw. -delineation nach seinen Wünschen erreichen kann, zeigt sich v. a. am praktisch immer auftretenden „goldenen Ring" bei weicheren Kernen bei geplanter Delineation.
5. Das ganze Manöver ist völlig gefahrlos. In keinem Fall kam es zu einem Kapselriß oder einer Schädigung des Rhexisrandes. Dank der stumpfen Verarbeitung der Kanülenspitze kann auch völlig gefahrlos weit unter den Rhexisrand vorgedrungen werden.
6. Der flache Flüssigkeitsstrahl scheint eine deutlich breitere lamellierende Wirkung zu entwickeln als ein runder Flüssigkeitsstrahl (viele herkömmliche Kanülen).
7. Bevorzugt der Operateur eine Mininuctechnik (Blumenthal), hat er die Möglichkeit, sich im Zentrum durch leichtes Kippen der Kanüle sowie durch eine leicht lamellisierende Bewegung bis auf die Oberfläche des „harten" Kerns vorzuarbeiten und dann mit dem Spüldruck den ganzen inneren Kern aus dem Epinukleus herauszulösen (lamellisierende Wirkung der abgeflachten Kanülenspitze). Alle diese Manöver werden mit der einen Kanüle nach rechts und zur Vervollständigung mit der anderen Kanüle nach links durchgeführt.
8. Schließlich konnten wir feststellen, daß die Kanüle auch für andere Zwecke, die zunächst nicht im Vordergrund standen, verwendet werden kann. So ist es einfach, eine im Kapselsack verbliebene „Epinukleusplatte" durch Spülen in den Kapselfornix aus dem Kapselsack zu befreien.
   Es kann empfehlenswert sein, vor dem Absaugen der Kortexreste diese durch Spülen in den Kapselfornix zu lockern, um das Absaugen anschließend mit dem üblichen Instrumentarium umso rascher und sicherer zu gestalten. In keinem Fall ist es bei diesen Manövern zu einer Kapselruptur gekommen. Dies ist v. a. der breiten Auflagefläche der Kanüle sowie der sorgfältigen „stumpfen" Verarbeitung zuzuschreiben.

Resümee

Nach den Erfahrungen des Autors und den Berichten mehrerer zu Testzwekken beigezogener Kollegen, erlaubt das Kanülenpaar eine sichere Hydrodissektion/Hydrodelineation und erleichtert sämtliche anschließenden Techniken (Phakoemulsifikation, manuelle Methoden etc.). Sämtliche Manipulationen scheinen für alle Kapselpartien nach unseren Erfahrungen gefahrlos zu sein.

Die stumpfe Rhexisnadel – ein Hilfsmittel zur fortlaufenden vorderen Kapsulorhexis

J.H. Krumeich und J. Daniel

Zusammenfassung. Eine neue Rhexisnadel wird vorgestellt. Es handelt sich um eine stumpfe Kanüle, die wie die bisherige Rhexisnadel geformt ist. Jedoch ist die abgewinkelte Spitze unseres Instruments abgestumpft und zusätzlich in einem standardisierten Verfahren mit einer Diamantfeile bei definierter Korngröße aufgerauht. Die Vorteile dieser Nadel sind v.a. darin zu sehen, daß es mit ihr möglich wird, Kräfte zur Mitte der Linsenkapsel auszurichten, während man die Rhexis durchführt. Es ist damit möglich, das unkontrollierte Ausreißen der Rhexis nach außen zu verhindern und eine Rhexis beliebiger Form zu erstellen. Die stumpfe Rhexisnadel bewährt sich seit 2 Jahren in unserem klinischen Einsatz und hat ihre ausgezeichnete Anwendbarkeit auch unter schwierigen Operationsbedingungen bewiesen.

Summary. We introduce a new needle for anterior continuous curvelinear capsulorhexis. This instrument is shaped like the well-known original rhexis needle, except that the new instrument features a blunt tip. Additional roughness is provided within a standardized procedure by a diamond file which has a well-defined (15/1000 mm) grain size. The advantage of this blunt rhexis needle is the capability to transfer a power of defined amount and direction while performing the capsulorhexis. At each phase of the rhexis one can transfer a centrally directed power vector to the rhexis edge. Thus, peripheral loss of the rhexis is prevented and the anterior capsule opening may be shaped as desired. The blunt rhexis needle has been used in our clinic for 2 years and 2000 cases. During this time, the instrument has proven its usefulness particularly in difficult cases.

Hintergrund

Die extrakapsuläre Kataraktextraktion ermöglicht es, eine Kunststofflinse in die Haltevorrichtung der natürlichen Linse zu implantieren. Im Verlauf der Verfeinerung der Technik der extrakapsulären Kataraktextraktionen wurden verschiedene Methoden der vorderen Kapseleröffnung eingeführt [2, 3, 4]. Zur Eröffnung der Kapsel werden mikrochirurgische Instrumente wie scharfe Rhexisnadel, feine Pinzette oder Diathermiekapsulotom benutzt [1, 2, 3, 5, 6]. Dabei wird die Eröffnung in unterschiedlichen Formen und Größen als Ein- oder Zweischrittverfahren durchgeführt.

Trotz verfeinerter Hilfsmittel und Techniken ist die Kapsulorhexis der Kreuzweg am Beginn jeder Kataraktoperation, an dem sich häufig entscheidet, ob die Operation kompliziert oder unauffällig verläuft. Die Vielzahl der zur

C. Ohrloff et al. (Hrsg.)
11. Kongreß der DGII 1997

Verfügung stehenden Instrumentarien und Techniken zur vorderen Kapsulorhexis ist ein Hinweis dafür, daß alle verwandten Techniken ungelöste Probleme haben. Eine wesentliche Komplikation stellt der Verlust der Kontinuität des vorderen Rhexisrandes dar. Aufgrund des morphologischen Baus der Linse, dem Verlauf der Linsenfasern und des häufig gegenüber dem atmosphärischen Druck erhöhten intralentikulären Drucks haben solche Einrisse des Rhexisrandes die generelle Tendenz, in Richtung der Peripherie weiterzulaufen. Diese Einrisse können über den Äquator hinaus bis in das hintere Kapselblatt auslaufen und dadurch die Implantation einer Linse in den Kapselsack unmöglich machen.

Wir schlagen die Kapsulorhexis mit einer stumpfen Rhexisnadel vor. Diese Technik erlaubt auch unter schwierigen Sicht- und Operationsbedingungen eine kontrollierte und beliebig geformte, kontinuierlich fortlaufende vordere Kapsulorhexis.

Material und Methode

Bei der stumpfen Rhexiskanüle (Fa. Geuder, Heidelberg) handelt es sich um eine abgewinkelte Kanüle mit einem Lumen von 0,6 mm (s. Abb. 1). Die Spitze der Kanüle ist auf einer Länge von 0,2 mm rechtwinklig nach unten abgeknickt. In einem standardisierten Verfahren wird die Spitze der Kanüle mit einer diamantierten Feile mit definierter Korngröße aufgerauht. Die Rauhigkeit erlaubt das feste Aufsetzen der Rhexiskanüle, ohne daß eine unerwünschte sekundäre Perforation des Kapselblattes eintritt. Durch die große Kontaktfläche der Rhexisnadel kann ein Kraftvektor beliebiger Richtung und Amplitude übertragen werden. In Abhängigkeit von Richtung und Amplitude der wirkenden Kraftvektoren wird die Richtung der fortlaufenden Rhexis bestimmt. Die Richtung des Kapselweiterrisses ergibt sich aus einem einfachen Kräfteparallelogramm (Abb. 2).

Die stumpfe Rhexiskanüle kann bei allen Techniken der extrakapsulären Kataraktextraktion sowie der Phakoemulsifikation eingesetzt werden. Als

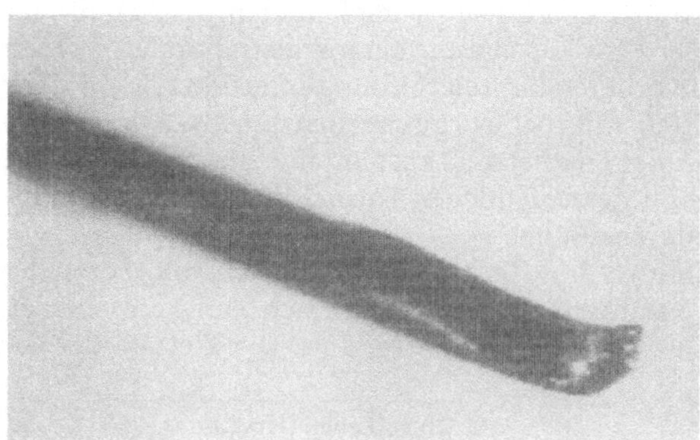

Abb. 1. Rhexiskanüle mit abgeflachter und abgestumpfter Spitze. Zur Übertragung eines großen Kraftvektors ist die Kontaktfläche mit einer Diamantfeile mit definierter Korngröße aufgerauht

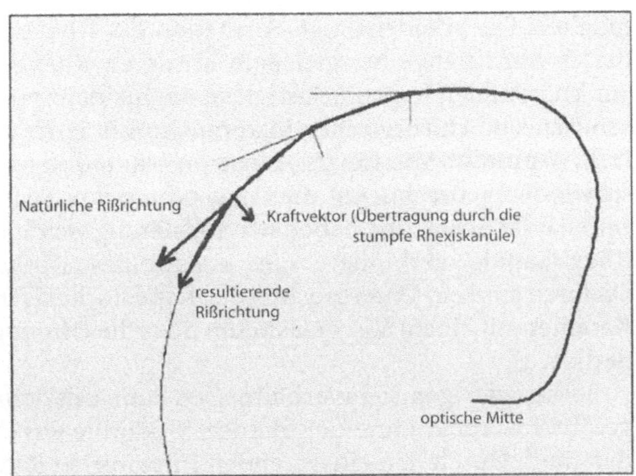

Abb. 2. Aus dem Kräfteparallelogramm kann abgeleitet werden, in welche Richtung die Rhexis bei Übertragung eines Kraftvektors definierter Amplitude und Richtung weiterläuft

Zugangswege zum vorderen Kapselblatt stehen Inzisionen im Bereich der klaren Kornea (CCI) oder Side-port-Inzisionen sowie Skleraltunnel zur Verfügung. Nach der Präparation des Zugangs und der Eröffnung der Vorderkammer wird die Vorderkammer mit einem Viskoelastikum aufgestellt. Die Rhexiskanüle wird auf einem Handgriff befestigt, der an die Irrigation der Phakomaschine angeschlossen ist, und in die Vorderkammer eingeführt. Aufgrund des geringen Außendurchmessers der Rhexiskanüle tritt kein Abfließen der Vorderkammer auf, wie es regelmäßig bei der Anwendung von Pinzetten beobachtet wird. Eine chirurgische Pinzette umfaßt die Rhexisnadel am vertikalen Kanülenteil zur unterstützenden Führung. Die Spitze der stumpfen Rhexisnadel wird zentral auf das vordere Kapselblatt aufgesetzt, und dieses wird perforiert.

Die Nadelspitze wird dann direkt neben den Kapseleinriß vertikal von oben plaziert. Durch bogenförmige Bewegung der Rhexisnadel wird eine arkadenartige Formation des Rhexisrandes erreicht. Nach jedem kleinen Bogenschlag wird die Rhexisnadel erneut an das unmittelbare Ende des Rhexisrandes aufgesetzt, und der nächste Bogenschlag wird vollzogen, bis die Rhexis auf der gesamten Zirkumferenz durchgeführt ist.

Die Kapsulorhexis wird in 6–10 kleinen Arkaden als fortlaufende Rhexis angelegt. Der mittlere Durchmesser der Rhexisöffnung wird dabei so gewählt, daß der Kapselrand gerade die Optik der zu implantierenden Linse bedeckt.

Resultate

Die stumpfe Rhexisnadel befindet sich seit 2 Jahren und mehr als 2000 Kataraktoperationen in unserem ständigen klinischen Einsatz. Mit Hilfe dieser Technik ist es fast immer möglich, eine Kontinuität des vorderen Rhexisrandes zu erhalten. Eine zuverlässige Kapsulorhexis ist damit auch in schwierigen Fällen wie bei intumeszenten Katarakten oder verflüssigtem oder weißlichem Kortex möglich. Die arkadenartige Formation des Rhexisrandes mit deutlich vergrößerter Rhexislänge bei gleichem mittleren Rhexisdurchmesser (im Vergleich zur kreisrunden Kapsulorhexis) hat die Inzidenz von ungewollten Kapseleinrissen während chirurgischer Manipulation in einer späten Phase der Operation (z.B. Aspiration von Kortex, Linsenimplantation o.ä.) fast vollständig zum Verschwinden gebracht. Auf die Anwendung von Diathermiekapsulotomen, Pinzetten oder Scherchen haben wir vollständig verzichtet. Das geringe Lumen der Rhexiskanüle verhindert ein ungewolltes Abfließen der Vorderkammer. Dadurch sind ein Unterbrechen der Kapsulorhexis und ein Wiederauffüllen der Kammer mit einem Viscoelasticum oder die Öffnung der Irrigation nicht erforderlich.

Bei schwierigen Sichtverhältnissen kann mit dem Fußschalter die Irrigation geöffnet werden, ohne daß die Rhexiskanüle aus dem Auge genommen werden muß. Durch den einsetzenden Infusionsjet kann auch eine schlecht sichtbare Kapsel deutlicher visualisiert werden.

Diskussion

Das ideale Instrument zur Kapsulorhexis muß eine in jeder Phase kontrollierte und sichere Rhexis erlauben, darf kein Abfließen der Vorderkammer verursachen und sollte bei unerwartetem Druckverlust in der Vorderkammer ein unmittelbares Wiederaufstellen der Vorderkammer erlauben. Das populärste Instrument für die Kapsulorhexis ist die gebogene Rhexisnadel. Dieses Instrument vereinigt mehrere Vorteile in sich wie einen kleinen Außendurchmesser sowie eine gute Handhabung. Aufgrund der Schärfe der Nadelspitze ist jedoch eine häufige Komplikation dieser Technik die ungewollte, meist weit peripher gelegene, sekundäre Ruptur des vorderen Kapselblattes. Solche Einrisse können schnell weiter in die Peripherie auslaufen, so daß eine Kontinuität des Kapselrandes nicht mehr erreicht werden kann. Insbesondere bei fragilen Kapselblättern beim Pseudoexfoliationssyndrom oder bei verflüssigtem Kortex treten solche nicht intendierten Sekundärperforationen auf.

Die Anwendung einer Pinzette (z.B. Utrata-Pinzette) erlaubt einen Zug am Kapselblatt in definierter Richtung und Amplitude. Beim Nachfassen mit der Pinzette kommt es jedoch beim Spreizen der Pinzettenbranchen zu einem Abfließen der Vorderkammer. Die Sicht kann dadurch so verschlechtert werden, daß die Rhexis unterbrochen werden muß, um die Vorderkammer neu mit einem Viscoelasticum aufzufüllen. Häufig ist das Greifen des Rhexisrandes besonders in der diametral des Vorderkammerzugangs gelegenen weiten Peripherie auch mit der Pinzette erschwert.

Weite Verbreitung haben bipolare Kapsulotome erhalten, die heute jedoch fast ausschließlich nur noch bei intumeszenten Katarakten eingesetzt werden. Mit diesem Instrument ist eine beliebige Formation der Rhexis möglich. Häufig gelingt jedoch keine kontinuierliche Eröffnung des vorderen Kapselblatts, da zahlreiche kleine Gewebebrücken verbleiben, deren Entfernung Einrisse verursachen kann. Zusätzlich führt die thermische Einwirkung zu Schrumpfungen im Bereich des Rhexisrandes. Dadurch verliert die Kapsel an Elastizität, was zum leichteren Einreißen bei der Insertation der Linse in den Kapselsack führen kann.

Ein noch in klinischer Evaluierung befindliches Verfahren ist der erst vor kurzer Zeit in die Ophthalmochirurgie eingeführte gepulste Yag-Laser. Dieser Laser rupturiert die Linsenkapsel ohne die von der Diathermie bekannten thermischen Nebenwirkungen. Umfangreiche Erfahrungen liegen zu dieser Technik bis jetzt nicht vor.

Die von uns vorgestellte stumpfe Rhexiskanüle vereint die Vorteile der traditionellen Rhexisnadel mit den Vorteilen der Rhexispinzette in sich. Die definierte Aufrauhung der abgeflachten Nadelspitze erlaubt die Übertragung einer im Vergleich zur scharfen Nadel vielfach vergrößerten Reibungskraft. Dadurch können Amplitude und Richtung des durch die Spitze der Rhexisnadel auf das vordere Kapselblatt übertragenen Kraftvektors individuell variiert werden. Die Rhexis kann dadurch in frei definierbarer Richtung fortgesetzt werden. Die große Auflagefläche der stumpfen Rhexisnadel verhindert zuverlässig, daß nicht intendierte sekundäre Kapseleinrisse aufireten.

Aus physikalischen Überlegungen heraus halten wir die arkadenartige Formation des Rhexisrandes für vorteilhaft gegenüber der meist angestrebten kreisrunden Rhexisform. Die 6–10 kleinen Randarkaden resultieren in einem gegenüber der runden Rhexis deutlich vergrößerten Umfang der Kapsulorhexis. Je nach Ausmaß der Arkadenbögen kann der Umfang der Kapselöffnung bei gleichem mittlerem Rhexisdurchmesser auf 140–200% zunehmen. Bei angenommener gleicher Elastizität reißt ein arkadenförmig gestalteter Rhexisrand bei definierter am Rhexisrand wirkender Zugkraft mit geringerer Wahrscheinlichkeit ein als bei der kreisrunden Rhexisform.

Zusammenfassend halten wir die stumpfe Rhexiskanüle für ein praktisches Hilfsmittel, das eine kontrollierte und schnelle Kapsulorhexis mit individuell definierbarer Form und individuell definierbarem Durchmesser gestattet.

Literatur

1. Blumenthal M, Assia E, Moisseiev J: Manual ECCE, the present state of the art. Asia-Pacific J Ophthalmol, 195; 7(4): 21–24
2. Gimbel HV, Neuhann T (1990) Development, advantages, and methods of the continous circular capsulorhexis technique. J Cataract Refract Surg 16: 31–37
3. Gimbel HV, Neuhann T (1991) Continous circular capsulorhexis technique. (letter) J Cataract Refract Surg 17: 110–111
4. Neuhann T (1987) Theorie und Operationstechnik der Kapsulorhexis. Klin Monatsbl Augenheilkd 190: 542–545
5. Sergienko NM (1996) Forceps for capsulorhexis. J Cataract Refract Surg 22: 1406–1407
6. Wilson ME, Bluestein EC, Wang X-H, Apple DJ (1994) Comparison of mechanized anterior capsulotomy and manual continous capsulorhexis in pediatric eyes. J Cataract Refract Surg 20: 602–606

Scherenrhexis in der Kleinschnittinjektionskataraktchirurgie

H. Hanselmayer, S. Makk, M. Eckhardt, G. Hanselmayer, H. Zenz und J. Faulborn

Zusammenfassung. Bei Anwendung von faltbaren Silikonimplantlinsen ist auf eine adäquat große Rhexis von mindestens 5–6 mm zu achten, um einer schrumpfungsbedingten Dislokation des verwendeten Silikonimplantates vorzubeugen.

Mit der klassischen Nadelrhexis ist bei groß angelegtem Öffnen der vorderen Kapsel ein Auslaufen in den Äquatorbereich eine Komplikation, bei welcher von der Implantation einer Silikonfaltlinse Abstand genommen werden muß: Zu groß ist die Gefahr einer Subluxation oder gar Luxation der IL in den hinteren Abschnitt. Eine sicher kontrollierte Rhexis gelingt durch die Öffnung der Linsenkapsel mittels gebogener Schere nach Inzision der Kapsel peripher oben. Das bis zu 2/3 auf die gewünschte Größe geöffnete vordere Kapselblatt kann danach mittels Rhexispinzette einfach – ähnlich wie ein Vorhang – abgezogen werden. Diesbezügliche Details werden in einem kurzen Video demonstriert. Unsere bisherigen Erfahrungen anhand von mehr als 2000 Augen, die mittels Kleinschnitt und „passport foldable lens placement system" routinemäßig operiert worden sind, ermutigen uns, diese Technik weiterhin auszuüben.

Summary. When using foldable silicone implant lenses, the surgeon should create an adequate rhexis of at least 5–6 mm to avoid dislocation of the silicone implant caused by eventual capsular shrinkage. When a large dissection of the anterior capsule is done in the classic needle rhexis, further tearing towards the equator is a complication which forces the surgeon to abandon the implantation of the foldable silicone lens. The risk of subluxation or even luxation of the IOL into the posterior segment would be too high. A safely controlled rhexis is successful when dissecting the anterior capsule with bent scissors after incision of the capsule in the upper periphery. The anterior capsule, which has been opened up to two-thirds of the intended size, can then be pulled away like a curtain. Further details will be demonstrated in a short video. Our experience with more than 2000 eyes operated routinely with a small incision and "passport foldable lens placement system" encourage us to continue to use this technique.

Bekanntlich hat sich zum Ersatz der natürlichen Lens Cristallina in der Kleinschnittkataraktchirurgie als Kunststoffmaterial neben PMMA und verschiedenen anderen Polymeren auch Silikon bewährt [3].

Bei Anwendung von Silikonimplantlinsen ist es sinnvoll, wegen möglicher Verwerfung des relativ weichen Materials den Kapselsack relativ groß (5–6 mm weit) zu öffnen [2]. Bei zu klein geratener Rhexis mit nachfolgender Schrumpfung des vorderen Kapselblattes („capsule contraction syndrome") können sogar folgenschwere Dislokationen entstehen [1].

C. Ohrloff et al. (Hrsg.)
11. Kongreß der DGII 1997

Wir möchten über unsere Erfahrungen der Kapselöffnung mittels feiner Kapselscheren und nachfolgender Rhexis mittels feiner Rhexispinzette berichten. Es kann hiermit kontrolliert eine der Planung entsprechend große Öffnung der vorderen Kapsel erreicht werden. Es ist praktisch auch kaum ein „Auslaufen" der Rhexis in den Äquatorbereich möglich, wie es mit Anwendung anderer Rhexistechniken bei weniger routinierten Chirurgen geschehen kann.

Technik bei der von uns angewendeten Kleinschnittinjektionskataraktchirurgie: Die Öffnung des Bulbus erfolgt ohne jegliche Vorpräparation mittels Stahllanze 2,5 oder Diamantmesser 2,5 mm. Wir gehen fast immer sklerolimbal durch die Bindehaut mittels 2–3 mm langem Tunnelschnitt in die Vorderkammer. Nach nahezu senkrechtem kurzem Eindringen in die Sklera bis etwa zur Mitte der Skleradicke erfolgt der Schnitt zunächst nahezu tangential, eben 2–3 mm weit, danach steil ins Augeninnere, wobei auch gleich die Linsenvorderkapsel in einer Sitzung peripher oben geöffnet wird. Es erfolgt also schon beim 1. Schnitt auch eine vordere Kapsulotomie der Linse. Nach Auffüllen der Vorderkammer mit gering visköser Viskosubstanz – z. B. Methylzellulose – wird durch die kleine 2,5 mm Öffnung mit einer feinen Kapselschere in die Kapsulotomieöffnung eingegangen und kontrolliert die vordere Kapsel jeweils temporal und nasal geöffnet. Die distal verbleibende Schürze wird mittels feiner Rhexispinzette einfach, wie ein Vorhang, abgezogen (Abb. 1–3).

Nach Phakoemulsifikation und Absaugung der Linsenreste wird der Kapselsack mittels Visko (Methylzellulose) aufgefüllt. Die Silikonimplantlinse wird bei Anwendung des „passport"-Systems ohne wesentliche Vergrößerung des proximalen Tunnelbereichs in den Kapselsack injiziert. Der Injektionszylinder des „passport" mit seinem vorderen Außendurchmesser von 1,95 mm kann etwas leichter eingebracht werden, wenn die inneren Lefzen des Tunnels mit der zur Öffnung verwendeten Lanze etwas erweitert werden.

Ein Nahtverschluß des Tunnels oder der Bindehaut ist bei Anwendung dieses kurzen Schnittes nicht erforderlich, es ist also praktisch immer „no stitch" möglich.

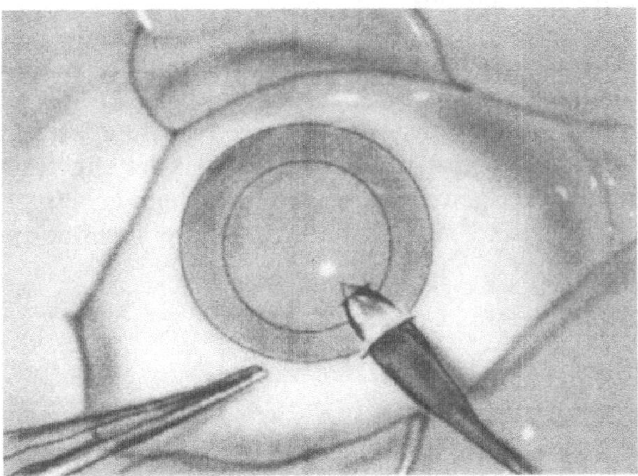

Abb. 1

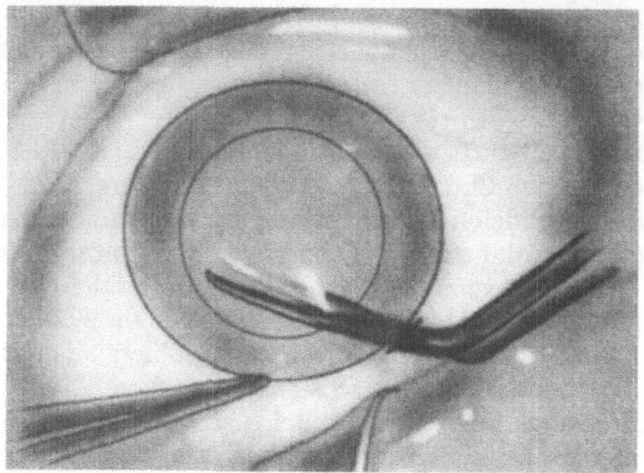

Abb. 2.

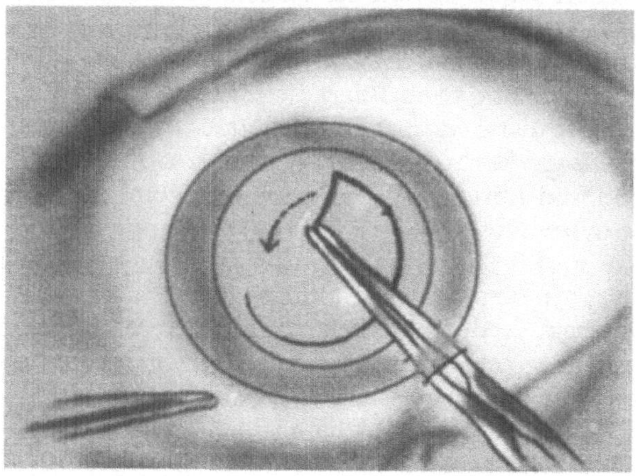

Abb. 3.

Schlußfolgerung

Von Dezember 1995 bis Februar 1997 wurden an unserer Klinik mehr als 2000 Augen mittels „passport foldable lens placement system" operiert. Von einem Autor wurde die vordere Linsenkapsel seit einigen Monaten bei mehr als 300 Augen ausschließlich mittels der angeführten Rhexistechnik geöffnet. Die bisherigen Erfahrungen betreffend geplanter Größe und postoperativem Verlauf sind ausreichend, um diese Technik auch weiterhin routinemäßig auszuüben.

Literatur

1. Davison JA (1993) Capsule contraction syndrome. J Cataract Refract Surg 19: 582–589
2. Hanselmayer H, Makk S, Eckhardt M, Zenz H, Faulborn J (1996) Kleinschnittchirurgie: Erste Erfahrungen mit dem Passport-Injector. Ber 10. Kongreß der DGII, S 150–153
3. Wenzel M, Kamman J, Allmers R (1993) Zur Bioverträglichkeit von Intraokularlinsen aus Silikon. Klin Monatsbl Augenheilk 203: 408–412

Irisretraktor, ein Teilschritt in der Kataraktchirurgie bei engen Pupillen

D.H. Holzwig

Zusammenfassung

Hintergrund: Ziel war die Entwicklung eines neuartigen Irisretraktors, der zeitweise implantiert die Pupille physiologisch erweitert und einfach in der Handhabung ist.

Material und Methoden: Es wurde ein 7 × 7 mm, V-förmiger Retraktor entwickelt, der aus hochmolekularem PMMA besteht. Die beiden 7 mm langen Schenkel haben eine Dicke von 0,8 mm und eine Breite von 0,4 mm. An den Schenkelenden befinden sich Positionierungslöcher.

Patienten mit engen Pupillen, die sich medikamentös nicht erweitern ließen, die amblyop waren oder eine ausgeprägte Maculadegeneration hatten, wurden nach vorheriger Aufklärung, unter Einsatz des Irisretraktors nach Holzwig, kataraktoperiert.

Ergebnisse: Die 20 passager implantierten Irisretraktoren weiteten die Pupille physiologisch und ermöglichten die Kataraktoperation unter verbesserten Bedingungen. Zweimal war das Explantieren schwierig, da die untere Tunnellefze störte.

Schlußfolgerung: Verglichen mit den auf dem Markt befindlichen Irisretraktoren und Dilatatoren ist der Irisretraktor eine Alternative zur Lösung des Problems der intraoperativen unerwünschten Miosis.

Summary

Background: The aim was the development of a new iris retractor. This IR, simple to handle, makes the pupil wide open. The IR may be a simple solution to surgical complications during phacoemulsification and lens implantation.

Material and methods: A 7 × 7 mm, V-shaped IR was developed which consisted of high-molecular PMMA. The two 7-mm-lon thighs had a thickness of 0.8 mm and a breadth of 0.4 mm.

Results: Twenty patients with narrow pupils that could not be enlarged medicinally, with maculadegeneration and amblyopia, were cataract-operated with this pupil dilator. All of them had the pupil fully dilated by adjusting the IR. The phacoemulsification and lens implantation can be done with assurance of constant pupil size. The IR also protected the sphincter from accidental engagement by the phacotip or aspirating port. Twice the explantation was complicated.

Conclusions: The new IR is an alternative solution to the narrow pupil problem during cataract surgery.

C. Ohrloff et al. (Hrsg.)
11. Kongreß der DGII 1997

Einleitung

Der Irisretraktor sollte dazu dienen, die Regenbogenhaut während der Grauen-Star-Operation zu schonen und zurückzudrängen. Sehr häufig werden Patienten operiert, die enge Pupillen haben. In Miosis zu operieren bedeutet sowohl für die Iris als auch für das Gelingen der gesamten Operation ein hohes Risiko.

Ziel

Als sich 1993 meine Vorstellung über einen Irisdilatator konkretisierte, gab es bereits einige Modelle von Irisweghaltern. Der operative Gebrauch dieser bereits vorhandenen Irisdilatatoren war oft problematisch, zeitaufwendig und schädigte bei einigen Modellen das Auge durch zusätzliche Schnitte.

Ziel war es, eine Form zu finden, die möglichst einfach und schnell zu im- und explantieren ist und hygienische Besonderheiten der Augenheilkunde erfüllt.

Projektverwirklichung

Der Irisretraktor sollte folgende Bedingungen erfüllen:

- problemloses und schnelles Im- und Explantieren durch einen 3-mm-Tunnel;
- möglichst aus bereits bekannten Arbeitsmaterialien hergestellt;
- kein großer Kostenfaktor;
- geringe Lernkurve für den Operateur;
- Einhaltung aller hygienischen Notwendigkeiten

Es war sehr schwierig, eine zuverlässige Firma (Chiron Adatomed) zu finden, die bereit war, bei der Entwicklung eines solchen Systems zu helfen und diese auch umzusetzen.

So wurden erst einmal Zeichnungen per Hand angefertigt, um die Vorstellung des temporären Implantats zu konkretisieren. Zeichnungen mit CAD-Maschinen ermöglichten es, erste Prototypen zu bauen. Diese Muster wurden auf Designänderungen analysiert, und die Bruchstellen wurden diagnostiziert. Weitere Prototypen führten zu immer genaueren Vorstellungen und ließen das Projekt Gestalt annehmen.

Auch die Frage des optimalen Einsatzzeitpunktes des Irisretraktors halfen die Vorstellungen genauestens zu verbalisieren.

Einsatz

Bei jeglicher Kataraktoperation sollte der Irisretraktor einsetzbar sein. Bei der Tunneltechnik wäre ein idealer Zeitpunkt des Einsatzes, wenn die Kapsel und die Vorderkammer (ca. 3 mm) eröffnet sind, um mit der Phakoemulsifikation zu beginnen. Zu diesem Zeitpunkt sollte man den Irisretraktor mit einem geeigneten Instrument durch den Tunnel schieben, um dann die Phakoemulsifikation durchzuführen. Die Explantation des Irisretraktors sollte möglichst erst dann erfolgen, wenn die Hinterkammerlinse implantiert ist.

Beispiel eines OP-Textes einer Kataraktoperation mit Einsatz des Irisretraktors. Vor der retrobulbären Anästhesie und der Akinesie der Lider wird Dormicum i.v. gespritzt. Anschließend Anschlingen des Muskulus rectus superior, Eröffnung der Bindehaut am Limbus. Tunneltechnik mit bogenförmigem Schnitt im Bereich der Sclera, wobei nicht näher als 2 mm an den Limbus herangegangen wird. Mit dem Diamantmesser bzw. dem Tellermesser wird der Tunnel angelegt, ohne die Vorderkammer zu eröffnen. Anschließend Eröffnung der vorderen Kapsel mittels Kapsulorhexis. Eingehen mit der 3 mm breiten Lanze im Tunnelbereich und Eröffnung der Vorderkammer.

Einsetzen des Irisretraktors und Eingehen mit dem Utraschalltip, Zertrümmern und Absaugen des Kerns und der Rinde. Spül-Saugen der Rindenreste. Erweiterung des Tunnelschnittes auf ca. 6,5 mm, Einsetzen einer Linse möglichst intracapsulär.

Explantieren des Irisretraktors. Auffüllen der Vorderkammer mit Kochsalzlösung, evtl. Acetylcholin. Vorziehen der Bindehaut und Koagulation derselben. Nebacetin-Salbenverband.

Methode

Material

Der Irisretraktor hat eine Größe von 7 × 7 mm. Der V-förmige Retraktor hat an den Enden der 0,4 mm breiten und 0,8 mm hohen Schenkel 2 Positionierungslöcher mit einem Durchmesser von 0,5 mm. Der IR besteht aus hochmolekularem PMMA (Abb. 1).

Mit einer neu konstruierten Pinzette (Firma Schluck) kann der Retraktor komprimiert werden (Abb. 2).

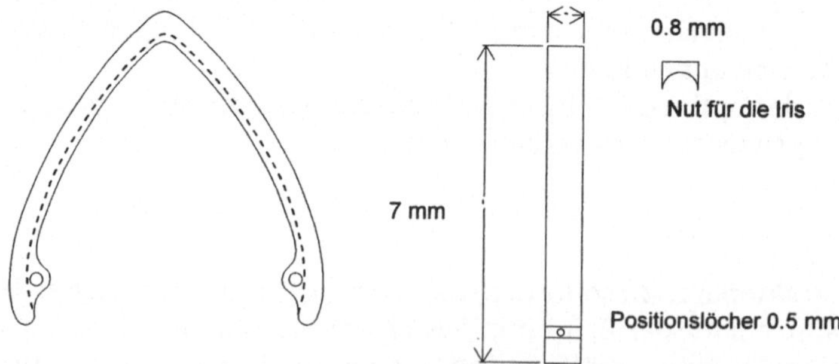

Abb. 1. Originalzeichnung des neu entwickelten Irisretraktors nach Holzwig

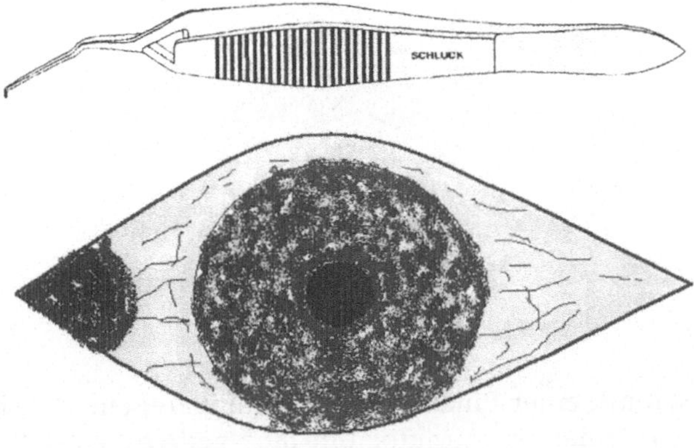

Abb. 2. Originalzeichnung der neu entwickelten Implantationspinzette

Abb. 3. Graphische Zeichnung einer engen Pupille

Indikation

Nach vorheriger Aufklärung wurde der Irisretraktor bei Patienten während der Operation eingesetzt, die eine enge Pupille (Abb. 3) hatten und bei denen nur ein invasiver Eingriff, z.B. totale Iridektomie, eine Kataraktoperation ermöglicht hätte. Es wurden zuerst Patienten mit Hilfe dieser Methode operiert, die entweder auf dem zu operierenden Auge amblyop waren oder eine ausgeprägte Maculadegeneration hatten.

Ergebnisse

Die ersten IR hatten eine Schenkelhöhe von 1,2 mm. Der intraoperative Einsatz gestaltete sich zuerst sehr schwierig, weil der 3-mm-Tunnel nicht genug Platz bot, den IR in die Vorderkammer gleiten zu lassen. Erst mehrmalige Korrekturen der Schenkelhöhe ermöglichten einen besseren Tunneldurchgang.

Die eigens angefertigte Pinzette ermöglicht eine bequeme Einführung des Irisretraktors. Positionslöcher an den Enden der Schenkel erleichtern die Handhabung. Eine seitliche Nut schützt den Irisrandsaum.

Vor dem Implantieren wird der Irisretraktor mit der Pinzette komprimiert. Da ich bimanuell operierte, nutzte ich die Parazentese bei 3.00 Uhr, um mit einem Spatel den Retraktor zusätzlich in die Pupillarebene zu drücken. Durch Eingeben eines Viskoelasticums glitt der Retraktor besser in die Pupillenebene. Langsam wurde der Retraktor nach 6 Uhr vorgeschoben, und nachdem die Schenkel in die Mitte der Pupillarebene paßten, wurde die Pinzette kontrolliert geöffnet, und die Pupille weitete sich unter dem sanften Druck des Irisretraktors. Die schonende Dehnung des Irissphincters führt zu einer ca. 7-mm-Pupillenöffnung. Die erheblich verbesserten operativen Bedingungen konnten durch eine Implantationszeit unter einer Minute erreicht werden (Abb. 4).

Die anschließende Phakoemulsifikation verlief komplikationslos in einer auf fast 7 mm geweiteten Pupille. Nachdem die Rindenreste abgesaugt wurden und die Intraocularlinse eingesetzt wurde, konnte der Irisretraktor durch Fas-

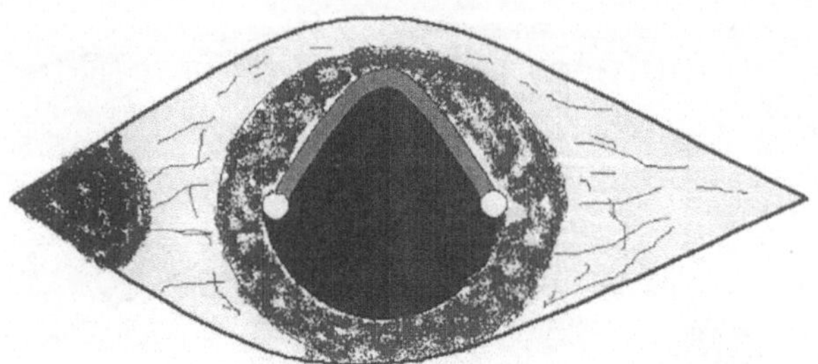

Abb. 4. Graphische Zeichnung des implantierten Irisretraktors

sen mit einer Pinzette aus der Pupillarebene herausgeholt werden. Entweder wurde der Irisretraktor um 180° gedreht, so daß die Spitze auf den Tunnel zeigte und der Irisretraktor langsam herausgezogen wurde, oder es wurde mit dem Implantationsbesteck über die Positionslöcher und Falten des Retraktors die Operationshilfe explantiert.

Bisher wurden 20 Irisretraktoren dieser Generationen benutzt. Bei den ersten 10 brachen zweimal die Schenkel bereits beim Falten des Retraktors. Nach Verbesserung des Materials bei der 2. Serie von 10 Retraktoren konnte dieses Problem beseitigt werden. In 2 Fällen war das Explantieren sehr schwierig und dauerte länger. Grund waren wohl der sehr enge Tunnel und die untere Tunnellefze. In allen Fällen war die Pupille maximal geöffnet, und nach der Operation reagierte die Iris auf die medikamentöse Miosis ohne pathologische Veränderung.

Diskussion

Erst in den letzten Jahren zeigte sich ein vermehrtes Interesse an Operationshilfen bei engen Pupillen. Verschiedene Ausführungen kamen auch bei uns zum Einsatz. Meistens aber war der Einsatz solcher Retraktoren entweder zu zeitaufwendig und benötigte zudem weitere invasive Schnitte, oder aber es wurde der Irissphincter mechanisch überdehnt.

Das Implantieren von Irishäkchen führte nicht nur zu einer zusätzlichen Schädigung des Auges durch mehrere Schnitte, sondern auch zu Einrissen im Irisgewebe. An den Stellen des Zugangs der Irishäkchen zeigte die Hornhaut öfter eine länger bestehende Trübung.

Ein neuer Retraktor, der einem Sektquirl gleicht, nutzt die mechanische Überdehnung. Sehr häufig aber veränderte sich die Pupillenöffnung nach mechanischer Überdehnung intraoperativ doch, und die Operationsbedingungen verschlechterten sich. Auch war es schwierig, eine evtl. nötige Miosis intraoperativ bei sulcusimplantierten Linsen nach Überdehnung durchzuführen. Die Folge waren dann Iris-capture oder unrunde Pupillen.

1994 wurde ein Retraktor in Ringform produziert, der ebenfalls aus PMMA besteht. Die kreisrunde Form mit einer kleinen Öffnung des Kreises und zahlreichen Positionslöchern ermöglichte zwar eine physiologische Öffnung der

Pupille, allerdings waren die Implantationszeiten äußerst lang. Auch das Explantieren dieses fast geschlossenen Systems war sehr zeitaufwendig.

Diese Problemlösung lehnte sich sehr stark an die in USA bereits bekannte Ringform eines Dilatators an, der über einen Injektor in die Vorderkammer gebracht wurde und dann mit einem Bügelverschluß seine nötige Stabilität erreichte. Eine Veröffentlichung in „Ocular Surgery News" demonstrierte sehr eindrucksvoll, daß der Ring nur mit vielen Teilschritten intraoperativ nutzbar war.

Mein Irisretraktor wurde im Frühjahr 1993 konzipiert. Das nunmehr vorliegende Produkt ist eine Alternative zu allen auf dem Markt befindlichen Hilfsmitteln zum Erweitern der Pupille.

Der Irisretraktor nach Holzwig ist einfach zu implantieren. Die besseren Operationsbedingungen durch Schonung der Iris, zusätzliche Stabilität bei Iridodenesis, kürzeste Implantationszeiten, kein weiteres iatrogenes Trauma sind weitere Vorteile des Produktes. Auch ist die Explantation für den geübten Microchirurgen kein zeitaufwendiger Vorgang. Da durch Belassen des Irisretraktors während der Operation das Irisgewebe geschont wird, ist bei pigmentierten braunen Augen ein weiterer Vorteil evident.

Nachteil des Irisretraktors ist sicherlich, daß die Operationszeit sich verlängert und zusätzliche Kosten entstehen. Auch bedarf vor allem der Explantationsvorgang der Übung.

Schlußfolgerung

Abschließend läßt sich feststellen, daß der neue Irisretraktor nach Holzwig gegenüber allen vergleichbaren Systemen eine der einfachsten und schnellsten Methoden ist, das Problem der engen Pupille zu lösen.

Literatur

1. Beluci R, Morselli S, Pucci V (1995) Small pupils – an indication of phacoemulsification. Eur J Implant Ref Surg 7: 236–239
2. Graether J (1996) Graether pupil expander manages the small pupil during cataract surgery. Ocular Surgery News, international edition, Volume 7, Number 5: 40–41
3. Schlosshardt, S (1996) Vorstellung eines neuen Pupillen-Dilatators, Video anl. der 9. Jahrestagung der Operierenden Augenärzte Deutschlands 13.–16. Juni 1996, Meistersingerhalle Nürnberg, 99–104

Produktinformationen:

4. Grieshaber Switzerland, the Grieshaber Flexible Iris Retractor
5. Microtech, Inc., Beehler Pupil Dilatator 19009
6. Surgidev corporation, Disposable Flexible Iris Retractor Set
7. Morcher IOL, Pupillendilatator Typ 5S
8. Frohnhäuser Augeninstrumente, Irishäkchen, Irisretraktor

Nachstar

Einfluß von Intraokularlinsendesign und operativen Techniken auf die Nachstarentwicklung[1]

G.U. Auffarth und D.J. Apple

Zusammenfassung. Dieses Review soll in kurzer Form einige Aspekte der Nachstarreduzierung durch die Veränderung der kataraktchirurgischen Techniken während der letzten 15 Jahre beispielhaft aufzeigen. Hierzu wurden Befunde von enukleierten Autopsieaugen, die kataraktoperiert und mit Hinterkammerlinsen versorgt wurden, analysiert. Die Präparate sind dem „Center for IOL Research" über einen Zeitraum von 15 Jahren zur pathologischen Begutachtung zugesandt worden. Die Beobachtungen basieren auf einer Datenbank mit etwa 12000 Präparaten. Darunter befinden sich auch ca. 250 explantierte moderne Faltlinsen und ca. 120 Autopsieaugen mit Faltlinsen. Die Entwicklung in der Kataraktchirurgie zur sog. „Capsular Surgery" mit den damit verbundenen modernen OP-Techniken (Kapsulorhexis, Hydrodissektion, Phakoemulsifikation, Cortical-clean-up, Kapselsackfixation) führte zu einer signifikanten Verbesserung der Intraokularlinsenfixation und Zentrierung. Die Entwicklung eines Soemmerring's-Ringes zeigt in Präparaten, die mit o.g. Techniken operiert wurden, ein deutlich geringeres Ausmaß, damit einhergehend scheint auch die zentrale Nachstarentwicklung verringert bzw. zeitlich erheblich verzögert. Diese Entwicklung scheint in dem bisher vorliegenden Autopsiematerial unabhängig vom HKL-Design oder -material und eher Ausdruck des sorgfältigen chirurgischen Vorgehens zu sein. Für moderne Faltlinsen liegen erst vorläufige Ergebnisse vor, die jedoch auch im o.g. Trend liegen.

Summary. This paper reviews some aspects of factors influencing and reducing posterior capsule opacification (PCO) with special reference to changes and trends in cataract surgical techniques of the past 15 years. The findings of autopsy eyes with IOLs and explanted IOLs that have been submitted to the Center for IOL Research over the past decade have been gathered in a large database. This database now consists of 12,000 specimens, including approximately 250 explanted modern foldable IOLs and 120 enucleated autopsy eyes with foldables. The development of cataract surgery to so-called capsular surgery, comprising modern surgical techniques such as continous curvilinear capsulorhexis, hydrodissection, phacoemulsification, cortical clean-up, and in-the-bag fixation, lead to significantly better IOL fixation and centration. Autopsy eyes operated in the 1990s with capsular surgical techniques showed less Soemmerring's ring formation and consequently less or delayed PCO development. This was independent from IOL material or design in the autopsy material reviewed so far and more related to careful use of modern capsular surgical techniques, especially thorough cortical clean-up. Preliminary observations in specimens with foldable IOLs seem to follow this trend.

1 Gefördert durch die American Society of Cataract and Refractive Surgery (ASCRS), Fairfax, VA, USA, durch ein „Unrestricted Grant" von „Research to Prevent Blindness Inc.", New York, NY, USA und durch ein „Max Kade Postdoctoral Research Grant" (G.U. Auffarth), Max Kade Stiftung, New York, NY, USA

C. Ohrloff et al. (Hrsg.)
11. Kongreß der DGII 1997

Faltlinsen in der „Evolution der Intraokularlinsen

Zur Zeit befinden sich moderne Faltlinsen an einem Punkt der „Entwicklungsgeschichte“ der Intraokularlinsen, der vergleichbar ist mit der Situation der PMMA-Linsen in den späten 80er Jahren [2]. Damals analysierten wir am „Center for IOL Research“ eine Datenbank von Autopsieaugen und explantierten IOL, die zu der Zeit etwa 4000 Präparate enthielt [2, 4, 8, 22, 23, 28]. Diese Analysen und Experimente zusammen mit klinischen Studien, die weltweit durchgeführt wurden, haben deutlich herausgestellt, wie „state-of-the-art“-PMMA-Linsen heutzutage aussehen müssen, und diese Linsen werden routinemäßig überall auf der Welt implantiert [2–4, 6, 8, 9, 18, 19, 22, 23, 25, 28, 30].

Faltlinsen werden erst seit 4–5 Jahren in größerem Stil implantiert, auch wenn tierexperimentelle Anwendungen und Entwicklungen bis in die 60er Jahre zurückgehen [2]. Es werden nun unserem Labor zunehmend Postmortempräparate mit Faltlinsen zugesandt. Die Datenbank umfaßt heute über 12 000 Linsen. Darin sind ca. 250 explantierte Faltlinsen und ca. 120 Autopsieaugen mit Faltlinsen enthalten. Die Zahl der Einsendungen steigt dabei exponentiell. Es ist daher nun an der Zeit, analog zu den Studien in den 80er Jahren, als die einstückigen PMMA-Linsen verbessert wurden, Studien mit Faltlinsen durchzuführen.

Studien am „Center for Research on Ocular Therapeutics and Biodevices“ (früher „Center for IOL Research“)

Im Rahmen einer Sponsorenschaft der amerikanischen Kataraktgesellschaft (ASCRS) werden z. Z. detaillierte Studien der Autopsieaugen und explantierten Faltlinsen durchgeführt. Diese Studien beschäftigen sich mit den folgenden Fragestellungen:

- Aspekte der Linsenqualität,
- Aspekte des Linsendesigns,
- Aspekte der Fixation,
- Linsendezentrierungen,
- Entwicklung der Cataracta secundaria.

Hierbei interessiert insbesondere die Frage: Kann die Nachstarrate durch ein spezifisches Linsendesign beeinflußt werden? Diese Frage ist wichtig, nicht nur vor dem Hintergrund von Nd:YAG-Laser-Komplikationen, sondern auch – in den USA wie in Deutschland – aufgrund der Kosten und Einsparungen im Gesundheitswesen. Es sei darauf hingewiesen, daß die beiden größten Kostenpunkte des gesamten amerikanischen Gesundheitswesens durch Eingriffe unserer Fachrichtung hervorgerufen werden.

„Barrier-Effect", „No Space-No cell-Concept"

Den wichtigsten direkten Effekt, den eine Intraokularlinse auf den Nachstar hat, ist der „barrier effect", ein Konzept, das zuerst von Hoffer diskutiert wurde [2]. Die Optik einer Hinterkammerlinse kann durch Anlage und Druck gegen die Hinterkapsel das Einwandern von Zellen des äußeren Soemmering-Ringes in die Sehachse reduzieren. Es gibt verschiedene Möglichkeiten, diesen

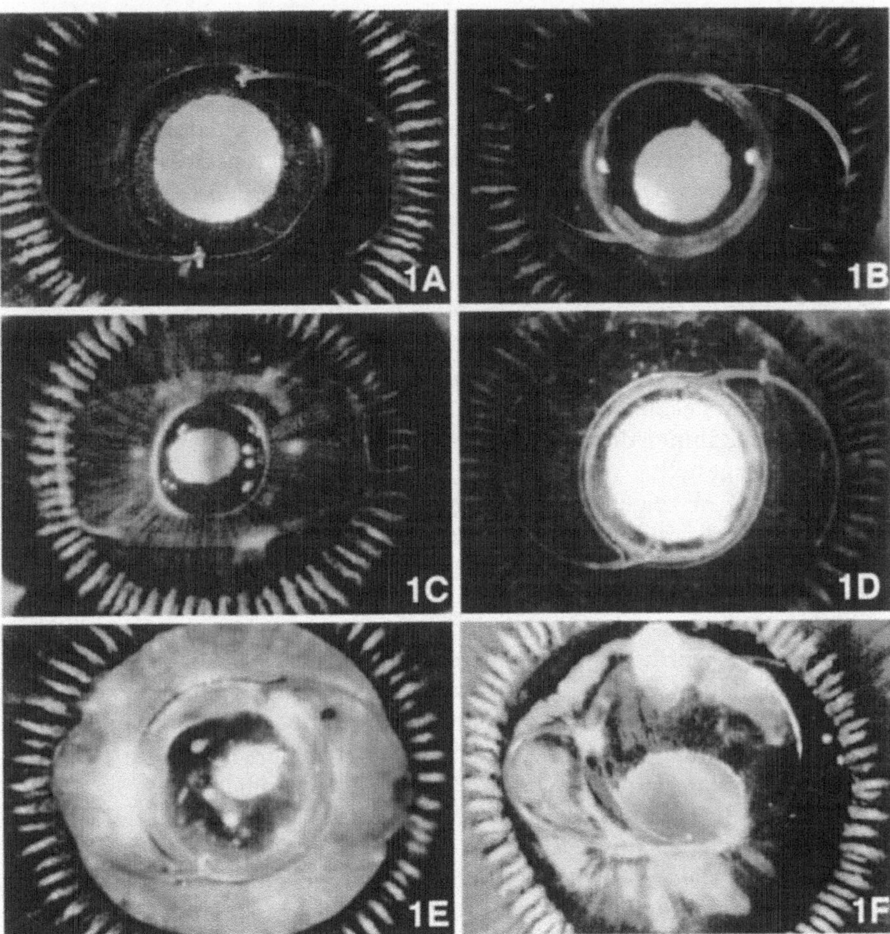

Abb. 1. Autopsieaugen mit implantierten HKL (Aufnahme des Ziliarkörpers und Kapselsackes mit Intraokularlinse von glaskörperwärts). **A** Acrysof-HKL (operiert mit modernen OP-Techniken); **B** Silikon-HKL mit Polyimidhaptiken (operiert mit modernen OP-Techniken); **C** Silikonschiffchenlinse (einstückig, operiert mit modernen OP-Techniken); **D** Silikon-HKL mit Prolenehaptiken (operiert mit modernen OP-Techniken); **E** Silikon-HKL mit Prolenehaptiken (operiert mit OP-Techniken der 80er Jahre, „Can-opener"-Kapsulotomie, ECCE mit Kernexpression); **F** PMMA-HKL mit Prolenehaptiken (operiert mit OP-Techniken der 80er Jahre, „Can-opener"-Kapsulotomie, ECCE mit Kernexpression)

„barrier-effect“ zu erreichen, er ist abhängig von IOL-Material, -design, -dimensionen, Haptikabwinklung [1, 2, 5, 10, 17–19, 22–26, 28, 31, 32]. Neue Faltlinsenmaterialen, wie die Acrysof-IOL, scheinen zu einer direkten Anlage/Verklebung zwischen Hinterkapsel und Optikrückseite zu führen. Dies ist bei anderen Faltlinsen auf Silikon- oder Hydrogelbasis nicht berichtet worden. Es hat sehr viel Publicity wegen einer geringen Nachstarrate bei den Acrysoflinsen gegeben. Und in der Tat sehen die 5 Autopsieaugen mit dieser Linse, die wir bisher bekommen haben, sehr vielversprechend aus (Abb. 1A).

Kataraktchirurgische Techniken: „Capsular Surgery“

Es ist postuliert worden, daß verschiedene Weichlinsenmaterialien, wie Silikon oder Acryllinsen, spezifische Materialeigenschaften aufweisen, die zur Nachstarreduzierung beitragen. Zusätzlich jedoch soll in diesem Review auch aufgezeigt werden, daß auch andere Faktoren, nämlich die Weiterentwicklung und Verbesserung der chirugischen Techniken der Kataraktchirurgie zur sog. „Capsular Surgery“ mit den damit verbundenen modernen OP-Techniken (Kapsulorhexis, Hydrodissektion, Phakoemulsifikation, Cortical-clean-up, Kapselsackfixation) wichtige Einflußfaktoren zur Nachstarreduzierung darstellen [10, 20, 21]. Diese Arbeiten basieren auf einer Analyse unserer großen Datenbank, im besonderen den 3000 Autopsieaugen mit Intraokularlinsen [5, 8, 11–16]. Im Rahmen dieses Reviews werden Beispiele dieser schnell wachsenden Serie vorgestellt.

Die Abb. 1A–F zeigen Autopsieaugen mit verschiedenen Intraokularlinsen (1A: Acrysof, 1B: Silikon-HKL mit Polyimidhaptiken, 1C: Silikonschiffchenlinse, 1D: Silikon-HKL mit Prolenehaptiken, 1E: Silikon-HKL mit Prolenehaptiken, 1F: PMMA-HKL mit Prolenehaptiken).

Während die Augen in Abb. 1A–D mit modernen „capsular surgery“-Techniken operiert wurden und eine klare, saubere Hinterkapsel ohne Soemmerrings-Ringbildung zeigen, stammen die letzten beiden Abbildungen (1E und F) aus den 80er Jahren und wurden mit „Can-opener“-Kapsulotomie und Kernexpression operiert. Im Datenpool des Labors lassen sich für jedes IOL-Design und -material entsprechende Beispiele gegenüberstellen. Es zeichnet sich ab, daß die Qualität des OP-Erfolges eher mit der Qualität der chirurgischen Techniken, als mit dem Linsenmaterial oder Design korreliert.

Diese Beispiele zeigen jedoch nur einen Trend auf, der durch sorgfältig geplante Studien, die insbesondere die Implantationsdauer, das Alter, vorbestehende Augen- oder Allgemeinerkrankungen berücksichtigen [29], bestätigt werden sollte. Hierzu liegt z. Z. gerade im Faltlinsenbereich noch zu wenig Material vor, es sollte jedoch in den nächsten 1–2 Jahren möglich sein, derartige Studien abzuschließen. Für PMMA-Linsen und Silikonfaltlinsen sind einige Studien diesbezüglich vom Labor publiziert worden [3–5, 8, 11–16, 23, 30].

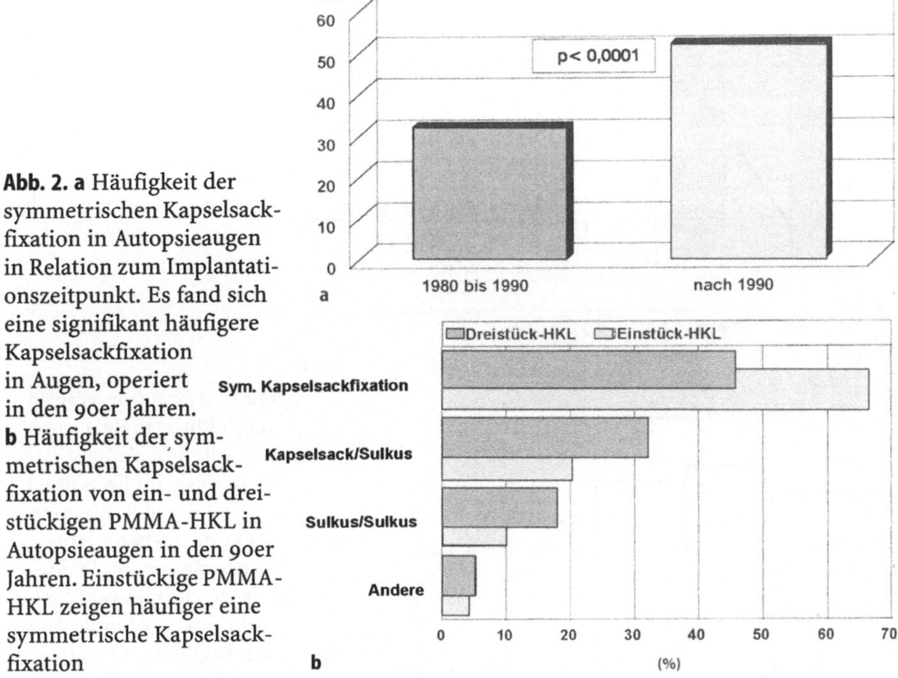

Abb. 2. a Häufigkeit der symmetrischen Kapselsackfixation in Autopsieaugen in Relation zum Implantationszeitpunkt. Es fand sich eine signifikant häufigere Kapselsackfixation in Augen, operiert in den 90er Jahren. **b** Häufigkeit der symmetrischen Kapselsackfixation von ein- und dreistückigen PMMA-HKL in Autopsieaugen in den 90er Jahren. Einstückige PMMA-HKL zeigen häufiger eine symmetrische Kapselsackfixation

HKL-Fixation/HKL-Zentrierung

Die Einführung der modernen Techniken wie der Kapsulorhexis, der Hydrodissektion und der Phakoemulsifikation in den 90er Jahren hat sich in unserem Autopsiematerial auch in anderer Hinsicht deutlich niedergeschlagen. So ist zu erwähnen, daß die symmetrische Kapselsackfixation signifikant häufiger nachzuweisen war als in den Präparaten der „precapsular surgery"-Ära [11–15]. Dies war insbesondere auch bei den modernen einstückigen PMMA-Linsen zu beobachten (Abb. 2a und b).

Hydrodissektion – „Cortical clean up"

Eine der wichtigsten Techniken des letzten Jahrzehnts, die nie eine richtige Würdigung erhielt, ist die Hydrodissektion der Linse, die zuerst durch Faust 1984 [20] beschrieben wurde und die eine Hydrosegmentierung des Linsenkerns und der Rinde ermöglicht. Die subkapsuläre Injektion ist eine wichtige Hilfe zur besseren Entfernung von peripherem Kortex und Linsenepithelien. Dies konnten wir insbesondere auch durch die „Miyake posterior view"-Videotechnik zeigen [2, 8].

Insgesamt hat auch das kontinuierlich verbesserte Instrumentarium zur

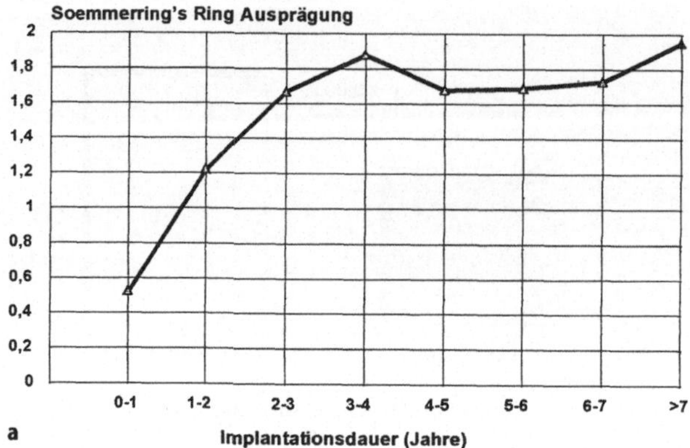

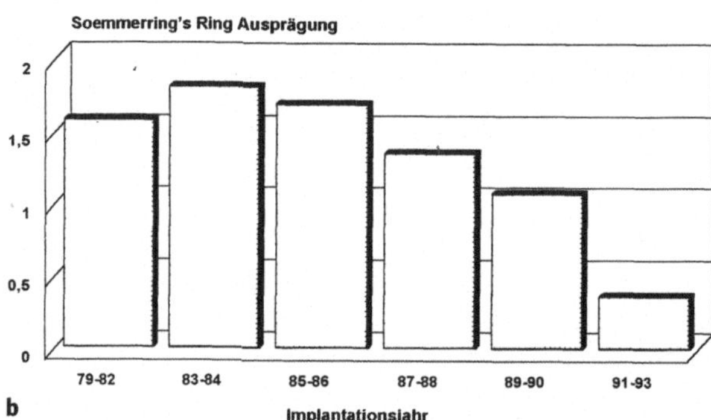

Abb. 3. a Soemmerrings-Ringbildung in Relation zur Implantationsdauer. Die SR-Bildung im Kapselsack erreicht einen Sättigungspunkt nach etwa 3 Jahren. **b** Ausprägung des Soemmerring-Ringes (auf einer Skala von 0–4) in Relation zum Implantationsjahr. Es zeigt sich eine Abnahme der SR-Werte in den 90er Jahren

Phakoemulsifikation und Irrigation/Aspiration hierzu beigetragen. Dies ist insbesondere auch für moderne Faltlinsen wichtig, um langfristig gute Resultate zu erzielen.

Soemmerrings-Ring-Entwicklung

Bei unseren Studien zur Entwicklung des peripheren Soemmering-Ringes konnten wir anhand der Autopsieaugen zeigen, daß die Ringbildung nach etwa 2–3 Jahren ein Steady-State erreicht und der Wachstumsdruck der Linsenepithelien sich dann zentripetal ausbreitet (Abb. 3a) [16]. Ein Einfluß des Linsendesigns ließ sich hierbei nicht nachweisen. Es zeigte sich jedoch, daß insgesamt das Problem der Soemmerings-Ring-Bildung durch bessere operative Techniken in den 90er Jahren deutlich abnahm (Abb. 3b).

Schlußbetrachtung

In bezug auf die Nachstarentwicklung zeigt sich, wie bereits erwähnt, in unserem Autopsiematerial kein Unterschied zwischen verschiedenen Linsenmaterialien. Mit der zunehmenden Einsendung von Autopsieaugen mit Weichlinsen hoffen wir jedoch, in den nächsten Jahren deutlichere Unterschiede herausarbeiten zu können. Dies wird dazu beitragen, die Intraokularlinsen zu definieren, die sich im 21. Jahrhundert durchsetzen werden. Zusammenfassend läßt sich sagen, daß in den letzten 10 Jahren doch einige Fortschritte gemacht wurden, das Nachstarproblem anzugehen. Mit den jetzigen chirurgischen Techniken sollte der Chirurg weiterhin und verstärkt seine Aufmerk samkeit auch auf die Details richten. Selbst an sich unspektakuläre und auf den ersten Blick weniger wichtige Maßnahmen, wie die Hydrodissektion und das „Cortical Clean Up", können entscheidene Faktoren für langfristig gute Resultate sein.

Literatur

1. Apple DJ, Assia EI, Blumenthal M, Legler UFC (1991) Das Konzept der ausdehnbahren Hydrogellinse und die Wiederherstellung der natürlichen Kapselsackanatomie. In: Wenzel M, Reim M, Freyler H, Hartmann C (Hrsg.) Kongressband: 5. Kongress der Deutschsprachigen Gesellschaft für Intraokularlinsen-Implantationen (DGII). Springer, Berlin, Heidelberg, New York, 375–380
2. Apple DJ, Kincaid MC, Mamalis N, Olson RJ (1989) Intraocular Lenses: Evolution, Designs, Complications and Pathology. Baltimore: Williams & Wilkins
3. Apple DJ, Kent DG, Peng Q, Isaacs RJ, Auffarth GU (1996) Verbesserung der Befestigung von Silikonschiffchenlinsen durch den Gebrauch von Positionierungslöchern in der Linsenhaptik. In: Vörosmarthy D, Hartmann C (Hrsg) Kongressband: 10. Kongress der Deutschsprachigen Gesellschaft für Intraokularlinsen-Implantation und Refractive Chirurgie (DGII) in Budapest (1996). Springer, Berlin Heidelberg New York, S 159–164
4. Apple DJ, Park SB, Merkley KH et al. (1986) Posterior chamber intraocular lenses in a series of 75 autopsy eyes. Part I: Loop location. J Cataract Refract Surg 12: 358–362
5. Apple DJ, Solomon KD, Tetz MR et al. (1992) Posterior capsule opacification. Surv Ophthalmol 37: 73–116
6. Assia E, Apple D, Tsai I, Lim E (1991) The elastic properties of the lens capsule in capsulorhexis. Am J Ophthalmol 111(5): 628–632
7. Assia EI, Blumenthal M, Apple DJ (1992) Hydrodissection and viscoextraction of the nucleus in planned extracapsular cataract extraction. Eur J Implant Refract Surg 4: 3–8
8. Assia EI, Castaneda VE, Legler UFC et al. (1991) Studies on cataract surgery and intraocular lenses at the Center for Intraocular Lens Research. Ophthalmology Clinics of North Amenca 4: 251–266
9. Assia EI, Legler UFC, Castaneda VE, Apple DT (1992) Loop memory of posterior chamber intraocular lenses of various sizes, designs, and loop materials. J Cataract Refract Surg 18: 541–546
10. Auffarth GU, Wesendahl TA, Assia EI, Apple DJ (1995) Pathophysiology of modern capsular surgery. In: Steinert (Ed) WB Saunders (Publ) Cataract surgery: Techniques, Complications, & Management 314–324

11. Auffarth GU, McCabe C, Tetz MR, Apple DJ (1996) Clinicopathological findings in autopsy eyes with the Anis modified disc IOL. Journal of Cataract and Refractive Surgery 22: 1471–1475
12. Auffarth GU, Wesendahl TA, Brown S, Apple DJ (1994) Gründe für die Explantation von Hinterkammerlinsen. Ophthalmologe 91: 507–511
13. Auffarth GU, Wilcox M, Sims JCR, McCabe C, Wesendall TA, Apple DJ (1995) Analysis of 100 explanted one piece and three piece silicone intraocular lenses. Ophthalmology 102: 1144–1150
14. Auffarth GU, Tsao K, Wesendahl TA, Sugita A, Apple DT (1996) IOL-Fixation and centration in autopsy eyes with pseudoexfoliation syndrome. Acta Ophthalmologika 74: 463–467
15. Auffarth GU, McCabe C, Sims JCR, Wilcox M, Apple DJ (1996) Centration and fixation of silicone plate lenses and three piece silicone IOLs. Journal of Cataract and Refractive Surgery 22(Suppl 2): 1281–1285
16. Auffarth GU, Beischel CJ, Wesendahl TA, Apple DT (1995) Soemmerring's Ring Bildung nach Kataraktoperation und HKL Implantation: Eine Studie von 827 Autopsieaugen. In: Dunker G, Rochels R, Hartmann C (Hrsg) Kongressband: 9. Kongress der Deutschsprachigen Gesellschaft für Intraokularlinsen-Implantation (DGII) in Kiel (1995). Springer, Berlin Heidelberg New York, S 408–413
17. Beasley AM, Auffarth GU, Recum AV (1996) Intraocular Lens Implants: A biocompatibility review. Journal of Investigative Surgery 9: 399–413
18. Born C, Ryan D (1990) Effect of intraocular lens optic design on posterior capsular opacification. J Cataract Refract Surg 16: 188–192
19. Davis PL, Hill P, Coffey A (1991) Convex posterior PMMA implants: Do PMMA vs prolene haptics alter capsular opacity? Eur J Implant Refract Surg 3: 127–130
20. Faust KJ (1984) Hydrodissection of soft nuclei. J Am Intraocul Implant Soc 10: 75–77
21. Gimbel H, Neuhann T (1990) Development, advantages and methods of the continuous circular capsulorhexis technique. J Cataract Refract Surg 16(1): 31–37
22. Hansen SO, Solomon K, McKnight G et al. (1988) Posterior capsular opacification and intraocular lens decentration: Part I. Comparison of various posterior chamber lens desigris implanted in the rabbit model. J Cataract Refract Surg 14: 605–613
23. Hansen SO, Tetz MR, Solomon KD et al. (1988) Decentration of flexible loop posterior chamber intraocular lenses in a series of 222 postmortem eyes. Ophthalmology 95: 344–349
24. Hettlich HJ, Lucke K, Asiyo-Vogel MN, Schulte M, Vogel A (1994) Lens refilling and endocapsular polymerization of an injectable intraocular lens: In vitro and in vivo study of potential risks and benefits. J Cataract Refract Surg 20: 115–123
25. McDornell P, Zarbin M, Green W (1983) Posterior capsule opacification in pseudophakic eyes. Ophthalmology 90: 1548–1553
26. Nishi O, Hara T et al. (1992) Refilling the lens with an inflatable endocapsular balloon: surgical procedure in animal eyes. Graefes Arch Clin Exp Ophthalmol 230: 47–55
27. Soemmerring D (1828) Beobachtungen über die organischen Veränderungen des Auges nach Staroperationen Frankfurt/Main. Wesche (Publ)
28. Tetz MR, O'Morchoe DJR, Gwin TD et al. (1988) Posterior capsular opacification and intraocular lens decentration: Part II. Experimental findings on a prototype circular intraocular lens design. J Cataract Refract Surg 14: 614–623
29. Tetz MR, Sperker M, Blum M, Auffarth GU, Völcker HE (1996) Klinische Nachstarbewertung in pseudophaken Augen: Methodik und Reproduzierbarkeit. Ophthalmologe 93: 33–37
30. Wasserman D, Apple DJ, Castaneda VE et al. (1991) Anterior capsular tears and loop fixation of posterior chamber intraocular lenses. Ophthalmology 98: 425–431

31. Wesendahl TA, Hunold W, Auffarth GU, Newland TJ, Apple DJ (1994) Kontaktbereich von IOL-Optik und Hinterkapsel: Systematische Untersuchung unterschiedlicher Haptikparameter. Ophthalmologe 91: 680–684
32. Wesendahl TA, Shallaby WS, Corson DW, Auffarth GU, Apple DJ (1996) Entwicklung von neuartigen Hydrogel-Intraokularlinsen aus Polyvinylpyrrolidone (PVP) Polymeren. Ophthalmologe 93: 22–28

Proteinbeschichtung von Intraokularlinsen (IOL) zur Verminderung der Hinterkapselfibrose: eine tierexperimentelle Untersuchung

L. Hesse, H. Bienert, H. Richter, C. Kreiner und C. Mittermayer

Zusammenfassung

Problemstellung: Tierexperimentell kann eine Hinterkapselfibrose vermindert werden, wenn Kapsel und IOL verkleben. Wir untersuchten daher, ob eine Proteinbeschichtung der IOL-Oberfläche eine Adhäsion zwischen IOL und Kapselsack begünstigt.

Methodik: An handelsüblichen Silikon-Disc-Linsen (90D, Adatomed) wurde die Oberfläche im Bereich der Haptik mit SO_2-Gruppen (Plasmaätzung) modifiziert. Durch diese Vorbehandlung konnten die Linsen mit einem Proteingemisch aus Laminin und Kollagen beschichtet werden. Die IOL-Implantation erfolgte am Zwergkaninchen, damit die IOL straff im Kapselsack sitzt. Bei 32 Augen wurde mittels Phako/Clear-Corneatechnik die Linse extrakapsulär entfernt. Je 8 Augen erhielten entweder keine, eine handelsübliche, eine plasmageätzte oder eine proteinbeschichtete IOL. Nach 11 Wochen wurden die Augen entnommen und mittels eines Durchlichtscanners unter standardisierten Bedingungen digitalisiert. Die gewonnenen Daten wurden densitometrisch kalibriert und die Dichteunterschiede quantitativ in „density units" (DU) berechnet.

Ergebnisse: Die aphaken Augen wiesen die geringsten Kapseltrübungen mit 0,007 DU auf. Bei unbehandelten IOL wurde eine Trübung von 0,19 DU gemessen, die sich durch Plasmaätzung signifikant auf 0,08 DU vermindern ließ. Eine Proteinbeschichtung verursachte dagegen wieder eine Zunahme der Kapselfibrose auf durchschnittlich 0,14 DU. Der Unterschied zwischen unbehandelten und proteinbeschichteten Linsen war nicht mehr signifikant.

Schlußfolgerung: Eine Plasmaätzung der IOL ist offensichtlich proliferationshemmend, während eine Proteinbeschichtung diesen Effekt wieder aufhebt. Eine Proteinbeschichtung führt nicht zu einer verminderten Linsenepithelproliferation durch verbesserte Adhäsion zwischen IOL und Kapselsack. Dagegen scheinen Proteine auf der IOL die Proliferation und Migration von Linsenepithelzellen zu begünstigen.

Summary.

Background: We investigated whether a modification of silicon IOL by plasma etching and protein coating is able to promote a bonding of the IOL surfaee and the capsular bag which might inhibit proliferation and migration of lens epithelial cells.

Methods: Commercial silicon-disc lenses (90D, Adatomed) were used. The surface of the haptic was etched via the use of an SO_2 plasma, leaving the optic unmodified. This allows the coating of the IOL surface by proteins (laminin/collagen). The experiments were done on dwarf rabbits to allow for tight apposition of IOL and bag. In 32 eyes extracapsular lensectomy were performed by a phaco/clear cornea surgical technique. Eight eyes each received either no, a regular, a plasma-etched or a protein-coated IOL. After 11 weeks the eyes were enucleated. Capsular bag and IOL were digitized using a flatbed scanner with trans-

C. Ohrloff et al. (Hrsg.)
11. Kongreß der DGII 1997

parency adaptor. The data obtained were calibrated against a densitometric standard (density units = DU). The densities of the various specimens were analyzed quantitatively using self-designed software.

Results: In aphakic eyes no significant PCO was detectable (0.007 DU). In the same timespan the regular IOL had developed a dense, heterogeneous PCO (0.19). The plasma-treated IOL showed a reduction of PCO (0.08) compared to untreated IOL. After protein coating an increased PCO was found (0.14 DU).

Conclusion: Plasma etching of the IOL impaired migration of lens epithelial cells and thereby PCO. In contrast, protein coating of the IOL augmented PCO, which may be explained by increased proliferation of lens epithelial cells.

Einleitung

Proliferation und Migration von Linsenepithelzellen, die nach Kataraktchirurgie im Kapselsack verblieben sind, verursachen bei einer erheblichen Anzahl von Patienten eine erneute Visusminderung [1, 2]. Als wesentliche Ursache für die Proliferation verbliebener Linsenepithelzellen wird der Wegfall der Kontaktinhibierung angenommen [5, 8]. Eine Oberflächenmodifizierung einer Kunstlinse könnte möglicherweise eine Verklebung zwischen Kapselblatt und IOL begünstigen, was dann über eine verminderte Migrationsrate eine Nachstarbildung verringert.

Material und Methode

Es wurden 16 ausgewachsene Zwergkaninchen mit einem Körpergewicht zwischen 800 und 1200 g an beiden Augen operiert. Die Oberflächenmodifizierung der Silikondisklinse (90D Adatomed) durch SO_2-Plasmaätzung im Bereich der Haptik erfolgte im Institut für Pathologie der RWTH Aachen. Die geätzten Linsen wurden 60 min vor der Implantation in eine sterile 1%ige Kollagen-IV/Laminin-Lösung in PBS eingelegt.

Die Phakoemulsifikation erfolgte über einen kornealen Zugang. Anschließend wurden die verbliebenen Kortexanteile so vollständig wie möglich vom vorderen und hinteren Kapselblatt abgesaugt. Die Limbusinzision wurde auf 6 mm erweitert und die Disklinse in den Kapselsack unter Healon implantiert. Absaugen des verbliebenen Healons und Naht der Kornea mit einem fortlaufenden 10.0-Nylonfaden.

Elf Wochen nach der Operation wurden die Tiere getötet und die Augen enukleiert. Kornea und hinterer Augenabschnitt wurden abgetrennt. Die Linsenpräparate wurden mit einem Durchlichtscanner (Mustek 1200) simultan mit einem Standardgraukeil digitalisiert. Die gewonnenen Grauwerte bilden eine Skala von 0–255 Helligkeitsstufen, die mittels des Standardgraukeils in densitometrische Einheiten (DU = density units) umgerechnet wurden. Die Auswertung erfolgte mit einer eigens für diesen Zweck modifizierten Softwarebibliothek (GCAnalysis). Eine implementierte Statistikeinheit wertete definierte Bildabschnitte nach ihren Grauwerten aus. Jedes Präparat wurde sowohl für die zentrale optische Zone (4 mm) als auch für den gesamten erfaßten Bildabschnitt ausgewertet.

Ergebnisse

Von 32 Augen wurde 1 Auge von der weiteren Auswertung ausgeschlossen, da unmittelbar postoperativ eine schwere Fibrinreaktion aufgetreten war.

In allen Augen kam es zur Proliferation retinierter Linsenepithelzellen. Bei den aphaken Augen blieb der zentrale Kapselanteil ausgespart, da eine Verklebung von vorderem und hinterem Kapselblatt eine Migration der Zellen zur Mitte hin verhinderte. Eine Nachstarbildung in den zentralen Kapselanteilen wurde bei allen Augen mit IOL gefunden.

Der durchschnittliche Grauwert betrug in der Gruppe aphaker Augen 0,007 DU, in der Gruppe mit nichtmodifizierten Linsen 0,19 DU, in der Gruppe mit plasmageätzten IOL 0,08 DU und bei den proteinbeschichteten Linsen 0,14 DU. Signifikante Unterschiede ($p < 0{,}01$) der Grauwerte wurden zwischen den aphaken Augen und den 3 Gruppen mit unterschiedlichen IOL-Oberflächen gefunden. Es bestand ebenfalls ein signifikanter Unterschied ($p < 0{,}05$) der Grauwerte zwischen plasmamodifizierten und unbehandelten IOL. Bezogen auf die densitometrischen Einheiten ist die Trübung des Nachstars bei nichtmodifizierten IOL durchschnittlich doppelt so hoch wie bei plasmageätzten Linsen (Abb. 1). Nach Proteinbeschichtung stieg der Grauwert im Vergleich zu plasmageätzten IOL an; es bestand kein signifikanter Unterschied mehr zu nichtmodifizierten IOL.

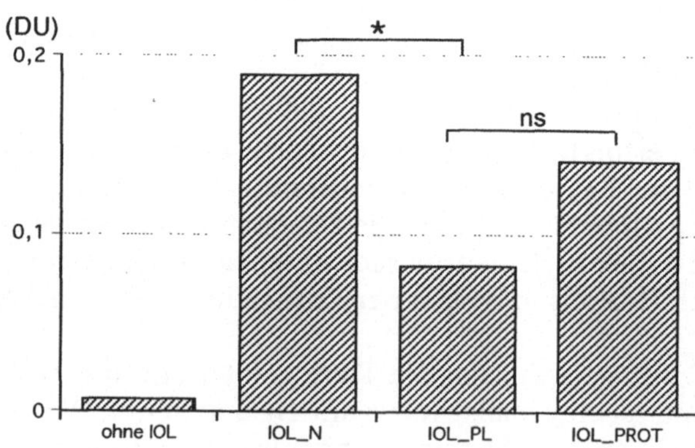

Abb. 1. Grafische Darstellung der durchschnittlichen zentralen Kapseltrübung, gemessen in densitometrischen Einheiten (DU) für 3 unterschiedliche IOL-Oberflächen (IODN = handelsübliche IOL, IODPL = plasmageätzte IOL, IOD-PROT = proteinbeschichtete IOL) im Vergleich zu einer aphaken Kontrollgruppe (ohne IOL). Es wurden jeweils 8 Augen in jeder Gruppe operiert
* = signifikanter Unterschied ($p < 0{,}05$), ns = nichtsignifikanter Unterschied

Diskussion

Detaillierte Kenntnisse zur Pathogenese des Nachstars sind Voraussetzung, um gezielt chirurgische Techniken oder Intraokularlinsen zu modifizieren. Frühere Studien haben gezeigt, daß Trübungen der Hinterkapsel durch Proliferation und Migration von Linsenepithelzellen entstehen, die nach Chirurgie an anterioren Kapselanteilen verblieben waren [2, 8]. Die Nachstarbildung wird, außer durch Op-Techniken, auch durch Form und Material der IOL beeinflußt. So haften Linsenepithelzellen besser an PMMA- als an Silikon- oder HEMA-Oberflächen [3]. Die Oberfläche einer Silikondisclinse wurde im Bereich der Linsenhaptik mit SO_2-Gruppen modifiziert. SO_2-Gruppen reagieren spontan mit Aminogruppen von Proteinen. Damit war die Voraussetzung gegeben, die Haptik mit Laminin und Kollagen Typ IV zu beschichten. Diese beiden Proteine wurden ausgewählt, da sie einen wesentlichen Bestandteil der Linsenkapsel ausmachen [4].

In der vorliegenden tierexperimentellen Untersuchung konnte das Ziel, den Nachstar durch Modifizierung der IOL-Oberfläche zu verhindern, nicht erreicht werden. Statistisch bestand kein signifikanter Unterschied zwischen handelsüblichen und proteinbeschichteten IOL. Die Ergebnisse deuten darauf hin, daß nach Proteinbeschichtung keine nennenswerte Verklebung von IOL und Kapselsack entstanden war, die eine Migration von Linsenepithelzellen hätte verhindern können.

Der unterschiedlich ausgeprägte Nachstar in den einzelnen Untergruppen ist besser durch eine veränderte Biokompatibilität der Linse zu erklären. Eine Möglichkeit wären die hydrophilen Eigenschaften der Silikonoberfläche, die durch Plasmaätzung der normalerweise hydrophoben IOL entstehen. Aus klinischen Beobachtungen ist bekannt, daß organische Materialien gut an hydrophoben Oberflächen von Silikonlinsen haften [6]. Durch das chirurgische Trauma werden Serumproteine in die Vorderkammer aufgrund eines Zusammenbruchs der Blut-Kammerwasser-Schranke ausgeschwemmt. Serumproteine können sich weniger gut an hydrophile Oberflächen anlagern. Dagegen haften sie gut an nichtmodifizierten bzw. proteinbeschichteten Oberflächen und begünstigen dadurch die Proliferation und Migration von Linsenepithelzellen. Unter diesem Gesichtspunkt wäre die Plasmaätzung der Linse eine Verbesserung der Biokompatibilität. Weitere Untersuchungen sind notwendig, um den Einfluß der Blut-Kammerwasser-Störung durch das chirurgische Trauma auf die Nachstarbildung festzustellen.

Danksagung. Wir danken der Europäischen Gemeinschaft, die dieses Projekt finanzierte (BREU - 0597/C).

Literatur

1. Apple DJ, Mamalis N, Lotfield K, Googe JM, Novak LC, Karka-Van Norman D, Brady SE (1984) Complications of intraocular lenses. A historical and histopathological review. Surv Ophthalmol 29: 1–54
2. Ayaki M, Kyu N (1990) Histopathologic study of after-cataract in the pseudophacic rabbit eye using in-the-bag fixation. Acta Soc Ophthalmol Jpn 94: 559–565
3. Cunanan CM, Tarbaux NM, Knight PM (1991) Surface properties of intraocular lens materials and their influence on in vitro cell adhesion. J Cataract Refract Surg 17: 767–773
4. Hettlich HJ, Wenzel M, Janssen M, Mittermayer C (1990) Immunohistochemische Untersuchung der menschlichen Linsenkapsel. Fortschr Ophthalmol 87: 147–149
5. Jacob TJC, Humphry RC, Davies EG, Thompson GM (1987) Cytological factors relating to posterior capsule opacification following cataract surgery. Br J Ophthalmol 71: 659–663
6. Klemen UM, SIOL-Studiengruppe (1996) Halbjahresergebnisse einer randomisierten multizentrischen Studie zum Vergleich zweier Silikonintraokularlinsen mit einer PMMA-IOL. Ophthalmologe 93: 29–32
7. Ohadi C, Moreia H, McDonell P (1991) Posterior capsule opacification. Curr Opin Ophthalmol 2: 46–52
8. Pande MV, Spalton DJ, Marshall J (1996) In vivo human lens epithelial cell proliferation on the anterior surface of PMMA intraocular lenses. Br J Ophthalmol 80: 469–474

Irrigation/Aspiration beim regeneratorischen Nachstar

U.M. Klemen

Zusammenfassung. Bei Anwendung lokaler und intraokulärer Anästhesie ist die Irrigation/Aspiration beim regeneratorischen Nachstar zu einer Alternative der Nd:YAG-Laserkapsulotomie geworden. Die Anwendung dieser Methode bei über 102 Augen zeigte zufriedenstellende Sehschärfenergebnisse, die Zahl der Komplikationen war tolerabel, bleibende Schäden wie beispielsweise Intraokularlinsentreffer wurden nicht beobachtet, und die Integrität der Kapsel konnte in den meisten Fällen erhalten bleiben.

Aufgrund des Vergleichs präoperativer Ausgangssituation und postoperativer Ergebnisse wird eine Empfehlung zur Patientenselektion für diese Operationsmethode gegeben.

Summary. Using topical and intraocular anaesthesia, irrigation/aspiration has become an alternative method in eyes suffering from soft after-cataract formation. Prospective experience with this method in 102 eyes shows good visual outcomes and a low number of intra- and postoperative complications; the posterior lens capsule remained intact in the majority of eyes. Based on the preoperative situation and the postoperative results, recommendations for preoperative patient selection are given.

Einleitung

Obwohl die Nd:YAG-Laserkapsulotomie die Methode der Wahl der Behandlung aller Nachstarformen darstellt, haben wir dennoch seit 1985 kontinuierlich bei weichen Elschnig-Regeneraten eine Irrigation/Aspiration statt einer Perforation der Linsenhinterkapsel durchgeführt. Wegen aller möglichen Komplikationen intraokularer Eingriffe aber – ausgehend von der retrobulbären Anästhesie bis zur möglichen intraokularen Infektion – war diese Methode nicht unumstritten und konnte nur selektiv durchgeführt werden [1–5]. Durch die heutige Möglichkeit der Tropf- und Intraokularanästhesie jedoch sind bedeutende Gegenargumente weitgehend eliminiert. In einer prospektiven Studie werden die Ergebnisse von 102 Augen, welche wegen Nachstars mittels Irrigation/Aspiration in Tropfanästhesie operiert worden sind, präsentiert.

C. Ohrloff et al. (Hrsg.)
11. Kongreß der DGII 1997

Krankengut und Operationstechnik

In dieser Studie sind 102 Augen von 96 Patienten einbezogen, welche sich zwischen März 1996 und Jänner 1997 an unserer Abteilung wegen Nachstars einer Irrigation/Aspiration unterzogen hatten. Das Alter reicht von 55–87 Jahre, im Durchschnitt 73,5 Jahre, 63 Frauen stehen 33 Männern gegenüber, die Nachbeobachtungszeit schwankt zwischen 1 und 13 Monaten, 5 Monate im Durchschnitt.

Alle Eingriffe erfolgten in Tropfanästhesie (4% Xylocain 4mal im Abstand von 3 min) nach medikamentöser Mydriasis. Der Bulbus wurde mit einem Haltering fixiert und die Parazentese mit einer 0,8 mm breiten Einmallanzette an der „günstigsten" Stelle, d.h. wo der Kapsulorhexisrand am wenigsten oder überhaupt nicht die Linsenoptik bedeckte, durchgeführt. Die Intraokularanästhesie (2% Lidocain pur) erfolgte via Parazentese mit einer stumpfen, gebogenen Kanüle, welche dann behutsam zwischen Intraokularlinse und Linsenhinterkapsel vorgeschoben wurde und durch welche auch die Irrigation/Aspiration aller sichtbaren weichen Regenerate erfolgte. In Fällen mit vis a tergo wurde die Vorderkammer mit Viskoelastika vertieft, bei Verklebungen zwischen Kapsel und Intraokularlinse mußte der Rhexisrand scharf durchtrennt werden. Linsenrezentrierungen und Füllung der Vorderkammer nach Entfernung des Viskoelastikums beendeten den Eingriff.

Ergebnisse

1. Präoperative Ausgangssituation (Tabelle 1)

Die Analyse des Krankengutes zeigt eine Überzahl von Augen mit PMMA-IOL, Augen mit sog. „ungünstigen" Ausgangssituationen wie enge Pupille, „Rhexisphimose" und hintere Synechien sind unterrepräsentiert. Primär nicht angestrebte Zustandsbilder wie in-out oder Sulcusfixierung erwiesen sich als prognostisch eher günstig.

Tabelle 1. Präoperative Ausgangssituation

Zustand	Zahl der Augen	%
PMMA-IOL	79	77,5
3-Piece-Silikon-IOL	11	10,8
Plattenhaptik Silikon	9	8,8
Acryl-IOL	3	2,9
Rhexisrand bedeckt Optik	53	52,0
Lücke zwischen Optik/Rhexis	20	19,6
Rhexis größer als Optik bzw. in-out, Sulcusfixierung	29	28,4
Pupillenweite über Optik	78	76,5
Pupillenweite kleiner als Optikdurchmesser	24	23,5
Linsendezentrierung über 1 mm	17	16,7
Hintere Synechien	11	10,8

Tabelle 2. Intraoperative Beobachtungen

Beobachtung	Zahl der Augen	%
Vollständige Entfernung aller sichtbaren Regenerate	57	55,9
Entfernung optisch störender Regenerate	34	33,3
Ausreichende Entfernung nicht möglich	11	10,8
Hintere Kapselruptur (unbeabsichtigt)	7	6,8
Hintere Kapselruptur (beabsichtigt)	3	2,9
Rhexisspaltung	12	11,8
Linsenrezentrierung	18	17,6

Tabelle 3. Postoperative Sehschärfe

Sehschärfe	Zahl der Augen	%
Ausgangswert nach Kataraktoperation	82	80,4
Nach Nd:YAG-Laserkapsulotomie	13	12,8
Sehschärfte gegenüber Ausgangswert vermindert	7	6,8

2. Intraoperative Beobachtungen (Tabelle 2)

In 92 von 102 Augen konnte die optische Situation durch die I/A gebessert werden, in 7 weiteren Fällen gelang dies – unbeabsichtigt – durch eine Hinterkapselperforation. In 3 Augen mit Acryl-IOL mußte eine scharfe Diszission der Hinterkapsel durchgeführt werden, da bei diesem Linsentyp immer eine starke Verklebung der Kapselblätter mit dem Implantat vorlag. In 12 Fällen konnte das optische Ergebnis durch eine Linsenrezentrierung noch weiter verbessert werden.

3. Postoperative Sehschärfe (Tabelle 3)

In der Mehrzahl aller Augen konnte durch die I/A eine Wiederherstellung der ursprünglichen postoperativen Sehschärfe erreicht werden, in 13 Augen gelang dies erst nach einer zusätzlichen Nd:YAG-Laserkapsulotomie, da sich in diesen Augen unter den weichen Regeneraten noch weißliche fibrotische Kapseltrübungen fanden. In 7 Augen war die Sehschärfe wegen der Progression zentraler Netzhautveränderungen vermindert.

4. Postoperative Komplikationen (Tabelle 4)

Druckanstiege und Fibrinreaktionen konnten durch lokale Therapie beherrscht werden, Vorderkammerblutungen resorbierten sich innerhalb weniger Tage ebenso 2 von 3 Fällen mit passagerem Hornhautödem – in einem Fall hingegen dauerte es fast 10 Wochen, bis die ursprüngliche Hornhauttransparenz wiederhergestellt werden konnte. Zwei Fälle mit zystoidem Makulaödem litten bereits präoperativ und auch am Partnerauge an zentralen Netzhautver-

Komplikation	Zahl der Augen	%
Augendruckanstieg	15	14,7
Vorderkammerblutung	8	7,8
Fibrinreaktion	5	4,9
Hornhautödem	3	2,9
Zystoides Makulaödem	2	1,9
Nachstarrezidiv	2	1,9

Tabelle 4. Postoperative Komplikationen

änderungen. Innerhalb unserer kurzen Beobachtungszeit traten 2 Rezidive auf (nach 5 bzw. 10 Monaten), von denen eines erfolgreich einer 2. I/A unterzogen wurde, beim anderen entschlossen wir uns wegen ungünstiger Bedingungen zu einer Nd:YAG-Laserkapsulotomie.

Schlußfolgerungen

Objektive Vergleiche postoperativer Ergebnisse nach Nd:YAG-Laserkapsulotomie und I/A sind wegen unterschiedlicher Ausgangssituationen nicht zulässig. Dementsprechend schwierig ist auch jedes Urteil über den Wert der I/A in der Behandlung des regeneratorischen Nachstars. Ebenso muß bei der Gegenüberstelluung der Vor- und Nachteile beider Methoden in einigen Punkten ein Fragezeichen gesetzt werden (s. Übersicht).

Übersicht. Vergleich der postoperativen Ergebnisse nach I/A bzw. nach Nd:YAG-Laserkapsulotomie

Vorteile I/A	Vorteile Nd:YAG-Kapsulotomie
• Keine IOL-Beschädigung	• Kein intraokularer Eingriff
• Erhalt der Hinterkapsel	• Für alle Nachstarformen
• Linsenzentrierung möglich	• Keine Rezidive
• Weniger postoperative Komplikationen?	
Nachteile I/A	Nachteile Nd:YAG-Kapsulotomie
• Intraokularer Eingriff	• Häufiger postoperative Komplikationen?
• Rezidive möglich	• Perforation der Hinterkapsel
• Nur bei bestimmten Nachstarformen	• Kaum Einfluß auf dezentrierte IOL

Trotz zufriedenstellender Ergebnisse hat uns nicht zuletzt 1 Fall mit langanhaltendem Hornhautödem dazu geführt, die Patientenselektion zur I/A noch kritischer durchzuführen und für die Prognose 3 Gruppeneinteilungen zu erstellen:

Gruppe 1: Günstige Voraussetzungen
Kriterien:
- ausschließlich Elschnig-Regenerate,
- Pupillenweite größer als Optikdurchmesser,

- Rhexisdurchmesser größer als Optikdurchmesser,
- keine Zonulodialyse,
- keine Hornhaut-, Glaskörper-, und Netzhautpathologie,
- PMMA-IOL, bei Silikon-IOL nur Plattenhaptik oder 3-Piece,
- gute Kooperation mit Patienten.

Gruppe 2: Mäßige Voraussetzungen
Kriterien: wie Gruppe 1 mit Ausnahme:

- Pupillenweite gleich Optikdurchmesser,
- Rhexisdurchmesser gleich Optikdurchmesser.

Gruppe 3: Ungünstige Voraussetzungen = Gegenanzeigen
Kriterien:

- zusätzliche weißliche Hinterkapselfibrose,
- Rhexisphimose,
- Pupillenweite kleiner als Optikdurchmesser,
- Zonulodialyse,
- Hornhaut-, Glaskörper- und Netzhautpathologie,
- Silikondisk- und Acryl-IOL,
- schlechte Kooperation mit Patienten.

Weitere Langzeitstudien an einer repräsentativen Zahl von Augen sollten dazu beitragen, die Bedeutung der I/A als Alternative zur Nd:YAG-Laserkapsulotomie unter Tropf- und intraokularer Anästhesie zu bestätigen, die Zahl intra- und postoperativer Komplikationen zu verringern und für jeden Patienten die optimale Behandlung damit zu gewährleisten.

Literatur

1. Janknecht P, Funk J (1992) Die chirurgische Nachstarabsaugung. Ophthalmologe 89: 291–294
2. Janknecht P, Funk J (1993) Erfolgsquote, Komplikationen und Rezidive der chirurgischen Nachstarabsaugung. In : Neuhann T, Hartmann C, Rochels R (Hrsg) 6. Kongreß der DGII. Springer, Berlin Heidelberg New York, S 159–162
3. Kammann J, Douvas N (1986) Alternativtherapie zum YAG-Laser bei proliferativer Nachstarbildung. Fortschr Ophthalmol 83: 453
4. Lischetti P (1990) New technique for posterior capsulotomy. Eur J Implant Refract Surg 2: 77–79
5. Trinkmann R, Jungmann P, Knorz M (1989) Peeling technique for cataracta secundary associated with posterior chamber lenses. J Cataract Refract Surg 15: 212–214

Reduzierung der Entzündungsreaktion nach hinterer Nd:YAG-Laserkapsulotomie durch Reduktion der Impulsenergie

R. Weik, J. Weindler, T. Bohlender, C. Kontis und K.W. Ruprecht

Zusammenfassung. Der physikalische Prozeß des optischen Durchbruchs (Fotodisruption) erfolgt bei einer Leistungsdichte über 10^{12} W/cm^2. Die pro Impuls zugeführte Energie hängt dabei direkt von der Impulsdauer ab. Bei einer Reduktion der Impulslänge bei gleicher maximaler Leistungsdichte wird die intraokular verabreichte Energie vermindert und die Schädigung reduziert. Das Ziel der Untersuchung war zu klären, ob durch Reduktion der Impulsenergie bei der Nd:YAG-Kapsulotomie die postoperative Entzündungsreaktion vermindert werden kann. Hierzu wurden in einer prospektiven, randomisierten Studie bei jeweils 20 Patienten eine Kapsulotomie mit Hilfe zweier Lasersysteme unterschiedlicher Impulsdauer (2–3 ns bzw. 7 ns) durchgeführt und die postoperative Entzündungsreaktion verglichen. Es zeigt sich, daß durch Reduktion der Impulslänge die durchschnittlich benötigte Einzelpuls- sowie Gesamtenergie signifikant verringert werden kann. Als Folge hiervon kommt es zu einer signifikant erniedrigten Entzündungsreaktion postoperativ und einem tendentiell verringerten Augendruckanstieg nach Kapsulotomie. Somit erscheint es sinnvoll, bei der Nd:YAG-Kapsulotomie die Impulsenergie bei gleichbleibender maximaler Leistungsdichte zu reduzieren.

Summary. At the focal point with power densities at about 10^{12} W/cm^2, electrons are stripped from the atoms without absorption of light, a phenomenon called optical breakdown. The energy needed depends on the pulse time. Shortening of this time leads to a reduction of energy, power density remaining constant. As a consequence, intraocular damage will be reduced. The aim of this study was to test whether reducing pulse energy will minimize inflammation of the eye after Nd:YAG capsulotomy. We made capsulotomy with 20 patients in a prospective randomized study using two laser application systems with different pulse durations (2–3 ns and 7 ns). It is shown that reducing pulse duration leads to a reduction of pulse energy as well as total energy needed. As a consequence, inflammation after surgery is significantly lower and the increase in intraocular pressure is not so great. In conclusion, one should reduce pulse energy in Nd:YAG capsulotomy.

Einleitung

Seit Einführung der extrakapsularen Kataraktextraktion stellt die Behandlung des Nachstars einen wichtigen Bestandteil der Nachsorge bei diesen Patienten dar. Neben der chirurgischen Therapie fand seit Beginn der 80er Jahre zunehmend die Photodisruption mit Hilfe des Nd:YAG-Lasers Eingang in die klinische Routine als Methode der Wahl zur Behandlung der Hinterkapselfibrose

C. Ohrloff et al. (Hrsg.)
11. Kongreß der DGII 1997

[2, 6, 10]. Das Prinzip des Lasers beruht auf der Erzeugung eines sehr kurzen und starken Lichtblitzes. Das elektromagnetische Feld des Pulses bewirkt eine Ionisierung des Materials im Fokus des Laserstrahls und dadurch die Entstehung eines Plasmas. Durch die Ausdehnung des Plasmas entsteht eine Kavitationsblase, durch deren Implusion eine Schockwelle die Hinterkapsel mechanisch zerreißt. Entscheidend für diesen Prozeß, den optischen Durchbruch, ist die Bereitstellung einer genügend hohen Leistungsdichte von ungefähr 10^{12} W/cm^2. Die pro Impuls aufzuwendende Energie hängt hierbei direkt von der Impulsdauer ab. So benötigt man bei halbierter Pulslänge nur die Hälfte der Energie, um die gleiche Leistung zu erhalten. Ziel der vorliegenden Studie war es nun, durch Vergleich zweier verschiedener Lasersysteme mit unterschiedlicher Impulsdauer Einflüsse dieser physikalischen Unterschiede auf biologische Reaktionen des intraokularen Gewebes zu untersuchen.

Methodik und Patienten

In einer prospektiven, randomisierten Studie wurden 40 Patienten mit Hinterkapselfibrose behandelt. Ausschlußkriterien waren: Uveitis, Aphakie, Glaukom, regelmäßige Augentropfenverwendung, Z.n. Pars-plana-Vitrektomie am zu behandelnden Auge, Allergie gegen Dorzolamid-Augentropfen, Laser-Flare-Ausgangswert mehr als 15 Photonen-counts/ms, Kataraktoperation weniger als 4 Monate zurückliegend, Silikonlinsen, Oculus unicus. Bei jeweils 20 Patienten wurde die Kapsulotomie mit dem Nd:YAG-Laser Visulas-YAG E Zeiss (Gruppe I) mit einer Impulsdauer von ca. 7 ns bzw. mit dem Nd:YAG-Laser Visulas-YAG-II - Zeiss (Gruppe II) mit einer Impulsdauer von 2-3 ns durchgeführt. Die Behandlung erfolgte unter Benutzung eines Kontaktglases (Abraham YAG Laser Lens™). Es wurden folgende Meßgrößen erfaßt: Quantifizierung des Nachstars, Größe der Kapsulotomie sowie Anzahl der Impulse mit Impulsenergie und Gesamtenergie. Die Quantifizierung des Nachstars erfolgte durch Zuordnung in 4 Gruppen: 1 = milde, hauchige, feine Trübung; 2 = mäßige, gut erkennbare Trübung; 3 = starke Trübung; 4 = sehr starke, ausgeprägte Trübung mit Abdunkelungseffekt. In regelmäßigen Zeitabständen vor sowie nach Behandlung wurden Visus, Tensio sowie Photonen-Counts (Laserflaremeter Fa. Kowa FM-500) bestimmt. Präoperativ wurde einmal ein Tropfen Flurbiprofen (Ocuflur) appliziert, 1 h postoperativ je 1 × 1 Trp. Flurbiprofen (Ocuflur) sowie Dorzolamid (Trusopt).

Ergebnisse

Die biometrischen Daten differierten in beiden Gruppen nicht. Das mediane Alter in Gruppe I lag bei 73 Jahren (Minimum 24, Maximum 82 Jahre), in Gruppe II bei 81 Jahren (59-87 Jahre). Die Dichte des Nachstars betrug in beiden Gruppen im Median 2,5. Die Größe der zentralen Öffnung nach Behandlung lag in Gruppe I bei 3,4 ± 0,6 cm^2 (Mittelwert ± Standardabweichung)

Mittelwerte	Visulas YAG E	Visulas YAG II
Energie/Schuß (mJ)	3,5*	1,4
Gesamtenergie (mJ)	49,8*	32,1
Anzahl der Schüsse	13,8*	21,5

Tabelle 1. Ergebnisse der physikalischen Meßparameter

und bei 3,5 ± 0,7 cm² in Gruppe II. Alle Angaben unterschieden sich nicht signifikant. Der mittlere Visus präoperativ betrug in Gruppe I 0,44 ± 0,21, in Gruppe II 0,37± 0,23. Ein Tag postoperativ stieg der Visus in Gruppe I auf 0,86 ± 0,28 und auf 0,66 ± 0,30 in Gruppe II an.

Die Ergebnisse der physikalischen Parameter sind in Tabelle 1 dargestellt. Aufgrund der geringeren Impulslänge des Visulas-YAG-II-Lasers liegt die pro Schuß benötigte Energie signifikant unter der des Visulas-YAG-E ($\alpha < 0{,}001$). Dies bedingt eine verringerte Gesamtenergie (Energie/Schuß mal Anzahl der Schüsse) in Gruppe II ($\alpha < 0{,}006$). Durch den fokaleren Effekt des Visulas-YAG-II ist jedoch eine signifikant höhere Anzahl an Schüssen erforderlich ($\alpha < 0{,}001$). Die mittleren Tensiowerte differieren nicht signifikant in beiden Gruppen (Abb. 1). Es zeigt sich jedoch ein tendentiell höherer Augeninnendruck in Gruppe I direkt postoperativ sowie 1 und 1,5 h nach Kapsulotomie. Eine einmalige Gabe von Dorzolamid Augentropfen bewirkt eine ausreichende Drucksenkung postoperativ.

Einen deutlichen Nachweis der unterschiedlichen Entzündungsreaktion postoperativ zeigt die Tyndallometrie (Abb. 2). Bei nicht signifikant unterschiedlichem Ausgangsbefund kommt es postoperativ in Gruppe I zu einem deutlichen Anstieg der Photonen-counts/ms. Dies ist auch noch 1 Tag später nachweisbar.

Diskussion

Die Nd:YAG-Laserbehandlung des Nachstars zeigt gegenüber operativen Verfahren den Vorteil des nichtinvasiven Eingriffs, jedoch kann es auch hierbei zu einigen Nebenwirkungen kommen. Ein postoperativer Druckanstieg wird für

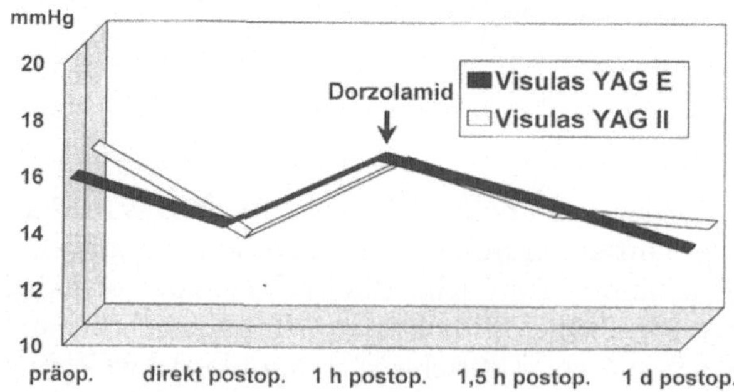

Abb. 1. Verlauf der Augeninnendruckwerte bei den beiden Lasersystemen. Gezeigt sind die Mittelwerte; alle Wertepaare sind nicht signifikant verschieden

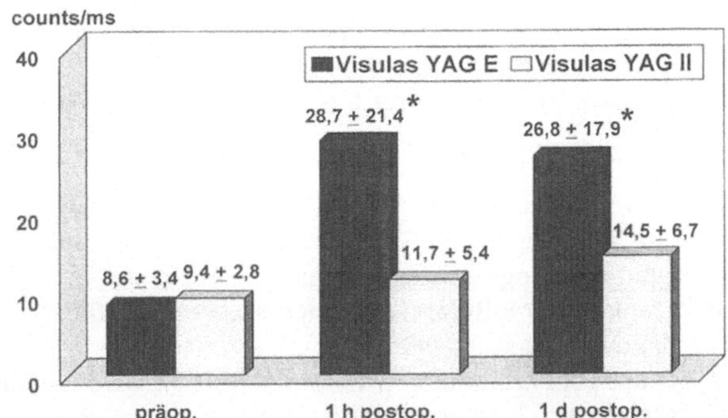

Abb. 2. Tyndallometrie im Vergleich der beiden Lasersysteme. (* Signifikanz mit α<0,01)

15–73% beschrieben [1, 9]. Als Ursache hierfür werden verschiedene Möglichkeiten diskutiert. Ein Glaukom als Vorerkrankung begünstigt den Druckanstieg. Die Freisetzung korpuskulärer Stoffe sowie von Neuropeptiden postoperativ mag ebenfalls dazu beitragen. Die Schädigung endothelialer Zellen des Trabekelwerkes durch die Schockwelle, abhängig von der zugeführten Gesamtenergie, könnte ebenfalls eine Ursache postoperativer Tensioerhöhung sein [10]. Zur Prophylaxe dieser Komplikation werden eine antiinflammatorische Therapie sowie Drucksenkung mit systemischem Acetazolamid [3, 7] oder lokal appliziertem Apraclonidin [8] bzw. β-Blocker [5] empfohlen. In der vorliegenden Studie zeigte sich die einmalige Gabe von Dorzolamid, kombiniert mit dem nichtsteroidalen Antiphlogistikum Flurbiprofen, bei allen Patienten als ausreichend, eine suffiziente Druckkontrolle zu bewirken. Grund hierfür mag sein, daß Risikopatienten aus der Studie ausgeschlossen wurden.

Weitere Nebenwirkungen der Nd:YAG-Kapsulotomie sind das Auftreten einer Ablatio in 0,5–2% [12, 13] und das Entstehen eines cystoiden Makulaödems in 2,3–13% [4, 14]. Bei all diesen Nebenwirkungen ist zu vermuten, daß eine möglichst geringe Energie die Häufigkeit des Auftretens verringert. Niedrige Energien reduzieren das Ausmaß des zerstörten Gewebes und verringern die Verletzung des Glaskörper. Wie in dieser Arbeit erstmals nachgewiesen werden konnte, kommt es durch Optimierung der Laserparameter zu einer hoch signifikant geringeren postoperativen Entzündungsreaktion. Es erscheint daher sinnvoll, durch Verkürzung der Impulsdauer die Impulsenergie bei gleichbleibender maximaler Leistungsdichte zu reduzieren.

Literatur

1. Altamirano D, Mermoud A, Pittet N, van Melle G, Herbort CP (1992) Aqueous humor analysis after Nd:YAG laser capsulotomy with the laser flare-cell. J Cataract Refract Surg 18: 554–558
2. Aron-Rosa D (1980) Use of the neodymium YAG laser to open the posterior capsule after lens implant surgery. Am Intra-Ocular Implant Soc J 6: 352

3. Boen-Tan TN, Stilma JS (1986) Prevention of IOP-rise following Nd-YAG laser capsulotomy with pre-operative timolol eye-drops and 1 tablet acetazolamide 250 mg systematically. Doc Ophthalmologica 64: 59–67
4. Durham DG (1985) Three thousand YAG lasers in posterior capsulotomies: An analysis of complications and comparison to polishing and surgical discissions. Tr Am Ophthalmol Soc 83: 218–229
5. Feltz van der Sloot D, Stilma JS, Boen-Tan IN, Bezemer PD (1988) Prevention of IOP-rise following Nd-YAG laser capsulotomy with topical timolol and indomethacin. Doc Ophthalmologica 70: 209–214
6. Frankhauser F, Rol P (1985) Microsurgery with the Nd:YAG laser: an overview. Int Ophthalmol Clin 25: 55–58
7. Ladas ID, Pavlopoulos GP, Kokolakis SN, Theodossiadis GP (1993) Prophylactic use of acetazolamide to prevent intraocular pressure elevation following Nd:YAG laser posterior capsulotomy. Brit J Ophthalmol 77: 136–138
8. Mori M, Araie M (1992) Effect of apraclonidine on blood-aqueous barrier permeability to plasma protein in man. Exp Eye Res 54: 555–559
9. Pham Duy T, Wollensak J, Becker U (1987) Intraokulare Drucksteigerung nach Nd-YAG Laser Kapsulotomie. Pathogenese und prophylaktische Therapie. Klin Mbl Augenheilk 191: 270–274
10. Richter CU, Arzeno G, Pappas HR, Steinert RF, Puliafito C, Epstein DL (1985) Intraocular pressure elevation following Nd:YAG laser posterior capsulotomy. Opthalmol 92: 636–640
11. Schneider G (1985) Zur Nachstardiszision mit dem Nd:YAG-Laser. Klin Mbl Augenheilk 187: 221–223
12. Stark WJ, Worthen D, Holladay JT, Murray G (1985) Neodymium: YAG lasers – an FDA report. Ophthalmol 92: 209–212
13. Terry AC, Stark WJ, Maumennee AE, Fagadau W (1983) Nd:YAG laser for posterior capsulotomy. Am J Ophthalmol 96: 716–720
14. Wright PL, Wilkinson CP, Balyeat HD (1988) Angiographic cystoid macular edema after posterior chamber lens implantation. Arch Ophthalmol 106: 740–744

Kindliche Katarakt

Aphakiekorrektur und Amblyopiebehandlung bei kindlichen Kataraktoperationen

N. Stärk, A.A. Zubcov und E. Stahl

Zusammenfassung. Die Prognose der kongenitalen Katarakt ist signifikant besser geworden, seitdem wir die Ursache der schlechten funktionellen Resultate kongenitaler Katarakte kennen. Es sind dies von Hubel und Wiesel erstmals an Tiermodellen nachgewiesene, irreversible, strukturelle und funktionelle Anomalien der Sehbahn, die sich nur dann entwickeln, wenn während der Periode der höchsten sensorischen Anfälligkeit, der sog. kritischen Periode, ein Auge oder beide Augen vom Sehvorgang ausgeschlossen werden. Die daraus resultierende irreversible Deprivationsamblyopie kann nur verhindert werden, wenn die kongenitale Katarakt sofort nach Geburt diagnostiziert, nachstarfrei operiert und die Aphakie sogleich mittels Kontaktlinse korrigiert wird. Danach hat die nachfolgende Amblyopietherapie (Pflasterokklusion) dafür zu sorgen, daß beide Augen während der gesamten sensitiven Periode gleich gute Chancen im binokularen Wettstreit haben.

Die IOL-Implantation, die frühestens im 2. Lebensjahr nach dem heutigen Wissensstand in Frage kommt, schafft günstigere Voraussetzungen für die Entwicklung des binokularen Einfachsehens. Ab einem Alter von 3 Jahren sollte eine Bifokalbrille verordnet werden.

Schlüsselwörter: IOL-Chirurgie, kongenitale Katarakt, kritische sensitive Periode, Stimulusdeprivationsamblyopie.

Summary. Since we became aware of the causes of congenital cataract its prognosis has significantly improved. Hubel and Wiesel were the first to demonstrate in animal models the irreversible changes in the visual cortex when cats' eyes are deprived of vision in the first weeks of life. This so-called critical period is crucial for the development of vision. If the eye is deprived in this period, deprivation amblyopia develops. For this not to develop, early diagnosis of congenital cataract is necessary. Early operation, correction of the aphakia with contact lenses and amblyopia treatment (occlusion, bifocals) should follow. The IOL implantation should correct the aphakia above 2 years of age. Our own experience with IOL implantation shows that pseudophakia, compared to aphakia corrected with contact lenses, gives better chances for the development of binocularity.

Key words: congenital cataract, critical period, pediatric IOL surgery, stimulus deprivation amblyopia.

Bevor Hubel und Wiesel [9, 25–27] durch ihre bahnbrechenden Untersuchungen an Tiermodellen die strukturellen Veränderungen (Zellschrumpfung im Corpus geniculatum laterale) und die funktionellen Veränderungen (Verlust der Binokularneurone in der Sehrinde) an der afferenten Sehbahn das Rätsel der hochgradigen Sehschwäche nach Operation kongenitaler Katarakte aufge-

C. Ohrloff et al. (Hrsg.)
11. Kongreß der DGII 1997

klärt haben, hatten es namhafte Autoren abgelehnt, eine einseitige kongenitale Katarakt wegen Aussichtslosigkeit überhaupt noch zu operieren [2].

Von Noorden [16] nahm schon in den 70er Jahren an, daß die im Tierversuch durch Lidverschluß, artifizielle Esotropie oder hochgradige Anisometropie erzeugten und nachgewiesenen Anomalien in der Sehbahn für den Menschen Gültigkeit haben, v. a. wegen der großen Ähnlichkeit der tierexperimentell erzeugten [9, 14,15, 24–27] und der bei Kindern mit kongenitaler Katarakt beobachteten hochgradigen irreversiblen Amblyopie (Deprivationssyndrom).

Neurophysiologische Grundlagen und Operationsindikation

Das Deprivationssyndrom [14] kann durch Stimulusdeprivation bei Katarakt oder unkorrigierte Aphakie sowohl durch die aktive Hemmung verschiedener Netzhauteindrücke bei Strabismus im Tierversuch hervorgerufen werden. Diese beiden so unterschiedlichen amblyopiogenen Faktoren bewirken die gleichen neurophysiologischen und neuroanatomischen Veränderungen in der afferenten Sehbahn [15]. Inzwischen konnte die Zellschrumpfung im Corpus geniculatum laterale (CGL) auch beim Menschen nachgewiesen werden [17].

Die rechtzeitig durchgeführte Operation einer kongenitalen Katarakt ist nur der 1. Schritt auf dem langen Weg der visuellen Rehabilitation dieser Augen. Der 2. Schritt besteht im exakten Refraktionsausgleich des aphaken Auges mittels Kontaktlinse und der dritte in der kontinuierlichen Amblyopietherapie mittels gezielter Okklusion des phaken oder führenden Auges. Die Therapie der kongenitalen Katarakt ist damit wesentlich umfangreicher, langwieriger und mühsamer als die rein operative Therapie der senilen Katarakt.

Rechtzeitig heißt bei einer dichten kongenitalen Katarakt, daß diese 3 Schritte innerhalb der Zeit der höchsten sensorischen Vulnerabilität, der sog. „kritischen Periode" [9] erfolgen müssen, d. h. nachstarfreie Lentektomie und sofortiger Aphakieausgleich mittels Kontaktlinse. Daran anschließen muß sich eine vorsichtig dosierte Okklusionsbehandlung des gesunden phaken Auges. Während die kritische Periode tierexperimentell sehr genau bestimmt werden konnte – sie beträgt bei Katzen 4–5 Wochen [8, 25], bei Affen 9 Wochen [14] – ist sie beim Menschen nicht so genau zu ermitteln. Aufgrund klinischer Beobachtungen an Kindern mit kongenitalen Katarakten nimmt man an, daß beim Menschen die kritische Periode die ersten 2–3 Lebensmonate umfaßt, nach deren Ablauf das deprivierte Auge den Fixationsreflex nicht mehr erlernen kann. Bei beidseitiger hochgradiger Stimulusdeprivation zeigt das Auftreten eines okulären Nystagmus das Ende der kritischen Periode an [18]. Schon aus diesem, aber auch aus einem 2. wichtigen Grund sollte man mit der Operation einer dichten kongenitalen Katarakt nicht bis zum Ende der kritischen Periode abwarten. Denn die tierexperimentellen Untersuchungen von Hubel und Wiesel und von v. Noorden haben gezeigt, daß es eine Mindestdauer innerhalb der kritischen Periode gibt, die notwendig ist, um eine schwere irreversible Stimulusdeprivationsamblyopie hervorzurufen: bei Katzen beträgt sie nur 3 oder 4 Tage und bei Affen 2–4 Wochen. Übertragen auf den Menschen heißt das, eine dichte kongenitale Katarakt muß nach einer gewissen Latenzzeit [23], die kürzer als die kritische Periode ist, operiert werden, um die erste Voraussetzung für ein günstiges funktionelles Resultat zu schaffen. Beller et al. [1] konnten bei totalen monokularen kongenitalen Katarakten das Visusresultat von 6/9 bis 6/6 erzielen, wenn sie innerhalb der ersten 6 Lebenstage (7 Stunden–6 Tage) operiert haben. Damit konnte bewiesen werden, daß das am Tiermodell erarbeitete Konzept [9, 14–15, 25–27] über die Pathogenese der irreversiblen Stimulusdeprivationsamblyopie auch für den Menschen gültig ist. Diese schwerste Form der Amblyopie kann aber nur vermieden werden, wenn die folgenden Bedingungen lückenlos erfüllt werden: Operation und Kontaktlinsenanpassung möglichst früh innerhalb der kritischen Periode, d.h. innerhalb der ersten Lebenstage und daran anschließend eine optimal dosierte und konsequente Amblyopiebehandlung, die v.a. in den ersten 2 Lebensjahren störungsfrei ablaufen, aber auch darüber hinaus bis mindestens zum 8. Geburtstag durchgehalten werden muß. Nur selten können diese Maximalforderungen in der Praxis erfüllt werden, so daß bei den echten kongenitalen Katarakten, d.h. den von Geburt an bestehenden totalen oder dichten achsialen Katarakten meist nur Visuswerte von 0,1 [18] bis 0,3 [13, 24] erzielt werden können. Werden bei einseitiger kongenitaler Katarakt in Einzelfällen Werte darüber erreicht [1, 13], so sind dies eben Ausnahmen. Entweder wurde ein solch günstiges Visusresultat durch einen optimalen und lückenlosen Behandlungsverlauf erzielt, oder es verbirgt sich dahinter eine prognostisch günstigere partielle kongenitale Katarakt, die in den ersten Lebenswochen noch keine komplette Stimulusdeprivation verursacht hat. Von Noorden [17] empfiehlt, eine einseitige totale Katarakt innerhalb „der ersten Lebenswochen" zu operieren. Bei beidseitigen kongenitalen Katarakten entfällt einer der amblyopiogenen Faktoren, nämlich der anomale binokulare Wettstreit, so daß mit recht guten Visusresultaten auch noch etwas später, d.h. bis zu 8 Lebenswochen [5] zu rechnen ist. Das 2. Auge sollte dann innerhalb von 48 Stunden oder weniger [5], 5 Tagen [21] oder von 2–7 Tagen [23] operiert werden. Von Noorden empfiehlt in der Zwischenzeit die Okklusion beider Augen. Wahrscheinlich genügt es auch, das erstoperierte Auge optisch unkorrigiert zu lassen und dann beide Augen gleichzeitig mit einer Kontaktlinse zu versehen [23]. Aber auch nach der kritischen Periode bleibt die Sensorik bei Mensch und Tier eine befristete Zeitspanne für amblyopiogene Faktoren sensibel, die Störanfälligkeit des visuellen Systems nimmt in dieser Zeit zunehmend ab und verliert auch allmählich ihren Charakter der Irreversibilität. Bei Katzen besteht nach 3 Monaten [9] und bei Affen nach 12 Wochen [14] keine Anfälligkeit mehr. Beim Menschen dauert diese Periode wesentlich länger, bis zum Ende des 7. Lebensjahres, allerdings mit einer noch sehr hohen Sensibilität während der ersten 2 Lebensjahre [16]. Dies bedeutet für die Praxis, daß während dieser Zeit eine konsequente Amblyopiebehandlung bei Kindern mit kongenitaler und früh erworbener Katarakt durchgeführt werden muß.

Wird die Diagnose einer einseitigen visuell wirksamen kongenitalen Katarakt erst nach der kritischen Periode gestellt, was u. E. heute noch immer allzu häufig vorkommt, so muß man im Einzelfall prüfen, ob man überhaupt noch operieren soll. Ist es zu vertreten, dem Kind und den Eltern unter diesen ungünstigen Vorraussetzungen den langen und mühsamen Weg der Amblyopiebehandlung zuzumuten? Das Ziel der Behandlung kann dann nur sein, dem Kind ein Reserveauge mit einem Visus von wenigsten 0,05 oder 0,1 für das Leben zu schaffen, so daß es bei Verlust des sehtüchtigen Auges ein selbständiges Leben führen kann, ohne auf fremde Hilfe angewiesen zu sein. Beim Verlust des nichtdeprivierten Auges ist trotz des Wegfalls des binokularen Wettstreits kein Visusanstieg am deprivierten Auge zu erwarten. Zumindest beim Affen bringt die Enukleation des nichtdeprivierten Auges keine Funktionsverbesserung des deprivierten Auges [12]. Auch an die Möglichkeit ist zu denken, daß es sich im gegebenen Fall um eine teils kongenitale, teils erworbene Katarakt mit besserer Visusprognose handelt. Diese Entscheidung läßt sich nicht immer sicher treffen [10]. Die modernen Operationsverfahren [6, 7, 8, 19] haben die Chancen in Verbindung mit den Fortschritten der Amblyopiebehandlung gegenüber den früheren Therapiemöglichkeiten doch erheblich verbessert. Nach eingehender Aufklärung entscheiden sich heute die meisten Eltern in diesen verspäteten Fällen für eine Operation, möglichst mit Implantation einer Intraokularlinse (IOL). Umgekehrt kann sich bei partiellen Linsentrübungen die Frage stellen, ob die Katarakt sofort operiert werden muß oder ob man mit dem Eingriff noch so lange warten kann, bis das binokulare Einfachsehen (BES) sich weiter gefestigt hat. Einer von 250 Neugeborenen (0,4%) hat eine das Formensehen nicht behindernde Linsentrübung [23], die Häufigkeit der funktionell wirksamen kongenitalen Katarakte beträgt dagegen nur 0,02–0,04% [3, 12, 23]. Sie haben aber einen Anteil von 1/4–1/3 an den hochgradigen Sehbehinderungen im Kindesalter [23]. Kann das Kind schon Visusangaben machen, und liegt sein Visus unter der Grenze von 0,25–0,33, so sollte erst skiaskopiert, ggf. eine Brille verordnet und eine Amblyopiebehandlung eingeleitet werden, v. a. wenn zusätzlich ein Strabismus oder eine Mikrotropie besteht. Steigt darunter der Visus nicht an, so sollte möglichst in Zusammenarbeit mit einem in der Kinderophthalmologie der Strabologie erfahrenen Kollegen über die Indikation zur Operation entschieden werden.

Untersuchungsmethoden

Die objektive Untersuchung des Auges beginnt bei enger Pupille in einem abgedunkeltem Raum mit dem Skiaskop, dessen relativ schwächeres Licht die Pupille nur etwa auf Tageslichtbedingungen verengt. Es ist darauf zu achten, ob noch Fundusrot erhältlich und ob noch eine Lichtschattenbewegung zentral oder am Pupillenrand zu beobachten ist. Hinreichende Erfahrung in der Skiaskopie ist dazu notwendig. Danach klärt man mit der indirekten Ophthalmoskopie ab, ob Fundus und Makula noch erkennbar sind. In medikamentöser Mydriasis sollte man dann an der Spaltlampe (evtl. Handspaltlampe) die

Trübungsform der Linse beurteilen. Schon diese allein gibt einen Hinweis auf den Schweregrad der visuellen Deprivation [18, 19, 24]. In Mydriasis sollte man v. a. darauf achten, ob durch eine zentrale Trübung hindurch noch die Makula erkennbar ist, ob das Kind den Visuskopstern noch zentral fixieren kann oder ob er sich foveolar projizieren läßt. Also auch bei diesen wichtigen Untersuchungen ist der Kinderophthalmologe oder Strabologe gefragt. Rindentrübungen, v. a. vom Typ Cataracta zonularis, behindern das Formensehen weniger und haben daher auch eine bessere Prognose als supkapsuläre und dichte achsiale Trübungen mit einem Durchmesser von über 3,5 mm [18, 24]. Achsiale, einschließlich Kerntrübungen können manchmal aber noch recht durchscheinend oder lichtdurchlässig sein, diese sind dann also weniger amblyopiogen wirksam. Kann nach der objektiven Untersuchung mittels Skiaskop, Ophthalmoskop und Spaltlampe die Indikation zur Operation noch nicht sicher gestellt werden, so ist die Untersuchung der Gittersehschärfe mit den „Teller acuity cards" (TAC) zu empfehlen, die schon ab dem 1. Lebensmonat anwendbar ist und nach unserer Erfahrung ab 4 Lebensmonaten schon recht zuverlässige, reproduzierbare Visuswerte liefert. Voraussetzung ist allerdings wiederum, daß der Untersucher mit dieser Prüfmethode vertraut ist.

Operationsmethoden

Um die Bildung einer Nachstarmembran und eines regeneratorischen Nachstars möglichst zu vermeiden – wenigstens für die Zeit der höchsten Anfälligkeit der Sensorik –, ist heute die Lentektomie mit hinterer Kapsulotomie oder besser hinterer Kapsulorhexis und vorderer Vitrektomie die Standardmethode [5, 18, 19, 24] und zwar vom Säuglingsalter bis zum Vorschulalter, auch wenn eine Hinterkammerlinse (HKL) implantiert wird. Die untere Altersgrenze für die Implantation einer HKL liegt derzeit bei etwa 2 Jahren [6, 24], wahrscheinlich wird sie sich künftig noch mehr nach unten verschieben. Kontraindikation für eine HKL-Implantation bei Kindern sind Mikrophthalmus (Hornhautdurchmesser unter 10 mm) und eine chronische Uveitis. Wegen des zu erwartenden Bulbuswachstums sollte die HKL unterkorrigiert werden (Tabelle 1).

Auf Einzelheiten der bisher vorgeschlagenen Operationsverfahren kann jetzt nicht näher eingegangen werden. Es sei hier nur der Hinweis auf eine

Tabelle 1. Zielfraktion nach Hinterkammerlinsenimplantation bei Kindern

Operationsalter in Jahren	Zielrefraktion in dpt
1 bis 2	+ 4
> 2 bis 3	+ 3
> 3 bis 5	+ 2
> 5 bis 6	+ 1
> 6	± 0

neue, von Gimbel [8] vorgeschlagene Methode „optic capture" hingewiesen, die die Bildung einer sekundären Nachstarmembran wirksam verhindern soll.

Refraktionskontrollen

Im 1. Lebensjahr sollte die Refraktion wenigstens alle 3 Monate mit der Skiaskopie, danach mindestens halbjährlich überprüft werden. Kontaktlinsen (Silikonkautschuk) passen wir im 1. Lebensjahr mit einer Überkorrektur von +3 dpt und im 2. Lebensjahr mit einer Überkorrektur von +2 dpt an. Im 3.–4. Lebensjahr geben wir zur Kontaktlinse ein Bifokalglas.

Okklusionsbehandlung

Nach Operation einer einseitigen kongenitalen Katarakt findet man in der Literatur differierende Dosierungsempfehlungen zur Okklusion des führenden oder gesunden Auges [1, 11, 13, 17, 18, 20]. Einerseits soll sie die Amblyopie des aphaken Auges möglichst wirksam bekämpfen, andererseits birgt die allzu rigorose Okklusion in der sensitiven Periode die Gefahr einer Okklusionsamblyopie mit dem Resultat von 2 amblyopen Augen. Innerhalb der kritischen Periode muß man mit einer Okklusion des nichtdeprivierten Auges sehr vorsichtig sein; wir okkludieren es in dieser Zeit 1/2 bis max. 1 h. Ab dem 3. Lebensmonat kann man dann die Okklusion auf 2–3 h, und ab einem Lebensalter von 1/2 Jahr auf die halbe Wachzeit erhöhen. Von anderen Autoren werden rigorosere Okklusionsvorschläge bis hin zu 90% der Wachzeit gemacht [21].

Literatur

1. Beller R, Hoyt CS, Marg E, Odom JV (1981) Good visual function after neonatal surgery for congenital monocular cataracts. Am J Ophthalmol 91: 559–565
2. Costenbader FD, Albert DG (1957) Conservatism in the management of congenital cataract. Arch Ophthalmol 58: 426–430
3. Francois J (1963) congenital cataracts. In: Thomas CL (Hrsg) Les cataractes congenitales. Masson, Paris
4. Francois J (1979) Late resultats of congenital cataract surgery. Ophthalmology 86: 1586–1598
5. Gelbart SS, Hoyt CS, Jastrebski G, Marg E (1982) Long-term visual results in bilateral congenital cataracts. Am J Ophthalmol 93: 615–621
6. Gimbel HV, Ferensowicz M, Raanan M, DeLuca M (1993) Implantation in children. J Pediatr Ophthalmol Strabismus 30: 69–79
7. Gimbel HV (1996) Posterior capsulorhexis with optic capture in pediatric cataract and intraocular lens surgery. Ophthalmology 103: 1871–1875
8. Harwerth RS, Smith EL, Crawford MLJ, von Noorden GK (1984) Effects of enucleation of the nondeprived eye on stimulus deprivation amblyopia in monkeys. Invest Ophthalmol Vis Sci 25: 10–18

9. Hubel DH, Wiesel TN (1970) The period of susceptibility to the physiological effects of unilateral eye dosure in kittens. J Physiol 206: 419–436
10. Jain IS, Pillay P, Gangwar DN, Dhir SP, Kaul VK (1983) Congenital cataract: etiology and morphology. J Pediatr Ophthalmol Strabismus 20: 238–242
11. Jain IS, Pillai P, Gangwar DN, Gopal L, Dhir SP (1983) Congenital cataract: management and results. J Pediatr Ophthalmol Strabismus 20: 243–246
12. Kohn BA (1976) The differential diagnosis of cataract in infancy and childhood. Am J Dis Child 130: 184–192
13. Lorenz B, Friedl N, Boergen KP, Wörle J (1992) Chancen für Binokularfunktionen bei frühkindlicher Aphakie? Z prakt Augenheilkd 13: 363–371
14. Noorden GK von (1973) Experimental amblyopia in monkeys. Further behavioral observations and clinical correlations. Invest Ophthalmol 12: 721–726
15. Noorden GK von (1973) Histological studies of the visual System in monkeys with experimental amblyopia. Invest Ophthalmol 12: 727–738
16. Noorden GK von (1978) Klinische Aspekte der Deprivationsamblyopie. Klin Mbl Augenheilkd 173: 464–469
17. Noorden GK von (1990) Amblyopiebehandlung. Fortschr Ophthalmol 87(Suppl): 149–154
18. Parks MM (1982) Visual results in aphakic children. Am J Ophthalmol 94: 441–449
19. Parks MM (1984) Management of the posterior capsule in congenital cataracts. J Pediatr Ophthalmol Strabismus 21: 114–116
20. Parks MM, Johnson DA, Reed GW (1993) Long-term visual results and complications in children with aphakia. Ophthalmology 100: 826–840
21. Pratt-Johnson JA, Tillson G (1981) Visual results after remoral of congenital cataracts before the age of 1 year. Can J Ophthalmol 16: 19–21
22. Pratt-Johnson JA, Tillson G (1989) Unilateral congenital cataract: binocular status after treatment. J Pediatr Ophthalmol Strabismus 26: 72–75
23. Schrader W, Witschel H (1994) Behandlungsmöglichkeiten bei kongenitaler und frühkindlicher Katarakt. Ophthalmologe 91: 553–571
24. Stahl E, Zubcov AA, Schnaudigel OE, Stärk NS (1997) Visusergebnisse und Binokularfunktionen bei kindlicher Katarakt. Ophthalmologe: im Druck
25. Wiesel TN, Hubel DH (1963) Single-cell responses in striate cortex of kittens deprived of vision in one eye. J Neurophysiol 26: 1003–1017
26. Wiesel TN, Hubel DH (1963) Effects of visual deprivation on morphology and physiology of cells in the cat's lateral geniculate body. J Neurophysiol 26: 978–993
27. Wiesel TN (1982) Postnatal development of the visual cortex and the influence of environment. Nature 299: 583–591

Die frühkindliche Katarakt: therapeutische und prognostische Probleme

S. Schriever und A. Kampik

Zusammenfassung. Bei der Therapie der kindlichen Katarakt spielt beim Ziel, konsequent die Amblyopie zu vermeiden, neben der operativen Therapie insbesondere die postoperative Betreuung eine wichtige Rolle. Bei 139 an unserer Klinik versorgten Patienten können wir feststellen: Bei einseitiger Katarakt wird unabhängig vom Zeitpunkt der Operation (< 12 Monate Lebensalter oder > 12 Monate Lebensalter) überwiegend ein Visus besser als 0,1 erzielt. Die Vorgehensweise Pars-plana-Lensektomie und Kontaktlinsenversorgung (ppL und CL) zeigt bessere Ergebnisse als das Verfahren Discision und Brillenkorrektur (Disc. u. Brille). Bei bilateraler Katarakt erzielt in der Gruppe Operationsalter < 12 Monate ppL und CL bessere Ergebnisse, in der Altersgruppe Operationsalter > 12 Monate können mit beiden Vorgehensweisen ähnliche Ergebnisse erreicht werden. Mit IOL wurden Patienten unserer Klinik erst ab dem vollendeten 2. Lebensjahr versorgt. Aufgrund der besseren Ausgangslage (Operationswürdigkeit erst zu diesem Zeitpunkt) liegen funktionell sehr gute Ergebnisse vor. Langzeitkomplikationen müssen noch abgewartet werden. Aus operativer Sicht ist frühe ppL und CL Methode der Wahl bei kongenitaler Katarakt, wenn kein Skiareflex mehr möglich ist. IOL mit Bifokalbrille ist erst ab dem vollendeten 2. Lebensjahr empfehlenswert.

Summary: The visual outcome in children with congenital cataract is an individual problem. Operative and postoperative therapies are important to avoid amblyopia. The data of 139 patients of our hospital were analysed. In the group of patients with unilateral cataracts operated younger than 12 months and older than 12 months most reached VA of more than 0.1. The method of pars-plana lensectomy and contact lens fitting showed better results than discision and aphakia correction with glasses. In patients with bilateral cataracts younger than 12 months, patients revealed better results with PPL and contact lens, whereas in patients older than 12 months both methods showed good results. IOL implantation was started when the patients were 2 years old. Because of a better initial position from the point of view of amblyopia, this group of patients revealed excellent results. Long term follow-up will show the possible complication rate. PPL and CL fitting is the recommended operation in patients with congenital cataract younger than 2 years, while in older patients IOL implantation and bifocals are advisable.

Material und Methoden

Zum Vergleich verschiedener Therapie- bzw. Operationsformen untersuchten wir 139 Patienten, die zwischen 1974–95 operiert wurden. Wir unterschieden 3 Therapieformen:

C. Ohrloff et al. (Hrsg.)
11. Kongreß der DGII 1997

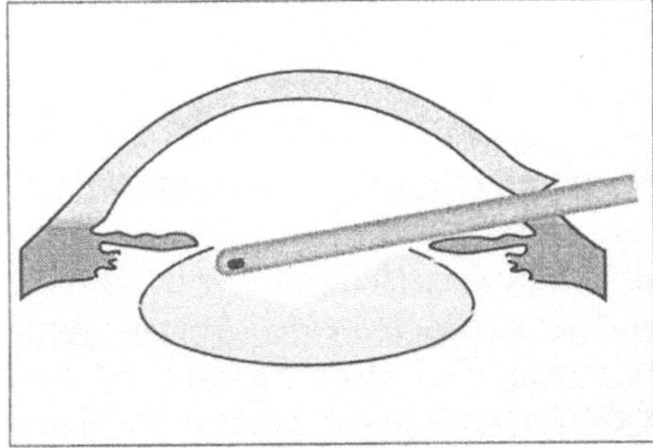
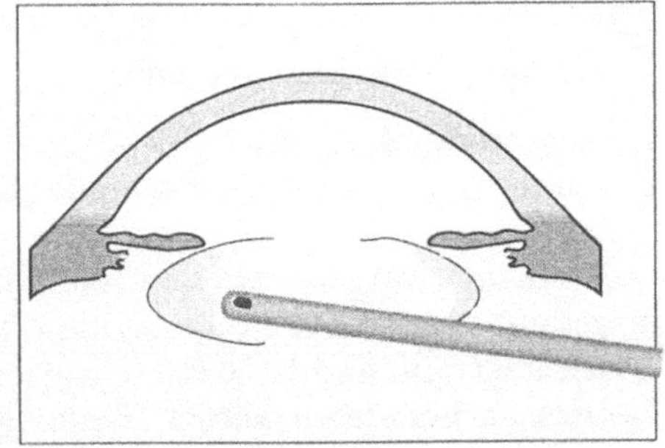

Abb. 1. Skizze Operationszugang: Discision (*links*), Pars-plana-Lensektomie (*rechts*)

a) Discision und Brillenversorgung: dies wurde v.a. in den ersten Jahren angewendet. Über einen limbalen Zugang wird die getrübte Linse nach Anlegen einer vorderen Kapsulotomie mittels Discision und Saug- und Spülverfahren entfernt. Die hintere Kapsel wird belassen, es kommt häufig zur Nachstarbildung. Eine Brille bietet eine Aphakiekorrektion bis +23 sph.
b) Pars-plana-Lensektomie und Kontactlinsenversorgung: Diese Vorgehensweise hat heute sicherlich Vorrang. Über einen Pars-plana-Zugang wird die Linse mittels Saug-Spül-Verfahren entfernt, dabei werden eine vordere Kapsulotomie und zur Nachstarprophylaxe eine hintere Kapsulotomie und eine vordere Vitrektomie durchgeführt. Die CL-Korrektur mit hydrophilen CL mit verlängerter Tragezeit (VT) [5] bietet die Möglichkeit einer sofortigen Vollkorrektion mit – sofern erforderlich – höheren Korrektionswerten als bei Brillenkorrektion möglich. Ab dem 3.–4. Lebensjahr werden harte CL mit VT angepaßt, sowie zusätzlich eine Bifokalbrillenkorrektion beidseits von +2.5 sph (Abb. 1).
c) e.c.CE und HKL-Implantation mit anschließender Bifokalkorrektion: Diese Operation wird frühestens ab dem vollendeten 2. Lebensjahr durchgeführt. Die Refraktion wird für das 15. Lebensjahr berechnet, so daß zum Operationszeitpunkt eine Unterkorrektion besteht, die mit einer Bifokalbrille, auch bei einseitiger Katarakt, ausgeglichen wird.

Nach allen 3 Therapieformen muß eine adäquate Teilzeitokklusion (TZO) durchgeführt werden. Wir gliederten die Patienten nach Vorliegen einer uni- oder bilateralen Katarakt und in Gruppen des Operationsalters < 12 Monate und > 12 Monate. Die Nachbeobachtungszeit betrug im Mittel 4,6 Jahre (4 Monate – 11,8 Jahre). Bei den 18 HKL-versorgten Kindern betrug sie im Mittel 14 Monate. Die Operationsindikation bei den Operationsarten Discision und ppL bei Kindern mit kongenitaler Katarakt war gegeben, wenn kein klarer Skiaskopiereflex mehr zu erhalten war. In der Gruppe der HKL-versorgten Kinder wurden neben Kindern mit „developmental cataract" auch Kinder mit Sekundärkatarakt, d.h. traumatischer oder postentzündlicher Katarakt aufgenommen.

Ergebnisse

1. ppL und CL, Discision und Brille

1.1 Unilaterale Katarakt

1.1.1 und 1.1.2 unilaterale Katarakt, Operationszeitpunkt < 12 Monate und > 12 Monate:

Mit beiden Vorgehensweisen (ppL und CL und Discision und Brille) werden insgesamt Visusstufen > 0,1 erreicht, z. T. besser als 0,5. In beiden Altersgruppen erzielt aber ppL und CL bessere Ergebnisse bzgl. des Visus. Stereofunktionen können nachgewiesen werden. Beim Operationszeitpunkt < 12 Monate jedoch nur bei der Methode ppL und CL, bei späterem Operationszeitpunkt vorwiegend bei ppL und CL, aber auch in einem Fall bei Discision und Brille (Abb. 2 u. 3).

1.2 Bilaterale Katarakt

1.2.1 Bilaterale Katarakt, Operationszeitpunkt < 12 Monate: Bessere Visusergebnisse als Discision und Brille erzielt ppL und CL. Stereofunktionen werden nur mit ppL und CL erzielt (Abb. 4).

< 12 Monate	ppL + CL	Disc. + Brille
Augen	n = 19	n = 8
V ≥ 0,5	32 %	-----
V 0,4 - 0,1	42 %	38 %
V < 0,1	26 %	62 %
Stereo	11 %	-----

Abb. 2. Ergebnisse: unilaterale Katarakt, Operationsalter < 12 Monate, ppL und CL, Discision und Brille

> 12 Monate	ppL + CL	Disc. + Brille
Augen	n = 8	n = 6
V ≥ 0,5	37,5 %	n=1 (17%)
V 0,4 - 0,1	37,5 %	50 %
V < 0,1	25 %	33 %
Stereo	25 %	n=1 (17%)

Abb. 3. Ergebnisse: unilaterale Katarakt, Operationsalter > 12 Monate, ppL und CL, Discision und Brille

< 12 Monate	ppL + CL	Disc. + Brille
Augen	n = 98	n = 32
V ≥ 0,5	27 %	6 %
V 0,4 - 0,1	36 %	34 %
V < 0,1	37 %	60 %
Stereo	27 %	-----

Abb. 4. Ergebnisse: bilaterale Katarakt, Operationsalter < 12 Monate, ppL und CL, Discision und Brille

> 12 Monate	ppL + CL	Disc. + Brille
Augen	n = 11	n = 14
V ≥ 0,5	n=1 (9 %)	21 %
V 0,4 - 0,1	64 %	43 %
V < 0,1	27 %	36 %
Stereo	33 %	14 %

Abb. 5. Ergebnisse: bilaterale Katarakt, Operationsalter > 12 Monate, ppL und CL, Discision und Brille

	ppL	Discision
Nachstarrate	30 %	64 %
Komplikationen	8 %	17 %

Abb. 6. Ergebnisse: Nachstarrate und Komplikationen, ppL und CL, Discision und Brille

1.2.2 Bilaterale Katarakt, Operationszeitpunkt > 12 Monate: Mit beiden Operations- und Versorgungsmethoden liegen ähnliche Visusergebnisse vor. Bessere Stereofunktionen konnten wiederum bei ppL und CL nachgewiesen werden (Abb. 5).

1.3 Nachstar und Komplikationen

Nachstarrate und mittel- bis langfristige Komplikationen (Sekundärglaukom, Ablatio retinae) treten bei der ppL nur halb so oft auf wie bei der Operationsmethode Discision (Abb. 6).

2. e.c.CE und HKL

2.1 Unilaterale Katarakt

Der Operationszeitpunkt lag zwischen dem Ende des 2. und dem 11. Lebensjahr. In gleicher Anzahl (n = 4) wurden unter den 12 Patienten Kinder mit juveniler, sich entwickelnder Katarakt, mit traumatischer Sekundärkatarakt und mit postuveitischer Sekundärkatarakt operiert. Die Visusergebnisse waren bei der Gruppe der traumatischen Sekundärkatarakt am besten, nur hier konnte postoperativ die Visusstufe 1,2 erreicht werden. Die schlechteste Visusstufe war 0,5. In den anderen beiden Gruppen („developmental" Katarakt und postuveitische Sekundärkatarakt) betrug der beste Visus 0,4–0,5, der schlechteste 0,1. Stereofunktionen waren überwiegend bei Kindern mit traumatischer Katarakt. Völlig komplikationslos war der Verlauf in 52% der Fälle. Folgen wie v. a. Nachstarbildung der hinteren Kapsel, aber auch iris-capture und Pupillarmembran bei entzündlichem Reizzustand waren zu verzeichnen.

2.2 Bilaterale Katarakt

Der Operationszeitpunkt lag zwischen dem Ende des 2. Lebensjahres und dem 4. Lebensjahr. Bei allen Patienten lag eine sich entwickelnde Katarakt beideits vor. Die Visusergebnisse waren in 83% der Fälle besser als oder gleich 0,5. Stereofunktionen wurden in allen Fällen postoperativ nachgewiesen. Nur in 2 von 12 Fällen kam es im Beobachtungszeitraum von 14 Monaten zu einem Nachstar der hinteren Kapsel.

Diskussion

Die Visusentwicklung bei der Behandlung der kindlichen Katarakt ist von vielen Faktoren beeinflußt. Ausmaß der Katarakt, Zeitpunkt der Operation und des Einsetzens der Okklusionstherapie und schließlich optimale Versorgung, d.h. gute Operationstechnik, aktuelle Aphakiekorrektion und konsequente Amblyopietherapie bestimmen das postoperative Ergebnis. Bei der Operationsmethode Discision bleibt die hintere Kapsel intakt. Es kommt häufig zur Nachstarbildung, wodurch die optische Achse verlegt und die Amblyopie gefördert wird. Wird die Aphakie nur mit einer Brille korrigiert, kann in vielen Fällen nicht die Vollkorrektur erreicht werden, da nur Gläser bis +23 sph. angeboten werden. Die Operationsmethode ppL bietet durch vordere und hintere Kapsulotomie und anschließende vordere Vitrektomie die hohe Chance einer frei bleibenden optischen Achse [3]. Komplikationen (Sekundärglaukom, Ablatio retinae) traten in unserem Patientengut halb so oft wie bei Discision auf. Ein cystoides Maculaödem tritt nicht häufiger als beim limbalen Zugang der Lensektomie auf [2, 4]. In den peripheren Kapselsack kann sekundär eine HKL implantiert werden. Die CL-Korrektur bietet die Möglichkeit der Vollkorrektur (z.T. bis +44 sph. erforderlich). Eine HKL wurde erst ab dem vollendeten 2. Lebensjahr implantiert, da bekannt ist, daß die Achsenlänge in den ersten 2 Lebensjahren um 25% wächst [1]. Insgesamt nimmt die Refraktion in den ersten Lebensjahren um 10–15 dpt ab wegen des Achsenlängenwachstums und der Änderung der HH-Kurvatur [6].

Bisher liegen wenig detaillierte Studien zum Vergleich verschiedener Operationsmethoden, Operationszeitpunkte und Aphakieausgleiche und deren fiktionellen Ergebnissen wie Visus und Binocularfunktion vor. Bei einseitiger Katarakt wurden im Gegensatz zu Literaturangaben [7, 8] mit beiden Operations- und Korrekturmethoden überwiegend bessere Werte als 0,1 erreicht. PPL und CL erzielte bessere Ergebnisse in beiden Operationsaltersgruppen als Discision und Brille. Stereofunktionen wurden zwar in beiden Operationsaltersgruppen erreicht, aber fast nur bei Korrektion mit CL. Diese guten Visus- und Stereowerte sind der CL-Vollkorrektur und Okklusion zu verdanken. Bei Discision und Brille verhindern trotz durchgeführter anschließender TZO Nachstarrate und mangelnde Vollkorrektur vergleichbare Visus- und Binocularergebnisse.

Bei bilateraler Katarakt in der Operationsaltersgruppe < 12 Monate überwiegt auch die Methode ppL und CL bzgl. Visus- und Binocularfunktion. In der Altersgruppe Operation > 12 Monate wurden überraschenderweise mit beiden Operationsmethoden ähnliche Visusergebnisse, aber doch bessere Stereofunktion bei ppL und CL erreicht. Wir sehen als Gründe für ähnliche Visusstufen: zum einen liegt in diesen Fällen bei sich erst verdichtender Katarakt eine bessere Ausgangslage bzgl. der Sehentwicklung vor. Zum anderen ist die erforderliche Korrektion soweit reduziert, daß eine Brille eine adäquate Korrektur bieten kann.

HKL wurden erst ab dem vollendeten 2. Lebensjahr implantiert. Wie zu erwarten, haben Kinder mit traumatischer Katarakt die beste Prognose unter den unilateralen Katarakten, da hier bis zu dem Ereignis eine ungestörte Visusentwicklung stattfand. Bei bilateralen „developmental" Katarakten ist das bessere Visusergebnis im Vergleich zu den vorher besprochenen Vorgehensweisen in erster Linie durch die bessere Ausgangslage zu erklären. Hier trat die Operationsindikation „fehlender Skiaskopiereflex" erst nach dem 2. Lebensjahr auf, so daß die sensible Phase des Sehsystems wesentlich ungestörter ablaufen konnte.

Danksagung:
Operationen wurden durchgeführt von: Prof. O.E. Lund, Prof. A. Kampik, Prof. V.P. Gabel, Prof. H.P. Heidenkummer, Dr. K. Ludwig, Prof. J. Nasemann, Prof. G. Riedel, PD Dr. A. Scheider. Amblyopietherapie wurde durchgeführt von: Prof. K.P. Boergen, Prof. B. Lorenz, J. Wörle.

Literatur

1. Gordon RA, Donzis PB (1985) Refractive development of the human eye. Arch Opthalmol 103: 785–789
2. Hoyt CS, Nickel B (1982) Aphakic cystoid macular edema. Occurence in infants and children after transpupillary lensectomy and anterior vitrectomy. Arch Opthalmol 100: 746
3. Kain, HL, Osusky R (1992) PPL bei kindl. Katarkt. Klin Mbl Augenheilkd 200: 451–453
4. Kampik AL, Kampik OE, Salbert R (1995) PPL-Indikationen und Komplikationen. Fortschr Ophthalmol 82: 312–315
5. Lorenz B, Wörle J (1991) Visual results in congenital cataract with the use of contact lenses. Graefe's Arch Clin Exp Ophthalmol 229: 123–132
6. Lorenz B, Friedl N, Wörle J, Boergen KP (1994) Monocular and binocular functional results in cases of contact lens corrected infant aphakia. In: Congenital cataracts, Chapter 18. edited by Edward Cothier, RG, Landes Company
7. Neumann D et al. (1993) The Effectiveness of daily wear contact lenses for the correction of Infantile Aphakia. Arch Ophthalmol 111: 927–930
8. Schrader W, Rath M, Witschel H (1994) Spätkomplikationen und funktionelle Ergebnisse mindestens 5 Jahre nach pp-Lentektomie wegen kongenitaler Katarakt. Ophthalmologe 91: 490–497

Die kindliche Katarakt – Visusprognose und Nachstarinzidenz nach kapselsackfixierter IOL-Implantation

E. Stahl, A.A. Zubcov, O.E. Schnaudigel, U. Fries, C. Ohrloff und N. Stärk

Zusammenfassung. Bei der Versorgung der kindlichen Katarakt hat die Implantation von Hinterkammerlinsen über einen Limbuszugang zunehmend Bedeutung erlangt. Zur Einschätzung von Visusprognose und Komplikationen des Eingriffs wurden 33 Kinder (mittleres Alter [± SEML] 6,9 ± 2,9 Jahre, 3–12 Jahre; 43 Augen: 15 traumatische, 19 frühkindliche, 9 kongenitale [von den letzten 2 Gruppen 19 bilaterale und 9 unilaterale Katarakte] 6–45 Monate nach primärer kapselsackfixierter IOL-Implantation untersucht.

Der mittlere bestkorrigierte postoperative Visus aller Augen betrug 0,5 ± 0,05 (traumatische K.: 0,6 ± 0,07, frühkindliche K.: 0,5 ± 0,07, kongenitale K.: 0,1 ± 0,07). 17 von 43 Augen (40 %) erreichten einen Visus von 0,5 und höher. Es bestand eine positive Korrelation zwischen Morphologie (ant. und post. Rindentrübung bzw. subkapsuläre Trübung) und Visus (0,7 ± 0,07 bzw. 0,5 ± 0,05; $p < 0,01$). Bilaterale Katarakte zeigten ein besseres Visusergebnis als unilaterale Katarakte (0,7 ± 0,07 vs. 0,2 ± 0,05; $p < 0,005$). Bis auf 4 Augen lag die Refraktion im gewünschten Bereich. Wurde eine primäre posteriore Kapsulotomie mit anteriorer Vitrektomie durchgeführt, litten nur 3 von 16 Augen (19 %) an einem Nachstar (traumatische K.: 13 %, frühkindliche K.: 5 %, kongenitale K.: 0 %). Dagegen kam es ohne primäre posteriore Kapsulotomie und anteriore Vitrektomie bei 19 von 27 Augen (70 %, $p < 0,002$) zu einem Nachstar (traumatische K.: 67 %, frühkindliche K.: 42 %, kongenitale K.: 11 %).

Die Visusprognose nach primärer kapselsackfixierter IOL-Implantation bei Kindern ab 3 Jahren ist sehr gut. Ohne primäre Kapsulotomie und anteriore Vitrektomie ist mit der Entwicklung eines Nachstars zu rechnen, wobei die Inzidenz des Nachstars bei traumatischen Katarakten am höchsten und bei kongenitalen Katarakten am niedrigsten war.

Summary. The implantation of capsular bag-fixated IOLs with a limbal approach has become an important method in the treatment of pediatric cataracts. To evaluate visual acuity and complication rates after primary IOL implantation in pediatric cataracts, 33 children [mean age (± SEM) 7 ± 3 years, range 3–12 years; 43 eyes: 15 traumatic, 19 developmental, and 9 congenital (of the latter two groups 19 bilateral and 9 unilateral) cataracts] were examined 6–45 months after surgery. All eyes had a best corrected postoperative visual acuity of 0.5 ± 0.05; 17 of 43 eyes (40 %) showed a best corrected visual acuity of 0.5 or more. The postoperative visual acuity of traumatic cataracts was 0.6 ± 0.07, of the developmental group 0.5 ± 0.07, and of the congenital group 0.2 ± 0.07. There was a positive correlation between morphology (lamellar vs subcapsular opacification) and visual acuity (0.7 ± 0.07 vs 0.5 ± 0.05; $p < 0.01$). Bilateral cataracts had better postoperative visual acuity than unilateral cataracts (0.7 ± 0.07 vs 0.2 ± 0.05; $p < 0.005$). Postoperative refraction was in the range of ± 3 dptr of the goal refraction in all except four eyes. Three of 16 eyes (19 %) suffered from posterior capsular opacification (traumatic cataracts 13 %, developmental

C. Ohrloff et al. (Hrsg.)
11. Kongreß der DGII 1997

cataracts 5 %, congenital cataracts 0 %), when primary posterior capsulotomy and anterior vitrectomy (ppc and av) had been performed. In contrast 19 out of 27 eyes (70 %, $p<0.002$) in which no ppc and av had been performed showed posterior capsular opacification (traumatic cataracts 67 %, developmental cataracts 42 %, congenital cataracts 11 %). There was no correlation between the age at operation and the incidence of posterior capsular opacification (p=n.s.). The prognosis of visual acuity after capsular-bag-fixated IOL implantation in children older than 3 years is very good. Without ppc and av, a posterior capsular opacification is very likely to occur. The incidence of posterior capsular opacification was highest in traumatic cataracts and lowest in congenital cataracts.

Einleitung

Die Versorgung der kindlichen Aphakie erfolgt zunehmend durch eine primäre, kapselsackfixierte IOL-Implantation. Intraokulare Linsen wurden bei Kindern in Europa erstmals 1964 nach Extraktion einer traumatischen Katarakt implantiert [3]. In den USA war Hiles in den 80er Jahren einer der Pioniere der intraokularen Linsenimplantation bei Kindern [7]. Auch in Deutschland ist die intraokulare Linsenimplantation bei Kindern durch verbesserte Operationsmethoden in der Kataraktchirurgie in den letzten Jahren zunehmend populär geworden [14, 15, 17]. Nach wie vor stellt der Nachstar als wichtigster postoperativer amblyogener Faktor ein großes Problem bei der kindlichen Kataraktoperation dar [5, 1]. Ziel dieser Arbeit ist, die Visusprognose und insbesondere die Nachstarinzidenz der verschiedenen Kataraktformen nach extrakapsulärer Kataraktextraktion und primärer, kapselsackfixierter Hinterkammerlinsenimplantation bei Kindern im Alter von 3–12 Jahren zu evaluieren.

Patienten und Methoden

An der Abteilung für Kinderaugenheilkunde des Universitätsklinikums Frankfurt wurde bei 33 Kindern (22 Jungen, 11 Mädchen) an insgesamt 43 Augen mit einer Katarakt eine kapselsackfixierte Hinterkammerlinsenimplantation durchgeführt. 14 Kinder (15 Augen) litten an einer traumatischen Katarakt, 8 Kinder (9 Augen) an einer frühkindlichen und 11 Kinder (19 Augen) an einer kongenitalen Katarakt. Das mittlere Alter aller Kinder (± SEM) betrug 6,9 ± 12,9 Jahre, die jüngsten Kinder waren zum Operationszeitpunkt 3, die ältesten 12 Jahre alt. Das mittlere Alter der Kinder mit einer traumatischen Katarakt betrug 7,3 ± 0,8 Jahre, das der Kinder mit einer frühkindlichen Katarakt 6,9 ± 0,8 Jahre, und das der Kinder mit einer kongenitalen Katarakt 6,6 ± 0,7 Jahre. Die Gruppe der frühkindlichen und kongenitalen Katarakte mit einer Rinden- bzw. subkapsulären Trübung bestand aus 13 Kindern und 20 Augen. 10 Augen wiesen eine kortikale Trübung auf, 10 Augen hatten eine subkapsuläre Katarakt. Der mittlere Beobachtungszeitraum lag bei 18 Monaten.

Alle Augen wurden präoperativ einer Keratometrie und einer Ultraschalluntersuchung mit A- und B-Bild unterzogen. Ebenfalls wurden folgende

Untersuchungen durchgeführt: Visus (Optotypen), Lang-Test, Titmus-Test, Tensio, Spaltlampenuntersuchung und Fundus. Die geometrisch-optische Formel nach Lepper und Trier wurde für die Intraokularlinsenkalkulation benutzt [10]. Emmetropie bzw. bei unilateraler Katarakt und hoher Fehlsichtigkeit eine Angleichung an das Partnerauge waren das Refraktionsziel. Operiert wurden nur Augen mit einer Sehstörung von 0,3 oder schlechter. Die Kataraktoperation erfolgte über einen Limbuszugang mit korneoskleralem Tunnelschnitt. Je nach Operationsbefund wurde eine posteriore Kapsulotomie und anteriore Vitrektomie durchgeführt. Es wurden Hinterkammerlinsen der Firmen Allergan oder Pharmacia aus PMMA implantiert. Postoperativ wurde, falls indiziert, eine Amblyopiebehandlung eingeleitet. Spätestens 4 Wochen nach OP wurde eine Bifokalbrille verordnet. Bei funktionell wirksamem Nachstar wurde erneut operiert (Yag-Kapsulotomie oder Nachstarabsaugung).

Alle Resultate sind als Mittelwert zu- bzw. abzüglich des Standardfehlers (SEM) angegeben. Vergleiche zwischen den einzelnen Kollektiven erfolgten mit dem Mann-Whitney-Test. Zur Untersuchung der Korrelation unverbundener Stichproben wurde die Spearman-Rang-Korrelationsanalyse verwendet. Das Signifikanzniveau wurde bei 5% angesetzt.

Ergebnisse

Die besten Visusergebnisse zeigten die traumatischen Katarakte mit einem Visus von 0,6 ± 0,07. Hier gilt noch zu beachten, daß 5 dieser 15 Augen durch zentrale Hornhautnarben nur einen Visus von 0,1–0,2 hatten und somit das Gesamtvisusergebnis der traumatischen Katarakte deutlich verschlechterten. Die frühkindlichen Katarakte wiesen einen mittleren, bestkorrigierten postoperativen Visus von 0,5 ± 0,07 auf, während die kongenitalen Katarakte nur einen postoperativen Visus von 0,2 ± 0,07 zeigten. Der mittlere Fernvisus aller 43 Augen betrug 0,5 ± 0,05. 40% aller Augen erreichten einen Visus von ≥ 0,5. Die bilateralen Katarakte zeigten mit einem postoperativen Visus von 0,7 ± 0,07 ein deutlich besseres Ergebnis als die unilateralen Katarakte (0,2 ± 0,05; $p<0{,}001$).

Zwischen Morphologie der Katarakt und postoperativem Visusergebnis bestand eine positive Korrelation. Der postoperative Visus der Katarakte mit einer kortikalen Trübung betrug 0,7 ± 0,07, und der der Katarakte mit einer subkapsulären Trübung betrug 0,5 ± 0,05 ($p < 0{,}05$). Bis auf 4 Augen lag die postoperative Refraktion im Zielbereich von ± 3 dpt der Soll-Refraktion. Wurde eine primäre posteriore Kapsulotomie mit anteriorer Vitrektomie durchgeführt, so litten nur 3 von 16 Augen (19%) an einem Nachstar (traumatische K.: 13%, frühkindliche K.: 5%, kongenitale K.: 0%). Dagegen kam es ohne primäre posteriore Kapsulotomie und anteriore Vitrektomie bei 19 von 27 Augen (70%, $p < 0{,}002$) zu einem Nachstar (traumatische K.: 67%, frühkindliche K.: 42%, kongenitale K.: 11%).

Diskussion

Die Visusergebnisse nach primärer kapselsackfixierter IOL-Implantation bei Kindern ab 2 Jahren sind gut, die intra- und postoperative Komplikationsrate ist gering. Unsere Ergebnisse stehen in guter Übereinstimmung mit aktuellen Befunden von Brady [4]. Allerdings berichteten diese Autoren, daß aufgrund rupturierter hinterer Kapseln in 20% der Fälle sulcusfixierte Hinterkammerlinsen implantiert werden mußten. Dagegen kam es in unserem Kollektiv lediglich einmalig zur Komplikation einer sulcusfixierten Hinterkammerlinse, andere intraoperative Kompliationen traten nicht auf.

Die guten Visusergebnisse unserer operierten Kinder bestätigen Befunde von Gupta, der bei kindlichen Pseudophakien nach einer traumatischen Katarakt bei 45% (10 von 22) der untersuchten Augen einen postoperativen Visus von 0,5 und höher berichtete [6]. Auch Koenig [8] fand gute Visusresultate nach ECCE mit Hinterkammerlinsenimplantation bei traumatischer, kindlicher Katarakt.

Im Einklang mit den Untersuchungen von von Noorden [16], der 2 amblyogene Faktoren postuliert, fanden wir einen signifikanten Unterschied zwischen den Visusergebnissen der uni- und bilateralen Katarakte. Ähnliche Ergebnisse bzgl. der Visusergebnisse bei uni-und bilateralen Katarakten fanden auch Menezo und Zubcov [11, 18].

Unsere Ergebnisse zeigen, daß Katarakte mit einer kortikalen Trübung ein signifikant besseres Visusergebnis als Katarakte mit einer subkapsulären Trübung erreichen. Über eine Beeinflussung des postoperativen Visus durch die Morphologie der Katarakt berichtet auch Parks, der ähnliche Resultate erzielte [13].

Der Nachstar stellt sicherlich nach wie vor eines der Hauptprobleme der ECCE mit IOL-Implantation im Kindesalter dar [1]. Er ist der wichtigste postoperative amblyogene Faktor [12]. Bei nichtdurchgeführter primärer, posteriorer Kapsulotomie und anteriorer Vitrektomie fanden wir in 70% der Augen einen Nachstar. Dagegen kam es nur bei 19% der Augen, die diesem Operationsverfahren unterzogen wurden, zu einer Nachstarbildung. Somit sollte insbesondere bei kleineren Kindern, die noch keiner Yag-Kapsulotomie an der Spaltlampe zugänglich sind, primär eine posteriore Kapsulotomie und anteriore Vitrektomie durchgeführt werden. Sowohl Gimbel als auch Zettestrom [5, 17] weisen auf den Zusammenhang zwischen nicht erfolgter primärer Kapsulotomie und erhöhter Nachstarinzidenz hin und befürworten daher auch eine primäre Kapsulotomie. Auch Basti sprach sich für ein solches Vorgehen aus und hob die Bedeutung der anterioren Vitrektomie hervor [2]. In gleicher Weise berichtete Kohnen über 5 Kinder [9], bei denen die hintere Kapsel intakt geblieben war, und die nach 6 Monaten Beobachtungszeit alle einen Nachstar zeigten. Im Gegensatz zu anderen Untersuchern untersuchten wir die Nachstarinzidenz der verschiedenen Kataraktformen und fanden sowohl bei durchgeführter als auch nichtdurchgeführter posteriorer Kapsulotomie und anteriorer Vitrektomie die höchsten Nachstarraten bei den traumatischen Katarakten und die niedrigsten Nachstarraten bei den kongenitalen Katarakten. Bei den traumatischen Katarakten erfolgte die Linsenablassung immer ca. 10 Tage nach dem ursprünglichen Trauma, so daß gleiche geplante Operationsbedingungen für alle ECCE mit IOL-Implantationen vorlagen. Somit dürfte die erhöhte Nachstarinzidenz bei traumatischen Katarakten im Trauma selbst begründet sein. Es muß weiterführenden Untersuchungen v.a. mit längerer Untersuchungsdauer vorbehalten bleiben, diese Hypothese zu bestätigen.

Literatur

1. Apple DJ, Solomon KD, Tetz RM et al. (1992) Posterior capsule opacification. Surv Ophthalmol 37: 73-16
2. Basti S, Ravishankar U, Gupta S (1996) Results of a prospective evaluation of three methods of management of pediatric cataracts. Ophthalmology 103: 713-720
3. Binkhorst CD, Gobin MH (1964) Injuries to the eye with lens opacity in young children. Ophthalmologica 148: 169-83
4. Brady KM, Atkinson CS, Kilty LA, Hiles DA (1995) Cataract surgery and intraocular lens implantation in children. Am J Ophthalmol 120: 1-9
5. Gimbel HV, DeBroff BM (1994) Posterior casulorhexis with optic capture: maintaining a clear visual axis after pediatric cataract surgery. J Cataract Refract Surg 20: 658-664
6. Gupta AK, Grover AK, Gurha MS (1992) Traumatic cataract surgery with intraocular lens implantation in children. J Ped Ophthalmol & Strabismus 29, 2: 73-78
7. Hiles DA (1984) Intraocular lens implantation in children with monocular cataracts 1974-1983. Ophthalmology 91: 1231-1237
8. Koenig SB, Ruttum MS, Lewandowski MF, Schultz RO (1993) Pseudophakia for traumatic cataracts in children. Ophthalmology 100, 8: 1218-1224
9. Kohnen T, Pena-Cuesta R, Koch DD (1996) Secondary cataract formation following pediatric intraocular lens implantation: Six months results. Ger J Ophthalmol 5: 171-175
10. Lepper RD, Trier HG (1983) Refraction after intraocular lens implantation: results with a computerized system for ultrasonic biometry and for implant lens power calculation. In: Hillmann JS, Le May MM (eds) Ophthalmic ultra-sonography. Proceedings of the 9th SIDUO Congress. Doc Ophthalmol Proc Series, Vol 38. Jun, The Hague Boston Lancaster, pp 243-248
11. Menezo IL, Esteve JT, Perez-Torregrosa VT (1994) IOL implantation in children - 17 years experience. Eur J Implant Ref Surg 6: 251-256
12. Moisseive J, Bartov E, Schochat A, Blumenthal M (1989) Long-term study of the prevalence of capsular opacification following extracapsular cataract extraction. J Cataract Refract Surg 15: 531-533
13. Parks MM, Johnson DA, Reed GW (1993) Long-term visual results and complications in children with aphakia. Ophthalmology 100: 826-841
14. Sinskey RM, Stoppel JO, Amin P (1993) Long-term results of intraocular lens implantation in pediatric patients. J Cataract Refract Surg 19: 405-408
15. Stärk N, Zubcov A, Fries U (1992) Monokulare und binokulare kindliche Katarakt: Ist die IOL der KL bei der Amblyopietherapie überlegen? Z prakt Augenheilkd 13: 355-362
16. Noorden OK von (1967) Classification of amblyopia. Am J Ophthalmol 63 N 2: 238-243
17. Zetterstrom C, Kugelburg U, Oscarson C (1994) Cataract surgery in children with capsulorhexis of anterior and posterior capsules and heparin surface modified intraocular lens. J Cataract Refract Surg 20: 599-601
18. Zubcov AA, Wüllenweber Ch, Stärk N (1994) Binokularfunktionen nach Kataraktoperation im Kindesalter. Der Ophthalmologe 91: 324

Nachstarentwicklung nach kindlicher IOL-Implantation[1]

T. Kohnen und D.D. Koch

Zusammenfassung. Die häufigste Komplikation nach Intraokularlinsen (IOL)-Implantation bei Kindern ist die Entwicklung einer Nachstarmembran. In unserer Studie wurden verschiedene operative Verfahren der Hinterkammerlinsen (HKL)-Implantation hinsichtlich einer Trübung der optischen Achse analysiert. In einer retrospektiven Studie wurden 20 Augen von 15 Kindern (1,5–12 Jahre), bei denen in den letzten 5 Jahren eine Kataraktextraktion mit primärer HKL-Implantation durchgeführt worden war, nachuntersucht. Es handelte sich um 18 kongenitale, 1 traumatische und 1 postuveitische Katarakt. Hinterkapsel und vorderer Glaskörper wurden in unterschiedlicher Weise behandelt: bei 5 Augen blieb die Hinterkapsel intakt, bei 15 Augen wurde eine hintere Kapsulorhexis vorgenommen – 9mal ohne und 6mal mit vorderer Vitrektomie. Eine Optikfixation der HKL durch eine hintere Kapsulorhexis wurde bei 3 Augen mit und bei 5 Augen ohne vordere Vitrektomie durchgeführt. Nach einer Nachbeobachtungszeit von durchschnittlich 2 Jahren (Minimum: 1 Jahr; Maximum: 4,5 Jahre) entwickelte sich bei allen Kindern mit intakter Hinterkapsel ein Nachstar. Bei allen Patienten mit vorderer Vitrektomie (mit oder ohne Optikfixation) blieb die optische Achse klar. Anfänglich blieb ebenfalls bei allen Patienten mit Optikfixation ohne Vitrektomie die optische Achse klar [9], jedoch nach 6 Monaten entwickelte sich bei 4 von 5 Patienten eine Trübung. Die vordere Vitrektomie nach hinterer Kapsulorhexis ist die effektivste Methode, eine Trübung der optischen Achse bei kindlicher HKL-Implantation zu verhindern.

Summary. To determine the effect of various methods of managing the posterior capsule and anterior vitreous on the rate of posterior capsular opacification in children implanted with posterior chamber intraocular lenses (PC IOL), we reviewed the charts of 20 eyes of 15 children (1.5–12 years) who had undergone primary cataract surgery with PC IOL in the last 5 years. The posterior capsule and anterior vitreous were managed in a variety of ways: in 5 eyes the posterior capsule was left intact, and 15 eyes underwent posterior continuous curvilinear capsulorhexis (PCCC) – nine cases without and six with anterior vitrectomy. In eight eyes posterior optic capture was performed, three with and five without vitrectomy. The follow-up ranged from 1 to 4.5 years (mean 2 years). Visually significant secondary cataract developed in all five eyes with intact posterior capsules and in the four eyes that underwent PCCC without vitrectomy and without posterior optic capture (i.e., the optic was left in the capsular bag). The optical axis remained clear in all six eyes that underwent PC IOL implantation with vitrectomy (with or without posterior optic capture). Initially, all optic capture cases without vitrectomy also remained clear, but after 6 months four out

1 Unterstützt durch Stipendien der Deutschen Forschungsgemeinschaft DFG-Ko 1595/1-1 und 1-2 und des Research to Prevent Blindness, Inc., New York, NY, USA.

C. Ohrloff et al. (Hrsg.)
11. Kongreß der DGII 1997

of five developed opacification. In this series posterior capsulorhexis with anterior vitrectomy was the only effective method of preventing or delaying secondary cataract formation in infants and children.

Einleitung

Die Implatation von Intraokularlinsen (IOL) hat sich in den letzten Jahren zu einer Behandlungsmethode der Aphakie bei Kindern und Jugendlichen entwickelt [2, 8, 11, 15]. Eines der Hauptprobleme der IOL-Implantation bei Kindern ist die hohe Nachstarrate, speziell wenn die hintere Kapsel nicht eröffnet wird [1]. Um die Sekundärkatarakt schon während der Operation zu beeinflussen, wurden neue chirurgische Verfahren entwickelt: die primäre hintere Kapsulotomie mittels Vitrektom oder Kapsulorhexis [6, 7], die vordere Vitrektomie [3, 12] und die Optikfixation der IOL durch eine hintere Kapsulorhexis [5].

Ziel unserer Studie war es, die Nachstarentwicklung nach kindlicher/jugendlicher IOL-Implantation bei verschiedenen Techniken zur Behandlung der hinteren Kapsel und des vorderen Glaskörpers zu untersuchen.

Patienten und Methoden

Wir untersuchten eine konsekutive Anzahl von 20 Augen (bei 15 Kindern), bei denen in allen Fällen eine primäre Hinterkammerlinsen(HKL)-Implantation durchgeführt worden war. Alle Operationen wurden am „Cullen Eye Institute" in Houston, Texas, USA, in den Jahren 1990–1995 vorgenommen. Bei 18 Augen handelte es sich um kongenitale Katarakt, ein Kind erlitt eine traumatische Katarakt, sowie eines eine postuveitisch bedingte Linsentrübung. Zum Zeitpunkt der Operation betrug das mittlere Alter der Patienten 6,1 Jahre (Spannbreite: 1,5–12 Jahre). Acht der Patienten waren männlich und 7 weiblich.

Die Nachbeobachtungszeit variierte zwischen 1 und 4,5 Jahren (Mittel: 2 Jahre). Alle Operationen wurden in Allgemeinanästhesie durchgeführt. Bei allen Patienten wurde ein Skleratunnel 1 mm hinter dem chirurgischen Limbus mit einer Breite von 5,5 mm präpariert und die Vorderkammer mit einem 3-mm-Keratom eröffnet. Unter Healon GV, einem hochviskösen Viskoelastikum [10], wurde hiernach die Vorderkapsel mit dem Zystotom eröffnet und dann eine zirkuläre vordere Kapsulorhexis angelegt. Nach Hydrodissektion, Phakoemulsifikation oder Aspiration der nuklearen Linsenanteile und Rindenaspiration wurde in allen 20 Fällen eine einstückige PMMA-Linse mit 5,5-mm-Optik in den Kapselsack implantiert.

Die Hinterkapsel wurde in unterschiedlicher Weise behandelt und die IOL-Implantation verschiedenartig durchgeführt:

Intakte hintere Kapsel: Die Vorderkammer und der Kapselsack wurden mit Healon GV aufgefüllt, die Inzision auf 5,5 mm erweitert, und danach wurde eine IOL in den Kapselsack implantiert.

Hintere Kapsulorhexis: Ebenfalls wurden hier die Vorderkammer und der Kapselsack mit Healon GV aufgefüllt, eine Punktion der Hinterkapsel mit einer gebogenen Kanüle wurde durchgeführt, und danach wurde Viskoelastikum zwischen die Hinterkapsel und den vorderen Glaskörperraum eingespritzt. Mit der Utrata-Pinzette wurde dann eine zirkuläre 4–5,5 mm große hintere Kapsulorhexis angelegt. Die IOL wurde sodann in den Kapselsack implantiert.

Vordere Vitrektomie: Nach 4–5,5 mm großer hinterer Kapsulorhexis wurde eine vordere Vitrektomie durchgeführt, wobei die Vorderkammer über eine Parazentese getrennt irrigiert wurde.

Optikfixation nach hinterer Kapsulorhexis: Nach Implantation in den Kapselsack wurde die IOL durch die hintere Kapsulorhexiseröffnung mit dem Sinskey-Haken gedrückt und somit die Optik hinter der Hinterkapsel fixiert.

In allen Fällen wurde das restliche viskoelastische Material abgesaugt und die Wunde mit einer 10-0-Nylon-Naht verschlossen, sowie 0,01%iges Carbachol in die Vorderkammer instilliert. Nachdem die Konjunktiva wieder geschlossen war, wurden antibiotika-/kortisonhaltige Augensalbe und ein Verband appliziert, und ein leichter Druckverband wurde angelegt. Die weitere postoperative Behandlung bestand in pupillenerweiternden Tropfen (2 x tgl.) und antibiotika- und kortikoidhaltigen Augentropfen 4 x täglich in der ersten Woche und einer ausschleichenden Therapie in den nächsten 8 Wochen.

Ergebnisse

Ein visusbeeinträchtigender Nachstar entwickelte sich bis auf 1 Auge bei allen, die keine vordere Vitrektomie erhielten. Alle 5 Augen mit intakter Hinterkapsel entwickelten eine Trübung der Hinterkapsel. In 4 dieser Augen mußte eine Nachstardiszision mit dem Nd:YAG-Laser nach einer mittleren postoperativen Zeit von 6 Monaten (Spannweite 3–9 Monate) durchgeführt werden. Bei 3 dieser Augen wurde die Nd:YAG-Laser-Behandlung zur Reinigung der optischen Achse innerhalb von 6 Monaten nach dem primären Eingriff wiederholt, der 4. Patient, ein elfjähriger Junge, wurde nach 1 1/2 Jahren erneut gelasert.

Bei allen 4 Augen mit hinterer Kapsulorhexis ohne Vitrektomie und Optikfixation mußte ebenfalls eine Nd:YAG-Laser-Kapsulotomie wegen einer deutlich sichtbaren Trübung innerhalb von 1 Jahr nach der Operation durchgeführt werden.

Anfänglich blieben alle optikfixierten Augen ohne Vitrektomie klar [9], aber nach 6 Monaten entwickelten 4 von 5 eine Trübung. Drei dieser Patienten benötigten eine Nd:YAG-Laser-Kapsulotomie nach 9 Monaten bzw. nach 2,5 Jahren. Auch der 4. Patient entwickelte nach 6 Monaten eine Trübung der optischen Achse. Bei dem 5. Patienten wurde zur Therapie einer hinteren Synechie eine chirurgische Synechyolyse nach etwa 1,5 Jahren durchgeführt, und zu diesem Zeitpunkt war die optische Achse klar.

Ebenfalls klar blieb die optische Achse bei allen 6 Augen, die eine HKL-Implantation mit Vitrektomie (mit oder ohne Optikfixation) erhalten hatten.

Diskussion

Es hat sich in den letzten Jahren gezeigt, daß eine intakte Hinterkapsel nach Kapselsackimplantation bei Kindern und Jugendlichen zu einer unakzeptabel hohen Rate an sekundärem Nachstar disponiert. So liegen Zahlen, wie z.B. von Hills vor [7], der über eine 70%ige Inzidenz von Nachstartrübungen nach HKL-Implantation bei Kindern berichtet. Oliver et al. [13] und Gimbel [6] geben Zahlen von bis zu 50% Nachstarrate in den ersten 3 Lebensmonaten an. In dem von uns operierten Patientengut trübten alle Augen mit einer intakten Hinterkapsel in kürzester Zeit ein und bedurften einer Kapsulotomie in den ersten 18 Monaten nach der primären Kataraktoperation, außerdem mußte bei 3 Augen eine zweite Laserbehandlung innerhalb von 9 Monaten nach der ersten durchgeführt werden. Es ergibt sich aus unserem kleinen Patientengut, daß bei kindlicher IOL-Implantation in den meisten Fällen eine intakte Hinterkapsel relativ schnell eintrübt und bei Kindern, jünger als 6 Jahre, sehr oft doch eine Nd:YAG-Laser-Kapsulotomie durchgeführt werden muß.

Mehrere Möglichkeiten zur Prävention der sekundären Nachstarbildung wurden in den letzten Jahren untersucht. Einige Wissenschaftler haben das Öffnen der hinteren Kapsel propagiert. Unsere Untersuchung hat gezeigt, daß bei allen Augen ohne Kapseleröffnung relativ früh ein Nachstar auftrat.

Ein 2. Ansatz zur Verminderung der Nachstarrate ist die Ausführung einer hinteren Kapsulorhexis, gefolgt von einer vorderen Vitrektomie, um Glaskörperanteile für das Linsenepithelwachstum zu eliminieren. Es hat sich gezeigt, daß eine zu kleine Öffnung der hinteren Kapsel ebenfalls zu einer Proliferation von Linsenepithelzellen führen kann [14]. In den von uns operierten Patienten mit einer 4–5,5 mm großen Kapseleröffnung und einer „moderat aggressiven“ vorderen Vitrektomie hat sich gezeigt, daß sich keine Komplikationen hinsichtlich der Nachstarbildung ergaben. Natürlich müssen Langzeitbeobachtungen weiter vorliegen, bevor wir die tatsächlichen Auswirkungen der Vitrektomie auf die okuläre Entwicklung einschätzen können.

Eine 3. Alternative zur Prävention der Sekundärkatarakt ist die von Gimbel entwickelte Technik der HKL-Optikfixation durch die hintere Kapsulorhexis [4, 5]. Bei dieser Technik verkleben vorderes und hinteres Kapselblatt, und dadurch könnte die Linsenepithelzellwanderung nach zentral vermieden werden. Während Gimbel berichtet hat, daß dieses Verfahren zu fast 100% die Nachstarentwicklung reduziert hat, haben wir festgestellt, daß bei 4 von 5 Augen ohne vordere Vitrektomie ein Nachstar nach den ersten 6 Monaten auftrat. Die hintere Optikfixation läßt eine kleine Lücke zwischen vorderem und hinterem Kapselblatt – an der Stelle, wo die Haptik den Kapselsack verläßt – entstehen. Aus diesem Grund besteht die Möglichkeit, daß die Nachstarreduktion bei diesem Verfahren tatsächlich von dem IOL-Design abhängt. Gimbel benutzte eine einstückige PMMA-Linse mit 90-Grad-Abwinklung von Haptik und Optik, wogegen die IOL bei unseren Patienten eine schräge Haptik-/Optikverbindung aufwiesen. Die hintere Optikfixation ist ein technisch schwieriges Verfahren, hauptsächlich wegen der hinteren Kapsulorhexis. Um eine permanente Optikfixation zu sichern, muß der Durchmesser der hinteren Kapsulorhexisöffnung ungefähr 1 mm kleiner als die IOL-Optik sein. Einen Vorteil der hinteren Optikfixation sehen wir darin, daß bei einer gut zentrierten hinteren Kapsulorhexis auch immer eine gut zentrierte IOL gewährleistet ist. Jedoch gerade hier ergibt sich dann ein weiteres potentielles Problem der hinteren Optikfixation. Sollte ein späterer Linsenaustausch wegen Anisometropie oder linsenbedingter Komplikation notwendig werden, läßt sich die IOL wahrscheinlich schwieriger entfernen.

Bei 2 Patienten haben wir eine vordere Vitrektomie und hintere Optikfixation durchgeführt. Die visuelle Achse blieb bei beiden Patienten klar. Jedoch glauben wir, daß diese Kombination im Vergleich zur vorderen Vitrektomie allein keine Vorteile bietet, außer die Optifixation wird benutzt, um die Linse zu stabilisieren oder zu zentrieren.

Zusammenfassend läßt sich sagen, daß zur Prävention der Sekundärkatarakt nach Hinterkammerlinsenimplantation bei Kindern und Jugendlichen eine zentrale hintere Kapseleröffnung und vordere Vitrektomie erforderlich ist. Wir sind der Meinung, daß weitere sorgfältige, prospektive Studien mit Langzeitnachbeobachtungen notwendig sind, um eine endgültige Beurteilung der verschiedenen Verfahren vornehmen zu können.

Literatur

1. Apple DJ, Solomon KD, Tetz RM et al. (1992) Posterior capsule opacification. Surv Ophthalmol 37: 73–116
2. Brady KM, Atkinson CS, Kilty LA, Hiles DA (1995) Cataract surgery and intraocular lens implantation in children. Am J Ophthalmol 120: 1–9
3. Buckley EG, Klombers LA, Seaber JH, Scalise-Grody A, Mintzer R (1993) Management of posterior capsule during pediatric intraocular lens implantation. Am J Ophthalmol 115: 722–728
4. Gimbel HV (1996) Posterior capsulorhexis with optic capture in pediatric cataract and intraocular lens surgery. Ophthalmology 103: 1871–1875
5. Gimbel HV, DeBroff BM (1994) Posterior capsulorhexis with optic capture: Maintaining a clear visual axis after pediatric cataract surgery. J Cataract Refract Surg 20: 658–664
6. Gimbel HV, Ferensowicz M, Raanan M, DeLuca M (1993) Implantation in children. J Pediatr Ophthalmol Strabismus 30: 69–72
7. Hiles DA (1984) Intraocular lens implantation in children with monocular cataracts: 1974–1983. Ophthalmology 91: 123–127
8. Kohnen T, Eisenmann D, Jacobi KW (1992) Funktionelle Ergebnisse nach Intraokularlinsenimplantation bei 92 Kindern und Jugendlichen. In: Robert YCA, Gloor B, Hartmann C, Rochels R, eds. 7. Kongreß der Deutschsprachigen Gesellschaft für Intraokularlinsen-Implantation. Springer, Berlin Heidelberg New York, S 11–16
9. Kohnen T, Peña-Cuesta R, Koch DD (1996) Secondary cataract formation following pediatric intraocular lens implantation: six-months results. Ger J Ophthalmol 5: 171–175

10. Kohnen T, v Ehr M, Schütte E (1995) Postoperativer Druckverlauf in den ersten Tagen nach intraokularem Einsatz von Hyaluronsäurelösung mit unterschiedlicher Viskosität. Klin Monatsbl Augenheilkd 206: 29–36
11. Lambert SR, Drack AV (1996) Infantile cataracts. Surv Ophthalmol 40: 427–458
12. Mackool RJ, Chatiawala H (1996) Pediatric cataract surgery and intraocular lens implantation: A new technique for preventing or excising postoperative secondary membranes. J Cataract Refract Surg 17: 62–66
13. Oliver M, Milstein A, Polack A (1990) Posterior chamber implantation in infants and juveniles. Eur J Implant Ref Surg 2: 309–314
14. Spierer A, Desatnik H, Blumenthal M (1992) Secondary cataract in infants after extracapsular cataract extraction and anterior vitrectomy. Ophthalmic Surg 23: 625–627
15. Wilson ME (1996) Intraocular lens implantation: Has it become the standard of care for children? Ophthalmology 103: 1719–1720

Katarakt kombiniert mit Glaukom oder Keratoplastik

Technik der kombinierten Glaukom- und Katarakt-operation

W. Lieb, F. Grehn und J. Borggrefe

Zusammenfassung. Glaukom und Katarakt kommen im höheren Lebensalter gehäuft gemeinsam vor. Vielfach ist eine alleinige Kataraktoperation nicht ausreichend. Zahlreiche Operationsverfahren der kombinierten Operation können eingesetzt werden. So lassen sich ECCE und Phakoemulsifikation kombinieren mit Trabekulektomie, Trabekulotomie oder auch mit zyklodestruktiven Eingriffen. Heute hat sich v. a. die Kombination der Trabekulektomie mit Phakoemulsifikation, sei es über einen gemeinsamen oder auch getrennten Zugang, bewährt.

Summary. Glaucoma and cataract often occur together in older patients and cataract surgery alone is insufficient. ECCE and phacoemulsification can be combined with trabeculectomy, trabeculotomy or cyclodestructive procedures. The combination of trabeculectomy and phacoemulsification at the same or a separate site has now been shown to be safe and effective.

Einleitung

Katarakt und Glaukom treten besonders im höheren Lebensalter häufig gemeinsam auf. Bei nichtadäquater medikamentöser Glaukomeinstellung bestehen zahlreiche Möglichkeiten, wie beide Erkrankungen therapiert werden können.

1. Kataraktchirurgie alleine, ggf. später filtrierende Chirurgie (zweizeitig);
2. filtrierende Glaukomchirurgie initial, später gefolgt von Kataraktextraktion (zweizeitig);
3. kombinierte Katarakt und Filtrationschirurgie (einzeitig).

Diskussion

Bis heute besteht kein Konsensus über die beste Vorgehensweise. Auch zur Technik stellen sich einige Fragen. Soll man mittels Phakoemulsifikation oder extrakapsulärer Extraktion operieren? Soll der antiglaukomatöse Eingriff als Trabekulektomie, Trabekulotomie oder Sklerektomie durchgeführt werden und soll mittels gemeinsamem oder getrenntem Zugang operiert werden? Im folgenden wird daher die von den Autoren favorisierte Vorgehensweise dargestellt.

C. Ohrloff et al. (Hrsg.)
11. Kongreß der DGII 1997

Es ist allgemein anerkannt, daß die Kataraktextraktion eine Senkung des intraokularen Druckes von 2–3 mmHg hervorruft [2, 14]. Diese Drucksenkung ist jedoch in der Mehrzahl der Glaukompatienten nicht ausreichend, sofern bereits ein manifester Glaukomschaden an Papille und im Gesichtsfeld vorhanden ist. Daher kommt die alleinige Kataraktextraktion nur bei Patienten mit gut eingestelltem Glaukom (Tensio < 24 mmHg) mit geringem Papillen- und Gesichtsfeldschaden in Frage. Zur besseren Abschätzung des Augeninnendruckniveaus führen wir präoperativ stets einen Auslaßversuch durch. Bei Tensiowerten > 24 mmHg sollte ein antiglaukomatöser Eingriff bei koexistenter Katarakt erwogen werden.

Alleinige Glaukomoperationen sind indiziert, wenn ein sehr hohes intraokulares Druckniveau besteht > 35 mmHg, z. B. bei kompliziertem Glaukom (Sekundärglaukom nach Uveitis, ICE-Syndrom usw.). Bei diesen Patienten sollte eine optimale Ausgangsbedingung für den Erfolg der antiglaukomatösen Operation bestehen und das zusätzliche Risiko unerwünschter Entzündungsreaktionen auf ein Minimum reduziert werden.

Die sicher langfristigsten Erfahrungen der kombinierten Operationen bestehen mit der extrakapsulären Kataraktextraktion und Trabekulektomie [10, 12, 15, 20–22, 26]. Hierzu gibt es zahlreiche Studien, die zeigen konnten, daß die Phakoemulsifikation Vorteile gegenüber der extrakapsulären Kataraktextraktion hat wie z. B. ein größeres Filterkissen, bessere Senkung des intraokularen Druckes, schnellere visuelle Rehabilitation und geringer Astigmatismus, daß jedoch ein gleicher Endvisus und ein ähnliches intraokulares Druckniveau erreicht werden können [3, 23, 24, 29]. Dennoch ist heutzutage bei kombinierten Glaukom-/Kataraktoperationen die Phakoemulsifikation die Kataraktechnik der Wahl [8, 19]. Diese läßt sich kombinieren mit

- einer *konventionellen Trabekulektomie* bzw. gedeckten Goniotrepanation,
- einer *Trabekulotomie,*
- einer *Sklerektomie* und seltener mit
- *zyklodestruktiven Verfahren* [27].

Am einfachsten erscheint auf den ersten Blick die direkte Kombination der Phakoemulsifikation über einen Tunnelschnitt mit einer Stanze und Diamantmesser durchgeführten Sklerektomie [1, 17]. Zahlreiche Stanzen wurden von unterschiedlichen Autoren hierzu beschrieben. Sie unterscheiden sich im wesentlichen im Durchmesser und in der Größe des Instrumentes. Nach erfolgter Phakoemulsifikation wird über den Tunnelschnitt die Stanze eingeführt und aus der inneren Lamelle des Tunnelschnittes eine ca. 2,0 mm große Öffnung herausgeschnitten. Modifikationen dieser Technik haben zu unterschiedlichen Einschnitten im Bereich des Tunnelschnittes geführt, die je nach Autor mit oder ohne Naht versorgt wurden. Die meisten Autoren sind wie wir der Ansicht, daß diese Operationstechnik nur ein schlecht steuerbares intraokulares Druckniveau erzeugt, mit dem Risiko ausgeprägter postoperativer Hypotonien. Aus diesem Grunde tendieren viele Operateure zur Adaptation des Tunnelschnittes mittels Naht in Fällen, wo eine kombinierte Operation über diesen Zugang durchgeführt wurde.

Bereits relativ alt, aber in neuerer Zeit wieder vermehrt aufgegriffen, ist die Kombination der Phakoemulsifikation mit einer Trabekulotomie, wie sie von Harms initial beschrieben wurde [6, 7]. Durch das direkte Aufreißen im Bereich des Schlemm-Kanals wird nicht nur über eine äußere, sondern auch über eine innere Fistulation ein verbesserter Kammerwasserabfluß erzielt. Unsere Erfahrungen dieser Kombinationsoperation wurden bereits veröffentlicht [18]. Bei insgesamt 37 operierten Augen kam es bei allen Patienten zu einem deutlichen Visusanstieg, und das intraokulare Druckniveau ließ sich auf einen mittleren Wert um 15 mmHg einstellen.

Die am besten kontrollierten Langzeiterfahrungen des Erfolgs antiglaukomatöser Operationen liegen mit der gedeckten Goniotrepanation und der Trabekulektomie vor. Langzeitergebnisse nach Trabekulektomie liegen zwischen 50 und 95 % Erfolg, wobei die durchschnittliche 5-Jahreserfolgsrate bei ca. 60 % anzusiedeln ist [4]. Wiederholungsoperationen haben eine deutlich geringere Erfolgsquote, wie auch die Glaukomoperation bei Aphakie, Trauma und Uveitis insbesondere dann, wenn keine Antimetaboliten zur Anwendung kommen. Langzeitergebnisse der Kombination Trabekulektomie mit Phakoemulsifikation und dem Einsatz von Antimetaboliten liegen vor aus der Arwina-Arbeitsgruppe. Diese fand in einem Kollektiv von 55 Augen im Langzeitverlauf eine relativ hohe Anzahl von Frühkomplikationen bei der Operation, insbesondere Hyphämata und postoperative Hypotonien, jedoch einen guten Visusanstieg in 86 % und bei 78 % sogar einen Viususanstieg auf über 0,5. In dieser Studie hatten 93 % der Patienten ein Sickerkissen ausgebildet, das intraokulare Druckniveau lag unter 18 mmHg. Endgültig geklärt ist der routinemäßige Einsatz von Antimetaboliten bei kombinierten Eingriffen nicht, obwohl einige Studien ein gering günstigeres Langzeitergebnis mit Verwendung von Mitomycin bzw. 5-Fluorouracil demonstrieren konnten [5, 11, 14, 16]. Wir verwenden primär beim kombinierten Eingriff keine Antimetaboliten, setzen jedoch, falls eine Vernarbungstendenz auftritt, postoperativ 5-FU ein.

Auch Untersuchungen über die Inzisionsgröße des Kataraktzuganges im Rahmen von kombinierten Operationen wurden durchgeführt.

So fanden Lyle et al. [13, 25] in einer vergleichenden Studie von 3- vs. 6-mm-Inzisionen, daß in einem Kollektiv von Operationen mit kleiner Inzision und faltbarer Intraokularlinse die postoperativen Komplikationen signifikant geringer waren (der Visusanstieg war rascher, wobei sich im Langzeitverlauf kein Unterschied zeigte) als in einer Gruppe mit 6 mm Phakoemulsifikationszugang.

Voruntersuchungen anderer Arbeitsgruppen und die Vorstellung, daß die Größe der Wundfläche mit dem Vernarbungsrisiko für den antiglaukomatösen Eingriff korreliert, veranlaßte uns, 2 Operationsverfahren in unserer Klinik zur kombinierten Operation einzusetzen und diese im Rahmen einer prospektiven randomisierten Studie zu untersuchen.

So führen wir bevorzugt 2 Operationsverfahren als kombinierte Glaukom-/Kataraktoperation durch:

a) **getrennter Zugang:** Kombination einer konventionellen fornixbasalen Trabekulektomie mit 4,0 x 3,0 mm Skleradeckelpräparation und 6,0-mm-Bindehautinzision in 12-Uhr-Position, kombiniert mit einer 3,5-mm-Clear-cornea-Inzision von temporal.
b) **gemeinsamer Zugang:** fornixbasale Trabekulektomie mit 4,0 x 3,0 mm Skleradeckelpräparation und 6,0-mm-Bindehautinzision in 12-Uhr-Position, wobei über dem Trabekulektomiezugang ein cornealer Tunnel präpariert wird.

Über die corneale Inzision von temporal (a) bzw. den cornealen Tunnel bei 12 Uhr (b) wird jeweils eine faltbare thermoplastische Hema/MMA-IOL (Memory Lens) implantiert.

Die Kurzzeitergebnisse ergaben, daß Patienten dieser beiden Gruppen, welche mit diesen Techniken operiert wurden, eine gute Tensioregulation um 15 mmHg postoperativ aufwiesen. In allen Fällen kam es zu einem Visusanstieg, wobei dieser durch bereits fortgeschrittene glaukomatöse Gesichtsfeldausfälle begrenzt war.

Die Operationszeiten der verschiedenen Verfahren sind unterschiedlich, der gemeinsame Zugang (36 ± 6 min) ist geringgradig schneller als die Operation mit separatem Kataraktzugang (47 ± 8 min).

Auch die postoperativen Komplikationen in der Frühphase waren in beiden Gruppen gleichmäßig verteilt. So fanden wir Aderhautabhebungen und postoperative Hypotonien in 1/3 der Patienten, eine flache Vorderkammer in 14% und Fibrinreaktionen in etwa 1/3 der Patienten. Bei 2 Patienten war bisher eine postoperative 5-Fluorouracilbehandlung erforderlich. Wir behandelten mit postoperativer Zykloplegie und hochdosierten Antiphlogistika bzw. Steroiden nach.

Mittlerweile hat sich die Kleinschnittphakoemulsifikationstechnik mit Implantation von Faltlinsen (Silikon, Acryl und Hema/MMA-IOL) und die Kombination einer konventionellen Trabekulektomie in zahlreichen Studien gut etabliert [8, 9, 25, 28, 30], so daß wir diese Operationsverfahren, sei es über einen gemeinsamen oder einen getrennten Zugang, bei Patienten mit koexistenter Katarakt und Glaukom favorisieren. Bis auf einen geringen Zeitvorteil bei gemeinsamem Zugang hat sich bisher kein eindeutiger Vorteil dieses Vorgehens gezeigt.

Literatur

1. Arnold PN (1996) No-stitch phacotrabeculectomy. J Cataract Refract Surg 22: 253–260
2. Brooks AM, Gillies WE (1992) The effect of cataract extraction with implant in glaucomatous eyes. Aust N Z J Ophthalmol 20: 235–238
3. Caprioli J, Park HJ, Weitzman M (1996) Temporal corneal phacoemulsification combined with superior trabeculectomy: a controlled study. Trans Am Ophthalmol Soc 94: 451–463
4. Funk J, Frank A (1995) Langfristige Augendrucksenkung durch Goniotrepanation oder Lasertrabekuloplastik. Klin Mbl Augenheilk 207: 215–222

5. Gandolfi SA, Vecchi M (1997) 5-fluorouracil in combined trabeculectomy and clear-cornea phacoemulsification with posterior chamber intraocular lens implantation. A one-year randomized, controlled clinical trial. Ophthalmology 104: 181–186
6. Gimbel HV, Meyer D (1993) Small incision trabeculotomy combined with phacoemulsification and intraocular lens implantation. J Cataract Refract Surg 19: 92–96
7. Gimbel HV, Meyer D, DeBroff BM, Roux CW, Ferensowicz M (1995) Intraocular pressure response to combined phacoemulsification and trabeculotomy ab externo versus phacoemulsification alone in primary open-angle glaucoma. J Cataract Refract Surg 21: 653–660
8. Gregg FM (1992) Phacoemulsification and modified trabeculectomy for managing combined cataracts and glaucoma. J Cataract Refract Surg 18: 362–365
9. Gunning FP, Greve EL (1994) Results of cataract surgery and implantation of a compressible disc lens in patients with glaucoma. J Cataract Refract Surg 20: 316–320
10. Handa J, Henry JC, Krupin T, Keates E (1987) Extracapsular cataract extraction with posterior chamber lens implantation in patients with glaucoma. Arch Ophthalmol 105: 765–769
11. Hurvitz LM (1993) 5-FU-supplemented phacoemulsification, posterior chamber intraocular lens implantation, and trabeculectomy. Ophthalmic Surg 24: 674–680
12. Kriegstein GK, Duzanec Z (1985) Vorteile und Risiken der kombinierten Glaukom/Katarakt Operation. Fortschr Ophthalmol 82: 357–361
13. Lyle WA, Jin JC (1991) Comparison of a 3- and 6-mm incision in combined phacoemulsification and trabeculectomy. Am J Ophthalmol 111: 189–196
14. McGuigan LJ, Gottsch J, Stark WJ, Maumenee AE, Quigley HA (1986) Extracapsular cataract extraction and posterior chamber lens implantation in eyes with preexisting glaucoma. Arch Ophthalmol 104: 1301–1308
15. Naveh N, Kottass R, Glovinsky J, Blumenthal M, Bar SD (1990) The long-term effect on intraocular pressure of a procedure combining trabeculectomy and cataract surgery, as compared with trabeculectomy alone. Ophthalmic Surg 21: 339–345
16. O'Grady JM, Juzych MS, Shin DH, Lemon LC, Swendris RP (1993) Trabeculectomy, phacoemulsification, and posterior chamber lens implantation with and without 5-fluorouracil. Am J Ophthalmol 116: 594–599
17. Schumer RA, Odrich SA (1995) A scleral tunnel incision for trabeculectomy. Am J Ophthalmol 120: 528–530
18. Schwenn O, Grehn F (1995) Cataract extraction combined with trabeculotomy. Ger J Ophthalmol 4: 16–20
19. Shields M (1993) Another reevaluation of combined cataract and glaucoma surgery. Am J Ophthalmol 115: 806–811
20. Shields MB (1982) Combined cataract extraction and glaucoma surgery. Ophthalmology 89: 231–237
21. Shingleton BJ, Jacobson LM, Kuperwaser MC (1995) Comparison of combined cataract and glaucoma surgery using planned extracapsular and phacoemulsification techniques. Ophthalmic Surg Lasers 26: 414–419
22. Simmons RJ, Savage JA, Thomas JV, Beicher CD (1985) The glaucomas and extracapsular cataract surgery with posterior chamber lens implantation. Trans New Orleans Acad Ophthalmol 33: 27–54
23. Stewart WC, Crinkley CM, Carlson AN (1994) Results of trabeculectomy combined with phacoemulsification versus trabeculectomy combined with extracapsular cataract extraction in patients with advanced glaucoma. Ophthalmic Surg 25: 621–627
24. Stewart WC, Crinkley CM, Carlson AN (1996) Prognostic factors in long-term intraocular pressure control following combined phacoemulsification and trabeculectomy. Acta Ophthalmol Scand 74: 145–150

25. Stewart WC, Sine CS, Carlson AN (1996) Three-millimeter versus 6-mm incisions in combined phacoemulsification and trabeculectomy. Ophthalmic Surg Lasers 27: 832–838
26. Terry S (1992) Combined no-stitch phacoemulsification cataract extraction with foldable silicone intraocular implant and holmium laser sclerostomy followed by 5-FU injections. Ophthalmic Surg 23: 218–219
27. Uram M (1995) Combined phacoemulsification, endoscopic ciliary process photocoagulation, and intraocular lens implantation in glaucoma management. Ophthalmic Surg 26: 346–352
28. Wedrich A, Menapace R, Radax U, Papapanos P (1995) Long-term results of combined trabeculectomy and small incision cataract surgery. J Cataract Refract Surg 21: 49–54
29. Wishart PK, Austin MW (1993) Combined cataract extraction and trabeculectomy: phacoemulsification compared with extracapsular technique. Ophthalmic Surg 24: 814–821
30. Yu C, NHV C, Caesar R, Boodhoo M, Condon R (1196) Long-term results of combined cataract and glaucoma surgery versus trabeculectomy alone in low risk patients. J Cataract Refract Surg 22: 352–357

Zum operativen Vorgehen bei Katarakt und Glaukom

J. Wolff, J. Kammann, K. Walden und E. Cosmar

Zusammenfassung. Das operative Vorgehen bei gleichzeitiger Katarakt- und Glaukomerkrankung wird kontrovers diskutiert. Bei 207 Glaukompatienten wurden in einer retrospektiven Langzeitstudie der Einfluß der alleinigen Phakoemulsifikation mit Hinterkammerlinsenimplantation auf die Veränderung der Glaukommedikation und das postoperative Tensionsverhalten untersucht. Die durchschnittliche Nachbeobachtungszeit betrug 26,0 Monate mit einem Maximum von 45 Monaten. Es besteht ein signifikanter Einfluß zwischen zunehmender Linsendicke und miotikahaltigen Augentropfen ($p < 0{,}001$). 142 Patienten (68,6 %) zeigten postoperativ stabile intraokulare Druckverhältnisse ohne Glaukommedikation ($p < 0{,}0001$). Der Anteil der miotikahaltigen Medikation konnte von präoperativ 49,8 % auf 8,2 % der Patienten gesenkt werden ($p < 0{,}001$). Ein postoperatives Tensionsniveau von ≤ 21 mmHg konnte in 205 Augen erreicht werden, in 2 Fällen war ein fistulierender Eingriff erforderlich. Es bestand kein signifikanter Unterschied, aber ein Trend in postoperativer Drucksenkung zwischen den Kollektiven korneoskleraler und rein kornealer Schnittführung ($p = 0{,}1383$). Die gute Druckregulierung und die deutliche Reduktion der Glaukommedikation sprechen für eine alleinige Phakoemulsifikation bei gleichzeitig bestehender Glaukom-Katarakt-Erkrankung, insbesondere bei dickeren Linsen. Bei initialer Kataraktoperation mit Clear-cornea-Technik können zu einem späteren Zeitpunkt, falls erforderlich, filtrierende Operationen in unberührtem Bindehaut-Sklera-Gewebe durchgeführt werden.

Summary. Management of patients with co-existing cataract and glaucoma remains controversial. Two hundred and seven glaucoma patients were analyzed retrospectively after cataract removal by phacoemulsification with posterior chamber IOL implantation. Alteration in glaucoma medication and intraocular pressure (IOP) were analyzed postoperatively up to 45 months (mean 26.0 months). A significant correlation between increasing lens thickness and therapy with miotic eye drops was observed ($p < 0.001$). One hundred and forty-two patients (68.6 %) showed stable postoperative IOP without glaucoma medication ($p < 0.0001$). The miotic therapy could be decreased from 49.8 % pre- to 8.2 % postoperatively ($p < 0.001$). A postoperative IOP of 21 mmHg or less was achieved in 205 eyes; two cases required trabeculectomy. There was no significant difference in IOP change between the corneoscleral and the clear cornea incision group. In view of the IOP stabilization and the obvious reduction of glaucoma medication, phacoemulsification alone is indicated in cases with both cataract and glaucoma especially for thick lenses. After phacoemulsification alone using the clear cornea technique filtering operations can be performed later in unscarred conjunctival and scleral tissue, if necessary.

C. Ohrloff et al. (Hrsg.)
11. Kongreß der DGII 1997

Einleitung

Die operative Vorgehensweise bei gleichzeitig bestehender Glaukom-Katarakt-Erkrankung wird kontrovers diskutiert [2, 3, 4, 7, 9, 11, 12, 14, 15, 16, 18, 20]. Zur Behandlung bestehen verschiedene operative Ansätze. Wahlweise kann eine alleinige Phakoemulsifikation erfolgen. Alternativ bietet sich eine kombinierte Phakoemulsifikation mit Filtrationschirurgie an. Oder es wird zunächst ein Filtrationseingriff durchgeführt, gefolgt von einer Kataraktoperation zu einem späteren Zeitpunkt.

Nach alleiniger Kataraktoperation kommt es langfristig in der Regel zu einer mäßigen Tensionssenkung. Gleichzeitig reduziert sich der Verbrauch antiglaukomatöser Medikation erheblich [1, 2, 4, 5, 6, 7, 8, 19, 21, 23].

Für diesen drucksenkenden Langzeiteffekt nach alleiniger Kataraktextraktion werden als Ursache verschiedene Möglichkeiten diskutiert. Einerseits wird nach Payer, Möller und Lucas eine Verbesserung des Kammerwasserabflusses durch die Vorderkammervertiefung mit Erweiterung des Kammerwinkels angenommen. Hierdurch resultiert eine positive Auswirkung auf das intraokulare Druckniveau. Andererseits führt Payer die Reduktion des intraokularen Druckniveaus auf einen äquatorialwärts gerichteten Kraftvektor zurück, der sich aus der Zerlegung des Federbügeldruckes der lntraokularlinse ergibt und damit zur Spannung des Trabekelwerks nach dorsal führt [10, 17]. Durch eine Hinterkapselfibrose und -schrumpfung wird weiterhin eine verminderte Kammerwassersekretion durch eine zunehmende Ziliarkörpertraktion über die Zonulafasern diskutiert [22, 25].

In der vorliegenden Untersuchung haben wir nach alleiniger Phakoemulsifikation das Tensionsverhalten und die Veränderung der Glaukommedikation in Abhängigkeit von der Linsendicke bis zum 45. postoperativen Monat (durchschnittliche Nachbeobachtungszeit 26,0 Monate) verfolgt und retrospektiv ausgewertet.

Material und Methode

Es wurden insgesamt 207 Augen bei Patienten mit gleichzeitiger Glaukom-Katarakt-Erkrankung zwischen Juni 1993 und Dezember 1995 operiert und retrospektiv ausgewertet. In allen Fällen erfolgte eine No-stitch-Phakoemulsifikation mit Implantation einer Hinterkammerlinse. Das mittlere Alter der Patienten lag bei 73,7 Jahren mit einem Minimum von 41 und Maximum von 91 Jahren. Die durchschnittliche Nachbeobachtungszeit betrug 26,0 Monate mit einem Maximum von 45 Monaten.

Die verschiedenen Glaukomformen werden in Tabelle 1 zusammengefaßt. In 131 Augen wurde ein Glaucoma chronicum simplex, in 58 Augen ein Glaucoma chronicum congestivum, in 10 Augen ein Pseudoexfoliationsglaukom und bei 8 Augen ein Pigmentdispersionssyndrom diagnostiziert. In die Studie wurden nur Augen ohne vorherigen antiglaukomatösen Eingriff aufgenom-

Tabelle 1. Glaukomart

Glaukomart	Anzahl ($n_{ges.}$ = 207)
Glaucoma chronicum simplex	131
Glaucoma chronicum congestivum	58
Pseudoexfoliationsglaukom	10
Pigmentdispersionssyndrom	8

Tabelle 2. Linsendicke (aufgeteilt in 0,4-mm-Schritte)

Linsendicke (in mm)	Anzahl ($n_{ges.}$ = 207)
> 5,6	16
≤ 5,6	32
≤ 5,2	47
≤ 4,8	63
≤ 4,4	34
≤ 4,0	14

men, ebenso wurden Patienten mit proliferativer diabetischer Retinopathie und Neovaskularisationsglaukom ausgeschlossen.

Präoperativ wurde bei allen Augen die Linsendicke echografisch erfaßt und in 0,4-mm-Schritte aufgeteilt (Tabelle 2). Die gemittelte Linsendicke betrug 4,81 ± 0,55 mm mit einem Maximum von 6,25 mm und einem Minimum von 3,55 mm. Die überwiegende Anzahl (n = 63) der Augen zeigte dickere Linsen in einem Bereich von 4,8 – 5,2 mm auf.

Der gemittelte präoperative Augeninnendruck lag applanatorisch bei 17,77 ± 3,22 mmHg. Bei 183 Augen (88,41 %) war der intraokulare Druck präoperativ reguliert. Als pathologisch wurde nach Leydecker eine Drucklage ≥ 21 mmHg angenommen, daher waren 24 Patienten (11,59 %) nicht tensionsreguliert. In dieser Studie fanden Patienten mit akuten Glaukomanfällen, phakolytischen und phakomorphen Glaukomen keine Berücksichtigung.

Eine antiglaukomatöse lokale Tropftherapie war präoperativ in allen 207 Augen vorhanden. Systemische Karboanhydrasehemmer erhielt präoperativ kein Patient. Zur Beurteilung des Verbrauchs antiglaukomatöser Medikamente wurde die prä- und postoperative Medikation in 4 Gruppen unterteilt: Keine pupillenverengenden Augentropfen (Betablocker, Adrenalin- und Clonidinderivate) erhielten 104 Patienten. In einer 2. Gruppe (n = 34) wurden die reinen Miotika wie Pilocarpin erfaßt. Kombinierte Therapieformen, die Miotika enthielten, wurden in 69 Fällen verabreicht. Die Verteilung der Glaukommedikation ist in Abb. 1 dargestellt. Bei Patienten mit einer Linsendicke ≥ 5,2 mm wurden in 68,8 % Miotika verabreicht. Ab einem Tensionsniveau von > 21 mmHg wurden in 78 % der Fälle Miotika oder kombinierte Therapieformen, die Miotika enthielten, eingesetzt.

Die zentrale Sehschärfe betrug präoperativ 0,23 ± 0,15. 14 Patienten zeigten einen Visus ≥ 0,5. 164 Augen fanden sich in der Gruppe mit einer Sehschärfe zwischen 0,1 und 0,5. 29 Augen hatten ein Sehvermögen unter 0,1. Das opera-

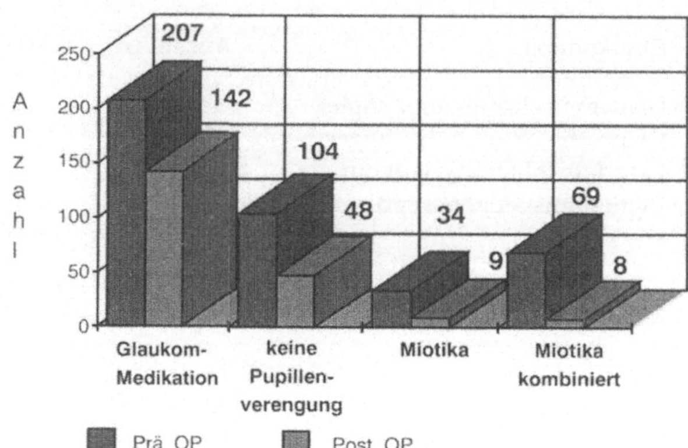

Abb. 1. Prä- und postoperative Glaukommedikation

tive Vorgehen wie auch die postoperative Medikation war für alle Patienten standardisiert.

Die statistischen Berechnungen wurden mit dem einseitigen t-Test für paarige Stichproben, dem linearen logistischen Regressionsmodell zur Prüfung der Linsendicke in Abhängigkeit vom Miotikaverbrauch und dem McNemar-χ^2-Test zum Vergleich kornealer und korneoskleraler Schnittführung durchgeführt. Als Signifikanzniveau galt ein p-Wert kleiner 0,05.

Ergebnisse

Nach einer durchschnittlichen Nachbeobachtungszeit von 26 Monaten konnte eine signifikante, gemittelte Tensionssenkung auf 16,22 ± 2,22 mm Hg beobachtet werden ($p < 0{,}001$). Postoperativ bestand in 205 Augen eine ausreichende Tensionsregulierung. Die durchschnittliche Augeninnendrucksenkung betrug im Gesamtkollektiv −1,55 mmHg und in der Gruppe der präoperativ nicht tensionsregulierten Augen ($n = 24$, > 21 mmHg) −6,83 mmHg. In 2 Fällen war trotz maximaler antiglaukomatöser Tropftherapie eine Trabekulektomie erforderlich. Am 1. postoperativen Tag lag das durchschnittliche Druckniveau bei 16,12 ± 5,39 mmHg. 21 Patienten zeigten einen IOD zwischen 21 und 30 mmHg und 5 Patienten zwischen 31 und 37 mmHg. Alle 25 Fälle (12,1 %) waren nach Gabe von Betablockern und systemischen Karboanhydrasehemmern innerhalb einer Woche tensionsreguliert.

Bei diesen 12,1 % der Augen konnte während der weiteren Nachbeobachtungszeit keine Veränderung der C/D-Ratio oder eine Gesichtsfeldverschlechterung registriert werden.

Bei Betrachtung der intraokularen Druckentwicklung in Abhängigkeit zur Schnittführung zeigte sich in der kornealen Gruppe ($n = 92$) eine signifikante, gemittelte Tensionssenkung von −2,13 mmHg ($p < 0{,}001$) und in der korneoskleralen Gruppe ($n = 115$) von −1,10 mmHg ($p < 0{,}001$). Zwischen diesen beiden Kollektiven bestand jedoch kein statistisch signifikanter Unterschied, aber ein Trend in postoperativer höherer Drucksenkung in der kornealen Gruppe ($p = 0{,}1383$).

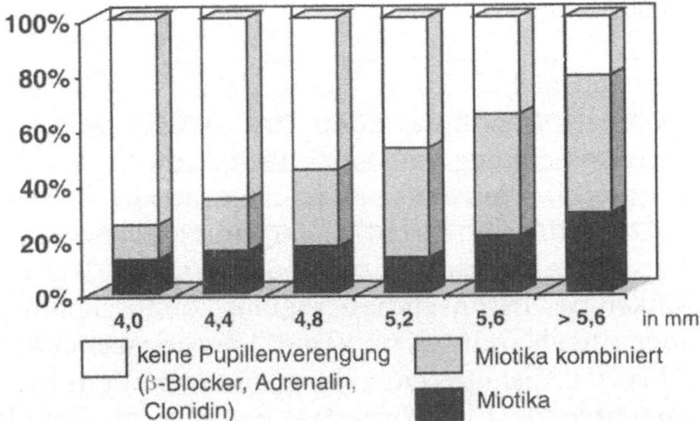

Abb. 2. Präoperative Glaukommedikation in Abhängigkeit von der Linsendicke

Postoperativ waren 142 von 207 Patienten (68,6%) ohne antiglaukomatöse Therapie tensionsreguliert. Der Anteil der miotikahaltigen Glaukommedikation konnte von 49,8% auf 8,2% der Patienten gesenkt werden ($p < 0{,}0001$). Kein Patient benötigte postoperativ mehr antiglaukomatöse Medikation als präoperativ. Bei 48 Augen (23,19%) waren lediglich Betarezeptorenblocker, lokale Karboanhydrasehemmer bzw. Adrenalin- und/oder Clonidinderivate erforderlich. In 19,8% der Fälle war die antiglaukomatöse Therapieform unverändert. Der Verbrauch der Glaukommedikation ist in Abb. 2 dargestellt.

Die präoperative Glaukommedikation in bezug zu der ermittelten Linsendicke wird in Abb. 2 dargestellt. Es besteht ein signifikanter Einfluß zwischen zunehmender Linsendicke und einem erhöhten Verbrauch miotikahaltiger Augentropfen ($p < 0{,}001$). Der Anteil miotischer Augentropfen oder kombinierter Therapieformen, die Miotika enthalten, nimmt präoperativ mit zunehmender Linsendicke deutlich zu.

Nach durchschnittlich 26 Monaten Nachbeobachtungszeit zeigte sich eine überproportionale Reduktion der miotikahaltigen Tropftherapie mit zunehmender Linsendicke. Die Medikamentengruppen waren postoperativ in den verschiedenen Linsendicken annähernd gleich verteilt.

Die präoperative Vorderkammertiefe lag zwischen 1,72 und 3,73 mm (gemittelt bei 2,83 mm). Nach Phakoemulsifikation betrug die gemittelte Vorderkammertiefe 3,82 mm (Minimum: 2,63 mm, Maximum: 4,95 mm); die postoperative Vertiefung war hochsignifkant ($p < 0{,}001$).

In 82,61% der Fälle konnte postoperativ eine Visusverbesserung auf $\geq 0{,}5$ erreicht werden ($p < 0{,}0001$). Keine Sehschärfenveränderung wurde bei 15 Patienten beobachtet. Von diesen 15 Augen wiesen 10 Fälle eine senile Maculadegeneration, 4 Augen eine komplette glaukomatöse Opticusatrophie und in 1 Fall eine fortgeschrittene diabetische Retinopathie auf. Eine Sehverschlechterung bei zystoidem Maculaödem lag bei 1 Fall vor.

Diskussion

Unsere Ergebnisse zeigen, daß die alleinige Phakoemulsifikation mit Hinterkammerlinsenimplantation auch längerfristig eine statistisch signifikante Tensionssenkung von -1,55 mmHg bewirkt ($p < 0{,}001$). Diese Resultate sind vergleichbar mit denen anderer Studien [4, 8, 16]. Positiv auffallend war insbesondere die höhergradige Augeninnendrucksenkung der präoperativ nicht tensionsregulierten Augen (-6.83 mmHg). Durch das postoperative Zurücksinken des lrislinsendiaphragmas konnte Steuhl eine Erweiterung des Kammerwinkels mit signifikanter Tensionssenkung nachweisen [21]. Andere Theorien diskutieren eine verminderte Kammerwassersekretion durch eine zunehmende Ziliarkörpertraktion über die Zonulafasern, bedingt durch eine Hinterkapselfibrose und -schrumpfung [22, 25].

In unserer Analyse zeigten 142 Patienten (68,6 %) postoperativ regulierte Tensionswerte (≤ 21 mmHg) ohne antiglaukomatöse Therapie. Vergleichbare Resultate erreichten frühere Studien ohne lokale Glaukommedikation in 36-70 % der Patienten [1, 5, 6, 8, 10, 16]. Kein Patient in unserer Studie erhielt mehr antiglaukomatöse Augentropfen als präoperativ. Im Gegensatz zu unseren Ergebnissen berichten frühere Studien über eine erhöhte postoperative Glaukommedikation in einigen Fällen (5 % [4], 10,2 % [16], 21 % [14]). Der Anteil der miotikahaltigen Augentropfen konnte von 49,8 % auf 8,2 % der Patienten reduziert werden. Patienten mit einer Linsendicke ≥ 5,2 mm erhielten präoperativ eine miotikahaltige Medikation in 68,8 % der Fälle. Andere Studien weisen zwar auf einen geringeren Verbrauch an miotikahaltiger Glaukommedikation hin, aber der Einfluß zwischen zunehmender Linsendicke und erhöhtem Miotikaverbrauch wurde bisher nicht beschrieben. Wir konnten nach alleiniger Phakoemulsifikaion eine signifikante Reduktion der miotikahaltigen Augentropfen bei Patienten mit dickeren Linsen nachweisen ($p < 0{,}001$).

Zusammenfassend läßt sich feststellen, daß aufgrund der guten Druckregulierung und der deutlichen Reduktion der Glaukommedikation eine alleinige Phakoemulsifikation bei gleichzeitig bestehender Glaukom-Katarakt-Erkrankung - insbesondere bei dickeren Linsen - indiziert ist. Angesichts einer höheren Komplikationsrate bei simultaner Katarakt-Glaukom-Chirurgie erscheint uns eine initiale Kataraktoperation mit Clear-cornea-Technik die optimale Methode, da zu einem späteren Zeitpunkt, falls erforderlich, filtrierende Operationen in unberührtem Bindehaut-Sklera-Gewebe durchgeführt werden können.

Literatur

1. Bleckmann H (1987) Hinterkammerlinsen und Glaukom. Klin Mbl Augenheilk 187: 173-177
2. Buratto M, Ferrari M (1990) Extracapsular cataract surgery and intraocular lens implantation in glaucomatous eyes that had filtering bleb operation. Cat Refract Surg 16: 315-319

3. Greve EL (1988) Primary angle closure glaucoma: Extracapsular cataract extraction or filtering procedure. Int Opthalmol 12: 157–162
4. Handa J, Henry C, Krupin Th, Keates E (1987) Extracapsular cataract extraction with posterior chamber lens implantation in patients with glaucoma. Arch Ophthalmol 105: 765–769
5. Kammann J, Nückel A, Lücking W, Wetze W (1985) Hinterkammerlinsen-Implantation bei Glaukom. Fortschr Ophthalmol 82: 183–155
6. Kammann J, Dombach G, Schütttrumpf R (1994) Cataract-Operationen bei Glaukompatienten. In: Berneaud-Kötz G (Hrsg) Sitzungsbericht der 155. Versammlung des Vereins Rheinisch-Westfälischer Augenärzte, Gebr. Zimmermann, Balve, 61–66
7. Kooner KS, Dulaney DD, Zimmermann TJ (1988) lntraocular pressure following ECCE and IOL implantation in patients with glaucoma. Ophthalmic Surg 19: 570–575
8. Kusber M, Aust W (1991) Kunststofflinsen-Implantation bei Katarakt-Patienten mit Glaukom. Klin Mbl Augenheilk 198: 185–189
9. Longstaff S, Wormald RPL, Mazover A, Hitchings RA (1990) Glaucoma triple procedures: Efficacy of intraocular pressure control and visual outcome. Ophthalmic Surg 21: 786–793
10. Lucas B, Krüger H, Böke W (1986) Retropupillare Linsen bei Glaukom; Vorderkammertiefe, Druckverhalten, Medikation prä- und postoperativ. Fortschr Ophthalmol 83: 214–216
11. McGuigan UB, Gottsch J, Stark WJ et al. (1986) Extracapsular cataract extraction with posterior chamber lens implantation in eyes with preexisting glaucoma. Arch Ophthalmol 104: 1301–1308
12. Mamalis N, Lohner S, Rand AN, Crandall AS (1996) Combined phacoemulsification, intraocular lens implantation, and trabeculectomy. J Cataract Refract Surg 22: 467–473
13. Möller DE, Lommatzsch A, Kött M (1991) Das postoperative Druckverhalten nach ECCE und Phakoemulsifikation. In Wenzel et al. (Hrsg): Sitzungsbericht des 5. Kongresses der DGII. Springer, Berlin
14. Murchison JF Jr, Shields MB (1989) An evaluation of three surgical approaches for coexisting cataract and glaucoma. Ophthalmic Surg 20: 393–398
15. Naveh N, Kottass R, Glovinsky J et al. (1991) The long-term effect on intraocular pressure of a procedure combining trabeculectomy and cataract surgery, as compared with trabeculectomy alone. Ophthlamic Surg 21: 339–345
16. Obstbaum SA (1986) Glaucoma and intraocular lens implantation. J Cataract Refract Surg 12: 257–261
17. Payer H, Payer G (1983) lntraoculare Drucksenkung nach Einsetzen von nach hinten gewinkelten ziliarkörpergestützten Sinskey-Hinterkammerlinsen in normotone Augen. Klin Mbl Augenheilk 18: 381
18. Savage JA, Thomas JV, Belcher CD III, Simmons RJ (1985) Extracapsular cataract extraction and posterior chamber intraocular lens implantation in glaucomatous eyes. Ophthalmology 92: 1506–1516
19. Schelenz J, Kammann J (1988) Katarakt-Operation mit Hinterkammerlinsenimplantation nach fistulierender Glaukom-Operation. Fortschr Ophthalmol 85: 381–384
20. Simmons ST, Lithoff D, Nichols DA, Sherwood MB, Spaeth GL (1987) Extracapsular cataractextraction and posterior chamber intraocular lens implantation combined with trabeculectomy in patients with glaucoma. Am J Ophthalmol 104: 465–470
21. Steuhl KP, Marahrens P, Frohn C, Frohn A (1991) Über die Augendruckentwicklung und die Kammerwinkeltiefe vor und nach extrakapsulärer Kataraktextraktion mit Hinterkammerlinsenimplantation. In: Wenzel et al. (Hrsg): Sitzungsbericht des 5. Kongresses der DGII. Springer, Berlin

22. Volkmann U, Kampik A (1986) Späte Hypotonie nach Hinterkammerlinsenimplantation. Klin Mbl Augenheilk 188: 242–244
23. Weickert Ch (1988) Hinterkammerlinsen-Implantation bei Glaukom-Tensioverlauf postoperativ und bei Langzeitkontrolle. Fortschr Ophthalmol 85: 270–272
24. Waubke ThN, Dross E, Lattke F (1977) Kataraktoperationen und Glaukom. Klin Mbl Augenheilk 171: 337–343
25. Wollensak J, Seiler T (1990) Hypotoniesyndrom durch geschrumpfte Linsenkapsel. Klin Mbl Augenheilk 197: 418–421

Kombinierte Katarakt- und Glaukomchirurgie: zwei operative Zugänge im Vergleich

K. Hille, A. El-Zarka und K.W. Ruprecht

Zusammenfassung. Bei der kombinierten Katarakt- und Glaukomoperation besteht aufgrund der ausgeprägten Entzündungsreaktion das Risiko einer Filterkisseninsuffizienz. In einer prospektiven randomisierten Studie untersuchten wir die Abhängigkeit der Filterkissenfunktion von der Größe des operativen Zugangs. Bei jeweils 25 Patienten führten wir eine gedeckte Goniotrepanation mit simultaner Phakoemulsifikation und Implantation einer Silikonlinse bzw. Implantation einer 6-mm-PMMA-HKL durch. Nach 6 Monaten fanden wir in der Gruppe der Patienten mit Silikonlinse bei 20 ein suffizientes Filterkissen, während bei den Patienten mit PMMA-Linse lediglich 14 ein Filterkissen aufwiesen ($p < 0{,}025$). Die Anzahl der Patienten, die eine zusätzliche antiglaukomatöse Therapie benötigten, betrug nach Silikonlinsenimplantation 4, in der Vergleichsgruppe 14 Patienten ($p < 0{,}01$).

Schlüsselwörter: Kombinierte flitrierende Operation und Kataraktoperation – Augeninnendruck – Phakoemulsifikation.

Summary. In combined cataract and glaucoma surgery the risk for insufficiency of the filtering bleb is higher than in simple glaucoma surgery. In a prospective, randomized study we investigated the influence of the incision technique on the outcome of the filtration. In 25 patients we performed goniotrephination covered with a scleral flap, phacoemulsification and implantation of a folded silicone lens beneath the base of the scleral flap. In the control group we implanted a 6-mm PMMA. Six months later 20 of the patients with silicone lens still showed a filtering bleb, in contrast to only 14 of the patients with PMMA lens ($p < 0.025$). Four patients of the silicone Iens group received additional glaucoma treatment, in contrast to 14 of 25 patients with PMMA lens ($p < 0.01$).

Key words: Combined filtering-cataract-surgery, glaucoma and intraocular pressure, phacoemulsification

Fragestellung

Das gleichzeitige Auftreten eines Glaukoms mit einer operationswürdigen Katarakt ist relativ häufig. Für die Kombination einer Kataraktextraktion mit einer drucksenkenden Operation spricht, daß lediglich eine Operation erforderlich ist und postoperativ die Verordnung von drucksenkenden Medikamenten vermieden werden kann [4]. Andererseits ist bekannt, daß bei kombi-

C. Ohrloff et al. (Hrsg.)
11. Kongreß der DGII 1997

nierten Operationen häufiger eine Fibrinreaktion [1–3] und konsekutiv eine Insuffizienz des Filterkissens eintritt. Wir untersuchten deshalb die Frage, ob durch die Verkleinerung des operativen Zugangs, wie sie durch die Implantation einer Faltlinse möglich ist, die Ausbildung eines Filterkissens positiv zu beeinflussen ist.

Methodik

Bei jeweils 1 Auge von 50 Patienten führten wir in einer randomisierten prospektiven Studie eine kombinierte Katarakt- und Glaukomoperation durch. Einschlußkriterien waren eine operationswürdige Katarakt mit Visus unter 0,6 sowie ein anamnestisch vorliegendes primär-chronisches Offenwinkelglaukom mit einer glaukomatösen Papillenexkavation von mindestens 0,6.

Bei 25 Patienten implantierten wir nach Anlegen einer gedeckten Goniotrepanation eine Silikonlinse in gefaltetem Zustand über die gleiche Inzision (Gruppe A). Als Kontrollgruppe dienten 25 Patienten, bei denen über eine entsprechend erweiterte Inzision eine 6,0-mm-PMMA-Hinterkammerlinse implantiert wurde (Gruppe B).

Die präoperativen Patientendaten beider Gruppen unterschieden sich nicht signifikant.

Operationstechnik

Wir eröffneten zunächst die Bindehaut vom Fornix aus und präparierten in üblicher Weise ein dreieckiges, limbusständiges Skleraläppchen. Nach Parazentese bei 2 Uhr erfolgte die Trepanation im Bereich der Blau-Weiß-Grenze mit einem 1,0-mm-Trepan. Durch die Trepanationsöffnung wurden unter Hyaluronsäure die periphere Iridektomie und die Kapsulorhexis durchgeführt. Zentral der Trepanation wurde die Vorderkammer über einen Drei-Stufen-Schnitt mit der Phakolanze eröffnet und nach Anspülen des Linsenkerns die Phakoemulsifikation der Linse sowie die Absaugung der Linsenreste durchgeführt. Bei den Patienten der Gruppe A wurde eine Silikonlinse in gefaltetem Zustand in den Kapselsack implantiert. In der Gruppe B erweiterten wir die Inzision W-förmig und unterminierten die seitlichen Ränder, so daß ein 6 mm breiter Tunnel bis in die klare Hornhaut entstand, über den eine PMMA-Linse implantiert werden konnte. Nach Absaugen des Viscoelasticums wurde der Skleradeckel unter leichter Spannung mit 3 Nylon-10.0-Einzelknopfnähten und die Bindehaut mit Vicryl 8.0 readaptiert. Am Ende des Eingriffs erhielten die Patienten 10 mg Prednisolon und 5 mg Gentamycin subkonjunctival in den unteren Fornix sowie Diclofenac-Augentropfen und Gentamycin-Augensalbe in den Bindehautsack.

Die postoperative Nachbehandlung bestand in der Gabe von einem Kombinationspräparat mit Dexamethason- und Gentamycin-Augentropfen 5mal tägl., Diclofenac-Augentropfen 47mal tägl. sowie Mydriatica 4mal tägl. für 2 Wochen, danach Dexamethason-Augentropfen 5mal tägl.

Nachuntersuchungen erfolgten zum Zeitpunkt von 7 Tagen, 4 Wochen und 6 Monaten.

Ergebnisse

Bei beiden Gruppen stieg der Visus der Patienten im Median von präoperativ 0,3 (± 0,2) auf 0,63 (± 0,3; Abb. 1).

Der Median des induzierten Zylinders war in Gruppe A mit -0,5 (± 0,64) 4 Wochen nach der Operation signifikant geringer als bei der Kontrollgruppe (-1,0 dpt ± 0,87). Nach 6 Monaten lag der induzierte Zylinder mit 0,75 ± 0,81 jedoch nicht wesentlich niedriger als in Gruppe B (1,0 ± 1,06). Die Achse des induzierten Zylinders lag in beiden Gruppen bei etwa der Hälfte der Patienten mit der Regel, im weiteren Verlauf mit Tendenz zur Aufsteilung (Gruppe A 44%, Gruppe B = 67%).

Eine vergleichbare postoperative Fibrinreaktion trat in Gruppe A bei 13, in Gruppe B bei 15 Patienten auf.

Direkt postoperativ hatten alle Patienten ein an der Spaltlampe sichtbares Filterkissen, 6 Monate später konnte in der Gruppe A bei 20 Patienten, in der Vergleichsgruppe lediglich bei 14 Patienten ein Filterkissen spaltlampenmikroskopisch nachgewiesen werden ($p < 0{,}025$; Abb. 2).

In der Gruppe A fiel die Tension (Median) von 23 mmHg (± 10) auf 10 mmHg (± 5) postoperativ, in der Gruppe B von 25 mmHg (± 8) auf

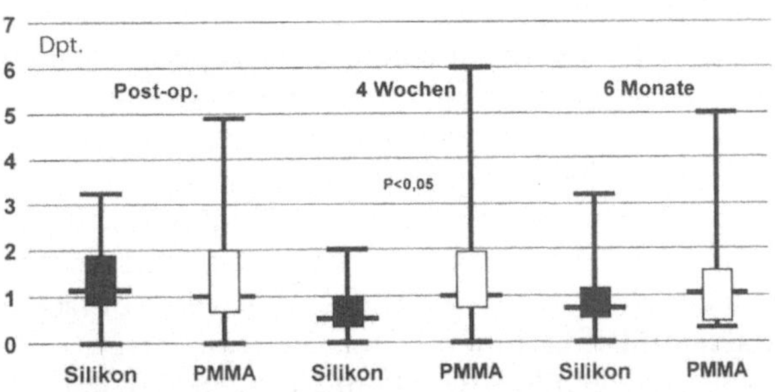

Abb. 1. Entwicklung des induzierten Astigmatismus nach kombinierter Katarakt- und Glaukomchirurgie, mit Implantation einer Silikonlinse, mit Implantation einer PMMA-Linse. Angabe des Medians, des 50%-Konfidenzintervalls sowie des Minimum und Maximum

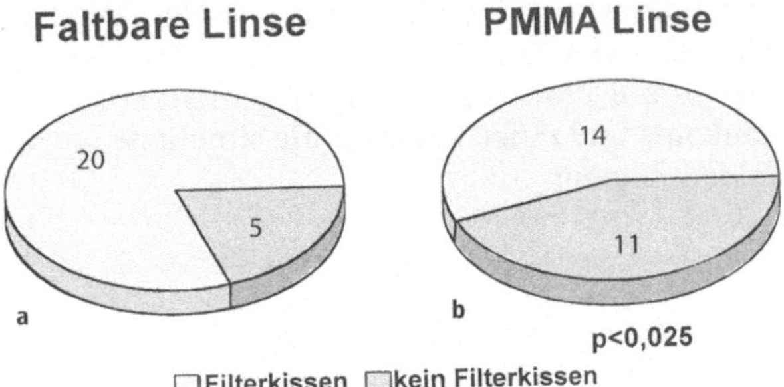

Abb. 2. Häufigkeit des spaltlampenmikroskopischen Nachweises eines Filterkissens 6 Monate nach einer kombinierten Katarakt- und Glaukomoperation, **a** mit Implantation einer Silikonlinse, **b** mit Implantation einer PMMA-Linse

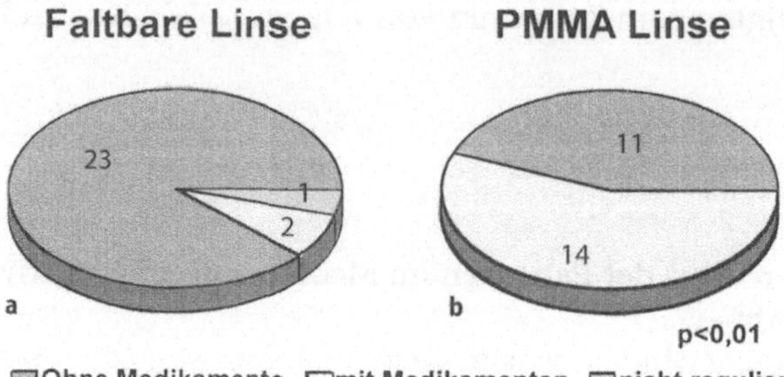

Abb. 3. Druckregulation 6 Monate nach kombinierter Katarakt- und Glaukomchirurgie, **a** mit Implantation einer Silikonlinse, **b** mit Implantation einer PMMA-Linse unter Berücksichtigung der zusätzlichen medikamentösen Therapie

11 mmHg (± 4). In beiden Gruppen war der Druck direkt postoperativ bei allen Patienten reguliert. Nach 6 Monaten war in der Gruppe A der Augendruck bei 24 Patienten reguliert (Median 16 ± 5 mmHg), 21 Patienten benötigten keine zusätzliche Medikation. Bei 1 Patienten lag ein zystisches Filterkissen vor, das revidiert werden mußte. In der Vergleichsgruppe war der Druck (Median 16 ± 4 mmHg) zwar bei allen Patienten reguliert, bei 14 Patienten jedoch nur mit zusätzlicher drucksenkender Medikation ($p < 0{,}01$; Abb. 3).

Schlußfolgerungen

Das Hauptproblem einer kombinierten Katarakt-Glaukom-Chirurgie liegt in der vermehrten Fibrinausschüttung im Vergleich zu einer reinen Katarakt- bzw. Glaukomoperation [2, 3]. Auch wir fanden entsprechend häufig eine sichtbare Fibrinreaktion (60 % in Gruppe A, 52 % in Gruppe B). Ein größeres operatives Trauma führt zu einer vermehrten Fibrinreaktion, wie Ellinghaus et al. [1] beim Vergleich kombinierter Glaukom-Katarakt-Chirurgie mittels ECCE bzw. Phako zeigen konnten. Stewart et al. [3] fanden in einer kleineren Vergleichsgruppe bei kombinierten Katarakt-Glaukom-Operationen mittels extrakapsulärer Extraktion bzw. Phakoemulsifikation zwar keinen Unterschied in der Druckregulation, jedoch eine bessere Filterkissenausbildung bei Phakoemulsifikation.

Die vorliegende Studie konnte zeigen, daß bei Verkleinerung des operativen Zugangs die kombinierte Katarakt-Glaukom-Operation mit Implantation einer faltbaren Silikonlinse bzgl. der Funktion des Filterkissens sowie der postoperativen Druckregulation der gleichen Operation mit Implantation einer 6-mm-PMMA Linse überlegen ist. Wir empfehlen bei Vorliegen eines Glaukoms und einer Katarakt die simultane Operation über einen möglichst kleinen Zugang.

Literatur

1. Ellinghaus G, Detry Morel M, Lemagne JM (1995) Operations combinees: trabeculectomie, extraction du cristallin et mise en place d'un implant de chambre posteneure: etude retrospective sur 3 ans. Bull Soc Belge Ophthalmol 255: 33–38
2. Michelson G, Jünemann A, Hanel B, Naumann GO (1995) Augeninnendruck nach filtrierender Operation oder kombinierter Filter-Katarakt-Operation. Klin Monatsbl Augenheilkd 206: 451–455
3. Stewart WC, Crinkler CM, Carlson AN (1994) Results of trabeculectomy combined with phakoemulsification versus trabeculectomy combined with extracapsular cataract extraction in patients with advanced glaucoma. Ophthalmic Surg 25: 621–627
4. Yu CB, Chong NH, Caesar RH, Boodhoo MG, Condon RW (1996) Long-term results of combined cataract and glaucoma surgery versus trabeculectomy alone in low-risk patients. J Cataract Refract Surg 22: 352–357

Morphologische Veränderungen des Kammerwinkels nach Kataraktextraktion

J. Walther, M. Blum und J. Strobel

Zusammenfassung. Die extrakapsuläre Kataraktextraktion mit Hinterkammerlinsenimplantation führt bei vielen Patienten zu einer Augendrucksenkung. Mit der vorliegenden Studie soll geprüft werden, ob die Haptikposition der Intraokularlinse in Sulcus bzw. Kapselsack einen Einfluß auf die Erweiterung des Kammerwinkels nach Kataraktextraktion ausübt. Hierzu werden Patienten sowohl präoperativ als auch postoperativ mit dem Ultraschallbiomikroskop untersucht und die Kammerwinkelstrukturen vermessen. Es kann bei 14 Augen eine unsymmetrische Haptikposition mit einer Linsenhaptik im Kapselsack und der anderen im Sulcus iridociliaris festgestellt werden. Gegenüber den präoperativ vorliegenden Öffnungswinkeln des Kammerwinkels ist bei Haptikpositionierung im Kapselsack die Erweiterung des Kammerwinkels signifikant größer als bei Implantation in den Sulcus iridociliaris. Die signifikant bessere Erweiterung des Kammerwinkels bei Plazierung der Haptik in den Kapselsack sollte zu einer besonderen Sorgfalt bei der Intraokularlinsenimplantation bei Glaukompatienten Anlaß geben.

Summary. Extracapsular cataract extraction with posterior chamber intraocular lens (PC-IOL) implantation is known to lower intraocular pressure. The presented study investigates whether haptic positioning of the IOL in the ciliary sulcus or capsular bag has a significant influence on the width of the anterior chamber angle postoperatively. Patients undergoing cataract extraction and PC-IOL implantation were examined pre- and postoperatively by the use of ultrasound biomicroscopy (UBM). Over a period of 6 months, 14 eyes were found to have asymmetric fixation of the loops of the IOL. The width of the anterior chamber angle turned out to be significantly more enlarged when the loops were implanted in the capsular bag than when they were implanted in the ciliary sulcus. In eyes with preexisting glaucoma special care should be taken by the surgeon to implant both loops of the IOL in the capsular bag.

Die extrakapsuläre Kataraktextraktion mit Hinterkammerlinsenimplantation führt bei vielen Patienten sowohl zu einer mäßigen Augendrucksenkung als auch zu einer Reduktion des Verbrauchs an druckregulierenden Medikamenten bei Patienten mit gleichzeitig bestehendem Glaukom [1, 3, 5, 7, 8, 12, 13, 14, 16]. Als Ursachen für diesen drucksenkenden Effekt der Kataraktextraktion werden in der Literatur verschiedene Möglichkeiten diskutiert: Sowohl der Einfluß der Haptik der Intraokularlinse, der zur Spannung des Trabekelwerks führen soll [11], als auch die Verbesserung des Kammerwasserabflusses durch die Vorderkammervertiefung mit Erweiterung des Kammerwinkels werden postuliert [15].

Durch das Ultraschallbiomikroskop (UBM) besteht die Möglichkeit, die

C. Ohrloff et al. (Hrsg.)
11. Kongreß der DGII 1997

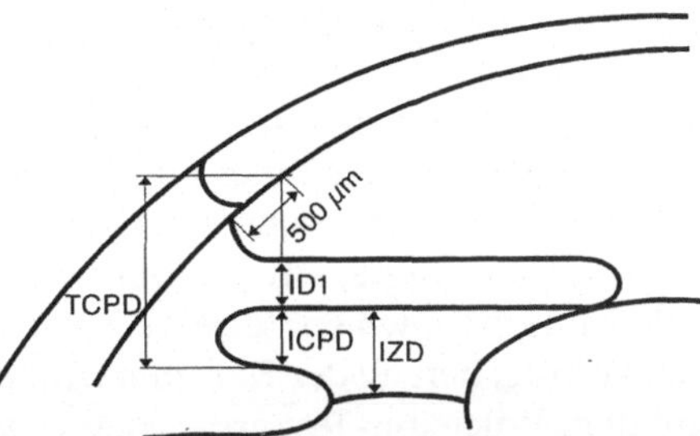

Abb. 1. Die von Pavlin et al. eingeführten Meßparameter zur Beschreibung der Kammerwinkelstrukturen

morphologischen Veränderungen des Kammerwinkels vor und nach Kataraktextraktion in vivo zu erfassen, sowie die Haptikpositionierung im Sulcus iridociliaris bzw. Kapselsack individuell zu überprüfen. Mit der vorliegenden Studie soll überprüft werden, ob die Haptikposition einen signifikanten Einfluß auf die Erweiterung des Kammerwinkels nach der Kataraktextraktion ausübt.

Patienten und Methoden

Über einen Zeitraum von 6 Monaten wurde bei Patienten mit Kataraktextraktion und Implantation einer Hinterkammerlinse in konsekutiver Reihenfolge vor und nach der Operation eine Untersuchung mit dem Ultraschallbiomikroskop (UBM) durchgeführt. Zunächst wurden präoperativ mit 4 radiären Scans bei 12 Uhr, 3 Uhr, 6 Uhr und 9 Uhr die Kammerwinkelstrukturen dargestellt und dann die von Pavlin und Foster eingeführten Meßparameter zur Beschreibung dieser Kammerwinkelstrukturen berechnet [10]. Ausgemessen wurden die Trabekelziliarkörperprozeßdistanz (TCPD), die Irisziliarkörperprozeßdistanz (ICPD) sowie der Öffnungswinkel des Kammerwinkels in der von Pavlin beschriebenen Weise.

Bei allen Patienten fand anschließend eine extrakapsuläre Kataraktextraktion mit Implantation einer Hinterkammerlinse statt. Am 1. bzw. 2. postoperativen Tag wurden neben einer klinisch-morphologischen Befunderhebung die gleichen ultraschallbiomikroskopischen Meßparameter erhoben. Mit besonderer Sorgfalt wurden die Linsenhaptiken der Intraokularlinsen dargestellt, um die exakte Lokalisation dieser im Kapselsack bzw. Sulcus iridociliaris nachzuweisen [9].

Die statistische Testung der Daten auf Signifikanzen wurde mit dem Wilcoxon-Test für paare Variablen durchgeführt.

Ergebnisse

Es konnten 14 Augen mit unsymmetrischer Haptikposition, d.h. eine Linsenhaptik im Kapselsack, die andere im Sulcus iridociliaris, festgestellt werden. In allen 14 Fällen war die Intraokularlinse klinisch nicht dezentriert, und die unsymmetrische Haptikpositionierung konnte nicht an der Spaltlampe festgestellt werden. Das durchschnittliche Alter der 14 Patienten lag bei 69,7 ± 14,1 Jahre. Es handelt sich um 11 Frauen und 3 Männer. In 5 Fällen war das rechte Auge, in 9 Fällen das linke Auge betroffen.

Präoperativ war an den Uhrzeiten, an denen später eine Kapselsackfixation der Haptik erfolgte, ein Kammerwinkel von 19,3° gemessen worden. An den Lokalisationen, wo später eine Sulcusfixation der Haptik nachgewiesen werden konnte, betrug der Kammerwinkel 23,0°. In der statistischen Auswertung mit dem Wilcoxon-Test ergab sich zwischen diesen präoperativen Werten kein signifikanter Unterschied.

Postoperativ hatte sich die Öffnung des Kammerwinkels am Implantationsort Kapselsack auf 37,0° erweitert, während bei den in den Sulcus iridociliaris implantierten Haptiken nur eine Erweiterung auf 33,9° nachweisbar war. Postoperativ war ein signifikanter Unterschied nachweisbar ($p = 0{,}009$).

Die TCPD verhielt sich zwischen den kapselsack- bzw. sulcusfixierten Haptiken ebenfalls signifikant unterschiedlich ($p = 0{,}011$). Sie war an der Lokalisation der kapselsackfixierten Haptik größer als bei der sulcusfixierten Haptik.

Die ICPD war auf der Seite der kapselsackfixierten Haptik signifikant größer als bei der sulcusfixierten Haptik ($p = 0{,}041$).

Die IZD war bei beiden Implantationsorten ohne signifikanten Unterschied ($p = 0{,}81$).

Diskussion

Nach längerfristiger Beobachtung bei Patienten mit extrakapsulärer Kataraktextraktion und Implantation einer Hinterkammerlinse wird eine Drucksenkung um ca. 3 mmHg beobachtet [3, 11]. Bei Patienten, bei denen die Katarakt und das Glaukom gleichzeitig vorkommen, wird über eine Reduktion des Verbrauchs an druckregulierenden Medikamenten berichtet [18].

Als mögliche Ursache für diesen drucksenkenden Effekt der extrakapsulären Kataraktextraktion mit Hinterkammerlinsenimplantation werden in der Literatur verschiedene Möglichkeiten diskutiert. Einerseits wird über die Zonulafasern infolge der postoperativen Kapselschrumpfung eine zunehmende Ziliarkörpertraktion postuliert, die eine verminderte Kammerwassersekretion zur Folge haben kann [17]. Andererseits wird durch das Zurücksinken des Irislinsendiaphragmas nach Kunstlinsenimplantation eine signifikante Erweiterung des Kammerwinkels nachgewiesen [15].

Mittels der von Pavlin und Foster eingeführten Ultraschallbiomikroskopie lassen sich morphologische Veränderungen des vorderen Augenabschnittes erfassen, vermessen und auch im Hinblick auf die Position der Haptiken der Intraokularlinse eine eindeutige Bestimmung in vivo durchführen. Die von Pavlin und Foster eingeführten Meßparameter umschreiben mit 4 verschiedenen Größen nicht nur den Öffnungswinkel des Kammerwinkels, sondern auch die Lagebeziehung des Corpus ciliare zur Iris mit dem Sulcus iridociliaris bzw.

den Abstand der Zonula zur Iris. Somit wird es möglich, die einzelnen morphologischen Veränderungen präzise zu erfassen.

In der vorliegenden Untersuchung haben wir zunächst die Befunde anderer Untersucher bestätigt: Die extrakapsuläre Kataraktextraktion mit Implantation einer Hinterkammerlinse führt zur signifikanten Erweiterung des Öffnungswinkels des Kammerwinkels. Allerdings fällt diese Öffnung signifikant besser aus, wenn die Linsenhaptik in den Kapselsack implantiert wird, während die Linsenhaptikpositionierung in den Sulcus iridociliaris zur geringeren Erweiterung des Kammerwinkels führt.

Die unsymmetrische Haptikpositionierung einer Haptik in den Kapselsack, der anderen in den Sulcus iridociliaris ist sicherlich unerwünscht und führt infolgedessen zu einer vermehrten Anzahl von Pseudophakosdezentrierungen [2]. Bei den hier vorgelegten Patientendaten wurden die postoperativen Untersuchungen bereits am 2. postoperativen Tag durchgeführt, und es bestand zu diesem Zeitpunkt kein klinischer Anhalt für eine Dezentrierung der Intraokularlinse. Mit einer erhöhten Rate an Intraokularlinsendezentrierungen ist bei diesen 14 Patienten zu rechnen, zumal die implantierten Linsen von ihrer Größe und vom Linsendesign her für die Kapselsackimplantation eingeplant waren. Über die Größenverhältnisse und alterskorrelierten Veränderungen des Sulcus iridociliaris wurde von einem der Autoren vor kurzem ausführlich berichtet [4].

Die weiteren Meßparameter der Kammerwinkelstrukturen nach Pavlin zeigen, daß eine reine Verkippung der Intraokularlinse zur Erklärung der geringeren Kammerwinkelöffnung bei Sulcusimplantation nicht ausreichend ist. Die Distanz der Irisrückfläche zum Corpus ciliare ist bei den sulcusimplantierten Haptiken signifikant kleiner als auf der Seite der Kapselsackfixation. Ein reines Vorwölben der Iris durch eine verkippte IOL scheidet demnach als Erklärung aus. Erwähnenswert erscheint aber, daß bereits in einer sehr frühen Studie histopathologisch der Nachweis erbracht wurde, daß periphere vordere Synechien auch unabhängig von der Bügellokalisation an postmortem Bulbi nachweisbar sind [6]. Als mögliche Erklärung kann das schematische Kräfteparallelogramm, wie es Payer bereits 1983 postuliert hat, herangezogen werden [11]. Die Haptik der IOL übt einen radiären Druck auf die Sklera aus, eine Spannung des Trabekelwerks nach hinten mit einer ovalären Verformung des Sulcus iridociliaris ist die Folge.

Im Hinblick auf das operative Vorgehen bei Kataraktpatienten mit Glaukom sollte nicht von einer „antiglaukomatösen" Wirkung der Intraokularlinse ausgegangen werden. Andererseits stellt auch die Reduktion einer antiglaukomatösen Medikation mit den negativen Einflüssen der drucksenkenden Pharmaka (auch der Konservierungsmittel) einen gewünschten therapeutischen Nebeneffekt dar. Die signifikant bessere Erweiterung des Kammerwinkeis bei Plazierung der Haptik in den Kapselsack sollte zu einer besonderen Sorgfalt bei der Intraokularlinsenimplantation bei Glaukompatienten Anlaß geben.

Literatur

1. Apple DJ, Mamalis N, Loftfield K et al. (1984) Complications of Intraocular Lenses. A Historical and Histopathological Review. Surv Ophthalmol 29: 1–54
2. Auffahrt GU, Wesendahl TA, Assia EI, Apple DJ (1995) Pathophysiology of modern capsular surgery. In: Steinert RF et al. (eds.) Cataract Surgery: Technique, Complications, & Management. Chapter 26, p 314–324. WB Saunders, Philadelphia
3. Bleckmann H (1985) Hinterkammerlinsen und Glaukom. Klin Mbl Augenheilk 187: 173–177
4. Blum M, Tetz M, Faller U, Völcker HE (1997) Age-related changes of the ciliary sulcus: Implications for implanting sulcus-fixated lenses. J Cataract Refract Surg 23: 91–96
5. Bigger JF, Becker B (1971) Cataracts and primary open-angle glaucoma: The effect of uncomplicated cataract extraction on glaucoma control. Ophthalmology 75: 260–272
6. Champion R, Daicker B (1986) Morphologische Veränderungen nach Hinterkammerlinsenimplantation. Klin Mb Augenheilk 188: 453–457
7. Handa J, Henry C, Krupin T, Keates E (1987) Extracapsular cataract extraction with posterior chamber lens implantation in patients with glaucoma. Arch Ophthalmol 105: 765–769
8. Kusber M, Aust W (1991) Kunststofflinsen-Implantation bei Katarakt-Patienten mit Glaukom. Klin MbI Augenheilk 198: 185–189
9. Pavlin CJ, Arishnoff S, Foster FS, Harasiewics K, Rootman D (1993) Determination of haptic position of transsclerally fixated posterior chamber intraocular lenses by ultrasound biomicroscopy. J Cataract Refract Surg 19: 573–577
10. Pavlin CJ, Foster FS (1994) Ultrasound biomicroscopy of the eye. Springer, Berlin Heidelberg New York
11. Payer H, Payer G (1983) Intraokulare Drucksenkung nach Einsetzen von nach hinten gewinkelten Ziliarkörper-gestützten Sienskey-Hinterkammerlinsen in normotone Augen. Klin Mb Augenheilk 183: 381–383
12. Radius RL, Schultz K, Sobocinski K, Schultz RO, Eason H (1984) Pseudophakia and intraocular pressure. Am J Ophthalmol 97: 738–742
13. Smith JA, Anderson DR (1976) Effect of the intraocular lens on intraocular pressure. Arch Ophthalmol 94: 1291–1294
14. Sponagel LD, Gloor B (1986) Ist die Implantation einer Hinterkammerlinse ein drucksenkender Eingriff? Klin Mbl Augenheilk 188: 495–499
15. Steuhl KP, Marahrens P, Frohn C, Frohn A (1991) Über die Augendruckentwicklung und die Kammerwinkeltiefe vor und nach extrakapsulärer Kataraktextraktion mit Hinterkammerlinsenimplantation. In: Wenzel et al. (Hrsg) 5. Kongreß der DGII. Springer, Berlin Heidelberg New York, S 587–593
16. Weickert Ch (1988) Hinterkammerlinsen-Implantation bei Glaukom – Tensioverlauf postoperativ und bei Langzeitkontrolle. Fortschr Ophthalmol 85: 270–272
17. Wollensack J, Seiler T (1986) Hypotoniesyndrom durch geschrumpfte Linsenkapsel. Klin Mb Augenheilk 188: 242–244
18. Wolff J, Kamman J, Cosmar E (1996) Glaukommedikation nach Phakoemulsifikation und Linsenimplantation in Abhängigkeit von der Linsendicke. In Vörösmarthy et al. (Hrsg) 10. Kongreß der DGII. Springer, Berlin Heidelberg New York, S 333–339

Kataraktoperationen bei Glaukom und diabetischer Retinopathie

U. Weber und J. Bullerkotte

Zusammenfassung

Ziel: Durch den Vergleich des Ausgangsbefundes zum frühen postoperativen Befund bei Kataraktoperationen bei Patienten mit Glaukom und diabetischer Retinopathie in Kollektiven von 1990 und 1995 sollen die Ergebnisse der Kataraktoperation mit Kapselsackimplantation unter ungünstigen Ausgangsbedingungen und ggf. ihre Veränderungen in einem 5-Jahreszeitraum untersucht werden.

Patienten: Aus allen Kataraktoperationen von Januar 1990 bis Juni 1991 und Januar 1995 bis Juni 1996 wurden die Kataraktpatienten mit gleichzeitig bestehendem Glaukom und diabetischer Retinopathie (n = 53 [1990] und 54 [1995]; rund 1,7 % aller Kataraktoperationen) retrospektiv ausgewertet. Durchschnittsalter 73,5 (48–91) Jahre [1990] bzw. 78,6 (54–93) Jahre [1995]. – Glaukomklassifikation (1990/1995): okuläre Hypertension 2/1; primäres Offenwinkelglaukom 20/19; Glaukom mit Engwinkelkomponente 19/31; Sekundärglaukom 3/3. Stadium der diabetischen Retinopathie (1990/1995): nichtproliferativ, „geringgradig": 30/29; „mäßig" 8/18; „schwer" 8/2; proliferativ 7/ 5. Diabetisches Makulaödem 11/ 6; Rubeosis iridis 7/4.

Ergebnisse: Visus präop. (1990/1995) 0,167/0,216; postop. (1990/1995) 0,279/0,225. Tensio [mmHg] präop. (1990/1995) 20,0/21,3; postop. 19,2/16,6 ($p < 0{,}0001$). Die Anzahl der Antiglaukomatosa reduzierte sich von prä- auf postoperativ. Insgesamt trat eine glaukomatöse Optikusatrophie mit einer C/D-Ratio von 0,4–0,7 in 25,3 % und mit einer C/D-Ratio von 0,7–1,0 in 20,6 % der Fälle auf. Ein diabetisches Makulaödem bestand in 11,2 %, eine exsudative senile Makuladegeneration (SMD) in 4,7 % und eine atrophische SMD in 64,5 %. – Hauptkomplikationen: passagere Hornhautdekompensation 23,6 % (1990), Vorderkammerreizzustand 29,6 % (1995).

Schlußfolgerungen: Patienten, die sich einer Kataraktoperation unterziehen und gleichzeitig an einem Glaukom und einer diabetischen Retinopathie leiden, können in der unmittelbar postoperativen Periode aufgrund einer erhöhten Komplikationsrate, eines diabetischen Makulaödems und insbesondere aufgrund einer häufig gleichzeitig bestehenden senilen Makuladegeneration nicht mit einem wesentlichen Visusanstieg rechnen. Die Augendruckeinstellung läßt sich verbessern.

Schlüsselwörter: Katarakt, Operation, Glaukom, Retinopathia diabetica

Summary

Purpose: To compare the early postoperative periods with cataract extractions with in-the-bag implantations in glaucomatous and diabetic eyes in series from 1990 and 1995.

Patients: Retrospective study on cataract extractions from January 1990 – June 1991 and January 1995 – June 1996 in cataract patients with simultaneous glaucoma and diabetic

C. Ohrloff et al. (Hrsg.)
11. Kongreß der DGII 1997

retinopathy [n = 53 (1990) and 54 (1995); about 1.7% of all cataract operations]. Mean age 73.5 (48–91) years (1990) and 78.6 (54–93) years (1995) respectively. Classification of glaucoma: ocular hypertension (1990/1995) 2/1; primary open-angle glaucoma 20/19; angle-closure glaucoma 19/31; secondary glaucoma 3/3. Classification of diabetic retinopathy: nonproliferative, "slight" 30/29; "mild" 8/18; "severe" (preproliferative) 8/2; proliferative 7/5. Diabetic maculopathy was found in 11 cases (1990) and 6 cases (1995). Rubeosis iridis occurred in 7 cases (1990) and in 4 cases (1995).

Results: Preoperative visual acuity (1990/1995) 0.167/0.216, postop. 0.279/0.225. Preoperative IOP (1990/1995) 20.0/21.3 mmHg; postop. 19.2/16.5 mmHg ($p < 0{,}0001$). Antiglaucomatous medication was reduced. Over all, glaucomatous optic atrophy was found in 25.3% (C/D ratio 0.4–0.7) and 20.6% (C/D ratio 0.7–1.0) of cases respectively. Diabetic macular edema occurred in 11.2%, exudative age-related macular degeneration (AMD) in 4.7%, and atrophic AMD in 64.5% of all cases. The main complications were transitory corneal decompensation, 23.6% (1990) and inflammatory response, 29.6% (1995).

Conclusions: Cataract extraction in glaucomatous eyes with diabetic retinopathy is often complicated in the immediate postoperative period. This and diabetic macular edema, but most of all, AMD, prevents visual acuity from increasing substantially. In most cases the regulation of intraocular pressure was facilitated.

Key words: Cataract, operation, glaucoma, diabetic retinopathy.

Einleitung

Der Ausgangsbefund bestimmt wesentlich das unmittelbar postoperative Ergebnis von Kataraktoperationen mit Linsenimplantation. Ein vorbestehendes Glaukom und eine diabetische Retinopathie gelten als Risikofaktoren für eine Kataraktoperation, insbesondere dann, wenn sie kombiniert auftreten.

Wir untersuchten Patientenkollektive auf unmittelbar postoperative Ergebnisse und Probleme der Kataraktoperation mit Intraokularlinsen(IOL)-Implantation bei gleichzeitig bestehendem Glaukom und diabetischer Retinopathie. Verglichen wurden 2 Patientenkollektive aus den Jahren 1990 und 1995, um auch Unterschiede der Problemspektren in diesem 5-Jahreszeitraum zu erfassen.

Patienten und Methode

Diese retrospektive Untersuchung erfaßt 2 Patientenkollektive mit insgesamt 107 Patienten: Das 1. Kollektiv (n = 53 Patienten) wurde aus einem 18-Monatszeitraum (Januar 1990 – Juni 1991) aus 3051 Kataraktoperationen mit IOL-Implantation gewonnen (1,73%). Durchschnittsalter 73,49 (48–91) Jahre. – Das 2. Kollektiv (n = 54) entstammt 3166 Kataraktoperationen mit Kapselsakkimplantationen im Zeitraum Januar 1995 bis Juni 1996 (1,71%). Durchschnittsalter 78,6 (54–93) Jahre. Die Kollektive sind aufgrund der derzeitigen Budgetierung annähernd gleich groß.

1990 wiesen 2 Patienten eine reine Rindenkatarakt auf, 21 eine reine brunescente Kernkatarakt und 30 eine Mischform. 1995 wurde bei 6 Patienten eine reine Rindenkatarakt diagnostiziert, bei 22 eine reine brunescente Kernkatarakt und bei 26 Patienten eine Mischform.

Glaukomklassifikation: In der 1990er Gruppe bestand eine okuläre Hypertension in 1 Fall, in 20 Fällen ein primäres Offenwinkelglaukom (POAG), in 29 Fällen eine Engwinkelkomponente und in 3 Fällen Sekundärglaukome. 1995 wurden eine okuläre Hypertension, 19 POAG, 31 Glaukome mit Engwinkelkomponente und 3 Sekundärglaukome diagnostiziert.

Stadium der diabetischen Retinopathie: In der 1990er Gruppe waren 46 diabetische Retinopathien nichtproliferativ (davon 30 geringgradig, 8 mäßig und 8 fortgeschritten) und 7 Fälle proliferativ. 1995 waren 49 Fälle nichtproliferativ (davon 29 geringgradig, 18 mäßig, 2 fortgeschritten) und 5 proliferativ. Ein diabetisches Makulaödem wurde 1990 in 11 und 1995 in 6 Fällen nachgewiesen. Eine Rubeosis iridis trat 1990 7mal und 1995 4mal auf. – Die Diabeteseinstellung war, bezogen auf alle Patienten, in rund 4% diätetisch und in rund 39% durch orale Antidiabetica sowie in 57% durch Insulin bestimmt. Voroperationen wurden in der 1990er Gruppe 203mal (Argonlasertrabekuloplastik 2, periphere Netzhaut- und Cyclocryokoagulation 1, OP n. Fronimopoulos 12; Netzhautlaser 3, Cyclocryokoagulation 1, pp Vitrektomie 1) und in der 1995er Gruppe 25mal (Argonlasertrabekuloplastik 6, Cyclocryokoagulation 1, OP n. Fronimopoulos 12; Netzhautlaser 4, periphere Netzhautcryokoagulation 1, pp Vitrektomie 1) gefunden.

Die Operationen erfolgten mit kornealem oder korneoskleralem Zugang in konventioneller Kernexpressionstechnik (ECCE) oder mittels Phakoemulsifikation (Anzahl Patienten 1990: ECCE, Kornealschnitt 12, ECCE, Korneoskleralschnitt 27, Phako. mit Kornealschnitt 3, Phako. mit Korneoskleralschnitt 11; 1995: ECCE, Kornealschnitt 20, ECCE, Korneoskleralschnitt 10, Phako. mit Kornealschnitt 3, Phako. mit Korneoskleralschnitt 21).

Verglichen wurden Visus, auch in Abhängigkeit von der OP-Technik (ECCE, Phako, kornealer bzw. korneoskleraler Schnitt), Tensio, klinischer Befund incl. medikamentöser antiglaukomatöser Behandlung und das Komplikationsspektrum am 1. bzw. 2. postoperativen Tag. Statistische Gruppenvergleiche wurden mittels zweiseitigem t-Test durchgeführt.

Ergebnisse

Der Visus verbesserte sich in der 1990er Gruppe von präoperativ 0,167 auf unmittelbar postoperativ 0,279 und in der 1995er Gruppe von 0,216 auf 0,225. Signifikante Gruppenunterschiede auch im Hinblick auf die unterschiedlichen Operationsverfahren fanden sich nicht. Tabelle 1 zeigt die operationsspezifischen Visusergebnisse.

Der Augeninnendruck verringerte sich in der 1990er Gruppe von 20,02 auf 19,23 mmg Hg unmittelbar postoperativ und in der 1995er Gruppe von 21,3 auf 16,6 mmHg. Hierfür wurde ein $p < 0,0001$ berechnet, während die übrigen

Tabelle 1. Visus (Mittelwerte) in Abhängigkeit von der OP-Technik. *ECCE* extrakapsuläre Linsenextraktion, *Phako* Phakoemulsifikation (jeweils mit Kapselsackimplantation einer Intraokularlinse)

	1990		1995	
	präoperativ	**postoperativ**	**präoperativ**	**postoperativ**
ECCE				
Kornealschnitt	0,27	0,36	0,20	0,27
Korneoskleralschnitt	0,16	0,26	0,13	0,17
Phako				
Kornealschnitt	0,19	0,23	0,18	0,23
Korneoskleralschnitt	0,10	0,29	0,21	0,31

Tabelle 2. Tensio [mmHg] (Mittelwerte) in Abhängigkeit von der OP-Technik. *ECCE* extrakapsuläre Linsenextraktion, *Phako* Phakoemulsifikation (jeweils mit Kapselsackimplantation einer Intraokularlinse)

	1990		1995	
	präoperativ	**postoperativ**	**präoperativ**	**postoperativ**
ECCE				
Kornealschnitt	19,2	18,6	19,9	16,4
Korneoskleralschnitt	20,4	21,9	19,6	16,6
Phako				
Kornealschnitt	17,8	16,0	25,3	18,3
Korneoskleralschnitt	21,0	17,1	23,0	16,5

Tabelle 3. Anzahl der Antiglaukomatosa (n) prä- und postoperativ 1990 und 1995. Die Zahlen in den Tabellen geben die Patientenanzahlen an. Beispielsweise haben 1990 11 Patienten präoperativ 2 Antiglaukomatosa angewendet und mußten postoperativ nicht mehr tropfen

1990		**postoperativ**				**1995**		**postoperativ**			
n		**0**	**1**	**2**	**3**	**n**		**0**	**1**	**2**	**3**
prä-operativ	0	2	1	1	0	prä-operativ	0	2	1	2	0
	1	14	12	3	0		1	23	7	3	0
	2	11	4	3	0		2	9	2	2	0
	3	1	0	1	0		3	1	0	1	1

Gruppenvergleiche nicht signifikant waren. Tabelle 2 zeigt die operationsspezifischen Tensioergebnisse. Tabelle 3 zeigt, daß die Anzahl der Antiglaukomatosa postoperativ gegenüber präoperativ abnahm. Eine nennenswerte glaukomatöse Papillenexcavation wurde in der 1990er Gruppe 32mal (C/D-Ratio 0,4–0,6: 19; 0,7–1,0: 13) und in der 1995er Gruppe 17mal (C/D-Ratio 0,4–0,6: 5; 0,7–1,0: 9) gefunden.

Tabelle 4. Fundusbefunde

n =	1990	1995	Gesamt	[%]
Vaskulär bedingte Optikusatrophie	1	1	2	1,9
Atrophische SMD	36	33	69	64,5
Exsudative SMD	4	1	5	4,7
Diabetisches Makulaödem	6	6	12	11,2
Sonstige (Glaskörperblutung etc.)	3	2	5	4,7

Tabelle 4 gibt eine Übersicht über weitere wichtige Fundusbefunde. Ein Fortschreiten der diabetischen Retinopathie oder der Rubeosis iridis wurden nicht festgestellt.

Der Vorderabschnittsbefund zeigte in der 1990er Gruppe 28 (Hornhautdekompensation mit Epithelödem 12, Fibrinreaktion 9, Hyphäma 5, Kapselriß 3, Sonstige 2) und in der 1995er Gruppe 29 (Hornhautdekompensation mit Epithelödem 4, Fibrinreaktion 16, Hyphäma 6, Kapselriß 3, Sonstige 0) transitorische Komplikationen.

Diskussion

Während Anfang der 80er Jahre die Kataraktoperation mit Linsenimplantation beim Glaukom als relative Kontraindikation angesehen wurde [11], wurde sie schon einige Jahre später als Methode der Wahl angesehen, falls eine Kapselsackimplantation erreicht werden konnte [6] und wurde später als „relativ sichere Prozedur" bezeichnet [25, 28], wobei aber eine erhöhte Komplikationsrate impliziert wurde. – Ebenso wurde der Kataraktoperation beim Diabetes eine erhöhte Komplikationsrate zugeschrieben [31]. Das gleichzeitige Auftreten von diabetischer Retinopathie und Glaukom dürfte als eine besondere Risikofaktoranhäufung gelten. Sie trat in rund 1,72% unserer Kataraktoperationen auf.

Ein drucksenkender Effekt der Hinterkammerlinsenimplantation [8, 17, 18] ist auch bei antiglaukomatös voroperierten Augen beschrieben worden und trifft auch für unsere Kollektive zu. Er wird nicht zuletzt auf die Vertiefung der Vorderkammer und des Kammerwinkels zurückgeführt [27]. Die („antiglaukomatöse") Kataraktoperation wird als sinnvolle Alternative zur fistulierenden Operation [18] und auch darüber hinaus bei Augen mit noch gutem Visus zur besseren Glaukomeinstellung diskutiert [19].

Während kurzfristig auch mit postoperativen Druckanstiegen gerechnet werden kann [28], wird der langfristig durcksenkende Effekt der Kataraktoperation auch durch die postoperativ abnehmende Menge an antiglaukomatösen Medikamenten (Tabelle 3 [20, 25]) bestätigt.

Komplikationen bei der Kataraktoperation bei **Diabetes:** in erster Linie wurden Hornhauttrübungen [16], Sekundärglaukom und senile Makuladegeneration in 17,5% beschrieben [2]. Transistorische Hornhautdekompensationen wurden auch in unseren Kollektiven in insgesamt 14,5% dokumentiert, reduzierten sich aber von 1990 mit 22,6% nach einer Verbesserung des OP-Instrumentariums auf 7,4% (1995). Die senile Makuladegeneration begrenzte in den vorliegenden Kollektiven in rund 70% das postoperative Visusergebnis (Tabelle 4) und war damit überraschenderweise die Hauptursache für den nur geringen Visusanstieg, gefolgt vom diabetischen Makulaödem (15,9%). Generell werden das Stadium der diabetischen Retinopathie und Makulopathie als Hauptdeterminante des postoperativen Visus angesehen [4, 21, 22, 35].

Ein Fortschreiten der diabetischen Retinopathie [23, 24] mit Entwicklung eines diabetischen Makulaödems [3] wurde beschrieben, trat aber in unseren Kollektiven ebensowenig wie ein zystoides Makulaödem [7, 33] unmittelbar postoperativ auf. Bei sorgfältiger postoperativer Kontrolle und ggf. Laserbehandlung der Retinopathie kann andererseits ein Fortschreiten der diabetischen Retinopathie aufgehalten [3, 10] und sogar eine Rückbildung [33] erreicht werden. – Auch Glaskörperblutungen und PVR-Ablationes bis hin zur Phthisis wurden dokumentiert [2, 13]. Als diabetestypische Nebenwirkungen der Kataraktoperationen werden weiterhin die Entwicklung einer Rubeosis iridis mit neovaskulärem Glaukom [1, 3, 34] und Vorderkammerblutungen [19] bezeichnet. Fibrinreaktionen traten in Abhängigkeit von der Schwere des Ausgangsbefundes auch in unseren Kollektiven in fast 1/4 der Fälle auf, Vorderkammerblutungen bei 10,3%. Da Fibrinreaktionen bei Kataraktoperationen mit Offenwinkelglaukom nur in 6–8% der Fälle beschrieben wurden [32], ist ein fortgeschrittener Diabetes mellitus, kenntlich am Auftreten der Retinopathie, ein wesentlicher Risikofaktor. Menchini et al. (1985) fanden in 41 von 84 Augen mit diabetischer Retinopathie vor Kataraktoperationen irisangiographisch eine Rubeosis iridis. Die damit verbundene Alteration der Blut-Kammerwasser-Schranke erklärt das Auftreten der relativ häufigen Fibrinreaktionen, die mit Steroiden beherrschbar sind [5, 26].

Operative Schwierigkeiten traten bei Irispathologien, d.h. in erster Linie bei engen, synechierten Pupillen auf [14] und führten insbesondere nach (radiärer) Iridotomie und Irisnaht zu postoperativen Fibrinreaktionen [15]. – Kapselrupturen treten um 5% [33], im vorliegenden Kollektiv in 5,7% auf, so daß nicht auf einen verschlechternden Einfluß des Diabetes geschlossen werden kann. Andererseits wurde in einer Studie über Kapselrupturen nur die diabetische Retinopathie (und ein okuläres Trauma) als Faktor, der ein schlechteres Visusresultat begünstigt, nicht jedoch Myopie und Glaukom, gefunden [12].

Letztlich entscheiden das Stadium des Diabetes und des Glaukoms und die entsprechende Beteiligung des Gefäßsystems der Iris und Retina über das postoperative Ergebnis [36]. Während z.B. in Diabetesfrühstadien ein Visus über 0,5 in über 80% erreicht werden kann [10] und wenig oder keine operativen Komplikationen und eine gute Prognose angegeben werden [9, 35], findet sich bei aktiver proliferativer diabetischer Retinopathie mit einer Rubeosis iridis keine signifikante Visusbesserung mehr [21, 22]. Daneben scheinen Patienten mit oraler Diabeteseinstellung eine schlechtere Prognose zu haben als nach strikter Insulintherapie [24]. – Somit kann ein Patient je nach Krankheitsstadium nicht unbedingt eine Visusverbesserung, aber eine Verbesserung der Drucklage erwarten und erlangt die Möglichkeit, daß Retinopathien koagulativ behandelt werden. Je fortgeschrittener die Krankheitsstadien sind, desto eher muß eine stabile Diabetes- und Glaukomeinstellung für eine Staroperation vorausgesetzt werden [32].

Literatur

1. Aiello LM, Wand M, Liang G (1983) Neovascular glaucoma and vitreous hemorrhage following cataract surgery in patients with diabetes mellitus. Ophthalmology 90: 814–819
2. AI Salem M, Ismail L (1987) Factors influencing visual outcome after cataract extraction among arabs in kuwait. Br J Ophthalmol 71: 458–461
3. Benson WE (1992) Cataract surgery and diabetic retinopathy. Curr Opin Ophthalmol 3: 396–400
4. Benson WE, Brown GC, Tasman W, McNamara JA, Vander JF (1993) Extracapsular cataract extraction with placement of a posterior chamber lens in patients with diabetic retinopathy. Ophthalmology 100: 730–738
5. Biedner B, Bessler E, Yassur Y (1989) Iritis after cataract extraction in diabetic patients. Eur J Implant Refract Surg 1: 13–14
6. Binkhorst CD, Huber C (1981) Cataract extraction and intraocular lens implantation after fistulizing glaucoma surgery. Amer lntraoc lmplant Soc J 7: 133–137
7. Bonnet S (1995) Repercussions de l'intervention de la cataracte sur l'evolution de l'oedem maculaire cystoide chez le diabetique. Bull Soc BeIge Ophtalmol 256: 127–129
8. Comhaire-Poutchinian Y (1995) Repercussions de l'intervention de la cataracte sur l'evolution de la retinopathe diabetique. Bull Soc BeIge Ophtalmol 256: 115–123
9. Dang MS, Sunder Raj P (1991) lntercapsular cataract extraction with intraocular lens implantation in diabetes mellitus. Eur J Implant Refract Surg 3: 35–39
10. Drews RC (1979) Glaucoma and lens implantation. In: Halberg GP (ed): Glaucoma update, pp 126–131. Inter Optics Pub, Birmingham
11. Espana E, Sanz A, Diaz M (1991) Study of the posterior capsule rupture in intercapsular cataract extraction. Arch Soc Esp Oftalmol 61: 473–479
12. Fernandez-Vigo J, Gayoso MJ, Castro J, Sandez J (1990) Cataract surgery in diabetic retinopathy: intracapsular versus extracapsular extraction. Arch Soc Esp Oftalmol 59: 15–22
13. Fukasaku H, Poliak CR (1990) Glaucoma surgery anticipating future cataract surgery. Jpn J Clin Ophthalmol 44: 425–430
14. Geerards AJM, Langerhorst CT (1990) Pupillary membrane after cataract extraction with posterior chamber lens in glaucoma patients. Doc Ophthalmol 75: 233–237
15. Goebbels M, Spitznas M (1991) Endothelial barrier function after phakoemulsification: a comparison between diabetic and non-diabetic patients. Graefe's Arch Clin Exp Ophthalmol 229: 254–257
16. Grehn F (1990) Chirurgische Glaukomtherapie. Fortschr Ophthalmol 87: 175–186
17. Greve EL (1988) Primary angle dosure glaucoma: extracapsular cataract extraction or filtering procedure? Int Ophthalmol 12: 157–162
18. Gunning FP, Greve EL (1991) lntercapsular cataract extraction with implantation of the Galand disc lens: a retrospective analysis in patients with and without glaucoma. Ophthalmic Surg 22: 531–538

19. Handa J, Henry JC, Krupin T, Keates E (1987) Extracapsular cataract extraction with posterior chamber lens implantation in patients with glaucoma. Arch Ophthalmol 105: 765–769
20. Hykin PG, Gregson RMC, Hamilton AMP (1992) Extracapsular cataract extraction in diabetics with rubeosis iridis. Eye 6: 296–299
21. Hykin PG, Gregson RMC, Stevens JD, Hamilton PAM (1993) Extracapsular cataract extraction in proliferative diabetic retinopathy. Ophthalmology 100: 394–399
22. Imre G, Boegi J (1986) Früh- und Spätkomplikationen bei der Kataraktextraktion von Diabetikern. Klin Mbl Augenheilk 189: 383–384
23. Jaffe GJ, Burton TC, Kuhn E, Prescott A, Hartz A (1992) Progression of nonproliferative diabetic retinopathy and visual outcome after extracapsular cataract extraction and intraocular lens implantation. Am J Ophthalmol 114: 448–456
24. Kooner KS, Dulaney DD, Zimmerman TJ (1988) Intraocular pressure following ECCE and IOL implantation in patients with glaucoma. Opthalmic Surg 19: 570–575
25. Krupsky S, Zalish M, Oliver M, Pollack A (1991) Anterior segment complications in diabetic patients following extracapsular cataract extraction and posterior chamber intraocular lens implantation. Ophthalmic Surg 22: 526–530
26. Lucas B, Krueger H, Böke W (1986) Retropupillare Linsen bei Glaukom: Vorderkammertiefe, Druckverhalten, Medikation prä- und postoperativ. Fortschr Ophthalmol 83: 214–216
27. Lusky M, Weinberger D, Cohen S, Ben-Sira I (1985) Pseudophakia and glaucoma. Glaucoma 7: 182–183
28. McGuigan UB, Gottsch J, Stark WJ, Maumenee AE, Quigley HA (1986) Extracapsular cataract extraction and posterior chamber lens implantation in eyes with preexisting glaucoma. Arch Ophthalmol 106: 1301–1308
29. Menchini U, Carnevallini A, Scialdone A, Davi G, Brancato R (1985) Cataract surgery and diabetic retinopathy. In: Maumenee AE et al. (eds) Cataract surgery and visual rehabilitation, pp 215–218. Kugler, Amsterdam
30. Murube del Castillo J (1985) Diabetes and cataract. Arch Soc Esp Oftalmol 48: 79–100
31. Ogasawara K, Asakura A, Tsuiki S (1991) Relationship between progression of diabetic retinopathy and glycemic control before and after intraocular lens surgery. Folia Ophthalmol Jpn 42: 2283
32. Onah T, Raitta C (1991) Extracapsular cataract extraction and posterior chamber lens implantation in controlled open-angle glaucoma. Ophthalmic Surg 22: 381–387
33. Pollack A, Leiba H, Buckelman A, Abrahami S, Oliver M (1992) The course of diabetic retinopathy following cataract surgery in eyes previously treated by laser photocoagulation. Br J Ophthalmol 76: 228–231
34. Schatz H, Atizenza D, McDonald HR, Johnson RN (1994) Severe diabetic retinopathy after cataract surgery. Am J Ophthalmol 117: 314–321
35. Sebestyn JG, Wafai Z (1983) Experience with intraocular lens implants in patients with diabetes. Am J Ophthalmol 96: 94–96
36. Straatsma BR, Pettit TH, Wheeler N, Miyamasu W (1983) Diabetes mellitus and intraocular lens implantation. Ophthalmology 90: 336–343

Intraokularer Druckverlauf bei Pseudoexfoliationssyndrom nach Kataraktoperation

C. Wirbelauer, N. Anders, D.-T. Pham, H. Laqua und J. Wollensak

Zusammenfassung. Bei Pseudoexfoliationssyndrom (PEX) kann es zu Ablagerungen von Exfoliationsmaterial und Pigment im Trabekelsystem mit konsekutiver Erhöhung der Abflußresistenz für Kammerwasser kommen. In dieser Untersuchung sollte deshalb der intraokulare Druckverlauf bei PEX vor und nach Kataraktoperation überprüft werden.

Patienten und Methoden: In einer kontrollierten klinischen Studie wurden prospektiv 23 Patienten mit PEX und ein gleich großes alterskorreliertes Vergleichskollektiv mit seniler Katarakt untersucht. Der intraokulare Druck wurde applanatorisch (Goldmann) präoperativ, am 1. postoperativen Tag, nach 4 Wochen sowie nach 6 Monaten ermittelt. Eingeschlossen wurden präoperativ normotensive Patienten ohne Glaukom oder okuläre Hypertension. Alle Patienten wurden mit standardisiertem selbstschließenden 7 mm breiten korneoskleralen Tunnelschnitt, Phakoemulsifikation und Hinterkammerlinsenimplantation operiert.

Ergebnisse: Die Auswertung des intraokularen Druckverlaufs ergab präoperativ keinen statistisch signifikanten Unterschied zwischen beiden Gruppen mit Werten von 16,10 ± 3,09 mmHg bei PEX und von 15,94 ± 3,07 mmHg in der Kontrollgruppe. Bei allen Patienten lag der intraokulare Druck am 1. postoperativen Tag unter 22 mmHg. Nach 4 Wochen und 6 Monaten kam es im Mittel in der PEX-Gruppe zu einem Druckabfall um 3,15 mmHg ($p < 0,01$) und in der Kontrollgruppe um 3,88 mmHg ($p < 0,01$). Es ergaben sich keine signifikanten Unterschiede im Gruppenvergleich.

Schlußfolgerung: Bei PEX konnte nach Kataraktextraktion direkt postoperativ zu kein Druckanstieg festgestellt werden. Im langfristigen Druckverlauf zeigte sich in beiden Gruppen eine signifikante Absenkung des Augeninnendruckes. Die einfache Kataraktextraktion mit HKL-Implantation senkt also den Augeninnendruck bei PEX ähnlich wie bei normalgesunden Augen.

Summary. In pseudoexfoliation syndrome (PEX), deposition of exfoliation material and pigment can occur in the trabecular meshwork with consecutive increase of the filtration resistance for aqueous humor. In this study we investigated the course of the intraocular pressure in PEX before and after cataract surgery.

Patients and methods: In a controlled clinical study 23 patients with PEX were prospectively studied and compared to an age-matched control group with senile cataract. The intraocular pressure was measured by applanation tonometry (Goldmann) preoperatively, on the first postoperative day, after 4 weeks and after 6 months. Inclusion criterion was in both groups preoperative normal intraocular pressure without glaucoma or ocular hypertension. All patients were operated with a standardized self-sealing 7-mm corneoscleral tunnel incision, phacoemulsification and posterior chamber intraocular lens implantation.

C. Ohrloff et al. (Hrsg.)
11. Kongreß der DGII 1997

Results: The intraocular pressure was preoperatively the same in both groups: 16.10 ± 3.09 mmHg in the PEX group and 15.94 ± 3.07 mmHg in the control group. On the first postoperative day the intraocular pressure was below 22 mmHg in all cases. After 4 weeks and 6 months a mean decrease of 3.15 mmHg ($p < 0.01$) in the PEX group and of 3.88 mmHg ($p < 0.01$) in the control group was observed. There was no significant difference between both groups.

Conclusions: Directly postoperatively, no increased intraocular pressure was observed in PEX following cataract extraction. In the long-term course a significant decrease in intraocular pressure was detected in both groups. This suggests that cataract extraction with intraocular lens implantation decreases the intraocular pressure in the presence of PEX in an similar way as it does in normal healthy eyes.

Einleitung

Bei Pseudoexfoliationssyndrom (PEX) kommt es durch Störungen der Biosynthese der Basalmembran zur Ablagerung von fibrillärem extrazellulärem Matrixmaterial im Bereich des vorderen Augensegments und anderen Organsystemen [4, 13]. Hierbei kann sich Exfoliationsmaterial und Pigment im Trabekelsystem anhäufen und die Abflußresistenz für Kammerwasser erhöhen [19, 21, 22]. Dieses kann nach Kataraktoperation relevant sein, da es hierbei zu einer vermehrten Freisetzung von PEX-Material kommen kann und somit ein Anstieg des Augeninnendruckes möglich ist. Eine mechanische Obstruktion durch intraoperative Schädigung des Trabekelwerkes, postoperative Entzündungsreaktionen, Blutungen, Einlagerung von Proteinen oder auch verbliebene viskoelastische Substanzen können ebenfalls im postoperativen Verlauf zu einer Drucksteigerung führen. Auf der anderen Seite haben langfristige Beobachtungen bei Patienten nach Kataraktextraktion eine Drucksenkung nachgewiesen [2, 7, 16, 24, 25, 26].

In der vorliegenden Untersuchung haben wir deshalb das Druckverhalten im Verlauf vor und nach Kataraktoperation bei PEX verfolgt und ausgewertet.

Patienten und Methoden

In einer kontrollierten klinischen Studie wurden prospektiv 46 Patienten untersucht. Die 1. Gruppe bestand aus 23 konsekutiven Patienten mit PEX (PEX-Gruppe). Die Diagnose wurde in Mydriasis anhand des typischen biomikroskopischen Befundes mit Vorliegen von Exfoliationsmaterial auf Linsenvorderfläche und/oder Pupillarsaum gestellt. In der Vergleichsgruppe (Kontrollgruppe) wurden alterskorreliert 23 Patienten mit seniler Katarakt untersucht.

Bei jedem Patienten wurden neben der Spaltlampenbiomikroskopie ein vollständiger ophthalmologischer Status mit Applanationstonometrie (nach Goldmann), Gonioskopie mit Einteilung der Weite des Kammerwinkels nach Shaffer, binokulare Ophthalmoskopie und kinetische Perimetrie (nach Goldmann) durchgeführt. Der intraokulare Druck wurde 1 Tag vor der Operation jeweils in Miosis und in Mydriasis sowie am 1. postoperativen Tag, nach 4 Wochen und nach 6 Monaten ermittelt.

Eingeschlossen wurden alle Patienten mit präoperativer Normotension und ohne die Diagnose Glaukom oder okuläre Hypertension. Als Glaukom definierten wir Augen mit einem Augeninnendruck höher als 22 mmHg mit pathologischer Papillenexkavation und/oder Gesichtsfeldausfälle. Keiner der Patienten erhielt eine drucksenkende Medikation vor der Operation. Weiterhin war bei keinem Patienten eine Operation vorausgegangen.

Nach Einverständniserklärung wurden alle Patienten standardisiert über einen trapezförmigen, selbstschließenden, 7 mm breiten korneoskleralen Tunnelschnitt behandelt [17]. Der operative Zugang richtete sich in allen Fällen nach dem präoperativen Astigmatismus, so daß in 72% der Fälle von superior und in 28% der Fälle, bei inversem Astigmatismus, von temporal operiert wurde. Nach zirkulärer kontinuierlicher Kapsulorhexis (CCC) wurde eine bimanuelle Phakoemulsifikation in der Hinterkammer unter Anwendung der Divide-and-conquer-Technik durchgeführt. Bei harten Kernen wurde die Phako-chop-Technik bevorzugt. Eine nichtheparinisierte One-piece-Hinterkammerlinse aus PMMA wurde in allen Fällen unter Hyaluronsäureschutz implantiert. Am Ende des Eingriffs wurde das Hyaluronsäurepräparat vollständig abgesaugt und die Bindehaut mit Bipolarkauterisation verschlossen. Alle Operationen erfolgten nur durch erfahrene Operateure. Statistische Unterschiede zwischen den beiden Gruppen bzgl. präoperativen Parametern, prä- bzw. postoperativem intraokularem Druck wurden mit dem Mann-Whitney-U-Test für unverbundene Stichproben analysiert; Gruppenunterschiede in der Geschlechtsverteilung und der Kammerwinkelweite anhand des Chi-quadrat-Test. Bei Veränderungen innerhalb der einzelnen Gruppen wurde der Wilcoxon-Test für verbundene Stichproben angewandt. Statistische Unterschiede mit einem p-Wert unter 0,05 wurden als signifikant gewertet.

Ergebnisse

Präoperativ kam es bei gleicher Altersverteilung zu einer deutlich verringerten Pupillenerweiterung bei PEX (Tabelle 1). Die semiquantitative Bestimmung von PEX-Material im Bereich der Linsenvorderfläche ergab nur leichte

Tabelle 1. Präoperative Parameter (Mittelwert ± Standardabweichung)

	Kontrollgruppe	PEX-Gruppe	p**
n	23	23	
Alter (Jahre)	76 ± 5,2	78 ± 9,1	0,232*
Geschlecht (W : M)	16 : 7	16 : 7	0,936**
Mydriasis (mm)	8,0 ± 0,52	6,8 ± 0,79	0,000*
Bulbuslänge (mm)	23,6 ± 1,0	23,2 ± 1,5	0,258*
Gonioskopie (n. Shaffer)	IV: 75%	IV: 50%	0,165**
	III: 25%	III: 50%	

* Mann-Whitney-U-Test
** Chi-quadrat-Test

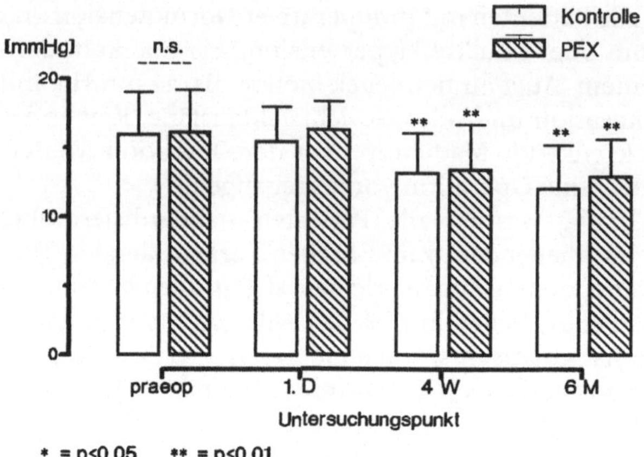

Abb. 1. Intraokularer Druck im Verlauf (mmHg; Mittelwert ± Standardabweichung)

Ablagerungen bei 15% der Patienten, mäßige Ablagerungen bei 70% und deutlich ausgeprägte Ablagerungen bei 15%. Gonioskopisch war der Kammerwinkel bei allen Patienten weit bis mittelweit, wobei bei PEX häufiger mittelweite Kammerwinkel erhoben wurden (Tabelle 1). Die Bulbuslänge war in beiden Gruppen nicht signifikant unterschiedlich (Tabelle 1). Intraoperativ kam es in der PEX-Gruppe in 1 Fall zu einer Kapselruptur mit Glaskörperverlust. Alle anderen Eingriffe waren komplikationslos.

Die Auswertung des intraokularen Druckverlaufs ergab präoperativ in Miosis keinen Unterschied zwischen beiden Gruppen mit Werten von im Mittel 16,10 ± 3,09 mmHg in der PEX-Gruppe und 15,94 ± 3,07 mmHg in der Kontrollgruppe (Abb. 1, Tabelle 2). In medikamentöser Mydriasis kam es in der PEX-Gruppe zu einem signifikanten Anstieg des intraokularen Druckes im Mittel um 1,05 mmHg ($p < 0,05$) (Tabelle 2). Postoperativ lag das Druckniveau am 1. Tag bei allen Patienten unter 22 mmHg. Nach 4 Wochen und 6 Monaten ergab sich eine signifikante Senkung der Durchschnittswerte des intraokularen Drucks in der PEX-Gruppe um 3,15 mmHg ($p < 0,01$) und in der Kontrollgruppe um

Tabelle 2. Intraokularer Druck im Verlauf (mmHg; Mittelwert ± Standardabweichung)

	Kontrollgruppe			PEX-Gruppe			
Intervalle	M ± SD	min–max	P*	M ± SD	min–max	P*	P**
Präoperativ	15,94 ± 3,07	10–21		16,10 ± 3,09	10–21		0,962
Mydriasis	16,25 ± 2,29	10–19	1,0	17,25 ± 4,51	10–24	0,025	0,432
Postoperativ							
1. Tag	15,44 ± 2,56	10–20	0,422	16,30 ± 2,11	13–19	0,603	0,469
4 Wochen	13,19 ± 2,88	8–18	0,011	13,45 ± 3,22	8–22	0,006	0,961
6 Monate	12,06 ± 3,11	8–18	0,001	12,95 ± 2,67	8–20	0,002	0,318

* Wilcoxon-Test
** Mann-Whitney-U-Test

3,88 mmHg ($p < 0,01$; Abb. 1). Dieses entspricht einer Senkung von 18 % in der PEX-Gruppe und 23 % in der Kontrollgruppe. Eine Drucksenkung von mindestens 2 mmHg konnte in 70 % der Fälle in der PEX-Gruppe und in 75 % der Patienten in der Kontrollgruppe beobachtet werden. Vergleicht man beide Gruppen (Tabelle 2), so zeigt sich, daß trotz der beschriebenen geringen Differenzen im Druckverlauf zu keinem Zeitpunkt statistische Unterschiede vorlagen.

Diskussion

Bei PEX kann es zur Erhöhung des intraokularen Drucks am betroffenen Auge kommen [8, 12]. Bei Patienten mit einseitigem PEX zeigten Untersuchungen zur Hydrodynamik des Kammerwassers eine höhere Abflußresistenz für Kammerwasser im Vergleich zu den gesunden Partneraugen [11, 18]. Ultrastrukturelle Untersuchungen des Kammerwinkels fanden bei PEX histologisch sowohl fibrilläres Material als auch Pigmentgranula im Trabekelmaschenwerk [19, 21, 22]. Direkt können diese zur Verlegung des Trabekelwerks führen mit relativer Abflußbehinderung und Widerstandserhöhung des Kammerwasserabflusses. Indirekt kann es über degenerative Veränderungen durch eine metabolische Störung der endothelialen Zellen zu einer Schwellung des trabekulären Gewebes und Kompression des intertrabekulären Raumes kommen [15]. Die Veränderungen sind altersabhängig, da mit zunehmendem Alter die Ausprägung eines PEX [9, 30] sowie das Risiko des Druckanstiegs bei PEX [5, 8] zunehmen.

Bei Patienten mit PEX, bei denen eine Kataraktoperation durchgeführt werden soll, ist deshalb die Analyse der intraokularen Drucklage von Bedeutung. Präoperativ fanden wir in dieser prospektiven klinischen Studie bei Patienten ohne Glaukom oder okulärer Hypertension keinen Unterschied im Augeninnendruck zwischen der PEX-Gruppe und der alterskorrelierten Kontrollgruppe. Auch andere Autoren fanden bei alterskorrelierten Untersuchungsgruppen keine signifikanten Unterschiede in der präoperativen Drucklage bei PEX [1, 30, 31]. Im Vergleich zur Kontrollgruppe konnten wir aber in der PEX-Gruppe einen signifikanten Druckanstieg in Mydriasis feststellen. Dieser Anstieg kann durch eine Erschwerung des Kammerwasserabflusses in Mydriasis sowie durch die Dispersion von PEX-Material und Pigment in die Vorderkammer [20] verursacht sein. Gonioskopisch engere Kammerwinkel in der PEX-Gruppe könnten prädisponierend sein und wurden auch von anderen Autoren in früheren Arbeiten beschrieben [13, 28].

Nach Phakoemulsifikation in Tunneltechnik stellten wir in der PEX-Gruppe am 1. postoperativen Tag keinen Druckanstieg im Vergleich zur Kontrollgruppe fest. Dieses erscheint relevant, da intraoperativ durch Manipulationen im Bereich des vorderen Augensegments PEX-Material und Pigment freigesetzt werden können, mit möglicher Augeninnendrucksteigerung. In anderen Studien konnte nach Kernexpression ebenfalls direkt postoperativ kein Druckanstieg festgestellt werden [1, 31].

Beide Untersuchungsgruppen wiesen im weiteren postoperativen Druckverlauf nach 6 Monaten eine signifikante Senkung des Augeninnendrucks von 3–4 mmHg auf. Die drucksenkende Wirkung der einfachen extrakapsulären Kataraktextraktion mit Hinterkammerlinsenimplantation ist auch von anderen Autoren im Rahmen längerer Nachbeobachtungen beschrieben worden [2, 7, 16, 24, 25, 26]. Hierbei ist der drucksenkende Mechanismus noch nicht sicher geklärt worden. Als Ursachen für die langfristige Absenkung des Druckniveaus werden eine verbesserte Abflußleichtigkeit und ein günstiger Effekt auf die Kammerwasserfiltration aufgrund der Vertiefung der Vorderkammer, der Erweiterung des Kammerwinkels und der Aufspannung des Trabekelmaschenwerkes durch eine posteriore Verlagerung des Iriskunstlinsendiaphragmas nach Entfernung der altersbedingten verdickten Linse diskutiert [16, 25]. Über eine postoperative Fibrose und Schrumpfung der hinteren Linsenkapsel durch myoblastisch differenzierte Linsenepithelien und Traktion über die Zonulafasern ist andererseits auch eine Kammerwasserhyposekretion und konsekutive Hypotonie durch eine partielle Abhebung des Ziliarkörpers beschrieben worden [27, 29]. Postuliert werden auch biochemische Veränderungen des Kammerwassers, wobei insbesondere die Freisetzung von Prostaglandinen die Fazilität verbessern soll [2].

Bei PEX haben frühere Berichte keinen Einfluß der Kataraktextraktion auf die intraokulare Drucklage gezeigt [13, 20]. In anderen Arbeiten nahmen bei Glaukompatienten mit PEX die Ablagerungen von PEX-Material nach Linsenextraktion ab, und es kam nach intrakapsulärer Kataraktextraktion zu einer gewissen Remission mit Drucksenkung und Verbesserung der trabekulären Funktion [6]. Zwei Monate nach Phakoemulsifikation wurde in einer retrospektiven Untersuchung bei 6 Patienten mit PEX eine ähnliche Senkung des Drucks wie bei normalgesunden Augen gezeigt [2]. In unserer Untersuchung zeigten PEX-Augen eine ähnliche durchschnittliche postoperative Drucksenkung wie in der Kontrollgruppe, obwohl der Abfall tendenziell geringer war. Der Senkungsmechanismus scheint demzufolge ähnlich wie bei normalgesunden Augen zu sein. Die hier beobachtete geringere Drucksenkung könnte durch histopathologische okuläre Veränderungen bei PEX erklärbar sein. Degenerative Irisveränderungen bei PEX mit Atrophie der Irismuskeln und Abnahme der Elastizität im Irisstroma [3] könnten zu einer geringeren Verlagerung des Irislinsendiaphragmas nach hinten führen und somit in einer verminderten Aufspannung des Trabekelwerks resultieren. Die veränderte Elastizität der Zonulafasern, die teilweise brüchig und vom Ziliarkörper und der Linsenkapsel abgetrennt sind [23], könnte außerdem zu einer geringeren Abhebung des Ziliarkörpers führen. Die direkte Absaugung von Pigment und Zelldetritus aus dem Trabekelwerk wurde von einigen Autoren zur Behandlung von erhöhten intraokularen Drücken bei PEX vorgeschlagen [10]. Eine partielle Entfernung durch die Saug-Spül-Vorgänge im vorderen Augensegment während der Kataraktextraktion ist vorstellbar. In unserer Untersuchung ergab sich jedoch kein stärkerer drucksenkender Effekt als bei normalgesunden Augen. Schließlich konnte die Größe der Kapsulorhexis, die bei PEX durch eine engere Pupille beeinflußt werden kann, in anderen Untersuchungen bei normalgesunden Augen als beeinflussender Faktor ausgeschlossen werden [2].

Ob die von uns dargestellte Drucksenkung langhaltend ist, bleibt noch unbeantwortet. Einige Autoren konnten in einzelnen Fällen nach 2 Jahren eine steigende Tendenz der postoperativen Druckkurve bei normalgesunden Augen feststellen [7, 24]. Dies könnte bei PEX relevant sein, da selbst Jahre nach Kataraktextraktion die Ablagerungen von PEX-Material fortschreiten können [13] und somit zu den bereits erwähnten Abflußbehinderungen führen.

PEX ist ein bedeutsamer Risikofaktor bei der extrakapsulären Kataraktextraktion, wobei eine engere Pupille und mögliche Zonulainstabilitäten das Risiko einer Zonulolyse oder einer Kapselruptur mit nachfolgendem Glaskörperverlust erhöhen. Unsere Untersuchung bestätigt, daß PEX keine Kontraindikation für eine Phakoemulsifikation in Tunneltechnik und Hinterkammerlinsenimplantation in den Kapselsack ist. In einzelnen Fällen ist aber die Implantation in den Sulcus ciliaris erforderlich. Die dadurch vermehrte Ausschwemmung von Proteinen und Entzündungsmediatoren durch Störung der Barrierefunktion [14] kann allerdings zu Veränderungen der intraokularen Drucklage führen, die in diesen Fällen gesondert berücksichtigt werden muß.

Zusammenfassend läßt sich feststellen. daß es bei PEX nach korneoskleralem Tunnelschnitt und Phakoemulsifikation direkt postoperativ kein Druckanstieg festgestellt werden konnte. Im langfristigen Druckverlauf zeigte sich in beiden Gruppen eine signifikante Absenkung des Augeninnendruckes. Die einfache Kataraktextraktion mit Entfernung einer verdickten Linse und HKL-Implantation in den Kapselsack senkt also den Augeninnendruck bei PEX ähnlich wie bei normalgesunden Augen und scheint eine Verbesserung der intraokularen Drucklage zu bewirken.

Literatur

1. Alfaiate M, Leite E, Mira J, Cunha-Vaz JG (1996) Prevalence and surgical complications of pseudoexfoliation syndrome in portuguese patients with senile cataract. J Cataract Refract Surg 22: 972–976
2. Althaus C, Demmer E, Sundmacher R (1994) Anterior capsular shrinkage and intraocular pressure reduction after capsulorhexis. Ger J Ophthalmol 3: 154–158
3. Asano N, Schlötzer-Schrehardt U, Naumann GOH (1995) A histopathologic study of iris changes in pseudoexfoliation syndrome. Am J Ophthalmol 102: 1279–1290
4. Eagle RC, Font RL, Fine BS (1979) The basement membrane exfoliation svndrome. Arch Ophthalmol 97: 510–515
5. Ekström C (1993) Elevated intraocular pressure and pseudoexfoliation of the lens capsule as risk factors for chronic open-angle glaucoma. A population-based five-year follow-up study. Acta Ophthalmol 71: 189–195
6. Gillies WE (1973) Effect of lens extraction in pseudoexfoliation of the lens capsule. Brit J Ophthalmol 57: 46–51
7. Hansen TE, Naeser K, Nilsen NE (1991) Intraocular pressure 2.5 years after extracapsular cataract extraction and sulcus implantation of posterior chamber intraocular lens. Acta Ophthalmol 69: 225–228
8. Henry JC, Krupin T, Schmitt M el al. (1987) Long-term follow-up of pseudoexfoliation and the development of elevated intraocular pressure. Ophthalmology 94: 545–552

9. Hiller R, Sperduto RD, Krueger DE (1982) Pseudoexfoliation, intraocular pressure, and senile lens changes in a population-based survey. Arch Ophthalmol 100: 1080–1082
10. Jacobi PC, Krieglstein GK (1995) Trabecular aspiration – A new mode to treat pseudoexfoliation glaucoma. Invest Ophthalmol Vis Sci 36: 2270–2276
11. Johnson DH, Brubaker RF (1982) Dynamics of aqueous humor in the syndrome of exfoliation with glaucoma. Am J Opththalmol 93: 629–634
12. Klemetti A (1988) Intraocular pressure in exfoliation syndrome. Acta Ophthalmol 66(Suppl. 184): 54–58
13. Layden WE, Shaffer RN (1974) Exfoliation syndrome. Am J Ophthalmol 78: 835–841
14. Miyake K, Asakura M, Kobayashi H (1984) Effect of intraocular lens fixation on the blood-aqueous barrier. Am J Ophthalmol 98: 451–455
15. Morrison JC, Green WR (1988) Light microscopy of the exfoliation syndrome. Acta Ophthalmol 66(Suppl. 184): 5–27
16. Payer H, Payer G (1983) Intraokulare Drucksenkung nach Einsetzen von nach hinten gewinkelten Ziliarkörper-gestützten Sienskey-Hinterkammerlinsen in normotone Augen. Klin Monatsbl Augenheilkd 183: 381–383
17. Pham DT, Wollensak J (1992) „No-stitch"-Kataraktchirurgie als Routineverfahren – Technik und Erfahrung. Klin Monatsbl Augenheilkd 200: 639–643
18. Pohjanpelto PEJ (1973) The fellow eye in unilateral hypertensive pseudoexfoliation. Am J Ophthalmol 75: 216–220
19. Prince AM, Streeten BW, Ritch R, Dark AJ, Sperling M (1987) Preclinical diagnosis of pseudoexfoliation syndrome. Arch Ophthalmol 105: 1076–1082
20. Roth M, Epstein DL (1980) Exfoliation syndrome. Am Ophthalmol 89: 477–481
21. Sampaolesi R, Zarate J, Croxato O (1988) The chamber angle in exfoliation svndrome – Clinical and pathological findings. Acta Ophthalmol 66(Suppl. 184): 48–53
22. Seland JH (1988) The ultrastructural changes in exfoliation syndrome. Acta Ophthalmol 66(Suppl. 184): 28–34
23. Schlötzer-Schrehardt UM, Naumann GOH (1994) A histopathologic study of zonular instability in pseudoexfoliation syndrome. Am J Ophthalmol 118: 730–743
24. Sponagel LD, Gloor B (1986) Ist die Implantation einer Hinterkammerlinse ein drucksenkender Eingriff? Klin Monatsbl Augenheilkd 188: 495–499
25. Steuhl KP, Marahrens P, Frohn C, Frohn A (1991) Über die Augendruckentwicklung und die Kammerwinkeltiefe vor und nach extrakapsulärer Kataraktextraktion mit Hinterkammerlinsenimplantation. In: Wenzel el al. (eds) 5. Kongress der DGII. Springer, Berlin. S 587–593
26. Suzuki R, Tanaka K, Sagara T, Fujiwara N (1994) Reduction of intraocular pressure after phacoemulsification and aspiration with intraocular lens implantation. Ophthalmologica 208: 254–258
27. Volkmann U, Kampik A (1990) Späte Hypotonie nach Hinterkammerlinsenimplantation. Klin Monatsbl Augenheilkd 197: 418–421
28. Wishart PK, Spaeth GL, Poryzees EM (1985) Anterior chamber angle in the exfoliation syndrome. Br J Ophthalmol 69: 103–107
29. Wollensak J, Seiler T (1986) Hypotoniesyndrom durch geschrumpfte Linsenkapsel. Klin Monatsbl Augenheilkd 188: 242–244
30. Wollensak J, Becker HU, Seiler T (1992) Pseudoexfoliation syndrome and glaucoma. Does glaucoma capsulare exist? Ger J Ophthalmol 1: 32–34
31. Zetterström C, Olivestedt G, Lundvall A (1992) Exfoliation syndrome and extracapsular cataract extraction with implantation of posterior chamber lens. Acta Ophthalmol 70: 85–90

Optische Rehabilitation durch die Osteoodontokeratoprothese nach Strampelli

K. Hille, H. Landau und K.W. Ruprecht

Zusammenfassung. Stark vaskularisierte Hornhautnarben führen in der Regel zu der Abstoßung eines Hornhauttransplantats. Eine optische Rehabilitation der Patienten ist nur durch eine Keratoprothese möglich. Wir berichten über das postoperative Ergebnis zweier Patienten, bei denen wir wegen eines okulären Pemphigoids bzw. einem Zustand nach schwerer Verätzung eine Osteoodontokeratoprothese nach Strampelli durchführten. Die Nachbeobachtungszeit beträgt 3 Jahre bzw. 10 Monate. Die Implantate sind fest eingeheilt, der Visus stieg von Handbewegungen bzw. Fingerzählen auf 0,5 bzw. 0,7. Das Gesichtsfeld ist bei beiden Patienten zentriert bei einer Gesichtsfeldeinschränkung auf 20° bzw. 30°. Durch die Implantation einer Osteoodontokeratoprothese ist mittelfristig eine sehr gute optische Rehabilitation erreichbar.

Schlüsselwörter: Vaskularisierte Hornhautnarben, Hornhautchirurgie, Keratoprothese

Summary. Vascularized corneal scarring will cause rejection of a corneal graft. In this case visual rehabilitation of the patients can only be achieved by keratoprosthesis. We report on two patients, ohne with ocular pemphigoid and the other with a late stage following severe acid burn, in whom we performed osteo-odonto-keratoprosthesis according to Strampelli. The follow-up period was 3 years and 10 monts respectively. The implants are firmly grown in, and the visual acuity is 0.5 (10/20) and 0.7 (14/20) respectively. In one patient we suspect increased intraocular pressure, otherwise there were no substantial postoperative complications.

Key words: corneal-scars, corneal-surgery, keratoprosthesis.

Fragestellung

Eine Keratoprothese (KP) ist bei erheblich vaskularisierten Hornhautnarben mit Insuffizienz der Stammzellen durch das hohe Risiko einer Transplantat-Abstoßung in der Regel die einzig mögliche und erfolgversprechende Therapie. Um jedoch eine langfristig stabile KP herzustellen, sind erhebliche Anstrengungen unternommen worden. Gewöhnlicherweise besteht eine KP aus einem PMMA-Zylinder und einer Haptik, die in das Gewebe einheilen und die Prothese dauerhaft fixieren soll. Entsprechend der Lokalisation der Haptik wird zwischen einer intrakornealen, einer epiendokornealen und epikornealen Fixation sowie nach Material zwischen einer nichtbiokompatiblen, einer

C. Ohrloff et al. (Hrsg.)
11. Kongreß der DGII 1997

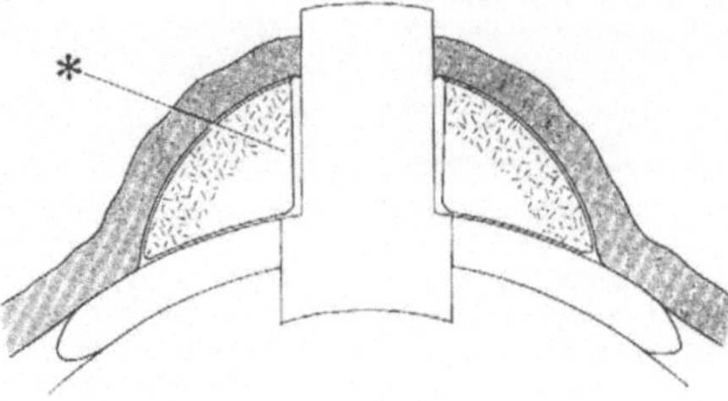

Abb. 1. Schematische Darstellung einer Osteoodontokeratoprothese: Der PMMA-Zylinder wird mit Acryl-Kleber (*) am Dentin der Zahnwurzel fixiert, welche mit Mundschleimhaut gedeckt auf der Hornhaut fixiert wird

biokompatiblen und einer biologischen Haptik unterschieden [4]. In der Literatur wird über eine hohe Ausstoßungsrate bei allen KP berichtet [2, 4]. Lediglich bei der Osteoodontokeratoprothese (OOKP) nach Strampelli [5,6] (Abb. 1), die eine biologische Haptik aufweist, ist das Ausstoßungsrisiko erheblich geringer, und damit sind die Langzeitergebnisse deutlich besser [1, 2, 4].

Methodik

Bei 2 Patienten führten wir eine OOKP nach Strampelli durch.

Der 1. Patient litt unter einer atopischen Dermatitis und wurde erstmals im Jahr 1980 wegen einer schweren Konjunktivitis unserer Klinik zugewiesen. Hier wurde die Diagnose eines okulären Pemphigoids gestellt. Trotz intensiver lokaler Therapie sank das Sehvermögen auf Lichtscheinwahrnehmung. Nach einer Kataraktextraktion an beiden Augen stieg das Sehvermögen am rechten Auge auf Fingerzählen. Am linken Auge wurden 2 perforierende Keratoplastiken durchgeführt, die jedoch aufgrund schwerer Abstoßungsreaktionen auch mit HLA-typisiertem Material scheiterten. Beide Augen des Patienten entwickelten progressive vaskularisierte Hornhautnarben, und am linken Auge entstand ein Hornhautulkus. In dieser Situation entschieden wir uns, bei dem Patienten am linken Auge eine OOKP durchzuführen. Zunächst wurde das Auge mit Mundschleimhaut gedeckt und die OOKP aus der Wurzel eines oberen Eckzahns des Patienten und einem 8 mm langen und 3 mm dicken PMMA-Zylinder, der eine Refraktion von 60 dpt aufwies, angefertigt (Abb. 2). Dieses Implantat wurde zunächst für 3 Monate in eine subkutane Tasche eingebettet und im April '94 unter die Mundschleimhautdeckung in die Hornhaut des Patienten implantiert. Hierzu wurde die Mundschleimhaut wieder von kranial von der Hornhaut abpräpariert, diese wurde zentral trepaniert und radiär eingeschnitten. Die Iris und der Pseudophakos wurden entfernt und eine anteriore Vitrektomie durchgeführt. Die radiären Hornhautinzisionen wurden mit 10.0-Nylon verschlossen, und der innere Teil des Zylinders wurde in das Trepanationsforamen eingepaßt sowie die Prothese mit resorbierbaren Fäden fixiert. Danach wurde die Schleimhaut über die Prothese gedeckt und der äußere Anteil des Zylinders durch ein Loch in der Schleimhaut nach außen geführt. Die Lider wurden für 10 Tage vernäht.

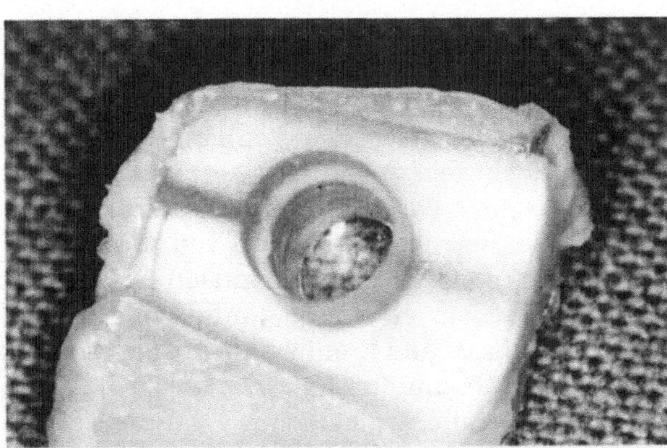

Abb. 2. Die Prothese vor Einpflanzung in die Hauttasche

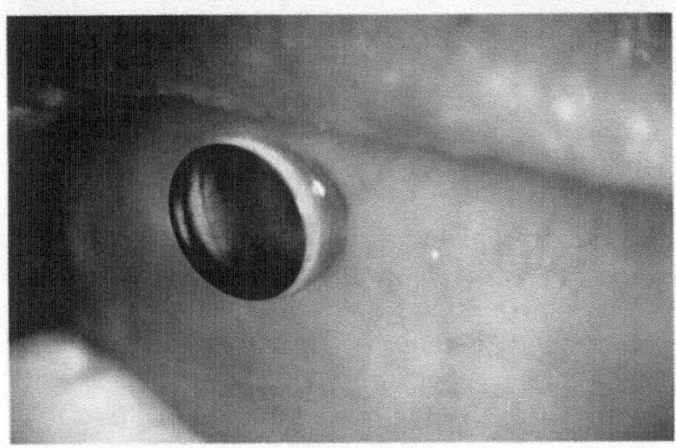

Abb. 3. Osteoodontokeratoprothese bei einem Patienten nach 1 Jahr

Der 2. Patient hatte 1982 eine schwere Laugenverätzung beider Augen erlitten. Zweimal wurde am rechten, einmal am linken Auge eine Keratoplastik ohne Erfolg durchgeführt. Als der Patient sich erstmals 1995 in unserer Klinik vorstellte, betrug das Sehvermögen Lichtscheinwahrnehmung am rechten und Fingerzählen am linken Auge. Im November '95 führten wir die oben beschriebene Präparation der Keratoprothese unter Benutzung der Wurzel eines oberen Schneidezahns und eines 3,5 mm im Durchmesser messenden PMMA-Zylinders durch. Die Prothese wurde im März '96 am rechten Auge implantiert.

Ergebnisse

Die Nachbeobachtungszeit beträgt bis jetzt 3 Jahre bzw. 12 Monate. Bei beiden Patienten war die initiale postoperative Periode ohne wesentliche Komplikationen (Abb. 3).

Zehn Tage nach der Implantation stieg das Sehvermögen des 1. Patienten von Lichtscheinwahrnehmung auf 0,5 und blieb bis jetzt auf diesem Niveau. Die Refraktion betrug zunächst −7,25 dpt und stieg nach einem halben Jahr auf −10,0 dpt.

Der 2. Patient hatte eine primäre Glaskörperblutung, die intraoperativ nicht vollständig entfernt werden konnte. Dementsprechend erreichte sein Sehvermögen in der 1. postoperativen Periode lediglich 0,1. Nach Resorption dieser Blutung stieg der Visus auf 0,7 mit einer Korrektur mit -7,75 dpt.

Das Gesichtsfeld beider Patienten ist zentriert, jedoch deutlich eingeschränkt. Beim 1. Patienten, bei dem wir einen 3mm im Durchmesser messenden Zylinder benutzten, reichte es von 20° temporal und kaudal bzw. 10° kranial und nasal bei einem horizontalen Gesamtdurchmesser von 35°. Bei dem Patienten, bei dem wir einen 3,5-mm-Zylinder benutzten, reichte das Gesichtsfeld von 15° nasal und kranial bzw. 35° temporal und kaudal und somit einem horizontalen Gesamtdurchmesser von 50°.

Bei beiden Patienten heilte die Prothese fest ein. An späteren Komplikationen traten bei beiden Patienten nach 1 Jahr Knochensequester auf, die entfernt werden konnten. Beim 2. Patienten vermuten wir aufgrund des Palpationsbefundes ein sekundäres Glaukom.

Schlußfolgerung

Das Hauptproblem bei der Implantation eines alloplastischen Materials in die Hornhaut ist die Fixierung an der Körperoberfläche. Für die Haptik wurden die verschiedensten Materialien ausprobiert [4], die Langzeitergebnisse waren jedoch meist enttäuschend. Die OOKP ist die bisher einzige Methode mit Erfolgen über mehr als 20 Jahre [1–3]. Wir konnten diese Operationsmethode mit zumindest mittelfristig guten Erfolgen etablieren. Inzwischen wurde ein weiterer Patient an unserer Klinik erfolgreich operiert, wobei die Nachbeobachtungszeit jedoch nur wenige Wochen beträgt.

Das Auftreten eines sekundären Glaukoms ist das 2. Problem bei einer KP [3,4] (wie auch bei unserem 2. Patienten). Meist entsteht ein sekundäres Winkelblockglaukom durch Abflachung des Hornhautgewölbes und Verengung des Kammerwinkels oder durch Verlegung des Trabekelsystems mit Glaskörperresten. Außerdem handelt es sich in der Regel um vorgeschädigte Augen mit einem erhöhten Risiko für das Vorliegen eines Glaukoms. Durch die KP ist es jedoch nicht mehr möglich, den Augendruck in klassischer Weise zu messen. Lediglich die Palpation kann einen Hinweis auf das Vorliegen eines Glaukoms geben. Erschwert wird die Beurteilung durch die KP-bedingte Einschränkung des Gesichtsfelds, so daß glaukomatöse Ausfälle oft nicht rechtzeitig entdeckt werden können. Lediglich die Beurteilung der Papille kann zur Stadieneinteilung eines Glaukoms sicher verwertet werden. Bei unserem 2. Patienten ist die Papille flach, jedoch nicht typisch glaukomatös exkaviert. Falcinelli et al. [3] geben als weitere Möglichkeit die Beurteilung mittels des VEP an. Unser Patient zeigt einen elektroophthalmologischen Normalbefund.

Eine KP wird immer als ultima ratio anzusehen sein, denn trotz der bisherigen ermutigenden Resultate muß auch bei unseren Patienten der weitere Verlauf kritisch beobachtet werden.

Literatur

1. Falcinelli G, Missiroli A, Petitti V, Pinna C (1987) Osteo-odonto-keratoprosthesis up-to-date. Acta XXV Concilium Ophthalmologicum. Milan: Kugler and Ghedini, 2: 2772–2776
2. Falcinelli GC, Barogi G, Taloni M, Falcinelli G (1993) Osteoodontokeratoprosthesis: Present experience and future prospects. Refract Corneal Surg 9: 193
3. Falcinelli GC, Falsini B, Taloni M, Piccardi M, Falcinelli G (1995) Detection of glaucomatous damage in patients with osteo-odontokeratoprosthesis. Br J Ophthalmol 79: 129–134
4. Lund OE (1982) Grenzen und Möglichkeiten der optischen Keratoprothese. Ein klinischer und histopathologischer Bericht. Klin Monatsbl Augenheilkd 180: 3–12
5. Strampelli B (1964) Nouvelle orientation biologique dans la Kératoplastie. Bull Mem Société Française d'Ophthalmologie. 77: 145–161
6. Strampelli B (1966) Perfezionamenti technici della osteo-odonto cheratoprosthesi. Annali di Ottalmologia 92: 155–178

Katarakt und Netzhaut

Kataraktchirurgie bei diabetischer Retinopathie

S. Bodanowitz und P. Kroll

Zusammenfassung. Der natürliche Verlauf diabetischer Spätkomplikationen am Auge wird durch eine zeitgemäße atraumatische Kataraktoperation (kleiner Schnitt, Phakoemulsifikation, kurze OP-Dauer) nicht beeinflußt. Es besteht auch kein erhöhtes Risiko für andere intra- oder postoperative Komplikationen, wenn der diabetische Augenschaden (Retinopathie, Makulopathie, Rubeosis iridis) präoperativ ausreichend behandelt wird.

Summary. The natural course of ocular complications due to diabetes mellitus is not influenced by modern atraumatic cataract surgery (small incision, phacoemulsification, quick procedure). Additionally, the risk of other intra- or postoperative complications is not particularly elevated if the manifestations of diabetic eye disease (retinopathy, macular edema, iris neovascularization) are treated sufficiently prior to cataract surgery.

Einleitung

Etwa 5–10% der Bevölkerung in den industrialisierten Staaten leiden an einem Diabetes mellitus, wobei der sog. Altersdiabetes (Diabetes mellitus Typ II) wesentlich häufiger auftritt als ein juveniler Diabetes. Bei dieser Ausgangslage muß man damit rechnen, daß ca. 10% aller Kataraktpatienten auch an einem länger bestehenden Diabetes leiden, der bereits häufig zu diabetischen Spätkomplikationen geführt hat. Im folgenden soll der Frage nachgegangen werden, inwieweit Patienten mit Diabetes mellitus durch die moderne Kataraktchirurgie spezifischen Risiken ausgesetzt werden.

Es treten im wesentlichen folgende 6 Komplikationen auf:

1. Entzündungsreaktionen,
2. Rubeosis iridis,
3. diabetische Retinopathie,
4. Makulaödem,
5. anteriore hyaloidale fibrovaskuläre Proliferation,
6. Nachstar.

C. Ohrloff et al. (Hrsg.)
11. Kongreß der DGII 1997

1. Entzündungsreaktionen

Entzündliche Reaktionen können durch das Einschleppen von Keimen während der Operation und besonders häufig durch eine Störung der Blutkammerwasserschranke ausgelöst werden [4, 16, 17]. Bei Diabetikern ist die Blutkammerwasserschranke häufig bereits vor der Operation gestört [10, 18, 20], so daß diese Schrankenstörung zusätzlich durch die Operation erheblich verstärkt wird. Klinisch macht sie sich durch einen Tyndalleffekt und eine postoperative Fibrinreaktion bemerkbar. Kontrollierte Studien zur Frage, ob Fibrinreaktionen bei Diabetikern nach Kataraktoperation grundsätzlich häufiger vorkommen als bei Nichtdiabetikern, existieren nicht. Dennoch ist immer wieder über das vermehrte Auftreten von Fibrinreaktionen nach Kataraktoperation bei Diabetikern berichtet worden [18]. Bei der heutigen atraumatischen Operationstechnik (kleiner Schnitt, Phakoemulsifikation, kurze Operationsdauer) tritt eine Fibrinreaktion nur noch selten auf und stellt ein untergeordnetes Problem dar (im eigenen Krankengut unter 5%). Wichtig ist es, bei der präoperativen Diagnostik eine Rubeosis iridis auszuschließen, da eine unbehandelte Rubeosis regelmäßig mit einer postoperativen Fibrinreaktion nach der Kataraktoperation verbunden ist. Wenn eine Fibrinreaktion auftritt, sollte postoperativ eine medikamentöse Weitstellung der Pupille erfolgen und die lokale Steroidtherapie höher dosiert werden. Bei sehr ausgeprägter Fibrinreaktion hat sich die intraokulare Fibrinolyse mit rekombinantem Plasminogenaktivator (rTpa) bewährt [12, 27].

Wesentlich gravierender als eine einfache Fibrinreaktion ist die postoperative Endophthalmitis. Es ist bekannt, daß Diabetiker häufiger als Nichtdiabetiker an einer endogenen (metastastischen) Endophthalmitis leiden, die insbesondere im Rahmen von Nierenentzündungen auftritt [6, 14]. Jedoch gibt es bzgl. der exogenen (postoperativen) Endophthalmitis nach Kataraktoperation in der Literatur kaum einen Hinweis darauf, daß eine erhöhte Häufigkeit bei den Diabetikern vorliegt. Eine einzige retrospektive Studie gibt zwar an, daß 21% von 162 Patienten mit postoperativer Endophthalmitis einen Diabetes mellitus aufwiesen [23], aber eine Assoziation beider Krankheitsbilder ist daraus nicht zu schließen.

2. Rubeosis iridis

Die Rubeosis iridis ist eine schwerwiegende Komplikation der diabetischen Retinopathie. Oft ist sie mit einer Glaskörperblutung bzw. mit einer floriden proliferativen diabetischen Vitreoretinopathie vergesellschaftet. Unbehandelt ist der Verlauf deletär und führt häufig zum Sekundärglaukom. Als Ursache für eine mögliche Progression der Rubeosis iridis nach Kataraktoperation wird eine Störung der Blut-Kammerwasser-Schranke mit vermehrter Freisetzung angiogrenetischer Faktoren angenommen [1, 21]. Die Progression einer Rubeosis iridis nach Kataraktoperation ist in der Literatur immer wieder diskutiert worden (s. Tabelle 1). Als Trend ist deutlich erkennbar, daß eine Progression der Rubeosis bei traumatischeren Operationstechniken häufiger ist, insbesondere bei der I.c.-Kataraktoperation (bis zu 12%). Bei der E.c.-Kata-

Tabelle 1. Progression einer Rubeosis iridis nach Kataraktoperation. Die Ziffern unter „Quelle" beziehen sich auf das Literaturverzeichnis

Autor	Quelle	Anzahl der Augen	Rubeosis de novo	OP-Technik
Aiello	1	154	8%	ic ohne IOL
Sebestyen	28	242	12%	ic/ec ohne IOL
Ruiz	25	25	5%	ec mit HKL
Jaffe	8	33	0%	ec mit HKL
Pollack	24	32	5%	ec mit HKL
Schatz	26	32	6%	ec mit HKL
Fung	5	10	10%	Phako mit HKL
Wagner	31	223	0%	Phako mit HKL
Bodanowitz	unveröffentl.	250	0,4%	Phako mit HKL

rakt-Operation (Kernexpression) mit Implantation einer HKL liegt die Progressionsrate der Rubeosis etwa bei 5%, wobei insbesondere ein Defekt der Hinterkapsel und eine Sulkusimplantation der IOL mit einer Zunahme der Rubeosis vergesellschaftet sein soll [25]. Es gibt nur wenige Arbeiten, die die Frage einer postoperativen Rubeosis iridis im Rahmen der modernen Kataraktchirurgie mit Phakoemulsifikation und kleinem Schnitt untersuchen [31]. Hier ist die Progressionsrate offenbar sehr gering. Im eigenen Patientengut fand sich unter 250 Patienten mit Diabetes nur ein einziger, der postoperativ eine Progression zeigte.

Zur Vorbeugung einer postoperativ fortschreitenden Rubeosis empfiehlt sich folgendes Vorgehen: exakte präoperative Diagnostik der Rubeosis, d.h., die Iris muß bereits in Miosis genau inspiziert werden, da eine diskrete Rubeosis in Mydriasis übersehen werden kann. Eine Verbesserung der Diagnostik kann erreicht werden, wenn man sich bei der Beschreibung der Rubeosis einer Klassifikation bedient. Unter den bisherigen Klassifikationen [19, 29, 32, 33] erscheint uns die Klassifikation nach Tauber für den klinischen Alltag am besten geeignet (s. Übersicht). Vor der Kataraktoperation muß man insbeson-

Übersicht. Klassifikation der Rubeosis iridis nach Tauber et al. [29]

A	Am Pupillarsaum
B	Im mittleren Irisstroma
C	An der Irisbasis und im Kammerwinkel
D	Periphere vordere Synechien
1–4	Anzahl der betroffenen Quadranten
+	Mit Augeninnendrucksteigerung > 21 mmHg

Beispiele:

A1 B0 C0 D0 → Rubeosis in einem Quadranten am Pupillarsaum, Tensio < 21 mmHg

A B4 C4 D4+ → Zirkuläre Rubeosis auf allen Irisabschnitten mit Kammerwinkelverschluß über 360° und Sekundärglaukom

dere an eine Rubeosis iridis denken, wenn hintere Synechien vorliegen oder eine medikamentöse Mydriasis nur schlecht zu erzielen ist. Eine Rubeosis iridis muß grundsätzlich vor der Kataraktoperation behandelt werden. Sofern es die Klarheit der optischen Medien erlaubt, ist eine panretinale Laserkoagulation vorzunehmen. Sollte eine Laserkoagulation kataraktbedingt nicht möglich sein, ist eine zirkuläre Kryokoagulation der peripheren Netzhaut angezeigt. Diese kann auch zur Ergänzung einer bereits dichten panretinalen Laserkoagulation erwogen werden. Es ist dann erst ausreichend behandelt, wenn sich die Rubeosis bei Kontrolluntersuchungen zurückgebildet hat.

Operationstechnisch ist es für die Prophylaxe einer postoperativen Rubeosis besonders wichtig, die IOL in den Kapselsack zu implantieren, da eine Sulkusimplantation durch mechanische Irritation und damit die Ausbildung einer Rubeosis verstärken kann [5, 25].

3. Diabetische Retinopathie

Vor einer Kataraktoperation muß bei Diabetikern der Augenhintergrund untersucht werden. Bei Vorliegen diabetischer Augenhintergrundsveränderungen sollte eine Stadieneinteilung nach den Empfehlungen der ETDRS bzw. der Initiativgruppe „Früherkennung diabetischer Augenerkrankungen" (IFdA) erfolgen [11]. Ist wegen der Katarakt kein Funduseinblick möglich, muß eine Ultraschalluntersuchung zum Ausschluß von Glaskörperblutungen und traktiven Netzhautablösungen vorgenommen werden. Sollten Veränderungen im Sinne schwerster prolifativer diabetischer Retinopathie festgestellt werden, ist die Indikation zur Kombination der Kataraktoperation mit einer Pars-plana-Vitrektomie zur prüfen. Die Stadieneinteilung der diabetischen Retinopathie ist in Tabelle 2 in verkürzter Form wiedergegeben. Sie bezieht sich auf die nichtproliferative Retinopathie. Für die proliferative diabetische Vitreoretinopathie gibt es bisher keine international akzeptierte Stadieneinteilung. Die morphologische Klassifikation nach Kroll (Tabelle 3) hat sich als sehr hilfreich erwiesen [9].

Tabelle 2. Stadieneinteilung der diabetischen Retinopathie nach den Vorschlägen der „Initiativgruppe zur Früherkennung diabetischer Augenerkrankungen" [11]

Nichtproliferative diabetische Retinopathie	
– Mild	Nur Mikroaneurysmen
– Mäßig	Zusätzlich einzelne intraretinale Blutungen und perlschnurartige Venen
– Schwer	„4-2-1"-Regel: in 4 Quadranten Mikroaneurysmen und Blutungen oder in mind. 2 Quadranten perlschnurartige Venen oder in mind. 1 Quadranten intraretinale mikrovaskuläre Anomalien (IRMA)
Proliferative diabetische Retinopathie	
Papillenproliferationen, periphere Proliferationen, präretinale Blutungen	

Tabelle 3. Stadieneinteilung der proliferativen diabetischen Retinopathie (wegen der wichtigen Bedeutung des Glaskörpers *Vitreo* retinopathie genannt). (Nach Kroll et al. [9])

Stadium	
Stadium A	Nur Proliferation *ohne* wesentliche Zugwirkung (Traktion) an der Netzhaut
Stadium B	Proliferationen mit vitreoretinaler Traktion, d.h. umschriebener zeltförmiger Netzhautanhebung: *Stadium B1:* ohne Bedrohung der Makula (nasal der Papille) *Stadium B2:* mit Bedrohung der Makula (temporaler Gefäßbogenbereich)
Stadium C	Traktionsamotio unter Einbeziehung der Makula *Stadium C1 bis C3:* Ausdehnung 1 bis 3 Netznautquadranten
Stadium D	Totale Traktionsamotio

Tabelle 4. Progression einer diabetischen Retinopathie nach Kataraktoperation. Die Ziffern unter „Quelle" beziehen sich auf das Literaturverzeichnis

Autor	Quelle	Anzahl der Augen	Progression	OP-Technik
Clayman	2	87	0%	ic ohne IOL
Sebestyen	28	242	0%	ic/ec ohne IOL
Ruiz	25	25	5%	ec mit HKL
Jaffe	7	19	100%	ec mit HKL
Jaffe	8	33	0%	ec mit HKL
Pollack	24	32	39%	ec mit HKL
Schatz	26	32	72%	ec mit HKL
Wagner	31	223	0%	Phako mit HKL
Bodanowitz	unveröffentl.	250	0,4%	Phako mit HKL

Über die Progression der diabetischen Retinopathie nach Kataraktoperation finden sich in der Literatur sehr unterschiedliche Angaben. Tabelle 4 faßt die wichtigsten Studien zusammen. Die moderne Phakoemulsifikation mit kleinem Schnitt und Implantation der Hinterkammerlinse in den Kapselsack ist nicht mit einer Progression der Retinopathie verbunden, wie sich auch im eigenen Krankengut darstellen ließ. Für die extrakapsuläre Kataraktextraktion wurden z.T. Progressionsraten bis 100% angegeben, so daß lange Zeit die Frage, ob man Diabetikern überhaupt eine Linse implantieren sollte, kontrovers diskutiert wurde [2]. Ob die extrakapsuläre Kataraktextraktion (Kernexpression) zu einer höheren oder geringeren Progressionsrate als die intrakapsuläre Extraktion führt, läßt sich aus der Literatur nicht schlüssig beantworten, es gibt hier keine kontrollierten Studien. Im eigenen Krankengut sind wir dieser Frage Ende der 80er Jahre mit einer retrospektiven Erhebung nachgegangen. Es fand sich kein statistisch signifikanter Unterschied zwischen extrakapsulär und intrakapsulär operierten Patienten.

Tabelle 5. Empfehlungen der „Initiativgruppe Früherkennung diabetischer Augenerkrankungen" zur Kontrolle und Therapie der diabetischen Retinopathie [11]

Keine Retinopathie	
jährliche Kontrolluntersuchungen	
Nichtproliferative diabetische Retinopathie	
- Mild	Kontrolle alle 6 Monate
- Mäßig	Kontrolle alle 6 Monate
- Schwer	Kontrolle alle 3 Monate panretinale Laserkoagulation
Proliferative diabetische Retinopathie	
Kontrolle alle 3 Monate (je nach Befund häufiger) panretinale Laserkoagulation (Indikation zur Netzhautkryokoagulation und zur Vitrektomie prüfen)	

Wenn präoperativ eine diabetische Retinopathie vorliegt und nach den Empfehlungen der IFdA eine Laserkoagulation indiziert ist (Tabelle 5), muß diese vor der Kataraktoperation erfolgen, sofern der Funduseinblick ausreicht. Falls die Laserkoagulation bei sehr trüber Linse nicht möglich ist, sollte eine präoperative Kryokoagulation erwogen werden. Alternativ kann man in dieser Situation auch erst die Kataraktoperation durchführen und dann ca. 2 Wochen nach dem Eingriff eine panretinale Koagulation vornehmen. Nach der Kataraktoperation ist es wichtig, daß Fundusbefund und Status der Iris regelmäßig kontrolliert werden. Man sollte auch hier den von der IFdA vorgeschlagenen Kontrollintervallen folgen (Tabelle 5).

4. Makulaödem

Die Ursache für Makulaödeme nach Kataraktoperation ist eine gestörte Blut-Retina-Schranke [3]. Ein neu entstandenes zystoides Makulaödem mit Visusminderung ist auch bei Diabetikern heute extrem selten, sofern die schonende moderne Operationstechnik eingesetzt wird. Über die Progression einer diabetischen Makulopathie nach Kataraktoperation gibt es nur wenige Studien [15]. Die meisten Arbeiten stellen das Fortschreiten der Retinopathie in den Vordergrund und subsummieren hier die Makulaveränderungen [31]. Diagnostisch ist es wichtig, daß man die Makulopathie entsprechend den Vorschlägen der IFdA klassifiziert und behandelt (s. Übersicht). Gegebenenfalls sollte man präoperativ bzw. bei dichter Katarakt postoperativ eine Fluoreszenzangiographie und fokale Laserkoagulation durchführen.

5. Anteriore hyaloidale fibrovaskuläre Proliferation (AHFP-Syndrom)

Bei diesem extrem seltenen Krankheitsbild [30] kommt es zu einer Gefäßproliferation auf die Hinterkapsel. Der klinische Verlauf ist oft aggressiv und kann mit Glaskörperblutung und rubeotischem Sekundärglaukom verbunden sein. Im Spätstadium entwickelt sich eine Phthisis bulbi. Ein ähnliches Syndrom tritt eher einmal nach Vitrektomie ohne Zusammenhang mit einer Katarakt-

Übersicht. Klassifikation und Therapie der diabetischen Makulopathie nach den Vorschlägen der „Initiativgruppe zur Früherkennung diabetischer Augenerkrankungen" [11]

Diabetische Makulopathie	
Fokal	Umschriebene Zone(n) mit Ödem, Blutungen, harten Exsudaten, Mikroaneurysmen *Therapie:* Laserkoagulation, wenn „klinisch signifikant"
Diffus	Die genannten Veränderungen sind nicht mehr örtlich abgrenzbar, ausgedehntes Ödem *Therapie:* relative Indikation zur Gitter-Laserkoagulation
Ischämisch	Untergang des perifoveolaren Kapillarnetzes, Diagnose kann nur fluoreszenzangiographisch gesichert werden *Therapie:* Kontraindikation zur Laserkoagulation

operation auf [13]. Wichtig ist es, das Krankheitsbild bei den Kontrolluntersuchungen rechtzeitig zu erkennen. Im eigenen Krankengut trat diese Komplikation nur in 0,4% aller Kataraktoperationen bei Diabetikern auf (1:250). Die Therapie besteht in einer Vitrektomie mit Explantation der Kunstlinse, in speziellen Fällen verbunden mit Silikonöltamponade und ausgiebiger Endolaserkoagulation zur Vermeidung intravitrealer Blutungen und einer Rubeosis iridis.

6. Nachstar

Die Nachstarrate ist bei Diabetikern nicht erhöht [25], obgleich darüber vereinzelt spekuliert wurde [22]. Eine Yag-Laserkapsulotomie kann nach den gleichen Kriterien wie bei Nichtdiabetikern erfolgen.

Schlußfolgerung

Bei der überwiegenden Zahl von Diabetikern verläuft eine moderne atraumatische Kataraktoperation mit Implantation der HKL in den Kapselsack heute komplikationslos. Eine erhöhte Häufigkeit zahlreicher Komplikationen wurde in der Literatur rein spekulativ erwähnt (z. B. Endophthalmitis, Nachstar, Kapselruptur). Im Gegensatz zur manuellen E.c.-Kataraktoperation und zur I.c.-Kataraktoperation führt die Phakoemulsifikation mit Kleinschnitt nicht mehr zu einer Progression der diabetischen Retinopathie. Wenn bei dieser atraumatischen Operationstechnik eine Verschlechterung des Fundusbefundes oder eine Zunahme der Rubeosis iridis nach Kataraktoperation festgestellt wird, so ist dies durch den natürlichen Verlauf der Erkrankung zu erklären. Der Weg zu einem komplikationsarmen postoperativen Verlauf besteht darin, zunächst eine korrekte präoperative Diagnostik zu betreiben, d. h., man sollte die diabetische Retinopathie, die Makulopathie und die Rubeosis iridis anhand einer

Stadieneinteilung systematisch erfassen. Die diabetischen Spätkomplikationen am Auge sollten vor der Kataraktoperation ausbehandelt werden, wobei die Laserkoagulation sich an die einschlägigen Empfehlungen der Initiativgruppe „Früherkennung diabetischer Augenerkrankungen" (IFdA) anlehnen sollte. Auch postoperative Kontrolluntersuchungen sollte man gemäß den Vorschlägen der IFdA durchführen. Wenn diese Grundsätze beachtet werden, hat die moderne Kataraktoperation keinen Einfluß auf den natürlichen Verlauf diabetischer Spätkomplikationen am Auge.

Literatur

1. Aiello LM, Wand M, Liang G (1983) Neovascular glaucoma and vitreous hemorrhage following cataract surgery in patients with diabetes mellitus. Ophthalmology 90: 814–820
2. Clayman HM, Jaffe NS, Light DS (1979) Lens implantation and diabetes mellitus. Am J Ophthalmol 88: 990–992
3. Cunha-Vaz J, Faria de Abreu JR, Campos AJ, Figo GM (1975) Early breakdown of the blood-retinal barrier in diabetes. Br J Ophthalmol 59: 649–656
4. Ferguson VMG, Spalton DJ (1992) Continued breakdown of the blood aqueous barrier following cataract surgery. Br J Ophthalmol 76: 453–456
5. Fung WE (1987) Phacoemulsification and implantation of posterior chamber intraocular lens in eyes with quiescent proliferative diabetic retinopathy. Graefes Arch Clin Exp Ophthalmol 225: 251–253
6. Havunjian RH, Goldberg RA, Hepier RS (1991) Bilateral endogenous endophthalmitis in a patient with diabetes and renal papillary necrosis [letter]. Am J Ophthalmol 111: 653–654
7. Jaffe GJ, Burton TC (1988) Progression of nonproliferative diabetic retinopathy following cataract extraction. Arch Ophthalmol 106: 745–749
8. Jaffe GJ, Burton TC, Kuhn E, Prescott A, Hartz A (1992) Progression of nonproliferative diabetic retinopathy and visual outcome after extracapsular cataract extraction and intraocular ens implantation. Am J Ophthalmol 114: 448–456
9. Kroll P, Meyer-Rüsenberg HW, Busse H (1987) Vorschlag zur Stadieneinteilung der proliferativen diabetischen Retinopathie. Fortschr Ophthalmol 84: 360–363
10. Krupsky S, Zalisch M, Oliver M, Polack A (1991) Anterior segment complications in diabetic patients following extracapsular cataract extraction and posterior chamber lens implantation. Ophthalmol Surg 22: 526–530
11. Lemmen KD, Ulbig M, Bornfeld N, Gerke E (1994) Empfehlungen der „Initiativgruppe Früherkennung diabetischer Augenerkrankungen" (Report Nr. 2, 1997). Stadieneinteilung und Lasertherapie der diabetischen Retinopathie und Makulopathie. Kaden, Heidelberg
12. Lesser GR, Osher RH, Whipple D, Abraham GW, Cionni RJ (1993) Treatment of anterior segment fibrin following cataract surgery with tissue plasminogen activator. J Cataract Refract Surg 19: 301–305
13. Lewis H, Abrams GW, Williams GA (1987) Anterior hyaloidal fibrovascular proliferation after diabetic vitrectomy. Am J Ophthalmol 104: 607–613
14. Liao HR, Lee HW, Leu HS (1992) Endogenous Klebsiella pneumoniae endophthalmitis in diabetic patients. Can J Ophthalmol 27: 143–147

14a. Liesegang TJ, Bourne WM, Ilstrup DM (1985) Secondary surgical and neodymium: YAG laser discissions. Am J Ophthalmol 100: 510–519

15. Menchini U, Bandello F, Brancato R, Camesasca, Galdini M (1993) Cystoid macular oedema after extracapsular cataract extraction and intraocular lens implantation in diabetic patients without retinopathy. Br J Ophthalmol 77: 208–211
16. Miyake K (1988) Fluorometric evaluation of the blood-ocular barrier function following cataract surgery and intraocular lens implantation. J Cataract Refract Surg 22: 227–234
17. Miyake K, Maekubo K, Miyake Y, Nishi O (1989) Pupillary fibrin membrane. A frequent early complication after posterior chamber lens implantation in Japan. Ophthalmology 96: 1228–1233
18. Müller-Jensen K, Rörig M, Hagele J, Zimmermann H (1997) Einfluß von Kataraktechnik und Operationsdauer auf die Fibrinreaktion nach lOL-Implantation. Ophthalmologe 94: 38–40
19. Ohnishi Y, lshibashi T, Sagawa T (1994) Fluorescein gonioangiography in diabetic neovascularization. Graefes Arch Clin Exp Ophthalmol 232: 199–204
20. Oshika T, Kato S, Funatsu H (1989) Quantitative assessment of aqueous flare intensity in diabetes. Graefes Arch Clin Exp Ophthalmol 227: 518–520
21. Pavese T, Insler MS (1987) Effcts of extracapsular cataract extraction with posterior chamber lens implantation on the development of neovascular glaucoma in diabetics. J Cataract Refract Surg 13: 197–201
22. Percival SPB, Setty SS (1988) Analysis of the need for secondary capsulotomy during a five year follow-up. J Cataract Refract Surg 14: 379–484
23. Phillips II WB, Tasman WS (1994) Postoperative Endophthalmitis in Association with Diabetes Mellitus. Ophthalmology 101: 508–518
24. Pollack A, Leiba H, Bukelman A, Abrahami S, Oliver M (1992) The course of diabetic retinopathy following cataract surgery in eyes previously treated by laser photocoagulation. Br J Ophthalmol 76: 228–231
25. Ruiz RS, Saatci OA (1991) Posterior chamber intraocular lens implantation in eyes with inactive and active proliferative diabetic retinopathy. Am J Ophthalmol 111: 158–162
26. Schatz H, Atienza D, Mc Donald HR, Johnson RN (1994) Severe diabetic retinopathy. Am J Ophthalmol 117: 314–321
27. Schmitz K, Greite JH, Bartenschlager EM (1995) Tissue plasminogen activator for the treatment of postoperative intraocular fibrinous membranes following cataract surgery. Ger J Ophthalmol 4: 75–79
28. Sebestyen JG (1986) Intraocular lenses and diabetes mellitus. Am J Ophthatmol 101: 425–428
29. Tauber J, Lahav M, Erzurum SA (1987) New classification for iris neovascularization. Ophthalmology 94: 542–544
30. Ulbig MRW, Hykin PG, Foss AJE, Schwartz SD, Hamilton PAM (1993) Anterior hyaloidal fibrovascular proliferation after extracapsular cataract extraction in diabetic eyes. Am J Ophthalmol 115: 321–326
31. Wagner T, Knaflic D, Rauber M, Mester U (1996) Influence of cataract surgery on the diabetic eye: a prospective study. Ger J Ophthalmol 5: 79–83
32. Wand M, Dueker DK, AielIo LM, Grant (1978) Effects of panretinal photocoagulation on rubeosis iridis, angle neovascularization and neovascular glaucoma. Am J Ophthalmol 86: 332–339
33. Weiss DI, Gold D (1978) Neofibrovascularization of iris and anterior chamber angles: a clinical classification. Am J Ophthalmol 10: 488–491

Intraokularlinsenprobleme bei der multifokalen Chorioretinitis

B. Nölle, M. Winter, S. Faul, B. Wiechens, S. Behrendt und S. Tidow-Kebritchi

Zusammenfassung

Problemstellung: Zahlreiche Studien und eigene Erfahrungen belegen, daß Intraokularlinsen (IOL) bei Uveitispatienten überwiegend gut vertragen werden. Positive Aussagen zur IOL-Verträglichkeit werden insbesondere bei der Fuchs-Heterochromiezyklitis angegeben. Viele Untersuchungen differenzieren allerdings nicht die spezielle Uveitisform der Patienten. Aussagen zur Verträglichkeit von IOL bei der multifokalen Chorioretinitis (MFCR) liegen bisher nicht vor.

Patienten und Methoden: 18 Patienten mit einer MFCR zeigen den charakteristischen Verlauf einer chronisch-schleichenden Panuveitis mit milder anteriorer Uveitis, Vitritis und multifokal ausgestanzten Herden der unteren Fundusperipherie. Die Erkrankung verlief auffällig therapierefraktär gegenüber systemischen Kortikosteroiden und einer Pars plana-Vitrektomie. Bei deutlicher Linsentrübung wurden Kataraktextraktionen durchgeführt und fakultativ IOL implantiert. Wegen Unverträglichkeit wurden einige IOL explantiert und rasterelektronenmikroskopisch sowie immunhistologisch untersucht.

Ergebnisse: Wegen ausgeprägter Linsentrübungen wurden 20 Kataraktextraktionen bei den MFCR-Patienten durchgeführt. In 8 Fällen wurden primär keine IOL implantiert, was sich im Verlauf positiv auswirkte. Von 12 implantierten IOL waren nur 4 im Verlauf frei von Kunstlinsenpräzipitaten und Entzündungsreaktionen. Trotz der Verwendung von systemischen Kortikosteroiden, rekombinantem t-PA, Kapsulotomien und Linsenpolituren kam es bei 8 IOL zu hartnäckigen Unverträglichkeiten, so daß schließlich fünf dieser IOL explantiert werden mußten. Bei diesen IOL fiel rasterelektronenmikroskopisch eine dichte oberflächliche Zellbesiedlung auf. Immunhistologisch waren viele Makrophagen und T-Lymphozyten, aber nur wenige B-Lymphozyten nachweisbar. Die Zellen exprimierten überwiegend HLA-DR, jedoch nicht IL-2- bzw. Transferrinrezeptoren.

Schlußfolgerung: Die Indikation zur Kataraktextraktion sollte bei Patienten mit MFCR zurückhaltender gestellt werden als bei Patienten ohne eine Uveitis. Speziell muß auf eine auffallend schlechte Verträglichkeit von PMMA-IOL bei der multifokalen Chorioretinitis hingewiesen werden.

Schlüsselwörter: multifokale Chorioretinitis, Intraokularlinse, Unverträglichkeit, Immunhistologie, REM.

Summary

Problem: Various studies and our own experience show good compatibility of intraocular lenses (IOL) in uveitis patients. This is especially true for Fuchs' heterochromic cyclitis. Many studies, however, do not differentiate between various types of uveitis. No reports are available on the acceptance of IOL in multifocal chorioretinitis (MFCR).

C. Ohrloff et al. (Hrsg.)
11. Kongreß der DGII 1997

Patients and methods: 18 patients suffering from MFCR presented with the characteristic course of a chronic smoldering panuveitis including mild anterior uveitis, vitritis, and multifocally punched out fundus lesions. The disorder was almost entirely refractory to treatment with systemic corticosteroids or pars plana vitrectomy. Due to relevant cataract formation, cataract extractions were performed and IOL were implanted facultatively. In some cases IOL had to be removed because of incompatibility. Those IOL were investigated by immunohistology and scanning electron microscopy.

Results: 20 cataract extractions were performed in MFCR. In 8 patients no IOL was implanted; these procedures yielded no problems during follow-up. Out of 12 implanted IOL only 4 were without chronic inflammatory reactions. Despite use of systemic and local corticosteroids, recombinant tissue-plasminogen activator, laser capsulotomies and polishing of the IOL, eight cases showed persistent incompatibilities of the IOL. Five of these IOL had to be explanted. Immunohistologically, many macrophages and T cells were found on those IOL. Most of the cells expressed HLA-DR antigens; however, IL-2 receptor was not found.

Conclusion: PMMA-IOL implantation in MFCR seems to raise compatibility problems. Cataract surgery in MFCR should be carefully indicated.

Key words: multifocal chorioretinitis, intraocular lens, incompatibility, immunohistology, scanning electron microscopy.

Einleitung und Fragestellung

Die verbesserten Operationsmethoden der gegenwärtigen Kataraktchirurgie und die verbesserte Kunstlinsenqualität haben in den letzten Jahren dazu geführt, daß die Indikation zur IOL-Implantation bei Uveitiden zunehmend häufiger gestellt wird [5, 9]. Allerdings ist nicht in jeder Studie ersichtlich, bei welcher speziellen Uveitisform operiert wird. Die meisten Daten mit einheitlicher Botschaft einer guten IOL-Verträglichkeit liegen bisher bei der Heterochromiezyklitis Fuchs vor [8,10,12, 18].

Die multifokale Chorioretinitis ist eine seltene Panuveitis. Obligat sind multifokale, wie ausgestanzt wirkende chorioretinale Entzündungen, vereinzelt konfluieren die Herde. Die Herde liegen überwiegend in der unteren Fundusperipherie. Die Entzündungsaktivität ist als chronisch-schwelend zu kennzeichnen. Nach langem Verlauf entstehen am scharf demarkierten Läsionsrand z.T. Hyperpigmentierungen. Es liegen immer eine Vitritis und eine milde anteriore Uveitis vor [4, 14]. Fakultativ können eine Retinavaskulitis, ein Papillenödem, eine peripapilläre Atrophie, ein zystoides Makulaödem, subretinale Neovaskularisationen, ein entzündliches Sekundärglaukom und ein Neovaskularisationsglaukom vorkommen [15, 19].

Im Gegensatz zu amerikanischen Studien tritt diese Erkrankung nach unseren Erfahrungen überwiegend bei Frauen im höheren Lebensalter bilateral auf [13]. Relevante Allgemeinerkrankungen sind bisher nicht auffällig. Übliche Therapiemaßnahmen, medikamentös mit systemischen Kortikosteroiden und chirurgisch mit einer Vitrektomie, bleiben oft ineffektiv [13].

Bisher gibt es keine Berichte über die Verträglichkeit von Intraokularlinsen bei der MFCR. Diese Frage drängt sich jedoch auf, da – wie auch bei anderen

Uveitiden – die Cataracta complicata häufig vorkommt, die Patienten sich oft im fortgeschrittenen Lebensalter befinden und daher altersentsprechend deutliche Linsentrübungen aufweisen.

Methodik

Patienten

Bei 8 Patienten mit einer MFCR wurden wegen relevanter Linsentrübungen an 20 Augen Kataraktextraktionen durchgeführt (Tabelle 1). In 16 Fällen kam eine Phakoemulsifikation zur Anwendung. Acht Augen wurden primär aphak gelassen. Bei 11 Augen wurde eine kapselsackfixierte PMMA-Intraokularlinse implantiert, und in 1 Fall wurde eine kammerwinkelgestützte Vorderkammerlinse implantiert. Unter den PMMA-Hinterkammerlinsen war eine heparinoberflächenbeschichtete IOL.

Bei 8 implantierten Intraokularlinsen wurde wegen rezidivierender Kunstlinsenpräzipitate und chronischer Fibrinreaktionen folgende Stufentherapie angewendet:

1. lokale Kortikosteroide,
2. systemische Kortikosteroide,
3. Gabe von rekombinantem tissue-Plasminogenaktivator in die Augenvorderkammer,
4. YAG-Laser-Kapselpolitur bzw. Kapsulotomie,
5. Explantation der Intraokularlinse.

Es wurden schließlich 5 IOL wegen unzureichendem Therapieerfolg explantiert.

Rasterelektronenmikroskopie

Die explantierten IOL wurden sofort in 4%igem Glutaraldehyd über 24 h fixiert, anschließend in Phosphatpuffer gespült, in aufsteigender Alkoholreihe dehydriert und mittels Kritisch-Punkt-Verfahren getrocknet. Die IOL wurden mit der Haptik auf einem speziell hierfür entwickelten Probenteller befestigt und mit Gold bedampft (Firma ION-Tech, Großbritannien). Die Untersuchungen wurden mit einem Philips-XL-Serie-II-Rasterelektronenmikroskop durchgeführt.

Immunhistologie

Die Entzündungsmembranen auf den explantierten IOL wurden teilweise immunhistologisch untersucht. An den Gefrierschnitten wurde mit monoklonalen Antikörpern eine Immunphänotypisierung der Zellinfiltrate vorgenommen (Tabelle 2). Die Immunreaktion wurde jeweils mit der APAAP-Methode detektiert (Immunreaktion von alkalischer Phosphatase/antialkalischer Phosphatase).

Tabelle 1. Kataraktoperationen und postoperativer Verlauf bei MFCR-Patienten

Nr.	Patient	Auge	OP-Datum	OP-Typ	IOL	Verlauf
1	3	LA	4/94	Phako	Keine	Unauffällig
2	4	LA	11/95	Phako	Keine	Irisrubeosis
3	5	RA	7/96	Phako+ppV	Keine	Irisrubeosis
4	11	LA	3/92	Phako+ppV	Keine	Unauffällig
5	14	RA	10/96	Phako+ppV	Keine	Unauffällig
6	16	RA	3/75	ICCE	Keine	Unauffällig
7	16	LA	9/75	ICCE	Keine	Unauffällig
8	17	LA	8/89	ECCE	Keine	Unauffällig
9	7	RA	7/94	Phako	HKL, KS	Unauffällig
10	7	LA	9/95	Phako+ppV	HKL, KS	Unauffällig
11	2	LA	7/92	Phako	HKL, KS	IOL-Präzipitate, gering, kurzfristig
12	15	RA	11/95	Phako	HKL, KS	IOL-Präzipitate, gering, kurzfristig
13	11	RA	3/94	Phako	HKL, KS	Fibrin, Auflösung nach r-tPA
14	4	RA	8/94	Phako	HKL, KS	IOL-Präzipitate, Fibrin, Irisrubeosis
15	17	RA	5/89	ECCE	VKL	IOL-Präzipitate, wiederholt
16	3	RA	9/93	Phako+ppV	HKL, KS	IOL-Präzipitate und Fibrin, wiederholt
17	13	RA	2/94	Phako	HKL, KS	IOL-Präzipitate und Fibrin, wiederholt
18	13	LA	8/94	Phako	HKL, KS	IOL-Präzipitate und Fibrin, wiederholt
19	18	RA	9/91	Phako	HKL, KS	rezidivierend IOL-Präzipitate + Kapselfibrose
20	18	LA	2/93	Phako	HKL, KS	rezidivierend IOL-Präzipitate + Kapselfibrose

Tabelle 2. Liste und Eigenschaften der benutzten monoklonalen Antikörper

Antikörper	Hersteller	Clone	Verdünnung	Zielstruktur/Zelle
CD3	Dako	UCHT 1	1 : 50	Pan T Zellen
CD20	Dako	L26	1 : 50	Pan B Zellen
CD25	Dako	ACT-1	1 : 50	IL-2-Rezeptor
CD68	Dako	PGM1	1 : 100	Makrophagen
CD14	Dako	TÜK 4	1 : 50	Monozyt/Makrophage
KiM1P	Inst.f.Pathologie, Kiel	KiM1P	1 : 40.000	Makrophagen
HLA-DR	Dako	CR3/43	1 : 200	DR-Antigene
CD71	Dako	Ber-T9	1 : 50	Transferrinrezeptor

Kataraktextraktionen ohne IOL-Implantation sind unter Nummer 1–8 aufgeführt. Die ausreichend gut tolerierten IOL-Implantate sind unter Nummer 9–15 erwähnt. Die explantierten IOL sind als Fälle 16–20 notiert.
RA = rechtes Auge, LA = linkes Auge, Phako = Phakoemulsifikation, ppV = Pars plana-Vitrektomie, ICCE = intrakapsuläre Kataraktextraktion, ECCE = extrakapsuläre Kataraktextraktion, IOL = Intraokularlinse, HKL = Hinterkammerlinse, KS = kapselsackgestützt, VKL = Vorderkammerlinse

Ergebnisse

IOL-Verträglichkeit

Bei den MFCR-Patienten, die primär aphak gelassen wurden, traten postoperativ keine wesentlichen anterioren Uveitisrezidive auf. Die Probleme im Hinterabschnitt mit zystoiden Makulaödemen und der schwelenden Chorioretinitis bestanden fort. Bei 2 Patienten kam es im Verlauf von Monaten zu einer fulminanten Rubeosis iridis, dabei fiel eine retinale Ischämie auf. Ein Diabetes mellitus lag nicht vor.

Patienten mit IOL-Implantation waren nur selten postoperativ unauffällig. Die o. g. Stufentherapie kam zur Anwendung und war teilweise zufriedenstellend effektiv.

Die 5 IOL-Explantationen erfolgten bei 3 Patienten, deren frühere Kataraktextraktion und IOL-Implantation nicht auffällig schwierig war. Innerhalb von einigen Wochen nach IOL-Implantation kam es zu Entzündungsreaktionen mit Präzipitaten und/oder Fibrinmembranen, die mit der o. g. Stufentherapie nicht dauerhaft zu bessern waren. Es wurden schließlich die IOL mit Kapselsack entfernt. Die therapierefraktären, visuslimitierenden Entzündungsreaktionen waren nach der IOL-Explantation jeweils beseitigt. Es kam immer zu einem deutlichen Visusanstieg, obgleich in allen Fällen ein chronisches Makulaödem letztlich visusbegrenzend blieb (Tabelle 3).

Explantierte IOL-Rasterelektronenmikroskopie

Auf allen Oberflächen der IOL ließen sich rasterelektronenmikroskopisch Präzipitate und zelluläre Strukturen nachweisen. Die Präzipitate stellten sich als Konglomerate kleiner, meist rundlicher Auflagerungen dar. Diese überlagerten z. T. flächenhaft die IOL (Abb. 1). In der Nähe von flächigen Zellen fanden sich linienförmige Auflagerungen, die vermutlich die Umrisse ehemaliger

Tabelle 3. Patientendaten bezüglich der explantierten Intraokularlinsen

	Explantierte IOL				
	1	2	3	4	5
Patientennummer	3	13	13	18	18
Auge	RA	RA	LA	RA	LA
Alter bei Kat.-Op. (Jahre)	71	65	65	67	69
Geschlecht	w	w	w	w	w
Dauer der Uveitis (Monate)	10	1	8	60	78
Anzahl hintere Synechien (Grad)	300	120	60	300	300
Visus vor Kat.-OP	0.1	0.2	0.1	0.2	0.4
Visus mit IOL, vor Explantation	1/15	1/35	1/20	1/20	1/25
Visus nach IOL-Explantation	0.2	0.05	0.1	0.3	0.4
Retinometer	0.32	0.1	0.2	0.5	0.5
Makulabefund	ZMÖ	ZMÖ	ZMÖ	ZMÖ	ZMÖ

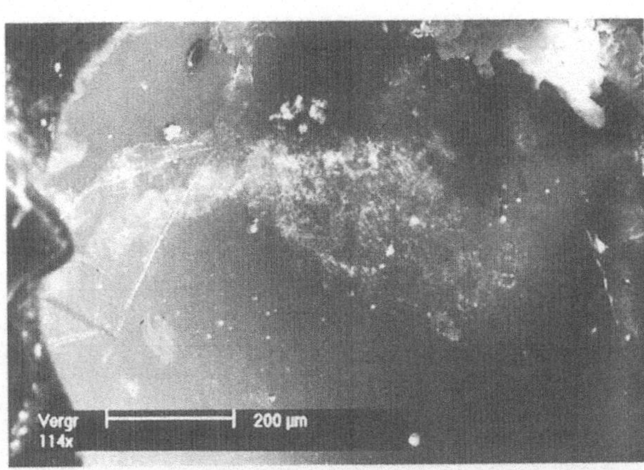

Abb. 1. Patient 3: Aufblick auf die IOL-Rückfläche. Eine wolkige Anreicherung azellulärer Präzipitate bedeckt große Teile der IOL-Rückfläche. Auch bei höherer Vergrößerung lassen sich keine Zellen in diesem Areal nachweisen. Oben schieben sich Reste der Linsenkapsel über den Rand der IOL

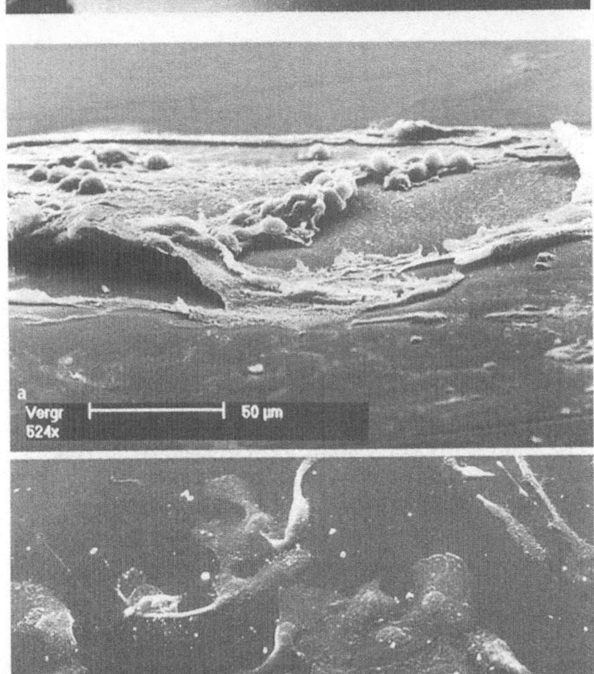

Abb. 2. a Patient 13, RA: mehrkernige Riesenzelle mit kugelförmigen Zellkernen, die sich deutlich über das Niveau der flächigen Zelle abheben. Im Vordergrund linienförmige Auflagerungen, die am ehesten ehemalige zelluläre Anheftungsstellen repräsentieren. **b** Patient 13, LA: Blick auf flächige mononukleäre Zellen. In unmittelbarer Umgebung finden sich Zellen mit lang ausgestreckten Podozyten.

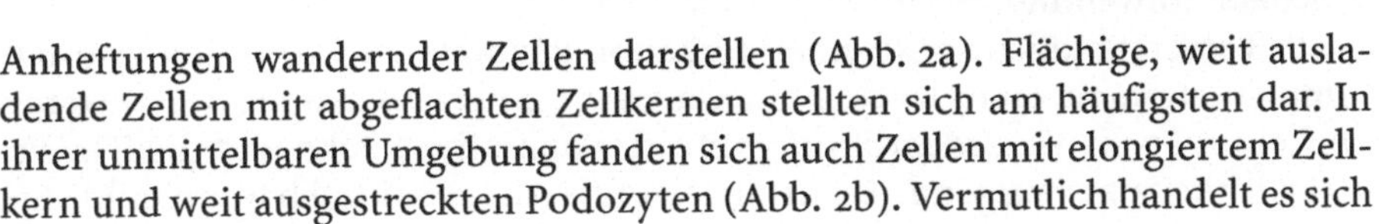
Anheftungen wandernder Zellen darstellen (Abb. 2a). Flächige, weit ausladende Zellen mit abgeflachten Zellkernen stellten sich am häufigsten dar. In ihrer unmittelbaren Umgebung fanden sich auch Zellen mit elongiertem Zellkern und weit ausgestreckten Podozyten (Abb. 2b). Vermutlich handelt es sich

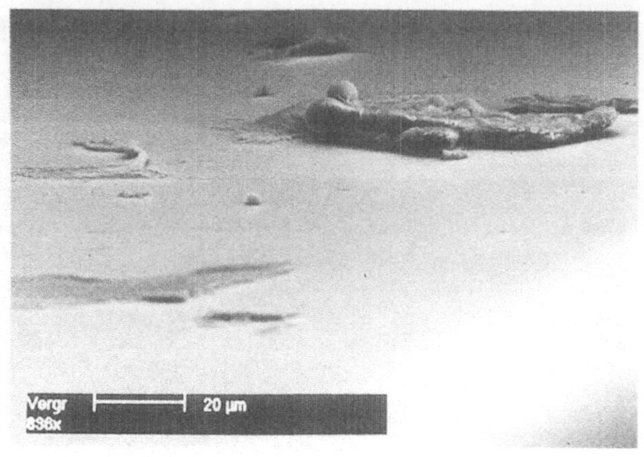

(Abb. 2)
c Patient 13, RA: seitlicher Blick auf mehrkernige Riesenzelle und Zelldetritus

um mononukleäre Makrophagen mit unterschiedlichem Aktivitätsgrad. Mehrkernige Riesenzellen in unterschiedlicher Größe finden sich insbesondere auf den IOL-Vorderflächen (Abb. 2a und 2c). Die Zellkerne sind kugelförmig und heben sich von der flächigen Ausbreitung der Riesenzellen deutlich ab. Zelldetritus findet sich ubiquitär auf allen IOL.

Immunhistologie der explantierten IOL

Die explantierten Kunstlinsen waren teilweise von entzündlichen Membranen überwachsen. Eingelagert in diese Membranen waren zahlreiche Entzündungszellen. Die Zellen trugen überwiegend Monozyten/Makrophagen-Oberflächenzellmarker (CD14, CD68, KiM1P) bzw. T-Lymphozytenmarker (CD3). Die Mehrzahl der Zellen exprimierte HLA-DR-Antigene. Andere Zellaktivierungsmarker, wie IL-2-Rezeptor und Transferrinrezeptor waren nicht vorhanden. Es ließen sich nur vereinzelt B-Lymphozyten nachweisen (Tabelle 4).

Diskussion

Die Kunstlinsenimplantation ist in den letzten Jahren durch die Kleinschnittchirurgie unter Verwendung kapselsackfixierter Intraokularlinsen zu einem sicheren operativen Verfahren gereift, so daß immer weniger Kontraindikationen gesehen werden. Auch Patienten mit intraokularen Entzündungen werden oft mit Kataraktextraktionen und IOL-Implantationen versorgt [5, 9]. Angesichts der verschiedenen Formen und Ätiologien einer Uveitis sind Studien, die spezielle Uveitisformen hinsichtlich der Kunstlinsenverträglichkeit untersuchen, notwendig.

Selbstverständlich sollte eine Indikation zur Kataraktextraktion und IOL-Implantation bei einer Uveitis differenziert erfolgen. Bekannterweise werden bei einer Fuchs-Heterochromiezyklitis das operative Risiko und die IOL-Verträglichkeit überwiegend als gut eingestuft [8, 10, 12, 18], auch wenn milde Ent-

Tabelle 4. Immunhistologische Charakterisierung der Zellinfiltrate auf 3 explantierten IOL (* = Anzahl positiver Zellen/Anzahl negativer Zellen; n.g. = nicht getestet)

Antikörper	Patientennummer und Auge		
	18 RA	3 RA	13 RA
CD3	8/65*	25/55	negativ
CD20	1/28	19/75	negativ
CD68	15/49	27/46	negativ
KiM1P	5/35	8/43	28/29
CD14	5/49	4/41	n.g.
IL-2-Rezeptor	0/56	0/99	n.g.
Transferrinrezeptor	1/52	44/1	n.g.
HLA-DR	55/3	26/29	n.g.

zündungsreaktionen beobachtet wurden [12, 18]. Die Ergebnisse bei einer sarkoidoseassoziierten Uveitis werden vorsichtiger interpretiert. Hier werden IOL-Implantationen nur für vertretbar gehalten, wenn die Uveitis medikamentös gut zu beherrschen ist [1]. Ähnliches gilt bei der intermediären Uveitis; hier werden oft Fälle mit fibrinösen Entzündungsreaktionen gegen die IOL angegeben [11, 20]. In einigen Fällen ist eine YAG-Laser-IOL-Politur erfolgreich [11]. Die Meinungen zur Versorgung der chronisch-anterioren Uveitis in Assoziation mit einer juvenilen rheumatoiden Arthritis gehen weit auseinander. Wenig optimistisch, insbesondere im Hinblick auf eine IOL-Verträglichkeit äußern sich Foster u. Barrett [6]. Ohne IOL versorgen auch Fox et al. diese Patienten [7], während in einer kleinen Studie ausgewählter milder Fälle mit einer kurzen Nachbeobachtung eine IOL-Implantation empfohlen wurde [17].

Die gegenwärtige Studie bei MFCR berichtet eine auffallend schlechte Verträglichkeit von IOL. Dabei waren die Operationen nicht als auffällig schwierig eingestuft worden. Es entwickelte sich eine Entzündungsreaktion chronisch-schleichend im Bereich der IOL innerhalb von Wochen, die durch konventionelle Maßnahmen nicht zu bessern war. Einen Anhalt für eine mikrobiell verursachte Kapselsackendophthalmitis durch anaerobe Bakterien ergab sich in Kammerwasserkulturen und Histologien der explantierten IOL und Linsenkapselsäcke nicht. Außerdem würde diese statistische Häufung verwundern. Auch scheint die IOL-Oberflächenbehandlung mit Heparin in einem Fall bei der MFCR keinen günstigen Einfluß zu nehmen, wie dies sonst beobachtet wurde [16].

Intraokularlinsen können eine Fremdkörperreaktion induzieren [2, 3, 21]. Diese beschriebenen Veränderungen können aus fibroblastenähnlichen Zellen bestehen, die in aller Regel einschichtig vorliegen. Außerdem können Makrophagen, Fremdkörperriesenzellen und Fasernetzwerke vorliegen [2, 3, 21, 22]. Diese in der Literatur mitgeteilten Veränderungen konnten auch in der vorliegenden Studie gefunden werden. In den vorliegenden Entzündungsmembranen wurden keine Linsenreste oder proliferierenden Linsenepithelien gefunden. Vereinzelt war Irispigment vorhanden, überwiegend setzten sich die Membranen und Präzipitate jedoch aus Entzündungszellen zusammen. Dabei trat die hohe Anzahl HLA-DR-exprimierender Zellen besonders hervor.

Schlußfolgerungen

Die vorliegende Untersuchung legt nahe, die Indikation zu operativen Maßnahmen bei der MFCR zurückhaltend zu stellen. Die Intraokularlinsenimplantation mit PMMA-Materialien bei der MFCR erscheint problematisch. Inwieweit andere Linsenmaterialien (z. B. Hydrogel- oder Acryl-IOL) eine bessere Verträglichkeit zeigen werden, bleibt weiteren Studien zur Klärung vorbehalten.

Danksagung:
Die Autoren danken dem Institut für Anatomie der CAU Kiel für die Benutzung der elektronenmikroskopischen Einrichtung, dem Institut für Hämatopathologie der CAU Kiel für die Überlassung des Antikörpers KiM1P, den MTA des Histologischen Labors der Augenklinik für die immunhistologischen Färbungen sowie den Mitarbeitern der Photoabteilung der Augenklinik für die Photoarbeiten.

Literatur

1. Akova Y, Foster CS (1994) Cataract surgery in patients with sarcoidosis-associated uveitis. Ophthalmology 101: 473–479
2. Apple DJ, Mamalis N, Loftfield K (1984) Complications of intraocular lenses. A historical and histopathologic review. Surv Ophthalmol 29: 1–54
3. Champion R, McDonnell PJ, Green WR (1985) Intraocular lenses. Histopathologic characteristics of a large series of autopsy eyes. Surv Ophthalmol 30: 1–32
4. Dreyer RF, Gass JDM (1984) Multifocal choroiditis and panuveitis: a syndrome that mimics ocular histoplasmosis. Arch Ophthalmol 102: 1776–1784
5. Foster CS, Fong LP, Singh G (1989) Cataract surgery and intraocular lens implantation in patients with uveitis. Ophthalmology 96: 281–288
6. Foster CS, Barrett F (1993) Cataract development and cataract surgery in patients with juvenile rheumatoid arthritis-associated iridocyclitis. Ophthalmology 100: 809–817
7. Fox GM, Flynn HW, Davis JL, Culbertson W (1992) Causes of reduced visual acuity on longterm follow-up after cataract extraction in patients with uveitis and juvenile rheumatoid arthritis. Am J Ophthalmol 114: 708–714
8. Gee SS, Tabbara KF (1989) Extracapsular cataract extraction in Fuchs heterochromic iridocyclitis. Am J Ophthalmol 108: 310–314
9. Hooper PL, Rao NA, Smith RE (1990) Cataract extraction in uveitis patients. Surv Ophthalmol 35: 120–144
10. Jones NP (1996) Cataract surgery in Fuchs heterochromic uveitis: Past, present, and future. J Cataract Refract Surg 22: 261–268
11. Kaufman AH, Foster CS (1993) Cataract extractions in patients with pars planitis. Ophthalmology 100: 1210–1217
12. Milazzo S, Turut P, Borhan M, Kheireddine A (1996) Intraocular lens implantation in eyes with Fuchs' heterochromic iridocyclitis. J Cataract Refract Surg 22: 800–805
13. Nölle B, Eckardt C (1993) Vitrectomy in multifocal chorioretinitis. German J Ophthalmol 2: 14–19

14. Nozik RA, Dorsch W (1973) A new chorioretinopathy associated with anterior uveitis. Am J Ophthalmol 76: 758–762
15. Nussenblatt RB (1996) White-dot syndromes. In: Nussenblatt RB, Whitcup SM, Palestine AG (eds) Uveitis. Fundamentals and clinical practice. Mosby, St. Louis, pp 371–384
16. Percival SPB, Pai V (1993) Heparin-modified lenses for eyes at risk for breakdown of the blood-aqeous barrier during cataract surgery. J Cataract Refract Surg 19: 760–765
17. Probst LE, Holland EJ (1996) Intraocular lens implantation in patients with juvenile rheumatoid arthritis. Am J Ophthalmol 122: 161–170
18. Ram J, Jain S, Pandav SS, Gupta A, Mangat GS (1995) Postoperative complications of intraocular lens implantation in patients with Fuchs' heterochromic cyclitis. J Cataract Refract Surg 21: 548–551
19. Schenck F, Böke W (1990) Retinal vasculitis with multifocal retinochoroiditis. Int Ophthalmol 14: 401–404
20. Tessler HH, Farber MD (1993) Intraocular lens implantation versus no intraocular lens implantation in patients with chronic iridocyclitis and pars planitis. Ophthalmology 100: 1206–1209
21. Wolter JR (1985) Cytopathology of intraocular lens implantation. Ophthalmology 92: 135–142
22. Yeo JH, Jakobiec FA, Pokorny K, Iwamoto T, Pisacano A (1983) The ultrastructure of an IOL "cocoon membrane". Ophthalmology 90: 410–419

Sklerafixation von Hinterkammerlinsen bei Aphakie oder komplizierter Kataraktoperation: Risikofaktor für eine Amotio retinae?

C. Niederstadt, E. Mochina und H. Bleckmann

Zusammenfassung. Das Risiko für eine Amotio retinae beträgt nach unkomplizierter Kataraktoperation etwa 1% [3, 5] und steigt bei Glaskörperverlust bzw. intrakapsulärer Operationstechnik deutlich an [1, 4, 5]. Neueren Studien [6, 7] ist allerdings zu entnehmen, daß durch eine sklerale Hinterkammerlinsenfixation bei Aphakie und komplikativer Kataraktextraktion das Amotiorisiko im Vergleich zur unkomplizierten Kataraktoperation nur geringfügig erhöht wird. In der vorliegenden Arbeit wird daher die Amotiorate retrospektiv bei 293 Augen, bei denen in den Jahren 1990–1996 eine Sklerafixation einer Hinterkammerlinse bei Aphakie oder komplikativer Kataraktoperation durchgeführt wurde, ermittelt. Die Patienten wurden hinsichtlich des Auftretens einer Amotio retinae, dem Vorhandensein und der Lokalisation von Foramina untersucht. Die Nachbeobachtungszeit lag im Mittel bei 2,5 (± 1,5) Jahren (2 Monate bis zu 6 Jahren). Bei 5 Patienten (1,7%) trat eine Amotio zwischen 2 Monaten und 3 Jahren postoperativ auf, in 4 Fällen war ein Foramen zu lokalisieren, in 1 Fall konnte kein Foramen nachgewiesen werden. Die Foramina waren entweder im temporal oberen oder im unteren Quadranten lokalisiert. Vier der 5 Patienten mit Amotio wiesen neben der Sklerafixation der Hinterkammerlinse zusätzliche prädisponierende Faktoren auf (1 Pat. mit Myopia magna, 1 Pat. mit traumatischer Aphakie, 1 Pat. mit Vorderkammerlinse nach ICCE, 1 Pat. mit proliferierender diabetogener Vitreoretinopathie). Somit ist das in der Studie ermittelte Risiko für eine Amotio von 1,7% zu relativieren und muß deutlich geringer als 1,7% interpretiert werden. Dieses Ergebnis deckt sich mit den Angaben in neuerer Literatur. Schlußfolgernd scheint das Risiko für eine Amotio retinae nach Sklerafixation zwar initial erhöht zu sein, doch relativiert sich dieses Risiko bei der Betrachtung typischer prädisponierender Faktoren einer Amotio, so daß die Sklerafixation selbst kein erhöhtes Amotiorisiko zu induzieren scheint.

Summary. The probability of retinal detachment after uneventful cataract extraction is believed to be about 1% and increases dramatically in case of capsular tears, vitreous prolapse or vitreous loss during the procedure. In contrast, recent studies have shown that the probability for later retinal detachments in case of complicated cataract extraction and scleral fixation of IOL is only slightly higher than in uncomplicated cataract extraction. In our study, we reviewed 293 patients who had undergone a complicated cataract extraction combined with the implantation of a scleral-fixated posterior chamber IOL or secondary scleral fixation after intracapsular cataract extraction. Special attention was focused on relative risk of retinal detachment afterwards and on the location and number of retinal tears that were found to be the cause for the detachment. Mean follow-up time was 2.5 (± 1.5) years (2 months to 6 years). Five patients (1.7%) developed a retinal detachment during a period of 2 months and 3 years postoperatively. Four patients showed retinal tears, whereas in one case no retinal defect could be localised. All tears were located in the temporal

C. Ohrloff et al. (Hrsg.)
11. Kongreß der DGII 1997

hemimeridian of the peripheral retina. Four of five patients who developed a retinal detachment showed additional risk factors for rhegmatogenous detachment, such as high myopia, anterior chamber lens after ICCE, traumatic aphakia and proliferative diabetic vitreoretinopathy. The relative probability decreases drastically if patients with additional risk factors are excluded. Other authors found equally low detachment rates in their studies. Taking those above-mentioned risk factors into consideration, we believe that the risk of developing a retinal detachment after scleral fixation of posterior chamber lOLs depends on additional risk factors. The scleral fixation alone does not seem to increase the risk of a retinal detachment.

Einleitung

Bei Aphakia operata, Z.n. intrakapsulärer Kataraktoperation, Kontaktlinsenunverträglichkeit, bei Aphakie, komplikativer Kataraktoperation mit Kapselverlust sowie Intraocularlinsenwechsel und bei Vorderkammerlinsenkomplikationen ist die Sklerafixation von Hinterkammerlinsen ein zunehmend etabliertes Verfahren. Da der Sklerafixation in der Regel ein Glaskörperverlust vorangeht, wird hierbei ein vermehrtes Amotiorisiko, z. B. bei Inkarzeration und Mobilisation des Glaskörpers unterstellt. Gegenwärtige Operationstechniken der Sklerafixation schließen eine vordere Vitrektomie obligat ein, um das Risiko einer Amotio retinae zu mindern. Das Ziel dieser Studie war das Risiko einer Amotio retinae innerhalb eines Patientenkollektivs (n = 293 Augen) nach skleraler Fixation einer Hinterkammerlinse zu ermitteln. Von besonderem Interesse war neben der Häufigkeit der Amotiones auch die Qualifizierung derselben (rhegmatogen/nichtrhegmatogen), die Lokalisation der Foramina und neben der durchgeführten Sklerafixation die Herausstellung zusätzlicher Risikofaktoren, die prädisponierend für eine Amotio retinae sein können.

Patienten und Methode

Wir untersuchten retrospektiv 293 Patienten, die in den Jahren 1990–1996 mit einer sklerafixierten Hinterkammerlinse versorgt wurden. Das Patientenalter lag im Mittel bei 72 (± 16) Jahren (2–98 Jahre), Frauen waren zu 61% und Männer zu 39% vertreten. Das operative Vorgehen war die Anlage eines sklerocornealen Zugangs, anschließend ggf. Explantation der Vorderkammerlinse oder Hinterkammerlinse bzw. Durchführung der Kataraktextraktion (i.d.R. ECCE geplant und komplikativ zur ICCE erweitert). Es wurden obligat eine vordere Vitrektomie durchgeführt, danach 2 Skleraläppchen bei 3 h und 9 h präpariert, die Haptik einer 13,5 mm großen PMMA-Linse angeschlungen und die Sklera ab interno im Sulcus ciliaris perforiert. Die IOL wurde implantiert, zentriert und fixiert. Letztlich wurden die Knoten mit den präparierten Skleraläppchen und der Bindehaut gedeckt. Postoperativ wurden die Patienten im Mittel 2,5 Jahre nachbeobachtet. Neben der allgemeinen Anamnese erfolgte die Dokumentation der Operationsindikationen, Visus, Tensio, Ermittlung von postoperativen Komplikationen wie Glaskörperverlust, -einklemmung,

-hämorrhagie und das Auftreten einer Amotio retinae oder Amotio uveae. Es wurden der Zeitpunkt des postoperativen Auftretens, die Form sowie Lokalisation von Foramina und die operative Versorgung der Amotiones ermittelt.

Ergebnisse

Von insgesamt 293 Patienten waren 61% Frauen (n = 180) und 39% Männer (n = 113). Das Patientenalter lag im Mittel bei 72 (± 16) Jahren, und die Nachbeobachtung erfolgte im Mittel über 2,5 Jahre (2 Monate – 6 Jahre).)

Die Indikationen (Tabelle 1) zur Durchführung der Sklerafixation waren in 136 Fällen die Aphakia operata (46,4%), komplikative Kataraktoperation mit Verlust des Kapselapparates in 61 Fällen (20,8%), Luxatio/Subluxatio lentis in 55 Fällen (18,7%), dezentrierte Pseudophakie in 37 Fällen (12,6%), traumatische Aphakie in 17 Fällen (5,8%) und problematische Vorderkammerlinsenpseudophakie in 9 Fällen (3%).

Postoperative Komplikationen (Tabelle 2) waren spontan resorptive Glaskörperhämorrhagien in 68 Fällen (23,2%), 1 Sekundärglaukom in 13 Fällen (4,4%) und 1 Amotio retinae in 5 Fällen (1,7%), die im Verlauf zwischen 2 Monaten und 3 Jahren (im Mittel 13 Monate) postoperativ auftraten.

Bei 5 der Patienten mit einer Amotio retinae (Tabelle 3) lag in 4 Fällen eine rhegmatogene Amotio vor (3 Foramina, 1 Riß), und in einem Fall ohne Lokalisation eines Foramens lag eine Traktionsamotio bei proliferativer diabetogener Vitreoretinopathie vor. Die Lokalisationen der Foramina waren in 2 Fällen die temporal oberen Netzhautquadranten, in 1 Fall der temporal untere Quadrant und in 1 Fall mit Riß ebenso der temporal untere Quadrant. Die 4 Augen mit rhegmatogener Amotio konnten in 2 Fällen mit einer Cerclage, in 1 Fall mit Cerclage, Pars-plana-Vitrektomie und Silikonöltamponade und in 1 Fall mit

Indikationen der Sklerafixation	Anzahl Patienten	%
Aphakia operata	136	46,4
Komplikative Katarakt-OP	61	20,8
Luxatio/Subluxatio lentis	55	18,7
Dezentrierte IOL	37	12,6
Z. n. Trauma	17	5,8
Z. n. VKL-Komplikationen	9	3,0

Tabelle 1. Indikationen zur Durchführung der Sklerafixation

Komplikationen nach Sklerafixation	Anzahl Patienten	%
Glaskörperhämorrhagie	68	23,2
Sekundärglaukom	13	4,4
Amotio retinae	5	1,7

Tabelle 2. Postoperative Komplikationen

Tabelle 3. Qualifizierung und Verlauf der Amotiones

Patient Nr.	Alter (J) Geschlecht	Zeit post-OP (Monate)	Foramen Lokalisation	Therapie	Erfolg
1	54 m	36	Temporal unten	PPV, Kryo, Gas	Saniert
2	68 m	12	Temporal oben	Cerclage	Saniert
3	76 w	2	Riß temporal oben	Cerclage, PPV, Silikonöl	Saniert
4	77 w	3	∅ Foramen PVR	Cerclage	Nicht saniert
5	87 m	11	Temporal oben	Cerclage	Saniert

Tabelle 4. Besondere Risiken bei Patienten mit einer postoperativen Amotio retinae

Zusätzliche Risiken	Pat. Nr. 1	Pat. Nr. 2	Pat. Nr. 3	Pat. Nr. 4	Pat. Nr. 5
Myopia magna (−13 dpt)	–	+	–	–	–
Aphakie nach Trauma	–	–	+	–	–
Diabetogene Retinopathie	–	–	–	+	–
VKL-Explantation	–	–	–	–	+

einer Pars-plana-Vitrektomie, Kryokoagulation und Gastamponade saniert werden. Bei 1 Patientin mit PDRP und Traktionsamotio konnte trotz Cerclageanlage keine primäre Sanierung induziert werden, und weitere operative Maßnahmen wurden von der Patientin wegen schlechtem Allgemeinbefinden abgelehnt.

Bei 4 der 5 Patienten (Tabelle 4) mit einer postoperativen Amotio retinae konnten besondere Risiken ermittelt werden. In 1 Fall (rhegmatogene Amotio) bestand eine Myopia magna (−13 dpt), in 1 Fall (rhegmatogene Amotio) lag eine traumatische Aphakie vor, in 1 Fall (rhegmatogene Amotio) war bei vorangegangener ICCE-Technik eine VKL implantiert, und in 1 Fall (traktive Amotio) lag eine diabetogene Retinopathie vor.

Diskussion

Die Sklerafixation von Hinterkammerlinsen ist eine technisch gut durchführbare Methode zur optischen Rehabilitation bei Aphakie, Verlust des Kapselapparates im Rahmen der Kataraktoperation, bei Dislokation von Linsen und Intraokularlinsen und bei problematischer Vorderkammerlinsenpseudophakie. Das Risiko einer Amotio retinae nach unkomplizierter extrakapsulärer Kataraktoperation mit Implantation einer Hinterkammerlinse liegt bei ca. 1% [3, 5]. Bei operativen Komplikationen mit Verlust des Kapselapparates und Glaskörperverlust, aber auch bei Aphakie kann dieses Risiko dramatisch bis auf 3,5% [1, 4, 5] ansteigen. Bei zusätzlich bestehender Myopie soll das Risiko einer Amotio retinae sogar bis zu 7,3% erhöht sein [2]. Dem Glaskörperverlust, dessen Mobilisation und Inkarzeration wird neben besonderen Prädispositionen wie der Myopie oder stattgehabten Traumata dieses erhöhte Risiko für eine rhegmatogene Amotio retinae zugeschrieben [1, 2, 4]. Im Falle einer Sklerafixation muß sich der Operateur i.d.R. immer mit dem Glaskörper auseinandersetzen, so daß sich die vordere Vitrektomie inzwischen obligat in das operative Vorgehen bei der Sklerafixation eingebunden hat [6, 7]. Darüber hinaus ist zu erwägen, ob die sklerafixierte Hinterkammerlinse nicht zusätzlich als Barriere für eine Stabilisierung des Glaskörpers sorgt. Dies scheint zu erklären, daß modernere Studien [6, 7] das Risiko für eine Amotio retinae nach Sklerafixation zwischen 1,4–2,4% angeben. Unsere eigene Studie liegt mit einem Amotiorisiko bei 1,7%, also zwischen diesen o.a. Daten, womit allerdings das Risiko der Amotio retinae nach Sklerafixation, noch unbeachtet weiterer Risiken, erhöht ist. Bei der näheren Betrachtung der 5 (1,7%) Amotiones innerhalb unseres Patientenklientels (n = 293) wiesen immerhin 4 von 5 Patienten neben der Sklerafixation zusätzliche Risiken für die Entwicklung einer Amotio retinae auf (1 Pat. mit rhegmatogener Amotio bei Myopia magna, 1 Pat. mit rhegmatogener A. bei traumatischer Aphakie, 1 Pat. mit Vorderkammerlinse nach ICCE, 1 Pat. mit traktiver A. bei diabetogener Vitreoretinopathie). Nur ein Pat. wies kein zusätzliches Amotiorisiko auf. Unter Berücksichtigung dieser zusätzlichen Risiken neben der Sklerafixation ist vorstellbar, daß sich das eigentliche Risiko der Sklerafixation für eine Amotio retinae deutlich unter 1,7%, also innerhalb eines Risikobereichs wie bei der unkomplizierten Kataraktoperation mit Hinterkammerlinsenimplantation bewegt. Bei der Betrachtung der Foramina bei rhegmatogener Amotio retinae fanden wir typische Lokalisationen in dem temporal oberen oder unteren Quadranten [4], so daß sich hieraus keine außergewöhnliche „Lochsituation“ für die Sklerafixation ableiten läßt.

Schlußfolgerung

Das Risiko einer Amotio retinae schien bei Sklerafixation einer Hinterkammerlinse im Vergleich zur unkomplizierten Hinterkammerlinsenpseudophakie zunächst erhöht zu sein. Dieses Risiko relativierte sich jedoch bei der Betrachtung zusätzlicher Faktoren wie Myopie, Aphakie, Trauma und Retinopathien, die eine Amotio retinae prädisponieren. Die Gefahr einer Amotio retinae nach Sklerafixation war letztlich im Risikoniveau wie bei der unkomplizierten Hinterkammerlinsenpseudophakie zu interpretieren. Die Foramina, die nach Sklerafixation auftraten, waren wie bei einer rhegmatogenen Amotio an typisch prädisponierten Lokalisationen aufgetreten, so daß die Sklerafixation selbst keine „spezielle Lochsituation“ zu induzieren scheint.

Literatur

1. Charlton JF, Weinstein GW et al. (1995) Ophthalmic Surgery Complications. J B Lippincott Company
2. Gris O et al. (1996) Cataract Refract Surg 22: 686–689
3. Kerrison JB et al. (1996) Ophthalmology 103-2: 216–219
4. Michels RG et al. (1990) Retinal Detachment, The C. V. Mosby Company, St. Louis, Baltimore, Philadelphia, Toronto
5. Norregaard JC et al. (1996) British Journal of Ophthalmology 80: 689–693
6. Perutelli G et al. (1992) XVI riun Soc Oftalmol Nord-Occident, Stresa, Giugno 19, Boll. Ocul. 71, suppl 4, 583–586
7. Uthoff D: Symposium on Cataract, IOL and Refractive Surgery, June 1996, ASCRS Seattle/Washington

Komplikationen am vorderen Augenabschnitt nach kombinierten Eingriffen (Phakoemulsifikation plus Pars-plana-Vitrektomie plus HKL-Implantation)

J. Weindler, S. Emmerich, S. Spang und K.W. Ruprecht

Zusammenfassung. In den letzten Jahren wird die Kataraktoperation bei einem kombinierten Eingriff mit einer Vitrektomie über einen separaten sklerokornealen Zugang mit Phakoemulsifikation entfernt. Aufgrund des größeren Eingriffs im Vergleich zu einer einfachen Kataraktoperation sind häufiger Komplikationen im vorderen Augenabschnitt zu erwarten. Alle Patienten, die zwischen Januar 1994 und Juli 1995 an unserer Klinik operiert wurden, wurden nachuntersucht. Die Untersuchungen erfolgten vor der Operation, bei Entlassung sowie im Schnitt 9,4 Monate nach dem Eingriff.

Von 56 operierten Patienten wurden 46 Patienten nachuntersucht (26 Frauen, 28 Männer). Präoperative Befunde: Rubeosis iridis 5%, hintere Synechien 10%, Endothelbeschläge 90/0. Nachuntersuchung: Rubeosis iridis 2%, hintere Synechien 30%, Endothelbeschläge 15%, IOL-Zellbeschläge 22%, Nachstarbildung 30%. Bei der Nachuntersuchung hatte sich bei 63% die Sehschärfe verbessert, bei 9% blieb sie gleich, und bei 25% war der Visus schlechter.

Im Vergleich zu einer einfachen Kataraktoperation treten nach kombinierten Operationen häufiger hintere Synechien und Zellbeschläge der IOL auf. Dies ist einerseits auf den größeren okulären Eingriff und andererseits auf die Schwere der Vorerkrankungen zurückzuführen. Aufgrund der stärkeren Entzündungsreaktion scheint die Nachstarrate erhöht.

Summary. During recent years, in combined cataract extraction procedures phacoemulsification and pars plana plana vitrectomy (ppv) and implantation of posterior chamber intraocular lens (PC-IOL) have been executed through a separate corneoscleral incision. Because this procedure is much more extensive than a conventional cataract extraction, more complications are expected.

Methods: All patients, who underwent phacoemulsification, ppv and implantation of PC-IOL between January 1994 and July 1995 were examined preoperatively, on the day of discharge and an average of 9.4 months postoperatively. Surgery was performed in a fixed order: phacoemulsification, ppv and implantation of PC-IOL, if necessary gas- or silicone oil instillation. Cataract operation was undertaken by a scleral no-stitch tunnel incision.

Results: Out of a total of 56 patients, 46 were examined. Preoperative findings: rubeosis iridis 5%, synechia 10%. Follow-up examination (mean 9.4 months postoperatively): Pupil: rubeosis iridis 2%, synechia 30%; PC-IOL: precipitates 22%. Capsular opacification 30%. In 63% of cases visual acuity increased, in 25% visual acuity decreased and in 9% visual acuity remained stable.

Conclusion: In comparison to conventional cataract extraction, lesions of the iris, precipitates on PC-IOL and capsular opacification seem to be more frequent after combined interventions. On the one hand combined intervention is more extensive than conventio-

C. Ohrloff et al. (Hrsg.)
11. Kongreß der DGII 1997

nal cataract extraction, and on the other hand these patients are suffering from more serious basic diseases. Higher postoperative inflammation may increase the rate of capsular opacification.

Mit den Fortschritten der modernen Kataraktchirurgie änderte sich auch das Vorgehen bei kombinierten Eingriffen von Vitrektomie und Kataraktoperation. Während früher häufig die Katarakt bei einer Vitrektomle von hinten via pars plana entfernt wurde, wird heute die Katarakt meist über einen separaten korneoskleralen Zugang mit Phakoemulsifikation und Kleinschnitt-Technik operiert. Aufgrund des größeren Eingriffs im Vergleich zu einer einfachen Kataraktoperation sind jedoch am vorderen Augenabschnitt häufiger Komplikationen zu erwarten.

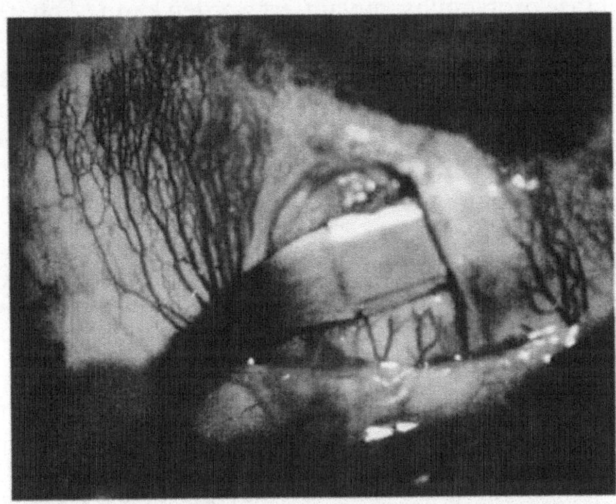

Abb. 1. V-förmige Präparation des Tunnelschnittes mit Unterminierung der seitlichen Wundränder

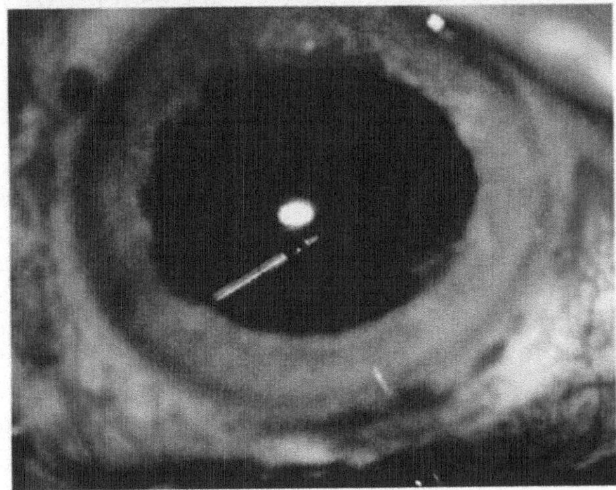

Abb. 2. Eindellen der Glaskörperbasis im Bereich des Tunnelschnittes: Stabilität des Tunnels bei 6 Uhr bleibt erhalten

Methodik

Die Durchführung einer kombinierten Operation aus Vitrektomie und Kataraktoperation kann in unterschiedlicher Reihenfolge erfolgen. Bei unserer Untersuchung wurden die Operationen in folgender Reihenfolge durchgeführt. Erst nach erfolgter ECCE mit Phakoemulsifikation über einen korneoskleralen Tunnelschnitt wird die Pars-plana-Vitrektomie durchgeführt. Danach erfolgt die Implantation der Hinterkammerlinse. Nach Implantation der Hinterkammerlinse wird, wenn dies erforderlich ist, Gas oder Öl zur Endotamponade instilliert.

Phakoemulsifikation: Im Abstand von 2 mm zum Limbus wird die Sklera V-förmig eröffnet, wobei die limbale Inzision maximal 2–3 mm breit ist. Die seitlichen Wundränder werden tief unterminiert, damit eine 6-mm-PMMA-Linse problemlos implantiert werden kann (Abb. 1). Es wird eine Tunnellänge von 3–4 mm angestrebt, wobei der limbale Anteil 2 mm beträgt. Nach Präparation der korneoskeralen Tasche wird mit einer 3,2 mm breiten Lanzette in die Vorderkammer eingegangen und die Phakoemulsifikation durchgeführt. Nach Kapselpolitur werden die Vorderkammer und die Kapsel mit Viscoelasticum gestellt. Zu diesem Zeitpunkt erfolgt keine Erweiterung des Schnittes von 3,2 auf 6 mm.

Pars-plana-Vitrektomie: Über 3 Zugänge erfolgt dann die Pars-plana-Vitrektomie. Auch bei starkem Eindellen der Glaskörperbasis im Bereich des korneoskleralen Tunnelschnittes bleibt dieser dicht (Abb. 2). Ist keine Endotamponade erforderlich, wird die Pars-plana-Vitrektomie vor Implantation der HKL abgeschlossen.

Implantation der Hinterkammerlinse: Vorderkammer und Linsenkapsel werden erneut mit Viscoelasticum gestellt. Der Tunnelschnitt wird auf 6 mm erweitert. Eine 6-mm-PMMA-Linse wird danach in den Kapselsack implantiert. Ist noch eine Ölinstillation geplant, so erfolgt zu diesem Zeitpunkt eine Iridotomie nach Ando mit dem Vitrektom. Schließlich wird das Viscoelasticum aus der Vorderkammer abgesaugt.

Endotamponade: Mußte eine Endotamponade durchgeführt werden, wird vor Implantation der Hinterkammerlinse die Endoinfusion nicht entfernt, und die Sklerotomien bleiben offen. Nach Implantation der Hinterkammerlinse wird der Flüssigkeitsgas- bzw. der Flüssigkeitsölaustausch durchgeführt und der Eingriff danach beendet.

Im Zeitraum vom 01.01.94 bis zum 31.06.95 wurden an unserer Klinik insgesamt 56 kombinierte Operationen (29 Männer und 27 Frauen) durchgeführt. Das durchschnittliche Alter der Patienten betrug 63 ± 15 (21–84) Jahre. 46 Patienten wurden nach durchschnittlich 9,4 Monaten nachuntersucht.

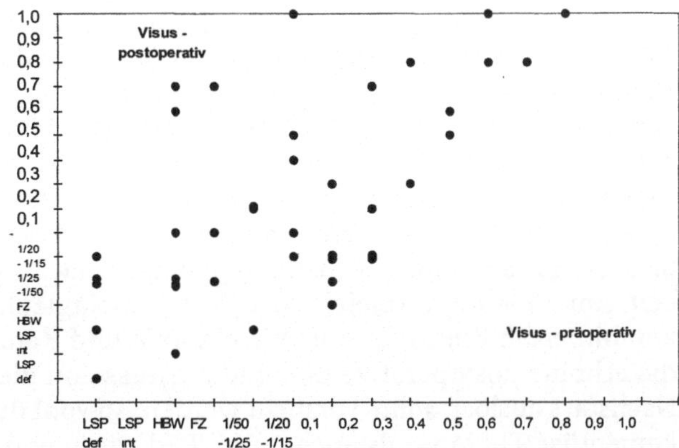

Abb. 3. Streudiagramm: Visus präoperativ und postoperativ nach 9 Monaten

Ergebnisse

Die Sehschärfe hatte sich bei über 60% der Patienten verbessert und bei 25% verschlechtert (Abb. 3). Die Indikation zur Vitrektomie war mit 51% am häufigsten aufgrund einer proliferativen diabetischen Retinopathie. Bei 10% erfolgte die Operation wegen einer Glaskörperblutung, bei 7% wegen einer Amotio retinae, bei 9% wegen einer epiretinalen Membran und bei 10% wegen einer Uveitis. Bei den präoperativen Befunden am vorderen Augenabschnitt waren auffallend Endothelbeschläge mit 9% und hintere Synechien mit 13,5%. Außerdem wiesen 10% der Patienten präoperativ eine Bindehautrötung auf. Intraoperativ erfolgte bei 60% eine Endolaserkoagulation und bei 58% ein „membrane peeling". Öl mußte bei 28% und Gas (C2 F6) bei 23% zur Endotamponade instilliert werden. Bei den postoperativen Befunden am vorderen Augenabschnitt sind die hohe Zahl von Endothelbeschlägen mit 15% und hinteren Synechien mit insgesamt 30% auffallend. Weiterhin zeigen 21,7% der Intraokularlinsen Zellbeschläge. Mit 30% war die Nachstarrate erhöht.

Diskussion

Bisher gibt es wenig Arbeiten, die über eine größere Anzahl von kombinierten Operationen mit Phakoemulsifikation und Pars-plana-Vitrektomie berichten [3, 4, 5, 6]. König et al. legen Ergebnisse von 18 Patienten [4] vor. 4 (22%) erhielten hier innerhalb von 14 Monaten eine Nd:YAG-Kapsulotomie. Diese Resultate bestätigen unsere Ergebnisse.

Endothelbeschläge, hintere Synechien und Zellbeschläge der Intraokularlinse lassen vermuten, daß sich nach kombinierten Eingriffen eine stärkere Entzündungsreaktion am vorderen Augenabschnitt entwickelt. Diese läßt sich im wesentlichen aufgrund der okulären Vorerkrankungen und durch den größeren Eingriff im Vergleich zu einer einfachen Kataraktoperation erklären. In früheren Untersuchungen wurde vermutet [1, 7], daß eine postoperative Entzündungsreaktion proliferative Mediatoren erhöht. Erhöhte Konzentrationen von Wachstumsfaktoren im Kammerwasser können möglicherweise einen pathogenetischen Mechanismus für die Zunahme der Nachstarrate darstellen. Analoge Veränderungen konnten bei okulären Störungen wie dem Pseudoexfoliationssyndrom und dem Glaukom nachgewiesen werden [1, 2, 8]. Gunning u. Greve fanden 1991 bei Glaukompatienten nach 1 Jahr eine Nachstarhäufigkeit von 30% im Vergleich zu 14% bei nichtglaukomatösen Augen. Da bei kombinierten Eingriffen mit Vitrektomie und Kataraktoperation vermutlich die erhöhte postoperative Entzündungsreaktion die vermehrte Bildung eines Nachstars auslöst, sollte versucht werden, sowohl durch entsprechende medikamentöse Therapie als auch durch Reduzierung des Operationstraumas die postoperative Entzündungsreaktion zu minimieren.

Literatur

1. Apple DJ, Solomon KD, Tetz MR et al.(1996) Posterior capsule opacification. Surv Ophthalmol 37: 73–116
2. Gunning FP, Greve EL (1991) Intercapsular cataract extraction with implantation of the Galand Disc Lens: a retrospective analysis in patients with and without glaucoma. Ophthalmic Surg 22: 531–538
3. Koenig St B, Han DP, Mieler WF et al. (1990) Combined Phacoemulsification and Pars Plana Vitrectomy. Arch Ophthalmol 108: 362–364
4. Koenig St B, Mieler WF, Han DP et al. (1992) Combined Phacoemulsification, Pars Plana Vitrectomy, and Posterior Chamber Intraocular Lens Insertion. Arch Ophthalmol 110: 1101–1104
5. Malinowski SM, Mieler WF, Koenig St B et al. (1995) Combined Pars Plana Vitrectomy-lensectomy and Open-loop Anterior Chamber Lens Implantation. Ophthalmology 102: 211–216
6. Mamalis N, Teske MP, Kreisler KR et al. (1991) Phacoemulsification Combined With Pars Plana Vitrectomy. Ophthalm Surg 22: 194–198
7. Tetz MR, Lehrer J, Klein U, Völcker HE (1994) Cataracta secundaria bei Diabetes mellitus. In: Pham OT et al., 8. Kongreß der DGII, Springer, Berlin Heidelberg New York S 398–406
8. Zetterström C (1993) Incidence of posterior capsule opacification in eyes with exfoliation syndrome and heparin-surface-modified intraocular lenses. J Cataract Refract Surg 19: 344–347

Klinische und ultraschallbiomikroskopische Untersuchung der Silikonöladhäsion auf Intraokularlinsen

S. Schmitz, B. Dick, R. Jahn, L. Frisch und N. Pfeiffer

Zusammenfassung. Bei der Auswahl der Intraokularlinse für die Implantation bei Kataraktpatienten, die möglicherweise einem späteren vitreoretinalen Eingriff unterzogen werden, ist eine besondere Sorgfalt geboten. Nach Silikonölinstillation, die bereits per se eine Kataraktentstehung nach sich zieht, kann ein Kontakt von Silikonöl mit der IOL auftreten.

Methode: Mittels klinischer Beobachtungskriterien, Foto- und Videodokumentation sowie Ultraschallbiomikroskopie wurde die Interaktion von Silikonöl mit der jeweiligen IOL untersucht.

Ergebnisse: Silikonöl zeigte bei PMMA-IOL im Bereich der Kontaktstelle eine starke, sogar komplett die IOL umgebende Adhäsion auf. Silikonöl führte im Bereich zwischen Iris und IOL zu deutlichen, mit dem Ultraschallbiomikroskop nachweisbaren Verklebungsphänomenen. Von diesem Zwischenraum ausgehend dehnte sich das Silikonöl auf der IOL teilweise bis weit hinter die Iris aus.

Schlußfolgerung: Die Interaktion zwischen introkularem Silikonöl und IOL wird von folgenden Faktoren bestimmt: von der Viskosität des Silikonöls, der Grenzflächenspannung zwischen Silikonöl und Kammerwasser und IOL, dem Auftrieb, der Temperatur und von Augenbewegungen. Nicht nur bei Silikon-IOL, sondern auch bei PMMA-IOL kommt es bei Kontakt mit Silikonöl zu einer intensiven Adhäsion. Die Adhäsion von Silikonöl hängt u. a. vom Kontaktwinkel sowie der freien Energie des Polymers ab. Hydrophobe Intraokularlinsen können bei hinsichtlich vitreoretinaler Erkrankungen gefährdeten Augen zu vermehrten Problemen führen. Die Ultraschallbiomikroskopie erwies sich bei der Untersuchung von IOL-Oberflächeninteraktionen als eine nützliche Ergänzung des diagnostischen Spektrums.

Summary. Special care in choosing the IOL is necessary for those patients who are expected to develop vitreoretinal disease. After silicone oil instillation and IOL implantation silicone oil can adhere to the intraocular implant.

Method: The interaction between silicone oil and IOL was observed by clinical examination, photo- and videodocumentation as well as ultrasound biomicroscopy.

Results: Emulsified silicone oil showed strong adhesion on PMMA-IOLs and could also be demonstrated in the anterior chamber, on the iris and in the anterior chamber angle. The oil bubbles were also detected by ultrasound biomicroscopy, which allowed detection of bubbles behind the iris.

Discussion: The interaction between intraocular silicone oil and IOL is determined by several factors: the viscosity of the oil, the surface tension between silicone oil and aqueous of anterior chamber and IOL material, the buoyancy, the temperature, and eye movements. Ultrasound biomicroscopy is a supplementary method to demonstrate all bubbles after

C. Ohrloff et al. (Hrsg.)
11. Kongreß der DGII 1997

silicone oil instillation. Highly hydrophilic IOLs, especially surface-modified IOLs, are recommended for implantation following vitreoretinal silicone oil surgery, because silicone oil adheres more to hydrophobic than to hydrophilic IOLs.

Einleitung

Die Silikonölendotamponade findet in der vitreoretinalen Chirurgie zunehmend Verwendung. Eine der häufigsten Komplikationen nach Silikonöltamponade stellt die Katarakt dar [9, 10, 12].

Erste Fälle von adhärentem Silikonöl an dem intraokularen Implantat wurden beschrieben [3, 8]. So kann es z. B. zu visusbeeinträchtigenden Auflagerungen von Silikonöltröpfchen auf der Intraokularlinse kommen, die operativ nur schwer zu beseitigen sind. Auch die Untersuchung der Netzhaut kann hierdurch erschwert sein.

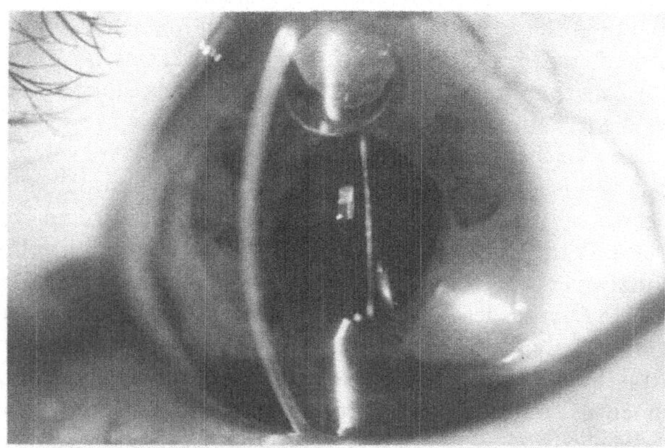

Abb. 1. Spaltlampenbefund einer nichtemulsifizierten Silikonölblase in der Vorderkammer

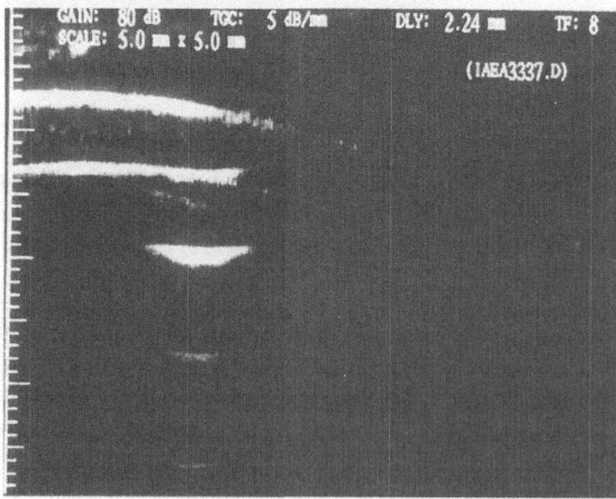

Abb. 2. Gleicher Patient wie in Abb. 1: In der Ultraschallbiomikroskopie zeigt das Silikonölbläschen eine hohe Reflektivität mit mehreren Wiederholungsechos

Methodik

Mittels Ultraschallbiomikroskopie (Firma Humphrey Instruments, Modell 840), Biomikroskopie, Photo- und Videographie untersuchten wir verschiedene Ausprägungsgrade von Silikonöl in der Vorderkammer und auf PMMA-IOL. Dabei soll auf die jeweiligen physikochemischen Grundlagen der Interaktion von Silikonöl mit Intraokularlinsen eingegangen werden.

Ergebnisse

Abbildung 1 zeigt eine größere, oben schwimmende, nicht emulsifizierte Ölblase in der Vorderkammer. Solche Blasen lassen sich ultraschallbiomikroskopisch nachweisen (Abb. 2). Durch die Rückenlage des Patienten bei der Untersuchung schwimmt die Blase direkt an der Hornhautrückfläche und zeigt eine hohe Reflektivität mit mehreren Wiederholungsechos. Beim nächsten Patienten sind multiple, fein disseminierte, emulsifizierte Ölbläschen auf der Hinterkammerlinse im regredienten Licht erkennbar (Abb. 3), die sich auch in der

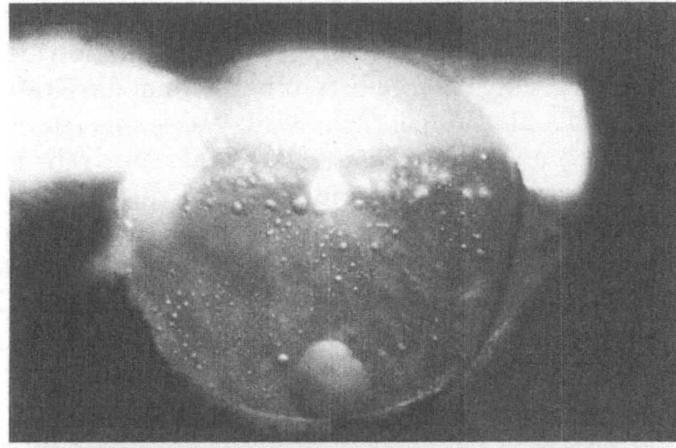

Abb. 3. Spaltlampenmikroskopischer Befund eines Patienten mit multiplen Auflagerungen emulsifizierter Silikonölbläschen auf der HKL im regredienten Licht

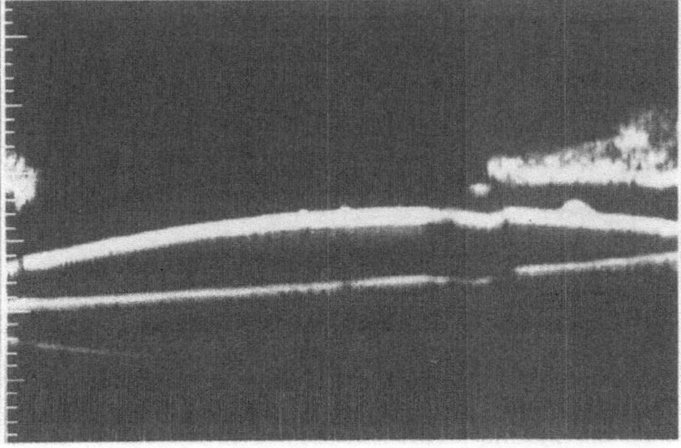

Abb. 4. Ultraschallbiomikroskopischer Befund desselben Patienten wie in Abb. 3. Hier zeigen sich die Ölbläschen als flächige Linsenauflagerungen. Auch die spaltlampenmikroskopisch sichtbare größere, bei 6 h in der Vorderkammer gelegene Blase läßt sich mit dem UBM darstellen. Eine weitere, unter der Iris verborgene Blase, kann ebenfalls durch das UBM sichtbar gemacht werden

Ultraschallbiomikroskopie als flächige Auflagerungen auf der Kunstlinse darstellen lassen (Abb. 4). Videographisch wurden verschiedene Ausprägungsgrade von nichtemulsifizierten sowie emulsifizierten Silikonölblasen dargestellt. Die emulsifizierten Bläschen konnten hierbei beobachtet werden, wie sie die Iris benetzen, sich von dort aus lösen, frei in der Vorderkammer zirkulieren und letztendlich sich als inverses Hypopyon aufgrund der niedrigeren Dichte des Öls im Vergleich zum Kammerwasser oben in der Vorderkammer ansammeln.

Diskussion

Die Interaktion des intraokularen Silikonöls mit der IOL wird durch folgende Faktoren beeinflußt: die Viskosität des Silikonöls, die Grenzflächenspannung zwischen Silikonöl und Vorderkammer einerseits und IOL-Material andererseits, pH-Wert, Auftrieb, Temperatur sowie die Augenbewegungen [4]. Die Viskosität, auch innere Reibung genannt, wird als die Eigenschaft von Flüssigkeiten bezeichnet, einer gegenseitigen laminaren Verschiebung zweier benachbarter Schichten eine Kraft entgegenzusetzen. Sie stellt einen wichtigen Faktor für die Emulsifikation von Silikonöl dar. So trägt der hohe Anteil an langkettigen, miteinander verwobenen Molekülketten bei den höher viskösen Silikonölen zu einer geringeren Emulsifikationsbereitschaft bei. Die Oberflächenspannung einer Substanz bezeichnet die Kraft, die zum Zusammenhalten von Molekülen aufgebracht wird. Wasser als Dipol besitzt vornehmlich polare wie auch non-polare Kräfte und daher eine sehr hohe Oberflächenspannung. Öl besitzt hingegen nur non-polare Kräfte und daher eine niedrige Oberflächenspannung. Je mehr Nachbarmoleküle gebunden werden können, desto niedriger wird die Spannung an der Grenzfläche von Öl und Wasser. Durch den Einfluß von oberflächenaktiven Substanzen wie Proteine und Phospholipide wird die Grenzflächenspannung zwischen Öl und Wasser weiter herabgesetzt [7] (Abb. 5). Nach intraokularer Chirurgie kommt es vorübergehend zu

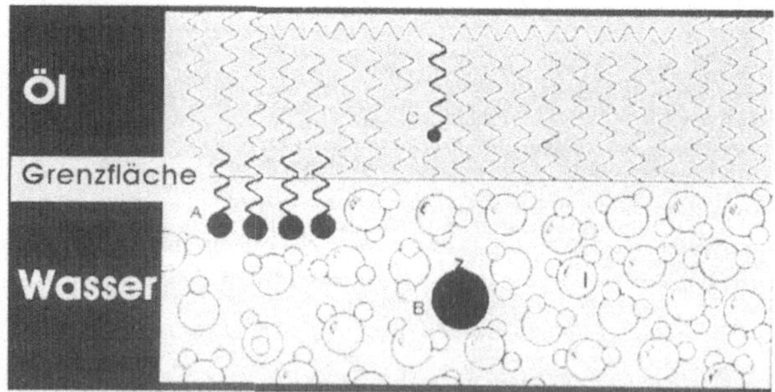

Abb. 5. Grenzflächenspannung zwischen Öl und Wasser: Wasser besitzt als Dipol vornehmlich polare und non-polare Kräfte und daher eine hohe Oberflächenspannung, Öl hingegen nur non-polare Kräfte und eine niedrige Oberflächenspannung. Durch die Bindung von Nachbarmolekülen an der Grenzfläche wird die Spannung zwischen Öl und Wasser herabgesetzt. Durch den Einfluß von Phospholipiden (A) kommt es zu einer weiteren Herabsetzung der Grenzflächenspannung

einer deutlichen Störung der Blutkammerwasserschranke mit Übertritt von Proteinen und Phospholipiden in das Kammerwasser [2]. Die Phospholipide bewirken dabei eine Herabsetzung der Grenzflächenspannung zwischen Silikonöl und Kammerwasser bzw. Intraokularlinse [11]. Folglich kommt es zu einer Auflagerung der Silikonöltröpfchen an der Linse mit fester Verklebung. Der Einfluß des pH-Wertes des Vorderkammerwassers ist als eher gering einzustufen. So wirken Proteine im Gegensatz zu Phospholipiden bei physiologischem pH-Wert nicht als oberflächenaktive Substanz. Der Auftrieb der Blase wird durch eine geringere Dichte des Öls im Vergleich zum Kammerwasser bewirkt. Die Temperatur steht bei der Interaktion in einem invers proportionalen Verhältnis zur Viskosität wie auch zur Grenzflächenspannung. Die Augenbewegung induziert durch Mikrowirbelbildung eine Herabsetzung der Grenzflächenspannung zwischen Öl und Wasser. Hierdurch kann es zur Abtrennung kleiner Bläschen von einer großen Blase kommen. Die Adhäsion von Silikonöl hängt weiterhin vom Kontaktwinkel sowie der freien Energie des Linsenpolymers ab. Die Hydrophilie einer IOL wird u.a. durch den Kontaktwinkel bestimmt. So weisen die hydrophilen Linsenmaterialien einen kleineren Kontaktwinkel als hydrophobe Materialien auf (Kontaktwinkel von PMMA-Linsen: 65–70°, Silikonlinsen: ca. 95°, Hydroxyethylmethacrylat [HEMA]: 20°).

Eine ergänzende Methode zum Nachweis von Silikonöl in der Vorder- und Hinterkammer, im Kammerwinkel bzw. auf der Linse stellt die Ultraschallbiomikroskopie dar. Hier kann verbliebenes Silikonöl zur Darstellung kommen, welches spaltlampenmikroskopisch nicht sichtbar ist. Bei Patienten mit geplanter Ölendotamponade empfiehlt sich die Verwendung von Silikonöl höherer Viskosität aufgrund geringerer Emulsifikationsneigung sowie von hydrophilem Linsenmaterial, da Silikonöl mehr an hydrophoben als an hydrophilen IOL-Materialien haftet [1, 3, 5, 6].

Literatur

1. Apple DJ, Federman JL, Krolicke TJ et al. (1996) Irreversible silicone oil adhesion to silicone intraocular lenses. A clinicopathologic analysis. Ophthalmology 103: 10, 1555–1561
2. Bartov E, Pennarola F, Savion N, Naveh N, Treister G (1992) A quantitative in vitro model for silicone oil emulsification. Role of blood constituents. Retina 12: 23–27
3. Bartz-Schmidt KU, Konen W, Esser P, Walter P, Heimann K (1995) Intraokulare Silikonlinsen und Silikonöl. Klin Monatsbl Augenheilkd 207: 162–166
4. Crisp A, Juan de E, Tiedeman J (1987) Effect of Silicone Oil. Viscosity on emulsification. Arch Ophthalmol: 105: 546–550
5. Batterbury M, Wong D, Williams R, Bates R (1994) The adherence of silicone oil to standard and heparin-coated PMMA intraocular lenses. Eye 8: 547–549
6. Dick B, Stoffelns B, Pavlovic S, Pfeiffer N (1997) Interaktion von Silikonöl mit verschiedenen Intraokularlinsen. Eine licht- und rasterelektronenmikroskopische Untersuchung. Klin Monatsbl Augenheilkd (im Druck)
7. Duane (1995) Basic science consideration for silicone oils. Duane's Ophthalmoplogy: 725–728

8. Effert R, Lommatzsch A, Wessing A (1996) Klinische Erfahrungen nach Implantation verschiedener Linsentypen bei Silikonöltamponade. Klin Monatsbl Augenheilkd 208: 467-471
9. Franks WA, Leaver PK (1991) Removal of silicone oil. Rewards and penalties. Eye 5: 333-337
10. Grewing R, Mester U (1992) Therapeutische Möglichkeiten bei Eintrübung der Linse nach Silikonöltamponade. Klin Monatsbl Augenheilkd 200: 30-32
11. Juan de E, McCuen B, Tiedeman J (1985) Intraocular tamponade and surface tension. Surv Ophthalmol 30: 47-51
12. Pavlovic S, Dick B, Schmidt KG, Tomic Z, Latinovic S (1995) Lanzeitergebnisse nach Silikonölentfernung. Ophthalmologe 92 (5): 672-676

Vorgehen bei Luxation einer Intraokularlinse in den Glaskörperraum

B. Stoffelns, B. Dick, K. Greiner und N. Pfeiffer

Zusammenfassung
Einführung: Eine generelle therapeutische Richtlinie für das Vorgehen bei Luxation einer Intraocularlinse (IOL) in den Glaskörperraum existiert nicht, jedoch spricht sich die Mehrzahl der Autoren für die Entfernung der in den Glaskörper luxierten Intraocularlinse bzw. die Repositionierung der lOL in den Sulcus ciliaris oder Sklerafixation der IOL aus.

Fallvorstellung: Eine bikonvexe ellipsoide Silikon-IOL mit Plattenhaptik war aufgrund einer Kapselruptur einige Wochen postoperativ in den Glaskörper luxiert. Die operative Versorgung in unserer Klinik wurde anhand eines Videofilms demonstriert. Nach Durchführung einer Pars-plana-Vitrektomie in üblicher Weise wurde die luxierte IOL mit PFCL angehoben und mit einem Sato-Messer am IOL-Positionierungsloch durch die Hinterkapselruptur in die Pupillarebene gezogen. Mittels einer Pinzette wurde die IOL über einen Corneoskleralschnitt aus dem Auge entbunden, und anschließend eine PMMA-IOL mit größerem Durchmesser in den Sulcus ciliaris implantiert.

Diskussion: Die vollständige Luxation einer Intraocularlinse in den Glaskörperraum tritt heute nur noch vergleichsweise selten auf. Da die Komplikationsmöglichkeiten dieser Situation vielfältig sind und andererseits dank der Fortschritte der vitreoretinalen Chirurgie die Entfernung der luxierten IOL heute relativ risikoarm möglich ist, empfehlen wir im Fall einer IOL-Luxation die baldige Entfernung der IOL anzustreben. Dies erscheint um so dringlicher bei fehlgeschlagenem Repositionsversuch, Glaskörperverflüssigung, IOL-Mobilität, Maculaoedem und Wahrnehmung optisch störender Phänomene durch den Patienten.

Schlüsselwörter: Linsenluxation, Perfluorocarbon, Vitrektomie.

Summary. Posterior dislocation of an intraocular lens (IOL) into the vitreous cavity can be a serious problem. Most authors recommend removal of the lens, and various techniques have been proposed. We report a case of spontaneous posterior dislocation of a biconvex ellipsoid silicone IOL 2 months after cataract-surgery with rupture of the posterior lens capsule. Using a pars plana approach, a vitrectomy was performed, the IOL was elevated by injection of perfluorocarbon liquid, grasped with forceps and removed out of the anterior chamber by a corneo-scleral cut. A PMMA-lens with bigger optic diameter was placed in the ciliary sulcus. At present, posterior dislocation of an IOL is less common than 12 years ago, but it still occurs. Using perfluorocarbon liquids to lift the dislocated IOL, avoiding possible forceps damage to the retina, removal of the lens is possible very safely and effectively. Because of potential complications of a remaining dislocated IOL in the vitreous cavity, nowadays surgical management should be generally considered in those cases.

Key words: posterior chamber lens dislocation, perfluorocarbon, vitrectomy.

C. Ohrloff et al. (Hrsg.)
11. Kongreß der DGII 1997

Einführung

Die vollständige Luxation einer Hinterkammerlinse in den Glaskörperraum ist heute wesentlich seltener als noch vor 12 Jahren [4]. Damals ereignete sich das Absinken z. B. einer Binkhorst-4-Schlingenlinse, die nicht an der Iris vernäht worden war, relativ häufig. Fechner konstatierte in einem Lehrbuch [2], daß Versuche, eine luxierte IOL aus dem Glaskörper zu entfernen, sehr riskant seien und mehr Schaden als Nutzen stiften würden. Schon damals wurde aber eine Entfernung der dislozierten Linse für den Fall empfohlen, daß sie im Glaskörper oder auf der Netzhaut beweglich sei oder sich z. B. ein Glaskörperstrang mit Netzhauttraktion ausbilde [2, 6, 8, 11]. Durch die Weiterentwicklungen im Bereich der vitreoretinalen Chirurgie und insbesondere der Einführung der Perfluorocarbone ist dieser Eingriff heute jedoch mit guten langfristigen Ergebnissen durchzuführen, so daß primär eine Entfernung der luxierten IOL angestrebt werden sollte.

Fallvorstellung

Ein 79jähriger Patient, der im August 1996 eine bikonvexe ellipsoide Silikonfaltlinse trotz hinterer Kapselruptur implantiert bekam, stellte sich 2 Monate später mit plötzlicher Visusminderung bei uns vor. Er gab an, eine weißliche Scheibe mit 2 randständigen schwarzen Punkten in seinem Gesichtsfeld zu bemerken, welche sich bei Lageänderung des Kopfes (insbesondere in Rükkenlage) bewege. Dabei konnte er eine Skizze dieser Scheibe anfertigen, die, wie die Untersuchung zeigte, ziemlich genau den Umrissen der luxierten Silikon-IOL entsprach, die bei ihm in den Glaskörper luxiert und auf der Netzhaut beweglich war. Die Netzhaut war komplett anliegend. Es bestanden keine Netzhautblutungen oder Netzhautforamina, jedoch Glaskörpertraktionen am Rande der IOL.

Über 3 Sklerotomien in 3,5-mm-Limbusabstand wurde zunächst eine vollständige Vitrektomie durchgeführt und dabei die luxierte IOL von allen Glaskörpertraktionen befreit. Nach Eingabe von Perfluorodecalin wurde die Silikonlinse aufgeschwemmt und in die Pupillarebene zurücktransportiert. Nach Einhaken mit dem Sato-Messer in eines der IOL-Positionierungslöcher wurde die IOL durch die Hinterkapselruptur in die hintere Augenkammer gehoben. Über einen Corneoskleralschnitt wurde die Silikon-IOL mit einer Pinzette aus dem Auge entbunden und eine PMMA-IOL mit 6,5 mm Optikdurchmesser in den Sulcus ciliaris implantiert. Bei komplikationslosem postoperativem Verlauf wurde 3 Monate später eine korrigierte Sehschärfe von 0,8 erreicht.

Diskussion

Obwohl die Mehrzahl der Autoren [1, 3, 6, 9, 10] sich heutzutage für eine Entfernung der luxierten IOL ausspricht, gibt es keine generelle therapeutische Richtlinie. Vor dem Belassen einer luxierten IOL im Glaskörperraum muß jedoch gewarnt werden, da die Komplikationsmöglichkeiten vielfältig sind. Die Wahrnehmung optisch störender Phänomene durch den Patienten bei Lagewechsel ist noch vergleichsweise harmlos. Schwerwiegender sind mechanische Schäden der Netzhautoberfläche durch direkten Kontakt wie z. B. Blutungen und Ödembildungen. Glaskörpertraktionen, die von der luxierten IOL ausgehen, können zu Blutungen, Netzhautforamina, Netzhautablösung oder einem cystoiden Maculaödem mit dauerhaftem Verlust der Lesefähigkeit führen. Das Belassen einer luxierten IOL im Glaskörperraum scheint allenfalls dann diskutabel, wenn die luxierte Linse stabil und unbeweglich und außerhalb der optischen Achse im Glaskörperraum liegt, keinen Netzhautkontakt aufweist und keine Glaskörpertraktionen ausübt. Diese Situation ist jedoch eine absolute Rarität, zumal mit zunehmender Glaskörperverflüssigung auch mit einer Mobilitätszunahme der Linse im weiteren Verlauf zu rechnen ist. Im Falle unseres Patienten stellten die Mobilität der in den Glaskörper luxierten Intraokularlinse sowie die optisch störenden Wahrnehmungen des Patienten eine eindeutige Indikation zur baldigen Intraokularlinsenentfernung dar.

Zur technischen Durchführung der IOL-Entfernung wurden verschiedene Wege vorgeschlagen und weiterentwickelt [1, 3, 5, 7, 8, 9]. Seit bereits 2 Jahrzehnten wird von allen Autoren [10, 11] unbedingt empfohlen, die Linsenentfernung in Verbindung mit einer Vitrektomie vorzunehmen, damit es nicht durch Glaskörperstränge zu Netzhauttraktionen mit konsekutiven Amotiones oder cystoidem Maculaödem kommt. Die Vitrektomie mit Linsenentfernung erfolgt vorzugsweise über die Pars-plana. Es ist wichtig, nicht nur alle Glaskörpertraktionen zirkulär der Intraokularlinse zu entfernen, sondern ebenso auch die periphere Glaskörperbasis z. B. unter Bulbuseindellung möglichst vollständig zu entfernen. Ansonsten können sich Perfluorocarbonbläschen in diesem Glaskörpermaterial verfangen, so daß gegen Ende der OP nur eine unvollständige Entfernung des Perfluorocarbons erfolgt. Nach Mobilisation und Zusammenfließen dieser Perfluorocarbonreste können dann einige Tage postoperativ größere Perfluorocarbonbläschen im Glaskörperraum festgestellt werden, obwohl sich der Operateur am Operationsende sicher war, diese Substanz vollständig entfernt zu haben. Da toxische Effekte des Perfluorocarbons auf längere Sicht nicht auszuschließen sind, sollten größere Perfluorocarbonbläschen nicht intraocular verbleiben, sondern müssen durch einen weiteren Eingriff entfernt werden.

Alle organischen Kunststoffe – darunter auch Kunststoffgläser wie z. B. Polymethylmetacrylat (PMMA), Perfalit und Silikon – besitzen ein geringeres spezifisches Gewicht als die flüssigen Perfluorocarbone. In den Glaskörperraum luxierte Linsen lassen sich daher mit flüssigen Perfluorocarbonen gut aufschwemmen und auf sehr schonende Art für die Netzhaut in die Pupillarebene zurücktransportieren, wo sie entweder im Sulcus mittels Nähten refixiert oder über eine corneosklerale Öffnung extrahiert werden. Die Entstehung iatrogener Netzhautforamina - eine mit anderen Techniken häufige Komplikation bei Entfernung luxierter Linsen - kann somit vermieden werden.

Den besten Schutz vor einer Intraocularlinsenluxation in den Glaskörper bieten eine gesicherte intakte Kapsulorhexis und ein unbeschädigter Kapselsack. Tritt dennoch eine Ruptur der hinteren Kapsel auf und eine Sulcusimplantation erscheint vertretbar. So empfiehlt es sich, eine möglichst große Linse und nicht wie im Falle unseres Patienten eine Silikonfaltlinse zu implantieren. Tritt während einer Kataraktoperation dennoch eine Linsenluxation in den Glaskörper auf, so sollte möglichst noch im gleichen Eingriff die Entfernung der luxierten Linse mit optischer Rehabilitation durch Einnähung oder Sulkusimplantation einer Kunstlinse erfolgen. Reichen die Möglichkeiten eines operativen Zentrums zu einer derartigen Intervention nicht aus, so sollte die Linse ohne weitere Explantationsversuche belassen, der Eingriff beendet und der Patient zügig an eine Spezialklinik zur Weiterbehandlung weitergeleitet werden. Sicherlich ist eine notfallmäßige sofortige und unmittelbare chirurgische Intervention in der Regel nicht zwingend, jedoch empfiehlt sich die Weiterleitung des Patienten an den Spezialisten innerhalb eines sehr baldigen Zeitraums. Auf keinen Fall sollte ein weiteres zweites Pseudophakos über die in den Glaskörperraum luxierten IOL während desselben und komplikativen kataraktchirurgischen Eingriffs erfolgen, da dieses gravierende Nachteile für den nachfolgenden vitreoretinalen Eingriff mit sich bringen würde:

1. Durch den Rand der Intraocularlinse kommt es zu irritierenden prismatischen Effekten während des vitreoretinalen Eingriffs, wodurch die Orientierung und die Instrumentenkontrolle insbesondere in der Peripherie erschwert wird.
2. Die vielfältigen in der Literatur beschriebenen Techniken zur Entfernung der luxierten IOL über den operationstechnisch einfachsten Weg, nämlich die Vorderkammer, sind dadurch unmöglich.
3. Eine Repositionierung der luxierten Intraokularlinse in den Sulcus ciliaris bzw. in die Hinterkammer durch z.B. Sklerafixation ist unmöglich, wodurch nur noch eine Entfernung der im Glaskörper befindlichen Intraocularlinse über eine entsprechende Erweiterung der Sklerotomie - evtl. nach Schlingendurchtrennung oder Rollung im Falle einer luxierten Silikonfaltlinse zur Minimierung der Größe der erforderlichen Skleraeröffnung - möglich ist.

Zusammenfassend läßt sich sagen, daß die vollständige Dislokalisation einer Intraokularlinse in den Glaskörperraum heute eine seltene Komplikation darstellt. Für den noch selteneren Fall, daß die Optik stabil und unbeweglich sowie außerhalb der optischen Achse zum Liegen kommt, mag eine Therapiemöglichkeit in der optischen, wenn auch sehr unzufriedenstellenden Korrektur mit Aphakiegläsern oder der Verordnung von Kontaktlinsen bestehen. Aufgrund der vielfältigen Komplikationsmöglichkeiten dieser Situation und den mittlerweile guten postoperativen Ergebnissen nach Vitrektomien mit

IOL-Entfernung in der Literatur [5, 6, 7, 8, 10] sollte in der Regel die Entfernung bzw. Repositionierung der dislozierten Intraocularlinse bevorzugt werden.

Literatur

1. Chan CK (1992) An improved technique for management of dislocated posterior chamber implant. Ophthalmology 99: 51
2. Fechner PU, Alpar JJ (1984) Intraocularlinsen, Grundlagen und Operationslehre. Enke Verlag, Stuttgart 2. Auflage
3. Friedberg MA, Pilkerton AR (1992) A new technique for repositioning and fixation of a dislocated intraocular lens. Arch Ophthalmol 110: 413-415
4. Kraff MC (1991) Trends in intraocular lens explantation 1984 to 1989. Ophthalmol Clin North Am 4: 395-408
5. Lewis H, Sançhez G (1993) The use of perfluorocarbon liquids in the repositioning of posteriorly dislocated intraocular lenses. Ophthalmology 100: 1055
6. Panton RW, Sulewski ME, Parker JS et al. (1993) Surgical management of subluxed posterior-chamber intraocular lenses. Arch Ophthalmol 111: 919-926
7. Shapiro MJ, Resnick KI, Kim SH, Weinberg A (1991) Management of the dislocated crystalline lens with a perfluorocarbon liquid. Am J Ophthalmol 112: 401-405
8. Smiddy WE, Flynn HW Jr (1991) Management of dislocated posterior chamber intraocular lenses. Ophthalmology 98: 889-894
9. Welt R (1994) Gegenwärtiger Stand der Linsenimplantation und ihre Nachbehandlung. Augenärztl. Fortbildung 17: 2-9
10. Wiegand W, Kroll P (1992) Flüssige Perfluorocarbone, ein neues Hilfsmittel bei der glaskörperchirurgischen Behandlung vitreoretinaler Erkrankungen. Aktuelle Augenheilkunde 17: 169-179
11. Wollensak J (1993) Ophthalmochirurgische Komplikationen. Enke Verlag Stuttgart, 174-176

Neue Skleratunneltechnik für Pars-plana-Zugänge vermeidet postoperativen Astigmatismus und Wunddehiszenz – Beschreibung der Methode

H. Gümbel, F. Koch, C. Rosenkranz, M.S. El Agha, K. Klos, O.E. Schnaudigel, U. Fries und C. Ohrloff

Zusammenfassung. Die operative Methode der Implantation eines Ganciclovir-Medikamententrägers wurde erstmals 1992 beschrieben. In jüngeren Studien wird über die erfolgreiche Therapie der Cytomegalievirus-(CMV-)Retinitis berichtet. Lange rezidivfreie Intervalle bis zu 7 Monaten wurden erreicht, die beschriebene Pars-plana-Implantation führt jedoch in den ersten postoperativen Wochen zu nicht unerheblichen refraktiven Problemen.

Patienten und Methoden: An 30 Augen (20 Patienten) wurde prospektiv die Visusentwicklung bis zu 6 Wochen postoperativ mittels objektiver und subjektiver Untersuchungsmethoden (Videokeratometrie, Autorefraktometer, Keratometrie, subjektive Refraktion) sowie biomikroskopisch, ophthalmoskopisch und elektrophysiologisch untersucht.

Ergebnisse: Der präoperative Visus betrug im Mittel 0,69 (± 0,07), der Visusabfall am 1. postoperativen Tag betrug im Mittel 0,33 (± 0,09). Ursächlich war ein induzierter Astigmatismus: am 1. postoperativen Tag um +2,00 dpt (± 0,42). Andere Komplikationen waren: Ablatio retinae (n = 5), Uveitis Anterior (n = 3), Cataracta complicata (n = 2), Glaskörperblutung (n = 1).

Schlußfolgerung: Die refraktiven Veränderungen postoperativ können den Gewinn an Lebensqualität, der durch das Implantat erreicht wird, einschränken. Eine verbesserte Operationsmethode mit geänderter Naht- und Schnittechnik würde den induzierten Astigmatismus erheblich verringern.

Schlüsselwörter: CMV-Retinitis, Ganciclovir-Medikamententräger, Astigmatismus, Pars-plana-Implantation.

Summary. The first description of surgical implantation of an intraocular device was published in 1992. In recent studies visual acuity could be preserved, because of a stop of progression of the retinitis for more than 200 days after implantation. Some postoperative refractive complications are directly referred to the prescribed operation method.

Patients and method: Thirty eyes (20 patients) were enrolled. Visual acuity was investigated with computerized videokeratography, videokeratometry, automatic refractometry, Snellen charts and best correction. Postoperative monitoring of the patients included biomicroscopy, electrophysiology (ERG, VEP) and binocular indirect ophthalmoscopy. The implant technique was modified using a scleral flap covering the 5-mm incision in the pars plana.

Results: Visual acuity deteriorated generally by two lines on Snellen charts in 30 eyes postoperatively. A temporary reduction of visual acuity could be seen in all patients after implantation, but in contrast to the classical implantation technique, the modification with the scleral flap reduced astigmatism to less than 2 dpt (median ±0.42 dpt) in the first days

C. Ohrloff et al. (Hrsg.)
11. Kongreß der DGII 1997

after implantation. Other postoperative complications included ablatio retinae (5 eyes) anterior uveitis (3 eyes), induced cataract (2 eyes) vitreous hemorrhage (1 eye).

Conclusion: Astigmatism was an early complication postoperatively, related to the technique of implantation, which could be improved by modification of the scleral incision and minimal suture fixation.

Key words: CMV retinitis, intraocular device, astigmatism, pars plana incision.

Einleitung

Das Risiko der Erkrankung an Cytomegalievirus-(CMV-)Retinitis bei Patienten im Stadium AIDS mit CD4-Zellen < 100/µl und Virusbelastung > 100 000 Kopien/ml beträgt ca. 30 %. Die Entzündung wird heutzutage mit Ganciclovir i. v. ca. 4 Wochen mit der Initialdosierung von 2mal 90 mg/1 kg/KG/Tag therapiert. Nach einer ausreichendern Vernarbung der Retinitis ist eine Erhaltungstherapie lebenslänglich infolge des Immundefekts in üblicher Dosierung erforderlich; Ganciclovir i. v. 1mal 5 mg/1kg/KG/7 pro Woche oder 1mal 6 mg/1 kg/KG/5 pro Woche oder Ganciclovir oral 3g/Tag. Die Erhaltungsdosierung für Foscarnet beträgt: 1mal 90–120 mg/1 kg/KG5–7 pro Woche [2, 10]. Cidofovir, ein neues Nukleosidanalogon zur i. v.-Anwendung, das gegenüber Ganciclovir den Vorteil einer längeren Wirkdauer von ersten 14 Tagen aufweist, steht in Deutschland kurz vor der Zulassung [5]. Seit 1992 gibt es für die Ophthalmologen erstmals die Möglichkeit, durch operative Implantation eines Ganciclovir-Medikamententrägers rezidivfreie Intervalle von 6–8 Monaten zu erreichen. Das Implantat aus Äthylenvinylacetat beinhaltet 4,5 mg liposomal verkapseltes Ganciclovir und setzt 1,0 µg/h Ganciclovir frei [1, 6, 8].

Die im Vergleich zur i. v.-Therapie (ca. 80 Tage) wesentlich höhere Rezidivfreiheit durch den Einsatz des Medikamententrägers und die dadurch verbesserte Lebensqualität der Patienten veranlaßte uns zur Durchführung dieser Studie.

Patienten und Methode

An 30 Augen (20 Patienten) wurden im Zeitraum von November 1995 bis einschließlich Juli 1996 eine Implantation des Medikamententrägers mittels Parsplana-Inzision im temporal unteren Quadranten vorgenommen. Alle Patienten waren im Stadium AIDS mit CD4-Zellen < 100 µl, sowie einer Virusbeladung von > 100 000 Kopien/ml. Bei allen Patienten, darunter auch Kinder, wurde eine CMV-Retinitis ophthalmoskopisch gesichert, die bereits i. v. mit Ganciclovir und/oder Foscarnet behandelt wurde. Es erfolgte eine ausführliche Aufklärung über bislang bekannte Risiken.

Die Verlaufskontrollen wurden präoperativ am 1., 4. und 7. postoperativen Tag sowie nach 2, 4 und 6 Wochen durchgeführt. Es wurde v. a. der Visus gemessen und korrigiert, die Patienten wurden sowohl biomikroskopisch, opthalmoskopisch als auch elektrophysiologisch untersucht.

Zur Implantation wurde der Ganciclovir-Medikamententräger (Vitrasert, Fa. Chiron-Adatomed, München) wie beschrieben benutzt. Der Zeitpunkt der Implantation eines 2. Implantates und folgender Implantate wird durch Beginn des Rezidivs festgelegt. Ein Rezidiv der CMV-Retinitis wird nach den Richtlinien der SOCA-Gruppe als Ausbreitung der Retinitisgrenze über 750 µm (1/2 Papillendurchmesser) oder als Feststellung eines neuen Satellitenherdes, der mehr als 300 µm von der vernarbten Retinitisfläche entfernt ist, definiert [11].

Die Implantationstechnik wurde nach der bekannten Methode von Sanborn et al. vorgenommen [8], später erfolgte eine Modifikation entsprechend der folgenden Beschreibung: nach retrobulbärer oder peribulbärer Anaesthesie erfolgte die türflügelartige Eröffnung der Bindehaut im temporal unteren Quadranten bei Erstimplantation. Nach Kauterisierung der Skleragefäße wurde 1 mm vom Limbus entfernt ein 4 mm limbusparalleler Schnitt mit einer 0,3-mm-Tiefe mit einem Skalpell (Nr. 11) gelegt, um dann mit einem gewinkelten Tunnelmesser einen Skleratunnel 2,5–3 mm Richtung pars plana zu präparieren. Der Tunnel hatte nun an der pars plana eine Breite von 5 mm und wurde an der Seite mit jeweils einer Inzision zu einem Skleralappen eröffnet. Nun erfolgte die Präparation des Medikamententrägers mit jeweils 2 Fixationslöchern im Befestigungselement, ohne Kürzung desselben. Nach Anschlingen des Pellet mit einem doppelt armierten 9-0-Nylonfaden und Verknotung der Haltefäden auf der Rückseite des Trägers wurde die Sklera nach Aufklappen des Deckels limbusparallel auf 5-mm-Breite inzisiert, prolabierter Glaskörper mit dem Vitrektom entfernt und gleichzeitig eine 0,5-ml-Vitreusprobe für virologische Untersuchungen asserviert. Anschließend wurde der Medikamententräger implantiert und beide Nadeln auf der gleichen Skleralippe zur Fixation eingestochen und mit mehreren Knoten auf der Sklera fixiert. Der Verschluß der Sklera erfolgte nur durch Verschluß des präparierten Deckels mit 2 radiär verlaufenden 9-0-Nylon- Einzelknopfnähten und ggf. Tonisierung des Bulbus mit intraokular verabreichter Ringerlösung. Die Bindehaut wurde mit zwei 7-0-Vicrylfäden readaptiert. Zur Prophylaxe einer Ablatio retinae erfolgte eine prophylaktische Kryopexie der Netzhaut um die Sklerainzision.

Ergebnisse

Der präoperative Visus betrug im Mittel 0,69 (± 0,07), der Visusabfall am 1. postoperativen Tag betrug im Mittel 0,33 (± 0,09) bei min. 0,05 und max. bei 0,8, am 4. postoperativen Tag 0,45, am 7. 0,47, 2 Wochen post-OP 0,45 und 4 Wochen post-OP 0,59. Im Vergleich dazu betrug der Visus 6 Wochen post-OP 0,68 (± 0,11), was nach dem Wilcoxon-Mann-Withney-Test keinen signifikanten Unterschied in der Gegenüberstellung mit den präoperativen Werten ergab.

Ursächlich war ein induzierter Astigmatismus, der präoperativ im Mittel +0,68 dpt (± 0,14) betrug, am 1. post-OP-Tag +2,00 dpt (± 0,42), bei min. +0,25 dpt und max. +5,75 dpt. Vier Tage nach der OP betrug der Astigmatismus +1,00 dpt (± 0,37), 7 Tage nach der OP +1,16 dpt (± 0,36), nach 2 Wochen +1,48 dpt (± 0,37) und nach 4 Wochen +0,87 dpt (± 0,15). Im Vergleich dazu betrug der Astigmatismuswert 6 Wochen post-Op +0,81 dpt (± 0,14), was fast dem präoperativen Wert entsprach, und ergab somit keinen signifikanten Unterschied ($p < 0,2327$). Die Vektoranalyse nach Jaffa und Clayman zeigte im Mittel eine operative Astigmatismusinduktion von 0,8 dpt (± 0,55) [4].

Andere Komplikationen waren: Uveitis anterior an 3 Augen, Cataracta complicata an 2 Augen, Glaskörperblutung an 1 Auge und Amotio retinae an 5 Augen. Speziell bei 2 Patienten wurde eine Progression der CMV-Retinitis festgestellt, bei der letztendlich eine Resistenz gegen Ganciclovir, Foscarnet und Cidofovir nachgewiesen wurde.

Es wurde bei keinem Patienten eine CMV-Retinitis am kontralateralen Auge und/oder eine extraokuläre CMV-Infektion festgestellt, da alle Patienten unterschiedliche systemische Ergänzungstherapien in Form von oralem Ganciclovir und/oder CMV-Hyperimmunglobulin erhielten.

Diskussion

Die im Vergleich zur i.v.-Therapie wesentlich höhere Rezidivfreiheit von bis zu 12 Monaten nach Implantation im Vergleich zu i.v. behandelten Patienten sowie die verbesserte Lebensqualität der Patienten, nach oft monatelanger, täglicher Infusionstherapie, eröffnen neue Perspektiven in der Behandlung der CMV-Retinitis. Bei lokalen antiviralen Therapien stellt sich die Frage der Retinatoxizität. Frühere Studien zeigten Schäden der Retina nach intravitrealen Injektionen von 40 mg/0,1 ml Ganciclovir, die protrahierte Freisetzung des Implantates (1 µl/h Ganciclovir) hat nach eigenen elektrophysiologischen Untersuchungen keine Retinatoxizität ergeben [7, 9].

Wie wir zeigen konnten, führt die Operationstechnik nicht zu bleibenden refraktiven Veränderungen, obwohl dies durch die Größe der Sklerainzision von 5 mm zur befürchten ist. Die postoperative Visusentwicklung innerhalb der ersten 6 Wochen ergab keinen signifikanten Abfall der Sehschärfe. Die refraktiven Veränderungen, die in den ersten postoperativen Tagen durch den induzierten Astigmatismus verursacht wurden, sind nicht schwerwiegender gewesen als jene nach Pars-plana-Vitrektomie mit oder ohne gleichzeitiger Kataraktoperation [3].

Andere Komplikationen wie Glaskörperblutung, Progression der CMV-Retinitis bei entwickelter Resistenz gegen Ganciclovir sowie auch die schwerste Komplikation, die Ablatio retinae, waren im Vergleich zu anderen Studien nicht häufiger [1, 2, 6].

Da alle unsere Patienten eine zusätzliche systemische Therapie erhielten (orales Ganciclovir und/oder CMV-Hyperimmunglobulin), konnten wir keine CMV-Infektion am kontralateralen nicht betroffenen Auge sowie extraokulare CMV-Erkrankungen feststellen, was in Vergleichsstudien ohne Begleittherapie als sehr hohes Risiko beobachtet wurde [6].

Nach einer Beobachtungszeit von momentan bis zu 12 Monaten hat sich die Implantation des Ganciclovir-Medikamententrägers als zusätzliche, lokale, antivirale Therapie der CMV-Retinitis erwiesen. Nicht zu vergessen ist auch die Wirkung der neuesten antiretroviralen Substanzen, die durch die Stützung des Immunsystems durch Anhebung der CD4-Zellen auf > 100/µl und die Senkung der Virusbeladung auf ca. 500 Kopien/ml möglicherweise eine synergistische Komponente in der Therapie der CMV-Retinitis spielen könnten.

Literatur

1. Anand R, Nightingale SD, Fish RH, Smith TJ, Ashton P (1993) Control of cytomegalovirus retinitis using sustained release of intraocular ganciclovir. Arch Ophthalmol 111: 223–227
2. Crumpacker CS (1996) Ganciclovir. N Engl J Med 335: 721–729
3. Eckert T, Eckardt C (1996) Verhalten des Hornhautastigmatismus nach Pars-plana-Vitrektomie mit oder ohne gleichzeitger Kataraktoperation. Ophthalmologe 93: 38–44
4. Jaffe NS, Claymann HM (1975) The pathophysiology of corneal astigmatism after cataract extraction. Trans Am Acad Ophthalmol Otolaryngol 79: 615–630
5. Lea AP, Bryson HM (1996) Cidofovir. Drugs 52: 225–230
6. Martin DF, Parks DJ, Mellow SD et al. (1994) Treatment of cytomegalovirus retinitis with an intraocular sustained-release ganciclovir implant. Arch Ophthalmol 112: 1531–1539
7. Mauck K, Gümbel H, Rosenkranz C, Even van G, Ohrloff C (1996) Elektroretinigramm-Kontrolle der CMV-Retinitis nach intravitrealem Ganciclovir-Implantat bzw. intravitrealer Foscarnet-Injektion. Infektionsepidemiologische Forschung B/96 Sonderheft 72: 80
8. Sanborn GE, Anand R, Torti RE, Nightingle SD, Cal SX, Yates B, Ashton P, Smith T (1992) Sustained-release ganciclovir therapy for treatment of cytomegalovirus retinitis. Arch Ophthalmol 110: 188–195
9. Saran BR, Maguire AM (1994) Retinal toxicity of high dose intravitreal ganciclovir. Retina 14: 248–252
10. Sarraf D, Ernest JT (1996) Aids and the eyes. Lancet 348: 525–528
11. SOCA Research Group, in collaboration with the AIDS Clinical Trials Group (1996) Combination foscarnet and ganciclovir therapy vs monotherapy for the treatment of relapsed cytomegalovirus retinitis in patients with Aids. Arch Ophthalmol 114: 23–33

Infektionsprophylaxe und Pharmakotherapie

Kritische Betrachtung der postoperativen Therapie – Antibiotika / Kortison / nichtsteroidale Antiphlogistika?

M. Wenzel

Zusammenfassung. Die Entzündung nach der Staroperation ist wichtig für die Heilung. Zur Prophylaxe überschießender Reaktionen wird am Ende der Operation ein Steroid subconjunktival injiziert. Darüber hinaus finden folgende Stoffgruppen Anwendung: 1. Anticholinergica sind preiswerte, alte und bewährte Therapeutika. 2. Kortikoide werden oft eingesetzt. Überwiegend enthalten sie das nur mäßig penetrierende Dexamethasonphosphat. Präparate mit besser penetrierendem Dexamethasonalkohol oder Prednisolonacetat sind teurer. 3. Prostaglandinsynthesehemmer werden zunehmend seltener empfohlen. 4. Antibiotika: Zur systemischen Therapie eignen sich Cephalosporine der 1. Generation (z.B. Gramaxin) wegen der guten Wirkung gegen die häufigsten, die grampositiven Erreger.

Summary. Inflammatory reactions after cataract surgery are essential for normal healing. To minimize postoperative fibrinous reactions, cortisone often is injected subconjunctivally at the end of surgery. In addition, other agents may be given as topical agents: (1) Anticholinergics are cheap, well-known therapeutics. (2) Corticosteroids are used frequently. Most of them only contain dexamethasone phosphate which does not penetrate the cornea well. The better-penetrating dexamethasone alcohol and prednisolone acetate are more expensive. (3) Non-steroidal antiinflammatory drugs are used less frequently. (4) The best antibiotics systemic for use are those of the first generation, because they are best for treating gram-positive infections.

Der diesjährige Kongreß hatte als Leitthema: „Die moderne Medizin im Spannungsfeld von Leistungsexplosion und Kostenexplosion." In den vergangenen Jahren wurde schon wiederholt über neue Entwicklungen der entzündungshemmenden Therapie gesprochen. Dabei blieben aber die Gesichtspunkte „Welchen Patienten nützt die Therapie" und „Was kostet die Therapie" oft zu wenig berücksichtigt. Die Arbeiten der Vergangenheit schienen von dem unbestätigten Standpunkt auszugehen, jeder Hinweis auf eine Entzündung im Auge sei zu unterdrücken. Doch muß die postoperative Entzündung zunächst einmal als die bestmögliche Reaktion des Auges auf ein Trauma angesehen werden, und nur sie garantiert eine dauerhafte Heilung. Erst, wenn man von der Hypothese ausgeht, daß das Operationstrauma zu einer inadäquat starken Entzündung führe, sollte sie durch die Gabe von entzündungshemmenden Substanzen reduziert werden.

Wenn wir aber betrachten, welche Probleme nach der Staroperation im Vordergrund stehen, so sind dies oft nicht entzündliche. Eine große Übersicht findet sich bei Wollensak [15]. Die häufigsten Probleme waren dabei Hyphäma,

C. Ohrloff et al. (Hrsg.)
11. Kongreß der DGII 1997

gefolgt von Fibrin, Hypotonie, Zellen +++, Wunddehiszenz und Irisprolaps. G. Auffarth aus der Klinik von D. Apple (1994) gab einen Überblick über die Explantationsgründe von Hinterkammerlinsen. Die häufigste Ursache war eine Linsendezentrierung oder -subluxation, gefolgt von entzündlichen Komplikationen und inkorrekter Linsenbrechkraft. Der Wert einer postoperativen Therapie muß daran gemessen werden, inwieweit er einige der o. g. Komplikationen signifikant reduzieren kann.

In den letzten Jahrzehnten hat es sich durchgesetzt, unmittelbar am Ende der Operation ein Steroid als Depot subconjunktival zu injizieren. Darüber hinaus ist es vielerorts üblich, anschließend postoperativ für einige Wochen lokal entzündungshemmende Lakoatherapeutika zu applizieren. Diese Tropftherapie führt zweifelsohne zu einem etwas schnelleren Abklingen ungefährlicher Reizerscheinungen wie einer Bindehautchemosis oder eines geringen Vorderkammerreizes [5, 14]. Die Prävention von schweren postoperativen Komplikationen ist damit aber nur in Ausnahmefällen möglich [14]. Auf dem deutschen Markt stehen derzeit 3 Stoffgruppen zur lokalen Therapie der postoperativen Entzündung zur Verfügung: 1. Anticholinergica, 2. Kortikosteroide und 3. nichtsteroidale Antiphlogistica.

1. Parasympatholytica

Die Anticholinergica sind die ältesten und sehr bewährten Therapeutika der Iritis. Das Präparat Boro-Scopol von Winzer ist zwar das einzige, das die offizielle Zulassung zur Therapie „nach Kataraktoperationen" hat, doch sind andere langwirksame Stoffe ähnlich geeignet. Sie eignen sich sogar zur Behandlung des zystoiden Makulaödems. Bei dieser Gruppe handelt es sich um sehr wirksame, nebenwirkungsarme und billige Präparate. Wir geben Atropin regelmäßig nach der Staroperation. Das gewährleistet eine sichere entzündungshemmende Therapie für ca. 2 Wochen, ohne daß die Heilung von der Compliance der Patienten abhängig ist. Die Mydriasis stört meist nur die ersten 1–2 Tage, danach besteht eine nur noch spaltlampenmikroskopisch nachweisbare Anisokorie.

2. Kortikosteroide

Die Kortikosteroide sind die am häufigsten eingesetzten Lokaltherapeutika. Auch bei diesen Stoffen haben nur wenige die Zulassung zur Therapie postoperativer Entzündungen, wobei die Wirkung der einzelnen Präparate nicht ganz identisch ist: Preiswertere Augentropfen dieser Stoffgruppe enthalten das nur mäßig gut durch die Cornea penetrierende Dexamethasonphosphat. Die Präparate mit dem besser penetrierenden Dexamethasonalkohol oder Prednisolonacetat sind meist teuer [10]. Trotzdem sollten diese teuren Präparate besonders während der ersten postoperativen Tage eingesetzt werden, solange noch fibrinöse Reaktionen drohen [14]. Die tägliche Dosis wird meist ausschleichend reduziert, etwa: 1. Woche 5mal täglich, 2. Woche 3mal täglich, 3. Woche 2mal täglich, 4. Woche 1 mal täglich. Kammann (1994, persönl. Mitteilung) beschrieb, daß es bei einer frühen Absetzung der Kortikosteroide zu einer vermehrten Fibrosierung der hinteren Kapsel kommen könne und empfiehlt die Gabe über ca. 2–3 Monate, beginnend bei einer täglichen Tropffrequenz von 8mal. Eine längerfristige Therapie ist bei eingeschränkter Motilität der Iris zu empfehlen, um hinteren Synechien und einer Fremdkörperreaktion vorzubeugen. In solchen Fällen kann die Therapie dann über mehrere Monate oder gar Jahre in niedriger Dosis (ca. 1mal tgl.) sinnvoll sein.

Der entzündungshemmende Effekt der Kortikosteroide beruht auf ihrer Wirkung auf die Lipocortine und damit auch auf die Prostaglandine und Leukotriene, daneben auf die Kininase II sowie auf Vasocortin [3]. Eine Kombinationstherapie mit Antibiotika ist nicht notwendig, da die Konservierungsmittel schon keimabtötend wirken (Bialasiewicz, persönl. Mitteilung 1993).

Viele Nebenwirkungen der Kortikosteroide treten erst nach einer mehrwöchigen Gabe auf, so z.B. das Steroidglaukom, welches frühestens erst 2–4 Wochen nach Therapiebeginn vorkommt [6]. Beim Verdacht auf ein Kortisonglaukom sollten die Steroide in der postoperativen Behandlung abgesetzt werden.

3. Nichtsteroidale Entzündungshemmer

In den 80er Jahren fand auch die postoperative Therapie mit Hemmern der Prostaglandinsynthese eine gewisse Verbreitung, nach intrakapsulärer Kataraktextraktion zur Prophylaxe eines zystoiden Makulaödems. In den letzten Jahren wurde der Einsatz dieser Stoffgruppe stark propagiert [5] und von bis zu 50% der Operateure auch routinemäßig eingesetzt, wie die letztjährige Umfrage der DGII ergab. In jüngster Zeit ist der Trend wieder rückläufig [11].

Folgende Punkte haben es verhindert, daß dieser Stoffgruppe in der postoperativen Therapie eine größere Bedeutung zukommt:

- Bisher konnte nicht der Beweis erbracht werden, daß die Antiprostaglandine zur Prophylaxe oder Therapie von schweren Entzündungen geeignet sind [9].
- Sie führen häufig zu einer stärkeren lokalen Reizung des Auges als die Kortikosteroide.
- Sie besitzen ein ähnliches Nebenwirkungsspektrum wie die Kortikosteroide.
- Sie sind etwa 3- bis 5mal so teuer wie die Kortikosteroide.
- Bei den heute üblichen atraumatischen Operationstechniken kann ihre Wirksamkeit in Frage gestellt werden.

Durch das Operationstrauma kommt es u.a. zu einer Prostaglandinsynthese und -freisetzung. Am Zustandekommen des zystoiden Makulaödems ist nicht nur das mit dem Kammerwasser in den Glaskörper diffundierte Prostaglandin beteiligt, sondern zusätzlich auch in der Aderhaut und in der Netzhaut synthetisiertes Prostaglandin. Auch nach der lokalen Gabe von Prostaglandinsynthesehemmern findet man im Glaskörper noch relativ hohe und ansteigende Prostaglandinkonzentrationen, da nach topischer Applikation die Synthese im hinteren Augenabschnitt qualitativ nicht zu hemmen ist [8].

4. Antibiotika

Es gibt 2 Formen intraokularer Infektionen: Die häufigste Form ist die benigne Endophthalmitis, oft verursacht durch verschleppte gram-positive Kokken der Bindehautflora. Viel seltener ist die foudroyante Endophthalmitis, die öfters durch gram-negative Hospitalismuskeime hervorgerufen werden kann. Während bei der 1. Form eine konservative Therapie meist ausreicht, ist bei der 2. Form eine sofortige chirurgische Intervention zwingend nötig [13]. Dabei unterscheidet sich das für den Kataraktchirurg interessante Erreger- und Antibiotikaspektrum wesentlich von dem etwa des Allgemeinchirurgen oder des Internisten.

Auch bei der benignen Endophthalmitis ist eine nur lokale Gabe von Antibiotika obsolet, weil damit eine Resistenzentwicklung intraokularer Keime erzielt werden kann [13].

Von den bewährten Breitspektrumantibiotika finden die Penicilline in der Ophthalmochirurgie keine Anwendung, da sie auf Staphylokokken oft unwirksam sind. Die Aminoglycoside (z. B. Gentamicin, Tobramycin) sind gegen Streptokokken kaum wirksam und wegen ihrer schweren Nebenwirkungen nicht Mittel der ersten Wahl. Es gibt einige relativ preiswerte, nebenwirkungsarme und auch oral einsetzbare Präparate, die nur gegen gram-positive Erreger wirken, wie das Clindamycin (z. B. Sobelin). Diese eignen sich besonders als Kombinationstherapie zu Cephalosporinen der 2. oder 3. Generation [9]. Wie in Deutschland gehört auch in den USA Ciprofloxacin zu den umsatzstärksten oralen Antibiotika. Die breite Verordnung von Gyrasehemmern bedingt eine auffallende Verschlechterung der Resistenzsituation. Die Resistenzen betreffen besonders Staphylokokken und entwickeln sich überdurchschnittlich rasch. Unerwünschte Wirkungen kommen bei 5–10 % der mit Chinolonen behandelten Patienten vor und führen bei etwa 1/4 zum Therapieabbruch. Überwiegend treten Übelkeit, Erbrechen, Magen-Darm-Beschwerden, ZNS-Störungen mit Kopfschmerz, Schwindel, Unruhe, Schlaflosigkeit und selten Krampfanfälle sowie Hautausschläge und Laborveränderungen auf. Bei Kindern sind Chinolone wegen irreversibler Knorpelschäden im Tierversuch kontraindiziert [1].

Die Cephalosporine werden unterteilt in solche der 1., 2. und der 3. Generation. Diese Staffelung bezieht sich auf ihr Wirkungsspektrum im gram-negativen Bereich, besonders auf Pseudomonas sp. Die Präparate der 1. Generation sind bedeutend billiger und auf Staphylokokken bereits in viel niedrigeren Dosen wirksam als die der 3. Generation. Zwei Präparate sind in Deutschland speziell für die Anwendung bei Augeninfektionen zugelassen: Gramaxin, ein Cephalosporin der 1. Generation, und Spizef, ein Cephalosporin der 2. Generation [10]. Aber auch von vielen anderen Cephalosporinen liegen in der internationalen Literatur Empfehlungen für die ophthalmologische Therapie vor [7]. Die oralen Cephalosporine sind billiger als die i. v. zu verabreichenden und entsprechen in ihrem Wirkungsspektrum in etwa den Cephalosporinen der 1. Generation [12]. Eine benigne Endophthalmitis kann oft schon mit einer Monotherapie eines Cephalosporins der 1. Generation erfolgreich und preiswert behandelt werden.

Die Glaskörperkonzentration der Antibiotika ist nur schwer vorauszusagen; und sie hängt ab vom Zusammenbruch der Blut-Kammerwasser-Schranke. Bei gesunden Augen erreichen die gängigen Cephalosporine etwa den Glaskörperspiegel um 1 µg/ml [7]. So erreichen Cephalosporine der 3. Generation im Glaskörper nicht immer bakterizide Konzentrationen gegen Staphylokokken. Zu den in der „Roten Liste" genannten Preisen ist anzumerken, daß große Kliniken meist einen Rabatt von bis über 50 % auf die Präparate erhalten. Eine Preisnachfrage in der Klinikapotheke darf die Wahl des Antibiotikums durchaus beeinflussen.

Literatur

1. Arzncimittel-Kursbuch (1992) A.V.I. Arzneimittel-Verlag, Berlin S 88–90
2. Auffarth GU, Wesendahl TA, Brown SJ, Apple DJ (1994) Gründe für die Explantation von Hinterkammerlinsen. Ophthalmologe 91: 507–511
3. Die Rosa M et al. (1985) Multiple control of inflammation by glucocorticoids. Agents and Actions 17: 284–289
4. Hessemer V, Schmidt G, Schartner H (1996) Minimal inflammatorische Kataraktchirurgie. Klin Mbl Augenheilk 209: 331–339
5. Kraff MFC et al. (1994) Efficacy of diclofenac sodium ophthalmic solution versus placebo in reducing inflammation following cataract and posterior chamber lens implantation. J Cataract Refr Surg 20: 138–144
6. Leydhecker W (1973) Glaukom durch Steroide. In: Böke, W: Kortikosteroide in der Augenheilkunde. Bermann, München, S 287–290
7. Mounier M et al. (1984) Passage de la ceftriaxone dans l'humeur aqueeuse et les larmes comparison avec d'autres béta-lactamines. Pathologie-Biologie 32: 335–337
8. Rochels R (1990) Prostaglandin-E2-Konzentrationsbestimmungen im Kammerwasser und Glaskörper nach intra- und extrakapsulärer Kataraktextraktion – Ein Beitrag zur Pathologenese des zystoiden Makulaödems. In: Freyer et al.: 3. Kongreß der DGII, Springer, Wien, S 429–433
9. Rosenbaum JT (1990) Uveitis. In: Fraunfelder FT et al.: Current ocular Therapy. 3. Saunders, Philadelphia, S 595
10. Rote Liste (1997) Arzneimittelverzeichnis des BFI ECV Editor Cantor. Aulendorf
11. Schwabe U, Paffrath D (1996) Arzneiverordnungs-Report '96. Gustav Fischer, Stuttgart, S 358–378
12. Simon C, Stille W (1993) Antibiotika-Therapie in Klinik und Praxis. Schattauer, Stuttgart
13. Wenzel M, Reim M (1988) Zur Klassifizierung bakteriologischer Befunde nach der Linsenimplantation. Klin Mbl Augenheilkd 193: 589–593
14. Wenzel M et al. (1992) Zur Bedeutung der Kortikoide in der Kataraktchirurgie. Klin Mbl Augenheilkd 200: 262–269
15. Wollensak J, Pham DJ, Kraffel D (1994) Postoperative Komplikationen der Kataraktchirurgie. Ophthalmologe 91: 425–428

Die Hamburger Präventions- und Prophylaxemaßnahmen zur Vermeidung postoperativer Infektionen – eine Analyse von 17000 Operationen (1993–1996)

L. Antoniou, A.A. Bialasiewicz, W. Haase und G. Richard

Zusammenfassung. Allgemein akzeptierte Risikofaktoren für die Entstehung einer postoperativen Endophthalmitis können erfaßt und entsprechende Maßnahmen präventiv ergriffen werden. Unser Vorgehen schließt die klinisch und durch Bindehautabstrich definierten Risikopatienten, die mit prophylaktischen flankierenden Antibiotikagaben (topisch Ofloxacin, systemisch Cephalosporine der 2. und 3. Generation) behandelt werden, ein. Das Vorgehen wird detailliert erläutert.

Mit dieser Strategie konnte die Zahl akuter und fulminanter chronischer Infektionen bei 17340 durchgeführten chirurgischen Eingriffen 1993–1996 (8744 intraokulare – davon 35% große kombinierte Simultanoperationen –, 5296 epibulbäre oder extraokulare Operationen) signifikant gegenüber dem Vergleichszeitraum der letzten 3 Vorjahre von 1989–1992 auf null gesenkt werden.

Die betriebswirtschaftliche Rechnung ergibt sich mit Rücksicht auf zusätzliche volkswirtschaftliche Erwägungen (Gutachten, MdE etc.) mit einem Faktor von 0,25 als vorteilhaft für ein entsprechendes, primär kostenintensiv erscheinendes Präventions- und Prophylaxeprogramm.

Summary. Generally accepted risk factors with respect to the development of postoperative endophthalmitis may be defined in individual patients and preventive measures taken. We propose to include high-risk patients – as defined clinically and by conjunctival swabs – in a prophylactic antibiotics program (topical ofloxacin, systemic cephalosporin of the second and third generations. These modes of prevention are elucidated in detail. By this strategy the incidence of acute and fulminant as well as chronic infections was reduced in 17340 surgical procedures 1993–1996 [8744 intraocular (35% of these extensive combined simultaneous operations), 5296 epibulbar or extraocular operations) to nil. The reduction was significant compared with the same period of time in previous years (1989–1992). Bearing all associated costs in mind, the initially expensive-seeming prevention program is actually economically advantageous by a factor of 0.25.

Key words: endophthalmitis, conjunctival swab, prophylactic antibiotics, prevention, prophylaxis, hygiene.

Einleitung

Von allen krankenhausbedingten (nosokomialen) Infektionen betreffen weniger als 1% den Bereich der Augenheilkunde. Bei geplanten (elektiven) bulbuseröffnenden Augenoperationen wird die Inzidenz postoperativer Infektionen

C. Ohrloff et al. (Hrsg.)
11. Kongreß der DGII 1997

mit 0,02–0,5% je nach Art des Eingriffes angegeben. Studien zur Infektionsminimierung müssen daher ein umfangreiches Krankengut bearbeiten, um zu signifikanten Aussagen zu kommen.

Risikofaktoren

Allgemein akzeptierte Quelle für postoperative Infektionen ist die patienteneigene Konjunktivalflora. Allgemeine Risikofaktoren sind:

- höheres Alter (über 80 Jahre)/(30%);
- Diabetes mellitus, Abwehrschwäche, chronische Staphylokokkenbesiedlung (20%);
- Neoplasien sowie primäre und sekundäre Immundefektsyndrome mit konsekutiver Veränderung der Bindehautflora (17%);
- Blepharitis und Meibomitis, Hauterkrankungen (z. B. Neurodermitis);
- Hepathopathien, Alkoholabusus, Urämie.

Einige wichtige ophthalmologische Risikofaktoren für das Auftreten einer frühen postoperativen Endophthalmitis sind

- längere Operationsdauer (> 40 min),
- häufiger Instrumentenwechsel,
- falsche Auswahl/Applikationstechnik prophylaktisch gegebener Antibiotika,
- nasopharyngeale Flora des Operateurs,
- intraoperative Kontamination von Implantationsmaterial und kontaminierte Spüllösungen.

Risikofaktoren für das Auftreten einer späten postoperativen chronischen Endophthalmitis sind u. a.

- ungenügender Wundverschluß,
- Nahtdishiszenzen,
- frühzeitige Enifernung von Nahtmaterial,
- Fistelbildung,
- Glaskörperinkarzeration,
- geplante oder ungeplante dünnwandige Filterkissen,
- kontaminiertes Nahtplombenmaterial,
- falsche Auswahl postoperativer Antibiotika sowie
- kontaminierte lokale Medikation.

Auftreten und Häufigkeit

Die meisten Untersuchungen weisen darauf hin, daß mit einer akuten Endophthalmitis mit Visus- und Augenverlust in den ersten 6–36 h bei etwa 0,02–0,7% aller Patienten zu rechnen ist, während stärkere intraokulare

„Reizzustände“ mit bis 5 % der operierten Patienten angegeben werden. Insgesamt manifestiert sich die akute Endophthalmitis bei mehr als 75 % der Patienten innerhalb der ersten 7 postoperativen Tage.

Nach Literaturangaben finden sich bei akuten Endophthalmitiden nach Kataraktoperation gram-positive Bakterien in bis zu 90 % der Fälle, Gram-negative Bakterien in 7–16 % und Pilze in weniger als 3 %. Ein Großteil der chronisch verlaufenden Endophthalmitiden wird auf eine Anaerobierinfektion zurückgeführt.

In Deutschland werden bei akuten postoperativen Endophthalmitiden *nach Kataraktextraktion* koagulasepositive Staphylokokken 62,6 %, P. mirabilis 15 %, α-hämolysierende Streptokokken 15 %, koagulasenegative Staphylokokken 8 % und M. morganii 8 % diagnostiziert, während bei chronischen postoperativen Infektionen in ca. 20–50 % der Fälle koagulasenegative Staphylokokken und P. acnes gefunden werden. Postoperative Infektionen nach *Keratoplastiken* werden mit einer lnzidenz von 0,08–0,3 % angegeben (S. aureus [20 %], koagulasenegative Staphylokokken [15–20 %], Streptokokken [10–15 %] und gram-negative Aerobier [10–15 %]). Spätinfektionen werden am häufigsten durch koagulasenegative Staphylokokken (30–50 %) und Pilze (5 %) verursacht. Nach *filtrierenden antiglaukomatösen Eingriffen* ist das Infektionsrisiko und Keimspektrum ähnlich wie bei Endophthalmitiden nach Kataraktoperationen; Spätinfektionen werden mit 9,6 % nach ungedeckten infiltrierenden Operationen deutlich höher als nach gedeckten (0,2–1,7 %) angegeben. Spätinfektionen haben häufig Haemophilus (25 %), Korynebakterien und Streptokokken als Ursache. Postoperative Endophthalmitiden nach *vitreoretinalen Eingriffen* scheinen extrem selten zu sein (Gram-positive Bakterien).

Die Ursache für postoperative Endophthalmitiden ist allerdings nicht – wie oft angenommen – in einem persönlichen Verschulden des Operateurs zu suchen, sondern liegt daran, daß das äußere Auge perioperativ niemals völlig keimfrei gehalten werden kann. Selbst nach Anwendung von Antiseptika und verschiedenen Antibiotika gelingt dies nicht in allen Fällen. Des weiteren ist dabei zu berücksichtigen, daß die Erregerbesiedlung an Schleimhäuten sich in zeitlicher, geographischer, soziokultureller und klimatischer Hinsicht unterscheidet und auch die Dauer der präoperativen Hospitalisierung (Hospitalkeime), Augenschminkgewohnheiten und das Kontaktlinsentragen eine Rolle spielen.

Hamburger Präventionsprogramm

Präoperative Untersuchungen und Aufklärung

Vor selektiven Eingriffen sollten Infektionen anderer Organe oder Organsysteme erkannt und behandelt werden.

Die präoperative Untersuchung ist unter dem Gesichtspunkt der Erfassung von Risikofaktoren durchzuführen und soll auch infektdisponierende konsumierende bzw. abwehrschwächende Grunderkrankungen (Diabetes mellitus, Tumoren, Zytostatikatherapie, [infektiöse] Immundefektsyndrome), infektionsdisponierende Voroperationen sowie Lokalerkrankungen wie Blepharitis, Konjunktivitis und Hauterkrankungen (z. B. Neurodermitis) erfragen, diagnostizieren und ggf. therapieren. Der Patient wird über ein ggf. erhöhtes postoperatives Infektionsrisiko informiert.

Zum selben Zweck wird bei der täglichen Operationsplanung, je nach Operationsart, die Reihenfolge, „aseptische Operationen vor mikrobiell besiedelten Operationen (z. B. epibulbär: Bindehaut/Hornhaut und extraokular: Lider-/Tränenwege) vor infizierten/septischen Operationen (z. B. Keratitis, Endophthalmitits, Tränenwegsabzesse, Hordeola)" strikt eingehalten. Nach Durchführung einer septischen Operation werden keine weiteren aseptischen Eingriffe im selben Operationssaal am selben Tag durchgeführt.

Operationsvorbereitung

Bei den intraokular zu operierenden Patienten werden am Tag vor der Operation Bindehautabstriche mit sterilen Wattetupfern aus dem unteren Bindehautsack ohne Berührung der Lidkante mit den Fingern (Verwendung eines Zellstofftupfers) durchgeführt und bakteriologisch untersucht. Die Operation wird abgesetzt, wenn schnell wachsende Erreger festgestellt werden, die bekanntermaßen nach intraokularer Translokation eine fulminante Endophthalmitis auslösen können oder andere Erreger gefunden werden, die in hoher Kolonienzahl vorliegen. Der Patient ist zunächst mit lokalen, bei erneutem positivem Abstrich und bestimmten Erregern ggf. auch mit systemischen Antibiotika zu therapieren.

Allgemeine präoperative Hygienemaßnahmen

Eine gründliche Vorreinigung des Gesichts des Patienten, speziell des Augenbereiches, erfolgt bereits auf der Station. Die Kürzung der Zilien des zu operierenden Auges wie auch eine Spülung der ableitenden Tränenwege wird 24 h präoperativ vorgenommen.

Die Spülung der ableitenden Tränenwege soll einen Erregerreflux von klinisch okkulten Dakryozystitiden (= Erregerreservoir) ausschließen. (Konkrete Daten größerer Studien zur Effektivität dieser Maßnahme existieren jedoch nicht.)

Zur präoperativen Hautdesinfektion wird das Auge im Umfeld, einschließlich der Brauen, großflächig mit konzentrierter Betaisodonalösung 10 % mit sterilen Tupfern eingerieben (Keimreduktion an talgdrüsenhaltiger Haut: ca. 5 %). Bis zum Beginn der eigentlichen Operation vergehen mindestens 10 min, damit eine ausreichende Einwirkzeit gewährleistet ist. Die Inzisionsfolie sollte bei introkularen Eingriffen um die gekürzten Zilien geschlagen und der Lidsperrer übergelegt werden, so daß eine Kontamination der nach intraokular eingebrachten Instrumente durch Zilienberührung vermieden werden kann.

Spezielle präoperative Hygienemaßnahmen

Die präoperative Schleimhautantisepsis an der Bindehaut wird derzeit mangels geprüfter Daten für Antiseptika mit topischen Aminoglykosiden oder einer Kombination von Antibiotika mit nichtsystemischer Anwendung wie Polymixin B und Bacitracin durchgeführt. Damit kann eine Keimminimierung von etwa 85% erreicht werden und bei gram-negativen Bakterien sogar bis zu 100%. Trotzdem verbleibt weiterhin ein Endophthalmitisrestrisiko von 7 bis ca. 13%, so daß diese Maßnahme allein für die präoperative Schleimhautantisepsis nicht ausreicht. Der wichtigste Nachteil der Aminoglykoside liegt in ihrer ungenügenden Wirkung auf koagulasenegative Staphylokokken, die bis zu 1/3 persistieren können. Die Anwendung von Detergenzien ist erwiesenermaßen uneffektiv.

Die präoperative Spülung des Bindehautsackes mit PVP-Jodlösung ergibt eine Keimreduktion von 25%, mit Oxycyanat um 30%, mit Kochsalzlösung aber eine Vermehrung der Keimzahl um 18% und eine Spezieszunahme um 48%. Wir verwenden daher PVP-Jodlösung.

Risikoeinschätzung

Präoperativ erfolgt für die 1. Risikoeinschätzung, wie bereits oben erwähnt, ein Bindehautabstrich mit Kultur auf festen Medien und Gentamicin-Augentropfenapplikation am Vortag.

Nach evtl. ergänzender Medikation erfolgen die 2. Risikoeinschätzung und die Entscheidung über weitergehende Prophylaxemaßnahmen (z.B. zusätzlich Vancomycin in Spülflüssigkeit etc.).

Operationstag

Am OP-Tag werden bei einem Patienten ohne besondere Risikofaktoren folgende Maßnahmen durchgeführt:

- PVP-Joddesinfektion der Haut und Konjunktiva,
- Folienabdeckung der Zilien,
- Gentamycin 40 mg/l Spülflüssigkeit (keine Studien über Effektivität erhältlich),
- subkonjunktivale Injektion von 40 mg Gentamycin/Dexamethason am Ende der Operation (Prophylaxeeffekt nachweislich gering bzw. nicht vorhanden),
- Gentamycin- oder Ofloxacin-Salbe, Gazefleck, Verband.

Bei Patienten mit hohem Risiko werden am Operationstag folgende Maßnahmen zusätzlich vorgenommen:

- 3. Risikoeinschätzung im Hinblick auf den Operationsverlauf (Operationsdauer, Instrumentenwechsel mit mehrmaligem intraokularen Zugang, systemische Kortikosteroidgabe);
- weitere Prophylaxemaßnahmen wie z.B. intraokulare Vancomycin-Gabe

am Operationsende, topische Antibiotika mit intraokularem Penetrationsvermögen (z. B. Ofloxacin);
- Cephalosporine 2. Generation (i. v. 36 h), ggf. Ciprofloxacin/Zienam-Kombination i. v. bei Hochrisikopatienten über 48 h),
- chirurgische Prophylaxe (Kleinschnittchirurgie und Minimierung der Operationsdauer, Reduktion des Instrumentenwechsels, sicherer Wundverschluß).

Eigene Infektionsstatistik 1993–1996

Bei Berücksichtigung der o. g. Faktoren läßt sich u. E. das Risiko für das Auftreten von postoperativen nosokomialen Infektionen des Auges minimieren.

So konnten wir in der Augenklinik in Hamburg in einer retrospektiven Untersuchung über einen Zeitraum von 3 Jahren bei 17340 durchgeführten chirurgischen Eingriffen keine akuten oder chronischen intra- oder extraokularen Infektionen und keine allergischen Reaktionen oder unerwünschten Wirkungen systemischer oder lokaler topischer Antibiotika mehr beobachten. Bei der o. g. Eingriffszahl waren 8744 intraokulare (davon 35 % große kombinierte Simultanoperationen), 5296 epibulbäre oder extraokulare Operationen.

Bei der o. g. retrospektiven Untersuchung wurden die durch die Präventions- und Prophylaxemaßnahmen entstehenden Mehrkosten bei einem Krankengut von 8700 intraokular operierten (> 60 % multimorbide Patienten) auf DM 170 000–200 000 für die mikrobiologische Diagnostik, DM 200 000 für Antibiotika und den durch „Absetzen“ vom OP-Plan leicht verlängerten Krankenhaushaufenthalt berechnet. Die Mehrkosten, die in diesem 3jährigen Zeitraum insgesamt entstanden sind, belaufen sich auf DM 640 000. Andererseits kann eine signifikante Reduzierung der postoperativen Infektionsrate registriert werden. Bei einer Endophthalmitishäufigkeit von 0,5 % wie in den Vorjahren 1990–1993 wäre – bezogen auf die erheblich höheren OP-Zahlen von 1993–1996 – im untersuchten Patientengut mit 43 Patienten zu rechnen gewesen. Abgesehen von dem individuellen Leid mit multiplen weiteren Eingriffen, Allgemeinanästhesie, hochdosierten teuren Medikamenten, wiederholten Krankenhausaufenthalten und der MdE überwiegen diese Kosten um den Faktor 1/4.

Schlußfolgerungen

Aus dieser Analyse kann gefolgert werden, daß die Aufdeckung von Risikofaktoren für postoperative Endophthalmitiden durch ein hohes und konstantes Niveau der präoperativen klinischen und anamnestischen Untersuchung gewährleistet sein muß und bestimmte Präventions- und Prophylaxemaßnahmen die Inzidenz der akuten fulminanten und wohl auch der chronischen Endophthalmitiden senken kann.

Literatur

1. Bialasiewicz AA, Klauß V, Knothe H, Kramer A, Werner HP (1995) Infektionskrankheiten des Auges. Gustav Fischer Verlag, Stuttgart
2. Bialasiewicz AA, Klauß V (Hrsg) (1996) Infektionen am Auge: Fragen zur Praxis. agamede Verlag, Köln
3. Botzenhart K, Heeg P (1994) Principles of Hygiene and lnfection Prevention. In: Bialasiewicz AA, Schaal KP (eds) Infectious Diseases of the Eye. Butterworth-Heinemann, Stoneham, USA, S 291–296
4. Draeger J, Prueter JW, Förtsch M (1994) Perioperative Prophylaxis in Ophthalmology. In: Bialasiewicz AA, Schaal KP (eds): lnfectious Diseases of the Eye. Butterworth-Heinemann, Stoneham, USA, S 291–296
5. Lemmen S, Daschner F (1994) Epidemiology of Nosocomial lnfections. In: Bialasiewicz AA, Schaal KP (eds): lnfectious Diseases of the Eye. Butterworth-Heinemann, Stoneham, USA. S 285–290
6. Richtlinie für Krankenhaushygiene und Infektionsprävention. (1979 ff.) Bundesgesundheitsamt Berlin. Gustav Fischer Verlag

Klinische und pharmakokinetische Untersuchungen zur perioperativen antiphlogistischen Wirksamkeit von Prednisolon-Gel bei der Kataraktextraktion

H.G. Struck und G. Stoldt

Zusammenfassung. In einer prospektiven randomisierten Einfachblindstudie wurde bei 63 fortlaufend mit Phakoemulsifikation in Tunneltechnik im Alter von 52–86 Jahren operierten Kataraktpatienten ein neues Prednisolonazetat-0,5%-Gel (Gruppe I, n = 30) gegen Prednisolonazetat-1,0%-Augentropfen (Gruppe II, n = 33) verglichen. Zielgrößen waren die antiphlogistische Wirksamkeit (primär) sowie die lokale Verträglichkeit und die Bioverfügbarkeit. Als Untersuchungsmethoden dienten im Zeitraum vom letzten präoperativen bis zum 10.–14. postoperativen Tag die Tyndallometrie (LFM 500), die Pachymetrie (Corneo-Gage II), die Spaltleuchtenuntersuchung und das Patienteninterview. Unmittelbar präoperativ wurde Kammerwasser entnommen und die Konzentration von Prednisolon und Prednisolonazetat mittels H.P.L.C. und elektrisch-chemischem Detektor[1] bestimmt. Die Tyndallometrie zeigte am 1. postoperativen Tag einen mittleren Anstieg von 8,95 ± 3,22 Ph/ms (Gruppe I) bzw. 10,05 ± 3,86 Ph/ms (Gruppe II) auf 29,22 ± 18,55 Ph/ms (Gruppe I) bzw. 28,80 ± 15,40 Ph/ms (Gruppe II), um dann ab dem 2.–4. postoperativen Tag wieder abzufallen. Die gewünschte Äquivalenz in bezug auf den Flarewert Tag 2–4 konnte statistisch nachgewiesen werden. In beiden Gruppen ergab die Pachymetrie im Zentrum der Hornhaut eine durchschnittliche Dickenzunahme um maximal 60–80 µm. Die klinischen Befunde und die Ergebnisse des Patienteninterviews korrelierten mit den objektiv gewonnenen Daten. Die mittlere Kammerwasserkonzentration von Prednisolon war in Gruppe I (0,5%-Gel) 0,17 ± 0,14 µg/ml und in Gruppe II (1,0%-Augentropfen) 0,32 ± 0,23 µg/ml. Beide überprüften Präparate waren trotz der unterschiedlichen Konzentration des Wirkstoffes im Kammerwasser unmittelbar vor Operationsbeginn in ihrer antiphlogistischen Wirksamkeit gleichwertig. Hierfür könnte eine verlängerte Hornhautkontaktzeit des Prednisolon-Gels gegenüber den wäßrigen Augentropfen verantwortlich sein.

Summary. The effect of a novel prednisolone acetate 0.5% gel (group I, n = 30) was compared to prednisolone acetate 1.0% eyedrops (group II, n = 33) in a prospective single-masked clinical trial with a total of 63 patients, aged 52–86 years, following cataract surgery with phacoemulsification and tunnel technique. Trial objectives were anti-inflammatory efficacy (primary), local tolerability and bioavailability. Laser photometry (measuring device Kowa-LFM 500), pachymetry (measuring device Corneo-Gage II), slit-lamp assessment and the examination of subjective symptoms of ocular discomfort were performed between the last preoperative and the 10th–14th postoperative day, in each case at the same time of day. HPLC measurement of prednisolone and prednisolone acetate in aqueous humour was performed at day 0 (surgery). The anterior chamber laser flare increased from 8.95 ± 3.22 Ph/ms (group I) and 10.05 ± 3.86 Ph/ms (group II) to 29.22 ± 18.55 Ph/ms

1 durchgeführt von d. Fa. Iris Pharma, Z.I. Les Nertieres, La Gaude, Frankreich

C. Ohrloff et al. (Hrsg.)
11. Kongreß der DGII 1997

(group I) and 28.80 ± 15.40 Ph/ms (group II) (1st postoperative day), but decreased on the 2nd–4th postoperative day. Equivalence of both treatments concerning the Tyndall effect on postoperative days 2–4 was statistically proven. In the centre, the corneal thickness increased in both groups on average 60–80 μm compared with the preoperative status. The clinical findings and the results of the patients' reports of any symptoms of ocular discomfort correlated with the objectively evaluated data. The mean value of prednisolone in aqueous humour was 0.17 ± 0.14 μg/ml in group I and 0.32 ± 0.23 μg/ml in group II. Despite the statistically significant differences in the aqueous humour level, the two drugs evaluated show equivalent anti-inflammatory efficacy. A longer corneal retention time for the gel formulation than for prednisolone acetate aqueous suspensions could be responsible for the equivalence of the two treatments.

Einleitung

Entzündungsreaktion und Heilungsverlauf nach der Kataraktextraktion können durch eine minimal traumatisierende Phakoemulsifikation und eine effektive perioperative antiphlogistische Therapie günstig beeinflußt werden [3, 5]. Die bekannten Nebenwirkungen der Steroide (antiproliferativ, augendrucksteigernd, infektionsmaskierend) sind Anlaß, nach besseren Therapielösungen, auch unter Einbeziehung nichtsteroidaler Antiphlogistika, zu suchen [8, 13, 14].

Wir haben zur Erhöhung der Therapiesicherheit lokal applizierter Steroide versucht, die Bioverfügbarkeit durch Änderung der Galenik (Zubereitung) des Präparates zu verbessern. Mit einer neuen Augengel-Suspension von Prednisolonazetat-0,5% soll die Hornhautkontaktzeit verlängert und damit eine quantitative Reduzierung des Wirkstoffes ermöglicht werden. Als Vergleich dienten 1%ige Prednisolonazetat-Augentropfen als wäßrige Suspension.

Patienten und Methode

In diese prospektive randomisierte Einfachblindstudie wurden in der Zeit von Dezember 1995 bis Januar 1997 nach vorgegebenen Ein- und Ausschlußkriterien fortlaufend 63 Kataraktpatienten (23 männlich, 40 weiblich) im Alter von 52–86 Jahren (durchschnittlich 70,6 Jahre) einbezogen und mit Phakoemulsifikation in Tunneltechnik operiert.

Eine randomisierte Zuteilung erfolgte zu jeweils einer von 2 Therapiegruppen:

Gruppe I (n = 30, 11 männl., 19 weibl.):
Therapie mit Prednisolonazetat-0,5%-Augengel

Gruppe II (n = 33, 12 männl., 21 weibl.):
Therapie mit Prednisolonazetat-1,0%-Augentropfen (wäßrige Suspension).

Die Applikation der Präparate begann jeweils 2 Stunden präoperativ und erfolgte bis zur Operation insgesamt 4mal und wurde dann vom 1. bis zum 10.–14. postoperativen Tag 3mal täglich fortgesetzt. Als Begleittherapie waren zum

Abschluß der Operation 2 mg Dexamethason und 10 mg Gentamycin subkonjunktival sowie Oxytetrazyklin-, Polymyxin-B- und Prednisolonazetat-0,25-Augensalbe zugelassen. Die weitere Medikation wurde während der Studie durch Gentamycin-0,3%-Augensalbe 3mal täglich sowie durch Mydriatika bzw. Antiglaukomatosa nach Bedarf ergänzt.

Am Operationsbeginn wurden durch Punktion der vorderen Augenkammer mit einer scharfen Kanüle etwa 150 µl Kammerwasser entnommen und bis zur Untersuchung bei –20 °C aufbewahrt.

Zielgrößen (Kriterien) bei der Bewertung der Vergleichspräparate waren

- die antiphlogistische Wirksamkeit (primäre Zielgröße),
- die lokale Verträglichkeit und die Bioverfügbarkeit (sekundäre Zielgrößen).

Als Meßgrößen und -methoden dienten

- der Vorderkammertyndalleffekt, bestimmt mit dem Laser-Flare-Photometer LFM-500 (Fa. Kowa) nach der von Sawa et al. (1988) [9] sowie Oshika und Araie (1990) [6] angegebenen Meßmethode,
- die Hornhautdickenmessung im Zentrum mittels Ultraschallpachymetrie (Corneo-Gage II, Fa. Chiron Intra Optics) und
- die Konzentration von Prednisolon und Prednisolonazetat im Kammerwasser zu Operationsbeginn mittels H.P.L.C. und elektrisch-chemischem Detektor[1] (untere Nachweisgrenze 0,12 µg/ml).

Als Ergänzung erfolgten die klinisch-biomikroskopische Befunderhebung an der Spaltleuchte und das Patienteninterview (Symptom-Score: 0 = fehlend, 1 = mild, 2 = mäßig, 3 = schwer, 4 = nicht tolerierbar) zu den Kontrollterminen am letzten präoperativen Tag (Ausgangswert) sowie am 1., 2.–4. und am 10.–14. postoperativen Tag jeweils zur gleichen Tageszeit (7.00–8.00 Uhr morgens).

Statistik: Zielparameter war der Vorderkammertyndalleffekt am Tag 2–4 nach der Operation. Es wurde ein Äquivalenztest durchgeführt, wobei Unterschiede ≤ 10 Ph/ms zwischen beiden Behandlungsgruppen als klinisch äquivalent angenommen wurden. Alle weiteren Studienergebnisse wurden auf explorativer Basis auf Signifikanz getestet und das Signifikanzniveau jeweils auf 5% gesetzt. Bei quantitativen Variablen fand der t-Test Anwendung, bei skalierten Größen der Mantel-Haenszel-Test und für qualitative Variable der CHI^2-Test bzw. der Test von Fisher.

Ergebnisse

Der mittlere präoperative Vorderkammertyndallwert stieg von 8,95 ± 3,22 Ph/ms (Gruppe I) bzw. von 10,05 ± 3,86 Ph/ms (Gruppe II) am 1. postoperativen Tag auf durchschnittlich 29,22 ± 18,55 Ph/ms (Gruppe I) bzw. 28,80 ± 15,40 Ph/ms (Gruppe II) an (Abb. 1). Für den 2.–4. postoperativen Tag lagen die Mittelwerte bei 21,58 ± 12,25 Ph/ms (Gruppe I) bzw. 19,97 ± 11,51 Ph/ms (Gruppe II), so daß der p-Wert für den Unterschied p = 0,5260 betrug.

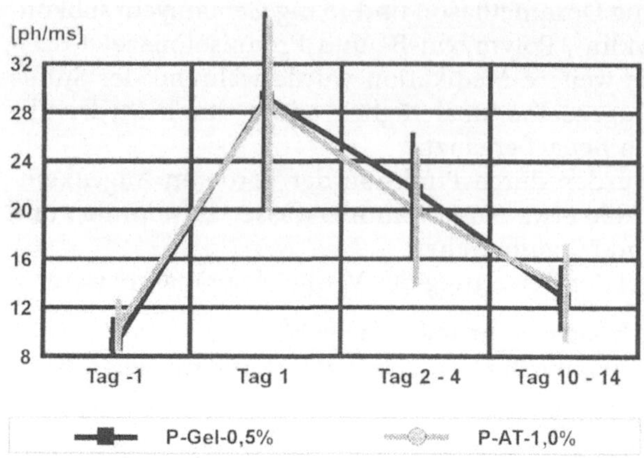

Abb. 1. Lasertyndallometrie. Mittlere Vorderkammertyndallwerte (Flare); P-Gel-0,5 %, n = 30; P-AT-1,0 %, n = 33

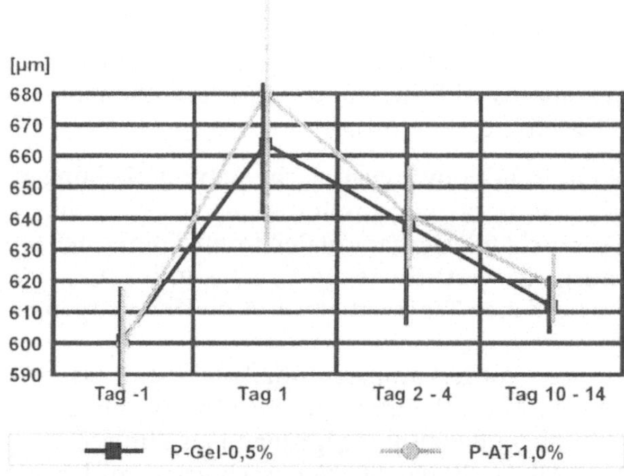

Abb. 2. Ultraschallpachymetrie. Hornhautdickenänderung im Zentrum; P-Gel-0,5 %, n = 30; P-AT-1,0 %, n = 33

Im weiteren postoperativen Verlauf kam es zu einer Rückbildung des mittleren Flares. Am 10.–14. postoperativen Tag wurde in beiden Gruppen nahezu der Ausgangswert erreicht (Gruppe I: 12,81 ± 16,84 Ph/ms; Gruppe II: 13,76 ± 17,8 Ph/ms, Abb. 1).

Am 1. postoperativen Tag nahm die mittlere Hornhautdicke im Zentrum von 600,9 ± 36,6 µm (Gruppe I) bzw. 599,5 ± 34,7 µm (Gruppe II) präoperativ auf 663,9 ± 44,3 µm (Gruppe I) bzw. 679,9 ± 122,5 µm (Gruppe II) zu. Bis zum 10.–14. postoperativen Tag gab es einen mittleren Rückgang auf 611,9 ± 17,7 µm (Gruppe I) bzw. 619,1 ± 123,7 µm (Gruppe II; Abb. 2).

Bei den subjektiven Symptomen „oberflächlicher Schmerz", „Jucken" und „Brennen" war in fast allen Fällen der Score-Wert für beide Gruppen im gesamten Untersuchungszeitraum gleich Null.

Nur das Symptom „Fremdkörpergefühl" wurde im Studienverlauf in beiden

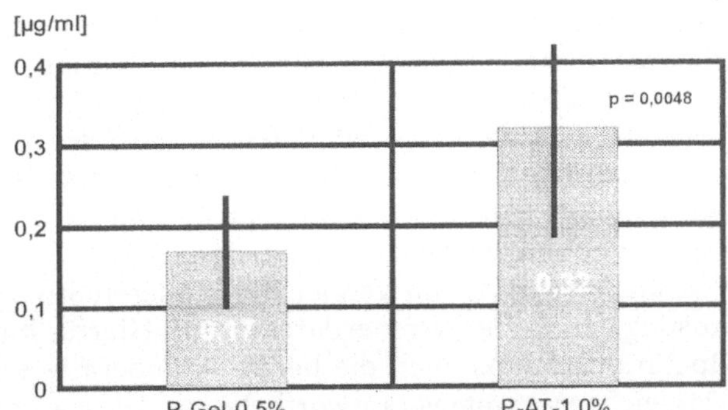

Abb. 3. H.P.L.C.-Messung der Konzentration von Prednisolon im Kammerwasser zum Operationszeitpunkt; P-Gel-0,5 %, n = 30; P-AT-1,0 %, n = 33

Behandlungsgruppen am 1. postoperativen Tag zunächst jeweils 17mal (Score-Wert 1 [mild] mit einer Ausnahme) angegeben und war dann in der Gruppe II etwas stärker rückläufig, ohne daß statistisch ein Unterschied gesichert werden konnte (p = 0,125).
Auch das Kriterium „Bindehauthyperämie" wurde in beiden Behandlungsgruppen, bezogen auf den Tag 2–4, etwa gleich bewertet (p = 0,462), hatte am 1. postoperativen Tag mindestens den Score-Wert 1 und zeigte am 10.–14. postoperativen Tag in 11 (Gruppe I) bzw. 14 (Gruppe II) Fällen noch eine milde Ausprägung (Score-Wert 1).

Bei der Spaltlampenuntersuchung wiesen die Kriterien „Tyndall" und „Zellen" des Kammerwassers in beiden Behandlungsgruppen keine wesentlichen Differenzen auf (p = 0,484 bzw. p = 0,712 für den Tag 2–4). Lediglich das „Ausmaß des Hornhautödems" war unter der Behandlung mit Prednisolonazetat-1 %-Augentropfen in 3 Fällen ausgeprägter und wurde deswegen in Gruppe II 3mal mit Score 3 bewertet (p = 0,090).

Die mittlere Kammerwasserkonzentration von Prednisolon war zum Entnahmezeitpunkt in Gruppe I 0,17 ± 0,14 µg/ml (< 0,12–0,48 µg/ml) und in Gruppe II 0,32 ± 0,23 µg/ml (< 0,12–0,84 µg/ml) und damit statistisch signifikant unterschiedlich (p = 0,0048, Abb. 3), während die Prednisolonazetatwerte in beiden Gruppen immer unterhalb der Nachweisgrenze lagen.

Diskussion

Die antientzündliche Effizienz perioperativ lokal applizierter Steroide ist durch klinische Studien hinreichend belegt [15]. Unserem Referenzpräparat Prednisolonazetat-1,0 %-Augentropfen (wäßrige Suspension) wird hierbei ein gutes Hornhautpenetrationsvermögen [2], eine hohe und lang anhaltende Kammerwasserbioverfügbarkeit [4] und wirksame antiinflammatorische Eigenschaften nach der Kataraktoperation [1, 12, 11] zugesprochen.

Hinsichtlich dieser antiphlogistischen Wirksamkeit als primäre Zielgröße unserer Vergleichsstudie hat die Testmedikation Prednisolonazetat-0,5 %-

Augengel gleich gut abgeschnitten. Wichtigste Stütze dieser Kernaussage sind die Ergebnisse der Lasertyndallometrie. Hier hat es am 1. postoperativen Tag in beiden Therapiegruppen einen geringgradigen Anstieg der Tyndallwerte gegeben, dem dann der allmähliche Abfall folgte, ohne daß an einem der Untersuchungstermine eine statistisch zu sichernde Differenz zwischen beiden Gruppen auftrat. Die gewünschte Äquivalenz in bezug auf den Flarewert Tag 2–4 konnte nachgewiesen werden.

Auffallend ist der im Vergleich zu anderen Studien insgesamt nur niedrige Anstieg des Vorderkammerflares [7, 10]. Hierfür könnte neben dem geringen Operationstrauma auch die bereits präoperativ erfolgte Applikation beider Vergleichspräparate verantwortlich sein. Diese durch die Vorderkammertyndallometrie gewonnene Erkenntnis der in beiden Therapiegruppen geringen postoperativen Entzündungsreaktion wird durch die Aussagen der Hornhautpachymetrie, der Spaltlampenbiomikroskopie sowie durch die Patientenbefragungen bestätigt. Es ist danach auch eine in beiden Gruppen gute lokale Verträglichkeit der Vergleichspräparate festzuhalten.

Unsere klinisch nahezu gleichen Ergebnisse und Auswirkungen für beide Präparate wurden erzielt, obwohl der mittlere Prednisolonspiegel im intraoperativ entnommenen Kammerwasser in beiden Gruppen statistisch signifikant differierte. Innerhalb der ersten beiden Stunden nach der lokalen Applikation penetriert das lipophile Prednisolonazetat rasch durch das intakte Hornhautepithel und wird gleichzeitig zu Prednisolon metabolisiert. Mc Ghee et al. (1990) [4] erzielten 1 1/2–2 h nach der Instillation von 50 µl 1%igem Prednisolonazetat in den Bindehautsack eine mittlere Konzentration von 0,67 µg/ml im menschlichen Kammerwasser, die nach 20 Stunden auf einen Wert von 0,03 µg/ml abfiel. Unsere neue Arzneimittelgelformulierung könnte gegenüber dem Vergleichspräparat aufgrund der verlängerten Hornhautkontaktzeit diesen starken Konzentrationsabfall mildern und damit die Vorderkammerbioverfügbarkeit verbessern. So wäre auch die nach Halbierung der Wirkstoffkonzentration uneingeschränkt erhaltene klinische Wirksamkeit erklärbar, ein Effekt, der eine verbesserte Therapiesicherheit des Steroids ermöglicht.

Literatur

1. Carriker F, Liebowitz S, Nees O, Siegel E, Duzman E, Cheetham JK, Gryse R (1987) Prednisolone Acetate-Gentamicin Combination Following Cataract Surgery. Ann Ophthalmol 19: 247–250
2. Diestelhorst M, Anspacher F, Konen W, Krieglstein GK, Hilgers RD (1992) Der Effekt von Dexamethason-0,1%- und Prednisolonazetat-1,0%-Augentropfen auf die Blut-Kammerwasser-Schranke. Ophthalmologe 89: 342–345
3. Hessemer V, Schartner H (1997) Geringer Einfluß antiinflammatorischer Therapie auf den intraokularen Reizzustand nach minimal invasiver Phakoemulsifikation. Ophthalmologe 94: 30–32
4. McGhee CNJ, Watson DG, Midgley JM, Noble MJ, Dutton GN, Fern AI (1990) Penetration of Synthetic Corticosteroids into Human Aqueous Humour. Eye 4: 526–530

5. Miyake K (1996) The significance of inflammatory reactions following cataract extraction and intraocular lens implantation. J Cataract Refract Surg Vol 22 Suppl: 759–762
6. Oshika T, Araie M (1990) Time course of changes in aqueous protein concentration and flow rate after oral acetazolamide. Invest Ophthalmol Vis Sci 31: 527–534
7. Pande MV, Spalton DJ, Kerr-Muir MG, Marshall J (1996) Postoperative inflammatory response to phacoemulsification and extracapsular cataract surgery: Aqueous flare and cells. J Cataract Refract Surg Vol 22 Suppl: 770–774
8. Polansky JR (1992) Side effects of topical ophthalmic therapy with anti-inflammatory steroids and β-blockers. Current Opinion in Ophthalmology 3: 259–272
9. Sawa M, Tsurimaki Y, Tsuru T, Shimizu H (1988) New quantitative method to determine protein concentration and cell number in aqueous in vivo. Jpn J Ophthalmol 32: 132–142
10. Schmidl B, Mester U, Diestelhorst M, Konen W (1997) Laser-flare-Messung bei 3 unterschiedlichen nichtsteroidalen entzündungshemmenden Substanzen nach Phakoemulsifikation mit Hinterkammer-Linsenimplantation. Ophthalmologe 94: 33–37
11. Schmitt K, Hessemer V (1995) Ist eine subkonjunktivale Steroidgabe zusätzlich zur Lokaltherapie nach Kataraktoperationen notwendig? Ophthalmologe 92: 303–306
12. Sousa FJ (1991) The Bioavailability and Therapeutic Effectiveness of Prednisolone Acetate vs. Prednisolone Sodium Phosphate: A 20-Year Review. CLAO J Vol 17, 4: 282–284
13. Struck HG, Gießler Ch, Erfurt I, Mentz P, Mest HJ, Tost M (1992) Zum Einfluß nichtsteroidaler Antiphlogistika auf das Ergebnis der Kunstlinsenimplantation. In: Neuhann Th, Hartmann Ch, Rochels R (Hrsg) 6. Kongreß der Deutschen Gesellschaft für Intraokularlinsen-Implantation. Springer, Berlin Heidelberg New York, S 313–319
14. Struck HG, Schäfer K, Foja Ch, Gießler Ch, Lautenschläger Ch (1994) Zum Einfluß von Diclofenac und Flurbiprofen auf den Entzündungsverlauf nach der Kataraktextraktion. Ophthalmologe 91: 482–485
15. Wenzel M, Dahlke C, Tahmaz E, Reim M (1992) Zur Bedeutung der Kortikosteroide in der Nachsorge von Patienten nach Kataraktextraktion und Linsenimplantation. Klin MbI Augenheilk 200: 262–266

Penetration von Gentamicin und Tobramycin nach lokaler Applikation durch die gesunde menschliche Cornea

K. Luthardt, R. Beck, E.-M. Hehl, B. Drewelow und R. Guthoff

Zusammenfassung

Zielstellung: Untersuchung der Penetrationsfähigkeit von Gentamicin (G) oder Tobramycin (T) nach Gabe von Augentropfen (AT) oder mittels Medikamententrägersystem (DDS, ACUVUE-Kontaktlinsen).

Patienten und Methoden: Patienten vor Kataraktoperation erhielten etwa 2 h lang Gentamicin bzw. Tobramycin in Form von AT oder mittels DDS. Die Tropfenapplikation (0,3 %ig) erfolgte viertelstündlich. Die ACUVUE-Kontaktlinsen wurden 1 h lang in Augentropfen eingelegt und unmittelbar präoperativ entfernt. Während der Kataraktoperation erfolgte die Aspiration von 50–100 µl Kammerwasser, die Analyse wurde mittels Fluoreszenzpolarisationsimmunoassay durchgeführt.

Ergebnisse: Nach Gentamicingabe waren im Kammerwasser höhere Konzentrationen nachweisbar als nach Gabe von Tobramycin ($p < 0{,}05$). Nach Anwendung der ACUVUE-Kontaktlinsen als Medikamententräger ließen sich höhere Tobramycinkonzentrationen erreichen als nach Gabe von Augentropfen ($p < 0{,}05$).

Behandlungsgruppe	Anzahl Patienten	MW ± Stabw.
Gentamicin-DDS	29	3,41 ± 4,77
Gentamicin-AT	24	2,08 ± 5,63
Tobramycin-DDS	29	1,09 ± 1,30
Tobramycin-AT	22	0,49 ± 0,79

Schlußfolgerungen: Die Pentrationsfähigkeit von Gentamicin durch die gesunde, menschliche Cornea ist höher als von Tobramycin. ACUVUE-Kontaktlinsen sind als Medikamententräger für Gentamicin und Tobramycin geeignet.

Summary

Purpose: To investigate the penetration of gentamicin (G) and tobramycin (T) applied as eyedrops (AT) and via drug delivery system (DDS, Acuvue lenses).

Patients and methods: Two hours before undergoing cataract extraction the patients received G or T as eyedrops at 15-min intervals. Furthermore, we applied Acuvue lenses, soaked for 1 h in 0.3 % solutions of G or T and removed them just prior to surgery. During surgery 50–10 µl aqueous humor was aspirated; concentration of G and T was analyzed by fluorescence polarisation immuno assay.

Results: After application of G we measured higher concentrations than after application of

C. Ohrloff et al. (Hrsg.)
11. Kongreß der DGII 1997

Treatment group	Number of patients	Mean ± SD
Gentamicin-DDS	29	3.41±4.77
Gentamicin-AT	24	2.08±5.63
Tobramycin-DDS	29	1.09±1.30
Tobramycin-AT	22	0.49±0.79

T ($p < 0.05$). After using soaked Acuvue lenses, concentrations of T were higher than after instillation of eyedrops ($p < 0.05$).

Conclusions: Penetration of gentamicin through normal human cornea is higher than penetration of tobramycin. Acuvue lenses are suitable as drug delivery system for gentamicin and tobramycin.

Einleitung

Aminoglycoside, die sich durch rasche bakterizide Wirksamkeit sowohl auf gramnegative als auch auf grampositive Bakterien auszeichnen, werden seit Jahren erfolgreich zur perioperativen Antibiotikaprophylaxe eingesetzt.

Ziel unserer Studie war es, die Penetrationsfähigkeit der Aminoglycoside Gentamicin und Tobramycin durch die gesunde menschliche Hornhaut nach unterschiedlichen topischen Applikationsmodi im Rahmen der perioperativen Antibiotikaprophylaxe vor Kataraktoperation zu analysieren.

Patienten und Methode

Patienten, die zur Kataraktextraktion vorbereitet wurden, erhielten als präoperative Antibiotikaprophylaxe 0,3%ige Gentamicinlösung bzw. 0,3%ige Tobramycinlösung als Augentropfen (AT) oder via Kontaktlinse (KL) als Medikamententrägersystem (Tabelle 1).

Die verwandten Linsen (ACUVE der Firma Vistacon, -1,0 dpt, bestehend aus Hydroxyethylmetacrylat mit Wassergehalt von 55%) wurden 1 h vor Gebrauch in je 1 ml 0,3%iger Gentamicin- bzw. Tobramycinlösung getränkt, 1–4 h vor OP-Beginn auf das Auge gebracht und erst unmittelbar präoperativ vom Auge entfernt.

Tabelle 1. Behandlungsgruppen und Applikationsmodi

Behandlungsgruppe	Patienten	Modus
Gentamicin-AT	24	2 h präop. alle 15 min 1 Tropfen (9 AT)
Gentamicin-DDS	29	ACUVUE-Linse 1–4 h vor OP
Tobramycin-AT	22	2 h präop. alle 15 min 1 Tropfen (9 AT)
Tobramycin-DDS	29	ACUVUE-Linse 1–4 h vor OP

Ausschlußkriterien der Studie waren Defekte des Hornhautepithels, bekannte Allergien auf Aminoglycoside sowie eine antibiotische Therapie in den vorangegangenen 72 h.

Die Probengewinnung erfolgte zu Beginn der Kataraktoperation mit einer 26-gauge-Kanüle durch die bestehende Paracenteseincision. Dabei wurden 50–100 µl Kammerwasser mittels Insulinspritze aspiriert.

Die Gentamicin- und Tobramycinkonzentrationen wurden durch Fluoreszenzpolarisationsimmunoassay mittels TDx-FLx-System bestimmt.

Im Vorfeld der Studie wurden In-vitro-Untersuchungen über das Adsorptionsvermögen der verwendeten Linsen durchgeführt. Diese wurden in je 1 ml Gentamicin- und Tobramycin-Augentropfen eingelegt und nachfolgend in physiologischer Kochsalzlösung ausgewaschen, wobei nach 15 und weiteren 30, 60 und 120 min ein Medienwechsel erfolgte. In der Auswaschflüssigkeit wurde die Konzentration mittels Fluoreszenzpolarisationsimmunoassay gemessen und die Menge des freigesetzten Antibiotikums errechnet.

Ergebnisse

In-vitro-Untersuchungen

Gentamicin. Sowohl nach ein- als auch nach zweistündiger Inkubationszeit waren bereits nach 15 min ca. 73% und nach 45 min ca. 93% der adsorbierten Gentamicinmenge (180 µg) freigesetzt. In den folgenden 180 min wurden lediglich 7% der adsorbierten Menge ausgewaschen. Nach zweistündiger Inkubation wurden praktisch die gleichen Gentamicinmengen an die Auswaschmedien abgegeben (s. Abb. 1).

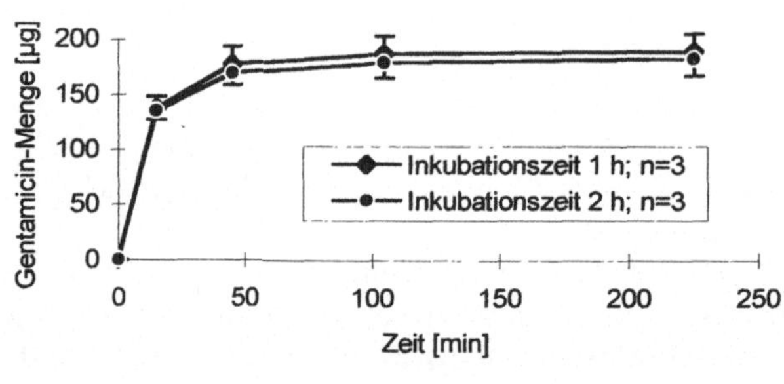

Abb. 1. Freisetzung von Gentamicin aus ACUVUE-Linsen nach 1 und 2 h Inkubation

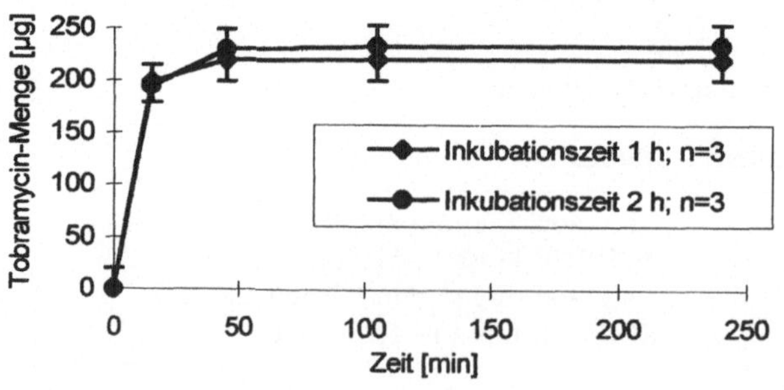

Abb. 2. Freisetzung von Tobramycin aus ACUVUE-Linsen nach 1 und 2 h Inkubation

Tabelle 2. Mittelwerte der Kammerwasserkonzentrationen und Standardabweichung von Gentamicin und Tobramycin

Behandlungsgruppe	Patienten	MW ± Standardabweichung [mg/l]
Gentamicin-AT	24	2,08±4,63
Gentamicin-DDS	29	3,41±4,77
Tobramycin-AT	22	0,49±0,79
Tobramycin-DDS	29	1,09±1,30

Tobramycin. Nach einstündiger Inkubation wurden 222 μg und nach zweistündiger Inkubation 235 μg Tobramycin in ACUVUE-Linsen aufgenommen (s. Tabelle 2). Nach 15 min waren bei einstündiger Inkubationzeit 90 % und nach 45 min 99 % der ursprünglich adsorbierten Menge ausgewaschen. Nach zweistündiger Inkubation waren es 83 bzw. 98 %. Es erfolgte keine Adsorption der untersuchten Antibiotika an die Probengefäße.

In vivo-Untersuchung

Die nach Applikation von Gentamicin und Tobramycin mittels Augentropfen und über ein Medikamententrägersystem gemessenen Kammerwasserkonzentrationen sind in Tabelle 2 dargestellt.
Nach präoperativer Antibiotikaprophylaxe mit Gentamicin-Augentropfen wurden niedrigere Kammerwasserkonzentrationen gemessen als nach Anwendung einer gentamicingetränkten Kontaktlinse (2,08±4,63 mg/l vs. 3,41±4,77 mg/l).

Die Patientengruppe, die Tobramycin als Augentropfen erhalten hatte, wies mit 0,49 ± 0,79 mg/l signifikant niedrigere mittlere Kammerwasserkonzentrationen auf als die Patienten, die mit tobramycingetränkten ACUVUE-Linsen versorgt waren ($p<0,05$). Hier lag die mittlere Kammerwasserkonzentration bei 1,09±1,30 mg/l.

Patienten ober- bzw. unterhalb der MIC_{90}-Werte von Gentamicin und Tobramycin

Der relative Anteil der Patienten, die Antibiotikakonzentrationen oberhalb der minimal inhibitorischen Konzentration, die bakterizid auf 90 % von Staphylokokken und Pseudomonaden wirkt, ist in Abb. 3 dargestellt. Nach Appli-

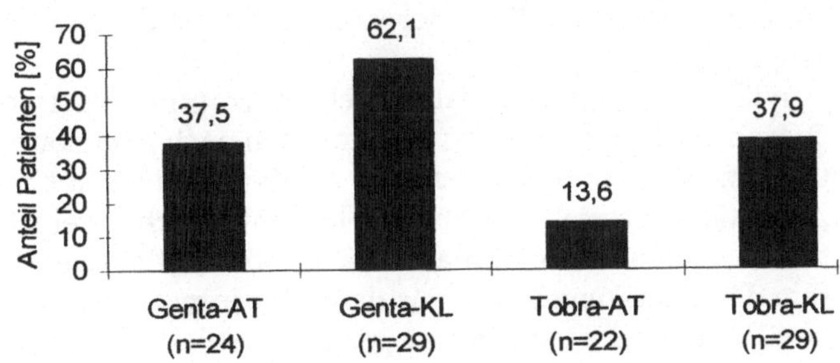

Abb. 3. Relativer Anteil der Patienten oberhalb der MIC_{90}

kation von Gentamicin bzw. Tobramycin via Kontaktlinse wiesen mit 62,2 bzw 37,9 % deutlich mehr Patienten Konzentrationen oberhalb der MIC_{90} auf als nach Gabe von Augentropfen.

Diskussion

Nach Miller [6] ist die topische Applikation von Arzneimitteln zur Therapie in den vorderen Augenabschnitten die Methode der ersten Wahl. Hohe Wirkstoffkonzentrationen sind einerseits durch intensive Tropfenapplikation, die sehr aufwendig und nachts schwer zu realisieren ist, aber auch durch subconjunktivale Injektion und Applikation von medikamentengetränkten Kontakt- oder Kollagenlinsen erreichbar. Jain [2]beschreibt einen initialen Peak und einen nachfolgenden raschen Konzentrationsabfall, der ein Nachtropfen des Arzneimittels bzw. die Anwendung eines neuen Medikamententrägers nötig macht. Auch in unserer In-vitro-Untersuchung waren nach 30 min bereits 90 % des adsorbierten Gentamicins sowie 99 % der adsorbierten Tobramycinmenge aus der Kontaktlinse freigesetzt.

Mehrere Autoren [1, 8] beschäftigten sich mit der Penetration von Tobramycin durch die intakte oder erkrankte Hornhaut von Menschen oder Versuchstieren. In der von uns durchgeführten Untersuchung war die Penetration von Tobramycin nach intensiver Augentropfenapplikation (9 Tropfen in 15minütigem Abstand unmittelbar vor Operation) mit einer mittleren Konzentration von 0,49 ± 0,79 mg/l niedriger als nach Anwendung von Gentamicin-Augentropfen nach demselben Modus, wonach mittlere Kammerwasserkonzentrationen von 2,08 ± 4,63 mg/l gemessen wurden. In einer Studie von Kirsch [14] an 49 Kataraktpatienten, die am präoperativen und Operationstag insgesamt 10 Augentropfen Tobramycin erhalten hatten, wurden ähnlich niedrige Konzentrationen von 0,28 mg/l gemessen. Für Gentamicin fand sich diesbezüglich keine vergleichbare Studie am Patienten.

Nach ein- bis vierstündiger Tragezeit der antibiotikagetränkten Kontaktlinse wurde im Vergleich zur Tropfenapplikation mit durchschnittlich 3,41 mg/l (Gentamicin) und 1,09 mg/l (Tobramycin) eine höhere Kammerwasserkonzentration als nach Tropfenapplikation erzielt (s. Tabelle 2). Dieser Unterschied war jedoch nur für Tobramycin statistisch signifikant. Auch Literaturangaben zufolge [4, 5, 7] können durch den Einsatz von antibiotikagetränkten Kontaktlinsen bzw. „collagen shields" bei Versuchstieren höhere Antibiotikakonzentrationen im Kammerwasser bzw. der Cornea erzielt werden als durch Tropfengabe.

Während nach viertelstündlichem Tropfmodus 1350 µg Gentamicin bzw. Tobramycin appliziert wurden, konnten nach Applikation von ca. 180 µg Gentamicin oder 240 µg Tobramycin via Kontaktlinse höhere Kammerwasserkonzentrationen erzielt werden. Die kontinuierliche Freigabe geringerer Antibiotikamengen aus der Kontaktlinse ist somit effektiver. Die geringere Abgaberate des Therapeutikums aus dem Linsenmaterial bewirkt eine bessere okulare Verfügbarkeit sowie eine geringe systemische Absorption [5].

Literatur

1. Callegan MC, Engel LS, Clinch TE, Hill JM, Kaufman HE, O'Callaghan RJ (1994) Efficancy of tobramycin drops applied to collagen shields for experimental staphylococcal keratitis. Curr Eye Res: 13(12): 875–878
2. Jain MR (1988) Drug delivery through soft contact lenses. Br J Ophthalmol 72(2): 150–154
3. Kirsch LS, Jackson WB, Goldstein DA, Discepola MJ (1995) Perioperative ofloxacin vs. Tobramycin: efficiency in ocular external adnexal sterilisation and anterior chamber penetration. Can J Ophthalmol 30(1): 11–20
4. Matoba AY, Mculley JP (1985) The effect of soft therapeutic contact lenses on antibiotic delivery to the cornea. Ophthalmology 92(1): 97–99
5. McDermott ML,Chandler JW (1989) Therapeutic uses of contact lenses. Surv Ophthalmol 72: 150–154
6. Miller TR (1992) Principles of therapeutics. Vet Clin North Am Equine Pract 8(3): 479–497
7. Rootman DS, Willouhby RP, Bindlish R et aI. (1992) Continuos flow contact lens delivery of gentamicin to rabbit cornea and aqueous humor. J OcuI Pharmacol 8(4): 317–323
8. Sawusch MR, O'Brien TO, Dick JD, Gottsch JD (1988) Use of collagen corneal shields in the treatment of bacterial keratitis. Am J Ophthalmol 106: 279–281

Einsatz von rt-PA in der Chirurgie des vorderen Augenabschnittes

G.W.K. Steinkamp

Zusammenfassung. TPA („tissue plasminogen activator") wird in der internistischen Fibrinolysetherapie bei Gefäßverschlüssen seit Jahren als Standardtherapeutikum angewendet. In der Ophthalmologie bietet sich der Einsatz des Gewebsplasminogenaktivators zur Behandlung von okulären Gefäßverschlüssen insbesondere aber auch als lokales Fibrinolytikum zur Therapie intraokularer fibrinöser Reizzustände an. TPA ist der wichtigste physiologische Plasminaktivator im Gefäßsystem, katalysiert die Umwandlung von Plasminogen in Plasmin und fördert hierdurch die Fibrinolyse. Als Therapeutikum steht rt-PA, ein gentechnologisch hergestellter Plasminogenaktivator zur Verfügung. In einer Dosierung von 10 µg lassen sich gute Ergebnisse bei der Behandlung fibrinbedingter Reizzustände unterschiedlicher Ätiologie im vorderen Augenabschnitt erzielen. In diesem Übersichtsartikel werden die Physiologie des TPA, ein historischer Überblick über die Anwendung am Auge, Technik und Indikationen für den Einsatz im vorderen Augenabschnitt sowie mögliche Weiterentwicklungen dieses fibrinolytischen Therapiekonzeptes dargestellt. Die bisherigen Ergebnisse zeigen, daß mit dem rt-PA ein effizientes, sicheres und komplikationsarmes Fibrinolytikum zur intraokularen Anwendung am vorderen Augenabschnitt zur Verfügung steht.

Schlüsselwörter: TPA, intraokulare Fibrinolyse, vorderer Augenabschnitt.

Summary. Recombinant tissue plasminogen activator (rt-PA) is among the fibrinolytic agents of choice in the management of major thromboembolic events. In ophthalmology, rt-PA constitutes an important therapeutic tool in retinal vessel occlusion and has been shown to be an effective treatment in intraocular fibrin formation. Physiologically, the plasminogen activator t-PA induces the degradation of plasminogen to plasmin in the presence of fibrin, thereby facilitating intravascular fibrinolysis. For therapeutic uses, t-PA is manufactured by recombinant DNA methodology (rt-PA). It has been demonstrated that doses of 10 µg rt-PA significantly reduce fibrin formation in the anterior segment of the eye under various conditions. In this article, we provide an overview and summary of t-PA's physiological properties, ocular application techniques and indications. Furthermore, we give a historical overview and future outlook on this therapeutic concept. Proposed interventions to treat intraocular fibrin formation should be safe and effective. In view of the promising current data, rt-PA is likely to meet these criteria.

Key words: intraocular fibrinolysis, recombinant tissue-plasminogen activator, anterior segment of the eye.

C. Ohrloff et al. (Hrsg.)
11. Kongreß der DGII 1997

Einleitung

TPA („tissue plasminogen activator"), Gewebsplasminogenaktivator, wird in der internistischen Lysetherapie seit Jahren in der Standardbehandlung angewendet. Neueste Daten großer amerikanischer Studien zur Thrombolyse bei akutem Herzinfarkt wie die Gusto II oder die Rapid II–Studie zeigen hierbei signifikant bessere Ergebnisse in der Behandlung mit rt-PA gegenüber Urokinase oder Streptokinase [5, 6]. Auf dem Gebiet der Ophthalmologie hat TPA erst in den letzten Jahren als systemisches Therapeutikum bei retinalen Gefäßverschlüssen [15, 22], aber auch als lokal anwendbares Fibrinolytikum Beachtung erlangt [25], wird derzeit aber noch nicht routinemäßig eingesetzt. Nachdem Anfang der 70er Jahre Rakusin über die ersten Fibrinolysen im Auge mit Urokinase berichtete [19], begann man Ende der 80er Jahre mit dem Gewebsplasminogenaktivator zu arbeiten. Therapeutisch wird dabei das rt-PA, also ein gentechnologisch hergestellter Plasminogenaktivator, angewandt. So beschreibt Snyder 1987 erstmals die Anwendung von rt-PA in der Augenvorderkammer im Tierversuch und berichtet neben der vollständigen Auflösung eines Fibrinclots im Gegensatz zur Anwendung mit Urokinase oder Streptokinase über erheblich geringere Entzündungsreaktionen. Den ersten Nachweis von TPA als physiologischem Bestandteil im Kammerwasser beschrieb 1988 Tripathi bei 10 gesunden Augen. 1993 wurde durch unsere Arbeitsgruppe eine Arbeit veröffentlicht, bei der bei 51 Augen TPA in Nanogrammkonzentration im Kammerwasser nachgewiesen wurde. Erstmals konnten wir auch mittels Elisa-Test den Inhibitor des TPA, nämlich das PAI, im Kammerwasser ebenfalls in Nanogrammkonzentrationen physiologisch bestimmen [21]. Die erste fibrinolytische Anwendung von TPA im menschlichen Auge publizierte 1988 Williams; dabei wurden bei 3 aphaken Augen mit Fibrinbildung nach Iridektomie 25 μg rt-PA intraokular injiziert. Nach 4 h war in sämtlichen Fällen das Fibrin aufgelöst [27]. In der Folge erschienen dann weitere Arbeiten zu unterschiedlichen Indikationen mit Fibrinbildung. So berichteten Jaffe et al. 1989 und 1990 über den Einsatz von TPA bei Fibrinbildung nach Vitrektomie [10, 11], Snyder et al. veröffentlichten 1990 eine Arbeit über den erfolgreichen Einsatz von TPA bei Fibrinbildung nach perforierender Keratoplastik, Tripathi 1991 über TPA-Behandlung bei Fibrinbildung nach fistulierenden Glaukomoperationen [20, 24]. Die bis dato größte Fallzahl wurde 1992 von Koerner und Böhnke veröffentlicht. Sie injizierten bei 20 Patienten 6–12 μg rt-PA bei Fibrinbildung unterschiedlicher Genese und erzielten eine vollständige Fibrinolyse innerhalb von 2 h [14]. Wir berichteten 1994 über den erfolgreichen Einsatz von rt-PA bei Fibrinbildung nach kombinierter Glaukom- und Kataraktoperation sowie erstmals über die Anwendung im Kindesalter bei Fibrinbildung nach Katarakt-OP [23, 13]. Die erste prospektiv randomisierte Multicenterstudie zur rt-PA-Wirksamkeit bei Fibrinbildung nach Kataraktoperation über insgesamt 86 Patienten wird demnächst veröffentlicht werden [7].

Physiologie

TPA ist eine Serinprotease, bestehend aus 527 Aminosäuren, 3 Zuckerresten und 17 Disulfidbrücken, welche die Umwandlung von Plasminogen in Plasmin katalysiert und dadurch die Fibrinolyse fördert (Abb. 1). Tissue-Plasminogenaktivator ist hierbei der wichtigste physiologische Plasminaktivator im Gefäßsystem, wurde jedoch auch in den meisten anderen Geweben in unterschiedlicher Konzentration gefunden. Am Auge konnte TPA in der Cornea, im Trabekelwerk, in der Linse und im Kammerwasser nachgewiesen werden. TPA wird auf vielfältige Reize, wie durch Thrombin, vasoaktive Substanzen oder Hormone, von den Endothelzellen freigesetzt [8]. In die Blutbahn freigesetzte TPA-Moleküle werden dann jedoch rasch durch den Plasminogenaktivator-Inhibitor, das PAI, gehemmt, so daß man im Plasma das zirkulierende TPA überwiegend als Komplex mit Proteinaseinhibitoren findet (Abb. 2). Nur in Anwesenheit von Fibrin, und das zeigt die hochspezifische Wirkung dieser Substanz, binden sich TPA und Plasminogen an einen Thrombus. Diese Wechselwirkung mit Fibrin wird durch eine Konformationsänderung des TPA induziert, welche dann erst zur Entfaltung der vollen Aktivität führt [2]. Am Thrombus bildet sich also ein hochaktiver Dreierkomplex, bestehend aus TPA, Plasminogen und Fibrin, der die Plasminogenaktivierung und damit die Auflösung des Fibrins in lösliche Spaltprodukte bewirkt (Abb. 3). Der Vorteil des

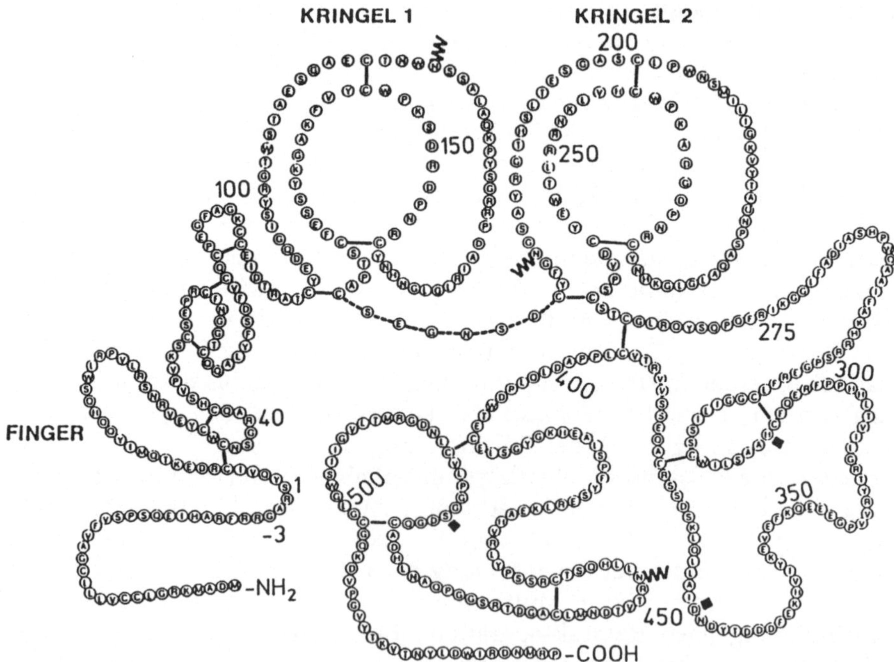

Abb. 1. Chemische Struktur des TPA. Die charakteristischen Doppelschleifen (Kringel) sind durch Disulfidbrücken verbunden und bedingen die hochspezifische Fibrinaffinität

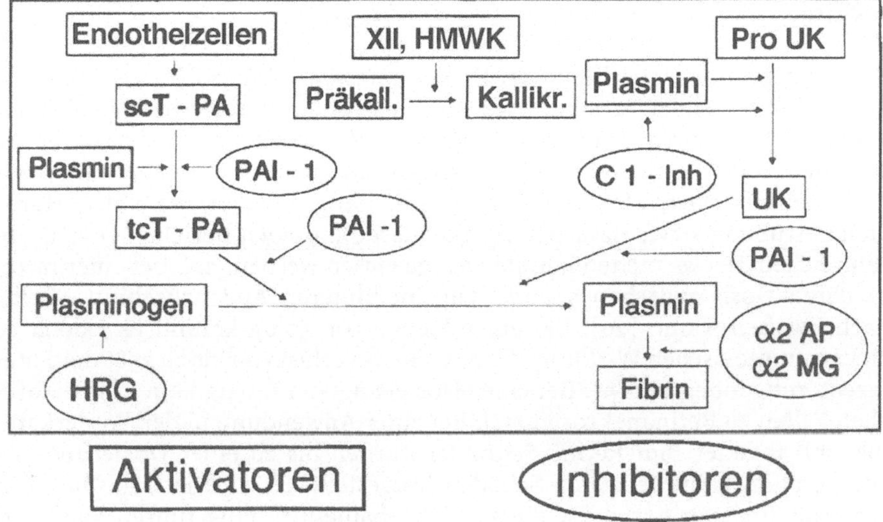

Abb. 2. Fibrinolytisches System mit Wirkmechanismus von TPA und PAI

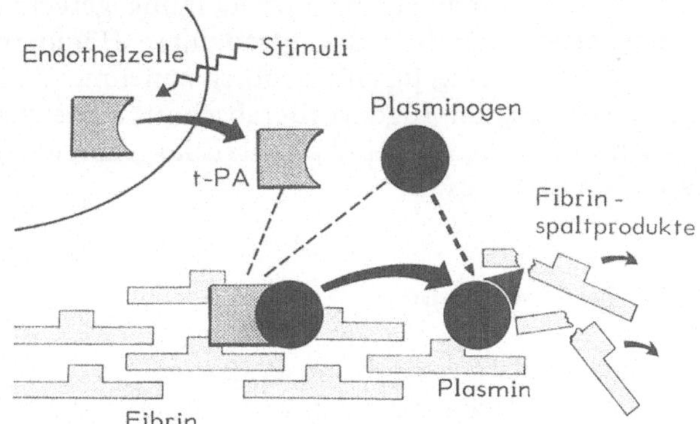

Abb. 3. Fibrinspaltung durch aktivierten Dreierkomplex, bestehend aus TPA, Fibrin und Plasminogen

TPA gegenüber den übrigen Fibrinolytika wie Urokinase oder Streptokinase ist, daß die kontrollierte Ausschüttung des TPA, die schnelle Inhibition, eine kurze Halbwertzeit sowie die hohe Affinität zum Fibrin bedingen, daß die Fibrinolyse nur auf einen bestimmten Reiz hin und somit lokal eher begrenzt erfolgt. Bei der systemischen Anwendung von TPA läßt sich also die Wirkung erheblich selektiver steuern als bei den übrigen Fibrinolytika. Die systemische Wirkung und damit auch Komplikationsgefahr, wie eine generalisierte Blutungsneigung ist bei TPA somit deutlich geringer ausgeprägt.

Toxizität

Ein wichtiges und weiterhin in der Diskussion stehendes Problem ist die Frage der dosisabhängigen Toxizität bzw. der effektivsten Wirkungsdosis bei intraokularer rt-PA-Applikation. Im Vergleich mit anderen Fibrinolytika ist die Toxizität von rt-PA relativ gering, es wurde jedoch über Komplikationen wie Endothelzellverlust, Hornhautstromaverdickung oder irreversibler Hornhauteintrübung sowie natürlich intraokulare Blutungen berichtet [1, 3, 4]. In zahlreichen Tierversuchen konnte nachgewiesen werden, daß bei einer intraokularen Dosis zwischen 5 und 25 µg im hinteren Augenabschnitt Effekte nachzuweisen waren [26]. Bei einer Menge von 50 µg kommt es jedoch zu einer retinotoxischen Wirkung, die mit einem Verlust von bis zu 25 % der Fotorezeptoren einhergeht [9]. Bei einer Dosierung von 100 µg kam es in sämtlichen Fällen zu Retinanekrosen [12]. Bei einer Anwendung in der Vorderkammer mit intakter Blut-Retina-Schranke wurden bis zu einer Dosierung von 200 µg rt-PA keine retinalen Schäden festgestellt. Es wird jedoch über eine corneale Toxizität berichtet, die zur Hornhauteintrübung führen kann. Mc Dermott et al. fanden bei einer rt-PA-Dosierung von 25 µg schließlich keinen toxischen Effekt mehr auf das Hornhautendothel [18]. Bei höheren Dosierungen muß mit einer Hornhautschädigung gerechnet werden. Die häufigste Komplikation, nämlich die intraokulare Hämorrhagie, zeigt ebenfalls bei Dosiswerten über 25 µg eine deutlich zunehmende Häufung. Als für eine effiziente Wirkung im Augenvorderabschnitt ausreichende Dosierung mit möglichst minimiertem Komplikationsrisiko gehen wir heute von einer Wirkungsdosis von 10 µg aus.

Klinische Anwendung

Die intraokulare serofibrinöse Exsudation nach Chirurgie des vorderen Augenabschnittes stellt trotz verbesserter OP-Techniken weiterhin ein Problem im postoperativen Heilungsverlauf dar. Fibrin und seine Degradationsprodukte sind für das okuläre Gewebe toxisch, die Degradationsprodukte stimulieren die Chemotaxis und Degranulation von Monozyten und Leukozyten. Direkte Folge der Fibrinbildung ist eine Visusverschlechterung, indirekte Folgen sind Aktivierung der Fibroblastenbildung, Entstehen einer intraokularen Membran, Kapselfibrose, vordere und hintere Synechien und Sekundärglaukom. Die bisherigen Behandlungsmöglichkeiten bei massiver Fibrinbildung bestehen in der Suppression der Inflammation durch lokale Applikationen von Corticosteroiden, Prostaglandinsynthesehemmern und Antibiotika, um die Störung der Blut-Kammerwasser-Schrankenfunktion zu beseitigen. In einigen Fällen kann die vollständige Auflösung des Fibrins jedoch zeitlich sehr protrahiert verlaufen. Auch die zusätzliche Behandlung mit systemischen Corticosteroiden als ein Teil der konventionellen Therapie ist oft nicht erfolgreich und kann zu den bekannten und gefürchteten Nebenwirkungen führen. Die ersten Behandlungsversuche mit intraokularen Fibrinolytika wie Urokinase und Streptokinase zeigten aufgrund der hohen Blutungsrate und schwerer toxischer Effekte unbefriedigende Ergebnisse [19]. Durch die hohe Fibrinspezifität und die mit der Fibrinmenge zunehmende Aktivität zeigt das rt-PA deutliche Vorteile in bezug auf Wirkung und Komplikationen. Indikationen für den Einsatz von rt-PA in der Chirurgie des vorderen Augenabschnittes ist die Fibrinbildung nach

- Kataraktoperationen,
- perforierender Keratoplastik,
- Glaukomoperationen,
- kombinierten Katarakt-/Glaukom-Operationen,
- traumatisch bedingte Veränderungen,
- fibrinöse Uveitiden.

Kontraindikationen für eine Behandlung mit rt-PA stellen Erkrankungen, die mit dem Gerinnungssystem zusammenhängen dar, eine Behandlung mit gerinnungshemmenden Substanzen sowie aufgrund noch nicht vorliegender Erfahrungen eine Gravidität oder die Stillperiode. Ein erhöhtes Risiko für die Behandlung sind Augen mit proliferativer diabetischer Retinopathie oder eine Rubeosis iridis unterschiedlicher Genese.

Die Behandlung selbst ist einfach und technisch sicher: Nach Applikation von Lokalanästhetika wird am Hornhautrand unter biomikroskopischer Kontrolle mit einer Kanüle durch die Cornea in die Vorderkammer eingegangen, und 10 μl (entspricht 10 μg) rt-PA werden in der Pupillenmitte oder über dem Fibrinclot injiziert. Wir benutzten in unseren Studien eine in μg-Konzentration hergestellte, gebrauchsfertige rt-PA-Lösung der Firma Basotherm, welche sich derzeit im Medikamentenzulassungsverfahren befindet (Fibrisol). Dieser Eingriff kann bei kooperativen Patienten sogar im Sitzen an der Spaltlampe durchgeführt werden.

Ein Fall aus unserem Patientengut ist in den Abb. 4 und 5 dargestellt.

Bei der Entscheidung über den richtigen Behandlungszeitpunkt muß man immer zwischen einer möglichst frühzeitigen Auflösung der Fibrinmembran und dadurch reduzierte Komplikationen durch das Fibrin auf der einen Seite,

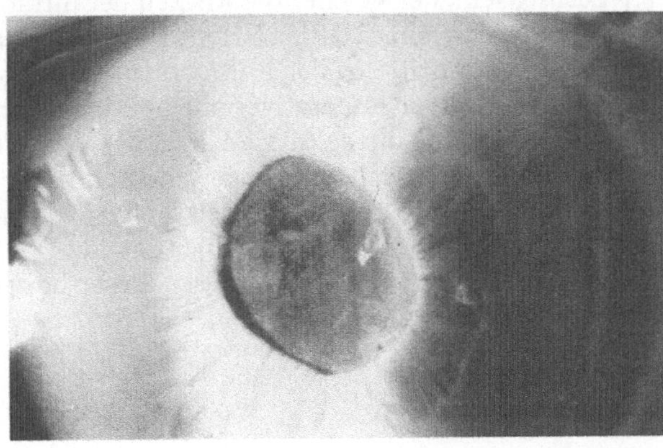

Abb. 4. Zustand nach Phakoemulsifikation und HKL-Implantation kombiniert mit Goniotrepanation vor rt-PA-Fibrinolyse (10 μg). Visus c.c. 0,05, Tensio 11 mmHg appl.

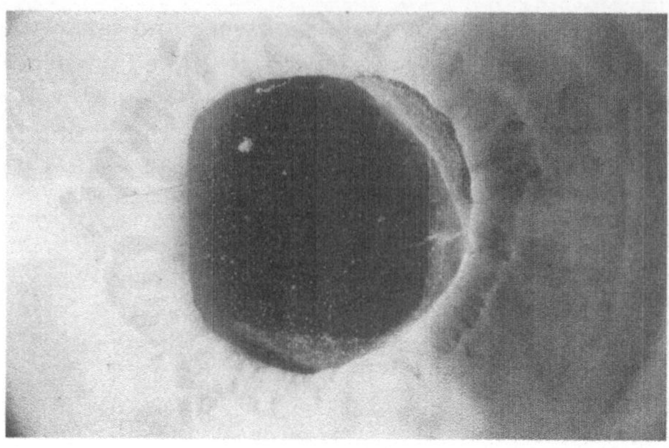

Abb. 5. Zustand nach Phakoemulsifikation und HKL-Implantation kombiniert mit Goniotrepanation 24 h nach rt-PA-Fibrinolyse (10 μg). Visus c.c. 0,5, Tensio 13 mmHg appl.

aber auch ein erhöhtes Blutungsrisiko bei frühzeitiger rt-PA-Applikation auf der anderen Seite abwägen. Chirurgisch traumatisierte Gefäße oder ein frisches Gefäßgerinnsel stellen natürlich potentielle Blutungsursachen durch die rt-PA-Behandlung dar. In Übereinstimmung mit vielen Autoren stellen wir die Indikation am 3. Tag nach Auftreten des Fibrinclots und nachdem eine intensive konventionelle und konservative Behandlung erfolglos war, d.h. keine Rückbildungstendenz des Fibrins nach intensiver Steroidapplikation zu erkennen ist. Bisher nicht erklärt ist die Tatsache, daß es trotz der kurzen Halbwertszeit des TPA (bei Gesunden im Blut zwischen 3 und 4 min) nur in seltenen Fällen zu Fibrinrezidiven kommt.

Schlußfolgerung

Zusammenfassend stelle ich fest, daß rt-PA bei Patienten mit einer schweren postoperativen Fibrinreaktion, welche den Erfolg des chirurgischen Eingriffs in Frage stellt, ein effizientes und sicheres Mittel zur intraokularen Fibrinolyse darstellt. Eine Optimierung der intraokularen Anwendung von rt-PA kann die pharmakologische Weiterentwicklung einer die Cornea penetrierenden rt-PA-Lösung sein, bei welcher die Risiken der intraokularen Injektion entfallen würden, Studien hierzu laufen bereits [16]. Auf der anderen Seite sollten natürlich auch Fortschritte in der Mikrochirurgie des vorderen Augenabschnittes dazu führen, die postoperative Fibrinbildung herabzusetzen und damit die Indikation für eine intraokulare Fibrinolyse zu minimieren.

Eine mögliche Erweiterung des Wirkspektrums von rt-PA stellt der Einfluß auf die Nachstarbildung dar. Derzeit laufen Studien, die den Hinweis ergeben, daß durch die intraoperative Applikation von rt-PA die Nachstarrate deutlich gesenkt werden kann. Die Ergebnisse dieser hochinteressanten Wirkkomponente gilt es abzuwarten.

Literatur

1. Althaus C, Schelle C, Sundmacher R (1996) Akute bandförmige Keratopathie nach intraokularer Fibrinolyse mit rekombinantem Tissue-Plasminogen-Aktivator. Klin Monatsbl Augenheilkd 209: 43–46
2. Collen D, Limen HR (1986) Tissue plasminogen aktivator. Mechanism of action and thrombolytic properties. Haemostasis 16 (Suppl): 25–32
3. Dabbs CK, Aaberg TM, Aguilar HE, Sternberg P Jr, Meredith TA, Ward AR (1995) Complications of tissue plasminogen activator therapy after vitrectomy for diabetes. Am J Ophthalmol 110: 354–360
4. Funk J, Wollensak G, Meyer JH, Löffler KU (1995) Corneal complications after injection of recombinant tissue plasminogen activator (rt-PA). Invest Ophthalmol Vis Sci 36: 42
5. The Gusto angiographic investigators (1993) The effects of tissue plasminogen activator, streptokinase or both on coronary-artery patency, ventricular function and survival after acute myocardial infarction. N EngI J Med 329: 1615–1622
6. The Gusto Investigators (1993) An international randomized trial comparing four thrombolytic strategies for acute myocardial infarction. N Engl J Med 329: 673–682
7. Heiligenhaus A, Steinmetz, Lapuente R, Krallmann, Althaus C, Steinkamp GWK, Dick B (1997) Recombinant tissue plasminogen activator in cases with fibrin formation after cataract surgery: a prospective randomized multicentre study. Br J Ophthalmol (in review)
8. Hoylaerts M, Rijkem DC, Lijnen HR, Collen D (1982) Kinetics of the activation of plasminogen by human tissue plasminogen activator. J Biol Chem 257: 2912–2919
9. Irvine WD, Johnson MW, Hernandez E, Olsen KR (1991) Retinal toxicity of human tissue plasminogen activator in vitrectomized rabbit eyes. Arch Ophthalmol 109: 718–722
10. Jaffe GJ, Abrams GW, Williams GA, Han DP (1990) Tissue plasminogen activator for postvitrectomy fibrin formation. Ophthalmology 97: 194–189
11. Jaffe GJ, Lewis H, Han DP, Williams GA, Abrams GW (1989) Treatment of postvitrectomy fibrin pupillary block with tissue plasminogen activator. Am J Ophthalmol 108: 170–175
12. Johnson MW, Olsen KR, Hernandez E et al. (1990) Retinal toxicity of recombinant tissue plasminogen activator in the rabbit. Arch Ophthalmol 108: 91–91
13. Klais C, Steinkamp GWK, Orloff C (1995) Intraokulare rt-PA-Fibrinolyse bei Fibrinbildung nach Katarakt-Operation im Kindesalter. Ophthalmologe 92: 116
14. Körner F, Böhnke M (1992) Clinical use of recombinant plasminogen activator for intraocular fibrin olysis. Ger J Ophthalmol 1: 354–360
15. Kreutzer A, Brunner R, Schäfer HJ, Sickel W, Auel H, Hossmann V (1988) Thrombolytic therapy with recombinant tissue-type plasminogen activator in patients with branch or central vein occlusion of the retina. Fortschr Ophthalmol 85: 511–513
16. Lim JI, Fiscella R, Tessler H, Gagliano DA, Chaques-Alepuz V, Mohler MA (1991) Intraocular penetration of topical tissue plasminogen activator. Arch Ophthalmol 109: 714–717
17. Lundy DC, Sidoti P, Winardo T, Minckler D, Heuer DK (1996) Intracameral tissue plasminogen activator after glaucoma surgery. Indications, effectiveness, and complications. Ophthalmology 103: 274–282
18. Mc Dermott ML, Edelhauser HF, Hyndiuk RA, Koenig SB (1989) Tissue plasminogen activator and the corneal endothelium. Am J Ophthalmol 108: 91–92
19. Rakusin W (1971) Urokinase in the management of traumatic hyphema. Br J Ophthalmol 55: 826–854
20. Snyder RW, Sherman MD, Allinson RW (1990) Intracameral tissue plasminogen activator for treatment of excessive fibrin response after penetrating keratoplasty. Am J Ophthalmol 109: 483–484

21. Steinkamp GWK, Hattenbach LO, Heider HW, Scharrer I (1993) Plasminogen activator and PAI. Detection in aqueous humor of the human eye. Ophthalmologe 90: 73–75
22. Steinkamp GWK, Hattenbach LO, Scharrer I, Ohrloff C (1993) Front-loading-rt-PA-Lysetherapie bei Zentral- oder Venenastverschlüssen der Netzhaut. Ophthalmologe 91: 280–282
23. Steinkamp GWK, Heider W, Schalnus R, Hattenbach LO (1996) Intraokulare rt-PA-Injektion bei Fibrinbildung nach kombinierter Glaukom- und Kataraktoperation. Ophthalmologe 93: 558–560
24. Tripathi RC, Tripathi BJ, Park JK et al. (1991) Intracameral tissue plasminogen activator for resolution of fibrin clots after glaucoma filtering procedures. Am J Ophthalmol 111: 247–248
25. Wedrich A, Menapace R, Mühlbauer-Ries E (1995) The use of recombinant tissue plasminogen activator for intracameral fibrinolysis following cataract surgery. Int Ophthalmol 18: 277–280
26. Williams DF, Bennett SR, Abrams GW, Han DP, Mieler WF, Jaffe GJ, Williams GA (1990) Low-dose intraocular tissue plasminogen activator for treatment of postvitrectomy fibrin formation. Am J Ophthalmol 109: 606–607
27. Williams GA, Lambrou FH, Jaffe GA (1988) Treatment of postvitrectomy fibrin formation with intraocular tissue plasminogen activator. Arch Ophthalmol 106: 1055–1058

Keimverschleppung und Stanzzylinder bei unterschiedlichen Injektionskanülen (experimentelle Untersuchung)

S. Clemens, A. Kramer, M. Reese, G. Schwesinger und P. Rudolph

Zusammenfassung. In einer experimentellen Studie über den Transport von Keimen und die Erzeugung von Stanzzylindern konnte an Leichenhaut in einem Modellversuch die Abhängigkeit von Parametern wie Anschliff der Kanüle, Lokalisation der Öffnung, Geschwindigkeit bei der Injektion und Hautspannung nachgewiesen werden. Zur Vermeidung bei der genannten Nebenwirkungen ist eine Kanüle mit folgenden Eigenschaften geeignet: seitliche Öffnung, lanzettförmige seitlich schneidende Spitze, wenig gestraffte Haut, gleichmäßige eher langsame Einstichgeschwindigkeit. Dies widerspricht z.T. den optimalen Gesichtspunkten der Gewebsverträglichkeit, kann aber in die Vorgehensweise eingebaut werden.

Summary. In an experimental study on germ transportation and tissue fragmentation in model experiments on cadaver skin, a dependence on criteria such as localization and bevel of cut, localization of the opening, velocity of injection and skin tension was found. To avoid both of these undesired side effects, a canula with the following characteristics is preferable: Opening sidewards, side cutting in lancet form, skin under low tension, slow continuous intrusion velocity. This is in part contradictory to optimal tissue compatibility but leads to some improvement.

Einleitung

Jede Punktion oder Injektion vermag durch die Unterbrechung der Kontinuität der Haut den Weg für eine Infektion freizugeben. In der Ophthalmologie werden die Injektionen zur Anästhesie und Akinesie zum größten Teil transkutan gegeben. Der transkonjunktivale Weg blieb wenigen Indikationen vorbehalten.

Die unterschiedliche Keimbesiedlung der Lid- und Gesichtshaut stellt zusammen mit der individuellen Disposition des Immunsystems einen möglichen Risikofaktor bei der Auslösung von Lid- oder Orbitaphlegmonen dar.

Die Verschleppung von Keimen aus tiefen Hautschichten stellt v.a. bei Patienten mit Schwächung des Immunsystems ein besonderes Infektionsrisiko dar [17].

Auch hochwirksame alkoholische Hautantiseptika führen nach Einwirkzeiten von 15 s bis 10 min zu Reduktionen der residenten Mikroflora von 2–4,5 lg KBE/cm^2 um 1–2,5 lg-Stufen. Die Anzahl verbliebener KBE liegt danach auf der Stirn noch bei 1–2 lg [19].

C. Ohrloff et al. (Hrsg.)
11. Kongreß der DGII 1997

Zu näheren Angaben über die Reduktion bei Anaerobiern und Pilzen sind keine Zahlen aus der Literatur zu erhalten. Talgdrüsenreiche Areale enthalten bis 10^6 KBE/cm^2 und lassen nur eine Reduktion um eine Zehnerpotenz zu [15, 16]. Talgdrüsenreiche Haut erfordert eine 10minütige Antiseptik nach der Liste der DGHM.

Die unzureichende Hautantiseptik war bereits Anlaß zu Regreßforderungen [22].

Angaben in der Literatur zu Stichinfektionen schwanken zwischen 1 : 100 000 und 1 : 1000 [3, 9, 13]. Die Untersuchungen von Dann (1969) belegen anhand von 5000 ohne Antiseptik durchgeführten Injektionen bei ungestörtem Immunsystem die Rolle der allgemeinen Lage der Infektabwehr. Bei septischem Operationsgut wurde die Häufigkeit von Spritzenabszessen mit bis zu 11,8 % angegeben [11].

Die Kenntnis der Einflußmöglichkeiten auf Hautantiseptik und Charakteristika der Hautpenetration durch die Kanülenform eröffnen die Möglichkeit zur Minimierung des Risikofaktors Infektion. Deshalb war das Ziel der folgenden Studie, die Einflußmöglichkeiten durch Art des Einstichs, Formgebung der Kanülen und Beeinflussung des Fettgehaltes der Haut auf den Keimtransport und die Entstehung von Hautstanzzylindern zu überprüfen.

Material und Methode

In 2 Teilen der vorliegenden experimentellen Studie wurde einerseits ein qualitativer Nachweis von Hautstanzzylindern in Abhängigkeit von der Kanülenform geführt. In einem weiteren Teil wurde ein quantitativer Nachweis verschleppter Keime in Abhängigkeit von Kanülenform und Einstichcharakteristik geführt.

17 verschiedene Injektionskanülen, teils mit Umarbeitung der Spitzen, wurden in dieser Studie dem Prüfprotokoll unterzogen.

Die Kanülen 1–9 und 15–16 haben eine Spitze in axialer Richtung als Rohrende ohne Änderung der Kaliberweite. Die Unterschiede bestehen in der Anschrägung des Schliffes und der Schärfung der Facetten. Die Kanülen 10–14 tragen eine seitliche Öffnung des Schaftes in Nähe der Kanülenspitze ohne Schärfung.

Die Injektionen wurden jeweils mit einer Braun-Inject-Spritze 5 ml durchgeführt.

Die Kanülen 8 und 13 wurden an den Motorteil eines oszillierenden Messers der Firma Grieshaber gekoppelt.

Die Sterilisation der Kanülen erfolgte nach Desinfektion mit 80 %igem Alkohol in einem Autoklaven bei 121 °C für 1 h.

Regelmäßig nach 3 Injektionen wurden die Kanülen von einem Werkzeugmacher (A. Stern) nachgeschliffen, um gleichmäßige Versuchsbedingungen zu gewährleisten.

Haut- und Unterhautgewebe wurde von Bauchhaut von Kadavern, Innenseite von Oberarmamputaten und Unterschenkel verwendet. Die Kühlung und

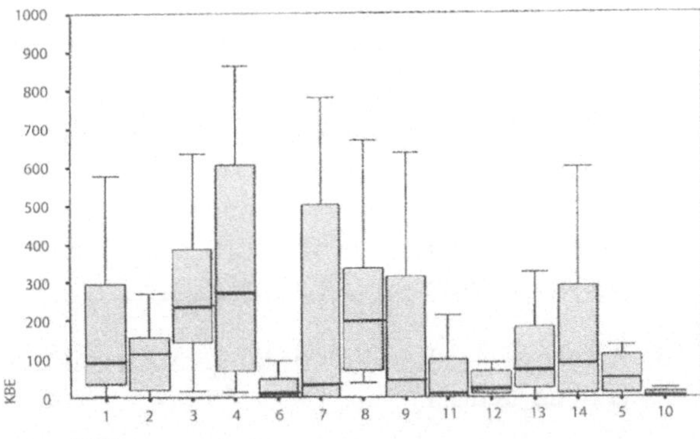

Abb. 1. Keimverschleppung in Abhängigkeit von der Kanülenart (box und whiskers mit Median, 25% – und 75% – Quantil)

Vorbereitung wurde in Zusammenarbeit mit dem Institut für Pathologie der EMAU Greifswald durchgeführt. Die Lagerungszeit von 24 h wurde nicht überschritten. Die Hautlappen wurden in 2,5 cm Stärke präpariert.

Die Unterfläche der Hautlappen wurden so präpariert, daß keine Überlappung der Versuchsgebiete mit evtl. möglicher Keimübertragung möglich gewesen wäre. Die Übertragung der Keime wurde während der Versuche durch entsprechende Lagerung vermieden. Die Ausstichstellen wurden nach Flächen in cm^2 eingeteilt. Nach jeder Injektion wurde die Unterseite des Präparates steril trockengetupft, um eine unkontrollierte Ausbreitung zu vermeiden. Das anschließende Zurückziehen der Kanüle vermochte ebenso keine Ausbreitung der eventuell am Schaftrand adsorbierten Keime zu bewirken.

Der histologische Teil der Arbeit hat die mikroskopische Auswertung der durch die Kanülen transportierten Gewebeteile und Zellen zum Gegenstand. Nach Durchstich durch das Hautpräparat wurde mit einer Spülung durch die Kanüle Gewebe des Stanzzylinders gewonnen. Innerhalb von 24 h wurde eine HE-Färbung des fixierten Materials vorgenommen.

Zur Gewinnung bakteriologischer Standards wurde die Hautoberfläche mit Wasser gereinigt und in quadratische, 5 cm^2 messende Flächen aufgeteilt. Daraufhin wurden 0,1 ml einer Suspension von Staphylococcus epidermidis RP 52 mit einer Pipette aufgetragen und mit einem sterilen Glasspatel gleichmäßig verteilt. Nach einer Antrocknungszeit von 15 min wurden die Felder mit sterilen Tupfern abgerieben und die Tupfer sofort in 5 ml Caseinpeptont Soja Nährlösung (CSL) überführt. Nach einer Transportzeit von maximal 30 min wurden nach mechanischer Verteilung von einer Verdünnung 1/100 mit Spiral-Plater auf CSA-Platten Kulturen angelegt.

Die Injektionen wurden mit durch NaCl-gefüllte 5-ml-Spritzen durchgeführt, um ohne Änderung des Versuchsaufbaus die Zellen des Stanzzylinders zu gewinnen. Nach Durchstich wurde der Kanüleninhalt auf einer CSA-Agarplatte aufgespritzt. Die Kanüle wurde vorher nicht aus dem Gewebe herausgezogen. Nach der Injektion wurde die Kanüle mechanisch gereinigt, mehrfach mit 80% Ethanol durchgespült und danach bei 121° für 1 h autoklaviert.

Experimentell verwendete Kanülen mit Piktogramm der wichtigsten Charakteristika

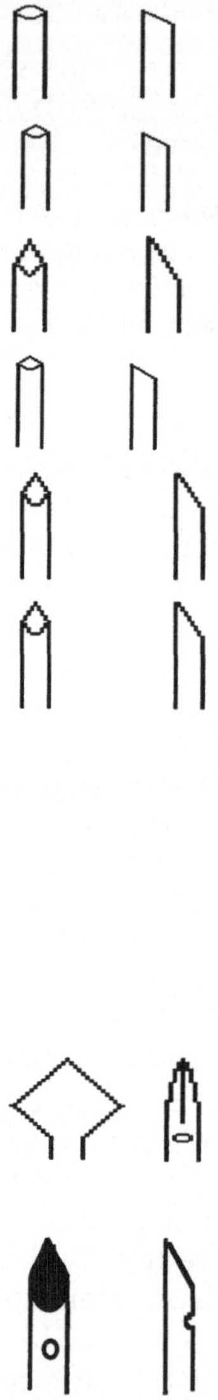

1. Retrobulbäre Kanüle mit rundem Anschliff (Firma Geuder)
2. Retrobulbäre Kanüle mit kurzem Anschliff (Firma Geuder)
3. Retrobulbäre Kanüle mit langem Anschliff (Firma Geuder)
4. Retrobulbäre Kanüle kurz und vorn angeschliffen (Firma Geuder)
5. Intramuskuläre Kanüle (Firma Braun Sterican Lock, 14 = 23G 0,60 × 30)
6. Atkinson Point 23G mit schnellem Einstich (Firma Storz; Abb. 4)
7. Atkinson Point 23G mit langsamen Einstich (Firma Storz)
8. Atkinson Point 23G mit oszillierendem Messer für Mikrochirurgie (Firma Storz)
9. Atkinson Point 23G bei straff gehaltener Haut (Firma Storz)
10. Kanüle mit lanzettartigem Anschliff (Firma Storz, Spezialanfertigung, Abb. 1 und 2)
11. Umgearbeitete Tränenwegkanüle mit schnellem Einstich (Firma Geuder; Abb. 3)
12. Umgearbeitete Tränenwegkanüle mit langsamen Einstich (Firma Geuder)

In einem weiteren Versuchsaufbau wurde der Keimtransport in Abhängigkeit vom Fettgehalt der Haut untersucht. Dazu wurden Versuche mit und ohne Glycerolapplikation bei sonst gleichem Schema durchgeführt. Das Glycerol wurde in je einer Serie vor und nach Desinfektion aufgetragen. Diese speziellen Versuche wurden mit der Atkinson-Point-Kanüle (Nr. 15, 16) durchgeführt. Die Bebrütung der Nährböden erfolgte unter den gleichen aeroben Bedingungen wie oben beschrieben. Falls außer dem verwendeten Staphylococcus epidermidis weitere Keime nachweisbar wurden, ist dies im Protokoll besonders vermerkt worden.

Zur statistischen Auswertung der einzelnen Kanülenformen wurde der Kolmogorov-Smirnov-Test angewendet. Die Verteilung ist nicht genau bekannt, und die Merkmale sind stetig. Voraussetzung ist, daß die Zufallsvariablen in den beiden Stichproben unabhängig sind. Die Prüfgröße D hat die Differenz der Verteilung zum Inhalt. Bei einer Irrtumswahrscheinlichkeit von $p=0{,}05$ ergab sich ein $\lambda_{0,05} = 1{,}36$ [6]. Zur statistischen Auswertung wurde das Statistikprogramm „SPSS for Windows 6.1" angewendet.

Ergebnisse

In den Stanzzylindern wurden Gewebsanteile aus allen Schichten – Haut, Fettgewebe und Muskulatur – gefunden.

Die umgearbeitete Kanüle nach Bangerter zeigte nur vereinzelt Zellen. Die Stanzzylinder der anderen Kanülen zeigten zumeist ein Konglomerat von Zellen verschiedener Hautschichten. Eine der klassischen Atkinson-Point-Kanülen mit oszillierender Injektion zeigte ein abweichendes Verhalten. Im Gegensatz zur Erzeugung eines komplex zusammengesetzten Stanzzylinders bei langsamer Injektion ohne Oszillation wurde mit dieser eine Auflösung des Zusammenhaltes der Gewebsarchitektur erreicht. Nur einzelne Gewebszellen waren auf dem Objektträger sichtbar.

Das Spektrum der Erzeugung von Stanzzylindern reichte von 0% Auftreten in 20 Versuchen bei einer Spezialanfertigung mit lanzenförmiger Spitze und seitlicher Austrittsöffnung über 10–15% Auftreten bei umgearbeiteten Tränenwegskanülen mit seitlicher Öffnung und in 65% bei intramuskulärer Injektionskanüle bis zu 100% bei Retrobulbärkanülen mit rundem Anschliff und axialer Öffnung. Wie aus der Abb. 1 hervorgeht, kam es besonders bei den an sich für Retrobulbärinjektionen konstruierten Kanülen mit flachem Anschliff zu einem besonders hohen Keimtransport. Dies hängt einerseits mit der Auslösung von Stanzzylindern zusammen und andererseits mit dem stumpfen Voranschieben von Hautbestandteilen in das Gewebe. Im Gegensatz hierzu zeigt eine Kanüle mit längerem Lanzettenschliff (6) deutlich weniger Transport. Die Kanülen 7 und 8 vergleichen den langsamen gleichmäßigen Einstich mit einem oszillierenden Einstich. Der langsame Einstich hat im Mittel weniger Keimtransport zur Folge. Den geringsten Transport hatte eine nur für experimentelle Zwecke konstruierte Kanüle mit geschlossener lanzettförmiger Spitze und seitlicher Austrittsöffnung. Umgearbeitete Tränenwegskanülen (12–14) zeigten einen deutlich geringeren Transport von Bakterien im Vergleich zu den Retrobulbärkanülen. Dies hängt zusammen mit der abgerundeten Spitze, die zu einer Verdrängung von Gewebe zur Seite und damit der Vermeidung von Transport führt. Entsprechend waren auch die Stanzzylinder geringer, da die Öffnungen seitlich liegen.

In Tabelle 1 ist eine Rangfolge in bezug auf Erzeugung von Stanzzylindern und Transport von Keimen in aufsteigender Reihenfolge wiedergegeben.

Rangfolge bei der Ausbildung von Stanzzylindern	Rangfolge beim Transport von Keimen
Nr. 10 (wenigste Stanzzylinder)	Nr. 10 (geringster Keimtransport)
Nr. 11	Nr. 11
Nr. 14	Nr. 5
Nr. 12	Nr. 6
Nr. 13	Nr. 2
Nr. 7	Nr. 12
Nr. 5	Nr. 13
Nr. 3	Nr. 9
Nr. 4	Nr. 14
Nr. 2	Nr. 1
Nr. 6	Nr. 12
Nr. 9	Nr. 3
Nr. 8	Nr. 8
Nr. 1 (häufigste Stanzzylinder)	Nr. 4 (höchster Keimtransport)

Tabelle 1. Rangfolge bezüglich Keimverschleppung und Stanzzylinderausprägung

Kanüle Nr. 10 hat in beiden Kriterien eine Spitzenposition, danach kommt Kanüle Nr. 11 (10 = spezielle experimentelle Kaüle mit lanzettenförmiger Spitze und seitlicher Austrittsöffnung [Abb. 2], Kanüle Nr. 11 = umgearbeitete Tränenwegskanüle mit seitlicher Öffnung). Daraus ergibt sich : Kanülen mit höchster Zahl von Stanzzylindern erzeugen den höchsten Bakterientransport (Atkinson-Point mit Fibration). Eine mittlere Erzeugung von Stanzzylindern und Keimverschleppung findet sich z.B. bei der i.m.-Injektionskanüle nach Braun (5). Der geringste Effekt fand sich bei der Lanzettenkanüle.

Nach den Ergebnissen sind besonders vorteilhaft zur Vermeidung von Keimtransport: lanzettförmige Spitze mit seitlicher Öffnung, runde Spitze mit seitlicher Öffnung, gleichmäßige Injektion, keine Oszillation, wenig gestraffte Haut, sterile Einfettung nach Desinfektion.

Diskussion

Das vorliegende Hautmodell konnte aus ethischen Gründen nur an der Leiche gewonnen werden. Lebende Hautmodelle von Tieren würden die Übertragbarkeit in Frage stellen. In den hier vorliegenden Versuchen wurde die Haut unkonservierter Leichen von Abdomen, Ober- und Unterschenkelamputaten verwendet. Zur Erzielung vergleichbarer mikrobieller Kontaminationsdichten wurde nach Desinfektion eine standardisierte Keimlösung auf die Haut aufgebracht. Als Testkeim wurde Staphylococcus epidermidis als typischer Vertreter der Residentflora aufgrund seiner hohen Affinität zum Hautorgan ausge-

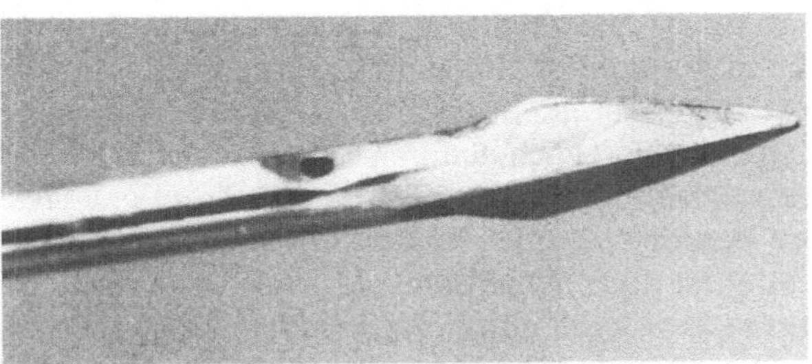

Abb. 2. Kanüle Nr. 10

wählt. Bei mikrobiologischer Auswertung läßt sich dieser Keim gut von anderen Stämmen unterscheiden.

Das Vorgehen bei Hautantiseptik vor Injektionen ist vorgegeben in den BGA-Richtlinien für Krankenhaushygiene und Infektionsprävention in den Anlagen 5.1 und 7.2 des Bundesgesundheitsamtes (jetzt Robert Koch-Institut), der DGHM-Liste [24] und Empfehlungen nach experimentellen Untersuchungen [16, 18]. Da mit der Injektion die Möglichkeit der Wundkontamination nicht terminiert ist, ergibt sich hieraus die Antiseptik der Hautnaht am Ende der Operation [20].

Das Zusammenwirken der Hautöffnung und Keimverschleppung wird in anderen Fachgebieten jeweils zugeschnitten auf die speziellen Anforderungen diskutiert. Bei der suprapubischen Katheterisierung der Blase wird in Greifswald die Vorritzung der Haut mit einer Klinge angewendet. Dies war in der Reduktion der Blaseninfektionen ein wichtiger Einzelfaktor. Die Vermeidung von Stanzzylindern ist ebenso ein wichtiger Gesichtspunkt. Die Korrelation Hautstanzzylinder/Keimverschleppung ist nachgewiesen worden. Weitere Einflußfaktoren sind Hautspannung und Einstichgeschwindigkeit.

Außer der nicht zu unterdrückenden Keimbesiedlung der Haut spielt der Transport von Stanzzylindern auch durch kleinlumige Injektionskanülen von 22 und 23 G eine wichtige Rolle [2].

Die Rolle des Hautstanzzylinders bei der Auslösung von Spritzeninfektionen wurde von Haindl und Klinge [13] herausgehoben.

Willner [26] konnte 1948 in seiner veterinärmedizinischen Dissertation die Häufigkeit des Auftretens von Stanzzylindern in Abhängigkeit von der Kanülenform und dem -lumen nachweisen.

Gibson und Norris [12] fanden 1958 bei 300 Punktionen an Leichen in 68% Stanzeffekte. Die Untersuchungen erfolgten mit 7 verschiedenen Kanülengrößen. Als Definition des Stanzzylinders diente der vor schwarzem Hintergrund mit bloßem Auge soeben sichtbare Gewebsanteil.

Opitz [21] entwickelte ein Leichenhautmodell mit Anzüchtung von Kolonien aus den Stanzzylindern. Nach Antiseptik konnte nur aus den tiefen Hautanteilen noch Keimmaterial gewonnen werden.

Die Formgebung der Kanüle konnte in Untersuchungen von Haindl [14] eine Änderung des Auftretens von Stanzzylindern um den Faktor 9 erreichen. Die Untersuchungen erfolgten allerdings mit Silikonmembranen. Die Kanüle

Surecan (Braun Melsungen AG) ist im Verlauf des Schliffes gebogen. Hierdurch konnte der Hobeleffekt ausgeschaltet werden. Zusätzliches Kriterium war die Dichtigkeit der durchstoßenen Membran. Herkömmliche Kanülen hatten im Vergleich deutliche Abriebeffekte. Klinge fand die Kombination der Einwärtsdrehung des spitzenfernen Kanülenauges mit Anordnung im Schatten der Spitze am effektivsten. Auch die Abstumpfung des spitzenfernen Endes ist noch keine Garantie gegen das Einrollen und Quetschen des Gewebes in die Kanülenöffnung.

Der Injektionsort Bindehaut hat aus hygienischer Sicht keine Vorteile gegenüber der Haut. Vielmehr wird dieser Zugang vom Patienten als wesentlich unangenehmer empfunden, bewegt sich noch näher an der Sklera und kann den Operationsweg zum Auge infizieren. Angaben zur Keimzahl der normalen, nicht manifest infizierten Conjunctiva können u.a. bei Schumacher [23] gefunden werden. In bis zu 76% der Abstriche können Keime nachgewiesen werden. In 46–75% sind zudem potentiell pathogene Keime nachweisbar [1, 4, 10].

Angaben zur Häufigkeit intraokularer postoperativer Infektionen sind zusammengefaßt bei 0,01% - 10% [7]. Das Infektionsrisiko erhöht sich bei positiver präoperativer Bindehautkultur und wird maßgeblich durch die präoperative Hautantiseptik bestimmt [1, 19].

Eine der Hautinjektion bei Retrobulbäranästhesie analoge Situation stellt die suprapubische Blasenpunktion zur Vermeidung der Verschleppung von Schleimhautkeimen aus der Urethra dar. Nach Untersuchungen von Brühl et al. [5] ist durch die bessere Antisepsis ein reduziertes Infektionsrisiko zu erwarten. Der Trokar sollte glatt mit der Kanüle abschließen und mit minimalem Kraftaufwand ohne ruckartiges Vorschieben penetrationsfähig sein, so daß das Vorritzen mit Skalpell entfallen kann. Quetsch-, Riß- oder Stanzeffekte sollten, wenn irgend möglich, vermieden werden.

Aus den genannten Ergebnissen ergibt sich für unser Fachgebiet die Empfehlung, nach fachgerechter Antisepsis die Haut durch einen zur Kanülenform eher großzügig bemessenen Lanzettenschnitt zu öffnen und eine vorn abgestumpfte glatte Kanüle mit seitlicher Öffnung zur Schonung von Blutgefäßen zu benutzen.

Danksagung:
Herrn A. Stern, Werkzeugmacher der EMAU Greifswald, danken wir für die Umarbeitung des Oszilliermessers für experimentelle Zwecke der Injektion. Herrn OA Dr. med. G. Schwesinger danken wir für die freundliche Unterstützung bei der Arbeit mit den Präparaten.

Literatur

1. Behrens-Baumann W, Dobrinski B, Zimmermann O (1988)
2. Bernau A, Cornelius CP, Dauber W, Dietrich GM, Heeg P (1985) Hautstanzzylinder bei Gelenkpunktionen. Orthopäd Praxis 21: 359–365

3. Bernau A, Köpcke W (1987) Feldstudie intraartikulärer Injektionen – Resultate – Praxis – Konsequenzen. Orthopäd Praxis 23: 364–385
4. Boes D, Lindquist T, Fritsche T, Kalina R (1992) Effects of povidone iodine chemical preparation and saline irrigation on the perilimbal flora. Ophthalmology 99: 1569–1574
5. Brühl P, Piechota HJ, Meesen S (1995) Die suprapubische Harnblasendrainage. In: Bach D, Brühl P (Hrsg) Nosokomiale Harnwegsinfektionen, Jungjohann, Neckarsulm Lübeck Ulm, S 56–67
6. Clauß G, Finze F-R, Pantzsch L (1994) Statistik für Soziologen, Pädagogen, Psychologen und Mediziner, Band 1. Harri Deutsch Thun, Frankfurt am Main
7. Clemens S: Ophthalmologie. In: Botzenhart Heeg Kramer: Krankenhaushygiene. Gustav Fischer Stuttgart Jena New York 1997 (im Druck)
8. Dann TC (1969) Routine skin preparation before injection. Lancet 2: 96–98
9. Goldhahn R (1948) Fehler und Gefahren bei Einspritzungen. Med. Dissertation. Universität Stuttgart
10. Doyle A, Beigi B, Early A, Blake A, Enstance P, Hone R (1995) Adherence of bacteria to intraocular lenses: a prospective study. Brit J Ophthalmol 79: 347–349
11. Eichinger H (1961) Das operativ septische Krankengut in den letzten 4 Jahren – Der Spritzenabszeß, eine immer noch häufige Erkrankung. Langenbecks Arch 297: 473
12. Gibson T, Norris W (1958) Skin fragments removed by injection needles. Lancet 2: 983
13. Haindel H, Klinge O (1989) Der Spritzenabszeß – eine Folge ungeeigneter Kanülen? Biomed Technik 34: 268–271
14. Haindel H, Müller H (1989) Untersuchungen an Spezialkanülen für die Punktion von implantierten Portkathetersystemen. Biomed Technik 34: 79–80
15. Heeg P, Christiansen B (1993) Hautantiseptik. In: Kramer A, Gröschel D, Heeg P, Hingst V, Lippert H, Rotter M, Weuffen W (Hrsg) Klinische Antiseptik. Springer Berlin Heidelberg New York, S 105–119
16. Heeg P (1995) Hautantiseptik vor Injektionen und operativen Eingriffen. In: Kramer A, Wendt M, Werner H-P (Hrsg) Möglichkeiten und Perspektiven der klinischen Antiseptik. mhp-Verlag, Wiesbaden, S 51–55
17. Herber J (1993) Keimnachweis aus tiefen Schichten der menschlichen Haut nach Desinfektionsmitteleinwirkung. Med. Dissertation. Medizinische Hochschule Erfurt
18. Kramer A, Weuffen R, Weuffen W, Dominok G-W, Koch St (1990) Mittel und Verfahren zur Entzündungshemmung bei gleichzeitiger Förderung der Reepithelisierung und der unspezifischen lokalen Resistenz bei Augenerkrankungen. AP A 61K343051 1 v. 25.7.
19. Kramer A (1993) Untersuchungsbericht über die Prüfung der Wirksamkeit des Präparates Hospisept auf Eignung zur Hautdesinfektion. Archiv Institut für Hygiene und Umweltmedizin der Ernst Moritz Arndt Universität Greifswald
20. Kramer A, Werner H-P (1995) Infektionsprophylaxe in stationären und ambulanten ophthalmologischen Einrichtungen. In: Bialasiewicz A A (Hrsg) Infektionen des Auges. Fischer, Stuttgart Jena New York, S 260–293
21. Opitz B, Schau HP, Göring HP (1972) Überimpfung von Hautkeimen bei Injektionen. Z ges Hyg 8: 648–651
22. Schneider (1995)
23. Schumacher U (1993) Wie artenreich ist die Konjunktivalflora? Immun Infekt 21: 180–182
24. Thofen E, Gundermann KE, Sonntag HG, Exner M, Borneff M, Christiansen B, Eggers HJ, Heeg P, Hingst V, Höffler U, Kramer A, Reuter G, Schrader G, Schubert R, Steinmann J, Thraenhardt O, Werner HP (1995)
25. Desinfektionsmittel-Liste der DGHM. mhp-Verlag, Wiesbaden
26. Willner AW (1984) Mechanik der Injektion und Verunreinigung des Stichkanales. Veterinärmed. Dissertation. Universität Bern

Endophthalmitis nach Kataraktchirurgie

A. Özer-Arasli, O. Schwenn, B. Dick und N. Pfeiffer

Zusammenfassung

Einleitung. Die Endophthalmitis stellt eine ernste Komplikation nach einer Kataraktoperation dar. Wir untersuchten retrospektiv anhand von Krankenakten alle nach einer Kataraktoperation aufgetretenen Endophthalmitisfälle an der Mainzer Universitäts-Augenklinik zwischen Januar 1986 und Dezember 1995.

Ergebnisse: Von 44 Augen mit Endophthalmitis waren 38 zugewiesen. In 15 Fällen war die Kataraktoperation ambulant durchgeführt worden. Die Endophthalmitis trat in 20 Fällen innerhalb der 1. postoperativen Woche auf. Auslösende Erreger waren Staphylococcus epidermidis (14), Staphylococcus aureus (4), andere grampositive Keime (15), gramnegative Keime (2) und Candida (1). Als Risikofaktoren lagen eine Wunddehiszenz (14), ein intraoperativer Glaskörperverlust (11), Diabetes mellitus (11) oder Rosacea/Neurodermitis (6) vor. Bei 36 Augen wurde zur Behandlung der Endophthalmitis eine Vitrektomie durchgeführt. Der Visus betrug nach einer mittleren Nachbeobachtungszeit von 25 ± 22 Monaten bei 26 Patienten 0,05 oder mehr.

Schlußfolgerung: In unserem Krankengut wurde die Endophthalmitis meist durch einen grampositiven Erreger verursacht. In einem Drittel aller Endophthalmitiden gelang es nicht, einen Keim nachzuweisen. In über 80 % der Fälle wurde eine Vitrektomie durchgeführt. Bei etwa 60 % der Patienten betrug die resultierende Sehschäfe 0,05 oder besser.

Schlüsselwörter: Kataraktchirurgie, postoperative Endophthalmitis, Mikrobiologie, Therapie.

Summary

Introduction. Endophthalmitis is a serious complication after cataract surgery. Therefore a retrospective study was performed by reviewing patient records of all cases of endophthalmitis after cataract surgery that were treated at the department of ophthalmology of the University Hospital in Mainz between January 1986 and December 1995.

Results: Forty-four eyes were treated for endophthalmitis. Of those, 38 had been referred. In 15 eyes cataract surgery was performed on an outpatient basis. In 20 cases the onset of endophthalmitis occurred within the first postoperative week. We isolated *Staphylococcus epidermidis* in 14 cases, *Staphylococcus aureus* (4), other gram-positive microorganisms (15), gram-negative bacteria (2) and *Candida* (1). As risk factors we identified wound dehiscence (14), intraoperative loss of vitreous (11), diabetes (11) and skin diseases such as rosacea or neurodermatitis (6). In 36 cases a vitrectomy was performed. After a mean follow-up of 25 ± 22 months, 26 patients had visual acuity of 0.05 or better.

Conclusions: Gram-positive bacteria were the most common causative microorganisms. In a third of all cases the sample demonstrated no growth. More than 80 % of the eyes were treated by vitrectomy. About 60 % of the patients obtained a visual acuity of 0.05 or better.

Key words: cataract surgery, postoperative endophthalmitis, microbiology, treatment.

C. Ohrloff et al. (Hrsg.)
11. Kongreß der DGII 1997

Einleitung

Die Endophthalmitis ist eine nicht nur die Funktion, sondern auch den Erhalt des Auges gefährdende Komplikation nach einer Kataraktoperation. Wegen ihrer schwerwiegenden Konsequenzen liegen zahlreiche Publikationen zu dieser Erkrankung vor. Ein laufender Wandel der Operationsmethoden, möglicher Risikofaktoren und der Erreger rechtfertigen eine fortlaufende Auswertung dieses Krankheitsbildes. Daher untersuchten wir retrospektiv die postoperativen Endophthalmitisfälle an der Mainzer Universitäts-Augenklinik.

Methoden

Für den Zeitraum von Januar 1986 bis Dezember 1995 wurden alle Aufnahmebücher der Klinik sowie die Operationsbücher auf die Diagnose Endophthalmitis hin durchgesehen. Eintragungen, wie z. B. „postoperativer Reizzustand", die auf eine mögliche Endophthalmitis hindeuteten, wurden ebenfalls verfolgt. Die Diagnose „Endophthalmitis" wurde als gegeben angesehen, wenn ein erheblicher introkularer Reizzustand des vorderen- und/oder hinteren Augenabschnittes mit gesicherter oder wahrscheinlich infektiöser Genese bei typischem biomikroskopischem Befund und klinischem Verlauf dokumentiert war. Soweit die Diagnose Endophthalmitis zutraf, wurden die Patienten mit Geburtsdatum, Geschlecht und dem Datum der Erstdiagnose der Endophthalmitis erfaßt. Es wurden Zeitpunkt sowie Ort der Kataraktoperation festgehalten. Anhand mikrobiologischer Befundberichte und Aktenvermerke in den Krankenblättern wurde geprüft, ob und welche Keime nachgewiesen wurden. Es wurde auf das Vorliegen möglicher Risikofaktoren, die eine Infektion begünstigen könnten, geachtet. Sofern die Augen operativ versorgt wurden, wurde die Art der durchgeführten Operation sowie die bei der Aufnahmeuntersuchung und bei der Entlassung gemessene Sehschärfe festgehalten. Um Informationen über den weiteren Krankheitsverlauf nach der Entlassung aus der stationären Behandlung zu erhalten, wurde mit den weiterbehandelnden Augenärzten Kontakt aufgenommen, um spätere operative Behandlungen und den aktuellen Visus in Erfahrung zu bringen.

Ergebnisse

In den 10 Jahren wurden insgesamt 44 Augen von 44 Patienten wegen einer Endophthalmitis, die nach einer Kataraktoperation aufgetreten war, behandelt. Das durchschnittliche Alter der Patienten betrug 70,9 ± 12,7 Jahre, mit einer Spanne von 37–88 Jahren. 16 (36,4%) Patienten waren männlich, 28 (63,6%) weiblich.

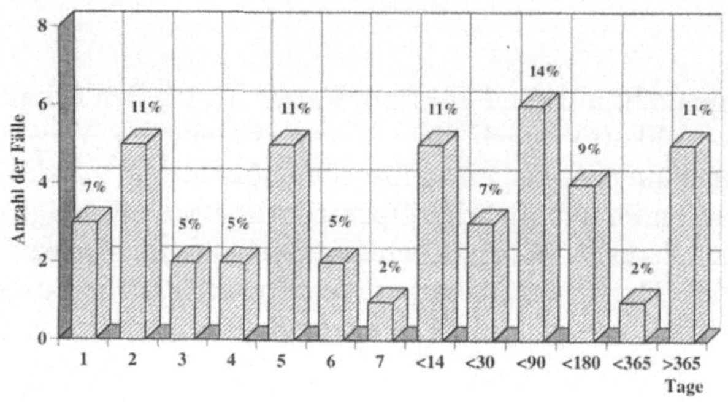

Abb. 1. Zeitintervall zwischen Kataraktoperation und Endophthalmitis; n=44

Ort der Kataraktoperation

Bei der Aufschlüsselung nach dem Ort der Kataraktoperation, die zur Endophthalmitis geführt hatte, zeigte sich, daß 23 (52,3%) Patienten in auswärtigen Kliniken unter stationären Bedingungen operiert worden waren. Eine ambulante, von niedergelassenen Augenärzten durchgeführte Kataraktoperation war in 15 (34,1%) Fällen vorausgegangen. Bei 6 (13,6%) Patienten war die Operation in der Mainzer Augenklinik stationär durchgeführt worden.

Zeitintervall zwischen Kataraktoperation und Endophthalmitis

Bei der Untersuchung der Zeit, die nach der Kataraktoperation bis zum Auftreten der Endophthalmitis verstrich, zeigt sich, daß 20 (46%) Augen innerhalb der 1. postoperativen Woche eine Endophthalmitis entwickelten (Abb. 1).

Erregerspektrum

Staphylococcus epidermidis wurde in 14 (31,8%) der 44 Endophthalmitisfälle nachgewiesen. Weitere grampositive Erreger waren: Staphylococcus aureus in 4 (9,1%), Streptococcus faecalis in 4 (9,1%), Streptococcus viridans in 3 (6,8%), Streptococcus pyogenes, Corynebakterien und sporenbildende Aerobier in je 2 (4,5%) Fällen. Eine grampositive Mischflora sowie Propionibakterien lagen in je einem (2,3%) Fall vor. An gramnegativen Keimen wurden Escherichia und Haemophilus in je einem (2,3%) Fall gefunden. Candidapilze konnten ebenfalls in einem (2,3%) Fall nachgewiesen werden. Bei 13 (29,5%) Augen gelang kein Keimnachweis.

Risikofaktoren

Bei 14 (31,8%) Augen wurde eine Wunddehiszenz als Risikofaktor für eine Endophthalmitis beobachtet. Eine intraoperative Komplikation, wie z.B. Glaskörperverlust, war in 11 (25,0%) Fällen bekannt. Bei 11 (25,0%) Patienten lag ein Diabetes mellitus vor. Fünf (11,4%) der Augen waren voroperiert. Eine Hauterkrankung, wie Neurodermitis oder Rosacea, die mit einer vermehrten periokulären Keimbesiedlung einhergehen kann, war bei 6 (13,6%) Patienten bekannt. In 11 (25,0 %) Fällen lagen andere, die Abwehr schwächende Erkrankungen, wie bösartige Tumoren, eine Niereninsuffizienz, eine Anämie oder eine orale Steriodtherapie wegen Asthma oder einer rheumatischen Arthritis, vor. Lediglich bei 5 (11,4 %) Patienten konnte kein ersichtlicher Riskofaktor zur eventuellen Begünstigung der Endophthalmitis gefunden werden.

Therapie

Alle Patienten erhielten eine lokale Therapie mit Aminoglykosid-Augentropfen und zusätzlich eine intravenöse Breitspektrumantibiose, z.B. mit Cefotiam. In 40 (90,9 %) Fällen wurde eine operative Behandlung durchgeführt. Eine Vitrektomie wurde in 36 Fällen durchgeführt, wobei die Spülflüssigkeit Gentamicin enthielt und am Ende des Eingriffes zusätzlich ein Antibiotikum (Cefotaxim oder Vancomycin) instilliert wurde. Die Vitrektomie wurde in 11 Fällen mit einer Intraokularlinsenexplantation und in 12 Fällen mit einer Ausschneidung der hinteren Linsenkapsel kombiniert. Bei 2 Augen wurde lediglich eine Vorderkammerspülung durchgeführt. Drei Augen mußten letztendlich enukleiert werden. Eine alleinige konservative Therapie ohne einen operativen Eingriff wurde in 4 (9,1 %) Endophthalmitisfällen bevorzugt.

Langzeitergebnisse

Durch eine Kontaktaufnahme mit den weiterbehandelnden Augenärzten konnten wir bei 43 von 44 Patienten Informationen über den weiteren Verlauf nach der Entlassung aus der stationären Behandlung erhalten. Es ergab sich dadurch ein Nachbeobachtungszeitraum von 25 Monaten mit einer Standardabweichung von ± 22 Monaten und einer Spanne von minimal 7 Tagen und maximal 6 Jahren und 5 Monaten. Zwischenzeitig wurden 2 perforierende Keratoplastiken wegen einer Hornhauttrübung und 2 sekundäre IOL-Implantationen durchgeführt. Neun Augen waren durch eine Phthisis bulbi erblindet. Zwei weitere Enukleationen wurden im weiteren Verlauf notwendig. Somit erhöhte sich die Zahl der Enukleationen auf insgesamt 5.

Sehschärfe

Die Sehschärfe der Patienten betrug bei der stationären Aufnahme in 37 (84,1 %) Fällen weniger als 0,05. Zum Zeitpunkt der Entlassung betrug bei 25 (56,8 %) Patienten die Sehschärfe 0,05 oder besser. Die aktuellste Sehschärfe, die uns mitgeteilt wurde, betrug bei 26 (59,1 %) Patienten 0,05 oder höher. Die Visusentwicklung beim Vergeich des Aufnahmevisus mit dem Follow-Up-Visus für die einzelnen Patienten zeigt Abb. 2.

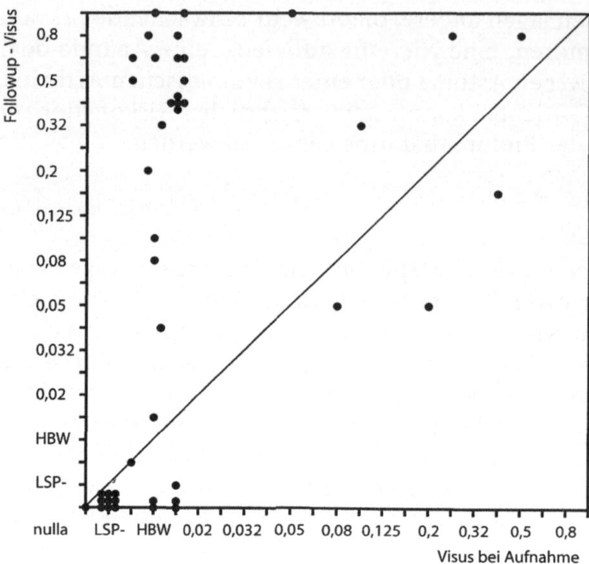

Abb. 2. Visusentwicklung der Endophthalmitisfälle: Aufnahmevisus vs. Follow-Up-Visus nach im Mittel 25 Monaten; n = 44

Diskussion

Ziel dieser Arbeit war es, Häufigkeit und Art der Erreger der Endophthalmitis nach Katarktoperation sowie Ergebnisse der Endophthalmitisbehandlung an der Mainzer Augenklinik für den Zeitraum zwischen 1986 und 1995 zu untersuchen.

Es wurden in Mainz in diesen 10 Jahren 44 Endophthalmitis-Fälle, die nach einer Kataraktoperation entstanden waren, behandelt. In der Literatur finden sich wenige Studien zur Endophthalmitis über einen ähnlichen Zeitraum. In monozentrischen Studien betrugen die Beobachtungszeiträume 3–6 Jahre [1, 15, 17], in multizentrischen Studien auf nationaler Ebene 1–4 Jahre [3, 4, 9].

Für den Beobachtungszeitraum errechnet sich für die Mainzer Universitäts-Klinik eine Endophthalmitisrate von 0,048% bei 12276 durchgeführten Kataraktoperationen und 6 uns bekannten Endophthalmitisfällen. Bei dieser Berechnung besteht jedoch eine Unsicherheit, da es sich nicht sicher um eine lückenlosen Erfassung der eigenen Endophthalmitisfälle handelt. Es ist möglich, daß weitere Patienten mit Endophthalmitis wegen eines Wohnortwechsel oder durch andere Gründe in anderen Kliniken behandelt wurden. Eine Angabe zur Inzidenz aller Endophthalmitisfälle, die nach einer Kataraktoperation auftraten und in Mainz behandelt wurden, ist nicht zu ermitteln. Einerseits ist uns die Anzahl der Kataraktoperationen der jeweiligen Einrichtungen nicht bekannt, andererseits besteht die Möglichkeit, daß nicht alle Endophthalmitispatienten in die Mainzer Augenklinik eingewiesen wurden. In Arbeiten anderer Gruppen lagen die Zahlen für die Endophthalmitisrate zwischen 0,07% und 0,32% [1, 4, 8].

Endophthalmitisfälle nach ambulanter Kataraktoperation traten erstmals 1992 auf. Sie stellen einen Anteil von 34,1% aller im Zeitraum von 1986–1995 an unserer Klinik behandelten Endophthalmitisfälle nach Kataraktoperation. Für den Zeitraum von 1992–1995 berechnet stellen sie einen Anteil von 46,9%. Dieser Anteil erscheint hoch. Jedoch ist auch hier keine eindeutige Aussage oder Wertung bzgl. der Endophthalmitisinzidenz nach ambulanter Kataraktoperation i.allg. zu treffen, da die Relation der Grundgesamtheit von ambulanter zu stationärer Operation nicht bekannt ist. Javitt untersuchte, ob durch das ambulante Operieren das Risiko einer Endophthalmitis steigt. In seiner Studie sank die Endophthalmitisrate in der „outpatient"-Gruppe, die von 1986–1987 operiert wurde, im Vergleich zu einer „inpatient"-Gruppe, die 1984 operiert worden war [7]. Der Autor kritisiert selbst, daß durch den zeitlichen Unterschied der Beobachtungszeiträume ein systematischer Fehler entstanden sein könnte, da sich die perioperativen Gepflogenheiten und Operationstechniken geändert haben könnten. Auch eine weitere Studie liefert nur wenig Aufschluß: Holland untersuchte jeweils 300 „inpatients" und „outpatients". Er konnte jedoch keinen Unterschied bzgl. der Endophthalmitisinzidenz feststellen, da in beiden Gruppen keine Endophthalmitis auftrat [6]. Ebenso konnte Menikoff in seinem Vergleich zwischen Endophthalmitisfällen und einer randomisiert ausgewählten Kontrollgruppe keinen Unterschied des Zahlenverhältnisses von „outpatients" zu „inpatients" feststellen [11].

In unserer Studie ergab sich, daß die Endophthalmitis in 46% der Fälle innerhalb der 1. postoperativen Woche auftrat. In der „Endophthalmitis Study Group" [3] lag die Rate der Endophthalmitis, die innerhalb der 1. Woche auftrat, bei 61%. In anderen Untersuchungen trat die Endophthalmitis innerhalb der 1. Woche in 52% – 76% der Fälle auf [9, 10, 15]. Ein Grund dafür, daß in unserer Studie prozentual weniger Patienten eine Infektion innerhalb der 1. postoperativen Woche aufwiesen, könnte damit zusammenhängen, daß wir im Gegensatz zu anderen Studien keine Einschlußkriterien, wie z.B. nur Fälle innerhalb der ersten 6 postoperativen Wochen oder nur bei positivem Erregernachweis, voraussetzten.

Bezüglich der Erreger der Endophthalmitis fanden wir wie Puliafito [15], Bohigian [1] und Shrader [17], daß Staphylococcus epidermidis mit 32% der am häufigsten nachgewiesene Keim war, und daß insgesamt grampositive Erreger mit 75% den größten Anteil des Erregerspektrums ausmachen. Bei 30% der Fälle konnte kein Erreger nachgewiesen werden. Auch Shrader gelang in 23% [17] und Bohigian in 38% [1] kein Keimnachweis. Dies kann durch eine intensive Vorbehandlung mit systemischen und lokalen Antibiotika vor der Entnahme des Glaskörper- oder Vorderkammermaterials bedingt sein, die dann den mikrobiologischen Nachweis verhindern könnte. Anhand eines Beispiels zeigte Chien, daß bei Propionibakterien eine längere Bebrütung in Anaerobiernährmedien bis zum Wachstum von Kolonien nötig ist [2]. Owens zeigte an einem Fallbeispiel, daß bei spät auftretenden Endophthalmitisfällen, die auch an eine Propioniendophthalmitis denken lassen, die Probenentnahmetechnik bzw. der Ort der Probenentnahme wichtig sein können. In diesem Fall konnte zwar aus dem Glaskörperpunktat kein Keim nachgewiesen werden, aber die Propionibakterien wuchsen auf dem Nährboden mit dem Aspirat aus dem Kapselsack desselben Auges, da diese Bakterien sich bevorzugt im Kapselsack einnisten [13].

Eine Wunddehiszenz wurde in 31,8% unserer Endophthalmitisfälle beobachtet. Maxwell gibt in seiner Arbeit über insuffiziente Wundverhältnisse nach Kataraktoperation eine Rate von 80% an [10]. Bei dieser Arbeit wurde prä- und intraoperativ besonders auf die Wundverhältnisse geachtet. Unsere Rate der Dehiszenz ist niedriger, wobei diese Information retrospektiv, hauptsächlich aus Operationsberichten erhalten wurde, wenn eine Revision des Starschnittes erforderlich war. Daher decken sich die Angaben von Ormerod, der in 28% eine Starschnittrevision durchführte, besser mit unseren Zahlen [12].

In unserem Krankengut war in 25% der Endophthalmitispatienten ein Glaskörperverlust während der Kataraktoperation aufgetreten. In seiner Arbeit über Risikofaktoren für eine postoperative Endophthalmitis zeigt Menikoff an eigenen Patienten [11], daß durch einen Kontakt zum Glaskörperraum (definiert als: prä- oder intraoperativer Kapsel- oder Zonuladefekt oder, wenn eine Vitrektomie durchgeführt werden mußte) das Risiko einer Endophthalmitis im Vergleich zu einer Kontrollgruppe deutlich ansteigt. In seiner Arbeit war die Rate des Glaskörperkontakts mit 43% höher als die Glaskörperverlustrate, die wir anhand unserer Untersuchungsbefunde oder der Information durch den Operateur, der die Kataraktoperation durchgeführt hatte, ermittelten. Der Glaskörperverlust als Risikofaktor war auch bei Puliafito mit 29% [15] und bei Ormerod mit 27% [12] ähnlich wie unser Wert also etwas niedriger als bei Menikoff.

In unserem Kollektiv waren 25% der Patienten Diabetiker. Der Anteil von Diabetikern unter den postoperativen Endophthalmitisfällen wurde auch von Kattan mit 35% [8] und von Phillips mit 21% [14] angegeben. Rummelt machte auf Hauterkrankungen, wie Neurodermitis oder Rosacea, die mit einer vermehrte bakteriellen Besiedelung der Lidränder einhergehen können, aufmerksam, ohne jedoch Inzidenzen anzugeben [16]. Solch eine Hauterkrankung lag bei 13,6% unserer Patienten vor.

An der Mainzer Universitäts-Augenklinik wurden die Endophthalmitispatienten initial immer mit einer intravenöser Antibiotikagabe behandelt und in 82% der 44 Fälle zusätzlich mit einer Vitrektomie operativ versorgt, die in der Regel mit einer intravitrealen Antibiotikainstillation kombiniert war. Im Dezember 1995 wurden die Ergebnisse der „Endophthalmitis Vitrectomy Study Group" publiziert [3]. Sie besagen, daß eine intravenöse Antibiotikatherapie keinen zusätzlichen Nutzen zu einer intravitrealen Injektion nach Vitrektomie oder Glaskörperpunktion hatte. Als Ergebnis zeigten sie, daß die Vitrektomie nur in den Fällen, deren Sehschärfe initial schlechter als Handbewegungen war, einer Glaskörperpunktion mit intravitrealer Antibiotikagabe überlegen ist. Bezüglich dieser Ergebnisse stellten Flynn und Meredith zur Diskussion, daß die Aussage über die Wirksamkeit intravenöser Antibiotika sich nur auf Amikacin und Ceftazidim bezieht, während die Wirksamkeit von einer systemischen Vancomycingabe nicht untersucht wurde. Ebenfalls kritisierten sie, daß ein Großteil der „Glaskörper-Aspirate" unter Zuhilfenahme eines Vitrektoms durch eine Sklerostomie vorgenommen wurden und fragten: „why not spend 5 more minutes removing more of the opaque vitreous and avoid collapse of the globe by using a 23-gauge infusion needle simultaneously with vitrectomy biopsy?" [5].

Durch eine Kontaktaufnahme mit den weiterbehandelnden Augenärzten konnte ein Nachbeobachtungszeitraum von durchschnittlich 25 Monaten erreicht werden. Die „Endophthalmitis Study Group" gibt einen Nachbeobachtungszeitraum von 9 Monaten an, welcher aber für alle 420 Patienten, die in die Studie aufgenommen wurden, dokumentiert wurde [3].

84% unserer Patienten sahen bei Aufnahme weniger als 0,05, entsprechend nur 16% 0,05 oder besser. Bei Entlassung betrug die Sehschärfe bei 57% der Patienten 0,05 oder besser. Bei Berücksichtigung des aktuellen uns bekannten Nachbeobachtungsvisus erhöht sich der Anteil derer, die besser als 0,05 erreichen, auf 59%. In bezug auf die Sehschärfenergebnisse wurde ein Grenzwert von 0,05 (20/400) angesetzt. Auch Bohigian und Puliafito geben an, daß ein Visus von 20/400 überschritten werden muß, um von einem brauchbaren Visus zu sprechen [1, 15]. Unser Ergebnis bzgl. des Follow-up-Visus von 59% mit einem Visus von 0,05 oder besser liegt etwas niedriger als das von Ormerod [12], der bei 69% seiner Fälle einen Visus, der besser als 0,05 war, ermittelte. Jedoch bestand sein Kollektiv nur aus Endophthalmitisfällen, die durch koagulasenegative Staphylokokken verursacht waren.

Trotz Neuerungen in der Antibiotikatherapie und in der operativen Versorgung ist die Endophthalmitis nach wie vor eine schwere Erkrankung des Auges mit ungünstiger Prognose. Eine regelmäßige Evaluierung des eigenen Krankengutes erscheint sinnvoll: Einerseits dient sie der notwendigen Qualitätskontrolle, andererseits kann sie neu hinzukommende Risikofaktoren aufdekken. Es scheint unerläßlich, die Endophthalmitisprophylaxe zu optimieren.

Literatur

1. Bohigian GM, Olk RJ (1986) Factors associated with a poor visual result in endophthalmitis. Am J Ophthalmol 101(3): 332–341
2. Chien AM, Raber IM, Fischer DH, Eagle RJ, Naidoff MA (1992) Propionibacterium acnes endophthalmitis after intracapsular cataract extraction. Ophthalmology 99(4): 487–490
3. Endophthalmitis Vitrectomy Study Group (1991) Results of the Endophthalmitis Vitrectomy Study: a randomized trial of immediate vitrectomy and of intravenous antibiotics for the treatment of postoperative bacterial endophthalmitis. Arch Ophthalmol 113: 1479–1496
4. Fisch A, Salvanet A, Prazuck T, Forestier F, Gerbaud L, Coscas G, et al. (1991) Epidemiology of infective endophthalmitis in France. The French Collaborative Study Group on Endophthalmitis. Lancet 338(1991): 1373–1376
5. Flynn Jr HW, Meredith TA (1996) Correspondence: The Endophthalmitis Vitrectomy Study. Arch Ophthalmol 114: 1027–1028
6. Holland GN, Earl DT, Wheeler NC, Straatsma BR, Pettit TH, Hepler RS, et al. (1992) Results of inpatient and outpatient cataract surgery. A historical cohort comparison. Ophthalmology 99(6): 845–852
7. Javitt JC, Street DA (1994) National outcomes of cataract extraction. Retinal detachment and endophthalmitis after outpatient cataract surgery. Ophthalmology 101: 100–106
8. Kattan HM, Flynn HJ, Pflugfelder SC, Robertson C, Forster RK (1991) Nosocomial endophthalmitis survey. Current incidence of infection after intraocular surgery. Ophthalmology 98(2): 227–238

9. Koul S, Philipson A, Philipson BT (1989) Incidence of endophthalmitis in Sweden. Acta Ophthalmol Copenh 67(5): 499–503
10. Maxwell DP, Diamond JG, May DR (1994) Surgical wound defects associated with endophthalmitis. Ophthalmic Surgery 25(3): 157–161
11. Menikoff JA, Speaker MG, Marmor M, Raskin EM (1991) A case-control study of risk factors for postoperative endophthalmitis. Ophthalmology 98(12): 1761–1768
12. Ormerod LD, Becker LE, Cruise RJ, Grohar HI, Paton BG, Frederick AJ, et al. (1993) Endophthalmitis caused by the coagulase-negative staphylococci. 2. Factors influencing presentation after cataract surgery. Ophthalmology 100(5): 724–729
13. Owens SL, Lam S, Tessier HH, Deutsch TA (1993) Preliminary study of a new intraocular method in the diagnosis and treatment of Propionibacterium acnes endophthalmitis following cataract extraction. Ophthalmic Surg 24(4): 268–272
14. Phillips WB, Tasman WS (1994) Postoperative endophthalmitis in association with diabetes mellitus. Ophthalmology 101(3): 508–518
15. Puliafito CA, Baker AS, Haaf J, Foster CS (1982) Infectious endophthalmitis: Review of 36 cases. Ophthalmology 89: 921–929
16. Rummelt V, Boltze HJ, Bialasiewicz AA, Naumann GO (1992) Zur Häufigkeit postoperativer bakterieller Infektionen nach geplanten intraokularen Eingriffen. Klin Monatsbl Augenheilkd 200(3): 178–181
17. Shrader SK, Band JD, Lauter CB, Murphy P (1990) The clinical spectrum of endophthalmitis: incidence, predisposing factors, and features influencing outcome. J InfectDis 162(1): 115–120

Perioperative Komplikationen bei Kataraktoperationen unter Substitution der oralen Antikoagulation durch Heparin

K. Greiner, B. Dick, O. Schwenn und N. Pfeiffer

Zusammenfassung. Eine einheitliche Richtlinie für das perioperative Management von Kataraktpatienten unter Antikoagulation existiert nicht. Die Mehrzahl der Kataraktchirurgen unterbricht die Antikoagulantientherapie präoperativ bei gleichzeitiger Heparinsubstitution.

Patienten und Methoden: Die Verläufe von 42 Kataraktoperationen, bei denen präoperativ die orale Antikoagulation auf Heparin umgesetzt wurde, werteten wir hinsichtlich lokaler und systemischer Komplikationen aus.

Ergebnisse: In 21 Fällen wurde eine Phakoemulsifikation über einen Hornhauttunnel, in 1 Fall über einen corneoskleralen Tunnel und in 20 Fällen eine extrakapsuläre Kataraktextraktion über eine corneosklerale Inzision vorgenommen. Am Tag der Operation betrugen der Quickwert 76 ± 20 %, die partielle Thromboplastinzeit 38,1 ± 9,9 s und die Thrombinzeit 17 ± 1,3 s. Bei 32 Operationen traten keine Komplikationen auf. Die häufigste lokale Komplikation war die Blutung aus der corneoskleralen Inzision (n=3). Der Visus betrug präoperativ zwischen Lichtscheinwahrnehmung und 0,5 (Median 0,2), postoperativ zwischen 0,16 und 1,2 (Median 0,5). Lokale intraoperative Blutungen traten bei Umstellung der oralen Antikoagulation auf Heparin selten auf. Schwere intraokulare Blutungen oder thromboembolische Komplikationen konnten wir in unserem Patientengut nicht beobachten.

Schlußfolgerung: Die perioperative Substitution der oralen Antikoagulation durch Heparin erscheint daher als eine sichere Methode.

Schlüsselwörter: Antikoagulation, Kataraktoperation, Heparin.

Summary. There is no general guideline on the perioperative management of cataract patients using oral anticoagulants. The majority of cataract surgeons preoperatively discontinues oral anti-coagulation and substitutes with heparin.

Patients and methods: We evaluated 42 cataract surgeries in which patients had their oral anticoagulation preoperatively discontinued and substituted by heparin for the rate of local and systemic complications.

Results: Twenty-one operations were performed as phacoemulsification using a corneal incision, one using a corneoscleral incision; 20 operations as extracapsular cataract extraction via a corneoscleral incision. The prothrombin time expressed as Quick value was 76 ± 20 %, partial thrombin time 38.1 ± 9.9 s and thrombin time 17 ± 1.3 % on the day of surgery. No complication was seen in 32 operations. The most often observed local complication was bleeding from the corneoscleral incision (n=3). Preoperative visual acuity was in the range between light perception and 0.5 (median 0.2), postoperative visual acuity ranged from 0.16 to 1.2 (median 0.5). Localized intraoperative bleeding occurred only in a small number of cases. However, we did not see any severe intraocular bleeding or any thromboembolic complications.

C. Ohrloff et al. (Hrsg.)
11. Kongreß der DGII 1997

Conclusion: Perioperative substitution of oral anticoagulation by heparin is considered a safe method.

Key words: anticoagulation, cataract operation, heparin.

Einleitung

Patienten, die einer oralen Antikoagulation bedürfen, stellen eine besondere Problemgruppe für den Kataraktchirurgen dar. Das Indikationsspektrum für die orale Antikoagulation umfaßt die Thrombose- und Embolieprophylaxe, sowie auch die Langzeittherapie nach einem Myokardinfarkt und wurde in den letzten Jahren beständig erweitert. Eine einheitliche Richtlinie für das perioperative Vorgehen bei Kataraktpatienten, die einer oralen Antikoagulation bedürfen, existiert nicht. Die Mehrzahl der Operateure setzt die orale Antikoagulation präoperativ ab und führt perioperativ eine Substitution mit Heparin durch [1]. Dieses am häufigsten genutzte Vorgehen wurde hinsichtlich seiner lokalen und systemischen Komplikationen in der vorliegenden Studie untersucht.

Material und Methode

42 konsekutive Kataraktoperationen von Patienten mit oraler Antikoagulation wurden ausgewertet. Bei allen Eingriffen erfolgte ein intensives peri- und intraoperatives Monitoring (EKG-, Blutdruck- und Pulskontrolle im Rahmen eines Anästhesie-„stand-by“). Die orale Antikoagulation wurde präoperativ durch die subcutane Heparinapplikation (3 x 5000 I.E.) ersetzt. Perioperativ wurden die Gerinnungsparameter (Thrombinzeit, partielle Thromboplastinzeit, Quickwert) bestimmt. In 21 Fällen erfolgte eine Phakoemulsifikation über eine corneale Inzision, in 1 Fall über eine corneosklerale Inzision und in 20 Fällen eine extrakapsuläre Kataraktextraktion über eine corneosklerale Inzision. In 31 Fällen erfolgte der Eingriff unter peribulbärer Anästhesie, in 11 Fällen unter Retrobulbäranästhesie. Die Nachbeobachtungszeit betrug in allen Fällen 3 Monate.

Ergebnisse

Die Indikationen zur Antikoagulation umfaßten v.a. den Herzklappenersatz, rezidivierende Beinvenenthrombosen und die prophylaktische Behandlung nach Bypassoperationen sowie auch Herzrhythmusstörungen und Kardiomegalie (Tabelle 1). Unmittelbar präoperativ betrug die Thrombinzeit im Mittel 17 ± 1,3 s (Norm 14–21 s). Die PTT 38,1 ± 9,9 s (Norm 25–38 s) und der Quickwert 76 ± 20% (Normwert 70–130%). Der präoperative Visus in unserem Patientenkollektiv lag zwischen Lichtscheinwahrnehmung und 0,5 (Median

Tabelle 1. Indikationen zur oralen Antikoagulation

Indikation	Anzahl
Herzklappenersatz	14
Rez. Beinvenenthrombose	7
Bypassoperation	6
Kardiomegalie	5
Rez. Embolien o.A. der Lokalisation	3
Herzrhythmusstörungen	3
Rez. Lungenembolien	2
Mitralklappenstenose	1
Herzwandaneurysma	1

Tabelle 2. Lokale intraoperative Komplikationen

Komplikationen	Anzahl
Blutung aus der corneoskleralen Inzision	3
Hinterkapselruptur	2
Zirkuläres Hyposphagma	1
Zonuloyse	1

0,2). Der postoperative Visus betrug zwischen 0,16 und 1,2 (Median 0,5). In 34 Fällen verlief die Operation komplikationslos. Die häufigste lokale Komplikation stellte die Blutung aus der corneoskleralen Inzision dar. Weitere Komplikationen sind in Tabelle 2 aufgeführt. Nur in 1 Fall wurde eine systemische Komplikation beobachtet, die Dekompensation einer bereits vorbestehenden Herzinsuffzienz.

Diskussion

Eine 1985 von Stone et al. durchgeführte Umfrage bei 200 Operateuren in den USA ergab, daß 75% der Befragten die orale Antikoagulation präoperativ absetzten, wobei bei diesem Verfahren von z.T. schweren systemischen Komplikationen wie zerebrovaskulären Infarkten, Lungenembolien und Beinvenenthrombosen berichtet wurde [6]. Diejenigen, welche die orale Antikoagulation auch perioperativ weiterführten, berichteten über das vermehrte Auftreten von Hyphämata sowie auch über retinale und Glaskörperblutungen. So besteht also auf der einen Seite evtl. ein erhöhtes intraoperatives Blutungsrisiko bei Weiterführung der oralen Antikoagulation, auf der anderen Seite die Gefahr des vermehrten Auftretens thromboembolischer Komplikationen bei einer perioperativen Therapieunterbrechung [2–5]. In Deutschland entscheiden die Kataraktoperateure, ähnlich wie ihre Kollegen in den USA, über das Management der oralen Antikoagulation im perioperativen Zeitintervall. Auch hier setzt die Mehrzahl die orale Antikoagulation präoperativ ab, wobei 64% von ihnen eine perioperative Heparinsubstitution durchführen, während 36% keine Substitution vornehmen [1].

Unter der perioperativen Substitution der oralen Antikoagulation durch die subkutane Heparingabe konnten wir in unserem Patientenkollektiv nur wenige lokale Blutungskomplikationen beobachten.

Intraokulare Blutungen traten in keinem Fall auf. Die Dekompensation der vorbestehenden Herzinsuffizienz einer Patientin konnte nicht in Zusammenhang mit der Umstellung der oralen Antikoagulation gebracht werden. Thromboembolische Zwischenfälle wurden weder im perioperativen noch im Nachbeoachtungszeitraum verzeichnet. Damit zeigte sich, daß bei perioperativer Substitution der oralen Antikoagulation durch Heparin lokale Blutungskomplikationen selten und beherrschbar sind. Ein erhöhtes Risiko für thromboembolische Komplikationen war nicht abzuleiten.

Patienten, die eine orale Antikoagulation benötigen, sind oft multimorbide. Daher muß das perioperative Vorgehen im Einzelfall unterschiedlich gehandhabt werden. Eine mögliche Option stellt die Anwendung der rein cornealen Tunnelinzision unter Allgemein- oder Tropfanästhesie mit Weiterführung der oralen Antikoagulation dar.

Literatur

1. Dick B, Jacobi FK (1996) Kataraktchirurgie und Antikoagulation – derzeitiger Stand. Klin Monatsbl Augenheilk 208: 340–346
2. Gainey SP, Robertson DM, Fay W, Ilstrup D (1989) Ocular surgery on patients receiving long-term warfarin therapy. Am J Ophthalmol 108: 142–146
3. Hall DL, Steen WH, Drummond JW, Byrd WA (1988) Anticoagulants and cataract surgery. Ophthalmic Surg 19: 221–222
4. Mc Mahan LB (1988) Anticoagulants and cataract surgery. J Cataract Refract Surg 14: 569–571
5. Mc Cormack P, Simcock PR, Tullo AB (1993) Management of the anticoagulated patient for ophthalmic surgery. Eye 7: 749–750
6. Stone LS, Kline OR Jr, Sklar C (1985) Intraocular lenses and anticoagulation and antiplatet therapy. Am Intraocul Implant Soc J 11: 165–168

Anästhesie / nichtinvasive Untersuchungsmethoden / Datenaustausch

Verringern erwärmte Anästhetika Injektionsschmerz und Bulbusmotilität bei Retrobulbäranästhesien?

M. Krause, J. Weindler und K.W. Ruprecht

Zusammenfassung. Auf Körpertemperatur erwärmte Lokalanästhetika sollen den Injektionsschmerz verringern. Das Ziel unserer Studie bestand darin, diesen Effekt bei retrobulbärer Injektionstechnik (RBA) zu untersuchen. Analgetische Wirkung und Bulbusmotilität von erwärmter und nichterwärmter Anästhesielösung wurden verglichen.
Patienten und Methoden: Insgesamt 70 Patienten vor geplanter Kataraktoperation wurden in eine prospektive, doppelt maskierte Studie eingeschlossen und in 2 Gruppen randomisiert. Der Gruppe 1 wurden 5 ml erwärmtes Anästhetikum (37 ± 1 °C) retrobulbär injiziert, der Gruppe 2 5 ml nichterwärmtes Anästhetikum (20 ± 1 °C). Alle Patienten erhielten unmittelbar vor Setzen der Retrobulbäranästhesie eine Lidakinesie (Technik nach O'Brien). Der Schmerzscore (ordinale Analogskala) wurde vor und unmittelbar nach der RBA erfaßt. Vor und 20 min nach der RBA wurden außerdem folgende Größen erfaßt: Bulbusmotilität (Brille nach Kestenbaum) sowie die Hornhautsensibilität an 4 Punkten (Graduierung 0 und 1).

Ergebnisse: Nach RBA mit erwärmtem Anästhetikum waren Schmerzscore (4,5 ± 2,3 Punkte), horizontale Motilität (0,2 ± 0,8 mm) und vertikale Motilität (0,9 ± 2,1 mm) niedriger als bei nichterwärmter Lösung (Schmerzscore: 5,2 ± 2,6 Punkte, horizontale Motilität 0,7 ± 1,6 mm, vertikale Motilität 1,2 ± 2,0 mm). Horizontale und vertikale Motilität waren in Gruppe 1 (0,2 ± 0,8 mm und 0,9 ± 2,1 mm) niedriger als in Gruppe 2 (0,7 ± 1,6 mm und 1,2 ± 2,0 mm). In Gruppe 1 zeigten nach RBA 2 Patienten Hornhautsensibilität, 4 Patienten dagegen in Gruppe 2. Die Unterschiede waren in keinem Fall signifikant.

Schlußfolgerungen: Nach unseren Ergebnissen läßt sich bei der RBA der Injektionsschmerz durch Erwärmen der Injektionslösung nicht signifikant senken. Auch hinsichtlich Analgesie und Akinesie des Auges nach RBA fanden sich im Vergleich zu nichterwärmter Lösung keine signifikanten Unterschiede.

Summary
Purpose: Warm local anesthetic solutions are suspected to reduce pain of injection. The authors assessed the effect of warming local anesthetic solutions on pain of injection and on bulbar akinesia and analgesia of retro-bulbar anesthesia (RBA).

Methods: Seventy patients undergoing RBA for cataract surgery were enrolled into a prospective, double-blind trial. They were allocated randomly to receive 5 ml of either warm (37 ± 1 °C) or cold (20 ± 1 °C) anesthetic solution for RBA. Additionally, O'Brien's method was used immediately before RBA to create akinesia of the orbicularis oculi muscle. The following data were collected additionally before and 20 minutes after retrobulbar injection: eye motility (Kestenbaum test) and corneal sensitivity at four different sites (0, no sensitivity; 1, sensitivity remaining). The pain of injection was registered using an ordinal analogous scale before and immediately after the injection.

C. Ohrloff et al. (Hrsg.)
11. Kongreß der DGII 1997

Results: The scores for injection pain (4.5 ± 2.3 points), horizontal eye motility (0.2 ± 0.8 mm), and vertical eye motility (0.9 ± 2.1 mm) were all lower for the warm group than the cold group (pain score 5.2 ± 2.6 points, horizontal eye motility 0.7 ± 1.6 mm, vertical eye motility 1.2 ± 2.0 mm). Two patients in the warm group and four patients in the cold group had remaining corneal sensitivity. None of the differences were significant.

Conclusions: Our data indicate no significant difference in injection pain, bulbar analgesia and akinesia after RBA between warm and cold anesthetic solutions.

Einleitung

Lokalanästhetika rufen beim Eindringen in Cutis und Subcutis Schmerzen hervor [21, 22]. Hierauf beruht die größte Angst vieler Patienten im Vorfeld einer Operation, und tatsächlich stellt die Lokalanästhesie nicht selten den unangenehmsten Teil eines Eingriffs dar. Trotz verschiedener anderer Anästhesietechniken ist die Retrobulbäranästhesie (RBA), eines der ältesten Verfahren [18], gegenwärtig die am häufigsten angewandte Methode in der Kataraktchirurgie. Die RBA betreffend fehlten bisher, soweit uns bekannt ist, Studien über die Wirkung erwärmter Lösungen, während zahlreiche Arbeiten über diesen Effekt bei anderen Verfahren der Lokalanästhesie mit widersprüchlichen Ergebnissen berichten [1, 2, 3, 7, 8, 9, 16, 25]. Die vorliegende Studie untersucht Schmerzempfinden, Bulbusmotilität und Analgesie des Auges bei Applikation erwärmter und kalter Anästhesielösungen, um beurteilen zu können, ob sich erwärmte Lösungen bei der RBA insgesamt als vorteilhaft erweisen.

Patienten und Methodik

Siebzig Patienten, die sich im Rahmen geplanter Kataraktoperationen einer RBA unterziehen mußten, wurden in eine prospektive Studie eingeschlossen. Ausschlußkriterien waren fehlendes Einverständnis des Patienten, vorausgegangene RBA, alternative Anästhesieverfahren, Augenoperationen, schwere Augenerkrankungen und -verletzungen in der Vorgeschichte, Deformierungen und Anomalien der Orbita und des Auges sowie eine Bulbuslänge > 26 mm. Weiterhin wurden Patienten ausgeschlossen, die aufgrund von Sprachschwierigkeiten sowie körperlichen oder geistigen Gebrechen nicht in der Lage waren, die Anforderungen der Studie zu erfüllen. Die eingeschlossenen Patienten wurden durch Randomisierung entweder Gruppe A zugeordnet, die 5 ml erwärmtes Anästhetikum (37 ± 1 °C) erhielt, oder Gruppe B, der die gleiche Menge nichterwärmte Anästhesielösung (20 ± 1 °C) verabreicht wurde. Die Lösung enthielt ein Gemisch aus 0,75%igem Bupivacain und 2%igem Articain in einem Verhältnis von 2:1. Naphazolinnitrat (1:30000) und Hyaluronidase (5 I.E. pro ml) wurden hinzugesetzt. In allen Fällen wurden 35 mm lange, 0,5 mm dicke, abgestumpfte Nadeln verwendet (Fa. Hans Geuder, Heidelberg, Deutschland). Die in 5 ml-Monovetten aufgezogene Anästhesielösung für Gruppe A wurde in einem thermostatgesteuerten Inkubator erwärmt (Medax Nagel GmbH, Kiel, Deutschland). Die für Gruppe B erforderlichen Monovetten wurden in Raumtemperatur (20 ± 1 °C) aufbewahrt. Die tatsächliche Temperatur in den Monovetten wurde für beide Gruppen mit Hilfe einer wassergefüllten Kontrollmonovette ermittelt, die mit einer Temperatursonde ausgerüstet war. Wir bevorzugten einen Inkubator anstelle eines Wasserbades, um auszuschließen, daß kontaminiertes Wasser mit der Monovettenöffnung in Kontakt käme. Die Lidakinesie erfolgte nach der Technik von O'Brien, indem durch Blockade des N. facialis mit Hilfe von 2 ml Articain 20 % eine Akinesie des M. orbicularis oculi herbeigeführt wurde. Die Studie wurde soweit wie möglich als Doppelblindstudie durchgeführt. Die RBA wurde in standardisierter Technik durchgeführt. Nach der Injektion wurde durch einen Ballon (Vörösmarthy-Okulopressor) ein Druck von 40 mmHg über 10 min auf das Auge ausgeübt. Folgende Daten wurden vor und 20 min nach der RBA erhoben: Bulbusmotilität (Brille nach Kestenbaum) und Sensibilität an 4 Quadranten der Hornhaut (0: keine Sensibilität; 1: verbleibende Sensibilität). Bei Sensibilität an mehr als 1 Quadranten erfolgte die Zuordnung zur Gruppe mit noch bestehender Sensibilität. Verbleibende Motilität war definiert als Bewegung des Bulbus von ≥ 2 mm in mindestens eine Richtung, gemessen von der Primärposition des Auges. Vor und unmittelbar nach der Injektion wurde das subjektive Schmerzempfinden mit Hilfe einer 11stufigen ordinalen Analogskala ermittelt. Der Patient wurde gebeten, einen Wert zwischen 0 und 10 anzugeben, wobei der Wert 0 fehlendem Schmerz und der Wert 10 dem individuell größtmöglichen vorstellbaren Schmerz entsprach. Darüber hinaus wurden etwaige ernste unerwünschte Wirkungen registriert (Retrobulbärhämatom, Perforation des Auges, schwere neurologische Komplikationen, symptomatische Arrhythmien, ausgeprägte, symptomatische Blutdruckveränderungen).

Varianz und Student-t-Test wurden für Gruppenvergleiche kontinuierlicher Daten im Rahmen der univariaten statistischen Analyse herangezogen, der nichtparametrische Mann-Whitney-U-Test für Daten der ordinalen linearen Analogskala. Kontinuierliche Daten wurden durch Mittelwert ± Standardabweichung angegeben. Gruppenvergleiche diskreter Daten wurden mit dem Chi-Quadrat-Test durchgeführt. Die Daten wurden durch Häufigkeiten angegeben. Ein Wahrscheinlichkeitswert < 0,05 wurde als statistisch signifikant gewertet.

Ergebnisse

Gruppe A umfaßte 14 Männer und 21 Frauen im mittleren Alter von 72,1 ± 11,5 Jahren (40–93 Jahre). In Gruppe B befanden sich 12 Männer und 23 Frauen im mittleren Alter von 73,8 ± 11,0 Jahren (47–92 Jahre). Die sonographisch ermittelte Bulbuslänge betrug 22,6 ± 0,9 mm in Gruppe A (20,3–24,0 mm) und 23,1 ± 0,8 mm in Gruppe B (21,6–25,4 mm). Schmerzen vor der Injektion wurden von keinem Patienten angegeben. Ernsthafte unerwünschte Wirkun-

Tabelle 1. Überblick über Schmerzscore und Bulbusmotilität. Gruppe A: 5 ml Anästhesielösung (37 ± 1 °C); Gruppe B: 5 ml Anästhesielösung (20 ± 1 °C); *SD* Standardabweichung

	Gruppe A (n = 35) Mittelwert ± SD	Gruppe B (n = 35) Mittelwert ± SD
Mittlerer Schmerzscore (Punkte)	4,5 ± 2,3	5,2 ± 2,6
Mittlere horizontale Motilität (mm)	0,2 ± 0,8	0,7 ± 1,6
Mittlere vertikale Motilität (mm)	0,9 ± 2,1	1,2 ± 2,0

Tabelle 2. Häufigkeit und Median der Schmerzscores. Gruppe A: 5 ml Anästhesielösung (37 ± 1 °C); Gruppe B: 5 ml Anästhesielösung (20 ± 1 °C); *M* Median

Schmerzscore	0	1	2	3	4	5	6	7	8	9	10	M
Gruppe A (n = 35)	0	2	6	6	2	10	1	3	3	1	1	5
Gruppe B (n = 35)	0	1	3	6	7	7	0	2	3	3	3	5

gen wurden nicht registriert. Der mittlere Score für den Injektionsschmerz bei der RBA, mittlere horizontale und vertikale Bulbusmotilität sowie die Anzahl von Patienten mit verbleibender Bulbusmotilität und Hornhautsensibilität waren in Gruppe A sämtlich niedriger als in Gruppe B (Tabelle 1). Keiner der gemessenen Unterschiede war jedoch statistisch signifikant. Tabelle 2 gibt die Beträge der Schmerzscores beider Gruppen an. 20 min nach RBA wurde bei 8 Patienten aus Gruppe A (maximale horizontale Motilität 2 mm; maximale vertikale Motilität 4 mm) und bei 14 Patienten aus Gruppe B (maximale horizontale Motilität 3 mm; maximale vertikale Motilität 4 mm) verbleibende Bulbusmotilität registriert. Die Mediane der horizontalen und vertikalen Motilität betrugen in beiden Gruppen 0 mm. Bei 2 Patienten aus Gruppe A und 4 Patienten aus Gruppe B bestand nach Durchführung der Anästhesie Hornhautsensibilität. Wiederum konnte kein signifikanter Unterschied nachgewiesen werden.

Diskussion

Die RBA und die Schmerzreduktion bei dieser Methode besitzen für die Ophthalmochirurgie große Bedeutung. Gegenwärtig existieren eine Reihe weiterer Verfahren der Lokalanästhesie [12, 13, 17, 24, 27], die Injektionsschmerz und Risiken der RBA vermeiden bzw. verringern können. Die RBA erzielt jedoch zusätzlich eine Akinesie und Analgesie des Auges und erlaubt deshalb die relativ sichere Durchführung komplizierter Intraokulareingriffe. Zahlreiche Publikationen setzen sich seit 1967 [5] mit der Schmerzreduktion durch Erwärmung von Lokalanästhetika auseindander, darunter lediglich eine Arbeit mit Bezug auf die RBA [4]. Die Autoren letzterer teilen ohne Publikation kontrollierter Daten mit, daß erwärmte Lokalanästhetika den Schmerz bei der RBA und Anästhesien des N. facialis erheblich reduzieren. Mehrere Hyothesen versuchen eine solche Schmerzreduktion zu erklären, ohne daß die definitiven Ursachen gegenwärtig in allen Details bekannt sind. Da Nervenendigungen kälteempfindlich sind, wird vermutet, daß größerer Schmerz aus der vermehrten Stimulation von Schmerzrezeptoren durch kalte Flüssigkeiten resultiert. Andererseits ist es möglich, daß die Injektion erwärmter Lösungen eine schnellere Blockade der Nervenfasern hervorruft und so die Schmerzleitung hemmt, bevor die Erregung der Nociceptoren ihren Höhepunkt erreicht hat [20]. Dieser Effekt könnte durch temperaturabhängige Veränderungen des pKa-Wertes von Lokalanästhetika erklärt werden [15]. Bei warmen Lösungen liegen die ungeladenen aromatischen Amine des Lokalanästhetikums in höherer Konzentration vor, und es wird postuliert, daß diese Moleküle Zellmembranen besser penetrieren [23]. Eine ähnliche Theorie wurde für die Schmerzreduktion durch alkalisierte Lokalanästhetika vorgeschlagen [6, 19]. In der einschlägigen Literatur besteht jedoch erhebliche Uneinigkeit über die Effektivität einer Erwärmung von Lokalanästhetika. Neben Kurzmitteilungen [4, 5, 10] finden sich Studien, die eine signifikante Senkung des Injektionsschmerzes bei Applikation von erwärmtem Lidocain in folgende Gebiete nachweisen: peribulbäres Gewebe [3, 25], Unterarm [9], Trigeminusgebiet [1] und Wange [2]. Zwei dieser Studien sind Doppelblindstudien [3, 9], deren Temperaturangaben mit denen unserer Studie übereinstimmen (20 °C und 37 °C), die jedoch beide Lidocain anstelle von Bupivacain und Ultracain einsetzten. In einigen Einfachblindstudien fehlt eine exakte Definition des Injektionsortes [1, 2]. Auf der anderen Seite konnten etliche Autoren keinen relevanten Unterschied zwischen warmen und kalten Lösungen feststellen, die in den ventralen Unterarm [7] bzw. Handrücken [16] injiziert wurden. Kaplan et al. [16] erwärmten Lidocain auf 44,4 °C, und es wurde postuliert, daß diese relativ hohe Temperatur Schmerzempfinden durch die thermische Schädigung hervorrufen könne [1]. Zwei Studien waren keine Doppelblindstudien [7, 8]; darunter befand sich eine Arbeitsgruppe [8], die unterschiedliche Lidocainvolumina in verschiedene, nicht standardisierte Körperareale injizierte. Obwohl unsere Arbeit gegenüber anderen Studien Unterschiede in der Injektionstechnik und Schmerzerfassung aufweist, liegen unsere Schmerzscores im Bereich der Literaturangaben zur RBA bei Raumtemperatur [3, 25, 26]. Es besteht kein Zweifel, daß eine Reihe von Faktoren wie Nadeldurchmesser, Menge der injizierten Anästhesielösung und Injektionsgeschwindigkeit, den Injektionsschmerz beeinflussen können [11], und es ist möglich, daß zukünftige Studien mit verändertem Design signifikante temperaturabhängige Effekte nachweisen können. Weiterhin können temperaturabhängige Effekte der Peribulbäranästhesie [3, 25] und anderer Techniken [1, 2, 9] durch Diffusion in ein vergleichsweise größeres Volumen von Nervengewebe erklärt werden, während andererseits bei der RBA geringere Injektionsvolumina in den orbitalen Muskelkonus appliziert werden müssen. Flüssigkeit in diesem begrenzten Raum erzeugt retrobulbären Druck (vis à tergo), der im Vergleich zur PBA durchschnittlich höher ist. Somit könnte die druckinduzierte Kompression der afferenten Nerven gegenüber der Diffusion von Anästhetika bei der RBA von größerer Bedeutung sein.

Obwohl einige Autoren topische Anästhesieverfahren einsetzen, die die perioperative Motilität nicht beeinflussen (z. B. Augentropfen), legt die Mehrzahl der Kataraktchirurgen Wert auf Akinesie des Auges. In Übereinstimmung mit anderen Autoren [14] erschien uns eine einmalige retrobulbäre Injektion von 5 ml bei den meisten Patienten ausreichend für die bulbäre Akinesie. Dieser günstige Effekt bleibt bei erwärmter Anästhesielösung erhalten.

Aus der vorliegenden Studie ergeben sich beim Vergleich der RBA mit erwärmten und kalten Anästhesielösungen keine signifikanten Unterschiede des lnjektionsschmerzes, der bulbären Akinesie und Anästhesie. Deshalb wird die Erwärmung von Lokalanästhetika für die RBA nicht notwendigerweise empfohlen.

Literatur

1. Alonso PE, Perula LA, Rioja LF (1993) Pain-temperature relation in the application of local anaesthesia. Br J Plastic Surg 46: 76-78
2. Bainbridge LC (1991) Comparison of room temperature and body temperature Iocal anaesthetic solutions. Br J Plastic Surg 44: 147-148
3. Beil RWD, Butt ZA (1995) Warming lignocaine reduces the pain of injection during peribulbar local anaesthesia for cataract surgery. Br J Opthalmol 79: 1015-1017
4. Bloom LH, Scheie HG, Yanoff M (1984) The warming of local anesthetic agents to decrease discomfort. Ophthalmic Surg 15: 603
5. Boggia R (1967) Heating local anesthetic cartridges. Br Dent J 122: 287
6. Christoph RA, Buchanan L, Begalla K, Schwartz S (1988) Pain reduction in Iocal anesthetic administration through pH buffering. Ann Emerg Med 17: 117-120
7. Cragg AH, Berbaum K, Smith TP (1988) A prospective blinded trial of warm and cold lidocaine for intradermal injection. Am J Roentgenol 150: 1183-1184
8. Dalton AM, Sharma A, Redwood M, Wadsworth J, Touquet R (1989) Does warming of local anaesthetic reduce the pain of its injection? Arch Emerg Med 6: 247-250
9. Davidson JAH, Bloom SJ (1992) Warming lignocaine to reduce pain associated with injection. BMJ 305: 617-618
10. Finkel LI, Berg DJ. Heating lidocaine appears to prevent painful injection (1987) AJR 148: 651
11. Gormley DE (1987). Local anaesthesia: pain control with proper injection technique. J Dermatol Surg Oncol 1: 35-36
12. Grabow HB (1993) Topical anesthesia for cataract surgery. Eur J Implant Ref Surg 5: 20-24
13. Hatt M (1990) Intraokulare Linsenimplantation in subkonjunktivaler Lokalanästhesie. Klin Monatsbl Augenheilkd 196: 307-309
14. Hessmer V (1994) Peribulbäranästhesie versus Retrobulbäranästhesie mit Fazialisblock. Klin Monatsbl Augenheilkd 204: 75-89
15. Kamaya H, Hayes JJ, Ueda I (1983) Dissociation constants of local anesthetics and their temperature dependence. Anesth Analg 62: 1025-1030
16. Kaplan PA, Lieberman RP, Vonk BM (1987) Does heating Lidocaine decrease the pain of injection? Am J Roentgenol 148: 1291
17. Kershner RM (1993) No-stitch topical anesthesia. In: Gills JP, Hustead RF, Sanders DR (Hrsg) Ophthalmic Anesthesia. Thorofare, Slack 172-175
18. Knapp H (1884) On cocaine and its use in ophthalmic and general surgery. Arch Ophthalmol 13: 402-448

19. McKay W, Morris R, Mushlin P (1987) Sodium bicarbonate attenuates pain on skin infiltration with lidocaine, with or without epinephrine. Anesth Analg 66: 572-574
20. Mehta P, Theriot E, Mehrota D, Patel K, Kimball BG (1987) A simple technique to make bupivacain a rapid acting epidural anesthetic. Reg Anaesth 12: 135
21. Morris RW, Whish DKM (1984) A controlled trial of pain on skin infiltration with local anaesthetics. Anaesth Intensive Care 12: 113-114
22. Morris R, McKay W, Mushim P (1987) Comparison of pain associated with intradermal and subcutaneous infiltration with various local anesthetic solutions. Anesth Analg 66: 1180-1182
23. Ritchie JM, Greengard P (1961) On the active structure of local anesthetics. J Pharmacol Exp Ther 133: 241-245
24. Tsuneoka H, Ohki K, Taniuchi O, Kitahara K (1993) Tenon's capsule anaesthesia for cataract surgery with IOL implantation. Eur J Implant Ref Surg 5: 29-34
25. Ursell PG, Spalton DJ (1996) The effect of solution temperature on the pain of peribulbar anesthesia. Ophthalmology 103: 839-841
26. Weindler J, Lieblang S, Mohamed G, Hille K, Ruprecht KW (1996) Perioperativer Verlauf von physiologischen und kognitiven Funktionen nach oraler Prämedikation mit Midazolam 3,75 mg bei Frauen in Retrobulbäranästhesie. Ophthalmologe 93: 59-67
27. Williamson CH (1993) Clear corneal incision with topical anesthesia. In: Gills JP, Hustead RF, Sanders DR (Hrsg) Opthalmic Anesthesia. Thorofare, Slack 176-183

Remifentanil bei Retrobulbäranästhesie in der Ophthalmochirurgie

J. Gamringer, J. Weindler und K.W. Ruprecht

Zusammenfassung. Mit dem neuen Opioid Remifentanil scheint jetzt erstmals ein Medikament zur Verfügung zu stehen, das die Ansprüche einer Schmerzreduzierung in der Augenheilkunde beim Setzen der Retrobulbäranästhesie vielversprechend zu erfüllen scheint. Wir führten deshalb eine Untersuchung durch, um zu klären, ob Remifentanil in einer niedrigen Dosierung zu einer Schmerzreduktion beim Setzen der RBA führt, ohne dabei relevante Nebenwirkungen zu zeigen.

Patienten: In eine randomisierte, prospektive und plazebokontrollierte Untersuchung wurden insgesamt 50 Patienten mit einem Alter von über 60 Jahren aufgenommen, die sich einer Kataraktoperation in RBA unterzogen. Jeweils 25 Patienten erhielten vor dem Setzen der RBA intravenös als Plazebo physiologische Kochsalzlösung (Gruppe A) bzw. 0,2 μg/kg KG Remifentanil (Gruppe B). Folgende Meßgrößen wurden kontrolliert: Schmerzscore (visuelle Analogskala), systolischer und diastolischer Blutdruck, Herzfrequenz und als indirekter Parameter für eine Atemdepression die pulsoxymetrische Sauerstoffsättigung.

Ergebnisse: Nach Remifentanil war die Schmerzempfindung mit 2,6 ± 1,8 Pkt. signifikant ($p < 0{,}001$) niedriger als nach Plazebo mit 4,4 ± 1,8 Pkt. Der systolische Blutdruckanstieg nach dem Setzen der RBA konnte signifikant ($p < 0{,}05$) reduziert werden. Keine signifikanten Unterschiede fanden sich bei der Herzfrequenz und beim diastolischen Blutdruck. Nach Gabe von Remifentanil kam es zu einem signifikanten Abfall der Sauerstoffsättigung. Es zeigte sich jedoch keine bedrohliche Senkung der Sauerstoffsättigung unter 90%.

Schlußfolgerung: Remifentanil scheint aufgrund dieser Ergebnisse gut geeignet zu sein, um die Schmerzen beim Setzen der RBA deutlich zu reduzieren.

Summary. The injection of a retrobulbar anesthetic (RBA) is regarded as most unpleasant and painful by many patients. With the new opioid remifentanil, a drug is available for the first time that appears very promising with regard to pain reduction during injection. We carried out an investigation to answer the question of whether or not low-dose i.v. remifentanil leads to significant relief of pain without substantial side effects.

Patients: In a randomized, prospective and placebo-controlled desig, 50 patients aged more than 60 years, who were undergoing cataract surgery, were admitted to our study. Two minutes before RBA, 25 patients received i.v. physiological sahne as a placebo (group A) and 25 received i.v. 0.2 μg/kg body weight remifentanil (group B). The following parameters were controlled: pain score (visual analog scale), systolic and diastolic blood pressure, heart rate, and oxygen saturation as an indirect parameter for breathing depression. Exclusion criteria were presurgical pain, low compliance, analgesic medication and initial oxygen saturation below 93%.

Results: The reduced sensation of pain following remifentanil compared to placebo was

C. Ohrloff et al. (Hrsg.)
11. Kongreß der DGII 1997

highly significant (remifentanil 2.6 ± 1.2 p, placebo 4.4 ± 1.3 p; $p < 0.001$). The increase in systolic blood pressure following the retrobulbar injection was significantly ($p < 0.05$) lower. There was a significant decrease in oxygen saturation following remifentanil. However, there was no reading of critical oxygen saturation below 90% in any patient at any time.

Conclusions: Low-dose i.v. remifentanil seems to be particularly useful in reducing or avoiding the sensation of pain during the injection of retrobulbar anesthetic.

Einführung

Das bevorzugte Anästhesieverfahren im Rahmen der Kataraktchirurgie stellt die Retrobulbäranästhesie dar [6]. Neben den wesentlichen Vorteilen der einfachen Durchführung, der guten Wirksamkeit und der postoperativen Schmerzfreiheit besteht ein wesentlicher Nachteil darin, daß das Setzen der Retrobulbäranästhesie (RBA) von vielen Patienten als äußerst unangenehm und schmerzhaft empfunden wird [4]. Die dabei auftretenden Schmerzen werden im Durchschnitt als mittelstark bis stark angegeben. Bei einer Dokumentation des Schmerzscore mit Hilfe einer visuellen Analogskala werden bei unbehandelten Patienten in der Regel Werte von 4–6 Punkten gefunden [9]. Trotz zahlreicher Anstrengungen ist es bisher nicht gelungen, diese Schmerzen beim Setzen der Retrobulbäranästhesie in einem einfachen Verfahren zufriedenstellend zu reduzieren bzw. auszuschalten. Verschiedene Methoden wurden zu diesem Zweck untersucht. Darunter fallen die Kurznarkose mit Ketamin oder Propofol sowie die Applikation von Analgetika oder Sedativa [7, 8]. Diese Maßnahmen waren häufig nicht effektiv oder von systemischen Nebenwirkungen begleitet, weshalb sich keines dieser Verfahren bis heute erfolgreich durchsetzen konnte.

Mit dem neuen kurzwirksamen Opioid Remifentanil scheint jetzt ein Medikament zur Verfügung zu stehen, das die Ansprüche einer Schmerzreduzierung bei der Retrobulbäranästhesie in der Augenheilkunde zu erfüllen scheint. Seine besonderen Eigenschaften sind die hohe analgetische Potenz bei gleichzeitig sehr kurzer Halbwertszeit (5–14 min). Aufgrund dieser Überlegungen führten wir eine randomisierte, prospektive und plazebokontrollierte Untersuchung durch, um nachzuweisen, ob Remifentanil in einer niedrigen Dosierung zu einer erkennbaren Schmerzreduktion bei Durchführung einer retrobulbären Injektion führt, ohne dabei relevante Nebenwirkungen auszulösen.

Methodik

In die Studie wurden insgesamt 50 Patienten aufgenommen. Alle Patienten erhielten vor einer geplanten Kataraktextraktion eine standardisierte Retrobulbäranästhesie durch jeweils den gleichen Arzt. Kurz vor dem Setzen der RBA erhielten je 25 Patienten als Bolusinjektion i.v. entweder physiologische Kochsalzlösung als Plazebo (Gruppe A) oder Remifentanil in einer Dosierung von 0,2 μg/kg Körpergewicht als aktiven Wirkstoff (Gruppe B). Als Meßgrößen wurden der Schmerzscore anhand einer visuellen Analogskala (0–10 Punkte), der systolische und diastolische Blutdruck, die Herzfrequenz und als indirekter Parameter für eine Atemdepression die pulsoxymetrische Sauerstoffsättigung aufgezeichnet [5]. Die Meßparameter wurden 5 min vor dem Setzen der RBA sowie 1, 3, 5, 10 und 20 min danach registriert.

In die Untersuchung wurden nur Patienten mit einem Alter über 60 Jahre aufgenommen, die am nicht zu operierenden Auge eine Sehschärfe $\geq$ 0,3 aufwiesen. Die Patienten erhielten keine Prämedikation. Ausgeschlossen von der Untersuchung wurden ferner Patienten mit präoperativen Schmerzzuständen bzw. präoperativer analgetischer Therapie. Fehlende Kooperationsfähigkeit und neurologisch-psychiatrische Erkrankungen führten zum Ausschluß. Patienten mit einer initialen pulsoxymetrischen Sauerstoffsättigung unter 93% wurden ebenfalls nicht berücksichtigt.

Ergebnisse

Bei den biometrischen Daten zeigten sich keine Unterschiede. Das durchschnittliche Alter betrug in Gruppe A 72,4 ± 9,9 Jahre, in Gruppe B 72 ± 8,3. Das mittlere Körpergewicht wurde in Gruppe A mit 72,8 ± 12 kg gemessen, in Gruppe B mit 73,8 ± 11 kg. Die Geschlechtsverteilung in beiden Kollektiven war gleich. Die Patienten der Gruppe B erhielten durchschnittlich 14,7 ± 2,3 μg Remifentanil i. v.

Durch die Gabe von Remifentanil konnte der Anstieg des systolischen Blutdrucks 1 min nach Setzen der Retrobulbäranästhesie signifikant ($p < 0{,}05$) im Vergleich zur Plazebogruppe reduziert werden. Dieser Effekt war auch noch 3 min nach RBA erkennbar ($p < 0{,}08$). Bei den Messungen 5, 10 und 20 min nach Retrobulbäranästhesie fanden sich keine signifikanten Unterschiede. Beim diastolischen Blutdruck zeigten sich zu keinem Meßzeitpunkt signifikante Unterschiede zwischen beiden Gruppen. Bei der Herzfrequenz konnten ebenfalls keine Unterschiede beobachtet werden. Eine Bradykardie unter die kritische Grenze von 45/min trat nicht auf.

Deutliche Differenzen fanden sich bei der pulsoxymetrischen Sauerstoffsättigung. Unmittelbar nach Gabe von 0,2 μg/kg KG Remifentanil kam es zu einem signifikanten Abfall der Sauerstoffsättigung von präoperativ 96,6% auf 94,6% 1 min nach Retrobulbäranästhesie. Die Sauerstoffsättigung in der Remifentanil-Gruppe erholte sich nur langsam und erreichte erst nach 10 min wieder durchschnittliche Werte um 96%. In der Placebogruppe stieg durch das Setzen der Retrobulbäranästhesie die Sauerstoffsättigung geringfügig von 96,5% auf 97% an. Zu allen Meßzeitpunkten war in der Plazebogruppe die durchschnittliche Sauerstoffsättigung über 96%. Eine Minute nach Setzen der Retrobulbäranästhesie war damit die SpO_2 in der Remifentanil-Gruppe hoch signifikant niedriger als in der Plazebogruppe ($p < 0{,}001$). Im gesamten Meßzeitraum bis zu 20 min nach Setzen der Retrobulbäranästhesie war die Sauerstoffsättigung nach Remifentanil signifikant erniedrigt ($p < 0{,}05$). Obwohl sich bei der Pulsoxymetrie eine Atemdepression bei dieser niedrigen Dosie-

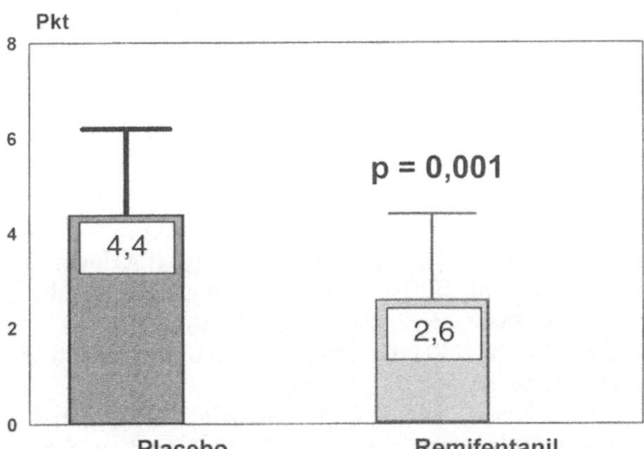

Abb. 1. Schmerzscore (Mittelwert ± Standardabweichung)

rung nachweisen ließ, zeigte kein Patient zu keinem Meßzeitpunkt eine Sauerstoffsättigung unter dem kritischen Grenzwert von 90%. Bei keinem Patienten traten Nebenwirkungen wie Erbrechen oder Übelkeit auf.
Bei der Angabe der subjektiven Schmerzempfindung fand sich ein hoch signifikanter Unterschied. Die Patienten, die Remifentanil erhielten, gaben mit durchschnittlich 2,6 ± 1,8 Punkten signifikant ($p<0{,}001$) niedrigere Schmerzen an als die Patienten in der Plazebogruppe mit 4,4 ± 1,8 Punkten (Abb. 1). Durch Remifentanil in der von uns eingesetzten Dosierung konnte nahezu eine Halbierung der Schmerzen erreicht werden.

Diskussion

Remifentanil ist ein neues Opioid, das erst seit kurzer Zeit im Handel ist. Strukturell gehört es zur Gruppe der 4-Anilinopiperidine, zu der auch Alfentanil gehört. Seine besonderen Kennzeichen sind die hohe analgetische Potenz, der schnelle Wirkungseintritt und die kurze Wirkdauer durch rasche Metabolisierung. Es ist das Opioid mit der z.Z. kürzesten Halbwertszeit. Diese spezifischen Eigenschaften bewirken eine sehr gute Steuerbarkeit. Bisher wurde Remifentanil zur Narkoseeinleitung in einer höheren Dosierung eingesetzt. Durch seine Pharmakokinetik bietet es aber auch gute Voraussetzungen zur Analgosedierung im Rahmen einer Lokalanästhesie [2]. Dabei kommen weit geringere Dosierungen zur Anwendung. Die i.v.-Applikation von niedrig dosiertem Remifentanil (0,2 µg/kg KG) hatte in dieser Studie eine deutliche Schmerzreduktion bei der retrobulbären Injektion zur Folge. Entscheidend dabei sind die einfache Handhabung und das Fehlen opioidtypischer Nebenwirkungen wie Nausea und Vomitus in der hier gewählten Dosierung [1]. Die Sauerstoffsättigung nach Anwendung von Remifentanil unterschritt zu keinem Meßzeitpunkt den kritischen Grenzwert von 90%. Remifentanil eignet sich zu einer effektiven Schmerzreduzierung bei Durchführung der Retrobulbäranästhesie [3]. Die analgetische Wirkung ist mit der einer intravenösen Kurznarkose vergleichbar, wobei die Durchführung aber wesentlich einfacher ist.

Literatur

1. Camu F, Breivik H, Hagelberg A et al. (1995) A double-blind, placebo controlled study of the safety and efficacy of remifentanil used as an adjunct sedative in patients receiving regional anaesthesia. Anesthesiology 83: A 847
2. Egan TD (1995) Remifentanil pharmacokinetics and pharmacodynamics. Clin Pharmacokinet 29: 80–94
3. Freye E (1995) Opioide in der Medizin. Wirkung und Einsatzgebiete zentraler Analgetika, 3. Auflage. Springer, Berlin Heidelberg New York Tokyo
4. Heinze J, Rohrbach M (1992) General anesthesia vs. Retrobulbar anesthesia in cataract surgery. A randomized comparison of patients at risk. Anästhesist 41(8): 481–488
5. Heinze J, Rohrbach M (1992) Prämedikation bei Retrobulbäranästhesie. Ein blutgasanalytischer Vergleich von Flunitrazepam sublingual und Midazolam intravenös. Anästhesist 41(11): 673–679
6. Petersen WC, Yanoff M (1990) Why retrobulbar anesthesia? Trans Am Ophthalmol Soc 88: 136–140
7. Ramirez-Sanchez A, Palacio MA, Garcia-Sanchez MJ, Imaz-Torres MS, Galdo JR, Morales-Mas C (1993) Propofol and retrobulbar anesthesia for cataract extraction. Rev Esp Anestesiol Reanim 40(5): 307–309
8. Senn P, Johr M, Kaufmann S, Schipper I (1993) Kurznarkose mit Propofol/Ketamin für das Anlegen der Retrobulbäranästhesie. Klin Mbl Augenheilkd 202(6): 528–532
9. Weindler J, Lieblang S, Mohamed G, Hille K, Ruprecht KW (1996) Perioperativer Verlauf von physiologischen und kognitiven Funktionen nach oraler Prämedikation mit Midazolam 3,75 mg bei Frauen in Retrobulbäranästhesie. Ophthalmologe 93: 59–67

Erste Messungen der viskoelastischen Eigenschaften von humanen Linsenkernen verschiedenen Alters mittels dynamisch-mechanischer Analyse (DMA)

C. Meyer, B. Abele, F. Soergel, W. Pechhold und H. Laqua

Zusammenfassung. Wird ein viskoelastischer Körper (wie die Linse) durch eine äußere Kraft deformiert (wie bei der Akkommodation), so müssen sich verschiedene mikroskopische Strukturelemente umlagern, um eine makroskopische Gestaltänderung zu erreichen. Bei tieferen Frequenzen lagern sich größere Strukturelemente um, bei höheren Frequenzen kleinere. Bei Umlagerungen mit Rückstellkraft spricht man von einer Relaxation, bei solchen ohne von Fließen.

Mit Hilfe der dynamisch-mechanischen Analyse (DMA) können Relaxationsprozesse quantifiziert werden. Die DMA ist eine Standardmeßmethode zur quantitativen Charakterisierung der viskoelastischen Eigenschaften von Polymeren. Diese Methode wurde von uns bereits zur Charakterisierung von menschlicher Kornea und von Schweinelinsen eingesetzt. Bei jeder der untersuchten menschlichen Linsen traten im Frequenzbereich 1 mHz–1 kHz 3 deutlich voneinander getrennte Relaxationsprozesse auf.

Unsere ersten DMA-Untersuchungen an humanen Linsenkernen zeigten, daß die Meßwerte verläßlich reproduziert werden konnten und daß verschiedene Zustände (wie Cataracta incipiens und Cataracta provecta) deutlich unterscheidbare Schernachgiebigkeitsspektren liefern.

Summary. If a viscoelastic body (like the lens) is subjected to a deformation (as in the accommodation process), microscopic movements of structural elements are required to obtain a macroscopic change in shape. Larger structural elements perform their paraelastic interchanges of sites at lower frequencies, while smaller structural elements move at higher frequencies. Microscopic movements with a restoring force are called relaxation, those without a restoring force are called flow. By means of dynamic mechanical analysis (DMA), relaxation processes can be quantified. DMA is a standard measuring method for the quantitative characterization of the viscoelastic properties of polymers. Prior to this investigation we had made use of DMA for the characterization of human corneal tissue and of porcine lens. The shear compliance spectrum of each human lens examined so far revealed three distinct relaxation processes in the frequency range 1 mHz to 1000 Hz. Our investigations in porcine and human lens revealed DMA to be capable of quantifying the viscoelastic properties of lens. The reproducibility and the reliability of the data could be proved. Different states of human lens (such as cataracta incipiens and cataracta provecta) yielded significantly different shear compliance spectra.

C. Ohrloff et al. (Hrsg.)
11. Kongreß der DGII 1997

Einleitung

Die Kenntnis der biomechanischen Eigenschaften der Linse ist von grundlegender Bedeutung für ein verbessertes Verständnis des Akkommodationsprozesses, des Verlustes der Akkommodation mit zunehmendem Alter sowie pathologischer Veränderungen der Linse [2, 3, 5].

Aufgrund der langjährigen Erfahrungen der Ulmer Arbeitsgruppe auf dem Gebiet der Schernachgiebigkeitsmessungen an Polymeren und Geweben [4, 6–10] entstand die Hypothese, daß sich strukturelle Veränderungen in der menschlichen Linse meßbar in den komplexen Schernachgiebigkeitsspektren niederschlagen.

Die Umlagerung verschieden großer Strukturelemente erfolgt auf unterschiedlichen Zeitskalen. Im Nachgiebigkeitsspektrum finden sich diese unterschiedlichen Relaxationszeiten bei verschiedenen Frequenzen wieder. Jeder Relaxationsprozeß wird durch 3 Parameter definiert. Bei den hier vorgestellten ersten Messungen sollte u. a. untersucht werden, wie sich diese Parameter bei der Katarakt und mit zunehmendem Alter ändern.

Die Messungen sollten weiterhin zeigen, ob die mit der Kataraktentstehung einhergehende Verhärtung des Linsenkernes zu einer meßbaren Absenkung der Schernachgiebigkeitswerte führt.

Methodik

Linsen

Einerseits wurden humane Linsen aus Spenderaugen entnommen, die für eine Keratoplastik bereitgestellt wurden; andererseits wurden bei Kataraktoperationen Linsenkerne durch Kernexpression gewonnen.

Mit Hilfe eines Dreifachklingenhalters (Abb. 1) wurden aus jeder Linse 2 Schnitte mit einer Dicke von 1 mm hergestellt.

Dynamisch-mechanische Analyse (DMA)

In der Polymerphysik ist die DMA eine (zerstörungsfreie) Standardmeßmethode zur quantitativen Charakterisierung der viskoelastischen Eigenschaften von Polymeren wie Gelen, Schmelzen, Elastomeren und Duromeren [1, 4, 7, 8].

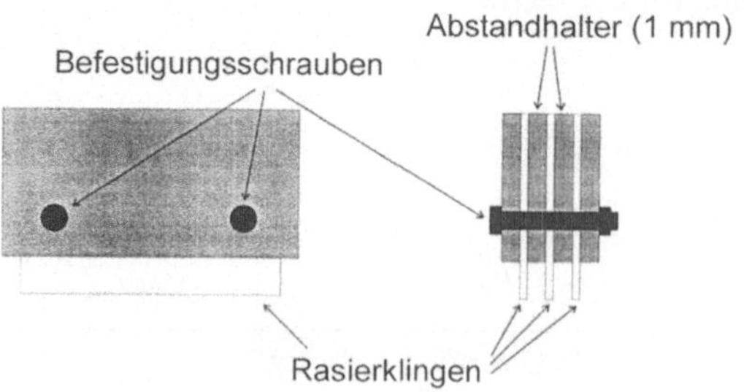

Abb. 1. Im Dreifachklingenhalter werden 3 Rasierklingen im Abstand von 1 mm parallel zueinander ausgerichtet und fixiert

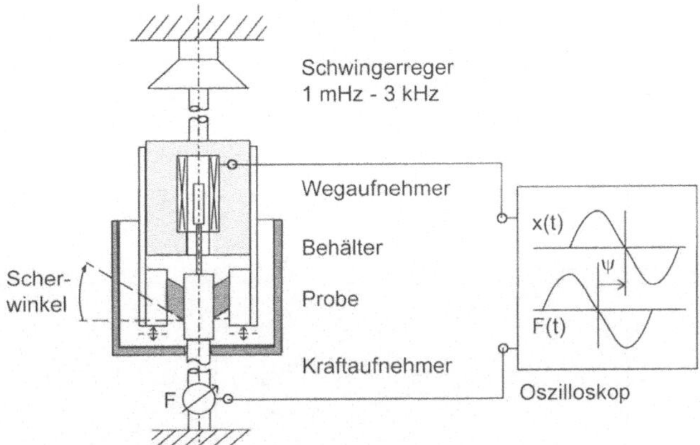

Abb. 2. Schematische Darstellung des Breitbandspektrometers mit dem speziell für Messungen im Quellungsmedium entwickelten Probenhalter

Diese Methode wurde von uns bereits zur Charakterisierung von menschlicher Kornea [10] und von Schweinelinsen [6] eingesetzt.

Bei der DMA werden die Proben einer periodischen (üblicherweise sinusförmigen) Deformation mit sehr kleiner Amplitude unterzogen. Die Nachgiebigkeit (Komplianz) der Probe wird nacheinander bei verschiedenen Frequenzen f gemessen (Spektrum). Unter den möglichen Deformationsarten zeichnet sich die Scherung dadurch aus, daß sie sowohl für elastische als auch für viskose Körper gleichermaßen geeignet ist [1].

Um bei einer solchen Scherdeformation eine makroskopische Gestaltänderung zu erreichen, müssen sich verschiedene mikroskopische Strukturelemente umlagern. Bei tieferen Frequenzen lagern sich größere Strukturelemente um, bei höheren Frequenzen kleinere. Diese paraelastischen Platzwechselprozesse von Strukturelementen bezeichnet man als Relaxationsprozesse, wenn Rückstellkräfte vorhanden sind, und man spricht von Fließen, wenn keine vorhanden sind. Mit Hilfe der DMA können diese Relaxationsprozesse quantifiziert werden (s.u.).

Zur Messung der Schernachgiebigkeitsspektren von Linsen verwendeten wir unser Breitbandspektrometer [9] mit einem speziell entwickelten Probenhalter, der es erlaubt, Proben im Quellungsmittel zu untersuchen (Abb. 2) und dabei die Meßtemperatur mit Hilfe der den Probenhalter umgebenden Temperierkammer zu kontrollieren. Als Quellungsmittel wurde Infusionslösung verwendet, als Meßtemperatur wurde 36 °C gewählt.

Der obere Teil des Probenhalters wird vom Schwingerreger in periodische Auf- und Abbewegungen versetzt (Abb. 2). Er bewegt sich dabei relativ zum feststehenden unteren Teil des Probenhalters. Die Relativbewegung $x(t)$ zwischen Oberteil und Unterteil wird mit Hilfe eines induktiven Wegaufnehmers als Funktion der Zeit t aufgenommen.

Die periodische Kraftamplitude des Schwingerregers wird über die Probe an den Quarzkraftaufnehmer im unteren Teil des Meßaufbaus weitergeleitet und als Signal $F(t)$ detektiert. Bei rein elastischen Proben gibt es keine Phasendifferenz ψ zwischen $F(t)$ und $x(t)$. Bei rein viskosen Proben beträgt ψ 90°, bei viskoelastischen Proben $0° < \psi < 90°$.

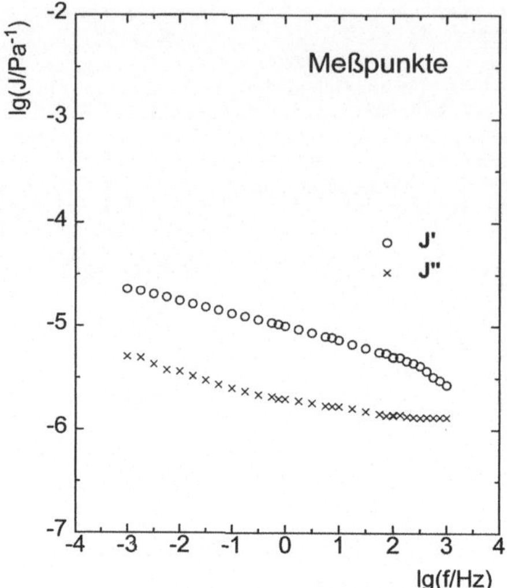

Abb. 3. Meßpunkte $J'(f)$ und $J''(f)$ eines Scherkomplianzspektrums (Cataracta Provecta, Alter 75 Jahre)

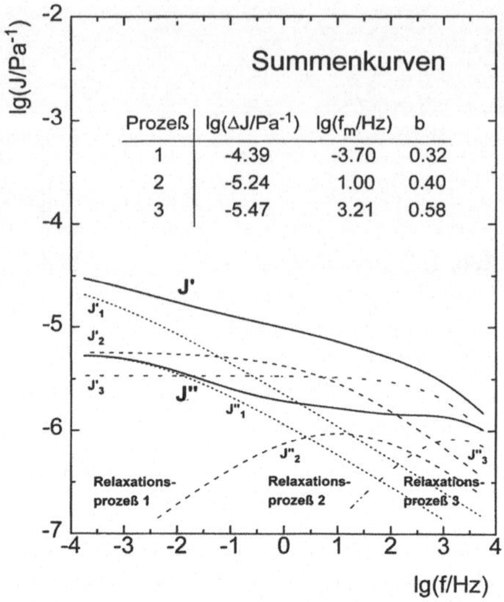

Summenkurven

Prozeß	lg(ΔJ/Pa^{-1})	lg(f_m/Hz)	b
1	-4.39	-3.70	0.32
2	-5.24	1.00	0.40
3	-5.47	3.21	0.58

Abb. 4. Summenkurven $J'(f)$ und $J''(f)$, die durch Überlagerung von 3 Cole-Cole-Prozessen gewonnen wurden und die in Abb. 3 dargestellten Maßkurven bestmöglich beschreiben (Relaxationsprozeß 1: gepunktete Kurven, Relaxationsprozeß 2: gestrichelte Kurven, Relaxationsprozeß 3: strichpunktierte Kurven)

Unter Berücksichtigung von Apparatekonstanten und Probengeometrie kann aus $F(t)$, $x(t)$ und ψ die komplexe Schernachgiebigkeit $J = J' - i \cdot J''$ berechnet werden. Sie ist der Kehrwert des Schubmoduls $(G = 1/J)$ und besteht aus dem Realteil J' und dem Imaginärteil J''. Die Speichernachgiebigkeit J' gibt den elastischen Anteil an, während die Verlustnachgiebigkeit J'' den Dämpfungsanteil angibt. Die Größe i ist definiert als $i^2 = -1$ und ist bei komplexen Werten dem Imaginärteil vorangestellt.

In einem Scherkomplianzspektrum $J(f)$ sind Relaxationsprozesse daran zu erkennen, daß bei steigender Frequenz der Realteil stufenförmig abnimmt, wobei der Imaginärteil ein lokales Maximum zeigt (Kramers-Kronig-Relation). In gemessenen Spektren $J(f)$ überlappen sich normalerweise mehrere Relaxationsprozesse (Abb. 3). Um diese verschiedenen Prozesse abzutrennen, wurde unser Analysenprogramm BBSWin verwendet, mit dessen Hilfe einzelne Cole-Cole-Prozesse (das sind verbreiterte symmetrische Debye-Prozesse) so überlagert werden, daß ihre Summenkurven die gemessenen Real- *und* Imaginärteilkurven bestmöglich beschreiben [10]. Dabei werden so wenig wie möglich Prozesse, aber so viele wie nötig verwendet. Falls erforderlich, muß darüber hinaus auch viskoses Fließen berücksichtigt werden (Abb. 6).

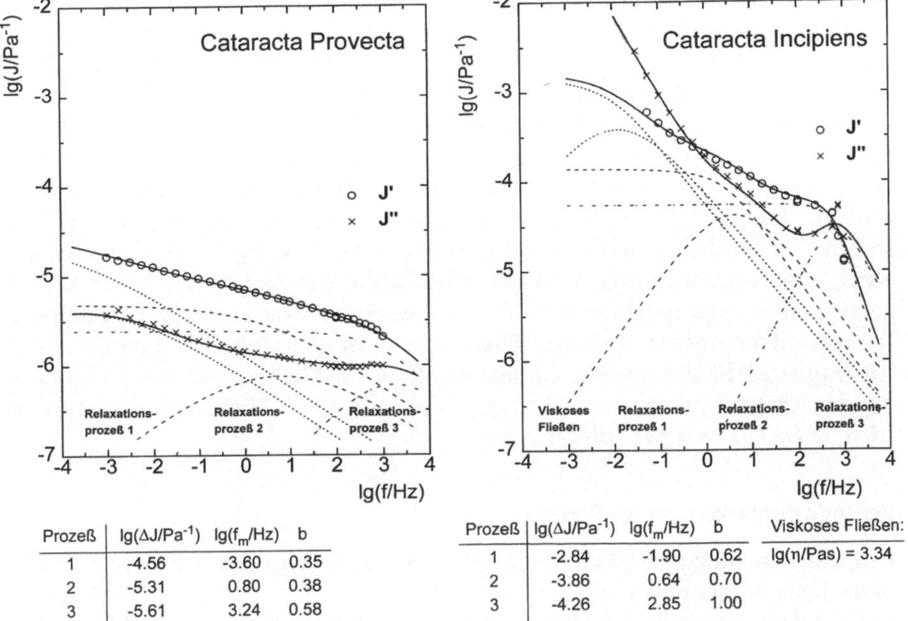

Prozeß	lg(ΔJ/Pa⁻¹)	lg(f_m/Hz)	b
1	-4.56	-3.60	0.35
2	-5.31	0.80	0.38
3	-5.61	3.24	0.58

Prozeß	lg(ΔJ/Pa⁻¹)	lg(f_m/Hz)	b
1	-2.84	-1.90	0.62
2	-3.86	0.64	0.70
3	-4.26	2.85	1.00

Abb. 5. Summenkurven und Prozeßparameter eines Scherkomplianzspektrums bei Cataracta Provecta, Alter: 68 Jahre

Abb. 6. Summenkurven und Prozeßparameter eines Scherkomplianzspektrums bei Cataracta Incipiens, Alter 58 Jahre (viskoses Fließen: eng gepunktete Gerade)

Jeder Cole-Cole-Prozeß ist durch 3 Parameter gekennzeichnet: Relaxationsstärke ΔJ, Relaxationsfrequenz f_m und Breitenparameter b. Für die Relaxationsfrequenz f_m gilt: $2 \cdot \pi \cdot f_m \cdot \tau = 1$, wobei τ die zugehörige Relaxationszeit ist. b nimmt für sehr stark verbreiterte Prozesse Werte nahe Null an und wird gleich Eins für einen unverbreiterten (d.h. Debye-) Prozeß.

Die Schernachgiebigkeit humaner Linsenkerne wurde in der vorliegenden Arbeit im Frequenzbereich zwischen 1 mHz und 1 kHz gemessen. Die periodische Deformationsamplitude der Proben reichte dabei von 1 µm (bei den höheren Frequenzen) bis zu 100 µm (bei den tieferen Frequenzen).

Ergebnisse

Jedes der bisher gemessenen Scherkomplianzspektren wies im untersuchten Frequenzbereich 3 verschiedene Relaxationsprozesse auf (Abb. 3–6).

Aus den uns zur Verfügung gestellten Proben hatten wir für diese erste Meßreihe 10 Proben unterschiedlichen Alters ausgewählt: einerseits stärker getrübte (59, 68, 75, 85, 87, 91 Jahre und eine mit nicht bekanntem Alter) und andererseits möglichst wenig getrübte (58, 70, 85). Entsprechend erhielten wir

2 Arten von Scherkomplianzspektren: 7 Proben ergaben Spektren und Prozeßparameter wie in den Abb. 3–5 dargestellt. Die Relaxationsfrequenzen f_m lagen etwa bei 0,3 mHz, 10 Hz und 1 kHz, was Relaxationszeiten von etwa 10 min, 15 ms und 0,15 ms entspricht.

Die Spektren der 3 weniger getrübten Proben sahen ähnlich wie das in Abb. 6 gezeigte aus. Im Vergleich zu den Spektren der stärker getrübten Proben lagen ihre Absolutwerte bei höheren Frequenzen 1 Dekade (d.h. Faktor 10) und bei niedrigeren Frequenzen 2 Dekaden (d.h. Faktor 100) höher – sie waren also deutlich weicher, was die ΔJ-Werte widerspiegeln. Die Prozesse der weniger getrübten Proben sind schmäler (höhere b-Werte) als die der stärker getrübten Proben (geringere b-Werte). Außerdem trat zusätzlich zu den o.g. Relaxationsprozessen viskoses Fließen auf. In der doppeltlogarithmischen Auftragung läßt sich aus der Gerade des Newton-Fließens mit der Steigung −1 bei der Kreisfrequenz $\omega = 1$ (d.h. lg $(f/\text{Hz}) = -0{,}8$) die Viskosität $\eta = 3500$ Pas (d.h. lg $(\eta/\text{Pas}) = 3{,}54$) ablesen.

Reproduzierbarkeit der Meßwerte

Um die Reproduzierbarkeit der Meßwerte zu überprüfen, wurden verschiedene Tests vorgenommen:

Nachdem ein Spektrum (von höheren zu tieferen Frequenzen hin) aufgenommen war, wurden zusätzliche Meßpunkte bei mittleren oder höheren Frequenzen gemessen, um zu sehen, ob sie mit den anfangs gemessenen übereinstimmten (zwischen 0,1 Hz und 10 Hz in Abb. 3, 5 und bei 100 Hz in Abb. 6).

Die Spektren wurden unabhängig voneinander mit dem Programm BBSWin analysiert (s.o.). Die so gewonnenen Prozeßparameter ΔJ, f_m und b (Abb. 4, 5) waren konsistent.

Für eine der weicheren Proben wurde ein anderer Probenhalter (sog. Penetrometereinsatz [9]) verwendet, für den andere Auswerteformeln gelten. Mit beiden Probenhaltern kamen vergleichbare Schernachgiebigkeitswerte heraus.

Diskussion

Die hier vorgestellten ersten Scherkomplianzmessungen an humanen Linsenkernen sowie die vorausgegangenen Messungen an Schweinelinsen [6] zeigten, daß DMA eine geeignete Methode ist, um die viskoelastischen Eigenschaften von Linsen zu quantifizieren. Verschiedene Tests belegten die Reproduzierbarkeit der gemessenen komplexen Schernachgiebigkeitswerte.

Die Frequenzabhängigkeit der biomechanischen Eigenschaften der Linse konnte gezeigt werden: Die bei allen untersuchten humanen Linsenkernen gefundenen 3 Relaxationsprozesse bedeuten, daß es 3 verschiedene Strukturebenen paraelastischer Platzwechselprozesse gibt.

Die Erfahrung, daß die Nachgiebigkeit der Linse weniger vom Alter als vielmehr vom Trübungsgrad abhängig ist, konnte mit der DMA quantifiziert werden.

In weiterführenden Messungen sollen diese Zusammenhänge an einer größeren Zahl von Linsenkernen genauer quantifiziert werden. Ergänzend sollen auch jüngere Linsen untersucht werden.

Danksagung:
Für die Bereitstellung der hier untersuchten Linsen danken wir dem früheren Chefarzt der Klinik für Augenheilkunde des Marienhospitals Osnabrück, Herrn Prof. Dr. H.-J. Meyer.
Herrn Dipl.-Phys. W. von Soden danken wir für die kompetente Durchsicht des Manuskriptes.

Literatur

1. Ferry JD (1961) Viscoelastic properties of polymer. Wiley & Sons, New York
2. Fisher RF (1971) The elastic constants of the human lens. J Physiol 212: 147–180
3. Fisher RF (1988) The mechanics of accommodation in relation to presbyopia. Eye 2: 646–649
4. Hanus K-H, Pechhold W, Soergel F, Stoll B, Zentel R (1990) Phase behavior and elastic properties of a slightly crosslinked liquid crystalline main-chain polymer. Colloid Polym Sci 268: 222–229
5. Krag S, Olsen T, Andreassen TT (1997) Biomechanical characteristics of human anterior lens capsule in relation to age. Invest Ophthalmol Vis Sci 38: 357–363
6. Meyer C, Soergel F, Abele B, Pechhold W, Laqua H (im Druck) Erste Untersuchungen der viskoelastischen Eigenschaften von Augenlinsen mittels dynamisch-mechanischer Analyse (DMA) am Beispiel der Schweinelinse. Klin Monatsbl Augenheilkd
7. Pechhold W, Engel A, Ammon G (1959) Eine Methode zur Messung des komplexen Schubmoduls viskoelastischer Stoffe in Form dünner Schichten. Materialprüfung 1: 303–310
8. Pechhold W, Grossmann HP, Hanus K-H, Jürgens E (1989) Paraelasticity of organic colloid systems. Progr Colloid & Polymer Sci 80: 264–273
9. Pechhold W, Soden W von, Wrana C (1994) Mechanisches Breitbandspektrometer DE 4306119 A1, Patentschrift, Offenlegung am 08.09.94
10. Soergel F, Mücke S, Pechhold W (1997) Corneal viscoelasticity spectra as a result from dynamic mechanical analysis. In: Lass J (ed) Advances in Cornea Research: Selected Transactions of the World Corneal Congress. Plenum Publishing Corp., New York: 239–254

Ein konfokales Laserrastermikroskop zur hochauflösenden In-vivo-Abbildung des vorderen Augenabschnittes*

J. Stave und R. Guthoff

Zusammenfassung. Eine hochauflösende konfokale In-vivo-Technik zur Darstellung der vorderen Augenabschnitte mit dem mehrschichtigen Tränenfilm und seiner Dynamik sowie den Strukturen der Kornea ist bisher nicht bekannt geworden. Die Spaltlampenmikroskopie ist eine ungeeignete Methode zur Untersuchung und Dokumentation dieser Teile des Auges, z. B. während eines Wundheilungsprozesses, nach einer Erosio oder PRK der Kornea.

Wir wandelten das "Confocal Laser Scanning Ophthalmoscope CLSO" (Fa. C. Zeiss) zur hochauflösenden Abbildung des Tränenfilms und der Kornea durch Anpassung eines speziellen optischen Vorsatzsystems zu einem „Confocal Laser Scanning Microscope CLSM". Zur Testung der Funktionstüchtigkeit eines solchen Korneamikroskopes untersuchten wir u. a. Patienten nach einer Erosio und die Oberflächenstrukturen auf einer In-vitro-Kornea nach PTK oder PRK.

Material und Methode: Für das CLSO wurde ein Objektivadapter als Vorsatzsystem entwickelt, durch den der Laserstrahl auf die vorderen Augenabschnitte mit dem Tränenfilm und der Kornea zu deren Abbildung fokussiert werden kann. Dieser Adapter schränkt die Originalfunktion des CLSO nicht ein. Durch Kombination eines langbrennweitigen Objektivs hoher Apertur bzw. eines Kontaktobjektivs mit einer kleinen Zoomoptik kann die Rasterfeldgröße variiert und damit die Gesamtvergrößerung in einem Bereich bis zu 1000-fach verändert werden.

Schlußfolgerung: Mit dem neuartigen „Confocal Laser Scanning Microscope CLSM" gelingt eine kontrastreiche und hochauflösende konfokale In-vivo-Darstellung des Tränenfilms sowie seines dynamischen Verhaltens und der Kornea im Nonkontakt- und Kontaktverfahren. Diese Mikroskopiertechnik ist auch besonders gut geeignet für die Untersuchung der Korneaoberfläche nach einer PTK und PRK durch Excimerablation. Die Anwendung dieser Methode ist für den Patienten wenig belastend.

Schlüsselwörter: Lasermikroskopie, Tränenfilm, Kornea, PTK, PRK.

Summary
Background: No high-resolution confocal in-vivo technique for visualization of the anterior segments of the eye with the multi-layered structure and the dynamics of the tear film and the elements of the cornea has been described. The slit-lamp microscope is insufficient for the examination and documentation of this part of the eye, e.g. during wound healing

* Das Thema wurde vorgestellt auf dem "Anual Meeting of the Association for Research in Vision and Ophthalmology (ARVO)" (1996) in Fort Lauderdale, Florida/USA, dem "Symposium on Confocal Imaging of Living Tissue" (1996) in Rostock und der Tagung der DOG (1996) in Mannheim Gebrauchsmuster DGM29619361.5.

C. Ohrloff et al. (Hrsg.)
11. Kongreß der DGII 1997

processes after an erosion or PRK on the cornea. We transformed the Confocal Laser Scanning Ophthalmoscope (CLSO Fa. C. Zeiss) into a high-resolution Confocal Laser Scanning Microscope (CLSM) for the visualization of the anterior segments of the eye and the tear film by adapting a special objective system. In order to gain information concerning the function of such a cornea microscope we examined selected patients with erosion and a human in-vitro cornea surface after PRK.

Materials and methods: We developed an objective adaptor for the CLSO in order to focus the laser beam onto the anterior segments of the eye to visualize the tear film and the layer structure of the cornea. This adapter does not restrict the original function of the CLSO. By combining a long-distance objective with high aperture or a contact objective with a mini-zoom optic it was possible to alter the field size and so the magnification of the CLSM in a range up to the factor 1000.

Results/conclusion: The CLSM provides a new method for the in-vivo examination of the tear film and the cornea with high contrast and high resolution in non-contact or contact procedures. This system is a unique tool for monitoring the break-up mechanism of the tear film and the effect of excimer laser ablation after PTK or PRK on the corneal surface. The application of this method causes no pain for the patient.

Key words: laser microscopy, tear film, cornea, PTK, PRK

Einführung

Eine direkte hochauflösende und kontrastreiche Beobachtung von Strukturen im Tränenfilm und seiner Dynamik sowie von Wundheilungsprozessen in der Kornea in-vivo ist mit dem Spaltleuchtenmikroskop aufgrund des begrenzten Auflösungsvermögens und des Streulichtes aus der Umgebung nur bedingt möglich [3, 4, 6, 9].

Gute und erfolgreiche Therapieverfahren entstehen aber in der Regel nur durch die biomikroskopische In-vivo-Langzeitkontrolle z.B. eines Wundheilungsprozesses an einem individuellen, nicht reproduzierbaren Einzelfall. Dies ist z.B. mit der Raster- oder Transmissionselektronenmikroskopie nicht möglich, da diese Verfahren ein Abtöten und Zerschneiden des Gewebes bedingen [8].

Wir modifizierten das „Confocal Laser Scanning Ophthalmoscope CLSO" (Fa. C. Zeiss/Germany) durch Kombination mit einem Objektivadapter, der den Laserstrahl auf die vorderen Abschnitte des Auges fokussiert, zu einem „Confocal Laser Scanning Microscope CLSM". Dadurch können mit diesem Gerät konfokal sowohl die innere Schichtstruktur der Kornea als auch die des Tränenfilms mit seiner Dynamik kontrastreich und hochauflösend nach dem Scanningprinzip abgebildet werden [2].

Material und Methode

Der von uns entwickelte Objektivadapter am CLSM enthält neben einem auswechselbaren hochwertigen Objektiv mit ausreichendem Arbeitsabstand bzw. Kontaktobjektiv eine Zusatzoptik, die die Größe des Rasterfeldes und damit die Endvergrößerung bis zu 1000-fach bestimmt. Der Adapter ist ohne Eingriff in die ursprüngliche Funktion leicht am Originalgerät CLSO anzubringen und gestattet die Abbildung aller Hornhautstrukturen einschließlich des präokularen Tränenfilms mit einer Auflösung von ca. 1–2 µm bei einer von der Größe der konfokalen Blende abhängigen Tiefenauflösung von ca. 5–10 µm.

Der Kontrast entsteht 1. durch den wechselnden Brechungsindex an der Oberfläche des mehrschichtigen Tränenfilms, wodurch unterschiedliche Anteile des Laserlichtes reflektiert werden, und 2. im Kontaktverfahren durch die Rückstreuung, diffuse Reflektion und Absorption sowie Beugung an mikroskopischen Strukturen der Kornea wie mineralischen Einlagerungen, Faserstrukturen, Keratozyten, Nerven sowie Epithel- und Endothelzellen [10]. Aufgrund des konfokalen Charakters des Laserscanners gelingt eine Realtime-Videoabbildung von Korneastrukturen in unterschiedlichen Schichttiefen ohne Beeinträchtigung durch Streulicht aus der Umgebung [1].

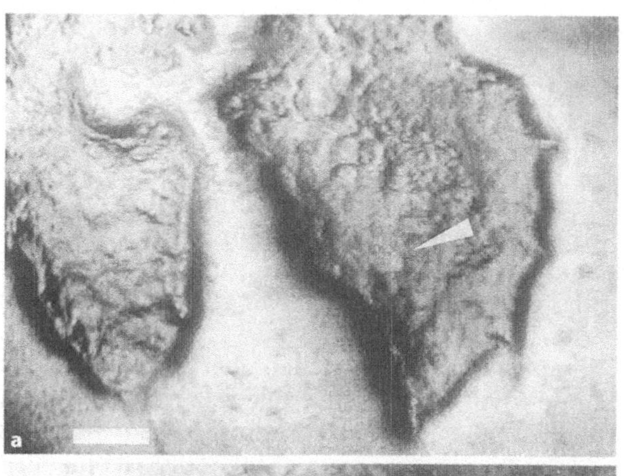

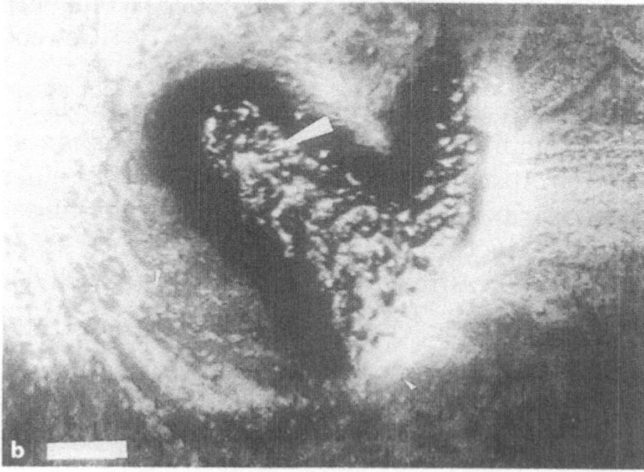

Abb. 1. Darstellung einer Erosio mit offenem Tränenfilm über dem geschädigten Epithel (*Pfeil*) (**a**) und des Epithelwachstums (*Pfeil*) bei der anschließenden Wundheilung nach einigen Stunden (**b**). Strich: 100 Mikron

Ergebnisse

Bei ersten Untersuchungen an Patienten mit dem CLSM u.a. zur Darstellung einer Erosio und des Verhaltens des Tränenfilms über derselben während der Wundheilung sowie der Korneaoberfläche nach einer PRK bei extremen Vergrößerungsunterschieden konnten das verbesserte Auflösungsvermögen und der gute Oberflächenkontrast im Vergleich zum Spaltleuchtenmikroskop nachgewiesen werden. Die hier dargestellten Abbildungen stellen Ausschnitte aus Videosequenzen als Bildschirmfoto dar.

Erosio corneae. Die Darstellung und Dokumentation einer Erosio der Kornea ist in der Regel spaltleuchtenmikroskopisch nur nach Anfärbung mit Na-Fluoreszein möglich. Sie ist dann aber auch unter dem geschlossenen Tränenfilm durch starke Fluoreszeinkonzentration an der Schadstelle sichtbar. Eine gestörte Tränenfilmdynamik in diesem Bereich kann mit der Spaltleuchte ebenfalls nur bei Gegenwart von Fluoreszein im Tränenfilm dokumentiert werden.

Anders ist die Situation bei Verwendung des CLSM. Deutlich ist in der Abb. 1a

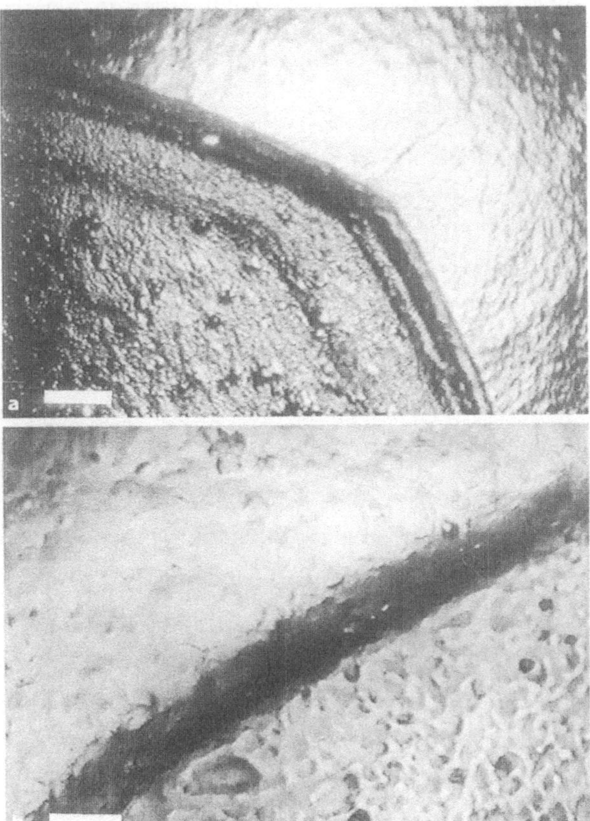

Abb. 2. Darstellung von Excimerablationsstufen auf einer In-vitro-Kornea nach einer PRK bei unterschiedlicher Vergrößerung (**a** Strich: 100 Mikron; **b** Strich: 30 Mikron)

das geschädigte Epithel sowie der offene Tränenfilm ausschließlich im Bereich der dargestellten Erosio im Reflektionsbild ohne Anwesenheit von Fluoreszein zu erkennen. Bereits einige Stunden nach der Erosio konnte mit dem CLSM so auch eine deutliche Wundheilung durch frische Epithelzellen im Bereich der Erosio bei sich nach einem Lidschlag spontan öffnenden Tränenfilm nachgewiesen werden (Abb. 1b). Die Störung in der Tränenfilmdynamik war innerhalb von 3 Tagen mit dem CLSM noch nachweisbar.

Einschlüsse in einer Kornea nach Laserablation. Bei der konfokalen In-vitro-Untersuchung einer Kornea (enukleiertes phthisisches Auge nach Unfall) mit dem CLSM nach einer PTK konnten Einschlüsse wahrscheinlich mineralischer Natur (Abb. 3a) sowie vom Excimerlaser freigelegte Gefäße (Abb. 3b) der vaskularisierten zentralen Kornea nachgewiesen und dokumentiert werden.

Photorefraktive Korrektur (PRK) an einer In-vitro-Kornea. Um die Excimerlaserparameter und Wirkung und Qualität einer Laserablation bei einer photorefraktiven Korrektur einer Kornea prüfen zu können, wurden Untersuchungen zur Oberflächenstruktur nach der Excimerbehandlung mit dem

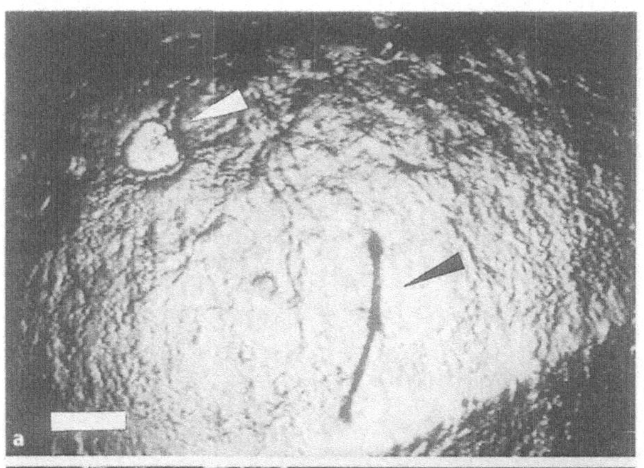

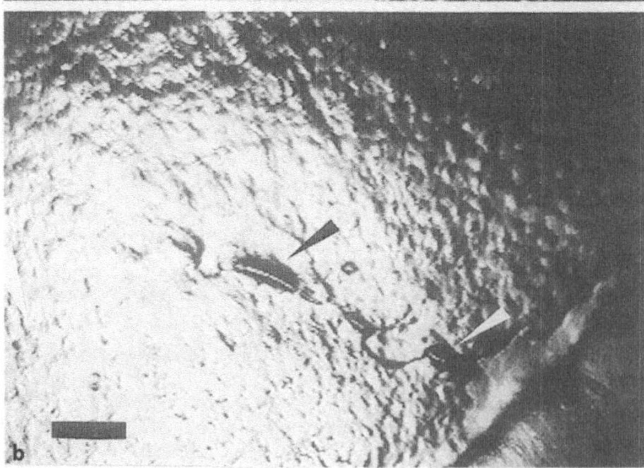

Abb. 3. Darstellung eines wahrscheinlich mineralischen Einschlusses (*Pfeil*) und eines Gefäßes (*Pfeil*) im Stroma einer In-vitro-Kornea (**a**) und eines Blutgefäßes (*Pfeile*) nach seiner teilweisen Freilegung im Bereich der Ablationskante durch die Laserablation (**b**). Strich: 50 Mikron

CLSM im Nonkontaktverfahren an einer menschlichen In-vitro-Kornea durchgeführt. Die Abb. 2a/b demonstriert bei unterschiedlicher Vergrößerung die hohe Abbildungsqualität des konfokalen Lasermikroskopes. Deutlich ist die Struktur der Ablationskanten im Mikrometerbereich zu erkennen.

Diskussion

Erste Untersuchungsergebnisse mit dem CLSM an Patienten u.a. mit einer Erosio der Kornea und der Tränenfilmdynamik während der Wundheilung sowie an einer Kornea nach einer PRK offenbarten die gute Funktionstüchtigkeit und im Vergleich zur Spaltleuchtenmikroskopie die verbesserte Abbildungsqualität dieser Videolaserrastermikroskoptechnik bei Vergrößerungen bis zu 1000-fach. Neben dem besseren Auflösungsvermögen, dem hohen Kontrast und der optimalen Schärfentiefe bei der konfokalen Abbildung von dünnen Schichtstrukturen bringt die fortlaufende Videoaufzeichnung den Vorteil einer Echtzeitdokumentation z.B. beim Studium von dynamischen Vorgängen im Tränenfilm. Auch die Oberflächenstruktur der Kornea z.B. nach einer PTK oder PRK kann mit diesem Mikroskop ausgezeichnet und hochauflösend dokumentiert werden. Besonders bei hoher Vergrößerung konnten u.a. Einschlüsse im Stroma der Kornea wie z.B. Medikamenteneinlagerungen nachgewiesen werden. Blutgefäße scheinen gegenüber der Laserablation resistent zu sein. Diese Strukturen nehmen aber sicher Einfluß auf die Oberflächenstruktur nach einer PRK und erfordern deshalb sicher zur Erzielung möglichst geringer Streulichtphänomene eine konfokale Biomikroskopie der Kornea vor jeder PRK.

Ein Videolaserscanner für die vorderen Augenabschnitte würde nach unseren ersten Erfahrungen teilweise die bestehende Dokumentationslücke zwischen der Spaltleuchtenmikroskopie und der Rasterelektronenmikroskopie schließen.

Literatur

1. Böhnke M, Thaer A (1994) Untersuchungen der Kornea mit einem neuen konfokalen Mikroskop. Bildgebende Verfahren in der Augenheilkunde (Hauptreferate auf der EFA in Essen 1994), Ferd. Enke-Verlag, Stuttgart, S 47–53
2. Brakendorf G, Visscher KK (1992) Confocal imaging with bilateral scanning and array detectors. J Microsc 165: 139–146
3. Brewitt H (1980) Rasterelektronenmikroskopische Untersuchungen über das Hornhautepithel in der Regeneration nach mechanischer Schädigung. DOG-Bericht „Wundheilung des Auges und ihre Komplikationen", J. Bergmann Verlag, München, S 175–178
4. Donald J Mc (1969) Surface phenomena of the tear film. Am J Ophthalmol 67: 56–64
5. Heiligenhaus A. (1994) Therapie von Benetzungsstörungen. Klin Mbl Augenheilk 204: 162–168
6. Kilp H (1982) Tränenfilmuntersuchungen im Spiegelbezirk. Klin Mbl Augenheilk 180: 49

7. Masters B, Thaer A (1994) Real-time scanning slit confocal microscopy of the in-vivo human cornea. Applied Optics 33: 695–701
8. Mertz M (1980) Quantifizierung der Wundheilung durch Bildanalyse. DOG-Bericht "Wundheilung des Auges und ihre Komplikationen". J. Bergmannn-Verlag, München, S 161–167
9. Schmid E (1984) Untersuchung des Tränenfilms im Spiegelbezirk. Dissertation Med Fak der Universität Köln
10. Wenzel M (1993) Specular microscopy of intraocular lenses. Thieme, New York

Wertigkeit der Ultraschallbiomikroskopie bei der Untersuchung der Akkommodation und Presbyopie

A. Bacskulin, C. Hahnel und R. Guthoff

Zusammenfassung. Die 50-MHz-Ultraschallbiomikroskopie eignet sich aufgrund ihrer hohen Auflösungsqualität von etwa 50 µm zur In-vivo-Darstellung akkommodativer Veränderungen. Die willkürlich über das Partnerauge oder aber pharmakologisch induzierte Akkommodationsreaktion läßt sich videographisch aufzeichnen und anschließend mit rechnergestützen Bildverarbeitungsprogrammen zumindest näherungsweise quantifizieren.

Altersunabhängig zeigt sich eine akkommodationsabhängige Vorwärts- und Einwärtsverlagerung des anterioren Anteils des Ziliarkörpers sowie eine Veränderung der Iriskonfiguration und der Dimension der Vorderkammer.

Zukünftigen Reihenuntersuchungen wird es vorbehalten sein, den Einfluß der Refraktion sowie des Lebensalters auf die akkommodativen Veränderungen der Ziliarkörperregion mit Hilfe einer dreidimensionalen Rekonstruktion der einzelnen Schnittbilder exakter zu quantifizieren.

Schlüsselwörter: Akkommodation, Presbyopie, Ultraschallbiomikroskopie, Ziliarkörper

Summary. By virtue of the tissue penetration of about 5 mm, the 50-MHz ultrasound biomicroscope allows the visualization of various accommodative changes within the anterior segment with a resolution approaching 50 µm. Voluntary or pharmacologically induced accommodative reaction could be documented online on video-tape for further digital imaging processing. During accommodation the anterior part of the ciliary body ceased to move antero-inwardly in young and elderly probands. Simultaneously, changes of the iris configuration and in the dimension of the anterior chamber could be observed. Further investigations, especially with three-dimensional reconstruction, will be necessary to evaluate the influence of refraction and age on accommodative changes of the ciliary region.

Key words: accommodation, ciliary body, presbyopia, ultrasound biomicroscopy

Einleitung

Zahlreiche Untersuchungen weisen darauf hin, daß es sich bei der Akkommodation und der Presbyopie um ein multifaktorielles Phänomen handelt, wobei die Quantifizierung der Einzelfaktoren derzeit noch erhebliche Schwierigkeiten bereitet. Während frühere Studien den lentogenen Faktor bei der Entstehung der Altersweitsichtigkeit betonten, lenken aktuelle licht- und elektro-

C. Ohrloff et al. (Hrsg.)
11. Kongreß der DGII 1997

nenmikroskopische Beobachtungen die Aufmerksamkeit zunehmend auf involutive Veränderungen des Ziliarkörpers [9, 10].

Das Ziel, akkommodationsfähige Intraokularlinsen zu implantieren, scheint unter materialtechnischen und ophthalmochirurgischen Gesichtpunkten in absehbarer Zeit erreichbar zu sein [4], sofern die Presbyopie im wesentlichen auf einem Elastizitätsverlust der Linse beruhen sollte. Der Ultraschallbiomikroskopie könnte hierbei entscheidende Bedeutung zukommen, falls mit dieser Methode auch im Senium eine ausreichende akkommodationsabhängige Konfigurationsänderung des Ziliarkörpers nachgewiesen werden könnte.

Untersuchungsablauf und Auswertung der Befunde

Das Ultraschallbiomikroskop (Humphrey Instruments Inc., Modell 840) ermöglicht mit seiner Schallkopffrequenz von 50 MHz bei einer lateralen und axialen Auflösung von 50 μm die Darstellung von Strukturen des vorderen Augenabschnittes innerhalb eines diagnostischen Segmentes mit einer Kantenlänge von 5 × 5 mm [7].

Bedingt durch die erforderliche Wasservorlaufstrecke erfolgt die Untersuchung des Probanden grundsätzlich in liegender Postition. Während das eine

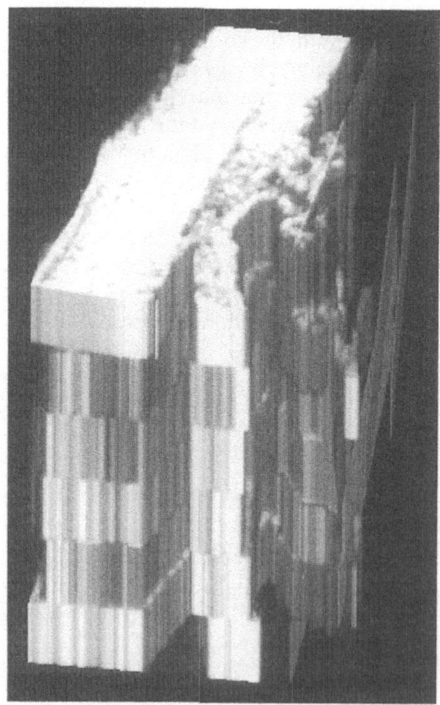

Abb. 1. Dreidimensionale Rekonstruktion der akkommodationsabhängigen Veränderungen des vorderen Augensegmentes mit Voxel View 2.5.3 eines 33jährigen Probanden mit einem myopen sphärischen Refraktionsdefizit von 4,0 dpt: 7 ultraschallbiomikroskopische Schnittbilder unterschiedlicher Akkommodationszustände sind in einer virtuellen Tiefendarstellung miteinander zu einer Einheit verschmolzen, um die morphologischen Veränderungen darzustellen. Oben: desakkommodierter Status, darunter Status während 2,5, 4, 6, 8 und 10 dpt Akkommodationsleistung

Auge sonographisch untersucht wird, kann am Partnerauge mit einem adäquaten Reiz eine Akkommodationsreaktion induziert werden.

Aus den fluktuierenden Schnittbilddarstellungen eines definierten Akkommodationszustandes kann mit Hilfe einer graphischen Vektoranalyse [1] oder einem geeigneten PC-Bildverarbeitungsprogramm [2] eine näherungsweise Quantifizierung der intraokularen Konfigurationsänderungen erfolgen. Ein neuer Ansatz beruht darin, exemplarischen Schnittbildern unterschiedlicher Akkommodationszustände eine virtuelle Schichtdicke zuzuordnen, um diese anschließend bündig zu einem dreidimensionalen „Iridoziliarblock" zu integrieren, der seinerseits aus frei zu wählenden Beobachtungsrichtungen betrachtet werden kann (Abb. 1).

Diskussion

Die hohe Auflösungsqualität der Ultraschallbiomikroskopie ermöglicht die In-vivo-Darstellung zahlreicher akkommodativer Phänomene und könnte geeignet sein, die altersabhängigen Veränderungen des Ziliarkörpers im Rahmen der Presbyopie in qualitativer und quantitativer Hinsicht zu erfassen [1, 2, 6].

Die akkommodationsabhängige Änderung der Vorderkammertiefe, der Pupillenweite sowie der Kurvaturänderung der anterioren Linsenvorderfläche ist mit anderen und z.T. technisch einfacheren Verfahren in gleicher Qualität möglich [5]. Eindrucksvoller erscheint die Dokumentation der Retraktion des mittleren Irisdiaphragmas unter Akkommodationsanforderung [8], die sich auch gonioskopisch nachweisen läßt [3].

Die akkommodationsabhängige Verlagerung des vorderen Ziliarkörperanteils nach anterior und in Richtung auf den Linsenäquator ist ultraschallbiomikroskopisch sowohl bei jugendlichen als auch bei presbyopen Patienten qualitativ nachweisbar [1, 2]. Die von uns erstmals vorgestellte Methode einer dreidimensionalen Rekonstruktion unterschiedlicher Akkommodationszustände (Abb. 1) stellt eine Möglichkeit zur Quantifizierung morphologischer Veränderungen dar, deren Zuverlässigkeit jedoch in geplanten Reihenuntersuchungen erst noch bestätigt werden muß.

Literatur

1. Bacskulin A, Bergmann U, Horóczi Z, Guthoff R (1995) Kontinuierliche ultraschallbiomikroskopische Darstellung der akkommodativen Veränderung des humanen Ziliarkörpers. Klin Mbl Augenheilk 207: 247–252
2. Bacskulin A, Gast R, Bergmann U, Guthoff R (1996) Ultraschallbiomikroskopische Darstellung der akkommodativen Konfigurationsänderungen des presbyopen Ziliarkörpers. Ophthalmologe 93: 199–203
3. Burian HM, Allen L (1955) Mechanical changes during accommodation observed by gonioscopy. Arch Ophthalmol 54: 66–72

4. Hettlich HJ (1996) Accommodative Lens Refilling. Pharmacia & Upjohn, Groningen, Netherland
5. Koretz JF (1994) Accommodation and Presbyopia. In: Albert DM, Jakobiec FA (eds) Principles and Practice of Ophthalmology. Basic Sciences. WB Saunders Comp, Philadelphia, S 270–284
6. Kronemyer B (1996) Accommodating IOL? Impossible, recent study seem to say. German study observes changing in ciliary body are at the root of presbyopia onset. Ocular surgery News: 22
7. Pavlin CJ, Foster FS (1995) Ultrasound Biomicroscopy of the eye. Springer, Berlin Heidelberg New York Tokyo
8. Pavlin CJ, Macken P, Trope GE, Harasiewicz K, Foster FS (1996) Accommodation and iridotomy in the pigment dispersion syndrome. Ophthalmic Surg Lasers 27: 113–120
9. Tamm E, Croft MA, Jungkunz W, Lütjen-Drecoll B, Kaufman PL (1992) Age-related loss of ciliary muscle mobility in the rhesus monkey. Role of the choroid. Arch Ophthalmol 110: 871–876
10. Tamm S, Tamm E, Rohen JW (1992) Age-related changes of the human ciliary muscle. A quantitative morphometric study. Mech Ageing Dev 62: 209–221

Adhärenz von Bakterien an PMMA-Intraokularlinsen
Eine In-vitro-Studie

U. Fries, V. Schäfer, N. Stenger, C. Ohrloff und V. Brade

Zusammenfassung. Die akzidentelle Keimkontamination von Intraokularlinsen kann für das betroffene Auge zu schwerwiegenden Folgen, dem „Contaminated-Lens-Syndrom" in unterschiedlichen Ausprägungen, führen. Es soll untersucht werden, ob die vielfach geübte Benetzung von Intraokularlinsen mit physiologischer Kochsalzlösung zur Keimreduktion sinnvoll ist.

Methodik: Sterile PMMA-Intraokularlinsen werden unter der sterilen Werkbank für jeweils 30 s, 1 min und 5 min in eine definierte Keimlösung (10^7 Keime pro ml) eingetaucht und anschließend abgespült. Die Spülflüssigkeiten von der 5.–9. Spülung werden auf einer Kochblutagarplaffe zur Kultur aufgefangen, nach der 9. Spülung erfolgt von jeder Intraokularlinse ein Abklatsch auf der Agarplatte. Untersucht werden die 15 häufigsten human-/okularpathogenen Keime. Die Agarplatten werden 72 h bebrütet, sie werden alle 6 h abgelesen, nach Beendigung der Bebrütungszeit erfolgt eine erneute Keimidentifikation, um Verunreinigungen auszuschließen.

Ergebnisse: Bei allen Intraokularlinsen zeigt sich sowohl im Abklatsch als auch im Spülwasser ein deutliches Keimwachstum. Durch häufigeres Spülen konnte das Keimwachstum nicht reduziert werden; die jeweiligen Expositionszeiten hatten keinen Einfluß auf das Koloniewachstum. Alle Keime zeigten eine deutliche Adhärenz auf den lntraokularlinsen.

Schlußfolgerung: Das Abspülen von PMMA-Intraokularlinsen führt nicht zur Keimfreiheit, selbst nach wiederholtem ausgiebigem Spülen können alle geprüften Keimspezies auf den Linsen noch nachgewiesen werden, d.h. die Keime „kleben" auf PMMA. Eine Benetzung von hydrophoben PMMA-IOL mit physiologischer Kochsalziösung erscheint überflüssig, zur Kontaminationsvermeidung sollten diese Linsen zur Implantation in ein außen hydrophiles „Viskoelastikumsandwich" gehüllt werden.

Schlüsselwörter: Intraokularlinse, Contaminated-Lens-Syndrom, Endophthalmitis, Kataraktchirurgie.

Summary. The contamination of an IOL with germs during implantation can lead to severe inflammation in the affected eye, the "contaminated lens syndrome". This study examined whether standard irrigation of IOLs with BSS makes sense in order to reduce germs.

Methods: Sterile new PMMA-IOLs were contaminated for 10 s, 30 s, 1 min and 5 min by a well-defined germ solution (10^7 germs per ml) and afterwards irrigated by BSS. The irritation solution from the 5th to the 9th irrigation are collected on a cooked agar plate for culturing. After the 9th irrigation a swab of each IOL is done on the agar plate. The 15 most common ocular and human pathological germs were tested. All agar plates were incubated for 72 h and read every 6 h. After finishing the test all germs were identified to exclude bacterial growth by contamination.

C. Ohrloff et al. (Hrsg.)
11. Kongreß der DGII 1997

Results: For all IOLs, bacterial growth was found in the irrigation solution as well as on the swab. Irrigation did not reduce the bacterial growth; examination time had nearly no influence on the bacterial colonies. All germs showed clear adherence to PMMA-IOLs.

Conclusion: Irrigation of PMMA-IOLs does not lead to sterile conditions; even after repeated extensive irrigation, all tested germs were detectable on the IOL surface. These germs stick to the IOL surface. Sprinkling of hydrophobic IOLs with BSS seems to be unnecessary; to avoid bacterial contamination these lenses should be covered by a hydrophilic "viscoelastic sandwich".

Key words: intraocular lens, contaminated lens syndrome, endophthalmitis, cataract surgery.

Einleitung

Nach Kataraktchirurgie aufgetretene intraokulare Reizzustände bzw. Inflammationen wurden in den Anfangsjahren der Implantationschirurgie als „Toxic-Lens-Syndrom" [7, 9] beschrieben. Die implantierten Kunststoffe hatten noch nicht den heutigen Qualitätsstandard bzgl. Reinheit und Biokompatibilität erreicht. In den letzten Jahren zeigte sich bei verbesserter Linsenqualität eine Wandlung zum „Contaminated-Lens-Syndrom", d.h. die intra- bzw. perioperative Keimverschleppung nach intraokular wurde als primäre Kausalität für die postoperative Reaktion unterschiedlicher Heftigkeit erkannt [2, 3, 5, 8, 10, 11]. Eine Schuldzuweisung bei regelrechter Operationstechnik ist nicht möglich, da diese perioperativen Entzündungen schicksalhaft auftreten. Hierbei hilft eine präoperative Prophylaxe, die Infektionshäufigkeit zu senken.

Da intraoperativ aus dem Bereich der Tränenausführungsgänge Keime in den Tränensee gelangen können und bei der nachfolgenden Implantation direkt oder durch Konjunktivalkontakt an der Intraokularlinse (IOL) haften und nach intraokular verschleppt werden können, sollen in dieser Studie die 15 häufigsten humanpathogenen Keime auf ihre Haftung an PMMA-IOL untersucht werden. Weiterhin soll geklärt werden, ob etwaige Flugkeime durch Spülen mit physiologischer Kochsalzlösung entfernt werden können.

Material und Methode

Es werden jeweils 3 sterile PMMA-Intraokularlinsen (Medical Workshop, Holland) unter der sterilen Werkbank pro Keim und Expositionsdauer in 15 definierte Keimsuspensionen mit humanpathogenen Bakterienspezies von je 10^7 Keimen pro mll für 10 s, 30 s, 1 min und 5 min eingetaucht. Anschließend wird jede Linse mit 10 ml steriler Kochsalzlösung (NaCl 0,9 %; BSS) 10mal abgespült. Die Spüllösungen 1–4 werden jeweils verworfen, die Spüllösungen 5–9 werden aufgefangen und auf Kochblutagarplatten verbracht. Nach der 9. Spülung erfolgt von jeder Intraokularlinse ein beidseitiger Abstrich auf Kochblutagar.

Die Agarplatten werden im Brutschank für 72 h bebrütet und alle 6 h abgelesen. Nach Beendigung der Bebrütungszeit erfolgt eine erneute Keimidentifikation, um fälschliches, verunreinigungsbedingtes Wachstum sicher auszuschließen.

Ergebnisse

Bei allen Proben konnten im Abklatsch die jeweiligen Keime sicher nachgewiesen werden. In den Spülflüssigkeiten der Linsen mit 10 s Expositionszeit waren mit Ausnahme von Streptococcus pneumoniae (kein Wachstum) und Burkholderia cepacia mit teilweisem Wachstum bei allen übrigen 13 Keimen Wachstum erfolgt (Tabelle 1). Die übrigen Expositionszeiten (30 s, 1 min, 5 min) zeigten bei allen Keimen und Spülflüssigkeiten Keimwachstum. Die Differenz des Keimwachstums des Linsenabklatsches zwischen den Expositionszeiten 10 s und 5 min war gering, bei 5 min konnten ein etwas üppigeres Koloniewachstum sowie eine höhere Koloniezahl, jedoch keine prinzipielle Differenz des Infektionsrisikos gefunden werden.

Diskussion

Die Oberflächeneigenschaften der getesteten PMMA-Intraokularlinsen gestatten eine Bakterienadhärenz in kürzester Zeit. Dies hängt sowohl von der Rauhigkeit der Oberflächenbeschaffenheit [6] als auch von den hydrophoben bzw. hydrophilen Eigenschaften des jeweilig verwandten Materials ab. Die hydrophoben Wechselwirkungen von PMMA [1, 4] mit Bakterienstämmen gestatteten die Bakterienadhärenz, durch Abspülungen sind diese jedoch nicht eliminierbar. An alloplastischen Materialien „kleben" alle untersuchten Bakterienspezies. Bei höherwertig polierten Intraokularlinsen wurde ein geringerer postoperativer intraokularer Reizzustand gefunden, dies dürfte auf eine Minimierung der Oberfläche und damit verbundener geringerer Keimhaftung begründet sein. Führt eine glatte Oberflächengestaltung zu geringeren Infektionsraten, so kann durch hydrophil/hydrophobe Oberflächenmodifikationen eine Keimselektion in geringem Ausmaß erfolgen. Auf hydrophilen Oberflächen werden Proteine adsorbiert, auf hydrophoben jedoch nicht. Beschädigte Oberflächen bieten relativ gute Adhärenzbedingungen für Bakterien.

Für die Intraokularlinsenimplantation bedeutet dies, daß ein Konjunktivalkontakt vermieden und die Linsen nur mit „frischen" Instrumenten angefaßt werden sollten. Zur Kontaminationsvermeidung unter der Implantation erscheint ein hydrophiles „Viskoelastikumsandwich" sinnvoll. Der direkte Bulbuswandkontakt und die damit verbundene etwaige Linsenoberflächentouchage (Grenzflächenaufrauhung) und Keimverschleppung könnten hierdurch minimiert werden.

Die Expositionszeiten hatten lediglich bei 2 Keimen einen gewissen Einfluß auf die Keimadhärenz. Dies unterstreicht die Notwendigkeit des zügigen Implantierens der unmittelbar zur Implantation geöffneten IOL, um das Infektionsrisiko zu senken.

Ob durch noch kürzere Kontaktzeiten eine prinzipielle Reduktion der Keimadhärenz zu erreichen ist, muß durch weitere Studien geklärt werden. Die Ergebnisse zeigten, daß eine Vielzahl von humanpathogenen Bakterien-

Tabelle 1. Adhäsion von Keimen an PMMA nach Spülung

Keimspezies	5. Spülung	6. Spülung	7. Spülung	8. Spülung	9. Spülung
Klebsiella pneumonia	Massiv	Massiv	Massiv	Massiv	Massiv
Streptococcus pneumonia	Keine	Keine	Keine	Keine	Keine
Enterobacter agglomerans	Flächig	Flächig	Flächig	Flächig	Flächig
Staph. aureus	Gering	Gering	Gering	Gering	Gering
E. coli	Flächig	Flächig	Flächig	Flächig	Flächig
Staph. epidermidis	Flächig	Flächig	Flächig	Flächig	Flächig
Coryneb. pseudodiphtheriae	Flächig	Flächig	Flächig	Kulturbildend	Kulturbildend
Streptococcus pyogenes	Sehr viele kleine	Viele kleine	Viele kleine	Mäßig viele kleine	Mäßig viele kleine
Enterobacter cloacae	Flächig	Flächig	Flächig	Flächig	Flächig
Streptococcus mitis	Einzelne Kolonien	Einzelne Kolonien	Einzelne Kolonien	Einzelne Kolonien	Einzelne Kolonien
Klebsiella oxytoca	Flächig	Flächig	Flächig	Flächig	Flächig
Pseudomonas aeruginosa	Flächig	Flächig	Flächig	Flächig	Flächig
Pseudomonas fluorescens	Koloniebildend	Koloniebildend	Koloniebildend	Koloniebildend	Koloniebildend
Stenotrophomonas maltophila	Einzelne Kolonien	Einzelne Kolonien	Einzelne Kolonien	Einzelne Kolonien	Einzelne Kolonien
Burkolderia cepacia	Einzelne Kolonien	Einzelne Kolonien	Keine	Einzelne Kolonien	Keine

stämmen an Intraokularlinsen haften können und somit als potentielle Endophthalmitiserreger zu betrachten sind.

Literatur

1. Beck R, Schlöricke E, Schmidt H, Schulze HA, Guthoff R (1997) Hydrophobe Wechselwirkungen bei Adhärenz von Staphylokokken an Intraokularlinsen. 10. Kongreß der DGII. Springer, Berlin Heidelberg New York, S 366-373
2. Driebe WT, Mandelbaum S, Forster RK (1986) Pseudophakic endophthalmitis. Ophthalmology 89: 121-128
3. Forster RK (1995) Endophthalmitis. In: Duane's Clinical Ophthalmology. Lippincott-Raven, Philadelphia New York (4)24: 1-29
4. Hogt AH, Dankert J, De Vries JA, Feijen J (1983) Adhesion of coagulase-negative staphylococci to biomaterials. J Gen Microbiol 129: 2959-2968
5. Jaffe NS, Jaffe MS, Jaffe GF (1990) Cataract Surgery and Its Complications. 5th ed. Mosby CV, St. Louis
6. Kamman J, Kreiner CF, Kaden P, Dresp JH (1993) Experimentelle Untersuchungen zum Zellwachstum auf verschiedenen Intraokularlinsenmaterialien. 7. Kongreß der DGII. Springer, Berlin Heidelberg New York, S 326-331
7. Kincaid MC, Yanoff M, Fine BS (1995) Vitreous. In Duane's Foundations of Clinical Ophthalmology. Lippincott-Raven, Philadelphia New York (3) 14: 3
8. Küchle M, Naumann GOH (1997) Intraokulare Entzündungen. In: Naumann GOH: Pathologie des Auges. Springer, Berlin Heidelberg New York (1)143-300
9. Reuter U, D'Addario P, Kain HL (1993) Chemotaktische Untersuchungen an intraokularen Geweben - die linseninduzierte Reaktion -. 7. Kongreß der DGII. Springer, Berlin Heidelberg NewYork, S 321-325
10. Rochels R, Duncker G (1993) Postoperative Entzündungen. In: Wollensak J: Ophthalmochirugische Komplikationen. Enke Stuttgart, S 8-26
11. Rummelt V, Boltze H, Bialasiewicz A, Naumann GOH (1992) Zur Häufigkeit postoperativer bakterieller Infektionen nach geplanten intraokularen Eingriffen. Klin Monatsbl Augenheilkd 200: 178-181

Die In-vivo-Darstellbarkeit von Intraokularlinsen mit Ultraschallsystemen verschiedener Frequenz und unterschiedlicher Bauart

E.-M. Schnitzler, U. Fries und C. Ohrloff

Zusammenfassung. Die Darstellung von kapselsackimplantierten Hinterkammerlinsen kann mit dem konventionellen 10 MHz-System nur unzureichend erfolgen, da aufgrund der mangelnden Auflösungskapazität die differenzierte Ausarbeitung von Details wie Optik und Haptik nicht möglich ist. Die Existenz eines Pseudophakos kann bewiesen werden.

Neuer entwickelte hochauflösende und hochfrequente Ultraschallverfahren wie das 50-MHz-System liefern dagegen eine exakte Detaildarstellung, präzise Haptikpositionsangaben können gemacht werden. Eine Gesamtübersicht der Intraokularlinse kann nur durch mosaikartige Zusammensetzung der einzelnen Schnittbilder erzielt werden.

Die übersichtlichste Intraokularlinsendarstellung wird durch eine neue 20-MHz-Technik möglich. Der Fokusbereich dieses Systems liegt in der Linsenebene; durch befriedigende laterale Auflösung kann ein klarer Überblick über die jeweilige Intraokularlinsenposition auch für den ultraschallsonographisch weniger Geübten geschaffen werden.

Summary. Ultrasonic examination of intraocular lenses is not satisfying with 10-MHz scanning. Lateral solution is not high enough to provide informations about details. However, a pseudophakos can be proved. There are newer and higher frequently ultrasound systems like the ultrasound biomicroscope with a 50-MHz probe, which allow accurate display of details. Determination of optic and haptic of an intraocular lens is possible. To get an overview three scans must be put together. In contrast, a new 20-MHz technique verifies the location of optic and haptic of an intraocular lens in only one scan. The ultrasound beam is focused exactly in the depth of the lens capsule. Lateral solution is high enough to evaluate intraocular lenses confidently, even if the examiner is not very experienced.

Einleitung

Als additive Dokumentationsmöglichkeit zu ophthalmologischer Untersuchungstechnik bei klaren Medien sowie als einzige Darstellungsmöglichkeit bei trüben Medien bietet Ultraschall als akustische Methode jederzeit einen intraokularen Einblick. Die Darstellung von Intraokularlinsen kann dabei mit verschieden frequenten Systemen erfolgen, die unterschiedliche Informationen bieten.

C. Ohrloff et al. (Hrsg.)
11. Kongreß der DGII 1997

Material und Methode

Jeweils 10 Intraokularlinsen aus PMMA und Soft-Acryl werden in Immersionsankopplung mit folgendem Equipment untersucht: 10-MHz-Sektorscanner (Digital B 2000. ALCON: I^3-System, Innovative Imaging Inc.), 20-MHz-Sektorscanner (I^3-System, Innovative Imaging Inc.), 50-MHz-Linearscanner (UBM 840, Zeiss-Humphrey). Die Darstellungen erfolgen im jeweiligen Fokus der Schallköpfe in Richtung der optischen Achse unter Schallkopfrotation (10 MHz und 20 MHz) bzw. in zentralen und radiären Schnittbildern (50 MHz).

Ergebnisse

Im 10-Mhz-Scan (Abb. 1) kann man die Intraokularlinse grob lokalisieren; es treten charakteristische Wiederholungsechos auf, bei Verstärkungsminimierung kann auch die Haptikposition nachgewiesen werden. Einzelheiten sind jedoch nicht darstellbar.

Das 20-MHz-System (Abb. 2) stellt kapselsackimplanierte Hinterkammer-

HKL 10 MHz

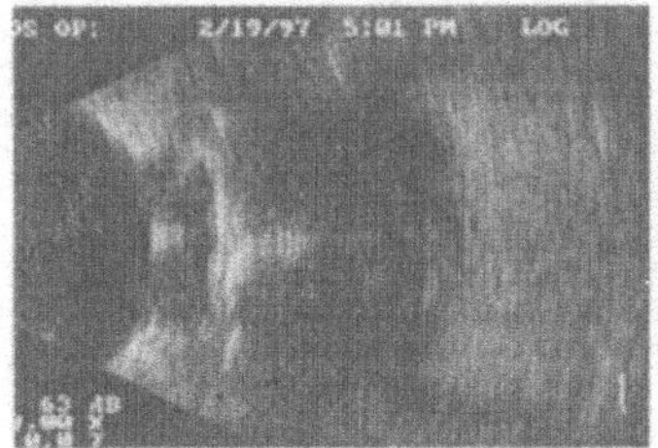

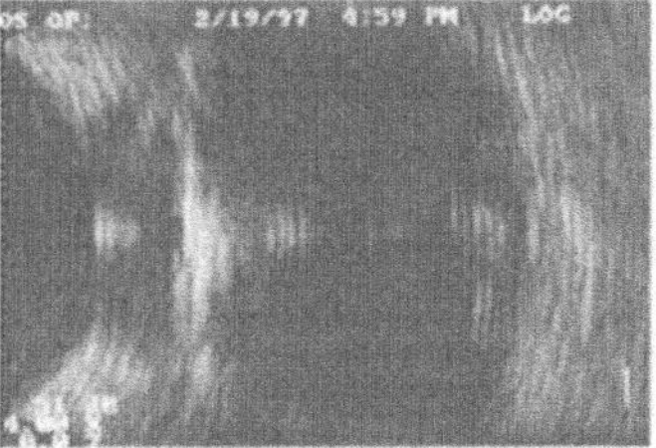

Abb. 1

HKL 20 MHz

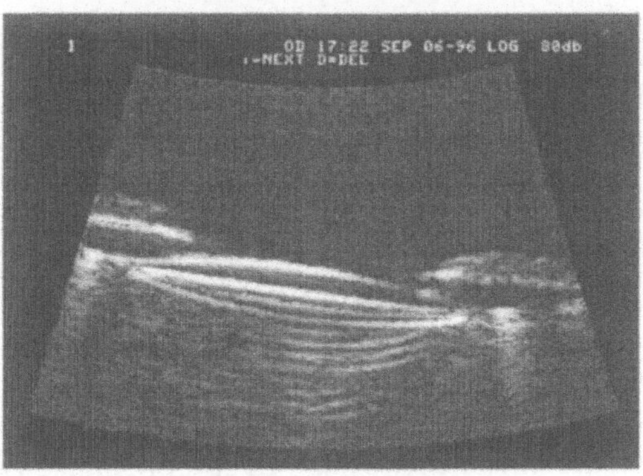

Abb. 2

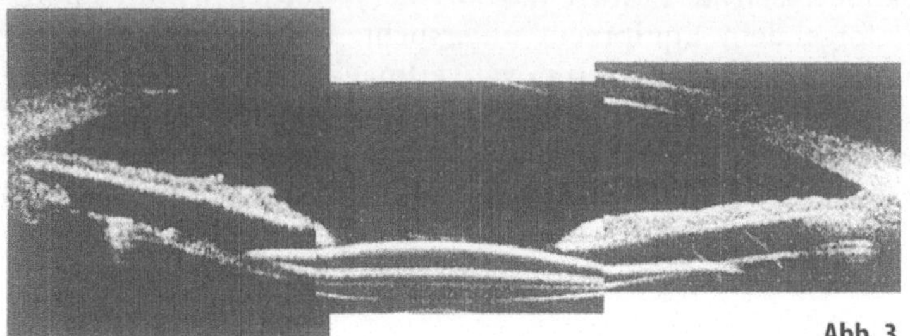

Abb. 3

linsen in einem einzigen Bildausschnitt dar, die Nachbarschaftsbeziehungen sind gut erkennbar. Wir sehen in Abb. 2 einen regelrechten Sitz der Intraokularlinse im Kapselsacksitus, eine wohlzentrierte Optik hinter der Iris sowie die Aufzeigbarkeit der Haptik. Auch hier treten Wiederholungsechos auf.

Mit dem 50-MHz-System (Abb. 3) sind die Position von Optik und Haptik eindeutig bestimmbar, z.T. auch die von Kapselsack und Zonulafasern. Der Bildausschnitt beträgt 5 mm. Um ein vollständiges Bild der Intraokularlinse herauszuarbeiten, ist die Aneinanderreihung von 3 Scans erforderlich.

Das 20-MHz- sowie das 50-MHz-System erlauben auch den Nachweis von verschiedenen Linsentypen (VKL/HKL). Haptikpositionen, Intraokularlinsenluxationen sowie die Darstellung implantierter Kapselspannringe.

Eine Intraokularlinsenluxation kann auch mit dem 10-MHz-Scan dargestellt werden. Im Gegensatz zum 20-MHz- und 50-MHz-System, welche aufgrund ihrer begrenzten Eindringtiefe lediglich den Nachweis einer Luxation im vorderen Augensegment zulassen, kann die 10-MHz-Aufnahme sogar die an der hinteren Bulbuswand anliegende Intraokularlinse ultraschallechographisch aufzeigen.

Optik und Haptik sowie Wiederholungsechos sind mit dem 10-MHz-Scan nicht voneinander unterscheidbar.

Diskussion

Nach erfolgter Hinterkammerlinsenimplantation kann mit ophthalmologischer Untersuchung in Mydriasis überprüft werden, ob die Linse regelrecht kapselsackimplantiert wurde. Exakte Aussagen, v.a. über die Haptikposition, können jedoch besser mit ultraschallsonographischer Untersuchung getroffen werden [4, 6, 8]. Bei trüben Medien ist Ultraschall das geeignetste bildgebende Verfahren, um schnell, sicher und ohne wesentliche biologische Nebenwirkungen den Sitz der Intraokularlinse zu bestimmen [7, 9]. Das übersichtlichste Verfahren bietet das neue 20-MHz-System, dessen Fokusebene genau in der Linsenebene liegt. In einem einzigen echographischen Schnittbild kann die gesamte Intraokularlinse, durch ausreichende laterale Auflösung mit Differenzierung von Optik und Haptik, dargestellt werden. Die 50-MHz-Technik ermöglicht eine noch genauere Detailherausarbeitung, ein kompletter Linsenschnitt kann jedoch nur durch die Aneinanderreihung von 3 Scans ermittelt werden [2, 5]. Einen weiteren Nachteil stellt die geringe Tiefenpenetration dar [5]. Mit dem 10-MHz-System kann eine Intraokularlinse grundsätzlich nachgewiesen werden. Es treten charakteristische Wiederholungsechos auf. Lokalisationsangaben sind möglich. Eine differenzierte Herausarbeitung von Haptik und Optik ist nicht durchführbar. Aufgrund sehr guter Tiefenpenetration können auch ins hintere Augensegment luxierte Hinterkammerlinsen nachgewiesen werden [1, 3, 9].

Literatur

1. Buschmann W, Trier HG (1989) Ophthalmologische Ultraschalldiagnostik: mit Atlas, Standardisierung und Einordnung in d. augenärztl. Untersuchungsgang. Springer, Berlin Heidelberg New York London Paris Tokyo
2. Fries U, Ohrloff C (1994) Ultraschallbiomikroskopie bei komplizierter Pseudophakie. Ophthalmologe 91: 139
3. Guthoff R (1988) Ultraschall in der Ophthalmologischen Diagnostik. Enke, Stuttgart
4. Guthoff R, Stave J, Bergmann U (1994) Lagebeurteilung von Intraokularlinsenhaptiken in vivo mit Hilfe der Ultraschallbiomikroskopie – Möglichkeiten und Grenzen. In: Pham DT, Wollensak J, Rochels R, Hartmann Chr. 8. Kongreß der DGII. Springer, Berlin Heidelberg New York Tokyo
5. Pavlin CJ, Foster FS (1995) Ultrasound biomicroscopy of the eye. Springer, New York
6. Pavlin CJ, Rootman D, Arshinoff S, Harasiewicz EP, Foster FS (1993) Determination of haptic position of transclerally fixed posterior chamber lenses by ultrasound biomicroscopy. J Cataract Refract Surg 19: 390–395
7. Rott HD (1987) Berichte der europäischen Watchdog-Gruppe: Biologische Wirkungen und Sicherheitsaspekte. Ultraschall 8: 108–109
8. Schnaudigel OE, Fries U (1994) Biomikroskopische Beurteilung von Haptikposition und innerem Wundkanal nach Phakoemulsifikation (Tunneltechnik, Frown-Inzision) und IOL-Implantation nach 9–12 Monaten. In: Pham DT, Wollensak J, Rochels R, Hartmann Chr. 8. Kongreß der DGII. Springer, Berlin, S. 101–104
9. Tetz MR, O'Morchoe DJC, Gwin TD, Wilbrandt TH et al. (1988) Posterior capsular opacification and intraocular lens decentration. Part II: experimental findings on a prototype circular intraocular lens design. J Cataract Refract Surg 14: 614–623

Strahldeflektionsmethode bei der Diagnostik unklarer Sehstörungen

A. Frohn, W. Fink und H.J. Thiel

Zusammenfassung. Wenn bei der Spaltlampe der schmalste einstellbare Strahl verwendet wird, zeigt sich bei einer klaren Linse während einer Fundoskopie, die mit einer 78-dpt-Lupe oder mit einem Kontaktglas ausgeführt wird, im Bereich der Makula ein entsprechender feiner Strich. Wenn eine Linsentrübung vorliegt, wird dieser Strich als ein Bündel mehrerer Linien abgebildet. Dieses Phänomen zeigt sich nur bei leicht defokussierter Einstellung. Da aufgrund physiologischer Linsenfehler in der Peripherie auch bei klarer Linse Strahldeflektionen auftreten, darf nur der Bereich der Makula für die Diagnostik herangezogen werden. Wenn aufgrund einer scheinbar klaren Linse zunächst nicht die Diagnose einer Katarakt gestellt wird, kann mit dieser Methode die Sehstörung diagnostisch zugeordnet werden, ohne daß die üblichen weiteren Abklärungen wie Gesichtsfeld, CT oder NMR notwendig werden.

Summary. A small light line appears on the macula when on slit-lamp examination the very narrowest slit available is used. Under conditions of cataract the projection of the slit is scattered, so that the line is transformed and several or distorted lines are visible. Usual fundoscopy with either a 78 dptr lens or a mirror glass is performed. This observation has proved to be a useful diagnostic tool when the indication for cataract operation is not obvious, because the lens seems to be clear but the vision is reduced. Extensive examinations of vision reduction of uncertain cause, such as CT and MRI, can be avoided, as this very simple method using equipment available everywhere detects even mild cataracts.

Einleitung

In dieser Arbeit wird eine einfache Methode zur Abklärung einer Visusstörung durch eine Katarakt vorgestellt. Diese Methode ergänzt die klassischen Untersuchungsmethoden, welche üblicherweise zur Kataraktuntersuchung eingesetzt werden (Spaltlampe im seitlichen Licht, Scheimpflugaufnahme [3], Laserstreuung [4]). Gerade bei sehr schwacher Linsentrübung kann die Untersuchung einer unklaren Sehstörung Probleme bereiten. Unauffällige Morphologie aller Augenabschnitte mit nur sehr schwacher Linsentrübung zwingt bei entsprechender Visusstörung, umfangreiche Untersuchungen mit Gesichtsfelderhebung, Elektrophysiologie und neuroradiologischer Abklärung einzuleiten, was den Patienten belastet. Bei Fundusuntersuchungen mit dem Kontaktglas wurde jedoch beobachtet, daß der Strahl der Spaltlampe von der Kataraktlinse aufgefächert wurde. Dieses Phänomen ist nur bei entsprechender

C. Ohrloff et al. (Hrsg.)
11. Kongreß der DGII 1997

Methode erwies, daß unklare Sehstörungen diagnostisch der Katarakt zuzuordnen waren.

Material und Methoden

Die Spaltlampe wird regredient ausgerichtet. Die Spaltöffnung wird so hoch eingestellt, wie die Pupillenöffnung es zuläßt und so schmal, wie bei der verwendeten Spaltlampe möglich. Dazu sollte der Spalt zunächst ganz geschlossen und dann soweit wieder geöffnet werden, daß gerade eben Licht auf den Fundus fällt.

Nach diesen Einstellungen wird der feine Spalt auf die Makula fokussiert. Dazu wird ein Kontaktglas oder eine 78er Lupe verwendet. Um das Phänomen zu sehen, muß der Spalt dann wieder ganz leicht defokussiert werden, indem die Spaltlampe etwa 5 mm in Richtung auf den Untersucher zurückgezogen wird. Bei einer klaren Linse wird der Spalt bei diesem Manöver nur unscharf abgebildet, d. h. er wird breiter. Bei Vorliegen einer optisch signifikanten Linsentrübung wird der Spalt aufgefächert projiziert. Ein Beispiel zeigt Abb. 1.

Die Erscheinungen sind vielfältig. Der Spalt wird doppelt oder mehrfach abgebildet. Bis zu 7 Abbildungen des Strahls sowie Verzerrungen und Verbiegungen konnten beobachtet werden. Dabei muß beachtet werden, daß die Erscheinung nicht an allen Stellen der Makula gleichzeitig sichtbar ist. Für die Untersuchung muß die gesamte Makula mit dem Strahl überstrichen werden, weil die Erscheinung unter Umständen nur an einer Stelle auftritt. Besonders bei lateralen Bewegungen der Spaltlampe werden die Erscheinungen besonders offensichtlich.

Wichtig ist, daß man nur die Region der Makula untersucht, weil am Linsenrand die Abbildungsfehler auch der gesunden Linse derart zunehmen, daß die Strahlabbildung auf jeden Fall verändert wird. Das erscheint auch deshalb sinnvoll, weil nur Trübungen, die Strahlveränderungen in der Makularegion hervorrufen, visusrelevant sind.

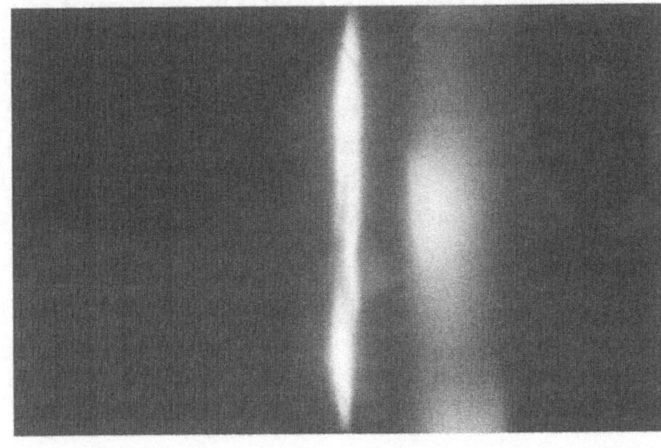

Abb. 1. Der feine Spalt wird bei Vorliegen einer optisch signifikanten Katarakt mehrfach abgebildet

Abb. 2. Reproduktion der Abbildung, die mit dem In-vitro-Modell entstanden ist

Um diese Erscheinung besser verstehen zu können, haben wir ein In-vitro-Modell einer Katarakt aufgebaut. Da zu Beginn der Kataraktentstehung durch das Mißverhältnis von Stromaanteilen und Hydratation Wasser ausfällt [5] und diese Methode hauptsächlich zur Untersuchung milder Katarakte angewendet wird, entschieden wir uns für die In-vitro-Darstellung von Vakuolen. Dazu wurde in eine Küvette Blattgelatine (Gold, Vaseline Fabrik Rhenania, Bonn, 230171/1) eingebracht, welche durch Erhitzen geschmolzen wurde. Nach Erstarren der Gelatine wurde darin Paraffinum liquidum tropfenförmig eingespritzt, um Vakuolen mit einem anderen Brechungsindex zu erhalten. Mit dem so entstandenen Modell konnte die Erscheinung qualitativ reproduziert werden (Abb. 2), indem die präparierte Küvette in den Strahlengang der Spaltlampe eingebracht wurde und alle Einstellungen so wie oben beschrieben vorgenommen wurden.

Um den Strahlengang zu verfolgen, wurde eine Computersimulation von einer Linse mit Vakuolen angefertigt, die dem In-vitro-Modell entsprach. Die Auswertung erfolgte mit einem Ray-Tracing-Programm [1, 2]. Bei der Analyse der Abbildung zeigte sich folgender Zusammenhang: Bei einer klaren Linse entsteht bei leicht defokussiertem Strahl nur eine breitere Abbildung des Strahls. An den Vakuolen bei Kataraktlinsen wird aber jeweils ein Teil des Spaltbündels gebrochen. Im Strahlprofil der ursprünglichen Spaltabbildung fehlt jetzt dieses Licht. Daher kommt es nicht nur zu einer homogen unscharfen Abbildung des Strahlbüschels, sondern es fehlen Anteile der Abbildung, die durch die Vakuolen abgelenkt wurden. Auf diese Weise entsteht ein streifenartiges Muster innerhalb der Spaltabbildung. Außerdem können Teile des Strahlbüschels, welche nur wenig abgelenkt wurden, direkt neben der ursprünglichen Spaltabbildung erscheinen und so die mehrfache Abbildung evozieren. Die erfolgte Strahldeflektion erklärt die Erscheinungen vollständig.

Ergebnisse

Um nicht zu falschen OP-Indikationen zu gelangen, müssen Daten über die Spezifität und Sensitivität dieser Methode erhoben werden. Dazu wurden 2 Patientengruppen aufgestellt. Bei der Untersuchung der Patienten wurde immer dieselbe Spaltlampe (Zeiss SL160) verwendet. In die eine Gruppe wurden Patienten mit einem Visus von 1,0 eingeordnet, die nicht wegen Katarakt ophthalmologisch untersucht wurden. Bei diesen 98 Patienten wies ein einziger die beschriebene Erscheinung auf (1,04% falsch positiv). In die 2. Gruppe wurden alle diejenigen Kataraktpatienten aufgenommen, deren Visus mit Korrektur kleiner als 1,0 bei unauffälliger Makula, klarer Hornhaut und offensichtlicher Katarakt war. Von den 116 Kataraktpatienten zeigte sich bei 100 die Erscheinung der Strahldeflektion (13% falsch negativ). Dabei sei erwähnt, daß die Beobachtung des Phänomens bei einem Visus von kleiner als 0,3 aufgrund der zunehmenden Linsentrübungen sehr schwierig ist, daher wurden nur Patienten mit einem Visus von größer 0,3 in die Gruppe aufgenommen.

Diskussion

Mit der Strahldeflektionsmethode steht ein einfaches Verfahren zur Verfügung, welches auch bei geringer Linsentrübung eine zuverlässige Zuordnung von Visusstörungen zu der Diagnose „Katarakt" erlaubt.

Die Methode sollte nicht bei offensichtlichen Kornea-Veränderungen eingesetzt werden. Obwohl Erfahrungen bei der Beobachtung mehrerer Keratokoni belegen, daß die Erscheinung hierbei nicht auftritt, liegen hier nicht genug Erfahrungen vor, um ein abschließendes Urteil zu fällen. Es muß berücksichtigt werden, daß es nicht Ziel dieser Methode ist, beim Vorliegen von offensichtlichen morphologischen Veränderungen, die bereits hinlänglich bekannt sind (z.B. Vogt-Linien, Dystrophien, pathologische Veränderungen bei Anwendung der Placidoscheibe etc.), trotzdem zu validen Ergebnissen zu führen. Vielmehr stellt die Beobachtung der Strahldeflektion ein zusätzliches Kriterium bei der morphologischen Beurteilung dar, wenn andere bekannte Veränderungen biomikroskopisch bereits ausgeschlossen sind.

Der Untersuchende wird durch diese Methode, wie es für alle Untersuchungsmethoden gilt, nicht seiner Verantwortung enthoben, das gesamte klinische Bild unter Heranziehen mehrerer Untersuchungsparameter zu beurteilen. Insbesondere sollte bei vorliegendem Strahldeflektionsphänomen trotzdem nicht auf die Untersuchung des Gesichtsfeldes verzichtet werden (persönl. Mitteilung H.R. Koch, DGII-Kongreß 1997). Es kann aber durchaus erwogen werden, auf weiterführende Diagnostik zu verzichten, und zunächst die Indikation zur Kataraktoperation zu stellen.

Abschließend sei bemerkt, daß die Diagnose „Katarakt" natürlich in den meisten Fällen auch ohne diese Methode gestellt werden kann. Bei sehr schwachen Katarakten mag diese Methode aber eine Hilfe sein, zumal die Anwendung einfach ist.

Literatur

1. Fink W, Frohn A, Schiefer U, Schmid EW, Wendelstein N, Zrenner E (1996) Visuelle Abbildung bei hohen Ametropien. Computergestützte Simulation mittels strahlenoptischer Rechnungen. Klin Monatsbl Augenheilkd 208: 472–476
2. Fink W, Frohn A, Schiefer U, Schmid EW, Wendelstein N (1996) A Ray Tracer für ophthalmological applications. German J Opthamol 5: 118–125
3. Hockwin O, Dragomirescu V, Laser H (1982) Measurements of lens transparency or its disturbances by densitometric image analysis of Scheimpflug photografs. Graefes Arch Clin Exp Ophthalmol 219: 255–262
4. Katsura S, Sasaki K, Shibata T (1992) In vivo observation of crystalline lens changes in the early post vitrectomy stage. Nippon Ganka Gakkai Zasshi 96: 664–669
5. Naumann GOH (1980) Die Linse. In: Naumann GOH, Pathologie des Auges (Bd 12). Springer, Berlin Heidelberg New York Tokyo, S 510

Refraktive Chirurgie

Der intrastromale PMMA-Ring (ISR): Kritische Analyse experimenteller und klinischer Studien

Chr. Hartmann und P. Rieck

Zusammenfassung
Einleitung: Das Ziel dieser Arbeit ist die Analyse aller bisher vorliegenden experimentellen und klinischen Ergebnisse zur intrastromalen Ringimplantation und der möglichen Übertragbarkeit unserer umfangreichen eigenen experimentellen Untersuchungen auf die Verhältnisse beim Menschen.

Material und Methoden: Der experimentelle refraktive Effekt wurde untersucht mit einem 1989 von uns entwickelten PMMA-Ring mit konstanten Parametern (7,5 x 0,5 x 0,2 mm) in Hornhautkanälen von 7,0, 7,5 und 8,0 mm Durchmesser. Zusätzliche Untersuchungen erfolgten durch die Implantation von 7,5-mm-Ringen unterschiedlicher Dicke (0,2, 0,3 und 0,4 mm) in einen Hornhauttunnel von konstant 7,5 mm Durchmesser. Die refraktiven Ergebnisse bei den implantierten Kaninchen wurden postoperativ nach 7, 14 und 30 Tagen bei der 1. Serie sowie nach 60 und 90 Tagen für die 2. Serie festgestellt. Langzeitnachkontrollen erfolgten bis zu 18 Monaten nach Implantation.

Ergebnisse: Eine signifikante Abflachung der Hornhaut wurde postoperativ in allen Serien bis zum 14 Tag erzielt ($p < 0{,}05$). Im Mittel wurde ein Refraktionseffekt von bis zu $-5{,}03 \pm 2{,}92$ im Vergleich zur Kontrolle gemessen. Beim Kaninchen reduzierte sich dieser Effekt jedoch im weiteren Verlauf und war für alle Untersuchungsgruppen ab dem 30. Untersuchungstag nicht mehr signifikant.

Diskussion: Die bislang verfügbaren klinischen und unsere eigenen experimentellen Ergebnisse zeigen, daß der intrastromale Ring zur Korrektur einer mittleren Myopie gut geeignet erscheint. Vor- und Nachteile des Verfahrens ergeben sich bereits aus den experimentellen Ergebnissen. Bei guter Biokompatibilität kommt es beim Kaninchen und Menschen in nicht geringem Umfang zur zumindest umschriebenen Vaskularisation im Bereich der Hornhautinzision zur Ringimplantation. Vor allem durch epitheliale Regenerationsmechanismen und eine Stromaatrophie kann es zur Regression des refraktiven Effekts kommen. Der Vorteil des Verfahrens besteht darin, daß es sich um ein chirurgisches Verfahren mit geringem Kostenaufwand handelt und es bei Entwicklung einer Presbyopie reversibel ist.

Schlüsselwörter: intrastromaler Ring, Cornea, refraktive Chirurgie

Summary
Purpose: The aim of this study is the analysis of all experimental and clinical results concerning the implantation of the intrastromal ring (ISR) as a new refractive device to correct myopia. Previous studies have reported a good biocompatibility of PMMA rings; however, no consistent information is available regarding the exact mechanism of refractive change induced by these rings and the stability of the results. We therefore studied a possible expansion constriction or volume effect by 60 ISR implants in adult rabbits.

C. Ohrloff et al. (Hrsg.)
11. Kongreß der DGII 1997

Methods: Expansion/constriction effects were evaluated with a ring developed by our group in 1989. A ring of constant size (7.5 x 0.5 x 0.2 mm) was implanted in stromal channels 7.0, 7.5 or 8.0 mm in diameter. A possible volume effect was studied by implantation of 7.5 mm rings with varying thickness (0.2, 0.3, 0.4 mm) into a channel of 7.5 mm. Refractive power was measured preoperatively and at day (D) 7, D14, and D30 for both experiments plus D60 and D90 for the second experiment only.

Results: Significant ($p < 0.05$) flattening of the cornea was obtained in all but the first (constant) ring, 7.0 mm channel) implant post-operatively at D7 and/or D14, with mean changes up to -5.03 ± 2.92 diopters compared to controls. However, from D30 on, there was no statistically significant difference between operated and control eyes.

Conclusions: The first clinical studies as well as our own experimental data demonstrate that the intrastromal ring is suitable for corrections of moderate myopia. However, despite good biocompatibility, disadvantages can be seen in rabbits with only a short-term effect on the change of refractive power, presumably due to epithelial regeneration and stromal atrophy. The main advantage of this technique seems to be its reversibility in the case of presbyopia.

Key words: intrastromal ring, cornea, refractive surgery.

Einleitung

Der Gedanke der Refraktionsänderung durch Implantation eines intrakornealen Ringes aus homo- oder autologem Hornhautmaterial sowie unterschiedlichen Kunststoffmaterialien ist z. T. zeitparallel in verschiedenen Arbeitsgruppen untersucht worden. Erst die Entwicklung eines marktreifen Produkts in den USA mit dem derzeitigen Durchlaufen des FDA-Phase-III-approval [1, 2] hat zu einem zunehmenden Interesse an diesem Verfahren geführt. Historisch gesehen beruht die Idee der intrastromalen Ringimplantation auf Blavatskaja et al. (1968; [3]). Im Kaninchenmodell implantierten diese Autoren Ringe aus autohomologen Hornhautstroma und erzielten eine Abflachung der Hornhautvorderfläche bis 21 dpt. 1985 griffen Simon et al. den Gedanken der Ringimplantation über eine lamellierende Hornhauttasche wieder auf und demonstrierten 1988, daß ein Silikonring im Hornhautstroma von Kaninchen bis zu 3 Jahre postoperativ gut toleriert wird [4]. Die refraktiven Ergebnisse zeigten eine Refraktionsminderung um 0,25 bis 9 dpt. Bis zu diesem Zeitpunkt beinhalteten alle Operationsmethoden eine Einbeziehung des Hornhautzentrums, da zur Implantation eine lamellierende Tasche präpariert wurde. Dieser Umstand führte Fleming et al. und Hartman et al. etwa zeitgleich unabhängig voneinander zur Modifikation der Technik mit dem Ziel der Ringimplantation nach peripherer lamellierender Kanalisierung des Hornhautstromas [5, 6]. Bei der von uns beschriebenen Technik wurde zunächst das isolierte Schweineauge verwendet, in das eine kanülierte Pigtailsonde, abgeleitet aus der Tränenwegschirurgie, zur Stromakanalisierung eingeführt wurde. Im weiteren Verlauf wurde der von uns entworfene PMMA-Ring modifiziert und über einen speziell konzipierten Puzzle-Verschluß geschlossen [7]. In einer experimentellen Studie konnte die sehr gute Biokompatibilität sowohl auf klinischem wie auch auf histologischem Niveau nachgewiesen werden [7]. Die ersten, inzwischen durchgeführten intrastromalen Ringimplantationen am Menschen haben die ausgezeichnete Toleranz des Ringmaterials bestätigt [8–10].

In der vorliegenden Studie untersuchten wir den refraktiven Effekt von implantierten intrastromalen Ringen in die Kaninchenhornhaut nach kurzen und mittleren postoperativen Intervallen. Aufgrund des bisher ungeklärten Mechanismus der refraktiven Änderung untersuchten wir die Expansions-/ Konstriktionstheorie, von der Gruppe von Fleming postuliert, nach der der Ring aufgrund seiner Diskrepanz zum Hornhautkanal eine Abflachung oder Versteilerung der Hornhaut nach Implantation erzielen kann. Hierzu implantierten wir unseren Ring von 7,5 x 0,5 x 0,2 mm in einen variablen Kanal von unterschiedlichem Durchmesser. Zum anderen wurde die von uns favorisierte Volumentheorie untersucht. Hierzu wurde in einen konstanten Kanal von 7,5 mm Durchmesser ein Ring mit unterschiedlicher Dicke implantiert.

Material und Methoden

70 New Zealand White Kaninchen beiderlei Geschlechts, 6 Monate alt und 2,5–3,5 kg schwer, wurden für diese Studie verwendet. Die Tierversuche erfolgten unter Berücksichtigung der „Principles of laboratory animal care" sowie in Übereinstimmung mit der „Guide for the care and the use of laboratory animals" (in der Publikation des NIH 80–23, 1978). Zur Feststellung eventueller Veränderungen des Vorderabschnitts wurden die Augen jedes Tieres vor Beginn der entsprechenden Versuche biomikroskopisch untersucht.

Experimentelle Gruppen

Die Kaninchen wurden zufällig auf eine von 7 Untersuchungsgruppen von je 10 Tieren aufgeteilt. In den Gruppen A–C wurde ein intrastromaler Ring mit einem konstanten Durchmesser von 7,5 mm in Stromakanäle unterschiedlicher Größe (7,0; 7,5 und 8,0 mm Durchmesser) implantiert (n = 10 für jede Gruppe). In den Gruppen D–F wurde ein konstanter Stromadurchmesser für die Implantation von intrastromalen Ringen unterschiedlicher Dicke (0,2; 0,3 und 0,15–0,4 mm) gewählt. Die Abb. 1a,b zeigt das Ringdesign in den unterschiedlichen experimentellen Gruppen. Die 7. Gruppe bestand aus nicht operierten Augen und diente als Kontrollgruppe.

Implantationstechnik

Die Einleitung der Anästhesie erfolgte 30 min vor dem Eingriff mit 1 mg Flunitracepam (i. m.) und anschließender Injektion von Ketaminhydrochlorat (50 mg/kg i. m.). Zusätzlich wurden 2 Trpf. Oxibuprokainlösung auf die Hornhaut gegeben. Zur Bulbusfixation wurde ein Ansauggerät mit einem entsprechenden Einsatz zur Tunnelisierung des Hornhautstromas verwendet. Der Ansaugtrichter ist eine Modifikation des für die refraktive Chirurgie entwik-

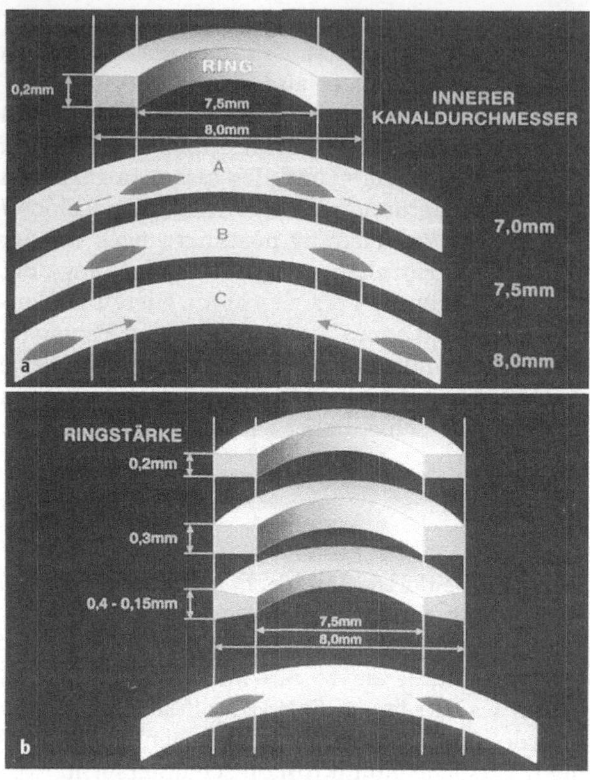

Abb. 1a, b. Schematische Darstellung der Gestaltung der Stromakanäle (**a**) und des Ringdesigns (**b**) in den 6 verschiedenen experimentellen Gruppen. **a** *Gruppe A–C:* Ring mit konstantem Durchmesser (7,5 mm), Implantation in Stromakanäle unterschiedlicher Größe (7,0; 7,5 und 8,0 mm Durchmesser). **b** *Gruppe D–F:* konstanter Stromadurchmesser, Implantation von intrastromalen Ringen unterschiedlicher Dicke (0,2; 0,3 und 0,15 – 0,4 mm)

kelten lamellierenden Keratoms der Fa. Draeger, das Führungs- und Tunnelisierungsinstrument wurde in enger Kooperation mit Herrn Leonhard Klein, Fa. Stortz, Heidelberg, entwickelt (Abb. 2). Nach Ultraschallpachymetrie zur Hornhautdickenmessung wurde eine kleine intrastromale tiefe Inzision mit Hilfe eines justierbaren Diamantmessers durchgeführt. Das Tunnelisierungs-

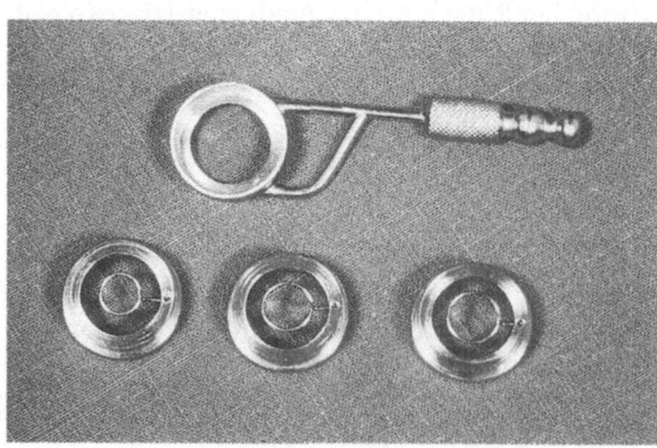

Abb. 2. Instrumentarium zur Ringimplantation. *Oben:* Führungsinstrument mit Ansaugtrichter zur Bulbusfixation. *Unten:* Verschiedene Ausführungen des Tunnelisierungsinstruments zur Stromakanalisierung

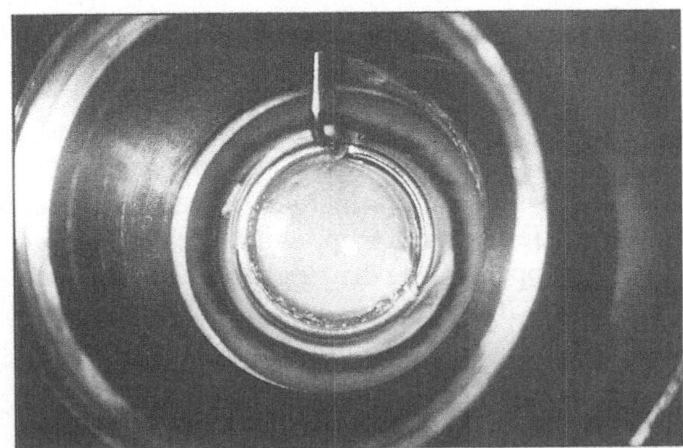

Abb. 3. Erstellung eines zirkulären peripheren Stromakanals durch Einführung des Tunnelisierungsinstruments in eine zuvor angelegte Inzision und Rotation des Gerätes im Uhrzeigersinn

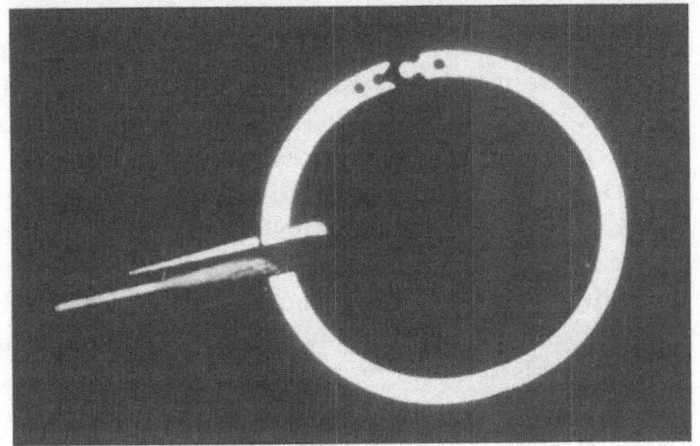

Abb. 4. PMMA-Ring zur Stromaimplantation mit speziell entwickeltem „Puzzle"-Verschluß

instrument wurde über diese Inzision in das Hornhautstroma eingeführt, und mittels einer leichten Drehung im Uhrzeigersinn wurde ein zirkulärer peripherer Stromakanal hergestellt (Abb. 3). Nach Entfernung des Instruments wurde Hyaluronsäure zur Dilatation des Stromakanals injiziert. Der von uns entworfene PMMA-Ring (produziert von O. Morcher, Stuttgart; Abb. 4) wurde sodann in den präformierten Stromakanal implantiert und über einen Puzzleverschluß mit anschließender Nylon-8,0-Naht zur Sicherung des Verschlusses geschlossen. Abschließend wurde die Inzision durch 1 oder 2 versenkte 10,0-Nylon-Einzelknopfnähte adaptiert. Die Kaninchen erhielten postoperativ Gentamycin-AS 3mal täglich.

Prä- und postoperative Untersuchungen

Alle Augen wurden präoperativ sowie am 7., 14. und 30. Tag und zusätzlich für die Serien D–F am 60. und 90. Tag nachuntersucht. Zu den prä- und postoperativen Untersuchungen gehörten die Spaltlampenphotographie, Keratometrie, Keratoskopie und in Einzelfällen eine Hornhauttopographie. Für die keratometrischen Messungen wurden mindestens 3 Messungen jeweils im ersten und zweiten Meridian mit Hilfe eines Zeiss-Ophthalmometers durchgeführt.

Statistische Auswertung

Zur Analyse des Unterschieds zwischen den keratometrisch gemessenen Mittelwerten der Kontrollgruppe im Vergleich zu den unterschiedlichen Implantationsgruppen wurde der ungepaarte t-Test nach Student-Fisher angewandt. Als statistisch signifikant wurden Werte von $p < 0{,}05$ angesehen.

Ergebnisse

Histobiokompatibilität

Die Verträglichkeit des implantierten kornealen Ringes war, wie für PMMA zu erwarten, sehr gut. Schwerste Komplikation war die Wundinfektion mit Stromaeinschmelzung, ein Risiko, das bei allen Kunststoffimplantaten mit der Möglichkeit einer polymer assoziierten Infektion zu befürchten ist. Einen Unterschied hinsichtlich der Toleranz ließ sich jedoch in Abhängigkeit von der Ringdicke finden. Am günstigsten war der intrastromale Ring mit einer Dicke von 0,2 mm zu beurteilen; hier zeigte sich eine exzellente Biokompatibilität über den gesamten Untersuchungszeitraum (Abb. 5). Bei einer Dicke von 0,3 mm kam es vereinzelt zu Ulzerationen und einer bereits eingeschränkten Toleranz. Als schlecht zu beurteilen war die Histobiokompatibilität bei einer Ringdicke von 0,4 mm. Hier kam es sogar zu Extrusionen des Ringes. Kosmetisch bestehen bei der Ringimplantation keine Bedenken, da der Ring nur von einer ganz zarten peripheren Fibrose umgeben wird; spätere Abstoßungen haben wir bislang nicht gesehen.

Refraktiver Effekt

Die mittlere präoperative Brechkraft betrug $41{,}28 \pm 1{,}24$ dpt. In den Implantationsserien B und C (unterschiedliche Stromakanaldurchmesser) fand sich ein

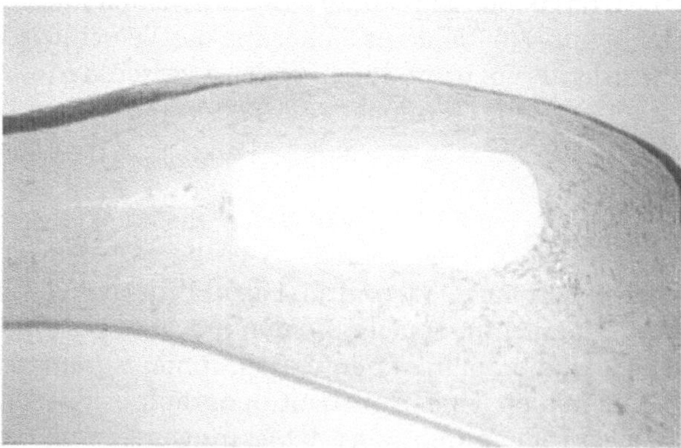

Abb. 5. Semidünnschnitt der Kaninchenhornhaut 62 Tage nach Ringimplantation. Über dem Ring findet sich eine geringe Epithelatrophie ohne Erosio- oder Ulkusbildung. Ausbildung einer zarten Fibrose um den Implantationskanal mit leichter, vorwiegend monozellulärer Entzündungsreaktion (Initialvergr. 77 : 1)

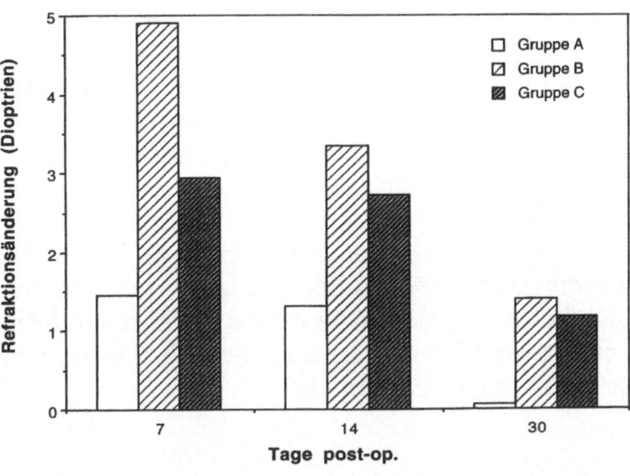

Abb. 6. Induzierter refraktiver Effekt nach Implantation eines Ringes konstanter Größe in Stromakanäle unterschiedlichen Durchmessers (Expansions-/Konstriktionstheorie). Postoperativ rasche Regression der Refraktionsänderung

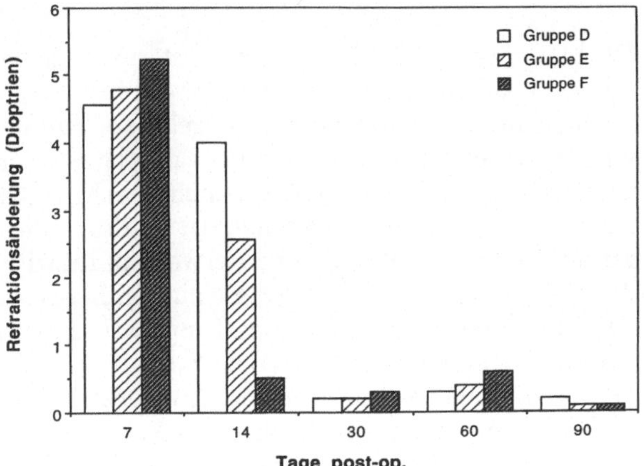

Abb. 7. Induzierter refraktiver Effekt nach Implantation von intrastromalen Ringen unterschiedlicher Dicke in einen Stromakanal mit konstantem Durchmesser (Volumentheorie). Postoperativ rasche Regression der Refraktionsänderung

statistisch signifikanter Unterschied zwischen der implantierten und der Kontrollgruppe am 7. und 14. Tag für die Serie B (Kanaldurchmesser 7,5 mm, $p < 0{,}001$) und Serie C (Kanaldurchmesser 8,0 mm, $p < 0{,}003$). Überraschenderweise fand sich für die Serie C, bei der ein Konstriktionseffekt zu erwarten war, eine Abflachung der zentralen Hornhaut etwa im gleichen Ausmaß wie bei der Gruppe B, bei der weder eine Konstriktion noch eine Expansion zu erwarten war, da Ringdurchmesser und Kanaldurchmesser gleich angelegt waren. Die Differenz des refraktiven Effekts nach Ringimplantation im Vergleich zur Kontrollgruppe lag für die Serie A/B/C am 7. Tag bei –1,46/–4,9/–2,94, am 14. Tag bei –1,51/–3,34/–2,71 und am 30. Tag bei –0,07/–1,39/–1,16 dpt (Abb. 6). Damit war der maximale refraktive Effekt in diesen Untersuchungsgruppen nur sehr kurz und sehr rasch regredient.

Im zweiten Teil der Studie zur Prüfung des Volumeneffekts änderten sich lediglich die Ringdicke und das Ringdesign, während der Ringdurchmesser mit dem Stromakanaldurchmesser identisch war. In der Gruppe D wurde ein

0,2 mm und in der Gruppe E ein 0,3 mm dicker ISR verwendet. In der Gruppe F war der Ring im Querschnitt dreieckig konzipiert mit einer Dicke von 0,15 mm zentral und 0,4 mm peripher. Die Keratometerwerte zeigten statistisch signifikante Unterschiede im Vergleich zur Kontrollgruppe für die Gruppe D (0,2 mm) und E (0,3 mm) am 7. und 14. Tag, für die Gruppe F (0,15–0,4 mm) nur am 7. Tag. Der induzierte refraktive Effekt am 7. Tag betrug für die Gruppe D –4,57/±2,15, für die Gruppe E –4,78/±3,45 und für die Gruppe F –5,23/± 2,92 dpt (Abb. 7). Es bestand kein statistisch signifikanter Unterschied zwischen den implantierten Untersuchungsgruppen. Somit ließ sich keine Korrelation zwischen dem implantierten Ringvolumen und einem refraktiven Effekt herstellen. Die Abb. 6 und 7 veranschaulichen die gefundenen refraktiven Ergebnisse.

Diskussion

Die hier vorgestellten Ergebnisse bestätigen die bekannt gute Biokompatibilität und kosmetische Verträglichkeit des intrastromalen Ringes.

Hinsichtlich der refraktiven Ergebnisse konnte in unseren Versuchen die von der Arbeitsgruppe Schanzlin et al. [5] postulierte Expansions-/Konstriktionswirkung auf die Hornhaut nicht nachgewiesen werden. Aufgrund des lamellären Aufbaus der Hornhaut ist ein durch diesen Mechanismus bedingter refraktiver Effekt auch nicht zu erwarten. Inzwischen diskutieren auch diese Autoren die von uns favorisierte Volumentheorie [11]. Hierbei kommt es durch das Implantationsvolumen des Ringes zu einer Abflachung der Hornhaut; sowohl mit einem Ring der Dicke 0,2 mm wie auch der Dicke 0,3 mm wurde eine signifikante Refraktionsänderung erzielt. Dem Erreichen einer Refraktionsänderung durch Verdickung des Ringes sind jedoch Grenzen gesetzt. So kam es bei der Implantation einiger 0,4 mm dicker Ringe erwartungsgemäß aufgrund der Hornhautdicke des Kaninchens zur Ringexpulsion. Ein signifikanter Unterschied zwischen den Refraktionsergebnissen bei einer Ringdicke von 0,2 bzw. 0,3 mm fand sich nur am Maximum des Effekts, nämlich am 7. und 14. Tag.

Aus den refraktiven Ergebnissen dieser Studie lassen sich trotz unterschiedlicher Hornhautparameter (fehlende Bowmann-Menbran, dünnere Hornhaut etc. beim Kaninchen) Rückschlüsse auf die Verhältnisse beim Menschen ziehen, insbesondere unter Analyse der bislang vorliegenden ersten klinischen Ergebnisse. Der refraktive Effekt durch ISR-Implantation ist limitiert durch die Ringdicke, die deutlich unterhalb der Hornhautdicke von 0,5 mm liegen muß. Zudem kann der Durchmesser des Ringes nicht beliebig verkleinert werden, da sonst keine Applanationstonometrie mehr durchgeführt werden kann. Weiterhin wurde beim Kaninchen und Menschen in einigen Fällen eine Vaskularisation im Bereich der Hornhautinzision gefunden.

Ein wichtiges Ergebnis unserer Studie ist der Nachweis, daß sich zumindest im Kaninchenmodell ein nur temporärer Effekt hinsichtlich einer Refraktionsänderung nachweisen läßt. Auf den Menschen sind unsere Ergebnisse nicht ohne weiteres übertragbar. Dennoch zeigt sich hinsichtlich der nach ersten Implantationen beim Menschen in den USA und in Brasilien mitgeteilten refraktiven Ergebnisse eine gewisse Parallelität, denn die Refraktionsänderung liegt auch beim Menschen im Mittel bei etwa 2–4 dpt. Hinsichtlich eines möglichen Regressionseffekts liegen bei derzeit noch kurzen postoperativen Intervallen keine Mitteilungen vor. Da die Heilungsvorgänge der Hornhaut beim Kaninchen sehr viel schneller ablaufen als beim Menschen, sind unsere Ergebnisse evtl. perspektivisch zu werten. Die Regressionstendenz des refraktiven Effekts ist nach unseren histologischen Studien durch epitheliale Regenerationsmechanismen und eine Stromaatrophie bedingt. Der Implantationseffekt ist reversibel, allerdings unter Hinterlassen einer zarten peripheren ringförmigen Narbe im Bereich des Implantationskanals.

Resümee

Die vorliegenden Ergebnisse gebieten eine gewisse Skepsis bezüglich der breiten Anwendung des intrastromalen Ringes am Menschen. Bei guter Biokompatibilität erscheint der Ring geeignet zur Korrektur von Myopien um etwa -3 dpt; die Stabilität der erzielten Refraktionsänderung muß in Langzeitstudien jedoch erst nachgewiesen werden.

Ein wesentlicher Vorteil gegenüber anderen refraktiv-chirurgischen Verfahren ist die Exzentrizität der Implantation in bezug auf die optische Achse sowie die Möglichkeit der unkomplizierten Explantation des Ringes und damit Reversibilität des refraktiven Effekts bei Entwicklung einer Presbyopie. Somit bleibt der intrastromale Ring trotz der genannten Vorbehalte ein sehr interessantes und innovatives Konzept in der refraktiven Hornhautchirurgie.

Literatur

1. Asbell PA, Abbott RL, Durrie DS, Lindstrom RL, Schanzlin DJ (1997) Phase II evaluation of the ICRS™ for the correction of myopia. Invest Ophthalmol Vis Sci (Suppl) 38/4: 539
2. Colin J, Rosen E (1997) Evaluating the ICRS™ for the correction of myopia: results from the european clinical trial. Invest Ophthalmol Vis Sci (Suppl) 38/4: 539
3. Blavatskaya ED (1968) Intralamellar homoplasty for the purpose of relaxation of refraction of the eye. Arch Soc Am Ophthalmol Optom 6: 311–325
4. Simon G, Barraquer RI, Barraquer E (1988) Refractive remodeling of the cornea by intrastromal rings, Bd V: 113. In: Proceedings of the International Society for Eye Research (ICER).
5. Fleming JF, Reynolds AE, Kilmer L, Burris TE, Abbott RL, Schanzlin DJ (1987) The intrastromal corneal ring: two cases in rabbits. J Refract Surg 6: 227–232
6. Hartmann C, Pharmakakis N, Ey F von (1989) Intrastromale Implantation eines justierbaren Kunststoffringes zur Hornhautrefraktionsänderung. In: Freyler H, Skorpik C, Grasl M (Hrsg) 3. Kongress der Deutschen Gesellschaft für Intraokularlinsen-Implantation. Springer, Berlin Heidelberg New York

7. Hartmann C, Ey F von, D'Hermies F, Holzkämper C, Renard G (1991) Histobiocompatibility of a refractive intracorneal PMMA ring. Invest Ophthalmol Vis Sci (Suppl) 32/4: 998
8. Nosé W, Neves RA, Schanzlin DJ, Belfort Jr R (1993) Intrastromal corneal ring – one year results of first implants in humans: a preliminary nonfunctional eye study. Refract Corneal Surgery 9: 452–458
9. Assil KK, Barrett AM, Fouraker BD, Schanzlin DJ (1995) One year results of the intrastromal corneal ring in nonfunctional human eyes. Arch Ophthalmol 113: 208–209
10. Nosé W, Neves RA, Burris TE, Schanzlin DJ, Belfort Jr R (1996) Intrastromal corneal ring: 12-month sighted myopic eyes. J Refract Surg 12(1): 20–28
11. Hartmann C, Renard G, Holzkämper C, Ey F von, Abenhaim A, Pouliquen Y (1992) Intrastromal PMMA rings: Refractive results. Invest Ophthalmol Vis Sci (Suppl) 33/4: 1107

Refraktive Entwicklung nach Laser-in-situ-Keratomileusis (LASIK)

M. Amm und G.I.W. Duncker

Zusammenfassung
Problemstellung: Die Akzeptanz der LASIK-Methode hat rasch zugenommen angesichts der beobachteten stabilen Refraktionsergebnisse und einer – bei unkompliziertem Verlauf – postoperativ unveränderten kornealen Transparenz der optischen Zone. Abbildungsqualität und Seheindruck des Patienten werden aber nicht nur von der sphärischen und zylindrischen Komponente bestimmt. Entscheidenden Einfluß haben z.B. Kontrastempfinden und Dämmerungssehen.

Methodik: In einer derzeit laufenden prospektiven Studie untersuchten wir an bisher 20 Patientenaugen nach LASIK die postoperative Refraktion unter besonderer Berücksichtigung der astigmatischen Verhältnisse und des Kontrastvisus. Die sphärischen Ausgangswerte reichten von -7,0 dpt bis -31,0 dpt (im Mittel -11,5 dpt), die Astigmatismen von -0,5 cyl dpt bis -3,5 cyl dpt (im Mittel -1,2 cyl dpt). Refraktives Ziel war in 19 Fällen die Emmetropie, in 1 Fall eine Myopiereduktion. Für den chirurgischen 1. Schritt der LASIK benutzten wir ein modifiziertes, manuell betriebenes Mikrokeratom BKS 1000. Der Lasereingriff wurde mit dem Excimerlaser 193 nm MEL 60" (Aesculap Meditec) durchgeführt. Neben den Routineuntersuchungen (inklusive Nahvisus) wurden prä- und postoperativ Keratometerwerte (Zeiss-Gerät) und Hornhauttopographien (TMS-System) überprüft, objektive Refraktion (Topcon) und Kontrastvisus (Regan-Tafel) bestimmt. Die Nachbeobachtungszeit beträgt bisher mindestens 6 Monate, im Mittel 11 Monate.

Ergebnisse: Die statistische Auswertung der Refraktionsbewegungen erfolgte über eine Vektoranalyse. Der daraus ermittelte refraktive Erfolgsindex betrug 68,8 %. Während eine Myopiereduktion von durchschnittlich 8,9 dpt (± 1,4) erreicht werden konnte, ließen sich die ursprünglichen Astigmatismen aber nur um 40 % vermindern. Postoperativ lagen die Zylinderwerte zwischen 0 und -3,0 dpt (im Mittel -0,7 cyl dpt). Dabei wurden Achsendrehungen bis zu 40° bei subjektiver Refraktionsmessung angegeben, die Topographien offenbarten in 15 Fällen Dezentrierungen: bei 7 Patienten eine Dezentrierung der optischen Zone geringer als 1,0 mm, bei 8 Patienten größer als 1,0 mm bis max. 1,9 mm.

Schlußfolgerung: Unsere Ergebnisse lassen eine zuverlässige und stabile Myopieminderung über den erfaßten Zeitraum erkennen. Die Astigmatismuskorrekturen dagegen waren nicht immer kalkulierbar und während der Nachbeobachtungsphase deutlichen Schwankungen unterworfen. Ihr Ausmaß ließ sich korrelieren mit der topographisch ermittelten Dezentrierung. Beziehungen zwischen Dezentrierung und bestkorrigierter postoperativer Sehschärfe bzw. Kontrastsensitivität fanden sich nicht.

Summary. In a prospective study we evaluated the pre- and postoperative refraction of 20 patients treated with LASIK. Of special interest was the change in cylinder and the contrast sensitivity. The mean preoperative myopic error was -11.5 D (range -7.0 to -31.0 D), the

C. Ohrloff et al. (Hrsg.)
11. Kongreß der DGII 1997

mean astigmatic error –1.2 cyl D (range –0.5 to –3.5 cyl D). Except in one case our refractive aim was emmetropia. LASIK was performed using a modified microkeratome BKS 1000 and the 193 nm excimer laser MEL 60 (Aesculap Meditec). In addition to the routine diagnostic methods the pre- and postoperative examinations included keratometry (Zeiss), corneal topography (TMS System), objective refraction (Topcon) and measurement of the contrast sensitivity (Regan charts). Minimum follow-up period was 6 months (range 6–18 months).

Results: Using vector analysis the refractive index of success in this study was 68.8%. Whereas a mean myopic reduction of 8.9 ± 1.4 D could be achieved, only 40% of preexisting astigmatism was corrected. Subjective refraction revealed shifts in the cylinder's axis up to 40°. The topography showed decentration in 15 patients: 7 had a decentration of the optical zone up to 1.0 mm, 8 more than 1.0 mm (max. 1.9 mm).

Conclusion: After 6 months we observed reliable and stable regression of myopia. The correction of astigmatism, however, showed unpredictable and fluctuating results, especially among patients treated for large amounts of myopia with low cylinders. We found a correlation between astigmatism and the amount of decentration, but no correlation between decentration and best corrected visual acuity or contrast sensitivity.

Einleitung

Die Korrektur höhergradiger Fehlsichtigkeiten bleibt eine Herausforderung für den refraktiv tätigen Chirurgen. Die herkömmlichen, konservativen Maßnahmen sind häufig ungenügend. Im höheren Dioptrienbereich wird ein Brillenausgleich mehrere Abbildungsfehler beinhalten: prismatische, sphärische und chromatische Aberration, den Astigmatismus schiefer Bündel sowie die Verzeichnung [14]. Diese optischen Unzulänglichkeiten zusammen mit einer Anamnese von Kontaktlinsenunverträglichkeit können eine medizinisch sinnvolle Indikation zur operativen Reduktion der Fehlsichtigkeit ergeben.

Seit Einführung der Laser-in-situ-Keratomileusis (LASIK) durch Pallikaris 1990 hat dieses Verfahren zur Korrektur von höhergradigen Myopien zunehmend Verbreitung gefunden [19]. Im tierexperimentellen Vergleich zur photorefraktiven Keratektomie (PRK) imponieren nach LASIK histologisch ein hoher postoperativer Organisationsgrad des stromalen Gewebes und minimale Proliferationsprozesse [2]. Damit erklären sich die klinisch zu beobachtenden Vorzüge der Technik:

- eine postoperativ nahezu unveränderte korneale Transparenz der optischen Zone in unkompliziert operierten Fällen;
- eine relativ frühe Refraktionsstabilität.

Wichtig für die Beurteilung einer refraktiven Methode ist neben den Kriterien der Sicherheit, Vorhersagbarkeit und Stabilität [28] die Auswirkung auf das Sehvermögen in all seinen Facetten.

Gegenstand unserer derzeit laufenden prospektiven LASIK-Studie ist deshalb zusätzlich zu den Untersuchungen der sphärischen und zylindrischen Refraktionsentwicklung die postoperative Abbildungsqualität, insbesondere das Kontrastempfinden.

Methode

Mittlerweile wurden 20 Patienten im Alter von 19–60 Jahren mit der LASIK-Methode operiert und längerfristig nachkontrolliert. Die sphärischen Ausgangswerte lagen zwischen -7,0 und -31,0 dpt (im Mittel -11,5 dpt), die zylindrischen Ausgangswerte zwischen -0,5 und -3,5 cyl dpt (im Mittel: -1,2 cyl dpt). Das sphärische Äquivalent betrug -12,15 dpt.

Prä- und postoperative Diagnostik umfaßten die üblichen Routineuntersuchungen mit der Bestimmung des unkorrigierten und bestkorrigierten Visus, Tensiomessung sowie Beurteilung der vorderen und hinteren Augenabschnitte. Außerdem wurde der Nahvisus geprüft, es erfolgten eine Spaltlampenphotographie, Messungen mit dem Keratometer (Zeiss-Gerät), Bestimmung der objektiven Refraktion (Topcon) und der Hornhaut-Topographie (TMS-System). Der Kontrastvisus wurde mit Regan-Tafeln bis auf ein Kontrastniveau von 11% getestet [23]. Mit Ausnahme einer Patientin (mit einer Myopie von -31,0 dpt) war Emmetropie unser Refraktionsziel.

Nach Tropfanästhesie mit Tetracainhydrochlorid wurde der refraktive Eingriff auf die Mitte der Eintrittspupille zentriert, deren Weite durch keinerlei zusätzliche pupillenwirksame Medikamente verändert wurde. Für den Lentikelschnitt von stets 160 µm Dicke verwendeten wir das Mikrokeratom BKS 1000, das einen Lentikeldurchmesser von 8–9 mm ermöglicht. Der refraktive Eingriff wurde mit dem Excimerlaser „Aesculap Meditec Typ MEL 60" durchgeführt.

Die optische Zone war dabei stets 6 mm. Die Repositionierung des Hornhautlentikels geschah durch spontane Antrocknung der Stromagrenzflächen ohne Nahtfixation.

Die maximale Nachbeobachtungszeit beträgt bisher zwischen 6 und 18 Monate, im Mittel 11 Monate.

Ergebnisse

Komplikationen

Ein Maßstab für die Sicherheit der LASIK-Technik ist die Angabe der direkt mit der Operation verbundenen Komplikationen.

Bei insgesamt 6 Augen, die z. T. mehrfach in den folgenden Untergruppen vertreten sind, traten folgende Probleme auf:

- intraoperativer Lentikelabriß (n = 1) bei einem Auge eines 22jährigen Patienten mit Mikrokornea. Eine Sternnaht zur Refixation war erforderlich.
- Ein am 1. postoperativen Tag verrutschter Lentikel wurde ebenfalls mittels Sternnaht versorgt.
- Wir sahen eine optisch relevante Epithelimplantation in 2 Augen. Als Therapie wurden eine korneale Kryokoagulation bzw. eine mechanische Interface-Reinigung durchgeführt.

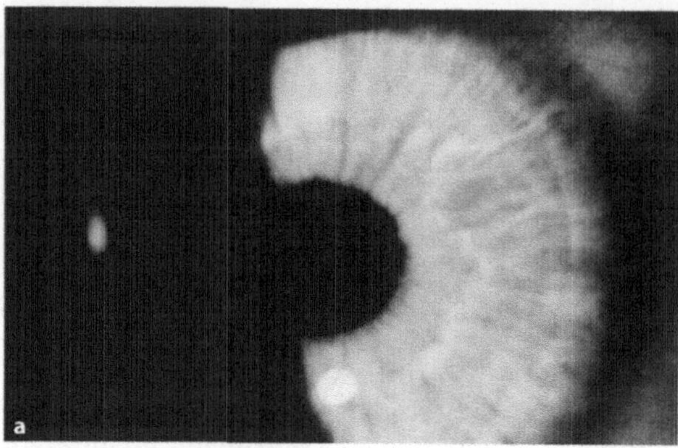

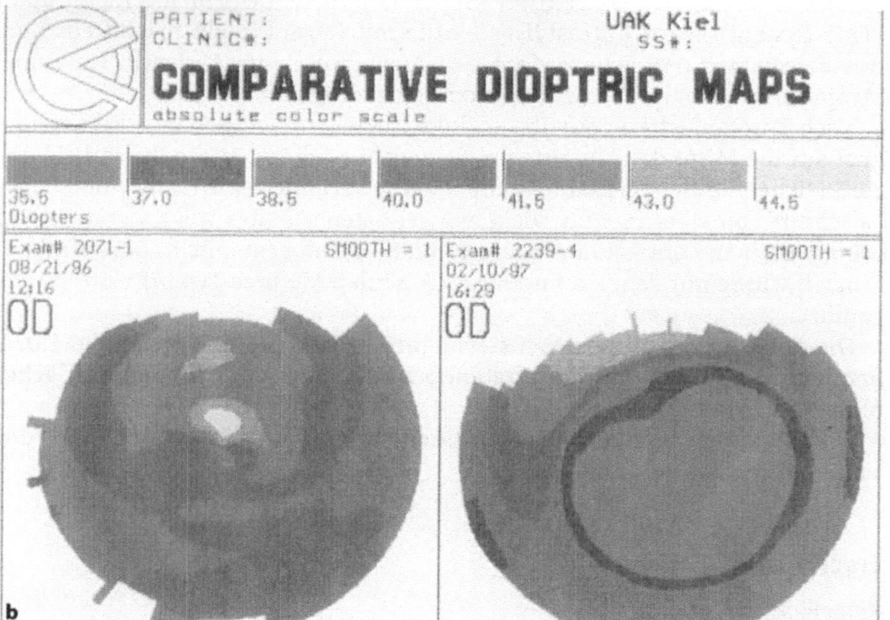

Abb. 1. a Spaltlampenmikroskopischer Hornhautbefund 6 Monate nach LASIK. Visus präoperativ: –12,75 sph/–1,5 cyl/100° = 0,25; Visus postoperativ: –2,75 sph = 0,3. **b** Zugehörige Hornhauttopographie derselben Patientin; präoperativ (*links*) und postoperativ (*rechts*); Dezentrierung: 0,99 mm; SRI: 0,29

- Diffuse und gehämmerte Trübungen des Interface oder Lentikelfalten im Bereich der optischen Zone wiesen nach 6 Monaten 3 Augen auf. Kristallin glitzernde Einlagerungen im Interface wurden öfter beobachtet ohne nachweisbare Beeinträchtigung der Sehqualität.

Vorhersagbarkeit und refraktiver Erfolg der Methode

- In keinem Fall wurde bisher eine Überkorrektur beobachtet.
- Unterkorrekturen: 9 Augen waren mehr als 1 dpt unterkorrigiert, davon wiesen 3 Augen eine Unterkorrektur von mehr als 3 dpt auf (max. –7,25 dpt).
- Eine mittlere Myopiereduktion von 8,9 dpt (± 1,4) wurde erreicht.

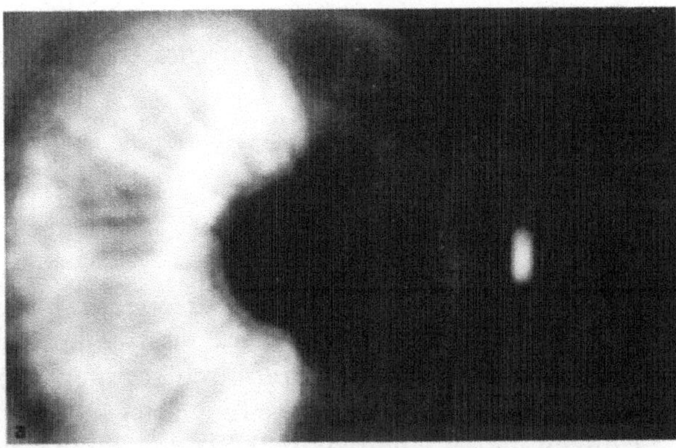

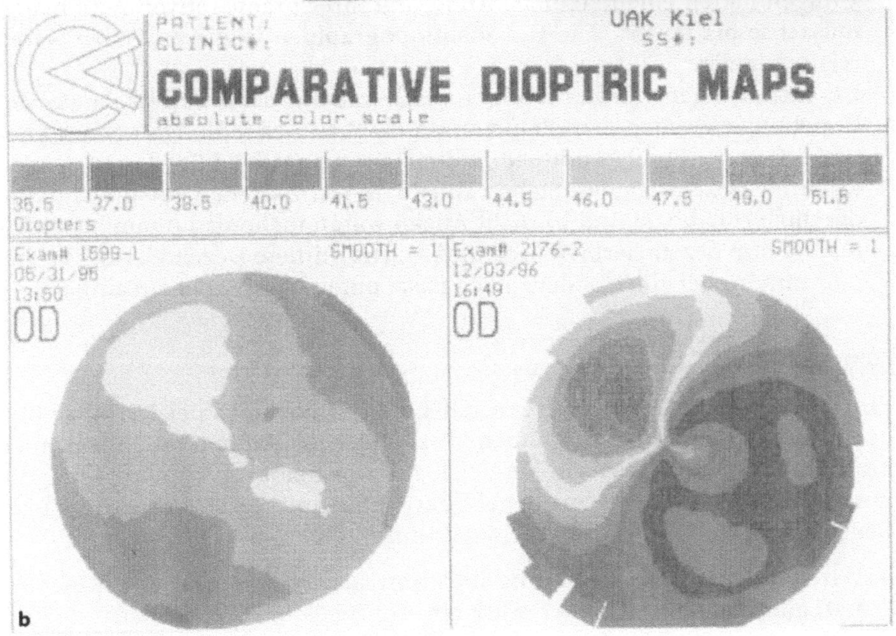

Abb. 2. a Spaltlampenmikroskopischer Hornhautbefund 18 Monate nach LASIK. Visus präoperativ: −19,0 sph/−3,0 cyl/70° = 0,1; Visus postoperativ: −7,25 sph/−1,5 cyl/90° = 0,3. **b** Zugehörige Hornhauttopographie derselben Patientin; präoperativ (*links*) und postoperativ (*rechts*); Dezentrierung: 1,9 mm; SRI: 1,27

- Die mittlere erreichte Astigmatismuskorrektur betrug 0,7 cyl dpt bei einer Schwankungsbreite des postoperativen Zylinders von 0 – 3,0 cyl dpt.
- Während präoperativ kein Patient einen 5-m-Visus unkorrigiert erreichte, kam es postoperativ nach einigen Wochen zu einem Anstieg der unkorrigierten Sehschärfe in allen Fällen, z. T. bis zu 7 logarithmischen Linien.
- Einen Verlust im bestkorrigierten Visus um eine Snellenlinie erlitten 2 Patienten nach einer Mindestbeobachtung von 6 Monaten; nach 3 Monaten wiesen noch 7 Augen eine Minderung im bestkorrigierten Visus auf!
- Bei 4 Patienten trat eine Verbesserung im bestkorrigierten Visus auf um 1 – 2 Linien.
- Um dem mehrdimensionalen Problem der Refraktionsentwicklung von Höhe und Achsenlage des Zylinders bei der Erfolgsbeurteilung gerecht zu werden,

ermittelten wir einen Erfolgsindex anhand der Vektoranalyse von Noel Alpins [1]. In unserem Patientengut betrug der so berechnete Erfolg 68,8 %.

Astigmatismusanalyse

- In keinem Fall beobachteten wir bei präoperativ rein sphärischer Fehlsichtigkeit nach LASIK in der subjektiven Refraktionsbestimmung eine Astigmatismusinduktion.
- Ein Patient gab eine Zunahme des präoperativ bestandenen Astigmatismus an.
- In 2 Augen ergab sich eine postoperative Achsendrehung nach subjektiver Refraktion um 40°. Topographisch konnten hier ausgeprägte Irregularitäten erkannt werden („surface regularity index" [SRI] 3,35 bzw. 3,6). Weitere 3 Augen hatten eine maximale Änderung ihrer präoperativen Astigmatismusachse bis zu 20°. Die Hornhauttopographien in diesen Fällen waren relativ regulär.
- Dezentrierungen wurden topographisch anhand der Relativskala aus der Beziehung zwischen dem Zentrum der flachen Behandlungszone und der Projektion der Pupillenmitte in Millimetern gemessen. Fünf Augen zeigten keinerlei Dezentrierung. Sieben Augen waren zwischen 0,5 und 1,0 mm dezentriert (Abb. 1a und b). Acht Augen waren mehr als 1,0 mm bis maximal 1,9 mm dezentriert (Abb. 2a und b). Die mittlere Dezentrierung lag bei 0,87 mm, wobei eine Tendenz nach nasal unten bei 9 Patienten auffiel.

Kontrastvisus

Einschränkend muß gesagt werden, daß bereits präoperativ bei den oft amblyopen Patienten Probleme bestanden, diese Visusqualität mit Verläßlichkeit zu bestimmen. Auch wurden im Vergleich zur Normalbevölkerung präoperativ nur niedrige Visuslinien erreicht bei Überprüfüng mit bester Korrektur, in der Regel mit (harter oder weicher) Kontaktlinse.

- Wir stellten eine Verbesserung im Kontrastsehvermögen bei 2 Patienten fest, allerdings nur auf den mittleren Kontraststufen, nicht bei 11 % Kontrast.
- Einen Verlust im Kontrastvisus, insbesondere bei niedrigstem Kontrast, um 1–3 Reihen erlebten 4 Patienten.

Stabilität

Bis zu 4 Monate postoperativ waren refraktive und hornhauttopographische Schwankungen zu beobachten. Diese Fluktuationen korrelierten mit der Entwicklung des bestkorrigierten Visus, der sich mit zunehmendem Op-Abstand verbesserte. Eine typische, kontinuierliche Regression trat nie auf.

Diskussion

Die bisherigen Studien nach LASIK betonen die gute und stabile Beeinflussung hoher Myopien ohne wesentliche „haze"-Ausprägung [3, 7, 8, 11, 12, 20]. Komplikationen dieses Verfahrens erklären sich aus dem technisch höheren Schwierigkeitsgrad intraoperativ im Vergleich z. B. zur photorefraktiven Keratektomie (PRK). Gefahren einer lamellären refraktiven Technik sind ein intra- bzw. postoperativer Lentikelabriß, der u. a. zu einer erhöhten Inzidenz einer Epithelimplantation führt [10]. Andere Probleme nach LASIK bzw. In-situ-Keratomileusis können Lentikelfalten sein [13, 25, 26] oder Infektionen im Wundspalt [22].

Bei unkompliziert verlaufener LASIK-Operation konnten wir bisher zufriedenstellende anatomische und refraktiv-funktionelle Resultate beobachten mit deutlicher und stabiler Myopiereduktion. Die Beeinflussung des Astigmatismus blieb aber unkalkulierbarer. Unser größtes Problem waren die topographisch erkennbaren Dezentrierungen maximal bis 1,9 mm, deren Ausmaß korreliert werden konnte mit dem postoperativ verbliebenen Astigmatismus und den Unterkorrekturen. Auch andere Studien fanden nach LASIK höhere Abweichungen in der Zentrierung im Vergleich zu anderen refraktiven Techniken [18].

Mit dem Aufschwung der refraktiven Chirurgie erhält die Auseinandersetzung um die beste Methode der Zentrierung einen neuen Stellenwert [9, 17], Wir zentrierten bei koaxialer Ausrichtung der Fixation von Operateur und Patient nach der Mitte der Eintrittspupille, wie von Uozato und Guyton empfohlen [31]. Pande et al. ermittelten die visuelle Achse als am besten geeigneten Zentrierungsmaßstab, ein Orientierungspunkt allerdings, der klinisch kaum bestimmbar ist [21].

Nach Schätzungen bzgl. der retinalen Bildqualität werden bei einer Dezentrierung einer 4-mm optischen Zone um 1 mm 31% der einfallenden Lichtstrahlen außerhalb der optischen Zone die Hornhaut durchdringen [16]. Bei größeren optischen Zonen, wie hier 6 mm, sollten deshalb sicher mehr als 69% des Lichtes innerhalb einer homogenen optischen Zone die Retina erreichen. Die Größe der optischen Zone mag der Grund sein, daß in der Literatur beschriebene optische Nebenwirkungen einer Dezentrierung wie monokulare Doppel- oder Geisterbilder und Haloerscheinungen bei keinem unserer Patienten bisher auftraten [4].

Ab wann hat die Dezentrierung der optischen Zone eine klinische Signifikanz? Cavanaugh et al. berichteten über ungünstige Effekte sowohl auf unkorrigierte wie bestkorrigierte Sehschärfe bei Dezentrationen über 1,0 mm, während unter 1,0 mm kein Einfluß auf das Sehvermögen erkennbar war [5, 6].

Der Verlust im bestkorrigierten Visus nach 6 Monaten bei unseren 2 Patienten und die Einbußen im Kontrastvisus bei 4 Patienten konnten allerdings nicht mit einer Dezentrierung erklärt werden. Ursächlich sind hier am ehesten feine Trübungen oder Verunreinigungen im Interface zu vermuten.

Folgende Faktoren fördern unseres Erachtens eine Dezentrierung:

- Der schlechte präoperative unkorrigierte Visus hoch Myoper mag die intraoperative Fixation der Patienten erschweren.
- Die LASIK-Technik erfordert eine zweimalige Zentrierung, zunächst des Mikrokeratoms, anschließend des Laserstrahls bzw. der Lasermaske.
- Das Bell-Phänomen wirkt in Richtung einer konsequenten Dezentrierungsneigung nach unten.
- Die Sehachse (Verbindungslinie zwischen Fovea und fixiertem Objekt) geht selten durch das Pupillenzentrum, sondern bei hochmyopen Augen häufig temporal davon. Ein temporaler, negativer Winkel Kappa (zwischen der Sehachse und der Senkrechten auf das Pupillenzentrum) bzw. Winkel Lambda (Winkel Kappa bezogen auf das Zentrum der Eintrittspupille) täuscht einen Strabismus convergens vor. Dieser Aspekt kann den Chirurgen zur Dezentrierung nach nasal verleiten.

Der Erfolg eines refraktiven Eingriffes kann nicht allein nach der erreichten Refraktion und dem unkorrigierten bzw. bestkorrigierten Sehvermögen beurteilt werden. Ein unvermindert gutes Sehvermögen unter Bedingungen eines 100%-Kontrastes scheint trotz signifikanter Dezentrierung und Oberflächenirregularität möglich [6, 15]. Sensitiver wird die optische Abbildungsqualität mit der Bestimmung des Kontrastvisus erfaßt [24]. Vor allem bei geringen Kontraststufen erlitten 4 Patienten eine deutliche Reduktion ihrer Sehschärfe. Eine direkte Beziehung zum Ausmaß der Dezentrierung konnte nicht hergestellt werden. Jeweils unterschiedliche Gründe scheinen uns verantwortlich zu sein: 2 Patienten zeigten deutliche korneale Irregularitäten mit einem „surface regularity index“ (SRI) in der Topographie von 3,35 bzw. 3,6. Bei den anderen 2 Patienten beobachteten wir spaltlampenmikroskopisch vermehrte Trübungen des Interface bzw. quer verlaufende Lentikelfalten.

Bei der geringen Fallzahl sind zunächst nur beschreibende, keine quantitativen Aussagen möglich. Die Häufigkeit der Dezentrierung, nach unseren ersten Ergebnissen nur mit geringen refraktiven und visuellen Problemen verbunden, kann u. E. mit zunehmender chirurgischer Erfahrung und technischen Verbesserungen in der Zukunft gemindert werden. Bezüglich sensibler Visuseigenschaften wie des Kontrastempfindens bleibt der Heilungsverlauf abzuwarten. Die Patienten müssen genau über mögliche Einschränkungen informiert sein.

Literatur

1. Alpins NA (1993) A new method of analyzing vectors for changes in astigmatism. J Cataract Refract Surg 19: 524–533
2. Amm M, Wetzel W, Winter M, Uthoff D, Duncker GIW (1996) Histopathological comparison of photorefractive keratectomy and laser in situ keratomileusis in rabbits. J Refract Surg 12: 758–766
3. Bas AM, Onnis R (1995) Excimer laser in situ keratomileusis for myopia. J Refract Surg 11: S229–S233 (suppl)

4. Binder PS (1986) Optical problems following refractive surgery. Ophthalmology 93: 739–745
5. Cavanaugh TB, Durrie DS, Riedel SM, Hunkeler JD, Lesher MP (1993) Centration of excimer laser photorefractive keratectomy relative to the pupil. J Cataract Refract Surg 19: 144–148 (suppl)
6. Cavanaugh TB, Durrie DS, Riedel SM, Hunkeler JD, Lesher MP (1993) Topographical analysis of the centration of excimer laser photorefractive keratectomy. J Cataract Refract Surg 19: 136–143 (suppl)
7. Fiander DC, Tayfour F (1995) Excimer laser in situ keratomileusis in 124 myopic eyes. J Refract Surg 11: S234–S238 (suppl)
8. Guell JL, Muller A (1996) Laser in situ keratomileusis (LASIK) for myopia from -7 to -18 diopters. J Refract Surg 12: 222–228
9. Guyton DL (1994) More on optical zone centration. Ophthalmology 101: 793–794
10. Kim EK, Choe CM, Kang SJ, Kim HB (1996) Management of detached lenticule after in situ keratomileusis. J Refract Surg 12: 175–179
11. Kim HM, Jung HR (1996) Laser assisted in situ keratomileusis for high myopia. Ophthalmic Surg Lasers 27: S508–S511 (suppl)
12. Knorz MC, Liermann A, Seiberth V, Steiner H, Wiesinger B (1996) Laser in situ keratomileusis to correct myopia of -6.00 to -29.00 diopters. J Refract Surg 12: 575–584
13. Kremer I, Blumenthal M (1995) Myopic keratomileusis in situ combined with VISX 20/20 photorefractive keratectomy. J Cataract Refract Surg 21: 508–511
14. Lachenmayr B (1996) Optik und Abbildungsfehler. In: Lachenmayr B, Friedburg D, Hartmann E (Hrsg) Auge-Brille-Refraktion. Enke, Stuttgart, S 102–108
15. Lin DTC, Sutton HF, Berman M (1993) Corneal topography following excimer photo refractive keratectomy for myopia. J Cataract Refract Surg 19: 149–154
16. Maloney RK (1990) Corneal topography and optical zone location in photorefractive keratectomy. Refract Corneal Surg 6: 363–371
17. Mandell RB (1994) Optical zone centration for keratorefractive surgery. Ophthalmology 101: 216–217
18. Mulhern MG, Foley-Nolan A, O'Keefe M, Condon PI (1997) Topographical analysis of ablation centration after excimer laser photorefractive keratectomy and laser in situ keratomileusis for high myopia. J Cataract Refract Surg 23: 488–494
19. Pallikaris IG, Papatzanaki ME, Stathi EZ, Frenschock O, Georgiadis A (1990) Laser in situ keratomileusis. Lasers Surg Med 10: 463–468
20. Pallikaris IG, Siganos DS (1994) Excimer laser in situ keratomileusis and photorefractive keratectomy for correction of high myopia. J Refract Corneal Surg 10: 498–510
21. Pande M, Hillman JS (1993) Optical zone centration in keratorefractive surgery. Ophthalmology 100: 1230–1237
22. Pérez-Santonja JJ, Sakla HF, Abad JL, Zorraquino A, Esteban J, Alió JL (1997) Nocardial keratitis after laser in situ keratomileusis. J Refract Surg 13: 314–317
23. Regan D, Neima D (1983) Low-contrast letter charts as a test of visual function. Ophthalmology 90: 1192
24. Rubin GS (1997) Contrast sensitivity and glare testing in keratorefractive surgery. In: Azar D (Hrsg) Refractive surgery, 143–151. Appleton & Lange, Stamford, Connecticut
25. Salah T, Waring GO III, el Maghraby A, Moadel K, Grimm SB (1995) Excimer laser in situ keratomileusis (LASIK) under a corneal flap for myopia of 2 to 20 D. Trans Am Ophthalmol Soc 93: 163–183; discussion 184–190
26. Schor P, Alleman N, Chamon W, Campos M (1996) Vision-threatening stromal folds after myopic keratomileusis. J Refract Surg 12: 567–568

27. Schwartz-Goldstein BH, Hersh PS (1995) Corneal topography of phase III excimer laser photorefractive keratectomy: optical zone centration analysis. Ophthalmology 102: 951–962
28. Seiler T, McDonnell PJ (1995) Excimer laser photorefractive keratectomy. Surv Ophthalmol 40: 89–118
29. Spadea L, Sabetti L, Balestrazzi E (1993) Effect of centering excimer laser PRK on refractive results. A corneal topography study. Refract Corneal Surg 9: 22–25 (suppl)
30. Sun R, Gimbel HV, DeBroff BM (1995) Recommendation for correctly analyzing photorefractive keratectomy centration data. J Cataract Refract Surg 21: 4–5
31. Uozato H, Guyton DL (1987) Centering corneal surgical procedure. Am J Ophthalmol 103: 264–275

Schnittflächen nach lamellärer Keratotomie mit verschiedenen Mikrokeratomen

F. Wilhelm, H. Lindner, T. Gießmann, G. Kietzmann und R. Hanschke

Zusammenfassung

Hintergrund: Bei der automatischen lamellierenden Keratotomie werden Mikrokeratome verwandt, die sich hinsichtlich ihrer technischen Angaben unterscheiden. Anliegen der Studie war es festzustellen, ob die Schnittflächen nach dem Einsatz der verschiedenen Geräte typische Qualitätsmerkmale zeigen, die möglicherweise mit bestimmten Parametern korrelieren.

Material und Methoden: Wir testeten alle 7 derzeit auf dem deutschen Markt bekannten Mikrokeratome an jeweils 8 enukleierten Schweineaugen und untersuchten die Hornhäute mit dem Rasterelektronenmikroskop. Dabei wurden das Relief der Schnittfläche und die Regelmäßigkeit ihrer Oberflächenbeschaffenheit bewertet.

Ergebnisse: Das Schwind-Mikrokeratom, der Automatic-Corneal-Shaper, das Microtech-Mikrokeratom und das MKM-System erzeugten sehr ebene und regelmäßig strukturierte Oberflächen. Die bei Verwendung des Rotorkeratoms entstandenen Schnittflächen sind durch kreisförmig parallel angeordnete Wellenkämme charakterisiert.

Schlußfolgerungen: Ein rascher Vortrieb und eine hohe Schnittfrequenz scheinen die Entstehung glatter, regelmäßiger Oberflächen zu begünstigen. Demgegenüber kann ein relativ großer Vorschub pro Klingenbewegung zu einer wellenförmigen Struktur der Schnittfläche führen.

Summary

Background: In order to perform automatic lamellar keratotomy, microkeratomes are used which differ from each other in several technical details. This study was done to examine whether there are characteristics of the corneal surface after keratotomy with several devices which may correlate with certain technical parameters.

Methods: In Germany seven different keratomes are available. We performed the procedure of automatic lamellar keratotomy by using each of them on eight freshly enucleated pig eyes and examined the corneal tissue by means of scanning electron microscopy. The cut surfaces were judged by their smoothness and regularity.

Results: The Schwind Mikrokeratom, the Automatic Corneal Shaper, the Microtec Mikrokeratom and the MKM System produced a very smooth and regular surface. The corneas incised with the Rotor-Keratom showed circular parallel ridges.

Conclusions: A high speed of the pass and a high cutting frequency may result in a more smooth and regular pattern of the corneal surface, whereas a faster feed during one movement of the blade seems to cause ridges.

C. Ohrloff et al. (Hrsg.)
11. Kongreß der DGII 1997

Einleitung

Die Behebung von Myopien unterschiedlichen Ausmaßes ist das Ziel von Operationstechniken, die sich in intraokulare und hornhautrefraktive Eingriffe unterteilen lassen. Unter den refraktiven Verfahren, die gegenwärtig Anwendung finden, hat in den letzten Jahren insbesondere die automatische lamelläre Keratotomie (ALK) an Bedeutung gewonnen. Durch den Einsatz des Excimerlasers gelang es, Vorhersagbarkeit und Genauigkeit im Vergleich zu anderen Keratomileusistechniken deutlich zu verbessern. So bestätigen mehrere Studien, daß die Laser-ALK eine gerechtfertigte Methode zur Behandlung mittlerer bis sehr hoher Myopien darstellt, die sich zudem durch geringe postoperative Schmerzen und eine rasche optische Rehabilitation des Patienten auszeichnet [1, 5, 6].

Diese vielversprechenden Ergebnisse erklären den hohen Informationsbedarf über die ALK. Erfahrungen von Anwendern haben gezeigt, daß unter Einsatz des gleichen Excimerlasers mit derselben Software bei Verwendung unterschiedlicher Keratome die erzielte Korrektur der Brechkraft nicht reproduzierbar ist. Die Weiterentwicklung der Operationstechnik sollte daher auf die Verbesserung von Qualität und Zuverlässigkeit des ersten lamellären Schnittes gerichtet sein, der bei allen ALK-Verfahren mit einem Mikrokeratom ausgeführt wird. Davon gibt es gegenwärtig 7 Systeme auf dem deutschen Markt, die sich durch bestimmte technische Details unterscheiden [8].

Ziel dieser Studie ist es, die jeweils typische Struktur der Schnittflächen zu ermitteln, welche die verschiedenen Mikrokeratome beim Abtrennen eines Hornhautläppchens auf dem kornealen Bett erzeugen. Durch einen Vergleich der Befunde soll versucht werden, Zusammenhänge zwischen der unterschiedlichen Oberflächenbeschaffenheit und einzelnen Geräteparametern herzustellen.

Material und Methoden

Für die experimentelle Studie wurden Schweineaugen nach der Enukleation von ihren Adnexen befreit und max. 24 h bei 4 °C in feuchter Kammer gelagert. Die lamellären Hornhautschnitte erfolgten mit den 7 in Tabelle 1 aufgeführten Mikrokeratomen, wobei jedes Gerät nacheinander an 8 verschiedenen Schweinebulbi zum Einsatz kam. Mit dem Schwind-Mikrokeratom wurde zusätzlich ein Humanauge geschnitten. Nach dem Abnehmen der erzeugten Lamelle wurde das mittels Franceschetti-Trepan (10 mm) ausgeschnittene korneale Bett in Glutaraldehyd 3% fixiert. In den nächsten 24 h schloß sich eine zweistündige Nachfixierung mit Osmiumtetroxid 2% an, bevor die Präparate mit Ethanol, Amylaceteat und durch Kritische-Punkt-Trocknung entwässert wurden. Die Auswertung der Schnittkanten erfolgte mit einem Rasterelektronenmikroskop DSM-90-A der Firma Zeiss. Um die von den Mikrokeratomen erzeugten Schnittflächen miteinander vergleichen zu können, stellten wir Kriterien auf, die das Relief und die Regelmäßigkeit der Oberflächenbeschaffenheit beschreiben, was in Tabelle 2 veranschaulicht wird.

Tabelle 1. Schnittflächengestaltung, Vortrieb und Oszillationsfrequenz bei 7 Mikrokeratomen (die Geräte MKM-System, BKS und Microtech-Mikrokeratom werden manuell geführt; der Vortrieb konnte hier nur näherungsweise bestimmt werden)

Name des Gerätes	Microlamellar Keratomileusis (MKM) System	Universal Keratome	BK-Microkeratome-Set	Microtech-Mikrokeratom	Automatic Corneal Shaper	Lamellierendes Rotorkeratom	Schwind-Mikrokeratom
Inaugurator		Koepnick/Binder	Barraquer/ Krumeich	Avalos	Ruiz/Steinway	Draeger	Hoffmann
Produzent	Eye Technology, Inc., USA	Phoenix Keratek, Inc., USA	Eyetech-M.V.A.AG Liechtenstein	SCMD, USA	Chiron Vision, USA	Storz Instrument GmbH, Heidelberg	Herbert Schwind GmbH, Kleinostheim
Vertreiber	a.m.Peschke GmbH, Nürnberg	a.m.Peschke GmbH, Nürnberg	POLYTECH Ophthalmologie GmbH, Roßdorf	Domilens GmbH, Hamburg	Chiron adatomed, Dornach b. München	Storz Instrument GmbH, Heidelberg	Herbert Schwind GmbH, Kleinostheim
I Relief	1,625	1,25	1,25	1,625	1,5	1,125	1,75
II Erhaltung der regelmäßigen Oberflächenbeschaffenheit	2,625	2,25	2,25	2,5	2,625	1,125	3
III Anteil der Unregelmäßigkeit an der gesamten Schnittfläche	2,25	2,25	2	2,36	2,5	2	3
IV Lokalisation der Unregelmäßigkeit auf der Schnittfläche	2,36	2,5	2,25	2,75	2,5	2	3
Regelmäßigkeitsindex	7,25	7	6,5	7,625	7,625	5,125	9
Vorschub	etwa 2 mm/s	1 mm/s	etwa 1 mm/s	etwa 7 mm/s	5,4 mm/s	0,7 mm/s	1,3 mm/s
Schnittfrequenz	20000 osz/min	14000 osz/min	10500 osz/min	14800 osz/min	7000 osz/min	500 U/min	1350 osz/min
Weg je Oszillation	ca. 6 μm/osz	4 μm/osz	ca. 6 μm/osz	ca. 28 μm/osz	46 μm/osz	84 μm/U	58 μm/osz

Tabelle 2. Kriterien für die Bewertung der Schnittfläche

Nr.	Kriterium und Vergrößerung	Ausprägung	Punkte
I	Relief, 15fach	Keine Unebenheiten	2
		Unebenheiten nachweisbar	1
II	Regelmäßige Oberflächenbeschaffenheit, 50fach	Nahezu erhalten	3
		Teilweise erhalten	2
		Vollständig aufgehoben	1
III	Anteil der Unregelmäßigkeit	< 10% der Schnittfläche	3
		10%–25% der Schnittfläche	2
		> 25% der Schnittfläche	1
IV	Lokalisation der Unregelmäßigkeit	Ausschließlich peripher	3
		Peripher und mittelperipher	2
		Auch zentral	1

Als unregelmäßig bezeichneten wir jede Struktur, die von dem für dieses Gerät typischen Schnittflächenbefund abweicht. Artefakte, die bei der Bearbeitung der Präparate entstanden (Pinzetteneindrücke etc.), wurden vernachlässigt.

Ergebnisse

Um semiquantitative Aussagen zur Gestaltung der Schnittflächen bei verschiedenen Mikrokeratomen treffen zu können, wurde die unterschiedliche Ausprägung eines Parameters bepunktet (s. Tabelle 2). Das arithmetische Mittel, das sich auf diese Weise in einer Geräteserie ergab, ist in Tabelle 1 dargestellt. Der Regelmäßigkeitsindex ist die Summe der bei den Kriterien II–IV angegebenen Mittelwerte. Er faßt die Bewertung der Schnittfläche hinsichtlich einer regelmäßigen Oberflächenbeschaffenheit zusammen.

Es ist zu erkennen, daß das Schwind-Mikrokeratom, der Automatic-Corneal-Shaper, das Microtech-Mikrokeratom und das MKM-System sehr eben schneiden (Abb. 1), während auf den vom Universal-Keratome und BK-Mikrokeratome-Set erzeugten Schnittflächen häufiger Unebenheiten auftreten (Abb. 2). Die vom Rotor-Keratom geschnittenen Hornhäute zeigten eine kreisförmig parallele Anordnung von Wellenzügen (Abb. 3), die auch von anderen Autoren beschrieben wurden [3, 4, 7].

Mit einem Regelmäßigkeitsindex von 9 Punkten führt das Schwind-Mikrokeratom deutlich vor den anderen Geräten. Bei keinem Präparat dieser Serie ließ sich eine Unregelmäßigkeit in der Gestaltung der Oberflächenbeschaffenheit nachweisen.

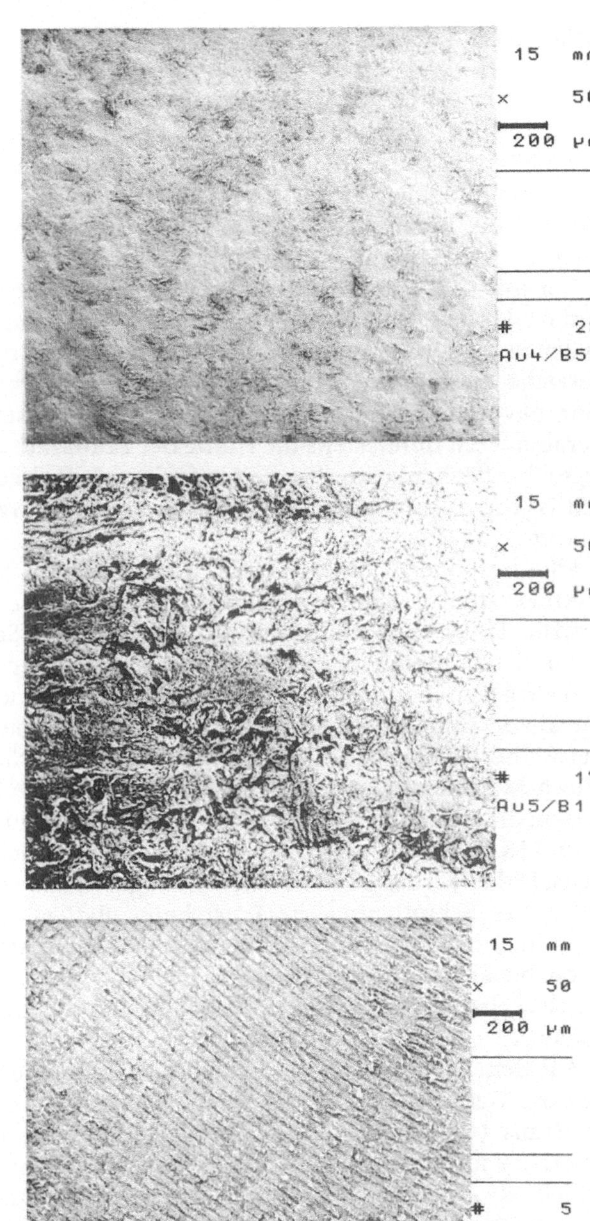

Abb. 1. Präparat 5/4. MKM-System, a.m. Peschke GmbH; ebene Schnittfläche; REM, 50fach

Abb. 2. Präparat 1/5. Universalkeratome, a.m. Peschke GmbH; Schnittfläche mit Unebenheit; REM, 50fach

Abb. 3. Präparat 6/9. Rotorkeratom, Storz Instrument GmbH; typische Schnittfläche; REM, 50fach

Diskussion

Auf den Schnittflächen aller Geräte treten Unebenheiten (Täler, Gräben, herausgerissene Gewebestücke) auf, die jedoch kein bestimmtes Verteilungsmuster einhalten, so daß die Erklärung der genannten Strukturen schwierig ist. Die Vermutung, daß es durch Verkanten oder Unsicherheiten in der Schnittführung bei Keratomen mit manuellem Vorschub eher zum Entstehen von Unebenheiten kommt, bestätigte sich nicht.

Der mit 5,125 Punkten niedrigste Regelmäßigkeitsindex beim Rotorkeratom ist darauf zurückzuführen, daß auf jeder Schnittfläche Zonen auftreten, in denen die sonst strenge Parallelität der Wellenlinien aufgehoben ist. Diese Bereiche machen bei 5 Präparaten weniger als 25% der Schnittfläche aus. Eine bevorzugte Lokalisation läßt sich nicht feststellen. Bei den übrigen Geräten weist mindestens die Hälfte der Präparate eine vollständig regelmäßige Oberflächenbeschaffenheit auf. Eine häufig beobachtete Unregelmäßigkeit ist die Aufrauhung (Abb. 2), die sowohl zentral als auch peripher vorkommt.

Eine besonders hohe Regelmäßigkeit findet sich bei den vom Schwind-Mikrokeratom geschnitten Präparaten, deren Oberfläche zudem sehr glatt ausfällt. Es ist zu vermuten, daß die verwendete Saphirklinge darauf einen wesentlichen Einfluß hat, da bei den meisten anderen Parametern die Unterschiede gegenüber den übrigen Mikrokeratomen nicht deutlich genug ausfallen, um als Erklärung dienen zu können. Sehr ebene und regelmäßig strukturierte Oberflächen fanden sich weiterhin bei den Präparaten der mit dem Microtech-Mikrokeratom und dem Automatic-Corneal-Shaper durchgeführten Serien, die sich durch eine hohe Vorschubgeschwindigkeit auszeichnen, sowie beim MKM-System, das von allen Geräten die höchste Schnittfrequenz aufweist. Daher wird angenommen, daß möglicherweise ein rascher Vortrieb und ein hohes Schnittempo die Entstehung glatter, regelmäßiger Oberflächen begünstigen. So ließe sich auch erklären, weshalb das lamellierende Rotorkeratom bei allen Kriterien die geringste Punktzahl erhielt. Dieses Gerät hat vergleichsweise den langsamsten Vorschub und die niedrigste Schnittgeschwindigkeit.

Aus dem Verhältnis dieser beiden Kenngrößen ergibt sich der Schnittweg, den das Gerät während einer Klingenbewegung absolviert. Fällt dieser sehr groß aus (wenn ein rascher Vortrieb oder eine niedrige Schnittfrequenz gewählt wurde), so ist es denkbar, daß das Messer das Gewebe nun mehr schiebt als schneidet. Dies könnte zur Entstehung der Wellenkämme führen, die typischerweise auf den Schnittflächen des Rotorkeratoms beobachtet wurden, für das Tabelle 2 diesbezüglich den höchsten Quotienten ausweist. Es kann angenommen werden, daß durch Optimierung des Verhältnisse von Vorschub und Klingendrehzahl eine ebenere Gestaltung der Oberfläche möglich ist. Dies bestätigen auch Draeger [2] und Kohlhaas [6], die eine Abnahme der wellenförmigen Strukturen bei geringerem Vortrieb und eine gesteigerte Effektivität des Schneidevorganges bei erhöhter Schnittgeschwindigkeit beschrieben.

Inwiefern die beobachteten Unterschiede bei der Gestaltung der Schnittflächen durch die verschiedenen Mikrokeratome praktisch relevant ist, müssen die klinischen Ergebnisse zeigen.

Die Autoren danken den Firmen Chiron adatomed, Domilens GmbH, a.m. Peschke GmbH, Polytech Ophthalmologie GmbH, Herbert Schwind GmbH, Storz Instrument GmbH sowie Herrn Prof. Dr. T. Seiler, die uns die Testung ihrer Geräte ermöglichten und durch die unkomplizierte Bereitstellung von Informationen an der Gestaltung des Artikels mitwirkten.

Literatur

1. Buratto L, Ferran M (1993) Myopic Keratomileusis With the Excimer Laser: One-Year Follow Up. Refract Corneal Surg 9: 12–19
2. Draeger J, Böhnke M, Grabner G, Slezak H, Lang K (1988) Neue Wege zur refraktiven Hornhautchirurgie. Klin Mbl Augenheilk 192: 458–461
3. Draeger J, Grabner G, Böhnke M, Baumgartner T, Lang GK, Slezak H, Naumann GOH (1988) Überlegungen für eine optimierte lamelläre Scnneidetechnik. Fortschr Ophthalmol 85: 251–254
4. Hofman RF, Bechara SJ (1992) An Independent Evaluation of Second Generation Suction Microkeratomes. Refract Corneal Surg 8: 348–354
5. Knorz MC (1995) Laser-in-situ-Keratomileusis. Ophthalmo-Chirurgie 7: 29–36
6. Kohlhaas M, Draeger J, Lerch R, Arnott E, Williams K, Barraquer C, Barraquer JI (1995) Different Techniques of Lamellar Refractive Keratoplastics for the Correction of Myopia. Eur J Implant Ref Surg 7: 70–76
7. Stonecipher KG, Parmley VC, Rowsey J, Fowler WC, Nguyen H, Terry M (1994) Refractive Corneal Surgery With the Draeger Rotary Microkeratome in Human Cadaver Eyes. Refract Corneal Surg 10: 49–55
8. Wilhelm F, Lindner H, Gießmann T (1996) Mikrokeratome in Deutschland – ein aktueller Überblick. Ophthalmo-Chirurgie 8: 71–80

Astigmatismuskorrektur mit dem Excimerlaser nach perforierender Keratoplastik

G.W.K. Steinkamp, H.M. Müller, A. Nutzenberger, A. Roschen und C. Ohrloff

Zusammenfassung

Einleitung: Hohe Astigmatismuswerte nach perforierender Keratoplastik können das Operationsergebnis bei klarem Transplantat erheblich einschränken. Bisher bekannte operative Verfahren zur Astigmatismusreduzierung konnten sich wegen der mäßigen refraktiven Vorhersehbarkeit bisher nicht etablieren. Mit der photorefraktiven Excimerlaserkeratektomie steht ein neuartiges Behandlungsverfahren zur Verfügung.

Patienten und Methode: Wir behandelten 9 Augen frühestens 6 Monate nach Entfernung des Hornhautfadens mit dem Excimerlasersystem VISX 20/20. Der mittlere Astigmatimuswert lag präoperativ bei 9,9 dpt. Die Nachbeobachtungszeit betrug mindestens 6 Monate.

Ergebnisse: In sämtlichen Fällen kam es zu einer deutlichen Reduzierung des Astigmatismus, der post-operative Mittelwert nach 6 Monaten lag bei 2,9 dpt. Im bisherigen Beobachtungszeitraum kam es zu keiner Abstoßungsreaktion oder zu einer manifesten Trübung des Transplantates.

Schlußfolgerung: Unsere Ergebnisse zeigen, daß die photorefraktive Keratektomie mit dem Excimerlaser sich zur Behandlung hoher postoperativer Astigmatismuswerte nach perforierender Keratoplastik als sicheres und effektives Behandlungsverfahren eignet. Eine Regression bzw. Unterkorrektur zeigt sich analog zu den Ergebnissen der PARK bei nicht voroperierten Augen.

Schlüsselwörter: photorefraktive Keratektomie, Astigmatismus, Keratoplastik.

Summary

Introduction: High astigmatism following perforating keratoplasty could limit the operative result after successful cornea transplantation. So far the applied operative procedures to correct astigmatism have not become established because of relatively low predictability. Photorefractive excimer laser keratectomy is a new procedure to treat these cases.

Patient and methods: We treated nine eyes at least 6 months after removal of the corneal sutures with the excimerlasersystem Visix 20/20. The mean astigmatism preoperatively was 9.9 diopters. The follow-up was at least 6 months.

Results: In all cases the preoperative astigmatism was reduced; the postoperative mean after 6 months was 2.9 diopters. With this follow-up we did not see any kind of transplant rejection or manifest scarring of the transplant.

Conclusions: Our results showed that photorefractive keratectomy using the excimer laser is a safe and effective procedure to treat high postoperative astigmatism following perforating keratoplasty. The regression or undercorrection was comparable to those results obtained with photorefractive astigmatic keratectomy (PARK) in eyes without previous surgery.

C. Ohrloff et al. (Hrsg.)
11. Kongreß der DGII 1997

Einleitung

Trotz weiter differenzierter Operationstechniken bei der perforierenden Keratoplastik wie Trepanation der Cornea mit dem Motortrepan oder dem Excimerlaser oder die Durchführung unterschiedlicher Nahttechniken bleibt der operativ-induzierte höhere Astigmatismus weiterhin ein Problem, welches den sonstigen funktionellen Erfolg der Hornhautverpflanzung einschränkt. Ursache für den postoperativen Astigmatismus sind die vorbestehende ungleiche Geometrie der Empfänger-, aber auch der Spenderhornhaut, die Trepanationsmethode, das Nahtmaterial und die Nahttechnik sowie der gesamte Wundheilungsverlauf [3, 6]. Bei noch liegendem Hornhautfaden bietet die Möglichkeit der Nahtkorrektur mittels Hornhautfadenumspannung eine gute Möglichkeit zur Reduzierung des postoperativen Astigmatismus [4, 5]. Refraktivchirurgische Korrekturen nach Entfernen des Hornhautfadens wie Keratotomien, Kompressionsnähte oder die Wedge-Resektion werden in der Literatur unterschiedlich beurteilt, sind jedoch sicher äußerst schwierig zu dosieren, mäßig vorhersehbar und in der Stabilität inkonstant [8, 9, 10, 11]. Die fotorefraktive Keratektomie mit dem Excimerlaser stellt nun eine neue alternative Behandlungsmethode dar, mit welcher weniger invasiv der Astigmatismus korrigiert bzw. reduziert werden kann.

Patienten und Methode

Wir behandelten bisher 9 Patienten im Alter von 36–91 Jahren mit dem Excimerlasersystem VISX 20/20. Die Indikation zur Keratoplastik waren 1mal Keratitis eccematosa, 3mal Keratokonus, 1mal Fuchs-Endotheldystrophie, 1mal Keratoglobus und 3mal Narben unbekannter Ätiologie. Die fotorefraktive Keratektomie erfolgte frühestens 6 Monate nach Hornhautfadenentfernung, d.h. bei stabilen Astigmatismuswerten.

Die Laserablation erfolgte nach manueller Epithelabrasio, es wurden die mit dem TMS-Videokeratoskop und Javal-Keratometer gemessenen und in Cycloplegie abgeglichenen Astigmatismuswerte voll korrigiert. Bei myopen Astigmatismen wurde, soweit von der Aniseikonie zu vertreten, die Myopie mitbehandelt. Die postoperative Behandlung bestand nach Epithelschluß in einer mindestens 4monatigen lokalen Steroidtherapie, initial 4mal tgl. Fluorometholon-AT, 4wöchentliche Reduzierung um je 1 Trp. und zusätzlich Tränenersatzmittel.

Ergebnisse

In der Videokeratoskopiemessung war der Astigmatismus von präoperativen Werten zwischen 5,9 dpt – 16,6 dpt 3 Monate postoperativ auf Werte zwischen 2,7 dpt – 9,5 dpt zurückgegangen, im Mittelwert fand sich eine Reduzierung von 9,9 dpt ± 3,3 dpt auf 4,5 dpt ± 2,4 dpt (Abb. 1). Nach 6 Monaten stabilisierte sich der mittlere Astigmatismuswert bei 4,3 dpt ± 1,7 dpt (Abb. 2). Die refraktiven Astigmatismuswerte sehen noch günstiger aus. Hier war nach 3 Monaten von einem präoperativen Mittelwert von 9,4 dpt ± 2,7 dpt der Astigmatismus auf 2,6 dpt ± 1,4 dpt vermindert (Abb. 3), nach 6 Monaten lag der mittlere Wert bei 2,9 dpt ± 1,8 dpt (Abb. 4).

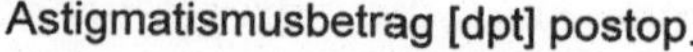

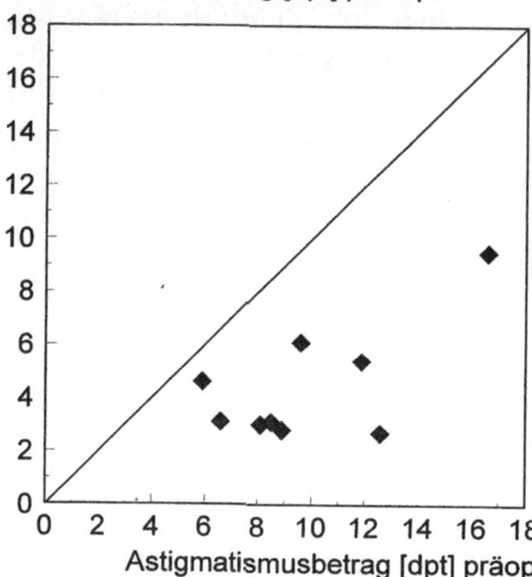

Abb. 1. Astigmatismusbetrag vor und 3 Monate nach PRK (Videokeratoskopie)

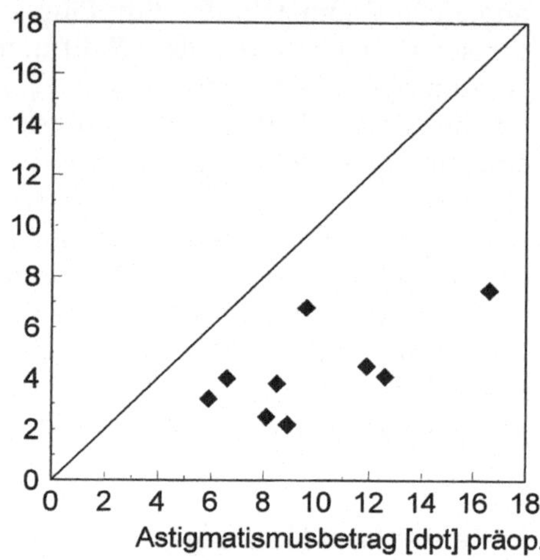

Abb. 2. Astigmatismusbetrag vor und 6 Monate nach PRK (Videokeratoskopie)

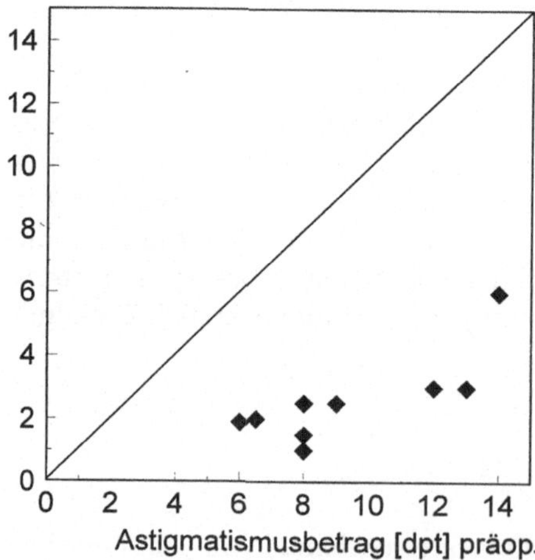

Abb. 3. Astigmatismusbetrag vor und 3 Monate nach PRK (subjektive Refraktion)

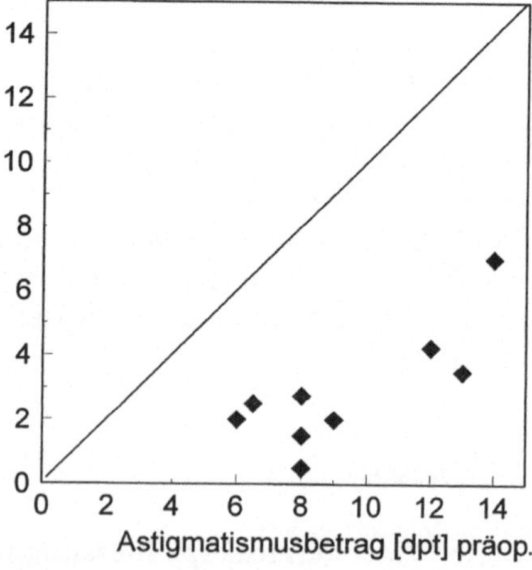

Abb. 4. Astigmatismusbetrag vor und 6 Monate nach PRK (subjektive Refraktion)

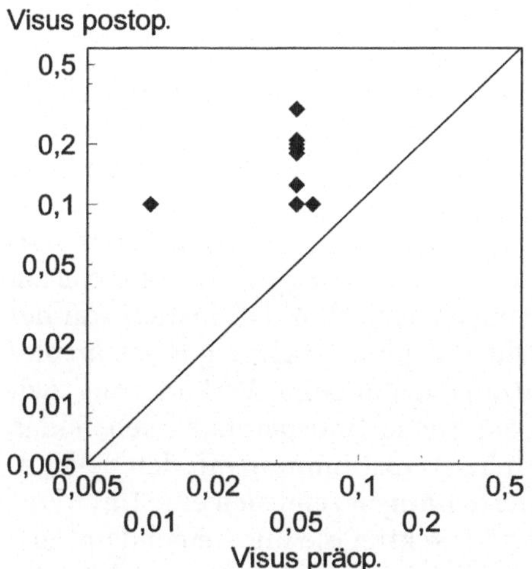

Abb. 5. Unkorrigierte Sehschärfe prä- und 6 Monate postoperativ

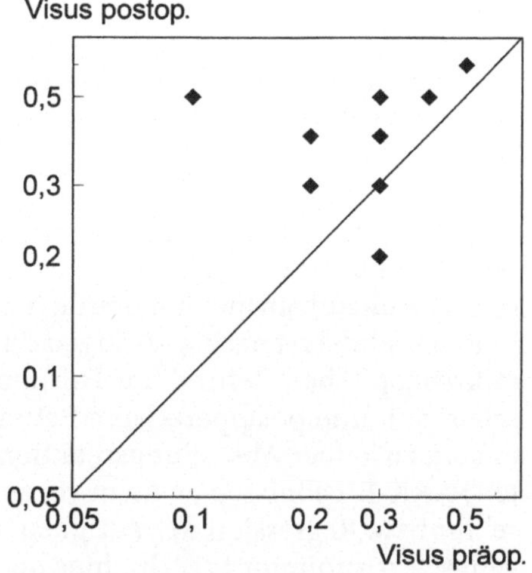

Abb. 6. Bestkorrigierte Sehschärfe prä- und 6 Monate postoperativ

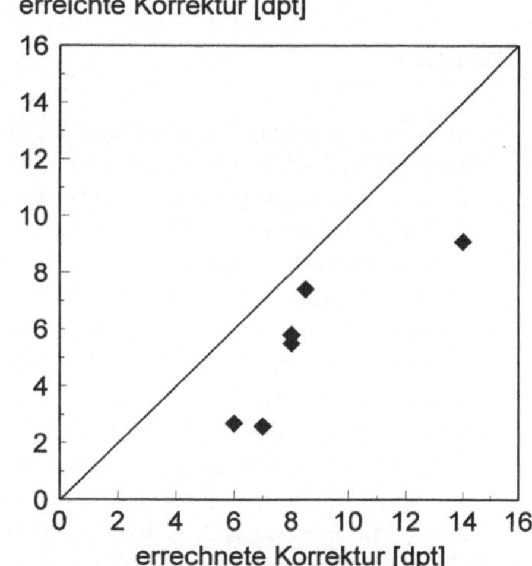

Abb. 7. Astigmatismusbetrag: errechnete/erreichte Korrektur (6 Monate postoperativ)

Der unkorrigierte Visus stieg in sämtlichen Fällen von präoperativ unter 0,1 auf Werte zwischen 0,1 und 0,3 an (Abb. 5). Der bestkorrigierte Visus war in 7 Fällen verbessert, in 1 Fall unverändert und bei 1 Auge um 1 Linie verschlechtert (Abb. 6). In der Auswertung der errechneten und erreichten Astigmatismuswerte zeigte sich in sämtlichen Fällen eine Unterkorrektur (Abb. 7).

Schlußfolgerung

Die postoperativen 6-Monatsdaten stellen in der Excimerlaserchirurgie sicher noch nicht das endgültige Ergebnis dar, hier müssen wir die 1-Jahreswerte abwarten. Es zeigt sich jedoch in der Tendenz, daß die PRK in der Behandlung hoher Astigmatismuswerte nach perforierender Keratoplastik eine sichere und effektive Behandlungsmethode darstellt [2]. Im Vergleich zur Excimerlaserbehandlung an Normalaugen ist die Reepithelisierung der Wundfläche auf dem Hornhauttransplantat deutlich verlängert, je nach Ablationstiefe war der Epithelschluß erst nach 4–6 Tagen erreicht. Morphologisch zeigte sich im biomikroskopischen Befund am Hornhauttransplantat keine Veränderung zwischen prä- und postoperativem Befund. Sämtliche Transplantate blieben klar, es kam zu keiner Abstoßungsreaktion. In Übereinstimmung mit den bekannten PARK-Ergebnissen an nicht voroperierten Augen zeigt sich eine Unterkorrektur bzw. Regression der Astigmatismuskorrektur, die mit steigendem Ausgangswert zunimmt [7]. Um hier quantitative Aussagen machen zu können, müssen jedoch eine längere Nachbeobachtungszeit sowie höhere Fallzahlen abgewartet werden.

Literatur

1. Assil KK, Zarnegar SR, Schanzlin DJ (1992) Visual outcome after penetrating Keratoplasty with double continuous or combined interrupted and continuous suture wound elosure. Am J Ophthalmol 114: 63–71
2. Campos M, Hertzog L, Garbus J et al. (1992) Photorefractive Keratectomy for severe postkeratoplasty astigmatism. Am J Ophthalmol 114: 429–436
3. Cohen KL, Holman RE, Tripoh NK, Kupper LL (1986) Effect of trephine tilt on corneal button dismensions. Am J Ophthalmol 101: 722–725
4. Heider W, Ohrloff C (1993) Nahtkorrektur zur Astigmatismusreduktion nach perforierender Keratoplastik. In: Neuhann T, Hartmann C, Rochels R (Hrsg) 6. Kongreß der DGII, Springer, Berlin Heidelberg New York, S 376–381
5. Heider W, Ohrloff C (1995) Langzeitstabilität des Astigmatismus nach Nahtkorrektur bei perforierender Keratoplastik. Ophthalmologe 92: 433–438
6. Insler MS, Cooper HD, Caldwell DR (1987) Final surgical results with a suction trephine. Ophthalmic Surg 18: 23–27
7. Kremer I, Gabbay U, Blumenthal M (1996) One-year follow-up results of photorefractive Keratectomy for low, moderate, and high primary Astigmatism. Ophthalmology 103: 741–748
8. Lavery GW, Lindstrom RL, Hofer LA, Doughman DV (1985) The surgical management of corneal astigmatism after penetrating Keratoplasty. Ophthalmic Surg 16: 165
9. Limberg MB, Dingeldein SA, Green MT (1989) Corneal compression sutures for the reduction of astigmatism after penetrating Keratoplasty. Am J Ophthalmol 108: 36–42
10. Lugo M, Donnenfeld ED, Arentsen JJ (1987) Corneal wedge resection for high astigmatism following penetrating Keratoplasty. Ophthalmic Surg 18: 650–653
11. Mandel MR, Shapiro MB, Krachmer JH (1987) Relaxing incisions with augmentation sutures for the correction of postkeratoplasty astigmatism. Am J Ophthalmol 103: 441–447

Unerwünschte Effekte nach PRK bei Myopien und myopem Astigmatismus

H.M. Müller, G.W.K. Steinkamp, R. Richter, M.J. Koch, A. Nutzenberger, A. Roschen und C. Ohrloff

Zusammenfassung. Die photorefraktive Keratektomie (PRK) von Myopien und myopem Astigmatismus ist bis zu einem sphärischen Äquivalent von -6 dpt eine zuverlässige Methode, die in über 80% der Fälle ein sehr gutes postoperatives Ergebnis mit einer sehr hohen Patientenzufriedenheit ergibt. Trotz optimaler Vorbereitung, Behandlung und Nachbetreuung der Patienten gibt es jedoch Fälle, die mit unerwünschten Effekten verbunden sind: 12 Monate postoperativ fanden wir eine Unterkorrektur > -1 dpt bei 24%, eine Überkorrektur > +1 dpt bei 3% der Augen. Bei 4,5% der Augen beobachteten wir eine Verminderung der bestkorrigierten Sehschärfe (BCVA) um mindestens 2 Visusstufen. Bei 11,4% zeigte sich postoperativ eine Verminderung des Blendvisus im Vergleich zur BCVA. Knapp 26% der Augen konnten postoperativ, bei normalen Ausgangswerten, nicht mehr die Kontraststufe 1:2,7 erkennen. Hornhauttrübungen > Grad 2 fanden wir postoperativ bei 9% und Dezentrierungen um 1-1,5 mm bei 6% der Augen. Wegen der Möglichkeit der Verschlechterung der Dämmerungssehschärfe und des Blendvisus sollte eine Indikation zur PRK z. B. bei Berufskraftfahrern sehr kritisch gestellt werden.

Summary. Up to -6 dpt PRK of myopia and myopic astigmatism is a reliable method, with fine postoperative results and more than 80% of patients pleased with the outcome. Even in optimal pre-, intra- and postoperative management there are some cases with unwanted side effects: 12 months postoperatively an undercorrection of more than -1 dpt was found in 24% and a overcorrection of more than -1 dpt in 3% of eyes. In 4.5% of eyes we found a loss of two or more lines. In 11.4% of cases there was postoperative lowering of the brightness acuity test (BAT), and in 26% of eyes a lowering of the contrast sensitivity under 1:2.7 was seen. Haze of more than grade 2 was found in 9% and a decentration between 1 and 1.5 mm in 6% of treated eyes. Because of the possibility of a decrease of visual acuity under dim illumination and BAT, the indication for PRK should be established extremely carefully in patients who have to drive or fly professionally.

Einleitung

Die photorefraktive Keratektomie (PRK) mittels Excimerlaser bei Myopien bis zu einem Korrekturwert von -6 dpt stellt eine wissenschaftlich anerkannte, sichere Methode zur Beseitigung von Refraktionsanomalien dar [4, 8, 11, 12]. Die Korrektur eines myopen Astigmatismus ist zwar noch nicht abschließend beurteilt, fremde und eigene Daten zeigen aber ermutigende Ergebnisse [9, 13]. Bei Beachtung einer relativen Grenze zur Durchführung einer PRK von

C. Ohrloff et al. (Hrsg.)
11. Kongreß der DGII 1997

-6 dpt (sphärische Äquivalent) kommt es in den allermeisten Fällen zu sehr zufriedenstellenden postoperativen Ergebnissen. Dennoch können teilweise unerwünschte Effekte wie Über- und Unterkorrekturen, Regressionen, Hornhauttrübungen, Dezentrierungen und irregulärer Astigmatismus auftreten, die das operative Ergebnis und die Patientenzufriedenheit beeinflussen.

Ziel dieser Zusammenstellung soll es sein, die unerwünschten Effekte nach PRK aufzuzeigen, um diese z.B. durch kritischere Patientenauswahl oder andere Behandlungsmethoden in Zukunft minimieren zu können.

Patienten und Methode

Alle hier vorgestellten Patienten wurden mit dem VISX 20/20 Excimerlaser behandelt. Nach mechanischer Epithelentfernung erfolgte eine PRK mit einem Gesamtablationsdurchmesser von 6 mm (reine Myopie). Postoperativ wurden bis zum Epithelschluß Floxal-AS sowie für 2 Tage Voltaren-AT verabreicht. Nach Epithelschluß erfolgte i.allg. eine 4monatige Fluorometholon-AT-Applikation, beginnend 4mal tgl., sowie die Gabe von Tränenersatzmitteln. Es wurden Korrekturen mit einem sphr. Äquivalent zwischen -1,25 und -10,5 dpt und einem Astigmatismus zwischen 0,5 und 5,5 dpt durchgeführt.

Die bisher vorliegenden 6-Monatsergebnisse von 66 Augen und 12-Monatsergebnisse von 47 Augen von 44 Patienten (24 Frauen, 20 Männer, Alter 24-51 Jahre) wurden in Hinblick auf unerwünschte postoperative Effekte wie Über- und Unterkorrektur, Regression, Dezentrierung, Verminderung der bestkorrigierten Sehschärfe (BCVA) und Verminderung des Dämmerungssehvermögens bzw. der Blendempfindlichkeit untersucht.

Ergebnisse

Zwölf Monate postop. lagen bei einer Ausgangsrefraktion bis -6 dpt innerhalb der Zielrefraktionszone von ± 1 dpt 83% der Augen und innerhalb von ± 0,5 dpt 57% der Augen. Bei Korrekturwerten über -6 dpt erkennt man, daß die Zielrefraktionszone seltener erreicht wird: hier liegen innerhalb der Zonen nur noch 58% bzw. 50% der behandelten Augen (Tabelle 1 und 2).

Einen unkorrigierten Visus (UCVA) von mindestens 0,5 erreichten bei einer Ausgangsrefraktion bis -6 dpt 96% der Augen und 43% der Augen eine UCVA von mindestens 1,0. Auch hier zeigten sich die schlechteren Ergebnisse bei den

Tabelle 1. Sphärisches Äquivalent 6 und 12 Monate postoperativ in Miosis

	bis -3 dpt		bis -6 dpt		über -6 dpt		alle	
	6 Mon.	12 Mon.	6 Mon.	12 Mon.	6 Mon.	12 Mon.	6 Mon.	12 Mon.
± 1,0 dpt	85%	80%	79%	68%	65%	56%	74%	64%
± 0,5 dpt	69%	70%	61%	61%	45%	50%	55%	57%

Tabelle 2. Sphärisches Äquivalent 6 und 12 Monate postoperativ in Cycloplegie

	bis −3 dpt		bis −6 dpt		über −6 dpt		alle	
	6 Mon.	**12 Mon.**	**6 Mon.**	**12 Mon.**	**6 Mon.**	**12 Mon.**	**6 Mon.**	**12 Mon.**
± 1,0 dpt	100%	100%	82%	83%	50%	58%	71%	74%
± 0,5 dpt	91%	67%	67%	57%	33%	50%	53%	54%

Tabelle 3. Unkorrigierte Sehschärfe (UCVA) 6 und 12 Monate postoperativ

	bis −3 dpt		bis −6 dpt		über −6 dpt		alle	
UCVA	**6 Mon.**	**12 Mon.**	**6 Mon.**	**12 Mon.**	**6 Mon.**	**12 Mon.**	**6 Mon.**	**12 Mon.**
> = 0,5	100%	100%	91%	96%	65%	69%	83%	68%
> = 0,8	81%	70%	73%	64%	25%	25%	56%	50%
> = 1,0	50%	50%	45%	43%	5%	6%	34%	49%

Myopien über −6 dpt: nur noch 69% erreichen einen unkorrigierten Visus von 0,5 und nur noch 6% einem von 1,0 oder besser (Tabelle 3). Zwölf Monate postop. fanden wir in Cycloplegie eine Myopie von mehr als 1 dpt bei knapp 24% und eine Hyperopie von mehr als 1 dpt bei 3% der Augen.

Zwölf Monate postop. hatten 4,5% der Augen einen Verlust der bestkorrigierten Sehschärfe von 2 oder mehr Visusstufen (postoperative Schwankungen der BCVA um ± 1 Visusstufe sollten unberücksichtigt bleiben, da diese bei Sehtestprüfungen üblicherweise auftreten können; Abb. 1). Nach 12 Monaten

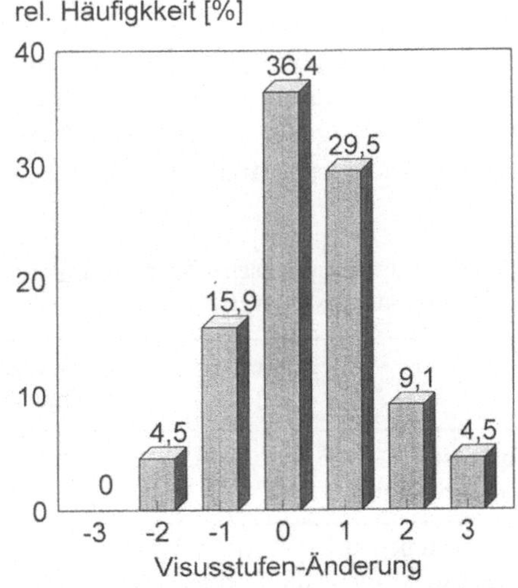

Abb. 1. Änderung der bestkorrigierten Sehschärfe (BCVA) 6 und 12 Monate postoperativ

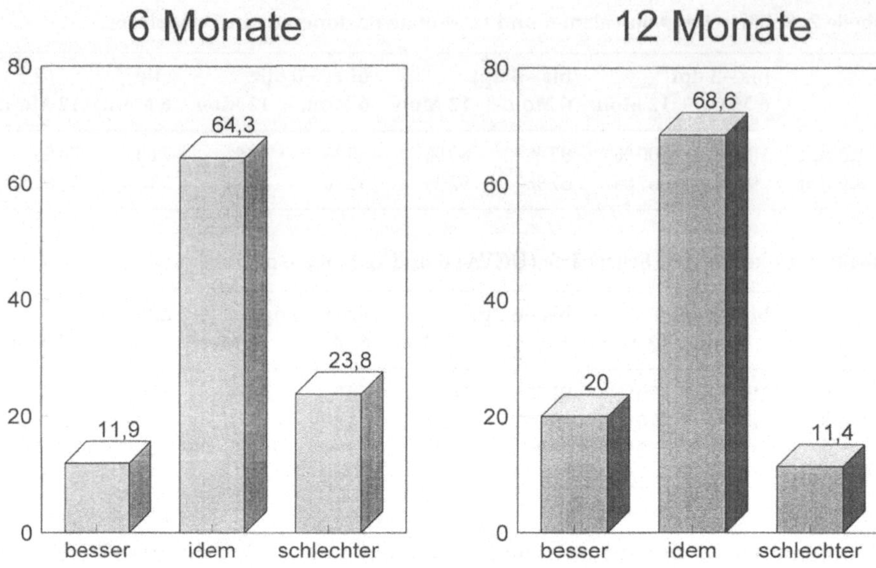

Abb. 2. Blendvisus (BAT: brightness acuity test) im Vergleich zur BCVA 6 und 12 Monate postoperativ

sind bei 69 % der Augen die Blendvisuswerte (BAT) gleich, bei 20 % besser und bei 11 % zwischen 1 und 3 Visusstufen schlechter als die BCVA-Werte (Abb. 2).

Die Patienten mit einem verminderten Blendvisus berichteten auch häufig über Probleme mit der Nachtfahrtauglichkeit, was zur Betrachtung der Dämmerungssehschärfe überleitet: Präoperativ erreichten bei *monokularer* Testung trotz optimaler Refraktion ohne und mit Blendung 23 % der Augen nicht die Kontraststufe 1:5 und immerhin 1/3 der Augen nicht die Kontraststufe 1:2,7. Nach der PRK waren zwischen 30 und 37 % der Augen nicht mehr in der Lage, die Kontraststufe 1:5 bzw. über 50 % der Augen nicht mehr in der Lage, die Kontraststufe 1:2,7 zu erkennen. Zwölf Monate postop. erreichten bei normalen präoperativen Ausgangswerten 11 % der Augen nicht mehr die Kontraststufe 1:5 und immerhin fast 26 % nicht mehr die Kontraststufe 1:2,7 (Tabelle 4).

Tabelle 4. Dämmerungssehschärfe und Blendempfindlichkeit (Nyktometer, Rodenstock) 6 und 12 Monate postoperativ

	Präoperativ (n = 60)		**6 Monate postoperativ (n = 44)**		**12 Monate postoperativ (n = 27)**	
Kontrast	1:5	1:2,7	1:5	1:2,7	1:5	1:2,7
Nicht erkannt	23,3 %	33,3 %	30,2 %	53,5 %	37 %	55,6 %

Bei normalen präoperativen Werten erkannten 6/12 Monate postoperativ 4,7/11,1 % der Augen nicht mehr die Kontraststufe 1:5 bzw. 20,9/25,9 % der Augen nicht mehr die Kontraststufe 1:2,7!

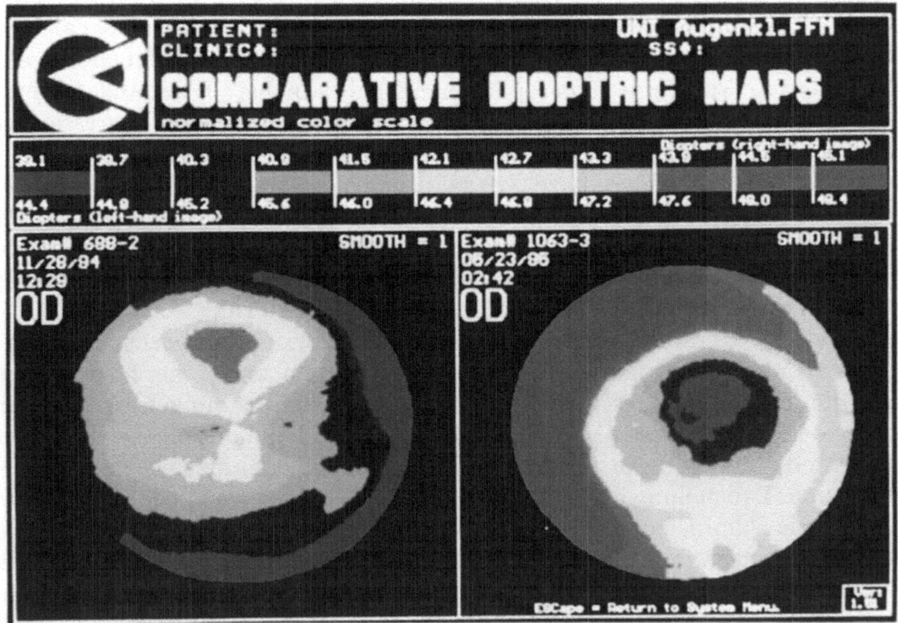

Abb. 3. Videokeratoskopie von Patient A.R.; Laserkorrektur –5,75 dpt: postoperativ irregulärer Astigmatismus. Links prä-, rechts postoperative Topographie

Haze von mehr als Stufe 1 sahen wir bei 6 Augen, von denen 2 zwischen 6 und 12 Monaten postop. eine deutliche Besserung zeigten.

Eine Dezentrierung zwischen 1 und 1,5 mm trat bei 4 Augen auf, wobei hier die subjektive Beeinträchtigung des Patienten sehr unterschiedlich war.

Bei 1 Patienten kam es intraoperativ zu einer mehrmaligen Unterbrechung der Behandlung aufgrund eines Computerhardwarefehlers. Postoperativ sahen wir eine ungleichmäßige Hazeentwicklung und im TMS-Videokeratoskop eine entsprechend irreguläre Hornhautoberfläche (Abb. 3). Erstaunlicherweise kam es nicht zu einer durch Stromaaustrocknung bedingten Überkorrektur.

Diskussion

Nach Durchführung einer PRK sind verständlicherweise die Patienten sehr zufrieden, die innerhalb des Zielrefraktionsbereiches liegen und damit eine gute unkorrigierte Sehschärfe haben, keine Verschlechterung der bestkorrigierten Sehschärfe erleiden, keine wesentliche Hornhauttrübung ausbilden und nicht über eine erhöhte Blendempfindlichkeit oder Verminderung der Dämmerungssehschärfe berichten. Die von uns angegeben Daten entsprechen im wesentlichen den Befunden anderer Arbeitsgruppen [4, 8, 11, 12].

Unzufrieden sind Patienten mit Augen, die postoperativ eine starke Unterkorrektur oder Regression z. B. durch eine Hazebildung oder Epithelverdikkung haben, und noch unzufriedener sind Patienten, die postop. über ca. 1 dpt *hyperop* geworden sind. Postoperative Myopien von mehr als -1 dpt fanden wir bei knapp 24 % und eine Hyperopie von mehr als 1 dpt bei 3 % der Augen. Ohne wesentliche Hornhauttrübung ist bei Unterkorrekturen oder Regressionen eine Nachbehandlung, das sog. „retreatment", in der Regel gut möglich. Bei ausgeprägten Trübungen (haze > 2) sollte i.allg. gewartet werden, bei Epithelverdickungen ist der Befund nach „retreatment" oft schwer vorhersagbar. Bei postoperativen Überkorrekturen, die eine Hyperopie hervorrufen, kann entweder eine Hyperopie-PRK oder, als vielversprechende neue Methode, eine Laserthermokeratoplastik (LTK) durchgeführt werden [6].

Eine postoperative Verminderung der bestkorrigierten Sehschärfe um mehr als 1 Visusstufe fanden wir bei 4,5 % der Augen, wobei hier nicht immer ein ophthalmologisches Korrelat wie z.B. Hornhauttrübungen, irregulärer Astigmatismus gefunden wurde [2, 5, 11, 12]. Es erscheint uns sehr wichtig, den Patienten präoperativ ausführlich auf diese Möglichkeit hinzuweisen. Im Rahmen einer Beurteilung des postoperativen Sehens dürfen auch der Blendvisus (BAT), die Dämmerungssehschärfe und die Blendempfindlichkeit (Nyktometer) nicht unerwähnt bleiben: Der Blendvisustest mit dem BAT (brightness acuity test) war im Vergleich mit der bestkorrigierten Sehschärfe 6 Monate postoperativ in knapp 24 % bzw. nach 12 Monaten in ca. 11 % der Augen zwischen 1 und 3 Visusstufen vermindert. Die Patienten mit einem verminderten BAT-Visus berichteten auch häufig über Probleme mit der Nachtfahrtauglichkeit. Hier zeigte sich präoperativ erstaunlicherweise, daß bei monokularer Testung, trotz optimaler Refraktion, ohne und mit Blendung 23 % der Augen nicht die Kontraststufe 1:5 und immerhin 1/3 der Augen nicht die Kontraststufe 1:2,7 erreichten. Nach Durchführung der PRK kam es teilweise zu einer Befundverschlechterung: 12 Monate postop. erreichten bei normalen präoperativen Ausgangswerten 11 % der Augen nicht mehr die Kontraststufe 1:5 und immerhin fast 26 % nicht mehr die Kontraststufe 1:2,7. Vor allem bei Berufskraftfahrern oder Piloten, die sich einer PRK unterziehen wollen, sollte auf die Möglichkeit der Verschlechterung des Dämmerungssehens hingewiesen werden [1, 7]. Weitere Untersuchungen zu diesem komplexen Bereich unter Berücksichtigung der Pupillenweite sollten erfolgen.

Haze von mehr als Stufe 1 sahen wir bei 6 Augen, von denen 2 zwischen 6 und 12 Monaten postop. eine deutliche Besserung zeigten. Kommt es nicht zu einer Aufklarung der Trübung vom Grad größer 2, sollte eher kein „retreatment" durchgeführt, sondern möglichst lange abgewartet werden, da es sonst durch das „retreatment" eher zu einer Befundverschlechterung kommen könnte [3, 10]. Es wäre sehr hilfreich, wenn sich in absehbarer Zeit eine praktikable Testmethode finden ließe, die präoperativ eine Identifikation von Patienten mit überschießender Wundheilung und damit mit Ausbildung von Hornhauttrübungen nach PRK erlauben würde.

Dezentrierungen der Ablationszone sind meist operateurbedingt und geschehen fast ausschließlich während der PRK-Lernkurve. Bei der Laserbehandlung sollte z. B. auf eine Kopfüberstreckung, die bei verkrampften Patienten leicht auftritt, geachtet werden, da sie zu einer Dezentrierung der Ablationszone nach unten führt. Beim Auftreten störender Seheindrücke, wie z. B. Doppelbilder, sollte eine Nachoperation erwogen werden [14].

Bei den obigen Ausführungen sollte nicht vergessen werden, daß die allermeisten Patienten mit dem PRK-Ergebnis sehr zufrieden sind. Eine postoperative Hyperopisierung von mehr als +0,75 dpt sollte unserer Meinung nach vermieden werden. Auch bei Patienten mit sehr großen Pupillendurchmessern und bei Berufskraftfahrern sollte eine PRK wegen der Möglichkeit der Verringerung der Dämmerungssehschärfe, der Blendempfindlichkeit bzw. des Blendvisus nur nach sehr kritischer Abwägung durchgeführt werden. Auch unsere Daten zeigen, daß die Ergebnisse ab einer Ausgangsmyopie über -6 dpt deutlich schlechter werden, so daß dann andere Methoden, wie z. B. die Lasik, zur Anwendung kommen sollten.

Literatur

1. Ambrosio G, Cennamo G, De Marco et al. (1994) Visual function before and after photorefractive keratectomy for myopia. J Refract Corneal Surg 10: 129-136
2. Brancato R, Tavola A, Carones F et al. (1993) Ecimer laser photorefractive keratektomy for myopia: results in 1165 eyes. Refract Corneal Surg Suppl 9: 95-104
3. Caubet E (1993) Cause of subepithelial corneal haze over 18 months after photorefractive keratectomy for myopia. Refract Corneal Surg 9: 65-70
4. DOG Patienteninformation (1994) Operative Korrektur der Fehlsichtigkeit des menschlichen Auges durch refraktionsändernde Hornhauteingriffe
5. Kim JH, Hahn TW, Lee YC et al. (1993) Photorefractive keratectomy in 202 myopic eyes: one year results. Refract Corneal Surg Suppl 9: 11-16
6. Kohnen T, Koch DD, McDonnell PJ, Menefee RF, Berry MJ (1997) Noncontact holmium:YAG laser thermal keratoplasty to correct hyperopia: 18 month follow up. Ophthalmologica 211: 274-282
7. Lohmann C, Garty D, Kerr Muir M et al. (1991) 'Haze' in photorefractive keratectomy: its origin and consequences. Laser Light Ophthalmol 4: 15-34
8. McDonald MB, Liu JC, Byrd TJ et al. (1991) Central photorefractive keratectomy for myopia: partially sighted and normally sighted eyes. Ohthalmology 98: 1327-1337
9. Pender PM (1994) Photorefractive keratectomy for myopic astigmatism-phase IIA of the Federal Drug Administration study (12 to 18 month follow-up). Excimer Laser Study Group. J Cataract Refract Surg Suppl 20: 262-264
10. Seiler T, Derse M, Pham T (1992) Repeated excimer laser treatment after photorefractive keratectomy. Arch Ophthalmol 110: 1230-1233
11. Seiler T, Wollensak J (1991) Myopic photorefractive keratectomy with the ecimer laser: one-year follow-up. Ophthalmology 98: 1156-1163
12. Seiler T, Wollensak J (1993) Results of a prospective evaluation of photorefractive keratectomy at 1 year after surgery. Ger J Ophthalmol 2: 135-142
13. Snibson GR, Carson CA, Aldred GF, Tylor HR (1995) One-year evaluation of excimer laser photorefractive keratectomy for myopia and myopic astigmatism. Melbourne Excimer Laser Group. Arch Ophthalmol 113(8): 994-1000
14. Wilson SE, Klyce SD (1991) Quantitative decriptors of corneal topography: A clinical study. Arch Ophthalmol 109: 349-353

Astigmatismusreduktion nach perforierender Keratoplastik mittels Hornhautfadenumspannung

C.M. Klais, H.M. Müller, G.W.K. Steinkamp, L.-O. Hattenbach,
O.E. Schnaudigel und C. Ohrloff

Zusammenfassung. Hohe Astigmatismen nach perforierender Keratoplastik erschweren trotz klaren Hornhautransplantates die optische Rehabilitation des Patienten.

In der frühen postoperativen Phase nach perforierender Keratoplastik kann durch eine Nahtkorrektur („suture adjustment") die Spannung einer einfach fortlaufenden Naht so umverteilt werden, daß der Astigmatismus reduziert wird. Wir führten ein „suture adjustment" bei 22 Patienten 1–3 Monate nach perforierender Keratoplastik durch. Der präoperativ ermittelte Astigmatismus von durchschnittlich 9,3 ± 2,7 dpt wurde postoperativ signifikant (p<0,0001) auf 4,1±2,3 dpt reduziert. Der Nachbeobachtungszeitraum umfaßte 5–22 (11,27 ± 4,66) Monate. Operative Komplikationen wie Fadenruptur oder Keratitis wurden nicht beobachtet. Bei 6 Patienten konnte bereits der Faden 12–18 Monate nach perforierender Keratoplastik entfernt werden. Hier blieben die Astigmatismuswerte stabil. Die frühe postoperative Astigmatismuskorrektur mittels „suture adjustment" stellt eine verläßliche und sichere Methode dar.

Summary. High astigmatism is a frequent complication of penetrating keratoplasty. Visual rehabilitation is often poor despite successful corneal transplantation. A reduction of high astigmatism can be performed by suture adjustment in the early postoperative period after penetrating keratoplasty. Twenty-two patients with an average astigmatism of 9.3 ± 2.7 diopters underwent suture adjustment 1–3 months after penetrating keratoplasty, which was done with a running nylon suture. Following adjustment astigmatism was significantly (p<0,0001) reduced to 4,1 ± 2,3 diopters. No adverse effects or relapses were noted. The follow-up period was 5–22 (11.27 ± 4.66) months. After suture removal in six patients the reduced astigmatism was stable. Early post-operative suture adjustment constitutes a reliable technique in corneal astigmatism reduction after penetrating keratoplasty.

Einleitung

Nach perforierender Keratoplastik wird nicht selten trotz klaren Hornhauttransplantates das Operationsergebnis für Patient und Operateur aufgrund eines hohen Astigmatismus gemindert. Als mögliche Ursachen des hohen Astigmatismus gelten der Astigmatismus der Spenderhornhaut, die Hornhauterkrankung, die zur Indikationsstellung einer perforierenden Keratoplastik führte, die Trepanationsmethoden an Spender- und Empfängerauge, die Nahttechnik, das Nahtmaterial sowie die Wundheilung [5, 17, 20, 22]. Nur 3 Faktoren können hierbei intraoperativ beeinflußt werden. Möglichkeiten

C. Ohrloff et al. (Hrsg.)
11. Kongreß der DGII 1997

der Astigmatismusreduktion in der frühen postoperativen Phase sind bei Einzelknopfnaht und Kombination aus fortlaufender Naht und Einzelknopfnaht das gezielte Entfernen einzelner Nähte nach Lage des Astigmatismus [1, 2, 3, 6].

Nach Entfernung des Hornhautfadens stehen tangentiale Keratotomie mit oder ohne Kompressionsnähte oder die Technik der „wedge resection" zur Verfügung [11, 14]. Die Ergebnisse dieser Operationstechniken sind jedoch nur mäßig vorhersagbar. In jüngster Zeit wird über eine Astigmatismusreduktion mittels Ecximerlaser und Holmium:YAG-Laserthermokeratoplastik berichtet [9, 12, 19], wobei aufgrund der neuen Methodik noch keine abschließende Beurteilung dieses Verfahrens möglich ist.

Eine Rekeratoplastik sollte als ultima ratio durchgeführt werden. Nicht selten führt das Anpassen von Kontaktlinsen bei diesen Patienten zu unbefriedigenden Ergebnissen.

Rooper-Hall beschrieb erstmals 1982 die Möglichkeit einer postoperativen Astigmatismusveränderung nach Kataraktoperation oder perforierender Keratoplastik durch Umspannung einer einfach fortlaufenden Naht, welche zu einer Umverteilung der Fadenspannung führt [23]. McNeill und Wessels berichteten über die Technik des „suture adjustment" bei Patienten mit hohen Astigmatismen nach perforierender Keratoplastik [16]. Aus dem Bereich des flacheren Semimeridians wird die Fadenspannung jeweils in die Richtung auf den steileren Semimeridian erhöht. Dies führt zu einer Aufsteilung des flacheren und Abflachung des steileren Meridians und somit zu einer Astigmatismusreduktion. Diese Technik kann wiederholt durchgeführt werden. Nach Abschluß der Wundheilung ist jedoch eine Spannungsumverteilung nicht mehr möglich.

Patienten und Methodik

Retrospektiv wurden alle Patienten in die Studie eingeschlossen, bei denen nach perforierender Keratoplastik in der frühen postoperativen Phase eine Fadenumspannung durchgeführt wurde. Es handelt sich um 22 Patienten im Alter von 26–80 Jahren (52,2 ± 15,14), die zwischen Oktober 1994 und Oktober 1996 aufgrund hoher Astigmatismuswerte erneut operiert wurden.

Während der vorangegangenen perforierenden Keratoplastik wurde sowohl die kurzzeitkonservierte Korneoskleralscheibe des Spenderauges als auch das Empfängerauge mit einem Francheschetti-Trepan präpariert. Die einfach fortlaufende Naht aus 10-0-Nylon bestand aus 20 Schlingen. Indikationen zur Durchführung einer perforierenden Keratoplastik waren Narbenbildung nach Keratitiden und Keratokonus, dekompensierte Fuchs-Endotheldystrophie und Keratoglobus (Tabelle 1). Die postoperative Astigmatismusbestimmung erfolgte mittels Videokeratoskopie am TMS-1 (Computed Anatomy Inc.) in 14tägigen Abständen. Eine Nahtkorrektur nach perforierender Keratoplastik wurde bei Hornhautastigmatismen größer 4 dpt durchgeführt.

Die Fadenumspannung wurde in lokaler Tropfanästhesie unter einem Operationsmikroskop durchgeführt, dessen Beleuchtung reduziert wurde, um

Tabelle 1. Operationsindikationen zur perforierenden Keratoplastik

Indikation	Anzahl Patienten
Fuchs-Endotheldystrophie	7
Keratitis	6
Keratokonus	8
Keratoglobus	1

eine mögliche Erhöhung der Lidspannung zu vermeiden. Intraoperativ wurde der Astigmatismus mit Hilfe einer Corneal-Disk nach AVNI-BARTOV beurteilt. Zur Erhaltung klarer Hornhautreflexbilder wurde in regelmäßigen Abständen die Hornhaut mit Hypromellose benetzt. Entlang der Fadenschlingen wurde mit Branchen einer feinen Fadenpinzette das Epithel vorsichtig entfernt. Die Spannung der fortlaufenden 10-0-Nylonnaht wurde mit 2 Fadenpinzetten aus dem Bereich des flacheren Semimeridians jeweils in Richtung auf den steileren Semimeridian erhöht. Dies wurde unter keratoskopischer Kontrolle so lange wiederholt, bis im zentralen Hornhautbereich gleichmäßige Krümmungsradien vorlagen. Abschließend wurde ein Verband mit Gentamycin-Augensalbe angelegt, welcher für 1 Tag beibehalten wurde. Danach erfolgte eine Therapie mit 10%igem Prednisolonacetat 3mal täglich. Der Hornhautastigmatismus wurde im weiteren Verlauf mit dem Videokeratoskop TMS-1 bestimmt. Bei 6 Patienten erfolgte nach 12–18 Monaten (16,17 ± 2,03) nach perforierender Keratoplastik die Entfernung des Hornhautfadens.

Ergebnisse

Die Indikation zur Durchführung einer Fadenkorrektur wurde im Mittel 9,36 ± 2,81 Wochen nach perforierender Keratoplastik gestellt. Der Nachbeobachtungszeitraum umfaßte 5–22 Monate (11,27 ± 4,66). Intra- oder postoperative

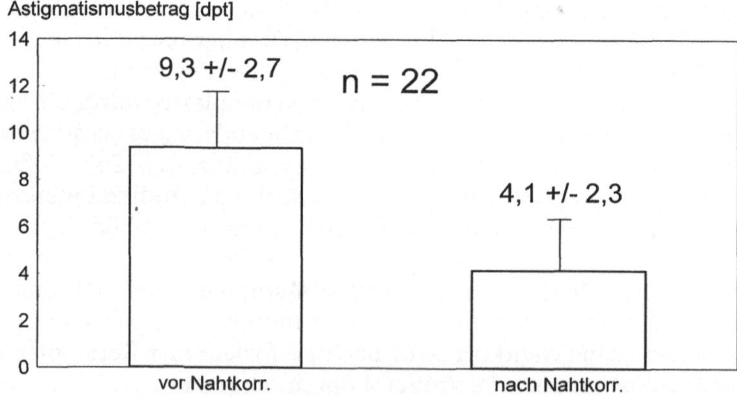

Abb. 1. Mittlere Astigmatismuswerte nach perforierter Keratoplastik vor und nach Fadenumspannung

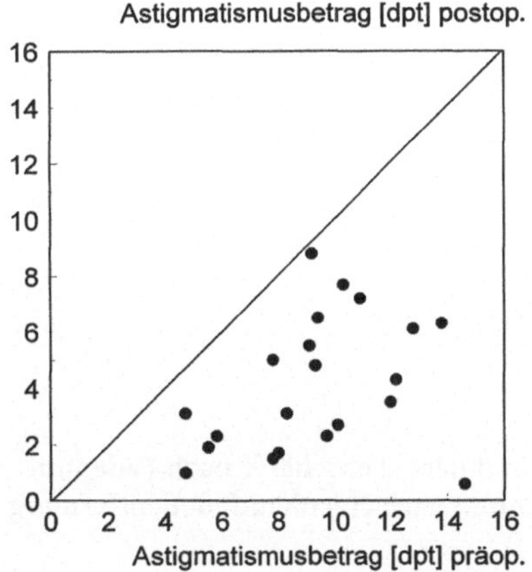

Abb. 2. Astigmatismuswerte vor und nach Nahtkorrektur

Abb. 3. Bestkorrigierte Sehschärfe vor und nach Nahtkorrektur

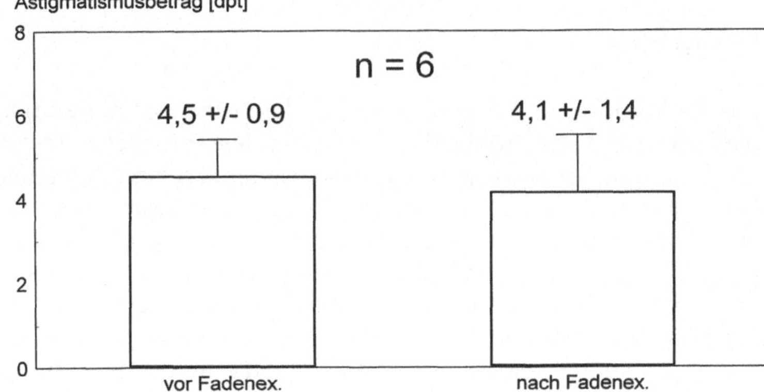

Abb. 4. Mittlere Astigmatismuswerte nach Fadenumspannung vor und nach Hornhautfadenentfernung

Komplikationen wie Fadenruptur oder Keratitis wurden nicht beobachtet. Präoperativ wurde ein Hornhautastigmatismus von durchschnittlich 9,3 ± 2,7 dpt bestimmt, welcher durch ein „suture adjustment" signifikant (p<0,0001; zweiseitiger t-Test für paarige Stichproben) auf 4,1 ± 2,3 dpt gesenkt werden konnte (Abb. 1). In keinem Fall war der astigmatische Fehler postoperativ größer als vor der Fadenumspannung (Abb. 2). Bei allen Patienten konnte ein Anstieg der bestkorrigierten zentralen Sehschärfe festgestellt werden (Abb. 3). In den Fällen, in denen der Hornhautfaden bereits entfernt werden konnte, wurde keine signifikante Änderung der Hornhautastigmatismen beobachtet (p > 0,05; zweiseitiger t-Test für paarige Stichproben). Betrug der Astigmatismus vor diesem Eingriff durchschnittlich 4,5 ± 0,9 dpt, so konnte bei der letz-

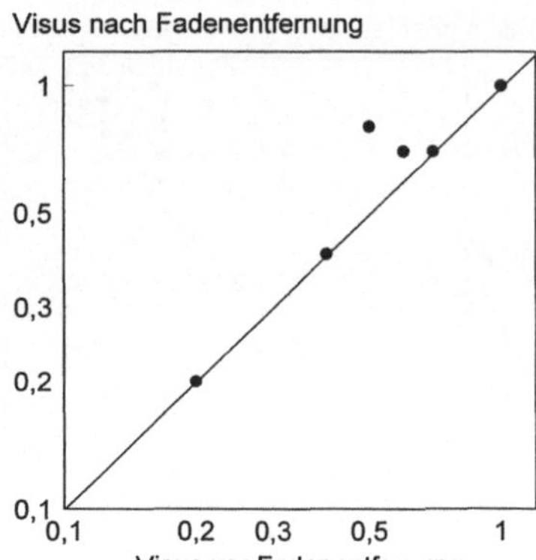

Abb. 5. Bestkorrigierte Sehschärfe nach Fadenumspannung vor und nach Hornhautfadenentfernung

ten Kontrolle, welche nach 3–12 Monaten (6,33 ± 3,15) erfolgte, ein Wert von 4,1 ± 1,4 dpt bestimmt werden (Abb. 4) Eine Minderung der bestkorrigierten zentralen Sehschärfe wurde nicht festgestellt (Abb. 5).

Diskussion

Zur Reduktion des Astigmatismus in der frühen postoperativen Phase nach perforierender Keratoplastik werden unterschiedliche Techniken je nach Modifikation der Hornhautnaht beschrieben. So kann bei einer doppelt fortlaufenden Naht durch die Umspannung oder Entfernung eines Fadens der Hornhautastigmatismus vermindert werden [4, 15, 18]. Bei der Kombination aus einfach fortlaufender Naht und Einzelknopfnähten können letztere gezielt entfernt werden. Eine Über- oder Unterkorrektur kann nur durch das Nachlegen von Nähten korrigiert werden [1, 2, 21]. Dem gegenüber ist es bei der von uns angewandten Technik bei einfach fortlaufender Naht möglich, bei Über- oder Unterkorrektur ein „suture adjustment“ mehrmals zu wiederholen [8]. Wir führten in allen Fällen einmalig eine Nahtumspannung durch und konnten hierdurch die Astigmatismuswerte durchschnittlich von 9,3 auf 4,1 dpt vermindern. Ähnliche Ergebnisse werden von anderen Untersuchern beschrieben [4, 10, 13, 18]. Serdarevic et al. [4] erzielten durch eine im direkten Anschluß an eine perforierende Keratoplastik durchgeführte Fadenumspannung eine effektive Reduktion des Hornhautastigmatismus. Schwierigkeiten können bei schrägen Astigmatismuslagen durch eine Behinderung der gleichen Fadenspannungsverteilung – beispielsweise durch den Nahtknoten – auftreten.

Die endgültige Entfernung der Naht kann allerdings zu einer deutlichen und nicht vorhersagbaren Änderung der Achsenlage und Höhe des Astigmatismus führen [3, 7]. Demgegenüber berichten andere Untersucher [8] über stabile Astigmatismuswerte nach Fadenentfernung. Auch in unseren Untersuchungen konnten wir nach Entfernung der Naht keine signifikanten Änderungen des Astigmatismus finden. Jedoch ist der Nachuntersuchungszeitraum von maximal 12 Monaten zu kurz, um eine Aussage über die Stabilität der durch ein „suture adjustment" reduzierten Hornhautastigmatismen zu erlauben.

Die von uns durchgeführte Technik der Nahtkorrektur einer einfach fortlaufenden Naht scheint aufgrund der sicheren und einfachen Durchführbarkeit und des schnellen Erlernens dieser Methode ein geeignetes Verfahren zu sein, den Astigmatismus nach perforierender Keratoplastik deutlich zu reduzieren. Weitere Untersuchungen hinsichtlich der Stabilität der Astigmatismuskorrektur nach Fadenentfernung müssen Gegenstand zukünftiger Untersuchungen sein.

Literatur

1. Assil KK, Zarnegar SR, Schanzlin DJ (1992) Visual outcome after penetrating keratoplasty with double continuous or combined interrupted and continuous suture wound closure. Am J Ophthalmol 114: 63–71
2. Binder PS (1985) Selective suture removal can reduce postkeratoplasty astigmatism. Ophthalmology 92: 1412–1416
3. Burk LL, Waring GO, Radjee B Stulting RD (1988) The effect of selective suture removal on astigmatism following penetrating postkeratoplasty. Ophthalmic Surg 19: 849–854
4. Clinch TE, Thompson HW, Gardner BP, Kaufman SC, Kaufman HE (1993) An adjustable double running suture technique for keratoplasty. Am J Ophthalmol 116: 201–206
5. Cohen KL, Holman RE, Tripoh NK, Kupper LL (1986) Effect of trephine tilt on corneal button dimensions. Am J Ophthalmol 101: 722–725
6. Filatov V, Steinert RF, Talamo JH (1993) Postkeratoplasty astigmatism with single running suture or interrupted sutures. Am J Ophthalmol 115: 715–721
7. Fruch BE, Feldman ST, Feldman RM, Sossi NP, Frucht-Pery J, Brown ST (1992) Running nylon suture dissolution after penetrating keratoplasty. Am J Ophthalmol 113: 406–411
8. Heider W, Ohrloff C (1995) Langzeitstabilität des Astigmatismus nach Nahtkorrektur bei perforierender Keratoplastik. Ophthalmologe 92: 433–438
9. Hennekes R (1995) Holmium: YAG laser thermokeratoplasty for correction of astigmatism. J Refract Surg 11: 358–360
10. Hope-Ross MW, McDonnell PJ, Corridan PG, Naylor G, Tan-Yee A (1993) The management of post-keratoplasty astigmatism by post-operative adjustment of a single continuous suture. Eye 7: 625–628
11. Jacobi PC, Hartmann C, Severin M, Bartz-Schmidt KU (1994) Relaxing incisions with compression sutures for control of astigmatism after penetrating keratoplasty. Gruefes Arch Clin Exp Ophthalmol 232: 527–532
12. Lazzaro DR, Haight DH, Belmont SC, Gibralter RP, Aslanides IM, Odrich MG (1996) Excimer laser keratectomy for astigmatism occuring after penetrating keratoplasty. Ophthalmology 103: 458–464
13. Lin DT, Wilson SE, Reidy JJ, Klyce SD, McDonald MB, Kaufman HE, McNeill JI (1990) An adjustable single running suture technique to reduce postkeratoplasty astigmatism. Ophthalmology 97: 934–938
14. Lugo M, Donnfeld ED, Arentsen JJ (1987) Corneal wedge resection for high astigmatism following penetrating keratoplasty. Ophthalmic Surg 18: 650–653

15. McNeill JI, Kaufman HE (1977) A running suture technique for keratoplasty: Earlier visual rehabilitation. Ophthalmic Surg 8: 58–61
16. McNeill JI, Wessels IF (1989) Adjustment of single continuous suture to control astigmatism after penetrating keratoplasty. Refract Corneal Surg 5: 216–223
17. Musch DC, Meyer RF, Sugar A, Soong HK (1989) Corneal astigmatism after penetrating keratoplasty: The role of suture technique. Ophthalmology 96: 698–703
18. Nabors G, Van der Zwaag R, Van Meter WS, Wood TO (1991) Suture adjustment for postkeratoplasty astigmatism. J Cataract Refract Surg 17: 547–550
19. Nordan LT, Binder PS, Kassar BS, Heitzmann J (1995) Photorefractive keratectomy to treat myopia and astigmatism after radial keratotomy and penetrating keratoplasty. J Cataract Refract Surg 21: 268–273
20. Periman EM (1981) An analysis and interpretation of refractive errors after penetrating keratoplasty. Ophthalmology 88: 39–45
21. Pradera I, Ibrahim O, Waring GO (1989) Refractive results of successful penetrating keratoplasty, intraocular lens implantation with selective suture removal. Refract Corneal Surg 5: 231–239
22. Rij G van, Cornell FM, Waring GO, Wilson LA, Beekhuis WH (1985) Postoperative astigmatism after central vs eccentric penetrating keratoplasties. Am J Ophthalmol 99: 317–320
23. Roper-Hall MJ (1982) Control of astigmatism after surgery and trauma. Br J Ophthalmol 66: 556–559
24. Serdarevic ON, Renard GJ, Pouliquen Y (1994) Randomized clinical trial comparing astigmatism and visual rehabilitation after penetrating keratoplasty with and without intraoperative suture adjustment. Ophthalmology 101: 990–999

Langzeitergebnisse der Astigmatismuskorrektur nach perforierender Keratoplastik mittels Nahtkorrektur

H.M. Müller, W. Heider, G.W.K. Steinkamp, C.M. Klais und C. Ohrloff

Zusammenfassung. Die Möglichkeit der optischen Rehabilitation nach einer perforierenden Keratoplastik (PKP) ist bei einem hohen Astigmatismus vermindert. Von 1990–1992 wurde an 9 Patientinnen im Alter von 68 ± 19 Jahren zur Astigmatismusreduktion nach PKP mit einfach fortlaufender Hornhautnaht eine Nahtkorrektur („suture adjustment") durchgeführt. Hierbei kam es aufgrund der induzierten Umverteilung der Fadenspannung zu einer statistisch hochsignifikanten Astigmatismusreduktion von im Mittel präoperativ 11,0 ± 2,8 dpt auf postoperativ 3,7 ± 0,1 dpt ($p < 0{,}001$). Nach Fadenentfernung kam es zu keiner signifikanten Astigmatismusänderung mehr, so daß bei einem Nachbeobachtungszeitraum von 54 ± 13,5 Monaten von einem langzeitstabilen Effekt auszugehen ist. Komplikationen wie eine Astigmatismuserhöhung, Fadenruptur oder Keratitis traten nicht auf, so daß die früh-postoperative Astigmatismuskorrektur mittels Nahtkorrektur eine sichere und langzeitstabile Behandlungsmethode darstellt.

Summary. In high corneal astigmatism after penetrating keratoplasty (PKP) the chance of visual rehabilitation is poor. Between 1990 and 1992 we performed in nine patients, age 68 ± 19 years, reduction of astigmatism by suture adjustment after PKP. By suture adjustment a highly significant reduction of corneal astigmatism of preoperatively 11.0 ± 2.8 dpt to postoperatively 3.7 ± 0.1 dpt was performed ($p < 0.001$). In a follow-up period of 54 ± 13.5 months we found no significant change in corneal astigmatism. No adverse effects or relapses were noted. Thus, early post-operative suture adjustment constitutes a reliable technique in reduction of corneal astigmatism after penetrating keratoplasty.

Einleitung

Ein klares Hornhauttransplantat mit einem hohen Astigmatismus nach einer perforierenden Keratoplastik (PKP) ist ein für den Patienten und den Operateur nicht befriedigender Zustand [14, 15]. Ziel der Vor- und Nachbehandlung sowie der Operationstechnik sollte es daher sein, eine möglichst astigmatismusfreie Transplantateinheilung und damit die Voraussetzung für eine gute optische Rehabilitation zu erreichen.

Präoperative Faktoren, die den späteren Astigmatismus beeinflussen können, sind der Zustand der Empfängerhornhaut (z. B. Krümmung und Stromadicke), abhängig von der Diagnose, die eine PKP erforderlich machte sowie der Astigmatismus der Spenderhornhaut. Beides läßt sich nicht beeinflussen. Intraoperativ spielen die Trepanationsmethode der Spender- und Empfänger-

C. Ohrloff et al. (Hrsg.)
11. Kongreß der DGII 1997

hornhaut, die Nahttechnik und das Nahtmaterial eine Rolle [9, 12]. Postoperativ hat die Wundheilung einen Einfluß auf den Astigmatismus. Abgesehen von einer postoperativen Modulation der Wundheilung mittels kortikosteroidhaltiger Augentropfen sind z. Z. nur die intraoperativen Bedingungen beeinflußbar.

Folgende Faktoren beeinflussen den postoperativen Astigmatismus:

- Diagnose des Empfängers, die zur Indikation der PKP führte (z. B. Keratokonus),
- Trepanationsmethode am Spender- und Empfängerauge,
- Nahttechnik und Nahtmaterial,
- Wundheilung,
- Astigmatismus der Spenderhornhaut.

Zur postoperativen Astigmatismuskorrektur können nach Fadenentfernung tangentiale Keratotomien (mit oder ohne Kompressionsnähte), eine „wedge resection" oder, seit kurzem, eine Excimer- oder Holmium:YAG-Laserbehandlung durchgeführt werden [5, 7, 8, 10, 13].

Die erstmals 1982 vorgestellte Technik der Nahtkorrektur („suture adjustment") stellt eine interessante Möglichkeit zur frühen postoperativen Astigmatismusreduktion dar [1, 2, 3, 4, 6, 11]. Vorteil dieser Methode ist die frühe Anwendbarkeit, die geringe Invasivität, die leichte Erlernbarkeit sowie die Komplikationsarmut.

Eine entscheidende Frage bei Anwendung der Nahtkorrektur zur postoperativen Astigmatismusreduktion bei PKP ist jedoch, ob die erreichte Reduktion auch noch längere Zeit nach Fadenentfernung stabil bleibt. Dies war Gegenstand der vorliegenden Untersuchung.

Methode und Patienten

Es wurden kurzzeitkonservierte Korneoskleralscheiben verwendet und die Spenderhornhaut mit einem Handtrepan, die Empfängerhornhaut mit dem Geuder-Motortrepan präpariert. Der Transplantatdurchmesser betrug 7,2–7,5 mm mit einer Differenz zwischen Spender- und Empfängerhornhaut zwischen 0,2 und 0,3 mm. Nahtmaterial war 10-0-Nylon, es wurden 20 Schlingen gelegt. Die Nahtkorrektur erfolgte 1–3 Monate nach PKP, die Fadenentfernung 12–18 Monate post PKP. PKP und Nahtkorrektur wurden vom selben Operateur (W.H.) vorgenommen. Die zur PKP verwendete Operationsmethode war folgende:

- kurzzeitkonservierte Korneoskleralscheiben,
- Spenderhornhaut: Handtrepan,
- Patientenauge: Geuder-Motortrepan,
- Transplantatdurchmesser: 7,2–7,5 mm,
- Differenz: 0,2–0,3 mm,
- einfach fortlaufende Naht 10-0-Nylon, 20 Schlingen,
- Fadenentfernung nach 12–18 Monaten,

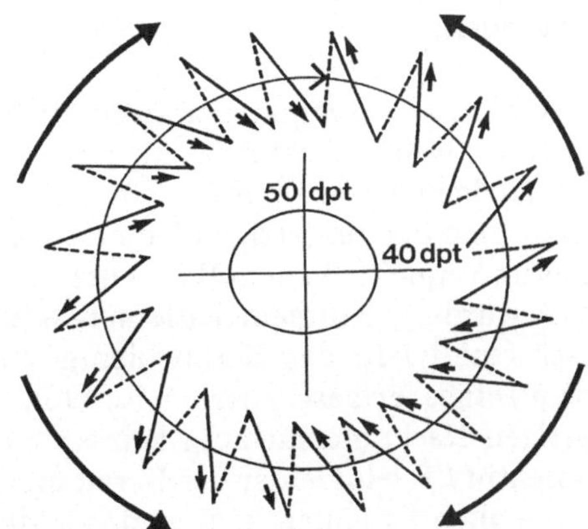

Abb. 1. Schematische Darstellung der Technik der Nahtkorrektur

- 1 Operateur (W.H.),
- Nahtkorrektur: 1–3 Monate nach PKP.

Die Technik der Nahtkorrektur ist in Abb. 1 schematisch dargestellt: Das Epithel und der fortlaufende Hornhautfaden werden mit Hilfe von Fadenpinzetten gelockert und die Fadenspannung im Bereich des flachen (Semi-)Meridians in Richtung auf den steilen (Semi-) Meridian umverteilt. Intraoperativ erfolgt eine Astigmatismuskontrolle mittels AVNI/BARTOV-Scheibe.

Zwölf Patientinnen erhielten von 1990–1992 nach einer PKP bei einem Astigmatismus über 4 dpt (subjektive Refraktion und Keratometrie) eine Nahtkorrektur zur Astigmatismusreduktion und wurden zu einer Nachuntersuchung einbestellt. Da 2 Patientinnen 1995 verstorben sind und eine Patientin im Ausland lebt, konnten nur 9 Patientinnen in die Studie eingeschlossen werden. Das Alter betrug im Mittel 68 Jahre, der mittlere Nachbeobachtungszeitraum 4,5 Jahre (54 ± 13,5 Monate). Bei 3 Augen wurde ein „triple procedure“, also eine gleichzeitige Kataraktoperation mit HKL-Implantation, durchgeführt.

Bei den hier vorgestellten 9 Patientinnen erfolgte die Operationsindikation zur PKP aufgrund folgender Hornhautveränderungen:

- 3mal Hornhautnarbe unklarer Genese,
- 2mal Keratokonus,
- 2mal Keratitis eccematosa,
- 1mal Keratitis herpetica,
- 1mal Fuchs-Endotheldystrophie.

Bei den vorliegenden Ergebnissen wurde bewußt auf eine Auswertung der Visuswerte verzichtet, da bei der Nachuntersuchung 4 Patientinnen visusmindernde Linsentrübungen oder Makuladegenerationen zeigten, so daß sich bei der relativ geringen Patientenzahl keine sinnvolle statistische Auswertbarkeit ergab.

Ergebnisse

In Abb. 2 ist der Astigmatismusbetrag für jedes nachuntersuchte Auge vor und nach der Nahtkorrektur, wenige Monate nach der Fadenentfernung und bei der jetzigen Kontrolluntersuchung dargestellt. Nur in 1 Fall (Patient S.C.) zeigte sich bei der jetzigen Untersuchung ein Wiederanstieg des Astigmatismus im Vergleich zu dem Wert kurz nach Fadenentfernung. Die Indikation zur PKP wurde bei diesem Patienten wegen ausgeprägter Hornhauttrübungen nach rezidivierenden Keratitiden gestellt. Die beiden Patientinnen, die aufgrund eines fortgeschrittenen Keratokonus eine PKP erhielten, zeigten bis zur jetzigen Nachuntersuchung keine wesentliche Astigmatismusänderung. Bei Patientin I.F. fehlt leider der Keratometerwert direkt nach Fadenentfernung.

Bei allen Patienten kam es durch die Nahtkorrektur zu einer Astigmatismusabnahme. Im Mittel zeigt sich für den Astigmatismusbetrag von präope-

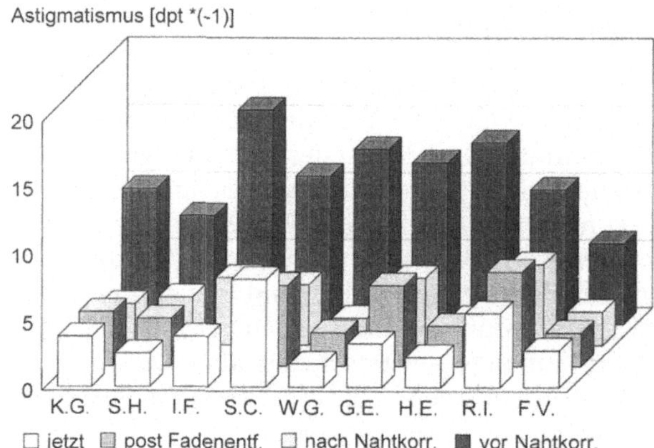

Abb. 2. Darstellung der Astigmatismusbeträge für jeden einzelnen Patienten zum jeweiligen Untersuchungszeitpunkt (vor und nach Nahtkorrektur, kurz nach Fadenentfernung und bei der jetzigen Kontrolle)

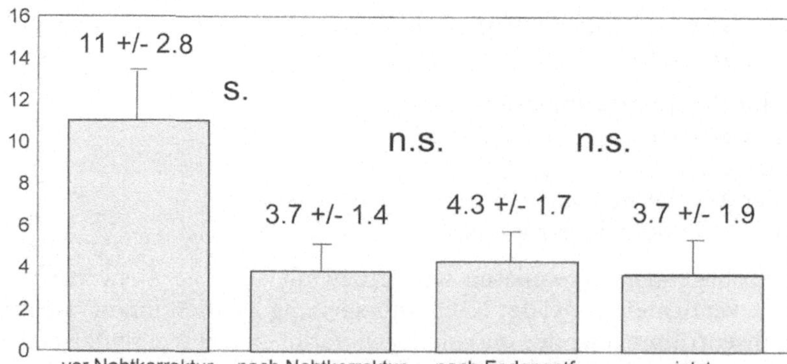

Abb. 3. Darstellung der Mittelwerte ± eine SD des Astigmatismusbetrages zum jeweiligen Untersuchungszeitpunkt (vor und nach Nahtkorrektur, kurz nach Fadenentfernung und bei der jetzigen Kontrolle)

rativ 11 ± 2,8 dpt eine hochsignifikante Reduktion nach Durchführung der Nahtkorrektur auf postoperativ 3,7 ± 1,4 dpt ($p<0.001$; zweiseitiger t-Test für paarige Stichproben). Nach der Fadenentfernung zeigt sich im Mittel keine signifikante Änderung der Astigmatismuswerte mehr (Abb. 3).

Diskussion

Zur postoperativen Astigmatismusreduktion nach PKP mit einer einfach fortlaufenden Naht kann eine Nahtkorrektur („suture adjustment") durchgeführt werden.

Bei den hier vorliegenden Befunden kam es nicht zu einer Vergrößerung des präoperativen Astigmatismuswertes oder einer intraoperativen Komplikation wie z.B. einer Fadenruptur, so daß sich mit der Nahtkorrektur eine sichere Methode zur Reduktion hoher Astigmatismen nach PKP ergibt. Technisch ist die Korrektur von Astigmatismen mit schräger Achse wegen des Fadenknotens bei 12 Uhr, der eine gleichmäßige Spannungsumverteilung evtl. behindert, zwar schwieriger, jedoch auch in diesen Fällen insgesamt erfolgversprechend. Es zeigte sich, daß die einmal erreichten Korrekturwerte auch Jahre nach der Fadenentfernung noch stabil sind, so daß sich die Frage der Langzeitstabilität eindeutig positiv beantworten läßt.

Die vorliegenden Ergebnisse zeigen, daß es durch die Nahtkorrektur bei fortlaufenden Hornhautfäden („suture adjustment") zu einer langzeitstabilen Reduktion des Astigmatismusbetrages kommt. Da es sich um eine sichere und leicht erlernbare Methode handelt, sollte sie zur früh-postoperativen Astigmatismusreduktion eine größere Beachtung finden, zumal dabei die Möglichkeit der operativen Astigmatismusreduktion nach Fadenentfernung wie tangentiale Keratotomien, „wedge resektion" oder Excimer vollständig erhalten bleibt.

Literatur

1. Filatov V, Steinert RF, Talamo JH (1993) Postkeratoplasty astigmatism with single running suture or interrupted sutures. Am J Ophthalmol 115: 715–721
2. Fruch BE, Feldman ST, Feldman RM, Sossi NP, Frucht-Pery J, Brown ST (1992) Running nylon suture dissolution after penetrating keratoplasty. Am J Ophthalmol 113: 406–411
3. Heider W, Ohrloff C (1995) Langzeitstabilität des Astigmatismus nach Nahtkorrektur bei perforierender Keratoplastik. Ophthalmologe 92: 433–438
4. Heider W, Ohrloff C (1992) Nahtkorrektur zur Astigmatismusreduktion nach perforierender Keratoplastik. In: 6. Kongreßband der DGII, Hrsg. Th. Neuhann, Ch. Hartmann, R. Rochels. Springer, Berlin Heidelberg New York Tokyo, S 376–381
5. Hennekes R (1995) Holmium:YAG laser thermokeratoplasty for correction of astigmatism. J Refract Surg 11: 358–360
6. Hope-Ross MW, McDonnell PJ, Corridan PG, Naylor G, Tan-Yee A (1993) The management of post-keratoplasty astigmatism by operative adjustment of a single continuous suture. Eye 7: 625–628

7. Jacobi PC, Hartmann C, Severin M, Bartz-Schmidt KU (1994) Relaxing incisions with compression sutures for control of astigmatism after penetrating keratoplasty. Graefes Arch Clin Exp Ophthalmol 232: 527–532
8. Lazzaro DR, Haight DH, Belmont SC, Gibralter RP, Aslanides IM, Odrich MG (1996) Excimer laser keratectomy for astigmatism occuring after penetrating keratoplasty. Ophthalmology 103: 458–464
9. Lin DT, Wilson SE, Reidy JJ, Klyce SD, McDonald MB, Kaufman HE, McNeill JI (1990) An adjustable single running suture technique to reduce postkeratoplasty astigmatism. Ophthalmology 97: 934–938
10. Lugo M, Donnfeld ED, Arentsen JJ (1987) Corneal wedge resection for high astigmatism following penetrating keratoplasty. Ophthalmic Surg 18: 650–653
11. McNeill JI, Wesseis IF (1989) Adjustment of single continuous suture to control astigmatism after penetrating keratoplasty. Refract Corneal Surg 5: 216–223
12. Musch DC, Meyer RF, Sugar A, Soong HK (1989) Corneal astigmatism after penetrating keratoplasty: the role of suture technique. Ophthalmology 96: 698–703
13. Nordan LT, Binder PS, Kassar BS, Heitzmann J (1995) Photorefractive keratectomy to treat myopia and astigmatism after radial keratotomy and penetrating keratoplasty. J Cataract Refract Surg 21: 268–273
14. Periman EM (1981) An analysis and interpretation of refractive errors after penetrating keratoplasty. Ophthalmology 88: 39–45
15. Roper-Hall MJ (1982) Control of astigmatism after surgery and trauma. Br J Ophthalmol 66: 556–559

Induzierte korneale Ektasie nach photoablativer therapeutischer Keratektomie: eine Evaluierung mit dem Orbscan-Topographiegerät

G.U. Auffarth, M.R. Tetz und H.E. Völcker

Zusammenfassung

Hintergrund: Die quantitative Erfassung von Veränderungen der Hornhautrückfläche insbesondere zur Verlaufskontrolle bei beginnendem Keratokonus ist eine wertvolle diagnostische Hilfe.

Methodik: Das Orbscan-Gerät ist ein 3-D-Spaltlampentopographiesystem, das zur Analyse der kornealen Oberflächen sowie der Vorderkammerstrukturen (Iris, Linse) genutzt werden kann. Die in der x-, y- und z-Achse gemessenen Oberflächenpunkte werden zu einer wahren topographischen Oberlächenlandkarte verrechnet und mit entsprechenden Farbkodierungen dargestellt.

Kasuistik: Vorgestellt wird der Fall eines 32 Jahre alten Metallarbeiters mit einer Hornhaut-Fremdkörperverletzung des rechten Auges (RA) (12/95). Es entstand eine zentrale Stromanarbe, die auswärts mit einer therapeutischen photoablativen Keratektomie behandelt wurde (2/96). Bei Erstvorstellung (8/96) des Patienten zeigte sich eine 2 mm² zentrale Stromanarbe. Das Hornhautepithel war glatt, es zeigte sich nur ein geringer Astigmatismus von 0,5 dpti, der Visus betrug 0,5. Nach 4 Wochen zeigten sich stabile Keratometriewerte der Hornhautvorderfläche, allerdings eine deutliche Krümmungszunahme der Hornhautrückfläche, die mit dem Orbscan sehr gut dargestellt werden konnte. Der Visus betrug 0,4. Die Pachymetriemessung des Gerätes zeigte eine Dickenabnahme der zentralen Kornea von 0,58 mm auf 0,38 mm, entsprechend einer Abnahme von etwa 30% des Ausgangswertes.

Schlußfolgerung: Das Orbscan-Gerät eignete sich sehr gut, um die Veränderungen der unterschiedlichen Hornhautoberflächen zu quantifizieren und voneinander abzugrenzen. Inwiefern die hier beschriebene Entwicklung einer kornealen Ektasie durch die photoablative therapeutische Keratektomie oder durch das initiale Hornhauttrauma hervorgerufen wurde, läßt sich zum jetzigen Zeitpunkt noch nicht einordnen.

Summary

Background: Quantitative evaluation of changes of the posterior corneal surface in beginning keratoconus is an important diagnostic help. Especially after photoablative surgical procedures there is a need for early detection of beginning changes of corneal morphology.

Methods: We have used the Orbscan topography system which is a 3D scanning slit beam system for analyzing corneal surfaces as well as structures of the anterior segment (iris, lens). Surface data points are measured in the x-, y-, and z-axes and used to create color-coded surface topography maps.

Case report: We present the case of a 32-year-old industrial worker with a history of central corneal injury of the right eye with a hot metal fragment (12/95). He developed a central corneal scar of 2 mm² and was treated with photoablative keratectomy (02/96). When

C. Ohrloff et al. (Hrsg.)
11. Kongreß der DGII 1997

he was referred to our clinic in 8/96 he presented with a stromal corneal scar. Corneal epithelium was unremarkable. Visual acuity was 20/30. Four weeks later the k values were still stable; however, posterior surface analysis of the cornea showed increasing irregularity and astigmatism. Visual acuity was 20/40. Pachymetry using the Orbscan system showed a reduction of central corneal thickness from 0.58 mm to 0.40 mm, i.e. a reduction of 30 % from baseline.

Discussion: The Orbscan topography system quantified and differentiated the early changes of the posterior corneal surface. The graphical three-dimensional documentation of the scanning slit beam system exactly visualized the reduction of corneal thickness as early signs of beginning corneal ectasia.

Einleitung

Die Ausbildung eines akuten Keratokonus stellt eine wichtige und häufige Indikation zu einer perforierenden Keratoplastik dar [2–5]. Die Ausbildung eines solchen Befundes nach refraktiven oder therapeutischen laserchirurgischen Eingriffen der Hornhaut ist bisher noch nicht beschrieben worden.

Die quantitative Erfassung von Veränderungen der Hornhautrückfläche insbesondere zur Verlaufskontrolle bei beginnendem Keratokonus ist eine wertvolle diagnostische Hilfe. Mit dem Orbscan-Topographiesystem gibt es ein neuartiges Gerät zur Erfassung von Hornhautveränderungen.

Methodik

Das Orbscan-Gerät ist ein 3-D-Spaltlampentopographiesystem, das zur Analyse der kornealen Oberflächen sowie der Vorderkammerstrukturen (Iris, Linse) genutzt werden kann. Die in der x-, y- und z-Achse gemessenen Oberflächenpunkte werden zu einer wahren topographischen Oberflächenlandkarte verrechnet und mit entsprechenden Farbkodierungen dargestellt [1].

Kasuistik

Vorgestellt wird der Fall eines 32 Jahre alten Metallarbeiters mit einer Hornhautfremdkörperverletzung des rechten Auges (RA) (12/95). Es entstand eine zentrale Stromanarbe, die auswärts mit einer photoablativen therapeutischen Keratektomie (PTK) behandelt wurde (2/96). Bei Erstvorstellung (5/96) des Patienten zeigte sich eine 2 mm^2 zentrale Stromanarbe. Das Hornhautepithel war glatt, es zeigte sich keratometrisch nur ein geringer Astigmatismus von 0,5 dpt (Keratometrie: 41,60 dpt / 90° / 41,15 dpt / 0°). Der Visus betrug mit einer Korrektur von +0,5 dpt sphärisch 0,3, mit Kontaktlinsenkorrektur 0,6. Der Patient klagte über eine deutliche Blendungsempfindlichkeit und insbesondere Probleme bei der binokularen Zusammenarbeit sowohl in der Ferne als auch in der Nähe. Der orthoptische Befund war hierbei unauffällig.

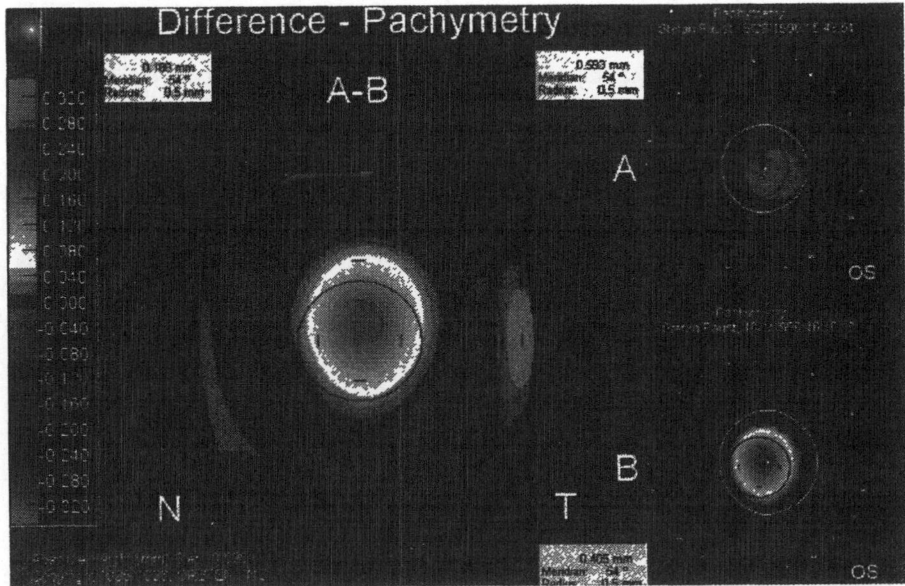

Abb. 1. Pachymetrie der Hornhaut mittels Orbscan-Topographie: Differenz der Pachymetriewerte von 28/8/96 zu 01/10/96. Abnahme der zentralen HH-Dicke von 0,58 auf 0,38 mm

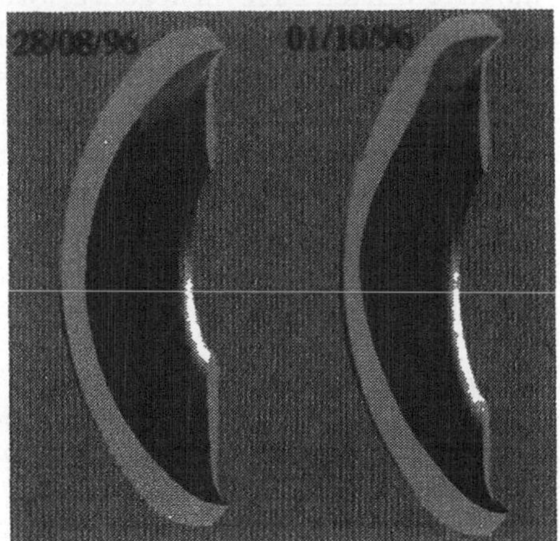

Abb. 2. Schnittbild des vorderen Augenabschnittes, dargestellt mittels Orbscan-Topographie: Darstellung der zentralen HH-Dickenabnahme

Bei Wiedervorstellung Ende August 1996 betrug der Visus mit einer Korrektur von +0,25 sphärisch/−0,5 cylindrisch/85° = 0,4 (Keratometrie: 42,60 dpt / 90° / 42,15 dpt / 0°).

Nach 4 Wochen zeigten sich weiterhin stabile Keratometriewerte der Hornhautvorderfläche, allerdings eine deutliche Krümmungszunahme der Hornhautrückfläche, die mit dem Orbscan-Gerät sehr gut dargestellt werden konnte. Der Visus betrug mit +0,5 sphärisch/−0,5 cylindrisch/80° = 0,3–0,4

(Keratometrie: 42,00 dpt / 90° / 42,50 dpt / 0°). Die Pachymetriemessung des Orbscan-Gerätes zeigte eine Dickenabnahme der zentralen Kornea von 0,58 mm auf 0,38 mm, entsprechend einer Abnahme von etwa 30 % des Ausgangswertes (Abb. 1 u. 2).

Subjektiv empfand der Patient eine deutliche Zunahme der Blendungsempfindlichkeit sowie weiterhin Störungen der Stereopsis. Da der Befund keine Remissionstendenz zeigte und der Patient sich durch die HH-Veränderung subjektiv extrem gehandicapt fühlte, wurde er für eine Keratoplastik vorgemerkt.

Diskussion

Das Orbscan-Gerät eignete sich sehr gut, um die Veränderungen der unterschiedlichen Hornhautoberflächen zu quantifizieren und voneinander abzugrenzen. Die graphische dreidimensionale Darstellung der Spaltbilder der Vorderkammer konnten die Hornhautdickenabnahme sehr gut visualisieren und dokumentieren.

Inwiefern die hier beschriebene Entwicklung dieser kornealen Ektasie durch die photoablative therapeutische Keratektomie oder durch das initiale Hornhauttrauma hervorgerufen wurde, läßt sich zum jetzigen Zeitpunkt noch nicht einordnen. Da z.Z. keine detaillierten Informationen bzgl. der extern durchgeführten PTK vorliegen, erfordert der Fall weitere Abklärung. Denkbar wäre auch eine anlagebedingte Ursache, wenngleich am anderen Auge bisher keine Hinweise für eine Keratokonusentwicklung vorliegen. Bei dem Patienten wurde während der Abfassung dieses Manuskriptes eine perforierende Keratoplastik durchgeführt. Die weitere histopathologische Aufarbeitung des Materials sollte weitere Informationen erbringen.

Literatur

1. Auffarth GU, Biazid Y, Tetz MR, Völcker HE (1997) Reliabilität der Vorderkammertiefenmessungen mit dem Orbscan Topographie Gerät. In: Ohrloff C, Kohnen T, Duncker C (Hrsg) Kongressband: 11. Kongress der Deutschsprachigen Gesellschaft für Intraokularlinsen-Implantation und Refraktive Chirurgie (DGII) in Frankfurt (1997). Springer Berlin Heidelberg New York Tokyo 125–130
2. Bains RA, Stein RM, Tokarewicz AC, Willis NR, Heathcote JG (1994) Posterior stromal changes following acute corneal hydrops in keratoconus. Can J Ophthalmol 29: 22–24
3. Lindquist TD, McGlothan JS, Rotkis WM, Chandler JW (1991) Indications for penetrating keratoplasty: 1980–1988. Cornea 10: 210–216
4. Rubsamen PE, McLeish WM (1991) Keratoconus with acute hydrops and perforation. Brief case report. Cornea 10: 83–84
5. Tuft SJ, Gregory WM, Buckley RJ (1994) Acute corneal hydrops in keratoconus Ophthalmology 101: 1738–1744

Biomikroskopische, lichtmikroskopische und rasterelektronenmikroskopische Befunde nach Implantation von Silikonlinsen zur Myopiekorrektur in die Hinterkammer des phaken Kaninchenauges

F. Wilhelm, G. Jendral, A. Theurer, G. Kietzmann und R. Hanschke

Zusammenfassung

Hintergrund: Zum Zwecke der operativen Korrektur hoher Myopien sind neben der refraktiven Hornhautchirurgie verschiedene Typen von Intraokularlinsen verfügbar. Neben verschiedenen Vorderkammerlinsen werden auch Silikonschiffchenlinsen in die Hinterkammer des phaken Auges implantiert.

Methodik: Wir implantierten bei 20 Kaninchen in die Hinterkammer des rechten phaken Auges Silikonschiffchenlinsen, wie sie zur Myopiekorrektur geplant sind. Nach biomikroskopischen Kontrollen über ein halbes Jahr wurden die Tiere getötet und die Linsen rasterelektronenmikroskopisch, das umgebende Vorderabschnittgewebe lichtmikroskopisch untersucht.

Ergebnisse: Die biomikroskopischen Untersuchungen zeigten, daß diese Linsen eine relativ geringe Stabilität hinsichtlich der Lage in der Hinterkammer aufwiesen. Außerdem wurde in allen Augen die Entwicklung einer Katarakt beobachtet. Die histologischen Untersuchungen der Kaninchenaugen zeigten deutliche Umgebungsreaktionen im Bereich des Ziliarkörpers und der Iris. Durch Luxation der Kunstlinse in die Vorderkammer kam es in den betreffenden Fällen fast immer zu Hornhautendotheldekompensationen. Im rasterelektronenmikroskopischen Bild ließ sich auf allen explantierten Linsen nachweisen, daß eine mäßige zelluläre Reaktion auch bei diesem als inert angesehenen Material zu beobachten war.

Schlußfolgerungen: Die Ergebnisse lassen darauf schließen, daß diese Linsen im phaken Auge auch beim Menschen erhebliche Veränderungen hervorrufen, die eine Korrektur des Designs und der Strategie für die intraokulare Myopiekorrektur erforderlich machen.

Summary

Background: For correction of high myopia different types of intraocular lenses are available. Several anterior chamber lenses are implanted and posterior chamber lenses in phakic eyes too.

Methods: In an experimental study 20 right phakic eyes of rabbits have been implanted with silicone myopia lenses. After a half year of biomicroscopic examination the animals were killed and the explanted lenses examined by scanning electron microscope. The surrounding tissue of the anterior segment of the eye was examined by light microscope.

Results: Biomicroscopic examination showed dislocation of the silicone lenses in all cases. In most corneal endothelial decompensation resulted. Additionally, in all examined eyes development of lens opacification was seen. The histopathological examination revealed morphological changes of the iris and ciliary body. Scanning electron microscopy showed cellular reaction in all cases caused by the supposed inert material silicone.

Conclusions: Because of the results of this experimental study it is conceivable that the implantation of this lens causes severe morphological changes in human eyes too. For this reasin a new lens design and strategy for intraocular myopia correction is necessary.

C. Ohrloff et al. (Hrsg.)
11. Kongreß der DGII 1997

Einleitung

Die Myopie ist eine häufige Refraktionsanomalie, die mit einer Stärke von mehr als 1 dpt bei etwa 15 % der Bevölkerung auftritt (Seiler u. Genth 1994). Die konventionelle Korrektur besonders der hohen Myopie bringt jedoch eine Reihe von Nachteilen mit sich. Der optische Ausgleich durch die Brille führt zu Bildverkleinerungen, Gesichtsfeldeinengungen und Randverzerrungen. Die Verkleinerung abgebildeter Objekte trifft auch für die Augen zu, die hinter stärkeren Minusgläsern für Außenstehende kleiner erscheinen und somit neben dem Problem des Brillengewichts eine kosmetische Beeinträchtigung entstehen lassen. Vor allem Patienten mit hoher Myopie stehen deshalb unter erheblichem Leidensdruck und haben in einer in starkem Maße auf Äußerlichkeiten orientierten Arbeits- und Freizeitwelt Schwierigkeiten, entsprechende Akzeptanz zu finden. Da auch Kontaktlinsen gerade bei hochgradigen Myopien nicht immer zu einer befriedigenden optischen Rehabilitation des Patienten führen können, wird nach akzeptablen operativen Möglichkeiten gesucht. Neben der refraktiven Hornhautchirurgie ist in den letzten Jahren auch die intraokulare Korrektur wiederentdeckt worden. Erstmalig Erwähnung fand die Behandlung der hohen Kurzsichtigkeit durch Entfernung der Augenlinse von dem als Augenoperateur tätigen französischen Abbeé Desmonceauxs 1768. Fukala regte 1890 die Durchführung dieser seither stark umstrittenen Operation wieder an. Auch die Implantation einer Intraokularlinse (IOL) in das phake Auge zur Neutralisation der Myopie hat wechselnde Zeiten des Interesses erlebt. Aufgrund der größeren Genauigkeit und Stabilität der Refraktionsänderung im Vergleich zu hornhautplastischen Eingriffen und der Erhaltung der Akkommodation im Gegensatz zur „clear lens extraction" wurde diese Methode jedoch wieder aufgegriffen und das Linsendesign ständig modifiziert und optimiert. Derzeit werden 3 verschiedene Linsentypen zur Myopiekorrektur in das phake Auge implantiert. Baikoff beschrieb 1991 eine Polymethylmethacrylat(PMMA)-Vorderkammerlinse mit Z-förmigen Haptiken, die sich an 4 Punkten im Kammerwinkel abstützt [1]. Für Worst u. Fechner [12] schien diese Fixierung jedoch nicht optimal, und sie entwickelten aus der von Worst 1980 konzipierten Irisklauenlinse, die sich zur Korrektur der Aphakie bewährt hatte, die bikonkave Worst-Fechner-Irisklauenlinse. Diese wurde ab 1986 von Fechner implantiert [3]. Die Linse schwebt, an der peripheren Iris mit 2 klammerartigen Haptiken befestigt, in der Vorderkammer und hat einen größeren Abstand zur Hornhaut als die kammerwinkelfixierten. Ein noch größerer Abstand zum Hornhautendothel wird bei der Implantation der Linse in die Hinterkammer erreicht. Am phaken Auge bedeutet das die Plazierung in den Sulcus ciliaris, unmittelbar vor die natürliche Linse. Erste Implantationen einer entsprechenden Silikonlinse in das menschliche Auge wurden von Fyodorov seit 1986 vorgenommen und 1991 erstmals beschrieben. Nach komplikationslosem Einsetzen und unauffälligem postoperativem Verlauf erreichten die von ihm operierten Patienten einen höheren unkorrigierten Visus im Vergleich zum präoperativen, mit Brille korrigierten Visus.

Material und Methode

Wir implantierten bei 20 Kaninchen (Chinchilla-Bastard) in Narkose eine Silikonschiffchenlinse der Firma Chiron Adatomed in die Hinterkammer des phaken Auges (jeweils rechte Seite). Zur Implantation wurde ein sklerokornealer Tunnelschnitt präpariert, der abschließend durch eine 10x0-Polyesternaht adaptiert wurde. Die Linsenimplantation in den Sulkus ciliaris unmittelbar vor die natürliche Linse erfolgte unter Methylzelluloseschutz. Es wurde eine lokale perioperative Antibiotikagabe durchgeführt.

Nach regelmäßigen biomikroskopischen Kontrollen mit Fotodokumentation über 1/2 Jahr wurden die Tiere getötet und nach Enukleation der Bulbi die explantierten Linsen zur rasterelektronenmikroskopischen Untersuchung aufgearbeitet. Das okuläre Gewebe wurde entsprechend vorbereitet und lichtmikroskopischen Untersuchungen unterzogen.

Ergebnisse

Im halbjährigen Untersuchungszeitraum kamen 2 Tiere ad exitum durch Umstände, die keinen ursächlichen Zusammenhang mit dem operativen Eingriff hatten, so daß letztlich 18 Tiere für die Auswertung zur Verfügung standen.

Biomikroskopische Untersuchungen

Die Untersuchung am 1. p.o.-Tag ergab bei neutraler Pupille einen korrekten Sitz aller implantierten Linsen. Schon bei der 2. Untersuchung, 1 Woche später, war eine Dislokation einer Haptik vor die Iris bei 7 Tieren zu beobachten (Abb. 1).

Zwei Wochen später waren 12 Linsen disloziert, wobei sich 4 Linsen mit beiden Haptiken in der Vorderkammer befanden. Im nachfolgenden Untersuchungszeitraum erhöhte sich die Zahl der sowohl mit einer als auch mit beiden Haptiken dislozierten Linsen. Ein halbes Jahr nach Implantation der Myopie-

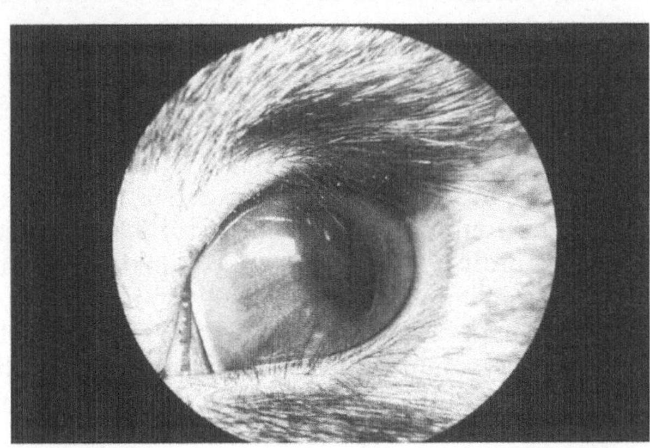

Abb. 1. Dislozierte Haptik mit nasaler peripherer Hornhauttrübung, Tier 5, 4 Wochen p.o.

linsen befanden sich noch 2 Linsen in loco, 12 Linsen befanden sich vollständig in der Vorderkammer, 2 Linsen waren mit einer Haptik vor die Iris disloziert. Eine periphere Hornhauttrübung im Bereich des Endothelkontaktes der dislozierten Haptiken war bei allen betroffenen Augen zu beobachten. Die vollständig in die Vorderkammer dislozierten Linsen verursachten durch ihre Drehbewegungen eine periphere, zirkuläre Hornhauttrübung.

Bereits 1 Woche nach Implantation der Linse (61% der Linsen befanden sich noch in loco) waren bei allen Tieren beginnende subkapsuläre Trübungen zu sehen. Bei 7 Tieren blieben die geringen anfänglichen Trübungen bis zum Ende der Versuchsreihe bestehen, bei den restlichen 7 Tieren trübte sich die Linse bis zur mäßigen Katarakt.

Rasterelektronenmikroskopische Untersuchungen

Alle implantierten Myopielinsen wurden nach einer 6monatigen Implantationszeit der rasterelektronenmikroskopischen Untersuchung zugeführt. Die gleiche Untersuchung führten wir mit einer Hälfte der unmittelbar hinter der implantierten Linse befindlichen natürlichen Linse und der halbierten natürlichen Kontrollinse durch. Die Beurteilung der auf allen Untersuchungsobjekten befindlichen Präzipitate erlaubte eine Einteilung in azelluläre und zelluläre Bestandteile. Azelluläre Bestandteile fanden sich als feines Netz auf allen untersuchten Linsen. Die Vorderfläche der natürlichen Linsen war in allen Fällen von einem dichten Fibrinnetz umwoben. Die Kontrollinsen zeigten keinerlei Auflagerungen. Darin eingebettet oder frei liegend waren auf allen implantierten und natürlichen Linsen Pigmentgranula und Zellen verschiedener Form und Größe zu finden. Die Abgrenzung der Pigmentgranula von kokkenähnlichen Gebilden konnte durch die Größendifferenz erfolgen. Pigmentgranula sind durchschnittlich 1 μm groß [13], während sich Bakterien im Größenbereich von 1–10 μm bewegen [10].

Neben Rundzellen wurden spindelförmige Zellen mit 2 oder mehreren Zellfortsätzen gefunden. Meistens lagen sie einzeln, gelegentlich waren sie auch in Gruppen aufzufinden. Auf wenigen Linsen und dann in geringer Zahl (meist 3 oder 4) wurden Riesenzellen gefunden. Morphologisch erfolgte die Einteilung in 3 Gruppen:

1. Spindelzellen,
2. Makrophagen,
3. Fremdkörperriesenzellen.

Spindelzellen fanden sich auf 13 der 18 (72,2%) untersuchten implantierten Linsen und auf 10 der 18 (55,5%) natürlichen Linsen. Die Größe der Zellen lag durchschnittlich zwischen 10 und 20 μm im Durchmesser. Daneben waren auf 50% der implantierten Linsen (Abb. 2) und auf 55,5% der natürlichen Linsen Makrophagen zu finden. Hier lag die Größe der Zellen zwischen 5 und 10 μm.

Vereinzelt konnten auch Fremdkörperriesenzellen auf 27,7% der implantierten Linse und 33,3% der natürlichen Linse gefunden werden. Der Durchmesser der Zellen lag zwischen 20 und 40 μm.

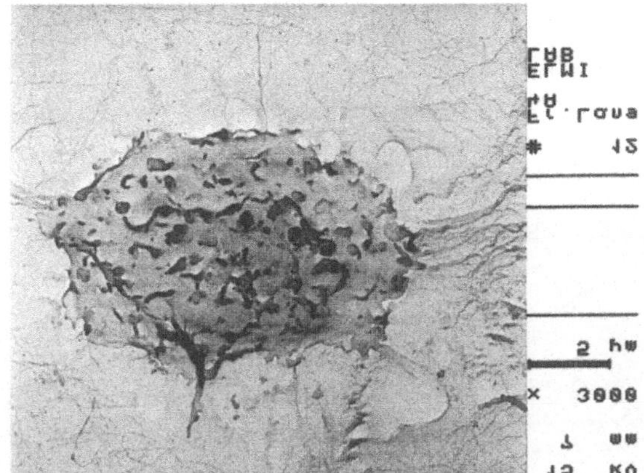

Abb. 2. Makrophage und feines Fibrinnetz auf einer implantierten Silikonlinse, Tier 12 (REM, x 3000)

Generell war eine dichtere Zellbesiedlung auf der natürlichen Linse als auf der implantierten Linse zu beobachten. Auf 3 der untersuchten natürlichen Linsen wurden Erythrozyten, eingebettet in azelluläre Membranen, gefunden.

Lichtmikroskopische Untersuchungen

Die lichtmikroskopische Untersuchung der histologischen Präparate zeigte an nahezu allen Vorderabschnitten der operierten Augen pathologische Veränderungen.

An der Hornhaut der operierten Augen waren Epithelveränderungen wie unregelmäßige oder aufgehobene Schichtung, brüchiges Epithel oder nur noch Vorhandensein von Epithelresten zu beobachten. Bei einem operierten Auge fiel ein Hornhautulkus auf. Nur bei 4 von 18 Versuchsaugen (22,2%) war das Epithel regelrecht. Ähnlich häufig waren die morphologischen Unterschiede zu den Hornhäuten der Partneraugen in den tieferen Schichten.

In allen untersuchten Augen fanden wir morphologische Veränderungen an Iris und Ziliarkörper. Die Form des Kammerwinkels variierte in den histologischen Präparaten von weit offen bis nahezu verschlossen. Formen, die dem Abdruck einer IOL-Haptik entsprechen, fanden sich in 3 Fällen (16,7%), wobei 1mal eine retrokorneale Membran auftrat. Der Kammerwinkel war bei 5 Tieren (27,8%) nahezu oder vollständig zerstört bzw. überlagert. Die Iris selbst wies in über 50% der Fälle neben atypischen Zellansammlungen deutliche Strukturveränderungen auf, die durch die Lage der Linse hervorgerufen worden waren (Abb. 3).

Bei den Vergleichsaugen traten in 2 Fällen (14,3%) Goniosynechien auf. Zerstört oder überlagert war der Kammerwinkel hier bei 4 Augen (28,6%).

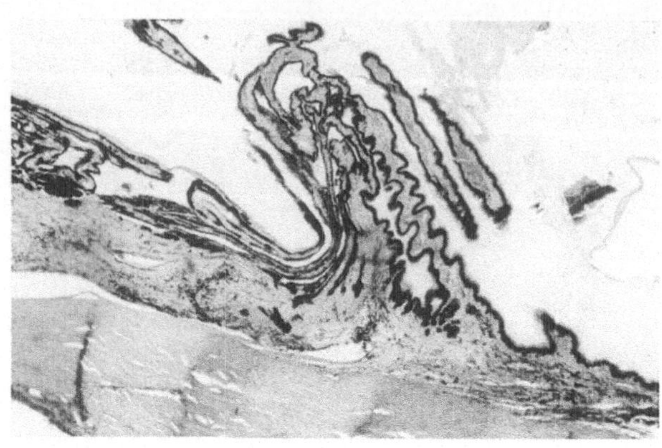

Abb. 3. Bogenförmig veränderte Iriswurzel und Ziliarkörperzotten bei Z.n. Haptik im Sulcus ciliaris, Tier 11 (HE, x 18)

Diskussion

Bei der Wahl eines Tiermodells sind immer Grenzen bei der Übertragung der Ergebnisse von Studien auf den Menschen einzuplanen. Das Kaninchen schien aus haltungs- und operationstechnischen Gründen am geeignetsten. Die Größenverhältnisse entsprechen in vielerlei Hinsicht denen des humanen Auges. Zwar ist aufgrund der großen Linse weniger Platz in der Hinterkammer als beim Menschen, jedoch ist auch das Platzangebot im menschlichen Auge sehr gering [8]. Deshalb sind Lageinstabilitäten dieser implantierten Linse durchaus auch nach Implantation in das menschliche Auge zu erwarten. Solche Lageinstabilitäten wurden mit Hilfe der Ultrschallbiomikroskopie nach Implantation in isolierte humane Bulbi festgestellt [7].

Dasselbe trifft für die Entwicklung von Linsentrübungen zu, die auch schon bei in das phake menschliche Auge implantierten Linsen in Form einer subkapsulären Katarakt beobachtet wurden [5]. Die Ursache wird hier in einer Gefährdung des Linsenstoffwechsels gesehen [4].

Die Annahme, daß Silikon als inertes Material am gewählten Implantationsort gut vertragen wird, konnten wir nicht bestätigen. Die Implantation einer Intraokularlinse löst im Auge immer eine Entzündungsreaktion aus [2]. Die zelluläre Besiedlung aller Implantate spricht für den Ablauf einer - bei ständigem Iriskontakt zu erwartenden - Entzündungsreaktion. Die rasterelektronenmikroskopischen Untersuchungen zeigten eindrucksvoll die verschiedenen Anteile der von Wolter 1985 beschriebenen zellulären Reaktion. Die lichtmikroskopischen Untersuchungen bestätigten die nach den biomikroskopischen Beobachtungen erwarteten Veränderungen anhand der zahlreichen morphologischen Details. Die Hornhautschäden sind durch die luxierten Intraokularlinsen erklärbar. Die Entstehung von Iris und Ziliarkörperverformungen waren ebenso wie die von vorderen Synechien und Kammerwinkelveränderungen aufgrund der mechanischen Effekte dieses Fremdkörpers in der Vorderkammer zu erwarten gewesen.

Als Ausblick ist davon auszugehen, daß die getestete Linse mit dem eingesetzten Design und Material (?) für die Implantation beim Menschen nicht geeignet ist. Die Forderung nach optimaler optischer Rehabilitation hochgradig myoper Patienten macht es notwendig, entsprechende Linsen zur Verfügung zu stellen, die eine Implantation bei sorgfältiger Indikationsstellung rechtfertigen.

Literatur

1. Baikoff G (1991) Anterior Chamber lntraocular Lenses. lnt Ophthalmol Clin Refract Surg 31: 75-86
2. Böke W (1987) lntraokulare Entzündungsreaktionen nach Implantation einer retropupillaren Linse. KIin Monatsbl Augenheilkd 190: 393-402
3. Fechner PU, Hejde GL van der, Worst JGF (1989) Intraokulare Linse zur Myopiekorrektion des phaken Auges. KIin Mbl Augenheilkd 193: 29-34
4. Fechner PU, Wichmann W (1994) Die operative Korrektur hoher Myopie. Akt Augenheilk 19: 67-.76
5. Fechner PU, Haigis W, Wichmann W (1890) Posterior chamber myopia lenses in phakic eyes, J Cataract Refract Surg 22: 178-182

5a. Fukala (1890) Treatment Of High Degrees Of Myopia By Removal Of The Lens. Am J Ophthalmol VII: 347-360

6. Fyodorov SN, Zuyev VK, Aznabayev BM (1991) lntraocular Correction of High Myopia With Negative Posterior Chamber Lens. Ophthalmochirurgia 3: 57-58
7. Heine A, Stave J, Guthoff R (1995) Untersuchungen zur Lagebeziehung von epilentikulären Myopielinsen mit Hilfe der Ultraschallbiomikroskopie. ln: Naumann GOH, Gloor B, Rochels R (Hrsg) 9. Kongreß der Deutschsprachigen Gesellschaft für lntraokularlinsen-lmplantation. Enke, Stuttgart, S 292-298

10. Sprößig M, Anger G (1988) Mikrobiologisches Vademekum, 4. überarbeitete Auflage. Fischer, Jena, S 110

9. Seiler T, Genth U (1994) Zum gegenwärtigen Stand der chirurgischen Myopiekorrektur. Dt Ärzteblatt 91 Heft 48: B-2450-B-2454

8. Prince JH, Diesem CD, Eglitis I, Ruskell OL (1960) Anatomy and Histology of the Eye and Orbit in Domestic Animals. Charles C Thomas Publisher Springfield Illinois USA, S 260-297

11. Wenzel M (1993) Specular Microscopy of Intraocular Lenses. Thieme, Stuttgart, S 57-58

11a. Wolter JR (1985) Pathologie der Linsenimplantation. Fortschr Ophthalmol 82: 334-343

12. Worst JGF (1980) Iris Claw Lens. Am Intra-Ocular Implant Soc J 6: 166-167

Indikation zur kombinierten Katarakt- und Glaukomchirurgie

M. Diestelhorst

Zusammenfassung: Unabhängig von der Operationstechnik bestehen drei Möglichkeiten des operativen Vorgehens:

1. alleinige Kataraktchirurgie,
2. Glaukomchirurgie mit oder ohne Antimetabolite,
3. kombinierte Katarakt- und Glaukomchirurgie.

Voraussetzung ist eine operationswürdige Katarakt unabhängig von der Glaukomdiagnose. Erschwert wird die Indikation, wenn diagnostisch nicht geklärt werden kann, inwieweit das Glaukom zur Minderung des Sehvermögens beiträgt. Ist die Kataraktextraktion indiziert, wird das operative Vorgehen von der begleitenden Glaukomerkrankung bestimmt. Die Anästhesieform (lokal/Intubationsnarkose) sollte anhand der Papillenatrophie und des Allgemeinzustandes des Patienten entschieden werden. Bei Restgesichtsfeldern Stadien IVb/V nach Aulhorn sollte auf eine Parabulbär-/Retrobuläranästhesie verzichtet werden.

Die alleinige Kataraktextraktion ist angezeigt, wenn der Augendruck durch Lokaltherapie ausreichend eingestellt ist. Nach Phakoemulsifikation und Intraokularlinsenimplantation kann ein geringeres postoperatives Druckniveau erzielt werden. Der drucksenkende Effekt der Kataraktoperation kann bis zu 3 Jahren anhalten. Alleinige Filtrationschirurgie ist dann indiziert, wenn postoperativ auf Miotika und die dadurch bedingte Visuseinschränkung verzichtet werden kann. Durch die Filtrationschirurgie kann die Katarakt fortschreiten, so daß bereits nach Monaten eine Kataraktextraktion notwendig werden kann. Der Zeitpunkt der folgenden Kataraktextraktion korreliert mit dem Ausmaß der präoperativ bestehenden Linsentrübung.

Wenn das Glaukom medikamentös unzureichend kontrolliert ist, eine Argon-Laser-Trabekuloplastik keine ausreichende Drucksenkung ermöglicht, etwaige Nebenwirkungen seitens der Glaukomtherapie vorliegen und der Allgemeinzustand des Patienten zwei zeitlich getrennte Eingriffe nicht gestattet, sollte die Indikation zur kombinierten Katarakt- und Glaukomchirurgie gestellt werden. Klinische Studien haben gezeigt, daß der postoperative Reizzustand erheblich sein kann. Ein postoperativer Augeninnendruckanstieg nach Kataraktextraktion kann bei kombinierter Operationstechnik gemindert werden. Dieses sollte insbesondere bei fortgeschrittener glaukomatöser Papillenatrophie berücksichtigt werden.

In den letzten Jahren haben richtungweisende technische Verbesserungen sowohl der Kataraktchirurgie als auch der Glaukomchirurgie dazu beigetragen, daß das postoperative Ergebnis stabilisiert werden konnte. Seitens der Kataraktchirurgie zählt hierzu die Phakoemulsifikationstechnik mit Kasulor-

C. Ohrloff et al. (Hrsg.)
11. Kongreß der DGII 1997

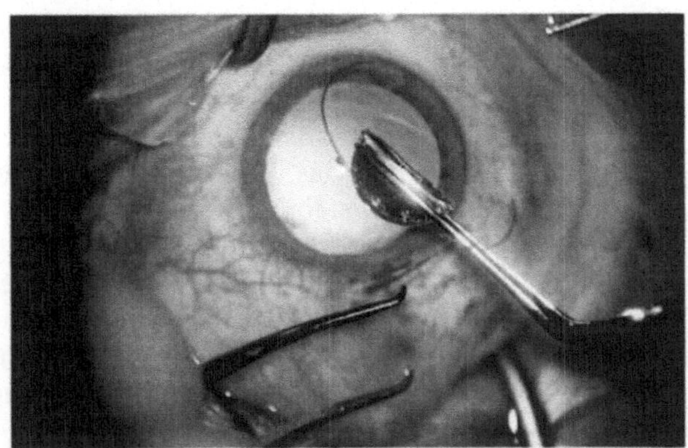

Abb. 1 Faltlinsenimplantation durch einen 3 mm Tunnel nach Phacoemulsifikation

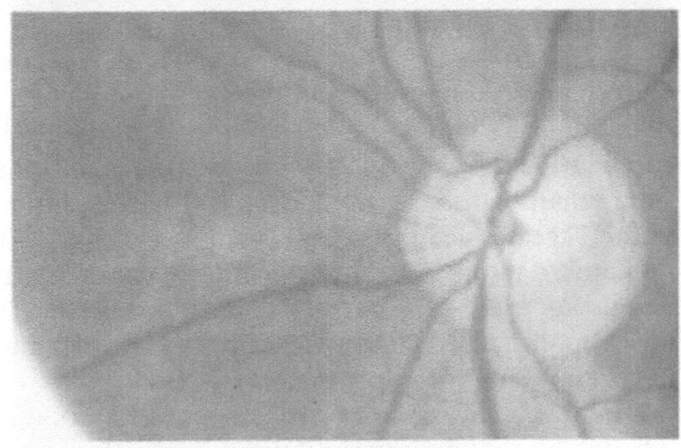

Abb. 2 Glaukomatöse Papillenatrophie bei gleichzeitiger Katarakt. Der Funduseinblick ermöglicht eine Op-Entscheidung zur primären Kataraktextraktion und Linsenmanipulation

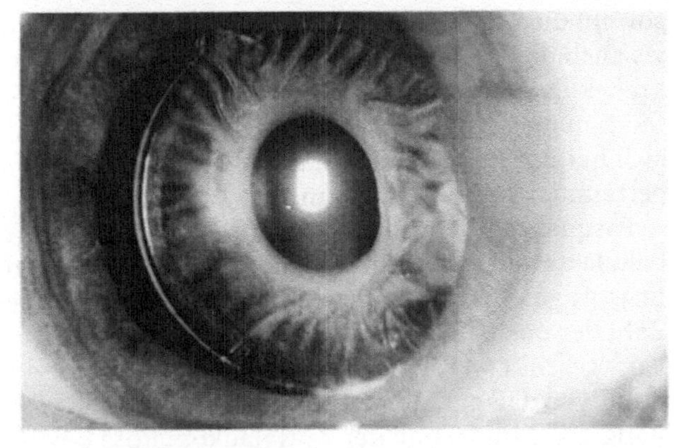

Abb. 3 Ausgeprägte Kapselfibrose und -schrumpfung nach Phacoemulsifikation und IOL-Implantation. Die geringe optische Lücke erschwert auch die postoperative Funduskontrolle

hexis bei Faltlinsenimplantation (Abb. 1). Die geringere Schnittbreite, der nahtlose Wundverschluß, z. B. auch bei Zugang durch die Hornhaut, haben zu einer Atraumatisierung des operativen Vorgehens geführt, das noch vor wenigen Jahren unerreichbar schien. Die Glaukomchirurgie hat durch die Einführung der Antimetaboliton Fluorouracil und Mitomycin C sowie durch die Lasertechniken, der Lasersklerostomie und Laser suture-lysis an Sicherheit und Effektivität bezüglich der Filtrationslangzeitergebnisse gewonnen. Bei Kombination von Glaukom- und Kataraktchirurgie ist das vorrangige Ziel des Glaukomchirurgen die sichere postoperative intraokuläre Drucksenkung. Vor die Wahl gestellt, ob ein unkontrollierter Intraokulardruck (IOD) oder ein niedriger Astigmatismus das vorrangige Ziel sei, wird sich der Glaukomchirurg in der Regel für den stabilen IOD entscheiden. Der Kataraktchirurg wird bei gleicher Problematik möglicherweise zunächst den niedrigen Astigmatismus der stabilen IOD-Kontrolle vorziehen, da der Patient später eventuell einen weiteren glaukomchirurgischen Eingriff benötigt [2]. Unterschiedliche Chirurgen haben bezüglich des gleichen kombinierten Eingriffs unterschiedliche Vorstellungen bezüglich des möglichen postoperativen Ergebnisses.

Präoperative Diagnostik

Bei geplanter kombinierter Glaukom- und Kataraktchirurgie ist präoperativ zu klären, inwieweit die Visusminderung allein linsenbedingt ist oder die Papillen-, Optikusatrophie keine ausreichende postoperative Visusverbesserung erlaubt (Abb. 2). Reid et al. [13] haben präoperative Meßmethoden zur Vorhersage des postoperativen Visus verglichen. Die Autoren kommen zu dem Ergebnis, daß die Computerperimetrie einen relativ verläßlichen Hinweis auf den postoperativen Visus gestattet. Wurden die 4 Testpunkte um die Makula im Humphrey-Perimeter 30-2 mit 20 asb oder mehr geprüft, konnte in der Regel ein Visus von > 0,3 erzielt werden.

Die Kombination von Glaukom- und Kataraktchirurgie ist durch die Einführung der Kleinschnittechnik in den Vordergrund gerückt. Dabei kann sowohl die Trabekulektomie mit der Phakoemulsifikation kombiniert werden als auch die Phakoemulsifikation und Trabekulektomie, aber auch ECCE und Trabekulektomie sind möglich. Während bei der Kombination Phakoemulsifikation plus Trabekulotomie der gleiche Zugang sinnvoll erscheint, empfiehlt sich bei der Phakoemulsifikation und Trabekulektomie die Kombination mit getrennten Zugängen als eine weitere Option.

Pasquale und Smith [12] kombinierten die Phakoemulsifikation mit der Trabekulektomie nach Pearce – mit tendenziell wasserdichtem Wundverschluß – in 35 Augen und Implantation einer 6 mm-IOL über einen 7 mm Schnitt. Die Zahl der postoperativen Antiglaukomatosa konnte durch den Eingriff signifikant gesenkt werden. Es handelt sich hierbei jedoch um keine kontrollierte Studie, so daß ggf. die Kataraktextraktion auch eine entsprechende Drucksenkung und Minderung der Antiglaukomatosa bewirkt haben könnte. Gregg [4] berichtete über die Kombination von Glaukom- und Kataraktchirurgie in 7 Augen von 4 Patienten bei 5- bzw. 6-mm-Phakoemulsifikationsinzision. Unterschiedliche Trabekulektomietechniken wurden angewandt. Der Autor bestätigt, daß keine Filterkissenvernarbung bemerkt wurde, ein durchschnittlicher Augeninnendruck von 12 mm Hg erzielt werden konnte und alle Patienten postoperativ die Antiglaukomatosa absetzen konnten. Die postoperative Kontrolle betrug zwischen 9 und 23 Monaten. Diese außergewöhnlichen

Ergebnisse, wenn auch in einer relativ kleinen Patientengruppe, sind in der vorliegenden Literatur singulär. Keine der Patienten hatte präoperative Miotika appliziert, 2 Patienten therapierten Methaxolol, 3 Patienten erzielten keine Medikation und 2 Patienten erhielten Betaxolol und d'Epinephrin. Hurvitz [7, 8] berichtete über die Ergebnisse von 129 konsekutiv operierten Augen nach ECCE Hinterkammerlinsenimplantation und gleichzeitig durchgeführter Trabekulektomie. 36 Patienten hatten eine ECCE (11-mm-Schnitt), 55 eine Phakoemulsifikation mit 7-mm-Schnitt und 38 Patienten eine Phakoemulsifikation mit 7-mm-Schnitt, kombiniert mit 4 postoperativen Injektionen von jeweils 5mg 5-FU. Die postoperative Kontrolle betrug ein Jahr. In allen 3 Gruppen betrug der Ausgangsaugeninnendruck bei vergleichbarer Therapie zwischen 20 und 22 mmHg. Die Phakoemulsifikation allein bzw. in Kombination mit 5-FU führte zu einer deutlichen Drucksenkung, im Mittel um 6 mmHg über ein Jahr. Durch die alleinige ECCE konnte noch nach einem Jahr eine Drucksenkung um durchschnittlich 4 mmHg erzielt werden. Die Zahl der präoperativen Antiglaukomatosa konnte in allen 3 Gruppen über den Untersuchungszeitraum von einem Jahr reduziert werden. In den ersten 3 postoperativen Monaten hatte die Gruppe mit Phakoemulsifikation und 5-FU die besten intraokularen Druckwerte. Ebenfalls in der Gruppe der Kombination Phakoemulsifikation und Trabekulektomie mit 5-FU war der Anteil der sichtbaren Filterkissen signifikant größer als in den beiden Vergleichsgruppen.

Applikation der Antimetaboliten 5-Fluorouracil (5-FU) und Mitomycin C

Zwei prospektive Studien zur Kombination von Glaukom- und Kataraktchirurgie unter 5-FU geben einen Hinweis darauf, warum auch die Kombination aus Katarakt- und Glaukomchirurgie in vielen Fällen der Antimetaboliten bedarf, um ein entsprechendes Langzeitergebnis sichern zu können. O'Grady et al. [10] analysierten 74 Augen nach zusätzlicher Applikation von 5-FU. Nach Phakoemulsifikation wurde eine 5 x 6-mm-PMMA-Linse implantiert. Als postoperativer Erfolg wurde ein Augendruck < 20 mmHg ohne weitere antiglaukomatöse Therapie definiert. Ein qualifizierter Operationserfolg wurde dann beobachtet, wenn der Augendruck unter Lokaltherapie 20 mmHg oder niedriger war. Nach einem postoperativen Beobachtungszeitraum von durchschnittlich 6 Monaten bestand zwischen beiden Gruppen kein statistisch signifikanter Unterschied bezüglich des postoperativen Erfolgs. Vergleichbare Daten publizierte Terry [15]. Baez et al. [1] analysierten 73 Augen mit unkontrolliertem Offenwinkelglaukom in 2 Gruppen: Phakoemulsifikation mit und ohne 5-FU. Nach durchschnittlich 5,4 Monaten (Spanne 1–8 Monate) bestand zwischen beiden Gruppen kein statistisch signifikanter Unterschied bezüglich der postoperativen Druckwerte und der postoperativen antiglaukomatösen Medikation. Die oben genannten Veröffentlichungen berichten nicht über intraoperative Komplikationen oder postoperative Fibrinbildung, wie sie u. a. von Menapace et al. in bis zu 50 % beschrieben wurden. Die Applikation der Antimetaboliten wird von Parrish [11] und Cohen [3] ebenfalls kritisch beurteilt.

Postoperative Druckspitzen

Gunning u. Greve [6] berichten über eine 74%ige Wahrscheinlichkeit einer intraokularen Druckspitze von mehr als 5 mmHg vom Ausgangsdruck nach extrakapsulärer Kataraktextraktion und Hinterkammerlinsenimplantation in Glaukompatienten. Robin [14] untersuchte den Einfluß von Apraclonidin auf die postoperative Druckentwicklung nach Phakoemulsifikation und Hinterkammerlinsenimplantation. In der mit Plazebo behandelten Gruppe hatten 20% der Patienten 24 h nach Kataraktchirurgie und Intraokularlinsenimplantation eine intraokulare Druckspitze von > 40 mmHg. In diese Gruppe waren auch Offenwinkelglaukome eingeschlossen, die 7 Tage vor Operation die Therapie mit β-Rezeptorenblockern unterbrochen hatten. Ein Hinweis darauf, daß die antiglaukomatöse Therapie bei diesen Glaukompatienten praeoperativ beibehalten werden sollte oder rechtzeitig durch die Therapie mit systemischen Karboanhydrasehemmern (soweit keine Kontraindikation vorliegt) ersetzt wird, um die prall- und postoperativen Druckspitzen in jedem Falle zu vermindern.

Intraoperative Komplikationen

Die zum Teil jahrelange Therapie mit Antiglaukomatosa, insbesondere Parasympathomimetika, fördert eine OP-Komplikation bezüglich der Frühvernarbung bei Tenonhyperplasie sowie der Kapsulorhexis. Eine kleine Kapsulorhexis kann mit einer entsprechenden Kapselfibrose (Kapselphimose; Abb. 3) zu einer Verminderung des postoperativen Visus führen. Weiterhin ist bekannt, daß die Kapselschrumpfung zur Zyklodialyse führen kann. Die notwendige Nd-YAG-Kapsulotomie der Vorderkapsel kann bei entsprechend postoperativem Reizzustand zu einer Vernarbung des Filterkissens beitragen und eine erneute Glaukomchirurgie verursachen.

Postoperative Fibrinreaktion

Die Komplikation der postoperativen Fibrinreaktion in der Vorderkammer nach Kombination von Glaukom- und Kataraktchirurgie wird von den Autoren Menapace und Wedrich hervorgehoben. In beiden Untersuchungen wurden faltbare Polyhydromethylacrylatlinsen nach Phakoemulsifikation implantiert. Menapace et al. [9] berichten über 200 konsekutive Kataraktoperationen mit kombinierter Chirurgie. Von den 16 Patienten mit Fibrinreaktion hatten 8 eine kombinierte Katarakt- und Glaukomchirurgie. Wedrich et al. [16] bestätigen in 54% der Fälle eine postoperative Fibrinreaktion nach Implantation faltbarer Linsen in kombinierter Glaukom- und Kataraktchirurgie. Menapace ist der Meinung, daß die postoperative Fibrinreaktion dadurch ausgelöst wird, daß postoperativ bei ausreichender Filtration eine langanhaltende Hypotonie besteht, die eine fortgesetzte Störung der Blut-Kammerwasser-Schranke bedingt. Diese würde dann zur hohen Inzidenz der Fibrinreaktion beitragen.

Engwinkelglaukom

Gunning u. Greve [5] untersuchten in einer retrospektiven Studie den Effekt der extrakapsulären Kataraktextration ohne kombinierten Glaukomeingriff bei Patienten mit Engwinkelglaukom. Von den untersuchten Patienten hatten 18 Augen keine periphere Iridektomie; bei 33 Augen bestand eine periphere Iridektomie, und 16 Augen hatten zuvor einen filtrierenden Eingriff erhalten. Von diesen Augen benötigten 91% nach der Kataraktextraktion weniger Glaukommedikamente als praeoperativ. Nach der Langzeitkontrolle von durchschnittlich 14,3 Monaten bestätigte sich in 94% aller operierten Augen ein IOD < 21 mmHg. Die Autoren sind der Ansicht, daß die alleinige Kataraktoperation in diesen Fällen ausreicht, um eine hinreichende intraokulare Drucksenkung ohne zusätzliche Glaukomchirurgie zu gewährleisten. Gleichzeitig wird in der Untersuchung festgestellt, daß 60% der operierten Augen postoperativ eine Druckspitze zwischen 22 und 54 mmHg aufwiesen. Die Patienten dieser Gruppe erhielten präoperativ im Durchschnitt 1,3 Antiglaukomatosa bei einem Ausgangsdruck von durchschnittlich 22,6 mmHg. Die Untersuchung mag als Beispiel dafür gelten, daß die primäre Kataraktextraktion in Augen mit Engwinkelglaukom zu einer deutlichen Stabilisierung der Situation führen kann.

Fortgeschrittene Glaukomstadien

Bei Patienten mit fortgeschrittenem Glaukom ist ein stabiles, niedriges intraokulares Druckniveau zur Vermeidung weiterer Gesichtsfeldausfälle postoperativ erforderlich. Die meisten Studien definieren einen Augendruck < 21 mmHg als ausreichende Erfolgsgröße. Khalih et al. haben in einer retrospektiven Untersuchung von 700 Augen nach Trabekulektomie bei einer Nachbeobachtungszeit von durchschnittlichen 1232 Tagen zeigen können, daß dies als alleiniges Erfolgskriterium nicht ausreichend ist (Der Ophthalmologe, zur Veröffentlichung eingereicht). Wurde ausschließlich ein intraokularer Druck von < 21 mmHg als Erfolg gewertet, hatten nach 2 Jahren noch 66% aller operierten Augen eine hinreichende Drucksenkung mit und ohne Therapie. Wurde jedoch eine Stabilität von Gesichtsfeld, Papille und ein Druckniveau von konstant < 21 mmHg bei allen Kontrolluntersuchungen als Erfolgskriterium definiert, so hatten nur noch 44% dieser Patienten einen entsprechenden postoperativen Erfolg. Von der Studie waren Patienten mit Trabekulektomie und Antimetaboliten ausgeschlossen. Es handelte sich ausschließlich um Offenwinkelglaukome und alleinige Glaukomchirurgie. Da die entscheidende glaukomchirurgische Kontrolle in

a) der Drucksenkung,
b) den Gesichtsfeldausfällen und
c) den Papillenveränderungen

besteht, scheinen klinische Studien, die sich allein um das Erfolgskriterium IOD kümmern, nicht ausreichend zu sein. Aus den Daten kann auch geschlossen werden, daß die Anwendung von Antimetaboliten im Zusammenhang mit glaukomchirurgischen Eingriffen weiterhin eine sinnvolle Alternative darstellt.

Schlußfolgerung

Anhand der veröffentlichten Literatur kann einem Patienten mit gleichzeitiger Katarakt und Offenwinkelglaukom keine klare Empfehlung bezüglich einer Kombination beider chirurgischer Interventionen gegeben werden. Die Daten sind bezüglich der Ein- und Ausschlußkriterien und der Erfolgsdefinitionen sehr heterogen. Die Kombination beider chirurgischer Methoden scheint sicherer zu sein, als bisher angenommen wurde. Dies liegt insbesondere in der Kleinschnittechnik und in der Möglichkeit der suture-lysis begründet. Beide Fortschritte haben es bisher nicht vermocht, die Erfolgsrate der Glaukomchirurgie bei kombinierter Anwendung mit der Kataraktchirurgie in Langzeituntersuchungen entsprechend zu untermauern. Die Kombination der Glaukomchirurgie mit Antimetaboliten wird insbesondere in den USA im Zusammenhang mit Phakoemulsifikation häufig angewandt. Es liegen jedoch bisher keine Hinweise dafür vor, daß die Kombination Glaukom- und Kataraktchirurgie unter Anwendung von Antimetaboliten zu einer deutlichen Verbesserung der postoperativen Langzeitergebnisse bezüglich der Stabilität von Papillen und Gesichtsfeldern führt. Die alleinige Kataraktchirurgie kann beim Glaukom mit engem Kammerwinkel und beim klassischen Engwinkelglaukom – auch bei Zustand nach Glaukomanfällen – eine postoperative Drucksenkung ohne gleichzeitige Glaukomchirurgie nachweisen. Die postoperativen intraokularen Druckspitzen nach Kataraktchirurgie bleiben auch bei kombinierten Eingriffen weiterhin ein Problem. Die Häufung der Fibrinreaktion im Bereich der Vorderkammer bei kombinierter Chirurgie scheint durch einen zweiten Zugang reduzierbar zu sein. Die Fibrinbildung wird durch die postoperative Hypotonie möglicherweise begünstigt. Dabei scheint die Glaukomchirurgie eher von Bedeutung zu sein als eine zu hohe Energieapplikation im Bereich des Kammerwinkels/Ziliarmuskels oder im Tunnel während der Phakoemulsifikation.

Literatur

1. Baez KA, L. Mosler MR, Gandham JS, Wilson RP, Schmidt CM (1992) Combined Cataract and Glaucoma Surgery With and Without the Use of 5-Fluorouracil: A Randomized Prospective Study. Invest Ophthalmol Vis Sci 33 (suppl): 947
2. Choplin NT, Monroc JF (1992) Surgically Induced Astigmatism in Combined ECCE with Filtering Procedures Compared to ECCE alone. Ophthalmic Surg 23: 81–84
3. Cohen JS (1992) Cataract, IOL and Filtering Surgery with Intraoperative Application of Mitomycin C. A Preliminary Study: Invest Ophthalmol Vis Sci 33 (suppl): 1391
4. Gregg FM (1992) Phacoemulsification and Modified Trabeculectomy for Managing Combined Cataracts and Glaucoma. J. Cataract Refract Surg 18: 362–365

5. Gunning FP. Greve EL (1991) Uncontrolled Primary Angle Closure Glaucoma: Results of Early Intracapsular Cataract Extraction and Posterior Chamber Lens Implantation. Int Ophthalmol 15: 237–247
6. Gunning FP, Greve EL (1992) Postoperative Intraocular Pressure Peaks and Their Effect on the Visual Field After Intercapsular Cataract Extraction and Posterior Chamber Intraocular Lens Implantation in Claucoma Patients (Abstract). Amsterdam: Fourth Congress and the Glaucoma Course of the European Glaucoma Society: 224
7. Hurvitz LM (1991) Posterior Capsular Rupture at Hydrodissection (Letter). J Cataract Refract Surg 17: 866
8. Hurvitz LM (1992) YAG Anterior Capsulectomy and Lysis of Posterior Synechiae After Cataract Surgery. Ophthalmic Surg 23: 103–107
9. Menapace R, Amon M. Radax U (1992) Evaluation of 200 Consecutive IOGEL 1103 Capsular Bag Lenses Implanted Through a Small Incision. J Cataract Refract Surg 18: 252–264
10. O'Grady JM, Juzych MS, Shin DH, Swendris RP, Parrow KA, Stewart DH (1992) Glaucoma Triple Procedure With and Without Adjunctive 5-Fluorouracil. Invest Ophthalmol Vis Sci 33 (suppl): 946
11. Parrish RK (1992) Who Should Receive Antimetabolites After Filtering Surgery (Editorial)? Arch Ophthalmol 110: 1069–1071
12. Pasquale LR, Smith SG (1992) Surgical Outcome of Phacoemulsification Combined with the Pearce Trabeculectomy in Patients with Glaucoma. J Cataract Refract Surg 18: 301–305
13. Reid KS, Stewart WC, Kelly DM (1992) Determining Visual Potential in Patients with Total Cups from Glaucoma Undergoing Combined Trabeculectomy and Cataract Extraction. Invest Ophthalmol Vis Sci 33 (suppl): 1270
14. Robin AL (1992) Decreasing the Frequency of Postoperative Rise with Combined Cataract Extraction and Trabeculectomy with Topical Apraolonidine 1%. Invest Ophthalmol Vis Sci 33 (suppl): 1272
15. Terry S (1992) Combined No-stitch Phacoemulsification Cataract Extraction with Foldable Silicone Intraocular Implant and Holmium Laser Sclerostomy Followed by 5-FU Injections. Ophthalmic Surg 23: 218–219
16. Wedrich A, Menacpace R. Radax U, Panos P, Amon M (1992) Combined Small-incision Cataract Surgery and Trabeculectomy-technique and Results. Int Ophthalmol 16: 409–414